MANUAL DE Emergencias obstétricas

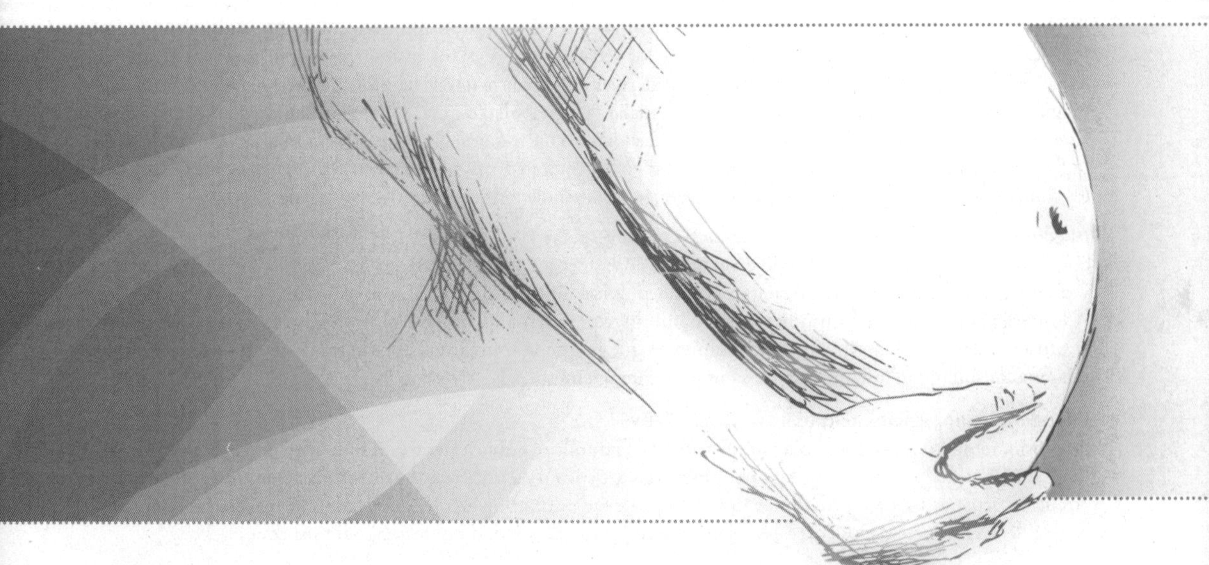

Valerie A. Dobiesz, MD, MPH, FACEP
Director of Internal Programs
STRATUS Center for Medical Simulation
Department of Emergency Medicine
Brigham and Women's Hospital
Harvard Medical School
Boston, Massachusetts

Kathleen A. Kerrigan, MD, FACEP, FACOG
Assistant Program Director
Director of Simulation
Department of Emergency Medicine
Baystate Medical Center
Springfield, Massachusetts

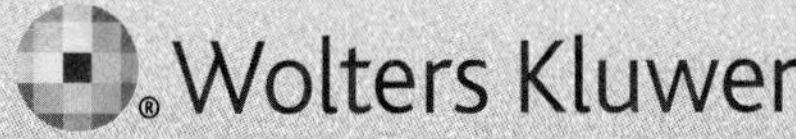

Wolters Kluwer

Philadelphia • Baltimore • New York • London
Buenos Aires • Hong Kong • Sydney • Tokyo

Av. Carrilet, 3, 9.ª planta, Edificio D
Ciutat de la Justícia
08902 L'Hospitalet de Llobregat
Barcelona (España)
Tel.: 93 344 47 18
Fax: 93 344 47 16
Correo electrónico: consultas@wolterskluwer.com

Revisión científica:
Norma Paulina Pérez Ramírez
Especialista en Ginecoobstetricia
Universidad Nacional Autónoma de México
Instituto Nacional de Perinatología

Traducción: Dr. Félix García Roig
Dirección editorial: Carlos Mendoza
Editora de desarrollo: María Teresa Zapata Terrazas
Gerente de mercadotecnia: Simon Kears
Cuidado de la edición: Olga A. Sánchez Navarrete
Maquetación: Carácter Tipográfico/Eric Aguirre • Aarón León • Daniel Aguirre
Adaptación de portada: Jesús Mendoza
Impresión: C&C Offset-China/Impreso en China

ISBN de la edición en español: 978-84-18257-66-7
Depósito legal: M-10003-2021

Edición en español de la obra original en lengua inglesa *Manual of Obstetric Emergencies, First Edition*, de Valerie A. Dobiesz y Kathleen A. Kerrigan, publicada por Wolters Kluwer.

Two Commerce Square
2001 Market Street
Philadelphia, PA 19103
ISBN de la edición original: 978-1-4963-9906-9

CCS0621

Este libro se dedica a todas las madres futuras y sus bebés, en quienes deseamos tenga un impacto positivo. No estaríamos aquí, en el sentido tanto real como figurativo, sin nuestras propias madres: Jeannine Marie Antoinette Paquin Dobiesz y Kathleen (Kitty) Kerrigan, a quienes damos gracias.

"¡Muerte, impuestos y partos! Nunca hay un momento conveniente para cualquiera de ellos".
— Margaret Mitchell, en Lo que el viento se llevó

"Habla acerca de un sueño y trata de hacerlo realidad".
— Bruce Springsteen

Prefacio

Es con gran orgullo e inmensa alegría que presentamos la primera edición del *Manual de emergencias obstétricas*, libro que representa la culminación de años de dedicación y esfuerzo por mejorar la salud materna en el contexto de emergencias y una colaboración única de especialistas en medicina de emergencias, obstetricia y ginecología. Nuestro propósito en general es proporcionar a los proveedores de atención médica una fuente valiosa y práctica basada en evidencia para que recurran a ella siempre que lo requieran para la atención a embarazadas en todo el proceso de la gestación y a recién nacidos después de un parto precipitado.

Como proveedores de medicina de emergencias, durante nuestro entrenamiento clínico se nos enseñó a tratar los partos normales sin complicaciones y a delegar los casos complejos de inmediato a nuestros colegas obstetras. Pero después del entrenamiento, la realidad es que en el ejercicio de nuestra práctica clínica es factible que se nos llame a tratar el más complejo de los partos con poco tiempo de preparación. Los partos en el servicio de emergencias son eventos poco frecuentes, pero de alto riesgo. Esperamos que este manual beneficie a los proveedores de atención médica, a las madres y los neonatos que se encuentren en estas circunstancias no planeadas.

A medida que los hospitales en Estados Unidos están cerrando los servicios de obstetricia, la probabilidad de un parto precipitado en un servicio de emergencias es cada vez mayor. En dicho país, menos de la mitad de las mujeres en zonas rurales se encuentra a 30 minutos de un hospital que provee servicios de obstetricia. Los médicos que trabajan en esos contextos de emergencias pueden ser llamados a tratar problemas obstétricos muy complejos sin advertencia, entrenamiento o práctica previos.

Presentamos nuestra guía práctica acerca del tratamiento de las emergencias hipertensivas, el trabajo de parto pretérmino, el embarazo múltiple, la hemorragia posparto, los partos complicados y la reanimación neonatal, entre otros temas importantes. Nuestros amigos y colegas de medicina de emergencias, obstetricia y ginecología compartieron su tiempo, talento y experiencia para ayudar a crear esta excelente fuente de información y por ello les estamos eternamente agradecidos.

Este manual está dirigido a los proveedores de atención a la salud en el contexto prehospitalario o de emergencias. Mientras que las opciones terapéuticas, como el monitoreo electrónico fetal, son la base de la atención en una unidad de trabajo de parto y parto, nosotros estamos menos enfocados en esta intervención debido a que no está ampliamente disponible en el contexto de un servicio de emergencias. Comprendemos que el traslado a un lugar que cuente con un servicio de obstetricia y atención neonatal amplio es siempre la mejor opción para madres e hijos; sin embargo, hay ocasiones en que esto no es posible, o si lo es, puede retrasarse. Aspiramos a ayudar a optimizar el cuidado de las embarazadas a su cargo durante estos momentos cruciales.

La mejora de la salud materna, en especial la atención prestada en el entorno de emergencia es crucial y la fuerza impulsora para la creación de este libro. Es esencial tener proveedores de atención médica bien capacitados y bien informados para lograr este objetivo, ya que los riesgos son altos cuando hay dos pacientes involucrados. Esperamos que esta sea una fuente y guía útil, y que usted y sus pacientes agradezcan tenerla siempre a su disposición.

Valerie A. Dobiesz
Boston, Massachusetts

Kathleen A. Kerrigan
Springfield, Massachusetts

Agradecimientos

No hubiera sido posible publicar este libro sin el amor y el respaldo de mi maravillosa familia. Deseo agradecer a mi esposo Timothy por el respaldo que me ha brindado en todas mis aventuras. Un agradecimiento especial a mis extraordinarios hijos, Camille, Isabelle, Celeste y Julian, quienes me inspiran todos los días y a quienes estoy eternamente agradecida por su amor, apoyo y aliento. He sido bendecida por haber tenido muchos maestros y mentores formativos con quienes estoy muy agradecida, y con el Dr. Ron Walls me siento particularmente en deuda por su asesoría y respaldo activos para hacer posible este libro. Gracias, y espero poder corresponder todo ello en un futuro.

Valerie A. Dobiesz, MD, MPH
Boston, Massachusetts

¡Hay tantas personas a quienes agradecer! Empezaré con mi familia. Mi esposo Ray ha sido mi mayor admirador y apoyo, gracias por todo el respaldo y por esos empujoncitos ocasionales. A mis increíbles hijos, Christopher y Paige, agradezco su paciencia y tolerancia. Esta ha sido una tarea que requirió mucho tiempo. A mi familia de Baystate, gracias por darle a esta obstetra la oportunidad de una segunda carrera. Finalmente, agradezco a Murph (Robert Murphy) por poner todo esto en marcha desde hace años.

Kathleen A. Kerrigan, MD
Springfield, Massachusetts

Colaboradores

Alisa Anderson, MD
Resident Physician of Emergency Medicine
Rhode Island Hospital
Adjunct Faculty, Department of Emergency Medicine
Warren Alpert Medical School of Brown University
Providence, Rhode Island

Amy Archer, MD, FACEP
Attending Physician of Emergency Medicine
Advocate Lutheran General Hospital
Park Ridge, Illinois
Clinical Assistant Professor, Emergency Medicine
University of Illinois at Chicago
Chicago, Illinois

Seema Awatramani, MD
Associate Professor
Department of Emergency Medicine
University of Illinois at Chicago
Chicago, Illinois

Rebecca Barron, MD, MPH
Assistant Professor of Emergency Medicine
Warren Alpert Medical School of Brown University
Providence, Rhode Island
Attending Physician of Emergency Medicine
Portsmouth Regional Hospital
Portsmouth, New Hampshire

Amina Basha, MD
Resident Physician
Department of Internal Medicine
University of Illinois at Chicago
Chicago, Illinois

Gerald Beltran, DO, MPH, FACEP, FAEMS
Associate Professor
Department of Emergency Medicine
University of Massachusetts Medical School–Baystate
Chief, Division of Prehospital and Disaster Medicine
Department of Emergency Medicine
Baystate Health
Springfield, Massachusetts

Cindy C. Bitter, MD, MA, MPH
Assistant Professor
Division of Emergency Medicine
Department of Surgery
Saint Louis University School of Medicine
Saint Louis, Missouri

Gavin Budhram, MD
Associate Professor
Department of Emergency Medicine
University of Massachusetts Medical School–Baystate
Springfield, Massachusetts

Mary Callis, MD, MPH
Emergency Medicine Provider
Swedish American Hospital
Belvidere, Illinois

Stacey Chamberlain, MD, MPH
Associate Professor
Department of Clinical Emergency Medicine
University of Illinois at Chicago
Chicago, Illinois

Cindy Chang, MD
Resident Physician
Department of Emergency Medicine
Harbor–UCLA Medical Center, Los Angeles County
Torrance, California

Tina Chen, MD
Assistant Professor of Surgery
Division of Emergency Medicine
Saint Louis University
Saint Louis, Missouri

Samantha P. DeAndrade, MD, MPH
Resident Physician
Department of Obstetrics and Gynecology
Brigham and Women's Hospital
Boston, Massachusetts

Timothy DeKoninck, MD
Resident Physician of Emergency Medicine
Boonshoft School of Medicine
Wright State University
Kettering, Ohio

Divya Dethier, MD
Resident Physician
Department of Obstetrics and Gynecology
Brigham and Women's Hospital
Boston, Massachusetts

Ashley Deutsch, MD
Assistant Professor
Director of Quality and Patient Safety
Department of Emergency Medicine
Baystate Medical Center
Springfield, Massachusetts

Khady Diouf, MD
Assistant Professor/Associate Obstetrician Gynecologist
Department of Obstetrics and Gynecology
Brigham and Women's Hospital
Boston, Massachusetts

Patrick Dolan, MD
Clinical Associate
The University of Chicago
Chicago, Illinois
Attending Physician of Pediatric Emergency Medicine
Comer Children's Hospital
Chicago, Illinois

Wesley P. Eilbert, MD
Professor of Clinical Emergency Medicine
College of Medicine
University of Illinois at Chicago
Attending Physician of Emergency Medicine
University of Illinois Hospital
Chicago, Illinois

Michael Ghermezi, MD
Resident Physician
Department of Emergency Medicine
Harbor–UCLA Medical Center, Los Angeles County
Torrance, California

Margaret Goodrich, MD
Resident Physician
Department of Emergency Medicine
University of Massachusetts Medical School–Baystate Health
Springfield, Massachusetts

Britta Hakkila, MD
Resident Physician of Emergency Medicine
Boonshoft School of Medicine
Wright State University
Kettering, Ohio

Brittany Hannon, PA-C
Emergency Medicine PA Residency
Yale-New Haven Hospital
New Haven, Connecticut

Alison Schroth Hayward, MD, MPH
Assistant Professor of Emergency Medicine
Warren Alpert Medical School of Brown University
Barrington, Rhode Island
Attending Physician, Department of Medicine
Rhode Island Hospital
Providence, Rhode Island

Megan E. Healy, MD, FAAEM
Associate Professor of Emergency Medicine
Lewis Katz School of Medicine at Temple University
Temple University Hospital
Philadelphia, Pennsylvania

Megan C. Henn, MD
Assistant Professor
Department of Emergency Medicine
Emory University School of Medicine
Atlanta, Georgia

Andrew N. Hogan, MD
Emergency Medical Services Fellow
Department of Emergency Medicine
University of Cincinnati
Cincinnati, Ohio

Karen J. Jubanyik, MD
Associate Professor
Department of Emergency Medicine
Yale University
New Haven, Connecticut

Luce A. Kassi, MD
Resident Physician
Department Obstetrics and Gynecology
Northwestern University
Feinberg School of Medicine
Chicago, Illinois

Efrat R. Kean, MD
Resident Physician
Lewis Katz School of Medicine at Temple University
Clinical Instructor of Emergency Medicine
Thomas Jefferson University Hospital
Philadelphia, Pennsylvania

Ramu Kharel, MD, MPH
Resident Physician
Department of Emergency Medicine
Emory University School of Medicine
Atlanta, Georgia

Kenneth J. Knowles II, MD
Emergency Medicine Physician
Baystate Health
Associate Regional EMS Medical Director
Department of Emergency Medicine
Baystate Medical Center
Springfield, Massachusetts

Pavitra Kotini-Shah, MD
Assistant Professor of Emergency Medicine
College of Medicine
University of Illinois at Chicago
Director of Resident Ultrasound Education
Department of Emergency Medicine
University of Illinois Hospital
Chicago, Illinois

Sara Krusenoski, PharmD, BCCCP
Critical Care Pharmacist
Department of Pharmacy
UChicago Medicine Ingalls Memorial Hospital
Harvey, Illinois

Michelle D. Lall, MD, MHS, FACEP
Assistant Professor
Department of Emergency Medicine
Emory University School of Medicine
Atlanta, Georgia

Eric J. Lee, MD
Resident Physician of Emergency Medicine
Warren Alpert Medical School of Brown University
Providence, Rhode Island
Assistant Program Director of Emergency Medicine
University of Oklahoma
Clinician/Clinical Instructor of Emergency Department
Hillcrest Medical Center
Tulsa, Oklahoma

Lucienne Lutfy-Clayton, MD
Associate Professor of Emergency Medicine
University of Massachusetts Medical School–Baystate
Associate Program Director of Emergency Medicine
Baystate Medical Center
Springfield, Massachusetts

Audra R. Meadows, MD, MPH
Assistant Professor
Department of Obstetrics, Gynecology and Reproductive Biology
Harvard Medical School
Medical Director, Ambulatory Obstetrics
Department of Obstetrics, Gynecology and Reproductive Biology
Brigham and Women's Hospital
Boston, Massachusetts

Motunrayo Mobolaji-Lawal, MD
Emergency Medicine Resident
Department of Emergency Medicine
Yale University
Yale New Haven Hospital
New Haven, Connecticut

Samsiya Ona, MD
Resident
Department of Obstetrics and Gynecology
Brigham and Women's Hospital
Boston, Massachusetts

Komal Paladugu, MD
Chief Resident of Emergency Medicine
University of Illinois Hospital and Health Sciences System
Chicago, Illinois

Stacey L. Poznanski, DO, MEd
Clinical Associate Professor of Emergency Medicine
Wright State University Boonshoft School of Medicine
Emergency Medicine Physician
Kettering Health Network
Kettering, Ohio

Daniel W. Robinson, MD, MHPEc, FACEP
Assistant Professor of Medicine, Simulation Director
University of Chicago Pritzker School of Medicine
Chicago, Illinois
Attending Emergency Physician
Emergency Department
Swedish Medical Center
Seattle, Washington

Nuriya D. Robinson, MD
Physician Specialist of Obstetrics and Gynecology
Harbor–UCLA Medical Center, Los Angeles County
Torrance, California
Assistant Professor of Obstetrics and Gynecology
UCLA David Geffen School of Medicine
Los Angeles, California

Julianna Schantz-Dunn, MD, MPH
Assistant Professor of Obstetrics and Gynecology
Harvard University
Faculty of Obstetrics and Gynecology
Brigham and Women's Hospital
Boston, Massachusetts

Sara M. Seifert, MD
Instructor
Department of OB/GYN and OB Anesthesiology
Harvard Medical School
Brigham and Women's Hospital and North Shore Medical Center
Boston, Massachusetts

Amanda Sue Shorette, MD
Emergency Physician
Department of Emergency Medicine
Tucson Medical Center
Tucson, Arizona

Kamil Skotnicki, MD
Resident Physician
Department of Emergency Medicine
University of Massachusetts Medical School–Baystate Health
Springfield, Massachusetts

Liza G. Smith, MD
Assistant Professor of Emergency Medicine
University of Massachusetts Medical School–Baystate
Baystate Medical Center
Springfield, Massachusetts

Carla Sterling, MD
Assistant Professor of Emergency Medicine
University of Massachusetts Medical School–Baystate
Faculty of Emergency Medicine
Baystate Medical Center
Springfield, Massachusetts

Zachary Testo, MD
Assistant Professor
Department of Emergency Medicine
Baystate Medical Center
Springfield, Massachusetts

Samreen Vora, MD, MHAM, FACEP
Medical Director of Simulation Program
Emergency Department
Children's Hospitals and Clinics of Minnesota
Minneapolis, Minnesota

Gianna Wilkie, MD
Clinical Fellow
Department of Obstetrics and Gynecology
Brigham and Women's Hospital
Boston, Massachusetts

Tess Wiskel, MD
Special Operations Attending Physician
Emergency Medicine
Team Health Northeast Group
Woodbury, New Jersey

James Wong III, MD
Chief Resident
Department of Emergency Medicine
Emory University School of Medicine
Atlanta, Georgia

Contenido

Sección 1

Panorama general del embarazo

1. Cambios fisiológicos
2. Farmacoterapia
3. Tromboembolia venosa durante el embarazo
4. Manejo de la vía aérea en el embarazo
5. Traumatismos en el embarazo
6. Tratamiento de las enfermedades médicas comunes
7. Tratamiento de las enfermedades quirúrgicas comunes durante el embarazo
8. Ecografía en las emergencias obstétricas

CAPÍTULO 1

Cambios fisiológicos

Tina Chen y Cindy C. Bitter

PANORAMA GENERAL

Poco después de la fecundación, los ovarios y el complejo fetoplacentario inician los cambios adaptativos bioquímicos, anatómicos y fisiológicos necesarios para mantener el embarazo, los cuales involucran a casi todos los órganos, aparatos y sistemas; asimismo, en el periodo posparto se siguen suscitando cambios. El estrés del embarazo puede hacer notorios estados patológicos subyacentes, antes asintomáticos. Por otro lado, los parámetros normales durante el embarazo pueden confundirse con alteraciones patológicas. En un metaanálisis de los signos vitales durante el embarazo normal se encontró una superposición significativa, con umbrales que cumplen los criterios de un síndrome de respuesta inflamatoria sistémica.[1] Es crucial comprender la fisiología normal de las embarazadas para detectar los signos tempranos de enfermedad y evitar que se realicen estudios innecesarios.

APARATO RESPIRATORIO

Vía respiratoria superior

El edema de la mucosa y la congestión capilar llevan a la ingurgitación de la vía aérea superior, con inicio en el primer trimestre y avance durante el resto de la gestación. Son frecuentes las epistaxis y la congestión nasal durante el embarazo, las cuales se cree que son mediadas por los efectos de los estrógenos y la hormona de crecimiento (GH) placentaria humana sobre la vasculatura.[2,3]

Función pulmonar

Cerca del término de la gestación humana, el diafragma se eleva hasta 4 cm, cambio parcialmente compensado por los aumentos del diámetro del tórax de hasta 2 cm y del ángulo subcostal. La capacidad funcional residual (CFR) disminuye de 10 a 25% (300 a 500 mL) después de la semana 24 de gestación, y decrece todavía más cuando las pacientes de término se colocan en posición supina.[4]

La progesterona estimula directamente los centros respiratorios del bulbo raquídeo para aumentar el impulso ventilatorio. La ventilación minuto aumenta 30 a 50% al término del embarazo por un incremento del volumen de ventilación pulmonar, sin cambios significativos de la frecuencia respiratoria, la cual se considera anormal cuando es mayor de 20 en las mujeres embarazadas.[4] La capacidad pulmonar total y el volumen residual disminuyen, en tanto la capacidad vital forzada (CVF) no cambia durante el embarazo. En la tabla 1-1 se resumen estos cambios.

El aumento de la ventilación minuto da lugar a una menor presión parcial del dióxido de carbono arterial ($PaCO_2$), con promedio de 26 a 32 mm Hg a término. El pH arterial se mantiene en el rango

TABLA 1-1 Cambios de los volúmenes pulmonares durante el embarazo	
De ventilación minuto	Aumentado de 30 a 50%
De ventilación pulmonar (TV)	Aumentado 40%
De consumo de oxígeno	Aumentado 20%
De capacidad funcional residual (CFR)	Disminuido 20%
De capacidad pulmonar total (CPT)	Sin cambios o con disminución de 5%
De capacidad vital forzada (CVF)	Sin cambios
De capacidad vital (CV)	Sin cambios
Espiratorio forzado en 1 s (VEF1)	Sin cambios
Velocidad de flujo espiratorio máximo (PEFR)	Sin cambios
De la capacidad de difusión (DLCO)	Sin cambios
Frecuencia respiratoria (FR)	Sin cambios

Datos aplicables para embarazos únicos y gemelares. Las abreviaturas se incluyen entre paréntesis tal como se usan en las pruebas de función pulmonar.
Reimpreso con autorización de Bobrowski RA. Pulmonary physiology in pregnancy. *Clin Obstet Gynecol.* 2010;53(2):285-300.

normal por una disminución del bicarbonato sérico para compensar la alcalosis respiratoria.[5] La cifra disminuida de bicarbonato desvía la curva de oxigenación de la hemoglobina materna a la derecha, lo que facilita el transporte de oxígeno al feto. La menor $PaCO_2$ materna aumenta la descarga fetal de CO_2 hacia su circulación para excretarlo.[6]

El consumo de oxígeno de la madre aumenta 20 a 40% respecto de las cifras pregestacionales debido a los mayores requerimientos de este por parte del feto, la placenta y los órganos maternos, lo que puede resultar en un decremento significativo de su reserva de oxígeno materno, que conduzca a la rápida aparición de hipoxia en el contexto de una insuficiencia respiratoria.

APARATO CARDIOVASCULAR

Corazón

Los cambios en la forma de la caja torácica y la elevación del diafragma causan rotación y desplazamiento del corazón hacia la izquierda dentro del tórax, lo cual conlleva un desplazamiento de su punto de máximo impulso (PMI). La masa y el volumen cardiacos aumentan por hipertrofia del miocardio.[7] Son frecuentes los derrames pericárdicos durante el embarazo, presentes en 15 a 20% de las pacientes en el primer y segundo trimestres, y hasta en 40% de aquellas en el tercero; sin embargo, rara vez son de importancia clínica y suelen resolverse después del parto.[8]

La auscultación cardiaca puede revelar un desdoblamiento exagerado de S1, un tercer ruido cardiaco o un soplo sistólico, lo cual por lo general se detecta mejor en el borde esternal izquierdo; estos cambios se presentan en hasta en 90% de las embarazadas y se atribuyen al aumento del gasto cardiaco (CO).[9] El estrés del embarazo también puede desenmascarar una valvulopatía silente previa, y el médico deberá mantener un umbral bajo para ordenar una ecocardiografía y referir a las pacientes cuando presenten síntomas.

Ritmo cardiaco

Son frecuentes las arritmias cardiacas durante el embarazo y en general se presentan en 68 de 100 000 pacientes, aumentando el riesgo conforme mayor sea la edad materna.[10] Es frecuente la taquicardia sinusal leve durante el embarazo, en particular en el tercer trimestre. Las embarazadas presentan una frecuencia cardiaca media de 75 ± 20 en el primer trimestre, que aumenta a 82 ± 22 para el tercero.[1] La fibrilación o el aleteo auriculares afectan a 59.3 de cada 100 000 embarazadas y su riesgo aumenta conforme más avanzada sea la edad materna.[10] Puede presentarse taquicardia supraventricular, así como contracciones prematuras auriculares (PAC) y ventriculares (PVC). Se encontró que las mujeres con más de 5% de PVC en el registro por Holter presentaban un mayor número de complicaciones cardiacas, incluidas la insuficiencia y la taquicardia ventricular.[11]

Presión arterial y resistencia vascular sistémica

La presión arterial disminuye durante el embarazo, lo que incluye a sus variantes sistólica (PAS), diastólica (PAD) y media (PAM). La disminución de la presión arterial se inicia a las 6 a 8 semanas de gestación, alcanza un nadir de 5 a 10 mm Hg por debajo de las cifras preconcepcionales para la mitad del segundo trimestre, y retorna a cifras pregestacionales al final del tercer trimestre. La resistencia vascular sistémica disminuye casi 20%, ante un descenso mayor de la PAD que de la PAS, lo que da como resultado una mayor presión del pulso. La presión capilar pulmonar en cuña no cambia durante el embarazo normal.

Gasto cardiaco

El gasto cardiaco (GC) aumenta en el primer trimestre y alcanza el máximo de 30 a 40% por arriba de las cifras pregestacionales cerca del final del segundo trimestre, hasta 4 a 6 L/min, producto del volumen sistólico y la frecuencia cardiaca. En etapas tempranas de la gestación el GC aumenta principalmente por incremento del volumen sistólico; en tanto en etapas posteriores del embarazo aumenta por una combinación de incremento del volumen sistólico y la frecuencia cardiaca. El volumen sistólico depende mucho del retorno venoso, y la compresión de la vena cava inferior por el útero grávido en la posición supina puede disminuir el GC en el segundo y tercer trimestres. El GC aumenta 15% adicional en los embarazos gemelares.[12] Véase la tabla 1-2 para un resumen de los cambios en la fisiología cardiaca por trimestre.

Debido al aumento del GC, se incrementa el flujo sanguíneo al cerebro, los pulmones, el riñón y la piel, y el útero recibe casi 20% del GC al término de la gestación. El mayor flujo sanguíneo hacia las extremidades inferiores causa un aumento de la presión venosa, que contribuye al edema distal, la aparición de venas varicosas y la trombosis venosa profunda. El edema bimaleolar se exacerba adicionalmente por la disminución de la presión osmótica secundaria a la hemodilución y la compresión de la vena cava por el útero grávido.[13]

TABLA 1-2 Interrelación de los cambios en las principales variables que contribuyen a las modificaciones cardiovasculares durante el embarazo, en comparación con sus cifras preconcepcionales

Preconcepcionales	Embarazo				
Basal		Primer trimestre	Segundo trimestre	Tercer trimestre	Trabajo de parto
Hemodinámica	GC	↑	↑↑	↑↑	↑↑↑↑
	RVS	↓	↓↓	↓↓	
	FC	↑	↑↑	↑↑↑	↑↑↑↑
	PA	↓	↓	↔	(Dolor)
Neurohumoral		↑ Actividad simpática ↑ Estrógeno/progesterona/relaxina			
De renina/ angiotensina	Volumen plasmático*	↑↑	↑↑↑	↑↑↑↑	↑↑↑↑↑
De GR	Masa eritrocitaria	↑	↑↑	↑↑	(Autotransfusión)
Estructurales	Masa de la pared del VI	↑	↑	↑	
	Cambios de las cámaras	Aumento de volumen de las cuatro cámaras			
	Aorta	Aumento de la distensibilidad			

Las flechas ↑ y ↓ reflejan los cambios relativos en los parámetros, respecto de las cifras preconcepcionales.
* Un mayor aumento del volumen plasmático con relación al de la masa eritrocitria causa la anemia fisiológica del embarazo.
FC, frecuencia cardiaca; GC, gasto cardiaco; PA, presión arterial; GR, eritrocitos; RVS, resistencia vascular sistémica; VI, ventrículo izquierdo.
Reimpreso con autorización de Sanghavi M, Rutherford JD. Cardiovascular physiology of pregnancy. *Circ.* 2012;130:1003-1008.

Valoración de las cardiopatías

La valoración de las cardiopatías se complica por el estado gestacional. Las cifras de troponina no se modifican por el embarazo, pero las de creatina cinasa muscular/cerebral (CK-MB, por sus siglas en inglés) no son confiables si la paciente presenta contracciones uterinas. El péptido natriurético cerebral (BNP) aumenta en el tercer trimestre en las embarazadas normales, con cifras medias más altas en aquellas con preeclampsia.[14] Debido a los cambios en la anatomía del tórax, es común un aumento de volumen de la silueta cardiaca en las radiografías durante el embarazo, que no implica una cardiomegalia patológica. También puede verse un aumento de las marcas vasculares por el incremento del riego sanguíneo pulmonar.

APARATO DIGESTIVO

Estómago

Se presentan pirosis y enfermedad por reflujo gastroesofágico (ERGE) en 40 a 85% de las embarazadas, con incidencia creciente conforme avanza la gestación. El tono basal del esfínter esofágico inferior (EEI) no cambia durante el primer trimestre, pero tiene menor respuesta a los estímulos que lo aumentan, como una comida rica en proteínas.[15] Conforme avanza el embarazo, el aumento de la progesterona causa relajación del EEI, así como decremento del peristaltismo esofagogástrico, con empeoramiento de la ERGE.

Intestinos

La progesterona disminuye la movilidad intestinal y contribuye al estreñimiento, que afecta de 25 a 40% de las embarazadas. Asimismo, aumenta la concentración de aldosterona, lo que incrementa la absorción de agua en el colon y produce heces más duras, a lo cual también contribuyen los efectos mediados por el embarazo sobre las hormonas motilina y relaxina. El estreñimiento tiende a ser más problemático en el primero y segundo trimestres, pero los efectos mecánicos del útero grávido pueden contribuir en etapas más avanzadas de la gestación.[16] Las hemorroides son frecuentes durante el embarazo y el periodo periparto por la dilatación de los vasos sanguíneos mediada por los estrógenos, así como por los efectos mecánicos del útero grávido. El estreñimiento predispone más a las hemorroides sintomáticas. Los complementos de hierro también pueden causar constipación. Cuando los síntomas son intensos, debe tenerse en mente el hipotiroidismo, la diabetes, la disfunción del piso pélvico, así como las enfermedades neurológicas y colorrectales.

Hígado

No hay cambios significativos en las dimensiones o la morfología del hígado durante el embarazo normal, pero su riego sanguíneo aumenta y también puede hacerlo el diámetro de la vena porta. La cifra de fosfatasa alcalina aumenta por las isoenzimas placentarias. La concentración sérica de albúmina disminuye durante el embarazo, principalmente por el aumento del volumen plasmático. Las concentraciones de bilirrubina, aminotransferasa de aspartato (AST), aminotransferasa de alanina (ALT) y la γ-glutamiltransferasa (GGT) disminuyen durante el embarazo.[17]

Vesícula biliar

El embarazo disminuye la contractilidad de la vesícula biliar, probablemente por efecto de la progesterona. La estasis del líquido biliar y su mayor concentración de colesterol predisponen a la formación de cálculos, en particular en las multíparas. Se presentan cálculos biliares en 5 a 12% de las embarazadas, con 5 hospitalizaciones por cada 1 000 resultantes, y la tasa va en aumento.[18] El embarazo también causa un incremento de la concentración sérica de los ácidos biliares, que contribuye a la colestasis intrahepática y el prurito gestacional, aunque su mecanismo no está bien definido.

APARATO URINARIO

Riñones

Las dimensiones renales aumentan hasta 30% durante el embarazo normal. En el segundo trimestre se inicia la dilatación de los cálices y las pelvis renales, y ocurre en hasta 36% de las pacientes en el tercero. Estos cambios retornan a cifras normales aproximadamente para la semana 20 posparto. La compresión de los uréteres por el útero grávido a nivel del borde pélvico puede causar su dilatación, aunque los efectos de la progesterona sobre el músculo liso ureteral quizá contribuyan, y es mucho más frecuente en el lado derecho en hasta 45% de las pacientes, en comparación con 9% en el izquierdo. La dilatación ureteral tal vez no indique una obstrucción, lo que complica el diagnóstico de los cálculos ureterales y otras alteraciones patológicas renales.[19]

Función renal

El riego sanguíneo renal aumenta conforme avanza la gestación, con un incremento de 50% en la tasa de filtración glomerular (TFG) a la mitad del embarazo. Como resultado, la creatinina sérica disminuye hasta un rango normal, de 0.4 a 0.8 mg/dL en el tercer trimestre. Las cifras de nitrógeno ureico en sangre (NUS) y ácido úrico también disminuyen. Las elevaciones leves de la creatinina que se considerarían normales antes, quizá indiquen una disfunción renal durante la gestación.[20]

Vejiga

Se cree que en las etapas tempranas del embarazo las hormonas que se producen, así como el aumento de la TFG y del óxido nítrico, contribuyen a la frecuencia urinaria antes de que se presenten cambios anatómicos en la vejiga. En el tercer trimestre, la capacidad vesical disminuye por el útero crecido, lo que exacerba la frecuencia urinaria y contribuye a crisis de incontinencia en hasta 50% de las pacientes. La ingurgitación de los vasos sanguíneos dentro de la vejiga contribuye a la hematuria microscópica que presentan hasta 16% de las embarazadas.

Orina

La interpretación del análisis de orina constituye un reto durante la gestación. Es frecuente la glicosuria, pero debería conducir a la valoración de una probable diabetes gestacional. La excreción de proteínas en la orina aumenta por el incremento de la TFG y su menor reabsorción tubular, pero un resultado positivo de proteinuria en tira reactiva se relaciona con resultados adversos del embarazo y debería dar lugar a ordenar una cuantificación de proteínas en orina de 24 horas.[21] La bacteriuria asintomática se relaciona con una mayor tasa de avance a la pielonefritis, con resultados fetales adversos; por lo tanto, se recomienda su tratamiento.

APARATO REPRODUCTOR

Útero

Durante el embarazo, el útero cambia de un órgano piriforme, casi sólido, que pesa 70 g, con una capacidad de aproximadamente 10 mL, a uno ovoide que pesa más de un kilogramo, con capacidad promedio de 5 L. El útero se expande hasta salir de la pelvis en la semana 12 y ejerce mayor presión sobre otros órganos abdominales conforme avanza la gestación, y presenta contracciones irregulares que se inician en sus etapas tempranas y se tornan más regulares e intensas en el segundo trimestre. Las pacientes pueden detectar las contracciones de Braxton Hicks en el segundo trimestre, que se tornan más frecuentes conforme se acerca el término.

Cuello uterino

El signo de Chadwick corresponde a la cianosis y el reblandecimiento del cuello uterino que se visualizan en etapas tan tempranas como en el primer trimestre, resultado de una mayor vascularidad y edema. El tejido glandular del endocérvix prolifera y se puede visualizar sobre el orificio externo, de aspecto rojo y fiable, proclive a la hemorragia con un traumatismo menor. En etapas tempranas del embarazo el moco del cuello uterino, llamado tapón mucoso, bloquea su conducto; por lo general dicho tapón se expulsa al inicio del trabajo de parto, pero esto puede ocurrir más tempranamente.

Ovarios

Durante el embarazo no hay maduración de nuevos folículos y se detiene la ovulación. El cuerpo amarillo produce hormonas que sostienen la gestación en las primeras 4 a 6 semanas que siguen a la implantación. Ocurren quistes tecaluteínicos por la estimulación exagerada de los folículos debido a las cifras séricas elevadas de la gonadotropina coriónica humana (hCG), como se observa en nefropatías crónicas, hipertiroidismo, multiparidad y la enfermedad trofoblástica gestacional. El aumento de volumen de los ovarios se vincula con su mayor riesgo de torsión.

Vagina

Las paredes vaginales muestran hiperemia y se pueden visualizar de color rojo brillante o violeta. La secreción vaginal fisiológica es espesa y blanca, con un pH ácido, de 3.5 a 6. El embarazo se vincula con un aumento del riesgo de las infecciones vulvovaginales por levaduras.[7,17]

METABOLISMO

Aumento de peso gestacional

El embarazo incrementa las demandas metabólicas maternas, principalmente en el segundo y tercer trimestres, cuando el crecimiento fetal es máximo. Las pacientes, por lo general, no necesitan aumentar su ingestión calórica durante el primer trimestre. En una embarazada de 65 kg con un solo feto, la energía adicional calculada que requiere a diario es de 340 kcal en el segundo trimestre y de 452 en el tercero.[22]

Anteriormente se describía al aumento de peso promedio durante el embarazo como de 12 a 13 kg, representado en 35 a 40% por el feto, la placenta y el líquido amniótico. Debido a los aumentos sin precedente en las tasas de obesidad, cambió el criterio del aumento de peso apropiado durante el embarazo. Con base en datos recientes obtenidos de certificados de nacimiento de Estados Unidos, 26% de las mujeres que paren presenta sobrepeso (índice de masa corporal [IMC] de 25.0-29.9) y 25% obesidad (IMC > 29.9).[23] La obesidad materna se vincula con una diversidad de problemas médicos preocupantes para ambos, madre y feto, incluidos diabetes gestacional, preeclampsia y eclampsia, apnea obstructiva del sueño, pérdida gestacional, defectos del tubo neural, macrosomía y parto pretérmino.

Se han establecido guías que señalan el aumento de peso recomendado durante el embarazo con base en el IMC pregestacional. A pesar de estas guías, en un análisis de los datos de nacimientos por los Centers for Disease Control and Prevention en Estados Unidos se encontró que solo 32% de las mujeres tuvo un aumento de peso gestacional apropiado, 20% uno inadecuado y 48% uno excesivo.[24] Se necesita un asesoramiento nutricional apropiado antes y durante el embarazo.

Metabolismo de los carbohidratos

El embarazo normal se caracteriza por numerosos cambios metabólicos para asegurar un aporte constante de nutrimentos al feto. Los cambios fisiológicos en el metabolismo de los carbohidratos incluyen hiperinsulinemia progresiva, acoplada con una mayor resistencia a la insulina, que contribuye a la hipoglucemia en ayuno y la hiperglucemia posprandial, que aumenta conforme avanza el embarazo, siendo más notoria en el tercer trimestre; en la etapa avanzada, el efecto de la insulina es 50 a 70% menor que en las mujeres no gestantes.[25]

Debido a la mayor resistencia a la insulina y la hipoglucemia relativa en ayuno, las embarazadas muestran una mayor vulnerabilidad a la cetosis después de la privación de alimentos. En comparación con las no embarazadas, incluso los periodos breves de ayuno en las mujeres gestantes llevan a cifras más altas de ácidos grasos libres y β-hidroxibutirato, una respuesta exagerada que se ha caracterizado como de "inanición acelerada", mecanismo que en teoría adapta a la madre para el metabolismo de las grasas, de tal forma que la glucosa y los aminoácidos se pueden reservar para su uso por el feto en desarrollo.[26]

Metabolismo de los lípidos

Durante el embarazo temprano se acumula grasa en la madre por el aumento de la resistencia periférica a la insulina. En promedio, una mujer sin obesidad acopia casi 3.5 kg de grasa durante el embarazo.[27] El depósito de grasa es sobre todo central, más bien que periférico. En etapas avanzadas del embarazo, la grasa de moviliza, la lipolisis aumenta y se usan preferentemente los ácidos grasos y el glicerol, para fines energéticos maternos.

La concentración de colesterol total y triglicéridos séricos aumenta sustancialmente durante el embarazo, probablemente mediada por la estimulación de los estrógenos y la resistencia a la insulina.[25,28] Aunque los lípidos son indispensables para el desarrollo fetal, la concentración alta de triglicéridos maternos se ha vinculado con parto pretérmino, hipertensión inducida por el embarazo, preeclampsia y fetos grandes para su edad de gestación.[29] Por otro lado, las cifras bajas de triglicéridos maternos se vinculan con parto pretérmino y retardo del crecimiento intrauterino.[30] No hay datos que respalden el tratamiento farmacológico de la hiperlipidemia durante el embarazo. Las cifras de lípidos séricos maternos descienden hasta cifras pregestacionales varias semanas después del parto.

Metabolismo de las proteínas

Es indispensable una ingestión adecuada de proteínas para el crecimiento fetal normal, así como para las adaptaciones maternas, como el desarrollo de la placenta y los aumentos de los volúmenes cardiaco, uterino, sanguíneo y mamario. Aunque la mayoría de la acreción de proteínas fetales ocurre en el segundo y tercer trimestres, hay cambios apreciables en el metabolismo materno de proteínas y nitrógeno en las etapas tempranas de la gestación. La excreción de nitrógeno y la transaminación de aminoácidos de cadena ramificada declinan, lo que sugiere una conservación de los mismos para la síntesis de proteínas y su uso por el feto. Las cifras séricas de aminoácidos también decrecen de 15 a 25% por el aumento de su captación placentaria.[31,32]

Las embarazadas no almacenan proteínas en las etapas tempranas de la gestación para cubrir demandas fetales posteriores, y como resultado, los mayores requerimientos de proteínas en el segundo y tercer trimestres deben satisfacerse con la ingestión materna de estas, así como por medio de una mayor utilización de aquellas presentes en los alimentos.[32]

Metabolismo del agua

La retención de líquidos es normal durante el embarazo debido a la modificación del umbral de la sed y la secreción de vasopresina.[33] En promedio, las mujeres acumulan 3 kg de agua al término del embarazo a razón del incremento del volumen sanguíneo y de otros tejidos. El contenido de agua del feto, la placenta y el líquido amniótico contribuye con 3.5 kg adicionales. El edema periférico es ubicuo, en particular en partes dependientes de las piernas y tobillos.

SISTEMA HEMATOLÓGICO

Volumen plasmático

El embarazo se vincula con hipervolemia, manifestándose un aumento del volumen plasmático de 10% a partir de las 6 semanas posconcepción, y de 40 a 45% al término, lo cual es mediado por la vasodilatación fisiológica que lleva a la activación secundaria del sistema renina-angiotensina-aldosterona (RAAS) y a la retención de sodio.[34]

La expansión del volumen plasmático permite mantener la presión arterial materna, a pesar del mayor secuestro venoso en las extremidades inferiores y el incremento del riego sanguíneo a la unidad fetoplacentaria, que permite el respaldo metabólico adecuado al feto en crecimiento y compensa la pérdida sanguínea materna esperada en el parto, que es en promedio de 500 a 600 mL cuando es vaginal y de 1 000 L en la cesárea. La expansión inadecuada del plasma se vincula con la restricción de crecimiento fetal, peso bajo al nacer y masa placentaria baja.

Hemoglobina

La masa eritrocitaria aumenta de 20 a 30% durante el embarazo, lo que satisface las demandas de oxígeno de la gestación. La progesterona desencadena un aumento de la eritropoyetina, que estimula y acelera la producción de eritrocitos. El aumento del volumen plasmático es proporcionalmente mayor que la producción de eritrocitos, con la resultante anemia clásica del embarazo. El volumen plasmático alcanza su máximo antes que la masa eritrocitaria, lo que da como resultado la más baja concentración de hemoglobina en el segundo trimestre.

Se define a la hemoglobina y el hematócrito normales durante el embarazo como de 11 g/dL y 33% o mayores en el primero y tercer trimestres, y de 10.5 g/dL y 32% o mayores en el segundo.[35] Parece haber una relación en U entre la concentración de hemoglobina materna y los resultados adversos del embarazo.[36] Las concentraciones inapropiadamente bajas de hemoglobina se han vinculado con parto pretérmino y bajo peso al nacer, y aquellas inapropiadamente altas se relacionan con preeclampsia, parto pretérmino y restricción del crecimiento fetal. Las concentraciones de hemoglobina menores de 10 mg/dL o mayores de 16 mg/dL, sin explicación en cualquier punto del embarazo, deben dar lugar a una valoración urgente.

La anemia por deficiencia de hierro es frecuente en las pacientes estudiadas de todos los grupos demográficos y antecedentes étnicos. Sin reservas suficientes de hierro, folato y vitamina B12, la producción de eritrocitos se altera y puede ocurrir una anemia más intensa.

Leucocitos

Los leucocitos aumentan durante el embarazo, con una variación individual significativa. Por lo general, su concentración se estabiliza en el segundo o tercer trimestres, con cifras que van de 5 000 a 12 000/μL. Durante el trabajo de parto es frecuente la leucocitosis notoria, con cifras promedio de 12 000 a 14 000/μL, y hay reportes de algunas tan altas como 29 000/μL.[37] La hipótesis que se tiene al respecto es que el mecanismo es una movilización de granulocitos desde cúmulos marginales hasta la circulación, similar a la respuesta ante factores de estrés benignos, como el ejercicio extenuante.

Plaquetas

La cifra de plaquetas no cambia significativamente durante el embarazo, y los estudios aportan datos contradictorios sobre si esperar una trombocitosis o una trombocitopenia en diversas etapas de la gestación. Suele reportarse una trombocitopenia leve, en especial en las últimas 8 semanas. Cerca de 7% de las embarazadas sanas a término presenta trombocitopenia leve a moderada, menor de 150 000/mm^3, y esta no se ha vinculado con resultados adversos maternos o neonatales.[38]

Coagulación y fibrinólisis

El embarazo y el puerperio son estados de hipercoagulabilidad. Se calcula que ocurre tromboembolia venosa en 1 a 2 por 1 000 embarazos, con trombosis venosa profunda 3 a 4 veces más a menudo que la embolia pulmonar (EP), que es la sexta causa de mortalidad materna en Estados Unidos y contribuye con 9% de los decesos.[39]

La hipercoagulabilidad durante el embarazo es multifactorial. Se informa de aumento de la mayoría de los factores procoagulantes en diversas etapas del embarazo, incluidos el de von Willebrand y I (fibrinógeno), II, VII, VIII, X, XII y XIII. Los factores de anticoagulación, como la proteína S y la antitrombina, están disminuidos. La placenta y la decidua producen inhibidores del activador del plasminógeno, lo que aminora la fibrinólisis.

SISTEMA ENDOCRINO

Placenta

En etapas tempranas del embarazo los ovarios y las suprarrenales o la conversión periférica materna, producen estrógenos, y el cuerpo lúteo sintetiza progesterona. Conforme el embarazo progresa, la placenta secreta cantidades crecientes de estrógenos y progesterona, que promueven el crecimiento del útero y la quietud de su músculo liso, el desarrollo mamario y otros cambios fisiológicos requeridos para la gestación exitosa. Los estrógenos también estimulan la síntesis de las globulinas unidoras de hormonas tiroideas (TBG) y las globulinas fijadoras de cortisol (CBG).

Hipófisis

La hipófisis anterior incluye cinco tipos celulares que secretan seis hormonas proteínicas: (1) los lactotropos que sintetizan prolactina (PRL); (2) los somatotropos, que producen GH; (3) los corticotropos, que sintetizan la corticotropina (hormona adrenocorticotrópica [ACTH]); (4) los tirotropos, que producen la hormona estimulante de la tiroides (TSH), y (5) los gonadotropos, que sintetizan las hormonas luteinizante (LH) y foliculoestimulante (FSH). La hipófisis posterior funciona en gran parte como terminal de almacenamiento para la oxitocina y la hormona antidiurética (ADH), producidas en el hipotálamo.

Durante el embarazo, la hipófisis aumenta de 30 a 50%, siendo la mayor parte de su crecimiento en la porción anterior, que alcanza hasta el triple de volumen; esto se debe a la hipertrofia e hiperplasia de los lactotropos mediada por los estrógenos. Posteriormente, la cifra de PRL aumenta durante el embarazo, lo que prepara a la mama para la lactancia.

En contraste, los gonadotropos declinan en número debido a las concentraciones altas de estrógenos y progesterona durante el embarazo, con decrementos correspondientes en la concentración de LH y FSH. Los somatotropos presentan supresión por la inhibición retroalimentativa por un equivalente de la GH producido en la placenta. Los corticotropos y tirotropos se mantienen constantes, pero hay un aumento de la concentración de ACTH estimulado por la hormona liberadora de corticotropina (CRH) placentaria. Las cifras plasmáticas de oxitocina y ADH se mantienen constantes durante el embarazo, excepto por un incremento de la primera durante el trabajo de parto.[40]

El crecimiento fisiológico de la hipófisis durante el embarazo persiste hasta los 6 meses posparto, con base en estudios funcionales de imágenes de resonancia magnética (MRI, por sus siglas en inglés). Como resultado, la glándula es susceptible al daño isquémico y la necrosis, en particular en el contexto de una hemorragia masiva posparto y la hipotensión vinculada. El infarto posparto de la hipófisis se conoce como síndrome de Sheehan, que se caracteriza en la clínica por grados variables de disfunción de la hipófisis anterior, y si bien algunos casos pueden presentarse de manera drástica y aguda, la mayoría es de tipo subagudo e incluso crónico, y se puede diagnosticar en el trascurso de varios años posparto.[41]

Glándula tiroides

La glándula tiroides presenta varias adaptaciones fisiológicas para permitir el desarrollo fetal exitoso. La hormona tiroidea materna es crítica para el desarrollo temprano del sistema nervioso central del feto, ya que la tiroides de este no la produce hasta después de las 10 semanas de gestación.[42] El hipotiroidismo materno se vincula con alteración intelectual en la infancia, preeclampsia, desprendimiento prematuro de placenta normoinserta, parto pretérmino, bajo peso al nacer y muerte fetal,[41] en tanto que el hipertiroidismo materno se relaciona con pérdida gestacional espontánea, restricción del crecimiento uterino, trabajo de parto pretérmino y óbito fetal.[43]

Durante el embarazo la glándula tiroides aumenta 40 a 100% la producción de sus hormonas, por la mayor producción de hCG, la cual es estructuralmente análoga de la TSH y estimula débilmente al receptor TSH.

El embarazo modifica los rangos de referencia comunes de TSH, tiroxina total (T4) y T4 libre. En general, la TSH disminuye en el primer trimestre, y después aumenta hasta alcanzar cifras no gestacionales en el tercero. La concentración de triyodotironina total (T3) y T4 aumenta, pero debido a un incremento en la TBG mediado por los estrógenos, las cifras de T3 y T4 libres se mantienen sin cambios. No hay rangos de referencia de aceptación amplia debido a la diversidad geográfica y étnica significativa, así como a la variedad de los métodos de análisis.[44]

A pesar de los aumentos de la producción de las hormonas tiroideas, las dimensiones de la glándula se mantienen normales a la inspección y palpación durante el embarazo, en especial en regiones geográficas sin deficiencia de yodo.[45] La presencia de bocio siempre requiere estudio.

Glándula paratiroides

El desarrollo del esqueleto fetal requiere una cantidad sustancial de calcio materno. Por lo general, la homeostasia del calcio es mediada por la hormona paratiroidea (PTH) y la forma metabólicamente activa de la vitamina D (1,25-dihidroxivitamina D), que también se conoce como calcitriol. La PTH aumenta la concentración de calcio al promover su liberación de los huesos, menor depuración renal y estimulación de la producción de calcitriol; a su vez, este último aumenta la absorción intestinal de calcio. Los incrementos de calcio y calcitriol llevan a una disminución inhibitoria de la PTH.

La concentración de calcitriol se duplica en etapas tempranas del embarazo, y la absorción intestinal de calcio lo hace de manera similar a partir de las 12 semanas de gestación. La concentración de PTH inicialmente declina de 10 a 30% en el embarazo temprano y alcanza su nadir en el segundo trimestre, para después recuperarse en el tercero.[46] Ocurre el máximo aumento de calcitriol cuando la cifra de PTH declina, lo que sugiere que su producción es impulsada por un mecanismo alterno. Es muy probable que las hormonas placentarias sean las que promuevan el aumento de la conversión de 25-dihidroxivitamina D en calcitriol en el riñón materno, y puede presentarse alguna conversión adicional en la placenta y el riñón fetal.[47]

La cifra de calcio total declina durante el embarazo por hemodilución y un decremento relativo en la albúmina sérica; sin embargo, la concentración de calcio ionizado se mantiene constante.

La deficiencia de vitamina D durante la gestación parece ser frecuente, con base en datos epidemiológicos. Se carece de datos de eficacia clínica para valorar si los complementos de vitamina D o calcio mejoran los resultados maternofetales.[48] En el American College of Obstetricians and Gynecologists no se recomienda la detección sistemática de la deficiencia de vitamina D, pero sí el uso de vitaminas prenatales que la contengan.

Glándula suprarrenal

La corteza suprarrenal se dispone en tres zonas concéntricas, cada una de las cuales produce una clase diferente de esteroides: la zona glomerular sintetiza mineralocorticoides, principalmente aldosterona; la zona fascicular produce glucocorticoides, primariamente cortisol, y la zona reticular produce esteroides sexuales.

El embarazo lleva a una disminución de la resistencia vascular y la presión arterial, que estimula al RAAS para aumentar la producción de aldosterona, con crecimiento concomitante de la zona fascicular. En el embarazo normal, la cifra de aldosterona aumenta, con alcance de 4 a 6 veces los límites superiores normales de las adultas euvolémicas sin embarazo para el tercer trimestre.[49] La preeclampsia es una enfermedad multifactorial con un componente familiar sólido, que se caracteriza por sus alteraciones en el RAAS, entre ellas un incremento inadecuado de la aldosterona; sin embargo, esto con toda probabilidad es reactivo ante otras anomalías, como la producción alterada de prostaglandinas vasodilatadoras.[50]

Las cifras circulantes de cortisol total y libre aumentan durante el embarazo. Para el tercer trimestre, la cifra de cortisol libre aumenta de 2 a 4 veces respecto de la pregestacional, algo probablemente mediado por un incremento de la globulina fijadora de cortisol. Además, durante el embarazo la placenta produce CRH, lo que también impulsa aumentos de ACTH y cortisol.[51] A pesar de que las cifras de cortisol libre alcanzan aquellas en el rango presente en el síndrome de Cushing, este aumento es fisiológico y las embarazadas no muestran los rasgos clínicos del hipercortisolismo.

Piel

La hiperpigmentación es el cambio cutáneo que se reporta de manera más frecuente durante el embarazo, presente en casi 85 a 90% de las pacientes, por lo general en el segundo trimestre o después.[52] Las zonas afectadas son, por lo general, aquellas fisiológicamente más oscuras, como las areolas, las axilas, los genitales y la región periumbilical. Se describe a la línea negra como resultado del oscurecimiento de la línea blanca, la cual transcurre en la línea media de la parte baja del abdomen, y que se visualiza con más frecuencia desde el ombligo hasta la sínfisis del pubis. El melasma es el oscurecimiento de la piel facial, conocido como "máscara del embarazo". El mecanismo no se comprende del todo y, por lo general, se atribuye a la combinación de factores hormonales, predisposición genética y exposición a la luz ultravioleta.

Las cifras elevadas de estrógenos pueden llevar al eritema palmar tan tempranamente como en el primer trimestre. Además, los estrógenos quizá aumenten el número y la aparición de telangiectasias, como los angiomas arácneos, algo particularmente notorio en las pacientes con piel clara.

El pelo puede parecer más grueso durante el embarazo. En algunos estudios se mostró un aumento del diámetro del cuerpo piloso, en tanto que en otros se señaló que los folículos pilosos se mantienen en la fase anágena durante más tiempo durante la gestación. En el puerperio, el pelo puede cambiar a la fase telógena de manera simultánea, lo que lleva a la pérdida difusa de cabello durante un año después del embarazo.

Mamas

El desarrollo de las mamas durante el embarazo causa aumento de volumen, hipersensibilidad, mayor prominencia venosa, estrías o crecimiento de areola. Después de los primeros meses del embarazo, a menudo se puede obtener calostro por compresión del pezón.

SISTEMA MUSCULOESQUELÉTICO

El aumento de peso y la distensión de la cavidad abdominal por el útero grávido, exageran la lordosis lumbar y la flexión de la cadera, lo que ejerce mayor tensión sobre los músculos pararraquídeos lumbares y lleva a la embarazada a un mayor riesgo de dolor dorsal. Son factores de riesgo adicionales el dolor dorsal que precede a la gestación, dolor durante un embarazo previo y la multiparidad; sin embargo, el máximo factor de riesgo es el avance del embarazo.

Ojo

Las embarazadas por lo general muestran un incremento leve pero mesurable del grosor de la córnea. Como resultado, quienes usan lentes de contacto quizá presenten malestar con los lentes que antes toleraban. Los efectos hormonales también pueden llevar al desarrollo de husos de Krukenberg, que son opacidades pardas a rojas en la cara posterior de la córnea.

Sueño

Los trastornos del sueño son comunes en el embarazo y parecen aumentar en frecuencia conforme avanza este. Son manifestaciones frecuentes el insomnio, los ronquidos y el síndrome de piernas inquietas.[53]

RESUMEN

El embarazo desencadena diversos cambios fisiológicos en todos los órganos, aparatos y sistemas. Adicionalmente, altera los rangos de referencia de muchas pruebas de laboratorio de uso común, incluyendo el recuento hematológico completo, la química sanguínea, las pruebas de función tiroidea y el análisis de orina. La comprensión de los cambios fisiológicos básicos que se presentan durante la gestación permite al médico detectar mejor las variaciones normales e identificar alteraciones patológicas sutiles en la embarazada.

PUNTOS CLAVE

1. El CO aumenta de 30 a 40% para cubrir las demandas metabólicas gestacionales.
2. La mecánica respiratoria se altera por los efectos de la progesterona y el útero grávido, de tal manera que aumenta la ventilación minuto y disminuye tanto la CFR como la $PaCO_2$ y la reserva de oxígeno materna.
3. La pirosis, la ERGE y el estreñimiento son manifestaciones digestivas frecuentes.
4. Es de esperar la anemia fisiológica; sin embargo, aquellas cifras de hemoglobina menores de 10 mg/dL requieren valoración.
5. El embarazo se caracteriza por la resistencia a la insulina y la vulnerabilidad a la cetoacidosis por inanición.
6. En el contexto de altas tasas de obesidad, las recomendaciones de aumento de peso durante el embarazo ahora se ajustan al IMC pregestacional.

Referencias

1. Bauer ME, Bauer ST, Rajala B, et al. Maternal physiologic parameters in relationship to systemic inflammatory response syndrome criteria. *Obstet Gynecol*. 2014;124(3):535-541.
2. Borbrowski RA. Pulmonary physiology in pregnancy. *Clin Obstet Gynecol*. 2010;53(2):285-300.
3. Lapinsky SE. Management of acute respiratory failure in pregnancy. *Semin Respir Crit Care Med*. 2017;38:201-207.
4. Hegewald MJ, Carlo RO. Respiratory physiology in pregnancy. *Clin Chest Med*. 2011;32:1-13.
5. Morton A, Teasdale S. Investigations and the pregnant woman in the emergency department—part 1: laboratory investigations. *Emerg Med Australas*. 2018;30(5):600-609. doi:10.1111/1742-6723.12957.
6. Mehta N, Chen K, Hardy E, et al. Respiratory disease in pregnancy. *Best Pract Res Clin Obstet Gynaecol*. 2015;29(5):598-611.
7. Antoy KM, Racusin DA, Aagaard K, et al. Maternal physiology. In: Gabbe SG, Niebyl JR, Simpson JL, et al., eds. *Obstetrics: Normal and Problem Pregnancies*. 7th ed. Philadelphia, PA: Elsevier; 2017.
8. Imazio M, Brucato A, Rampello S, et al. Management of pericardial diseases during pregnancy. *J Cardiovasc Med*. 2010:11(8):557-562.
9. Dobbenga-Rhodes YA, Prive AM. Assessment and evaluation of the women with cardiac disease during pregnancy. *J Perinat Neonat Nurs*. 2006;20(4):295-302.
10. Lee M., Chen W., Zhang Z., et al. Atrial Fibrillation and Atrial Flutter in Pregnant Women—A Population-Based Study. 2016;5(4):p. e003182
11. Tong C, Kiess M, Deyell MW, et al. Impact of premature ventricular contractions on pregnancy outcomes. *Heart*. 2018;104(16):1370-1375. doi:10.1136/heartjnl-2017-312624.
12. Sanghavi M, Rutherford JD. Cardiovascular physiology of pregnancy. *Circ*. 2014;130:1003-1008.
13. Ngene NC, Moodley J. Physiology of blood pressure relevant to managing hypertension in pregnancy. *J Matern Fetal Neonatal*. 2017;27:1-10.
14. Naidoo DP, Fayers S, Moodley J. Cardiovascular haemodynamics in pre-eclampsia using brain natriuretic peptide and tissue Doppler studies. *Cardiovasc J Afr*. 2013;24(4):130-136.
15. Body C, Christie JA. Gastrointestinal diseases in pregnancy: nausea, vomiting, hyperemesis gravidarum, gastroesophageal reflux disease, constipation and diarrhea. *Gastroenterol Clin North Am*. 2016;45:267-283.
16. Zielinski R, Searing K, Deibel M. Gastrointestinal distress in pregnancy: prevalence, assessment, and treatment of 5 common minor discomforts. *J Perinat Neonat Nurs*. 2015;29(1):23-31.

17. Maternal physiology. In: Cunningham FG, Leveno KJ, Bloom SL, et al., eds. *Williams Obstetrics*. 24th ed. New York, NY: McGraw-Hill Education; 2014.
18. Ellington SR, Flowers L, Legardy-Williams JK, et al. Recent trends in hepatic disease during pregnancy in the United States, 2002-2010. *Am J Obstet Gynecol*. 2015;212(4):524.e1-524.e7.
19. Daher CH, Gomes AC, Kobayashi S, et al. Ultrasonographic study and Doppler flow velocimetry of maternal kidneys and liver in low-risk pregnancy. *Radiol Bras*. 2015;48(3):135-142.
20. Koratala A, Bjattacjarua D, Kazory A. Chronic kidney disease in pregnancy. *South Med J*. 2017;110(9):578-585.
21. Bae EH, Kim JW, Choi HS. Impact of random urine proteinuria on maternal and fetal outcomes of pregnancy: a retrospective case-control study. *Korean J Intern Med*. 2017;32(6):1062-1068.
22. Academy of Nutrition and Dietetics. Practice Paper of the Academy of Nutrition and Dietetics Abstract: Nutrition and Lifestyle for a Healthy Pregnancy Outcome 2014. https://jandonline.org/article/S2212-2672(14)00501-2/fulltext. Accessed November 25, 2019.
23. Branum AM, Kirmeyer SE, Gregory EC. Prepregnancy body mass index by maternal characteristics and state: data from the birth certificate, 2014. *Natl Vital Stat Rep*. 2016;65(6):1-11.
24. Deputy NP, Sharma AJ, Kim SY. Gestational weight gain—United States, 2012 and 2013. *MMWR Morb Mortal Wkly Rep*. 2016;64(43):1215-1220.
25. Butte NF. Carbohydrate and lipid metabolism in pregnancy: normal compared with gestational diabetes mellitus. *Am J Clin Nutr*. 2000;71(suppl 5):1256S-1261S.
26. Metzger BE, Ravnikar V, Vileisis RA, Freinkel N. "Accelerated starvation" and the skipped breakfast in late normal pregnancy. *Lancet*. 1982;319(8272):588-592.
27. Lain KY, Catalano PM. Metabolic changes in pregnancy. *Clin Obstet Gynecol*. 2007;50(4):938-948.
28. Lippi G, Albiero A, Montagnana M, et al. Lipid and lipoprotein profile in physiological pregnancy. *Clin Lab*. 2007;53(3-4):173-177.
29. Vrijkotte TG, Krukziener N, Hutten BA, et al. Maternal lipid profile during early pregnancy and pregnancy complications and outcomes: the ABCD study. *J Clin Endocrinol Metab*. 2012;97(11):3917-3925.
30. Catov JM, Ness RB, Wellons MF, et al. Prepregnancy lipids related to preterm birth risk: the Coronary Artery Risk Development in Young Adults Study. *J Clin Endocrinol Metab*. 2010;95:3711-3718.
31. Kalhan SC. Protein metabolism in pregnancy. *Am J Clin Nutr*. 2000;71(suppl 5):2149S-1255S.
32. King JC. Physiology of pregnancy and nutrient metabolism. *Am J Clin Nutr*. 2000;71 (suppl 5):1218S-1225S.
33. Heenan AP, Wolfe LA, Davies GA, McGrath MJ. Effects of human pregnancy on fluid regulation responses to short-term exercise. *J Appl Physiol*. 2003;95(6):2321-2327.
34. West CA, Sasser JM, Baylis C. The enigma of continual plasma volume expansion in pregnancy: critical role of the renin-angiotensin-aldosterone system. *Am J Physiol Renal Physiol*. 2016;311(6):F1125-F1134.
35. American College of Obstetricians and Gynecologists. ACOG Practice Bulletin No. 95: anemia in pregnancy. *Obstet Gynecol*. 2008;112(1):201-207.
36. Cao C, O'Brien KO. Pregnancy and iron homeostasis: an update. *Nutr Rev*. 2013;71(1):35-51.
37. Molberg P, Johnson C, Brown TS. Leukocytosis in labor: what are its implications? *Fam Pract Res J*. 1994;14(3):229-236.
38. Burrows RF, Kelton JG. Thrombocytopenia at delivery: a prospective survey of 6715 deliveries. *Am J Obstet Gynecol*. 1990;162(3):731-734.
39. Creanga AA, Syverson C, Seed K, Callaghan WM. Pregnancy-related mortality in the United States, 2011-2013. *Obstet Gynecol*. 2017;130(2):366-373.
40. Feldt-Rasmussen U, Mathiesen ER. Endocrine disorders in pregnancy: physiological and hormonal aspects of pregnancy. *Best Pract Res Clin Endocrinol Metab*. 2011;25(6):875-884.

41. Diri H, Karaca Z, Tanriverdi F, Unluhizarci K, Kelestimur F. Sheehan's syndrome: new insights into an old disease. *Endocrine*. 2016;51(1):22-31.

42. Casey BM, Dashe JS, Wells E, et al. Subclinical hypothyroidism and pregnancy outcomes. *Obstet Gynecol*. 2005;105:239-245.

43. Luewan S, Chakkabut P, Tongsong T. Outcomes of pregnancy complicated with hyperthyroidism: a cohort study. *Arch Gynecol Obstet*. 2011;283:243-247.

44. Alexander EK, Pearce EN, Brent GA, et al. 2017 guidelines of the American Thyroid Association for the diagnosis and management of thyroid disease during pregnancy and the postpartum. *Thyroid*. 2017;27(3):315-389.

45. Berghout A, Wiersinga W. Thyroid size and thyroid function during pregnancy: an analysis. *Eur J Endocrinol*. 1998;138(5):536-542.

46. Kovacs CS. Calcium and bone metabolism in pregnancy and lactation. *J Clin Endocrinol Metab*. 2001;86(6):2344-2348.

47. Seely EW, Brown EM, DeMaggio DM, Weldon DK, Graves SW. A prospective study of calciotropic hormones in pregnancy and post partum: reciprocal changes in serum intact parathyroid hormone and 1,25-dihydroxyvitamin D. *Am J Obstet Gynecol*. 1997;176(1):214-217.

48. De-Regil LM, Palacios C, Lombardo LK, Peña-Rosas JP. Vitamin D supplementation for women during pregnancy. *Cochrane Database of Syst Rev*. 2016;(1):CD008873. doi:10.1002/14651858.CD008873.pub3.

49. Lumbers ER, Pringle KG. Roles of the circulating renin-angiotensin-aldosterone system in human pregnancy. *Am J Physiol Regul Integr Comp Physiol*. 2014;306(2):R91-R101.

50. Elsheikh A, Creatsas G, Mastorakos G. The renin-aldosterone system during normal and hypertensive pregnancy. *Arch Gynecol Obstet*. 2001;264(4):182-185.

51. Lindsay JR, Nieman LK. The hypothalamic-pituitary-adrenal axis in pregnancy: challenges in disease detection and treatment. *Endocr Rev*. 2005;26(6):775-799.

52. Motosko CC, Bieber AK, Pomeranz MK, et al. Physiologic changes of pregnancy: a review of the literature. *Int J Womens Dermatol*. 2017;3(4):219-224.

53. Facco FL, Kramer J, Ho KM, et al. Sleep disturbances in pregnancy. *Obstet Gynecol*. 2010;115:77-83.

CAPÍTULO 2

Farmacoterapia

Daniel W. Robinson y Sara Krusenoski

PRINCIPIOS

Sistema de clasificación del riesgo

En 2014 cambiaron los requerimientos de la U.S. Food and Drug Administration (FDA) acerca de las secciones y el contenido del etiquetado de los medicamentos,[1] modificación que se implementó para proveer más información acerca de los riesgos durante el embarazo y la lactancia, y facilitar las decisiones de uso de un fármaco respecto de otro con base solo en su categoría. El etiquetado previo de los medicamentos incluía tres secciones: "Embarazo", "Trabajo de parto y parto" y "Madres lactantes", y se asignaban categorías con letras para describir los riesgos y las pruebas relacionadas con cada medicamento y su uso durante el embarazo y la lactancia, lo cual ya no se usa y se retirará de las etiquetas de los medicamentos aprobados por la FDA. Las secciones actuales del etiquetado son: "Embarazo", "Lactancia" y "Mujeres y hombres con potencial reproductivo"; esta última es nueva y aporta información acerca de los pacientes con dicho potencial que pudiesen desear un embarazo. Dado que ya no hay categorías por letras, en vez de ello cada sección presenta un resumen de las publicaciones disponibles en el momento de la aprobación por la FDA.[1]

Teratogenicidad

Ocurre teratogenicidad durante la organogénesis cuando un medicamento afecta de manera adversa el desarrollo de un órgano, y lo deja con disfunción o malformado.[2] Los factores que influyen en la teratogenicidad incluyen el horario, la dosis y la duración de la exposición fetal a los fármacos causales; las dosis mayores y las duraciones más prolongadas aumentan su riesgo.[3] La vía de administración también modifica la teratogenicidad de ciertos fármacos.[3] En la tabla 2-1 se enlistan los teratógenos conocidos.

Transporte de fármacos a través de la placenta

Hay características específicas de un medicamento que lo hacen más o menos capaz de atravesar la placenta y, por lo tanto, determinan el grado de exposición fetal. Aquellos con menor peso molecular atravesarán más fácilmente la placenta;[4] los lipofílicos lo hacen con facilidad y dan como resultado la exposición fetal directa. Solo aquellos en estado ionizado pueden cruzar la placenta, mientras que los fuertemente unidos a proteínas no lo hacen.[4] Hay diferentes mecanismos para el transporte de fármacos a través de la placenta: difusión simple y facilitada, transporte activo y pinocitosis, siendo la primera la más frecuente. Tanto la difusión facilitada como el transporte activo pueden saturarse, lo que lleva a una cantidad máxima del fármaco transportada a través de la célula, lo que no sucede con la difusión simple.[4] Las características del fármaco son importantes cuando se valora el tratamiento más apropiado para un paciente

TABLA 2-1 Teratógenos conocidos
Ácido valproico
Anidulafungina
Carbamazepina
Caspofungina
Fenitoína
Fenobarbital
Fluconazol
Itraconazol
Micafungina
Posaconazol
Seudoefedrina
Succímero
Sulfametoxazol-trimetoprima
Tetraciclina

determinado. En la tabla 2-2 se enlistan los fármacos de uso común durante el embarazo, con sus riesgos y beneficios relativos vinculados.

Trasporte de fármacos durante la lactancia

Muchos de los mismos principios del transporte de fármacos durante el embarazo aplican respecto al paso de estos a la leche materna. Aquellos ionizados, lipofílicos y de peso molecular bajo pasarán fácilmente a través de las membranas celulares,[4] mientras que los altamente unidos a proteínas no. Los fármacos con un gran volumen de distribución tendrán una menor concentración y, por lo tanto, se difundirán en cantidades menores hacia la leche materna.[4] En la tabla 2-3 se enlistan los fármacos de uso más frecuente durante la lactancia y sus riesgos y beneficios relativos vinculados.

Farmacoterapia durante el embarazo y la lactancia

Los datos disponibles sobre la seguridad de los medicamentos provienen sobre todo de registros e informes de casos durante la gestación. El médico debe considerar los riesgos y beneficios para la madre y el feto cuando prescribe medicamentos durante el embarazo y la lactancia, así como tener en mente cualquier tratamiento alternativo. En general, el hacer óptimo el tratamiento de la madre es lo mejor para el feto y adquiere precedencia.

Hay cambios específicos de farmacocinética y farmacodinámica durante el embarazo que afectan la forma en que los medicamentos se absorben, alcanzan su sitio de acción y se eliminan del cuerpo. Es necesario considerar dichos cambios cuando se determina la dosis de un medicamento para una embarazada. En general, el gasto cardiaco y el riego sanguíneo renal mayores aumentan la cantidad de fármaco que se elimina. Durante el embarazo hay un descenso de la concentración de albúmina, lo cual aumenta la disponibilidad de concentraciones libres de los medicamentos que se unen fuertemente a las proteínas.[4,5] Si se puede monitorear el fármaco por medio de ensayos de nivel de fármaco, es útil revisar los niveles más frecuentemente para asegurar las concentraciones terapéuticas de esos medicamentos.[5]

TRATAMIENTO FARMACOLÓGICO

Analgésicos opioides

Embarazo

Es factible que algunas mujeres estén tomando opioides al momento de embarazarse, o que se les hayan prescrito durante la gestación por diversas indicaciones, que incluyen el uso de la metadona para tratar su dependencia a los mismos. Se sabe que los opioides atraviesan la placenta y, por lo tanto, exponen al feto,[6] y hay evidencia contradictoria acerca de si tienen efectos adversos, ya que la información se encuentra limitada

Beneficio > Riesgo	Beneficio = Riesgo	Beneficio < Riesgo	Falta de datos
ANALGÉSICOS			
Paracetamol	Ácido acetilsalicílico AINE Opioides		
ANTIBIÓTICOS			
Aminoglucósidos Azitromicina Beta lactámicos Clindamicina Fosfomicina Vancomicina	Claritromicina Daptomicina Linezolid Metronidazol Nitrofurantoína Estreptomicina	Fluoroquinolonas SMZ/TMP Tetraciclinas Cloranfenicol[a]	
ANTICOAGULANTES			
HBPM HNF		Warfarina[b]	Apixabán Dabigatrán Edoxabán Rivaroxabán
ANTIMICÓTICOS			
Anfotericina Nistatina	Fluconazol Itraconazol Posaconazol Micafungina		

TABLA 2-2. **Fármacos de uso común durante el embarazo.** AINE, fármacos antiinflamatorios no esteroides; ARB, bloqueador del receptor de angiotensina II; ATC, antidepresivo tricíclico; DPP-4, dipeptidilpeptidasa 4; HNF, heparina no fraccionada; IBP, inhibidor de la bomba de protones; iECA, inhibidor de la enzima convertidora de angiotensina; ISRS, inhibidor selectivo de la recaptación de serotonina; LMWH, heparina de bajo peso molecular; PSG-1, péptido-1 similar a glucagón; SGLT-2 inhibidores del cotransportador-2 de sodio-glucosa; SMZ/TMP, sulfametoxazol/trimetoprima.

[a] Puede cambiar con base en el momento relativo de su administración; [b] excepto en presencia de válvulas mecánicas cardiacas.

ANTIVIRALES			
Aciclovir Antirretrovirales Oseltamivir Valaciclovir	Foscarnet Ganciclovir Valganciclovir		
ANTITUBERCULOSOS			
Etambutol Isoniazida Pirazinamida Rifampicina		Estreptomicina	
CARDIOVASCULARES			
Adenosina Digoxina Labetalol Lidocaína Metildopa Nifedipino	Beta bloqueadores Bloqueadores de los conductos del calcio Hidralazina Ibutilida Flecainida Quinidina Procainamida	Amiodarona iECA ARA II	
DESCONGESTIVOS			
Bromfeniramina Clorfeniramina Dextrometorfano Guaifenesina Oximetazolina	Seudoefedrina Fenilefrina		

TABLA 2-2. *(Continuación)*

ANTIDIABÉTICOS			
Insulina Metformina	Sulfonilureas DPP-4	SGLT-2 PSG-1	
GASTROINTESTINALES			
Doxilamina Metoclopramida Prometazina Piridoxina	Antagonistas del receptor H2 Ondansetrón IBP		
NEUROLÓGICOS			
Mirtazapina	Aripiprazol Bupropión Clorpromazina Clozapina Haloperidol Lacosamida Lamotrigina Levetiracetam Lurasidona Olanzapina Quetiapina Risperidona ISRS Topiramato	Carbamazepina Derivados del cornezuelo de centeno Fenobarbital Fenitoína Valproato	

TABLA 2-2. (*Continuación*)

	ATC Triptanos		
CON ACTIVIDAD PULMONAR			
Montelukast	Anticolinérgicos Cromolín Agonistas β inhalados Corticoesteroides inhalados Terbutalina Zileutón		
PARA LA INTUBACIÓN EN SECUENCIA RÁPIDA			
	Etomidato Ketamina Rocuronio Succinilcolina		
ESTEROIDES			
Tópicos	Inhalados Sistémicos		
TROMBOLÍTICOS			
	Alteplasa Tenecteplasa		
TIROIDEOS			
Levotiroxina	Propiltiouracilo	Metimazol	
ANTÍDOTOS			
Carbón activado	Acetilcisteína	Succímero	Fomepizol

TABLA 2-2. (*Continuación*)

Piridoxina	Deferoxamina		
	Anticuerpos antidigoxina		
	Dimercaprol		
	Flumazenil		
	Azul de metileno		
	Naloxona		
	Fisostigmina		
	Pralidoxima		
	Nitrito de sodio		
	Tiosulfato de sodio		
VASOPRESORES			
	Dopamina		
	Epinefrina		
	Norepinefrina		
	Fenilefrina		
	Vasopresina		

TABLA 2-2. (*Continuación*)

por la gran cantidad de diversos opioides valorados en el mismo estudio.[6] Sin embargo, algunos opioides han mostrado efectos adversos en el lactante, que incluyen anomalías del crecimiento y defectos al nacer.[6,7] El uso del tramadol y oxicodona se asocia con parto pretérmino,[7-9] en tanto que el de codeína, hidrocodona con paracetamol y oxicodona con paracetamol no conlleva un riesgo incrementado en ese sentido.[7,8] Existe evidencia de que la prescripción de narcóticos durante periodos más prolongados en el embarazo puede llevar a la adicción fetal y al síndrome de abstinencia neonatal.[7,9-13]

Lactancia

Todos los opioides se excretan en la leche materna en grados variables,[7] y como clase farmacológica pueden causar sedación, mareo o depresión respiratoria en un lactante que recibe la leche materna que los contiene. Hay reportes de sindrome de abstinencia de opioides en los lactantes cuando se interrumpe el uso materno. Si es inevitable el uso de opioides, deben vigilarse estrechamente en el lactante los efectos secundarios y los signos de privación.[7] Las madres a quienes se prescribe codeína u oxicodona y son de

Compatibles con el amamantamiento	Compatibles, con efectos adversos conocidos	Incompatibles	Falta de datos	Efectos sobre la lactancia
ANALGÉSICOS				
Paracetamol Ibuprofeno	Ácido acetilsalicílico AINE Opioides			
ANTIBIÓTICOS				
Aminoglucósidos Beta lactámicos Clindamicina Daptomicina Linezolid Macrólidos Estreptomicina Vancomicina	Cloranfenicol[a] Fluoroquinolonas Metronidazol Nitrofurantoína SMZ/TMP Tetraciclinas		Fosfomicina	
ANTICOAGULANTES				
HBPM HNF Warfarina			Apixabán Dabigatrán Edoxabán Rivaroxabán	

TABLA 2-3. **Fármacos de uso frecuente y lactancia.** iECA, inhibidor de la enzima convertidora de angiotensina; ARB, bloqueador del receptor de angiotensina II; DPP-4, dipeptidilpeptidasa 4; PSG-1, péptido-1 similar a glucagón; HBPM, heparina de bajo peso molecular; AINE, fármacos antiinflamatorios no esteroides; IBP, inhibidor de la bomba de protones; SMZ/TMP, sulfametoxazol/trimetoprima; SGLT-2 inhibidores del cotransportador-2 de sodio-glucosa; ISRS, inhibidor selectivo de la recaptación de serotonina; ATC, antidepresivo tricíclico; HNF, heparina no fraccionada. [a] Pueden cambiar con base en el tiempo relativo pendiente hasta el parto.

ANTIMICÓTICOS				
Fluconazol			Anfotericina Itraconazol Posaconazol Micafungina	
ANTIVIRALES				
Aciclovir Antirretrovirales Oseltamivir Valaciclovir			Foscarnet Ganciclovir Valganciclovir	
ANTITUBERCULOSOS				
Etambutol Isoniazida Pirazinamida Rifampicina Estreptomicina				
CARDIOVASCULARES				
IECA Adenosina ARB Beta bloqueadores Calcio Bloqueadores de los conductos del calcio Digoxina	Amiodarona			

TABLA 2-3. (*Continuación*)

Flecainida Hidralazina Ibutilida Labetalol Lidocaína Metildopa Nifedipino Procainamida Quinidina				
DESCONGESTIONANTES				
Bromfeniramina Clorfeniramina Guaifenesina Oximetazolina Seudoefedrina Fenilefrina	Dextrometorfano			
ANTIDIABÉTICOS				
DPP-4 PSG-1 Insulina Metformina Inhibidores de la SGLT-2 Sulfonilureas				

TABLA 2-3. *(Continuación)*

GASTROINTESTINALES				
Doxilamina Antagonistas del receptor H2 Ondansetrón IBP Prometazina Piridoxina	Metoclopramida			Metoclopramida
FÁRMACOS NEUROLÓGICOS				
Carbamazepina Fenitoína Valproato	Aripiprazol Bupropión Clorpromazina Clozapina Derivados del cornezuelo de centeno Haloperidol Lamotrigina Levetiracetam Lurasidona Mirtazapina Olanzapina Fenobarbital Quetiapina Risperidona		Lacosamida	Aripiprazol ISRS

TABLA 2-3. *(Continuación)*

	ISRS Topiramato ATC Triptanos			
DE ACTIVIDAD PULMONAR				
Anticolinérgicos Cromolín Agonistas β inhalados Corticoesteroides inhalados Montelukast Terbutalina Zileutón				
PARA LA INTUBACIÓN EN SECUENCIA RÁPIDA				
Ketamina			Etomidato Rocuronio Succinilcolina	
ESTEROIDES				
Inhalados Sistémicos Tópicos				

TABLA 2-3. *(Continuación)*

TROMBOLÍTICOS				
			Alteplasa Tenecteplasa	
TIROIDEOS				
Levotiroxina Metimazol Propiltiouracilo				
ANTÍDOTOS				
			Acetilcisteína Carbón activado Deferoxamina Anticuerpos antidigoxina Dimercaprol Fomepizol Flumazenil Azul de metileno Naloxona Fisostigmina Pralidoxima Piridoxina Nitrito de sodio	

TABLA 2-3. (*Continuación*)

			Tiosulfato de sodio Succímero	
VASOPRESORES				
			Dopamina Epinefrina Norepinefrina Fenilefrina Vasopresina	Dopamina Epinefrina Fenilefrina Norepinefrina

ABLA 2-3. (*Continuación*)

rápido metabolismo de la enzima que transforma estos fármacos en metabolitos activos, están en riesgo de exponer al lactante a concentraciones mayores. Los opioides deben limitarse a la dosis más baja eficaz durante el tiempo más breve mientras se amamanta.[7] No hay efectos sobre la lactancia o el parto.[7]

Analgésicos no opioides

Embarazo

Deberían usarse analgésicos no opioides para una indicación específica por el tiempo más breve posible durante la gestación. Se sabe que el paracetamol atraviesa la placenta; sin embargo, sus efectos en el feto son mínimos. En algunos estudios no se encontró aumento del riesgo de asma, malformaciones congénitas o efectos sobre el coeficiente intelectual (IQ).[7] En varios informes de casos se describen defectos septales cardiacos en los recién nacidos expuestos durante el tercer trimestre; no obstante, en estudios pareados más grandes no se pudo corroborar esta relación.[7,14] Hay un vínculo entre el uso del paracetamol y resultados neurológicos adversos, como síntomas de hiperactividad y el empleo de más medicamentos para el trastorno de déficit de atención e hiperactividad (TDAH), en especial cuando se administra durante más de un mes.[15,16] Hay un probable riesgo de criptorquidia y asma infantil por la exposición al paracetamol en etapas tempranas del embarazo.[15,17-20] El ácido acetilsalicílico es un fármaco antiinflamatorio no esteroide (AINE) de prescripción frecuente, cuyos efectos adversos suelen depender de la dosis y la duración de la exposición.[7,21] A dosis bajas es bien tolerado por el feto, mientras que a dosis de exposición más altas ocurre un mayor riesgo de retraso del crecimiento intrauterino (RCIU), hipoglucemia neonatal, acidosis metabólica, mortalidad perinatal y anomalías de la hemostasia que llevan a la hemorragia en el tercer trimestre; sin embargo, los datos son contradictorios.[7] Otros AINE, incluidos ibuprofeno, naproxeno y ketorolaco, tienen efectos adversos potenciales en el feto durante el primer y tercer trimestres.[7,21] Se describen malformaciones congénitas, que incluyen hendiduras bucofaciales y abortos espontáneos en los fetos expuestos,[7] y cuando se usan en el tercer trimestre aumentan el riesgo de cierre prematuro del conducto arterioso y el desarrollo posterior de hipertensión pulmonar, y la muerte neonatal.[7] Los AINE tienen efectos tocolíticos y se pueden usar para tratar el trabajo de parto pretérmino; sin embargo, esto tiene que sopesarse con el riesgo de hemorragias periventriculares fetales, toxicidad renal, oligohidramnios y hemorragia digestiva (GI).[7,11,22]

Lactancia

El paracetamol no tiene efectos adversos en el recién nacido, a pesar de alcanzar concentraciones mensurables en la leche materna.[7] Los AINE pueden cuantificarse en la leche materna; sin embargo, no causan los mismos efectos adversos en relación con su clase. El ibuprofeno no tiene mayor riesgo de efectos adversos en el lactante y se considera como el AINE de uso ideal durante el amamantamiento.[7] El ketorolaco y el naproxeno aumentan el riesgo de efectos GI y hemorragia del lactante, pero no se presentan con frecuencia en la clínica.[7] El ácido acetilsalicílico se excreta hacia la leche materna y aumenta el riesgo teórico del síndrome de Reye, así como la posibilidad de hemorragia y acidosis metabólica del lactante.[7,23] No se han observado efectos del paracetamol o los AINE sobre la lactancia en las mujeres que amamantan.[7]

Antibióticos

Embarazo

El riesgo de daño por el uso de antibióticos debe sopesarse frente al riesgo de daño por la infección misma. Se recomienda la administración de estos medicamentos por el tiempo más breve posible en tanto se asegure una erradicación adecuada de la enfermedad. Los aminoglucósidos cubren a los microorganismos patógenos gramnegativos y grampositivos con sinergia. Se sabe que atraviesan la placenta, pero no son teratógenos.[7,24] Con excepción de la estreptomicina, que se ha vinculado con pérdida auditiva, los aminoglucósidos no se relacionan con efectos adversos sobre el feto, si se administran en las dosis apropiadas.[7,24] La clase de penicilinas abarca una variedad de lactámicos β que se prescriben para infecciones diversas y cubren a un amplio rango de microorganismos patógenos gramnegativos y grampositivos.[24] Las penicilinas no causan efectos adversos significativos en el feto, a pesar de cruzar la placenta y mostrar concentraciones detectables.[7,24] De manera similar, la clase de cefalosporinas de los lactámicos β, en general, es de administración segura durante el embarazo, sin efectos adversos significativos en el feto.[7,24] Por lo tanto, las penicilinas y las cefalosporinas son los antibióticos ideales para usarse cuando hay una indicación clínica.[25,26]

Los carbapenemos tienen cobertura amplia de microorganismos gramnegativos y grampositivos dentro de la clase de lactámicos β, sin efectos adversos vinculados en el feto.[21] Debido a cambios en la farmacocinética durante el embarazo, la administración de imipenem-cilastatina puede alcanzar concentraciones subterapéuticas y, por lo tanto, se debe evitar o en todo caso optimizar la dosis.[24] El uso de aztreonam durante el embarazo no conlleva mayor riesgo de efectos adversos fetales.[7]

Las fluoroquinolonas, como el ciprofloxacino y el levofloxacino, tienen como objetivo una diversidad de microorganismos patógenos grampositivos y gramnegativos y suelen usarse en lugar de la penicilina.[24] Hay pruebas que sugieren que las fluoroquinolonas conllevan un mayor riesgo de anomalías congénitas, incluidas las cardiacas y neurológicas, cuando se usan en el primer trimeste.[7,24] Hay un riesgo potencial de anomalías de cartílago y huesos, pero la evidencia es contradictoria, ya que gran parte de esta proviene de datos de animales, que no siempre pueden extrapolarse a los seres humanos.[7,24]

La vancomicina es un glucopéptido que se usa para tratar infecciones graves por microorganismos grampositivos. Se sabe que atraviesa la placenta, pero no causa toxicidad significativa en el feto.[7] A semejanza de otros fármacos, pueden hacerse aparentes algunos cambios en la farmacocinética y se recomienda una vigilancia más frecuente.[24] La vancomicina oral no se absorbe fácilmente y, por lo tanto, sus efectos en el feto son mínimos.[21,24] El linezolid y la daptomicina son fármacos que se pueden utilizar para tratar infecciones graves por microorganismos grampositivos cuando la vancomicina no es apropiada.[21] Aunque ninguno ha mostrado teratogenicidad, los datos en seres humanos se limitan a la observación de efectos mínimos en el feto,[7,24] y los de animales han mostrado muerte del embrión, bajo peso al nacer y anomalías esqueléticas.[7,11]

La azitromicina y la claritromicina son antibióticos macrólidos que se sabe atraviesan la placenta.[7] La primera no conlleva mayor riesgo de efectos adversos fetales, en tanto la última conlleva el de causar anomalías congénitas, pero los datos son contradictorios.[7,24] Se mostró que la eritromicina causa estenosis del píloro, si bien los datos no son sólidos.[7,11,25-27]

La tetraciclina y la doxiciclina atraviesan la placenta y se vinculan con teratogenicidad y anomalías congénitas, como las genitourinarias y de extremidades, y hernias inguinales.[7,11,24-27] Cuando se usan después del primer trimestre, las tetraciclinas pueden causar discoloración permanente de huesos y dientes y, en general, se evitan.[24] La clindamicina atraviesa la placenta, pero no tiene efectos adversos sobre el feto.[7,24]

El metronidazol cuenta con pruebas mixtas respecto de si se afecta o no el feto de manera adversa por su uso durante el embarazo.[7] Los estudios en animales mostraron que es mutágeno y carcinógeno.[7,11] En general, los efectos adversos detectados han ocurrido en el primer trimestre.[7,24] Se mostró que el sulfametoxazol y la trimetoprima tienen efectos teratógenos y causan anomalías congénitas, que incluyen defectos del tubo neural y probables hendiduras orales.[7,24] Debido a su antagonismo de los folatos, deben evitarse en el primer trimestre y en etapas avanzadas del embarazo.[24]

El cloranfenicol se usa en el tratamiento de varias infecciones graves, que incluyen aquellas por rickettsias. Se sabe que atraviesa la placenta, pero no parece ser teratógeno o causar efectos adversos importantes en el feto cuando se utiliza durante el embarazo.[7] Su uso cerca del parto conlleva un riesgo grave del "síndrome del recién nacido gris", caracterizado por inestabilidad cardiovascular, cianosis y distensión abdominal, por la incapacidad del neonato de fragmentar y eliminar el fármaco, lo que lleva a su concentración elevada,[28] y puede ser fatal, por lo que el uso de cloranfenicol en el momento del parto o cerca representa un riesgo significativo para el recién nacido.[7]

Las sulfonamidas están contraindicadas durante el tercer trimestre y cerca del término, por el riesgo de causar querníctero.[7,11,25] La nitrofurantoína y la fosfomicina son fármacos orales usados para tratar las infecciones de vías urinarias maternas.[24] No se han identificado efectos teratógenos con la nitrofurantoína; sin embargo, conlleva riesgo de anemia hemolítica en los lactantes cuando se usa durante las últimas semanas del embarazo y debe evitarse durante ese periodo.[7] La fosfomicina no tiene efectos adversos conocidos sobre el feto.[7]

Lactancia

Los antibióticos pueden causar alteraciones de la flora intestinal en los lactantes amamantados, produciendo diarrea o anomalías de la absorción de nutrimentos resultantes. Para que un antibiótico tenga un efecto adverso sobre un lactante, debe absorberse por vía oral.[7] Muchos de los antibióticos usados durante el amamantamiento no tienen efectos adversos sobre el lactante y se pueden administrar con seguridad. Hay datos contradictorios sobre la seguridad de las fluoroquinolonas, con algunos que sugieren efectos adversos, como el daño articular o colitis, pero en general la evidencia no sugiere daño para el lactante.[7] Las tetraciclinas pueden causar los mismos efectos adversos sobre el lactante expuesto que durante el embarazo y, en general, se evitan.[7] Hay informes de heces sueltas y algodoncillo por el uso de metronidazol en los lactantes expuestos a través de la leche materna, en especial a dosis altas.[7] El sulfametoxazol-trimetoprima conlleva un riesgo teórico de desplazar la bilirrubina en los lactantes expuestos en los primeros dos meses de la vida, pero los informes son inconsistentes.[7,23] Por lo general, se evita el cloranfenicol en los recién nacidos, por el riesgo del síndrome gris; sin embargo, el riesgo en aquellos con una función hepática y renal bien desarrollada es mínimo.[7,23] El uso de la nitrofurantoína en lactantes pequeños tiene el riesgo teórico de una anemia hemolítica; aunque los datos son inconsistentes. Hay informes de que la nitrofurantoína disminuye la producción de leche en las madres; no obstante, los datos son limitados.[7,23] Hay pocos informes del uso de fosfomicina durante el amamantamiento, si bien teóricamente podría encontrarse en la leche materna.[7]

Anticoagulantes

Embarazo

Se prefiere usar la heparina de bajo peso molecular respecto de la no fraccionada o la warfarina durante el embarazo.[11,22,27,29] Con base en el peso molecular del fármaco, la heparina no fraccionada o la enoxaparina no atraviesan la placenta,[21] no son teratógenas y, por lo tanto, se consideran seguras durante la gestación.[7] La ventaja que ofrecen estos fármacos es la capacidad de seguimiento de las concentraciones de anticuerpos contra Xa para obtener la anticoagulación en cifras terapéuticas.[30] La warfarina, un antagonista de la vitamina K, conlleva riesgos significativos cuando se administra en el primer trimestre; estos incluyen el desarrollo del síndrome de warfarina fetal y déficits neurológicos.[7] Las anomalías presentes en el síndrome de warfarina fetal incluyen hipoplasia nasal, bajo peso al nacer y convulsiones.[7] El lactante tiene máxima vulnerabilidad entre la 6.ª y 9.ª semanas de gestación, con un efecto dependiente de la dosis.[7] Específicamente en presencia de válvulas cardiacas mecánicas, en la American Heart Association se recomienda usar la warfarina en el primer trimestre si la dosis es menor de 5 mg diarios, para mantener un cociente internacional normalizado terapéutico (INR).[31] En un metaanálisis se demostró que el riesgo de las dosis de warfarina menores de 5 mg era similar al de la heparina de bajo peso molecular.[32] Hay datos limitados acerca de los efectos teratógenos y el riesgo fetal del uso de anticoagulantes orales directos; por lo tanto, no se recomiendan de manera sistemática durante el embarazo.[7,30]

Lactancia

Los anticoagulantes parecen seguros para el lactante expuesto a través del amamantamiento y ninguno tiene efectos sobre la lactancia. A diferencia de lo que ocurre durante el embarazo, la warfarina no conlleva efectos adversos en el lactante durante la exposición por amamantamiento.[7,23] No se cuenta con datos de los efectos de argatrobán, rivaroxabán, dabigatrán o apixabán durante la lactancia.[7]

Antimicóticos

Embarazo

La nistatina es el fármaco de uso ideal durante el embarazo, preferido para tratar la mayoría de las infecciones micóticas mucocutáneas.[7,11,27] La familia de los azoles, que incluye fluconazol, itraconazol y posaconazol, tiene efectos teratógenos conocidos y ha mostrado resultados adversos en el feto.[7,33] Los estudios sugieren que el fluconazol es seguro a dosis menores de 400 mg diarios durante un periodo breve.[34] Con dosis mayores se mostraron anomalías faciales, cardiacas y esqueléticas.[7,11,27] Es necesario sopesar los riesgos y beneficios del uso de azoles en relación con los riesgos y secuelas de las infecciones graves durante el embarazo. Las equinocandinas, que incluyen micafungina, anidulafungina y caspofungina, tienen todas efectos teratógenos, según diversos estudios en animales.[33] No hay datos en seres humanos para valorar la seguridad de esta clase de fármacos.[7,33] A pesar de que la anfotericina B atraviesa la placenta, no es teratógena y carece de efectos adversos conocidos sobre el feto.[7,33] La anfotericina B tiene el espectro más amplio de los fármacos antimicóticos y se tolera durante el embarazo.[7,21]

Lactancia

Hay datos limitados respecto del uso de antimicóticos en las mujeres que amamantan. El fluconazol no conlleva un mayor riesgo de efectos adversos sobre el lactante expuesto a través de la leche materna.[7,23] Los otros fármacos de esta clase no cuentan con datos para respaldar o rechazar su seguridad en las mujeres que amamantan y los datos actuales sugieren que no tienen efectos sobre la lactancia.[7]

Antivirales

Embarazo

El oseltamivir es un antiviral que se puede utilizar para tratar la gripe, sin toxicidad fetal conocida después de su uso por la madre.[7] Se sabe que el aciclovir, como tratamiento de las infecciones herpéticas, atraviesa la placenta, pero no tiene efectos adversos sobre el feto.[7] Se puede usar para tratar el herpes simple materno; sin embargo, hay pruebas limitadas para respaldar hacerlo a largo plazo. El valaciclovir es un profármaco del aciclovir sin efectos adversos sobre el feto.[7,21] El ganciclovir y el valganciclovir están indicados para tratar la citomegalovirosis. El valganciclovir se convierte en ganciclovir para ejercer sus efectos farmacológicos; ambos tienen efectos similares sobre el feto,[7] como cierto potencial de causar defectos al nacer, por lo que cuentan con una nota precautoria en el empaque.[7] El foscarnet es un antiviral intravenoso con actividad sobre muchos virus;[21] la evidencia que se tiene de la seguridad de su uso durante el embarazo es limitada, pero en informes de casos se sugiere que fueron infrecuentes los efectos adversos significativos; tampoco hay datos relacionados con su uso a largo plazo.[7] Se cuenta con muchos medicamentos antirretrovirales disponibles para tratar la infección por virus de la inmunodeficiencia humana (VIH) y se consideran seguros durante el embarazo, en especial cuando los beneficios de su uso rebasan a los riesgos de los fármacos y la transmisión.[7,11,35]

Lactancia

Hay datos limitados de los medicamentos antivirales y sus efectos sobre el amamantamiento. El aciclovir y el valaciclovir cuentan con información que sugiere que el riesgo de efectos adversos es mínimo en los lactantes expuestos por amamantamiento. Los datos acerca de los medicamentos antirretrovirales sugieren que hay mínimo riesgo para el lactante y no hay informes de efectos adversos sobre la lactancia.[7]

Antituberculosos

Embarazo

Para tratar la tuberculosis se recomiendan diferentes medicamentos según la etapa (activa o latente) en que se encuentre la enfermedad. En los Centers for Disease Control and Prevention (CDC) se informa que los riesgos de la enfermedad sin tratamiento pueden rebasar a los de efectos adversos de los medicamentos antituberculosos.[36] Los riesgos para el feto son máximos durante el primer trimestre; por lo tanto, en la American Thoracic Society se recomienda evitar el tratamiento preventivo de la tuberculosis en este periodo, de ser posible.[37] En general, los medicamentos se consideran seguros durante la gestación.[7,38] Se sabe que la isoniazida atraviesa la placenta, pero no parece ser teratógena o causar efectos adversos fetales.[7] Además, no se sabe que la pirazinamida, el etambutol y la rifampicina sean teratógenos o causen daño fetal.[7,38] Hay riesgo de enfermedad hemorrágica del recién nacido, por lo que se recomienda usar la vitamina K profiláctica por ese motivo.[7,11] Las pruebas recientes sugieren que la pirazinamida conlleva un riesgo mínimo para el feto y se puede usar para el tratamiento de la tuberculosis.[7,38] La estreptomicina se evita durante la gestación por el riesgo de ototoxicidad fetal, el cual se puede minimizar limitando la duración de la exposición.[7,38]

Lactancia

Ocurren efectos adversos limitados con el uso de estos medicamentos para tratar la tuberculosis durante el amamantamiento. No hay informes de disminución de la lactancia en las mujeres a quienes se prescriben.[7]

Antidisrrítmicos

Embarazo

Deben seguirse los protocolos del Soporte Vital Cardiovascular Avanzado (SVCA) para el tratamiento de las arritmias inestables, incluida la cardioversión.[39,40] La adenosina cuenta con datos limitados en animales, pero se ha usado sin efectos adversos sobre el feto humano.[7,41] Se sabe que la digoxina atraviesa la placenta, pero no conlleva un mayor riesgo de efectos adversos fetales y los observados se atribuyen a la toxicidad materna del fármaco; por lo tanto, se recomienda la vigilancia más frecuente de la concentración de digoxina durante la gestación.[42]

Los fármacos de clase Ia, procainamida y quinidina, no cuentan con datos en animales y los correspondientes en seres humanos son limitados. Con base en los reportes de casos humanos no hay efectos adversos o malformaciones fetales. No se cuenta con datos de su uso en el primer trimestre, por lo que se recomienda precaución en ese periodo.[7] La lidocaína es un fármaco de clase Ib y los datos de su uso durante el embarazo corresponden sobre todo al parto, sin malformaciones o efectos adversos fetales detectados.[7] La flecainida, un antiarrítmico de clase Ic, cuenta con datos limitados de descripción de su uso durante el embarazo, y los de animales sugieren un vínculo con anomalías vertebrales y de esternebras; sin embargo, en informes de casos de seres humanos no se observó efecto adverso alguno en el feto.[7]

Los bloqueadores β, incluidos metoprolol y carvedilol, se consideran antiarrítmicos de clase II vinculados con la restricción del crecimiento fetal.[41] Sin embargo, datos recientes sugieren que no necesita evitarse esta clase de fármacos y que los médicos pueden vigilar el crecimiento fetal y hacer los ajustes necesarios del esquema terapéutico.[7,41] La amiodarona, un antiarrítmico de clase III, cuenta con efectos adversos documentados en relación con su uso durante el embarazo, ya que atraviesa la placenta y causa disfunción tiroidea, restricción del crecimiento y anomalías neurológicas por el yodo que contiene, y debe evitarse durante la gestación.[7,41] La ibutilida, un fármaco de clase III, cuenta con datos limitados en seres humanos y los de animales sugieren un mayor riesgo de malformaciones esqueléticas y cardiacas, pero se presentan a dosis mayores que la que se administra a los primeros. En los informes de casos de pacientes humanos no se muestran efectos adversos sobre el feto.[7] Respecto a los bloqueadores de los conductos del calcio (incluidos diltiazem y verapamilo), que son de clase IV, los datos observados durante el embarazo muestran posibles riesgos para el feto, entre los que se incluyen anomalías esqueléticas y bajo peso al nacer, pero los estudios son contradictorios.[7]

Lactancia

Se demostró que estos fármacos no tienen efectos adversos sobre el lactante amamantado. La amiodarona teóricamente puede causar efectos adversos dadas sus concentraciones séricas en los lactantes expuestos a través de la leche materna. No hay estudios a largo plazo de valoración de su uso en madres que amamantan, pero la semivida prolongada de la amiodarona aumenta la probabilidad de hiper o hipotiroidismo en el lactante. No se observaron efectos adversos sobre la lactancia; sin embargo, si la amiodarona causa hipotiroidismo materno significativo, tal vez se observe un decremento de la producción láctea.[7,23]

Antihipertensivos

Embarazo

En el American College of Obstetricians and Gynecologists (ACOG) se recomienda tratar la hipertensión materna durante el embarazo con labetalol, nifedipino o metildopa.[43] El labetalol, un bloqueador β no selectivo, carece de datos en animales o seres humanos que muestren teratogenicidad por su uso durante el embarazo; sin embargo, los efectos adversos observados incluyen bradicardia, hipotensión e hipoglucemia fetales.[7] Los datos sobre la metildopa, un agonista adrenérgico α-2, no muestran riesgo para el feto.[7] El nifedipino, un bloqueador de los conductos del calcio, causa algunas malformaciones congénitas en los animales, pero en los seres humanos hay efectos adversos fetales limitados.[7] La hidralazina no se vincula con teratogenicidad, pero se presentan efectos adversos en el feto, entre ellos trombocitopenia cuando este fármaco se emplea en el tercer trimestre.[7] En el ACOG se recomienda no usar inhibidores de la enzima convertidora de angiotensina (IECA) o bloqueadores del receptor de angiotensina II (ARB) durante el embarazo,[43] pues ambas clases de fármacos se vinculan con malformaciones congénitas y efectos adversos en el feto, que incluyen oligohidramnios, el cual propicia complicaciones pulmonares y esqueléticas.[7]

Lactancia

Loa antihipertensivos son compatibles con el amamantamiento, incluidos los IECA y los ARB. A pesar de sus efectos adversos conocidos durante el embarazo, se usan en las mujeres que amamantan sin efectos adversos significativos sobre el lactante.[7]

Descongestivos

Embarazo

Son descongestivos de uso frecuente por las embarazadas la pseudoefedrina, la fenilefrina y la oximetazolina, las cuales son de venta libre. Las pacientes deben leer todos los ingredientes activos, ya que muchos descongestivos se presentan en combinación. La seudoefedrina mostró teratogenicidad en estudios de animales, pero los correspondientes en seres humanos son contradictorios, con sugerencia de un vínculo con gastrosquisis y pie zambo; sin embargo, los estudios se ven limitados por el uso de otros medicamentos y la posible relación entre la enfermedad materna y los efectos adversos,[7] los cuales en su mayoría se deben a la exposición en el primer trimestre.[7] Se visualizan efectos adversos similares de la fenilefrina en el feto, si bien los estudios son limitados.[7] No se ha valorado el uso de preparados nasales respecto de sus efectos adversos durante el embarazo, pero tampoco se esperan.[7] La oximetazolina es un descongestivo que se presenta en nebulizador nasal y en estudios de seres humanos no ocurrieron efectos adversos fetales cuando se ha administrado a dosis e intervalos apropiados.[7] El dextrometorfano es un supresor de la tos que con frecuencia se combina con estos descongestivos. No hay relación entre los efectos adversos fetales y la exposición al dextrometorfano.[7] La guaifenesina, un expectorante, no tiene efectos adversos en el feto.[7] La bromfeniramina y la clorfeniramina se han usado en combinación en preparados descongestivos, ambas antagonistas H1 de la histamina sin efectos adversos fetales por la exposición intrauterina, si bien se carece de datos específicos respecto de la bromfeniramina.[7] Los analgésicos también se incluyen con frecuencia en estas combinaciones y sus riesgos durante la gestación se describieron antes.

Lactancia

No se han observado efectos adversos sobre los infantes amamantados después del uso materno de estos fármacos. Es importante revisar los ingredientes en los preparados de venta libre, ya que algunos de dextrometorfano contienen etanol y no deberían usarse por las mujeres que amamantan.[7]

Antidiabéticos

Embarazo

Las indicaciones de los medicamentos antidiabéticos incluyen la presencia previa de diabetes mellitus de tipos 1 o 2 o la diabetes gestacional. Hay tratamientos diferentes que puede estar usando una paciente cuando se embaraza, e incluyen los orales, las inyecciones subcutáneas de insulina y otros. La hiperglucemia puede tener efectos lesivos sobre el feto; por lo tanto, es imperativa la regulación de la glucemia.[7] El tratamiento con insulina tiene efectos adversos limitados sobre el feto y su forma humana no atraviesa la placenta.[7,44]

La metformina es un medicamento de administración oral usado para tratar la diabetes, y se sabe que atraviesa la placenta.[7] Los estudios sugieren que no tiene efectos teratógenos sobre el feto. Sin embargo, la mayoría de la investigación se hizo en animales y se desconocen sus efectos a largo plazo en el lactante humano.[7,44] Las sulfonilureas son otra clase de fármacos orales usados, que incluyen gliburida, glipizida y glimepirida. Se ha observado hipoglucemia significativa en los lactantes que estuvieron expuestos a las sulfonilureas dentro del útero.[7,44] Se cree que los efectos adversos mostrados en estudios de animales se deben más probablemente a la hipoglucemia materna que a los fármacos en sí.[7]

Los inhibidores de la dipeptidilpeptidasa 4 (DPP-4) son hipoglucemiantes orales que incluyen sitagliptina, saxagliptina, linagliptina y alogliptina, que en estudios de animales no mostraron mayor riesgo de efectos adversos fetales.[7] Los datos en seres humanos con esta clase de fármacos son limitados, pero en un registro gestacional de la sitagliptina se revela un bajo riesgo de efectos adversos en el feto con la exposición intrauterina. Se carece de información correspondiente al embarazo humano acerca del uso de los inhibidores de cotransportador-2 de sodio-glucosa (inhibidores de SGLT-2), otra clase de fármacos hipoglucemiantes orales, que incluyen canagliflozina, dapagliflozina y empagliflozina. Los datos en animales sugieren un mayor riesgo de efectos adversos renales fetales, en tanto en los seres humanos aún no se cuenta con información.[7,44] Los agonistas del receptor del péptido similar al glucagón 1 (PSG-1), que incluyen exenatida, dulaglutida y liraglutida, son de administración subcutánea, se utilizan para tratar la diabetes y cuentan con datos limitados en seres humanos, pero los de animales sugieren que puede haber efectos adversos que incluyen disminución del peso materno, bajo peso al nacer y deformidades esqueléticas.[7]

Lactancia

La insulina, la metformina y las sulfonilureas no tienen efectos adversos en los lactantes amamantados. Se cuenta con datos limitados de los otros fármacos de uso oral y los agonistas de PSG-1, pero parecen compatibles con el amamantamiento.[7]

Fármacos gastrointestinales

Embarazo

Los antagonistas del receptor H2 de histamina y los inhibidores de la bomba de protones (IBP) están indicados para tratar las afecciones gastrointestinales (GI), incluida la pirosis y el trastorno de reflujo GI.[21] Los antagonistas del receptor H2, que incluyen famotidina, ranitidina y cimetidina, no mostraron teratogenicidad en estudios de animales o seres humanos, y en estos últimos no conllevan riesgo alguno de efectos adversos fetales.[7] Los IBP, incluidos pantoprazol, esomeprazol, lansoprazol y omeprazol, no son teratógenos y no conllevan un riesgo significativo para el feto.[7] Hay algunas pruebas que sugieren un vínculo entre el asma y ambas clases de antiácidos; sin embargo, los datos son limitados.[7]

Lactancia

Los antagonistas de receptor H2 y los IBP parecen compatibles con el amamantamiento.[7]

Antieméticos

Embarazo

Son frecuentes la náusea y el vómito durante el embarazo. Se pueden usar varias estrategias antes del tratamiento farmacológico. La piridoxina (vitamina B6), que es hidrosoluble, y la doxilamina, un antihistamínico, suelen usarse en combinación y son seguras durante la gestación.[7] La prometazina es un antihistamínico utilizado para la náusea y el vómito, el cual se sabe que atraviesa la placenta, pero no tiene efectos adversos fetales significativos.[7] La metoclopramida, una fenotiazina, es un fármaco procinético que se puede usar como antiemético;[21] se desconoce si atraviesa la placenta, pero carece de efectos teratógenos en el feto.[7] El ondansetrón, un antagonista del receptor de 5-HT_3, se usa para tratar la náusea y el vómito gestacionales. Hay datos contradictorios acerca de si produce malformaciones congénitas; cuando ocurren, las más frecuentes son cardiacas.[7] En muchos de los estudios que mostraron efectos adversos, el ondansetrón se administró en ocasiones múltiples y no en dosis únicas.[7] Se desconoce si estas últimas aumentan el riesgo de efectos adversos, motivo por el cual en el American College of Obstetricians and Gynecologists se recomienda considerar su uso en caso de que otros fármacos hayan fracasado.[45]

Lactancia

Los fármacos antieméticos no tienen efectos adversos significativos sobre los lactantes expuestos a través de la leche materna. La metoclopramida puede aumentar la prolactina, pero este efecto no se traduce de manera consistente en un incremento clínicamente significativo de la producción de leche. Además, hay informes de que causa malestar GI en los lactantes expuestos a través de la leche materna.[7]

FÁRMACOS NEUROLÓGICOS

Anticonvulsivos

Embarazo

El riesgo del tratamiento de las convulsiones debe sopesarse con el de no tratarlas durante el embarazo. La monoterapia es más segura que la politerapia; sin embargo, en algunos casos puede ser necesario usar más de un fármaco.[46] Si los lactantes se exponen dentro del útero a los anticonvulsivos, hay una probabilidad de 30% de efectos teratógenos.[7,11,27] El valproato, de uso frecuente como monoterapia anticonvulsiva, conlleva efectos adversos significativos, teratógenos y no.[7,46] Los datos de registros gestacionales muestran que el valproato aumenta las anomalías congénitas, incluidos defectos del tubo neural y hepatotoxicidad, y tiene efectos adversos, como un menor IQ.[7]

La carbamazepina tiene efectos significativos, teratógenos y no, que incluyen defectos del tubo neural, cardiovasculares, craneofaciales y retraso del desarrollo. La exposición intrauterina al fenobarbital tiene efectos teratógenos, así como neurológicos adversos.[7,46] Los datos sugieren que los neonatos expuestos durante el tercer trimestre podrían mostrar síntomas de privación.[7]

Se sabe que la fenitoína causa efectos adversos en el feto, como el síndrome hidantoínico, que incluye labio o paladar hendidos, implantación baja de los pabellones auriculares, hipoplasia de falanges y uñas pequeñas.[7] El tratamiento con lamotrigina no causa malformaciones mayores, pero conlleva un mayor riesgo de las del tipo de las hendiduras orales.[7] El topiramato no causa anomalías significativas, pero se vincula con hendiduras orales y pequeñez para la edad gestacional.[7] El levetiracetam cuenta con estudios limitados en los seres humanos para valorar su seguridad.[7] Con base en datos de animales, pudiese haber un mayor riesgo de bajo peso al nacer, pero los estudios no muestran uno más alto de malformaciones congénitas mayores.[7] La lacosamida cuenta con datos limitados en los seres humanos, pero los de animales sugieren que puede haber un mayor riesgo de cambios neuroconductuales.[7] La enfermedad hemorrágica del recién nacido es un riesgo del uso de carbamazepina, fenobarbital y fenitoína, en forma secundaria a la inhibición del transporte de la vitamina K.[7,11,27]

Lactancia

Se presentan efectos adversos significativos con algunos fármacos, en tanto otros no muestran un mayor riesgo para los lactantes amamantados. El ácido valproico, la carbamazepina y la fenitoína parecen compatibles con el amamantamiento, en tanto no se cuenta con información sobre la lacosamida.[7] Los fármacos restantes justifican la vigilancia de los signos de toxicidad en el lactante, cuyo principal efecto secundario es de sedación. Son preocupaciones adicionales el exantema con la lamotrigina, los cambios de conducta y de hábitos alimentarios con el topiramato, y la disminución de peso con el levetiracetam.[7]

Antipsicóticos

Embarazo

El riesgo de una psicosis no tratada debe sopesarse con el de la exposición fetal a estos fármacos. La cloropromazina es un antipsicótico atípico de primera generación con efectos adversos fetales significativos,[7] y se sabe que es embriotóxica, pero no teratógena. El haloperidol es otro antipsicótico de primera generación sin teratogenicidad, pero con riesgo aumentado de malformaciones de extremidades cuando se usa en el primer trimestre.[7]

La risperidona es un antipsicótico de segunda generación con datos limitados acerca de su uso durante el embarazo, pero no parece ser teratógeno o causar malformaciones fetales. Conlleva, no obstante, un riesgo potencial de agenesia del cuerpo calloso.[7] Son antipsicóticos de segunda generación aripiprazol, clozapina, lurasidona, olanzapina y quetiapina, sin riesgo aumentado de defectos congénitos o malformaciones.[7] Se han señalado varios de ellos con un mayor riesgo de efectos adversos sobre la capacidad reproductiva de hombres y mujeres. Cuando se usan antipsicóticos en el tercer trimestre hay riesgo de síntomas extrapiramidales y de privación en el recién nacido. El cuadro clínico puede incluir temblores, hipotonía, hipertonía, disfunción alimentaria y sufrimiento respiratorio.[7]

Lactancia

Los lactantes expuestos a la cloropromazina a través de la leche materna deben vigilarse en cuanto a la sedación. Los antipsicóticos de segunda generación conllevan un mayor riesgo de insomnio y letargo; por lo tanto, también deben vigilarse en cuanto a efectos adversos los lactantes expuestos durante el amamantamiento.[7] El uso de aripiprazol aumenta el riesgo de un menor aporte lácteo.[7]

Antidepresivos

Embarazo

Los antidepresivos tricíclicos (ATC), como desipramina, doxepina y amitriptilina, no tienen efectos teratógenos por la exposición fetal. Los lactantes expuestos a ATC dentro del útero pueden mostrar irritabilidad y convulsiones.[7,47] Los inhibidores selectivos de la recaptación de serotonina (ISRS) incluyen sertralina, fluoxetina y paroxetina, con informes inconstantes de malformaciones congénitas.[47] Los datos disponibles respecto de la paroxetina muestran un posible riesgo aumentado de anomalías cardiacas. Los ISRS pueden causar síntomas de privación en los lactantes expuestos.[7,47] La mirtazapina, un antagonista α-2, no tiene efectos teratógenos conocidos, pero los datos en los seres humanos son limitados.[7,47] El bupropión, un inhibidor de la recaptación de norepinefrina y dopamina, cuenta con datos inconstantes acerca de efectos adversos fetales, con algunos que sugieren mayor riesgo de aquellos cardiovasculares.[7,47] En el American College of Obstetricians and Gynecologists se recomienda individualizar el tratamiento de la depresión de toda embarazada.[48]

Lactancia

Se han usado todas las clases de antidepresivos en madres que amamantan, y muestran efectos adversos.[7] Por lo tanto, todos los lactantes expuestos a antidepresivos a través del amamantamiento deben vigilarse en cuanto a sus efectos adversos, que incluyen sedación y alimentación deficiente. Los ISRS tienen efectos adversos adicionales que incluyen poco aumento de peso y trastornos del sueño en los lactantes expuestos por la leche materna, y el bupropión se vincula con convulsiones.[7] La clase de ISRS tiene relación con el retraso de la lactancia en la madre.[7]

Fármacos contra la cefalea

Embarazo

La clase de agonistas del receptor 5-$HT_{1B,1D}$ de la serotonina y los derivados de la ergotamina suelen usarse para tratar la cefalea. Los primeros (triptanos) como sumatriptán y zolmitriptán, no son teratógenos de acuerdo con estudios limitados en animales o seres humanos.[7] Los derivados del cornezuelo de centeno, como la ergotamina y la dihidroergotamina, no los recomiendan los fabricantes para su uso durante el embarazo.[21] La ergotamina en dosis pequeñas no es teratógena, pero conlleva efectos oxitócicos, con aumento del tono uterino; por lo tanto, debe evitarse.[7] Los analgésicos usados para tratar la cefalea se describieron antes.

Lactancia

Los agonistas del receptor de 5-$HT_{1B,1D}$ de la serotonina no tienen efectos adversos significativos en los infantes amamantados; algunos de los efectos adversos en los bebés alimentados con leche materna y en los expuestos a derivados de la ergotamina incluyen diarrea y convulsiones. Si la madre usa derivados de ergotamina durante el amamantamiento, debe vigilarse a los lactantes estrechamente respecto de estos efectos adversos.[7] Hay un riesgo teórico de disminución de la lactancia con los derivados de ergotamina, por la inhibición potencial de la secreción de prolactina; sin embargo, esto no se ha observado en la clínica.[7]

Fármacos con efectos pulmonares

Embarazo

Los agonistas β, como albuterol y formoterol, se usan para tratar las afecciones respiratorias y son ideales durante el embarazo. Los datos acerca del uso de estos medicamentos no muestran aumento de efectos adversos fetales.[7] Los anticolinérgicos, ipratropio y tiotropio, tampoco muestran efectos adversos sobre el feto.[7] Pueden usarse corticoesteroides inhalados para tratar las afecciones respiratorias y no tienen efectos adversos fetales.[7] Hay algunos datos contradictorios acerca del uso de corticoesteroides inhalados y el riesgo de pérdida gestacional, pero los estudios se ven limitados por la dificultad para separar los efectos farmacológicos de los relacionados con la enfermedad.[7] La terbutalina, un broncodilatador, no tiene efectos adversos significativos cuando se emplea en dosis muy pequeñas durante periodos breves. Hay algunas pruebas de un vínculo entre el uso de terbutalina y las afecciones de autismo; sin embargo, los datos son limitados y las pacientes estaban recibiendo terbutalina durante periodos más prolongados.[7]

El montelukast, un antagonista del receptor de leucotrienos, es de uso seguro durante el embarazo, sin resultados adversos conocidos.[7] El cromolín es un estabilizador de las células cebadas con poca absorción después de su administración y no se ha mostrado que conlleve aumento del riesgo de efectos adversos fetales.[7] El zileutón, un inhibidor de la 5-lipoxigenasa prescrito para tratar el asma, carece de datos de seres humanos en relación con su uso durante el embarazo; sin embargo, los estudios en animales sugieren que pudiese alterar la implantación.[7]

Lactancia

Los fármacos con actividad pulmonar no conllevan un mayor riesgo de efectos adversos en los lactantes expuestos a través de la leche materna.

Fármacos para la intubación en secuencia rápida

Embarazo

No se conoce que el etomidato, un anestésico general usado para la inducción en la intubación de secuencia rápida (ISR), sea teratógeno, y no tiene efecto adverso significativo sobre el feto.[7] Sin embargo, conlleva un riesgo de inhibición transitoria del cortisol.[7] La ketamina, otro anestésico general, no presenta teratogenicidad significativa, si bien las dosis altas durante periodos más prolongados pueden aumentar el riesgo de resultados neurológicos adversos.[7] La succinilcolina, un bloqueador neuromuscular despolarizante, cuenta con datos limitados, pero no conlleva un riesgo aumentado conocido para el feto.[7] Hay varios fármacos en la clase de bloqueadores neuromusculares no despolarizantes, que incluyen al rocuronio. Los datos durante el embarazo sugieren que hay un riesgo mínimo para el feto; sin embargo, existen reportes de casos raros de bloqueo neuromuscular en el lactante.[7]

Lactancia

Dadas las circunstancias relacionadas con la utilización de la ISR, no se ha estudiado ampliamente el uso de estos medicamentos en el amamantamiento, si bien el riesgo del lactante parece mínimo con base en la farmacocinética.[7]

Esteroides

Embarazo

Los esteroides están disponibles en diferentes fórmulas y dosis, con impacto sobre su capacidad de producir efectos adversos fetales. Es poco probable que los esteroides tópicos se absorban, de manera que no conllevan riesgo significativo para el feto.[3] En general, si está indicado el uso de esteroides sistémicos durante el embarazo, debería utilizarse la dosis mínima eficaz.[7,49] En los estudios de valoración de la seguridad de los esteroides sistémicos durante el embarazo se encontró un mayor riesgo de efectos adversos, que incluyen bajo peso al nacer, hendiduras orales e hiposuprarrenalismo.[7,49] La investigación se ve limitada por el uso de una diversidad de fórmulas de esteroides a dosis diferentes para indicaciones variadas.[7,49]

Lactancia

Se han usado estos fármacos sin efectos adversos sobre el lactante durante el amamantamiento, pero se recomienda vigilar la posibilidad de que aparezcan estos, como la supresión del crecimiento.[7] Las dosis altas pueden causar pérdida temporal del aporte de leche, por sus efectos sobre la prolactina.[23]

Trombolíticos

Embarazo

En la decisión de usar trombolíticos en la embarazada deben considerarse los riesgos y beneficios del tratamiento. Las indicaciones clínicas son las mismas para las mujeres embarazadas y aquellas que no están gestando. Debido a su gran peso molecular, es poco probable que la alteplasa atraviese la placenta.[7] No se observó teratogenicidad alguna en modelos animales; si bien los datos en los seres humanos son limitados, no parece haber un mayor riesgo de sucesos adversos fetales.[2,7] Se han mostrado en las embarazadas complicaciones similares a las presentes en mujeres no gestantes, como la hemorragia, pero no en mayor grado.[2] De manera similar, se cuenta con datos limitados de la tenecteplasa en los seres humanos, pero no hay mayor riesgo fetal por la exposición.[7]

Lactancia

Con base en la farmacocinética, es poco probable que hubiese exposición del lactante a través de la leche materna.[7]

Medicamentos tiroideos

Embarazo

Tanto el hipotiroidismo como el hipertiroidismo maternos tienen efectos adversos sobre el feto y deben tratarse durante el embarazo.[50] Se mostró la seguridad del uso de levotiroxina durante el embarazo, con cantidades mínimas que atraviesan la placenta, sin efectos adversos fetales.[7] Tanto el propiltiouracilo (PTU) como el metimazol son tioamidas que se usan para tratar el hipertiroidismo. El PTU no ha mostrado teratogenicidad fetal.[7] Sin embargo, hay datos que sugieren efectos adversos fetales, que incluyen hipotiroidismo y bocio.[7] El PTU cuenta con una alerta de seguridad en el empaque por la FDA, de hepatotoxicidad vinculada. El metimazol se relaciona con una embriopatía rara caracterizada por atresia esofágica o de coanas y aplasia cutánea, un defecto congénito de la piel. Por lo tanto, se recomienda usar el PTU en el primer trimestre del embarazo para tratar el hipertiroidismo, pero se cambiará a metimazol en el segundo.[51]

Lactancia

Todos los tratamientos precedentes se consideran compatibles con el amamantamiento.[7]

Antídotos frente a sobredosis

Embarazo

Deberán valorarse los riesgos y beneficios de los antídotos en toda embarazada, pero, en general, deben administrarse si están clínicamente indicados.[7] La naloxona, un antagonista del receptor de opioides, es un antídoto que se administra para tratar la sobredosis de opioides. Hay datos limitados acerca de su uso durante el embarazo, pero no presenta teratogenicidad conocida o efectos adversos en el lactante.[7] La hidroxocobalamina, un derivado de la vitamina B12, se usa para tratar la intoxicación por cianuro y se considera segura durante el embarazo. La acetilcisteína está indicada para tratar las sobredosis de paracetamol maternas. Los datos sugieren que no hay efecto teratógeno de la acetilcisteína, a pesar de que atraviesa la placenta.[7] El carbón activado no se absorbe del intestino y su uso está indicado para la sobredosis de diversos fármacos; por lo tanto, no se espera que cause exposición fetal alguna.[7] El fomepizol es un fármaco que se usa para tratar la intoxicación aguda por metanol y etilenglicol, pero no hay datos en animales o seres humanos relacionados con su seguridad durante el embarazo.[7]

La deferoxamina es un fármaco usado para tratar la sobredosis de hierro aguda o crónica.[7] Hay datos limitados en respaldo de su uso durante el embarazo; los estudios en animales muestran posibles deformidades esqueléticas, pero no hay efectos adversos conocidos en los seres humanos.[7] El succímero es un fármaco usado para tratar la intoxicación por plomo, con datos limitados en los seres humanos, pero los estudios en animales sugieren que puede ser teratógeno y relacionarse con el peso bajo al nacer.[7] Los fragmentos inmunes de digoxina, Digibind® y DigiFab®, son fármacos usados contra la toxicidad de la digoxina, así como de plantas.[21] No hay estudios en animales de valoración del uso de Digibind; sin embargo, en informes de casos de seres humanos se mostró ausencia de efectos adversos cuando se utilizó en los últimos trimestres, pero no se ha usado durante el periodo de desarrollo crítico de órganos.[7] El dimercaprol o antilewisita británica (BAL) es un quelante de metales pesados, como plomo, arsénico y mercurio, con datos limitados para respaldar su uso durante el embarazo; sin embargo, en informes de casos de seres humanos se mostró que no produjo efectos adversos fetales significativos.[7]

La sobredosis de benzodiazepinas se puede tratar con el antídoto flumazenil. Los estudios en animales sugieren un mayor riesgo de efectos embriocidas, pero en informes de casos de seres humanos no se sugiere mayor riesgo del feto.[7] El azul de metileno se usa como antídoto y se han demostrado sus efectos adversos en el feto.[7] Los datos del uso de la inyección de azul de metileno en el líquido amniótico de animales, como prueba de diagnóstico, sugiere un mayor riesgo de atresia yeyunal o ileal, así como de hiperbilirrubinemia.[7] La fisostigmina, un inhibidor de la acetilcolinesterasa, se administra como antídoto ante la intoxicación por anticolinérgicos. Los datos se limitan a informes de casos, pero no han mostrado efectos adversos, a pesar de que la fisostigmina cruza la placenta.[7] La intoxicación por fosfatos orgánicos se puede tratar con pralidoxima y atropina. Hay datos limitados sobre su uso durante el embarazo, pero no se han mostrado efectos adversos.[7] La piridoxina, utilizada para tratar la toxicidad por la isoniazida, es una vitamina hidrosoluble sin efectos adversos fetales.[7]

Lactancia

Deben administrarse antídotos cuando están indicados en la clínica, incluso si la madre amamanta. Hay datos limitados del uso de muchos de los antídotos en madres que amamantan y debe vigilarse al lactante en cuanto a sus efectos adversos. No hay datos actuales que describan los efectos de estos antídotos sobre la lactancia.[7]

Vasopresores

Embarazo

Los médicos que tratan embarazadas críticamente enfermas deben considerar los riesgos y beneficios del uso de vasopresores para su reanimación, según esté indicado en la clínica, mientras vigilan sus efectos adversos. Todos los vasopresores tienen el potencial de disminuir el riego sanguíneo uterino. La norepinefrina, un agonista α y β, cuenta con estudios limitados de su uso durante el embarazo; no obstante, se sabe que disminuye el riego sanguíneo placentario.[7] La epinefrina es otro vasopresor que actúa en los receptores α y β. Los datos en los seres humanos son inconsistentes en cuanto a efectos adversos, incluidos los problemas de oxigenación fetal, y probablemente se deban a la afección materna subyacente *versus* el efecto del fármaco.[7] La epinefrina también causa un decremento del riego sanguíneo placentario.[7] La fenilefrina es un agonista α, sin datos en animales acerca de su teratogenicidad, pero los estudios de seres humanos sugieren que no hay efecto adverso fetal significativo alguno.[7] La fenilefrina se considera el vasopresor ideal para tratar el colapso vascular durante el embarazo. No se cuenta con datos en animales para valorar la teratogenicidad de la vasopresina usada como vasoconstrictor, al actuar sobre sus receptores.[7] Los datos relacionados con su uso para otras indicaciones muestran un posible decremento del flujo sanguíneo placentario.[7] La dopamina, un vasopresor que actúa en receptores α, β y los propios, no conlleva riesgo adverso para el feto cuando se emplea durante la cesárea, a pesar del probable riesgo observado en los animales de un menor riego sanguíneo placentario.[7]

Lactancia

Hay datos limitados que sugieren un vínculo del uso de dopamina, epinefrina, fenilefrina y norepinefrina con los efectos adversos sobre el lactante expuesto por el amamantamiento.[7] No se han hecho estudios en embarazadas o en quienes amamantan, pero los de las no embarazadas sugieren que estos fármacos pueden disminuir la prolactina sérica, lo que a su vez suprime la lactancia.[23] Estos efectos no se han documentado con la vasopresina.[7]

RESUMEN

Cuando se emplean fármacos específicos durante el embarazo siempre debe sopesarse el riesgo de su administración sobre el feto frente al proceso patológico sin tratamiento. En general, el tratamiento óptimo de la madre también es el mejor para el feto; sin embargo, el médico debe revisar las características de seguridad de los fármacos y usarlos a la dosis mínima necesaria durante el periodo más breve posible. En la FDA se hicieron cambios a los requerimientos de etiquetado de los medicamentos que ya no incluyen las categorías señaladas con letras; ahora están diseñados para dar a los proveedores más información del producto respecto de los riesgos y beneficios de su empleo durante el embarazo, la lactancia y en individuos con potencial reproductivo. Los datos en los seres humanos a menudo son limitados, pero es imperativo revisar la información disponible cuando se seleccionan medicamentos. Hay muchos cambios de farmacocinética que ocurren durante el embarazo y tienen impacto en la dosificación, por lo que deben determinarse las concentraciones de los fármacos siempre que sea posible.

PUNTOS CLAVE

1. Considérese siempre el riesgo de administrar un fármaco durante el embarazo contra el de proceso patológico sin tratamiento.
2. Hay cambios anatómicos y fisiológicos que ocurren durante el embarazo y deben considerarse para la dosificación apropiada de los medicamentos.
3. La edad gestacional es un factor importante para determinar el impacto de una exposición determinada; y los efectos adversos son máximos durante la organogénesis (días 21 a 56 de la vida fetal).
4. Cuando se administra un fármaco durante el embarazo, considérese usar la dosis eficaz mínima durante la duración más breve, siempre que sea posible, para limitar la exposición fetal.
5. Cuando se elige usar un medicamento durante la lactancia, considérese el riesgo de su excreción hacia la leche materna y su efecto sobre el lactante. Podría ser de beneficio extraer con bomba la leche y después retirar los fármacos seleccionados.

Referencias

1. U.S. Food and Drug Administration. Pregnancy and lactation labeling (Drugs) final rule. https://www.fda.gov/Drugs/DevelopmentApprovalProcess/DevelopmentResources/Labeling/ucm093307.htm. Published December 3, 2014. Updated February 8, 2018. Accessed April 29, 2018.
2. Gomes SM, Guimaraes M, Montenegro N. Thrombolysis in pregnancy: a literature review. *J Matern Fetal Neonatal Med.* 2018;11:1-11.
3. Chi CC, Wang SH, Wojnarowska F, Kirtschiq G, Davies E, Bennett C. Safety of topical corticosteroids in pregnancy. *Cochrane Database Syst Rev.* 2015;(10):CD007346. doi:10.1002/14651858.CD007346.pub3.
4. Feghali M, Venkataramanan R, Caritis S. Pharmacokinetics of drugs in pregnancy. *Semin Perinatol.* 2015;39(7):512-519.
5. Pariente G, Leibson T, Carls A, Adams-Webber T, Ito S, Koren G. Pregnancy-associated changed in pharmacokinetics: a systematic review. *PLoS Med.* 2016;13(11):e1002160. doi:10.1371/journal.pmed.1002160.
6. Yazdy MM, Desai RJ, Brogly SB. Prescription opioids in pregnancy and birth outcomes: a review of the literature. *J Pediatr Genet.* 2015;4:56-70.
7. Briggs GG, Freeman RK, Towers CV, Forinash AB. *Drugs in Pregnancy and Lactation: A Reference Guide to Fetal and Neonatal Risk*. 10th ed. Baltimore, MD: Lippincott Williams & Wilkins; 2014.
8. Nezvalova-Henriksen K, Spigset O, Nordeng H. Effects of codeine on pregnancy outcome: results from a large population-based cohort study. *Eur J Clin Pharmacol.* 2011;67:1253-1261.

9. Broussard CS, Rasmussen SA, Reefhuis J, et al. Maternal treatment with opioid analgesics and risk for birth defects. *Am J Obstetr Gynecol.* 2011;204:314-317.

10. Patrick SW, Schumacher RE, Benneyworth BD, Krans EE, McAllister JM, Davis MM. Neonatal abstinence syndrome and associated health care expenditures: United States, 2000-2009. *JAMA.* 2012;307:1934-1940.

11. Gold Standard, Inc. Clinical Pharmacology [database online]. http://www.clinicalpharmacology.com. Accessed January 21, 2015.

12. Jones HE, Heil SH, Stine SM, et al. Neonatal abstinence syndrome after methadone or buprenorphine exposure. *N Engl J Med.* 2010;363:2320-2331.

13. Creanga AA, Sabel JC, Ko JY, et al. Maternal drug use and its effect on neonates: a population-based study in Washington State. *Obstet Gynecol.* 2012;119:924-933.

14. Cleves MA, Savell VH Jr, Raj S, et al.; National Birth Defects Prevention Study. Maternal use of acetaminophen and nonsteroidal anti-inflammatory drugs (NSAIDs), and muscular ventricular septal defects. *Birth Defects Res A Clin Mol Teratol.* 2004;70:107-113.

15. Brandlistuen RE, Ystrom E, Nulman I, Koren G, Nordeng H. Prenatal paracetamol exposure and child neurodevelopment: a sibling-controlled cohort study. *Int J Epidemiol.* 2013;42:1702-1713.

16. Vienterie R, Wood ME, Brandlistuen RE, Roeleveld N, van Gelder MM, Nordeng H. Neurodevelopmental problems at 18 months among children exposed to paracetamol *in utero*: a propensity score matched cohort study. *Int J Epidemol.* 2016;45(6):1998-2008. doi:10.1093/ije/dyw192.

17. Liew Z, Ritz B, Rebordosa C, Lee PC, Olsen J. Acetaminophen use during pregnancy, behavioral problems, and hyperkinetic disorders. *JAMA Pediatr.* 2014;168:313-320.

18. Tiegs G, Karimi K, Brune K, Arck P. New problems arising from old drugs: second-generation effects of acetaminophen. *Expert Rec Clin Pharmacol.* 2014;7:655-362.

19. Thompson JM, Waldie KE, Wall CR, Murphy R, Mitchell EA. Associations between acetaminophen use during pregnancy and ADHD symptoms measured at ages 7 and 11 years. *PloS One.* 2014;9:e108210.

20. Aminoshariae A, Khan A. Acetaminophen: old drug, new issues. *J Endod.* 2015;41(5):588-593.

21. Lexi-Comp, Inc. Lexi-Comp online [database online]. http://online.lexi.com. Accessed April 30, 2018.

22. Santoro R, Iannaccaro P, Prejano S, Muleo G. Efficacy and safety of the long-term administration of low-molecular-weight heparins in pregnancy. *Blood Coagul Fibrinolysis.* 2009;20:240-243.

23. Toxicology Data Network. Drugs and lactation database. https://toxnet.nlm.nih.gov/newtoxnet/lactmed.htm. Accessed April 30, 2018.

24. Bookstaver PB, Bland CM, Griffen B, Stover KR, Eiland LS, McLaughlin M. A review of antibiotic use in pregnancy. *Pharmacother.* 2015;35(11):1052-1062.

25. Mylonas I. Antibiotic chemotherapy during pregnancy and lactation period: aspects for consideration. *Arch gynecol Obstet.* 2011;283:7-18.

26. Crider KS, Reefhuis J, Berry R, Hobbs C, Hu D. Antibacterial medication use during pregnancy and risk of birth defects. *Arch Pediatr Adolesc Med.* 2009;163:978-985.

27. Buhimschi CS, Weiner CP. Medications in pregnancy and lactation: part 2. Drugs with minimal or unknown human teratogenic effect. *Obstet Gynecol.* 2009;113:417-432.

28. Cummings ED, Edens MA. Baby, gray syndrome. In: *StatPearls [Internet].* Treasure Island, FL: StatPearls Publishing; 2018. https://www.ncbi.nlm.nih.gov/books/NBK448133/. Updated October 9, 2017.

29. Feldkamp MM, Meyer RE, Krikov S, Botto, L. Acetaminophen use in pregnancy and risk of birth defects. Findings from the national birth defects prevention study. *Obstet Gynecol.* 2010;115:109-115.

30. Fogerty AE. Challenges of anticoagulation therapy in pregnancy. *Curr Treat Options Cardio Med.* 2017;19:76.

31. Nishimura RA, Otto CM, Bonow RO, et al. 2014 Guideline for the management of patients with valvular heart disease: a report of the American College of Cardiology/American Heart Association Task Force on Practice Guidelines. *Circulation.* 2014;129:e521-e643. doi:10.1161/CIR.0000000000000031.

32. Steinberg ZL, Dominguez CP, Otto CM, Stout KK, Krieger EV. Maternal and fetal outcomes of anticoagulation in pregnant women with mechanical heart valves. *J Am Coll Cardiol.* 2017;69(22):2681-2691.

33. Pilmis B, Jullien V, Sobel J, Lecuit M, Lortholary O, Charlier C. Antifungal drugs during pregnancy: an updated review. *J Antimicrob Chemother.* 2015;70:14-22.

34. Norgaard M, Pedersen L, Gislum M. Maternal use of fluconazole and risk of congenital malformations: a Danish population-based cohort study. *J Antimicrob Chemother.* 2008;62:172-176.

35. Workowski KA, Berman S; Centers for Disease Control and Prevention (CDC). Sexually transmitted diseases treatment guidelines, 2010. *MMWR Recomm Rep.* 2010;59:1-110.

36. Centers for Disease Control and Prevention. TB treatment and pregnancy. https://www.cdc.gov/tb/topic/treatment/pregnancy.htm. Updated April 5, 2016. Accessed April 30, 2018.

37. Nahid P, Dorman SE, Alipanah N, et al. Official American Thoracic Society/Centers for Disease Control and Prevention/Infectious Disease Society of America clinical practice guidelines: treatment of drug-susceptible tuberculosis. *Clin Infect Dis.* 2016;63(7):853-867.

38. Gould JM, Aronoff SC. Tuberculosis and pregnancy—maternal, fetal, and neonatal considerations. *Microbiol Spectr.* 2016;4(6). doi:10.1128/microbiolspec.

39. Trappe HJ. Emergency therapy of maternal and fetal arrhythmias during pregnancy. *J Emerg Trauma Shock.* 2010;3:153-159.

40. Ghosh N, Luk A, Derzko C, Dorian P, Chow CM. The acute treatment of maternal supraventricular tachycardias during pregnancy: a review of the literature. *J Obstet Gynaecol Can.* 2011;33:17-23.

41. Metz TD, Khanna A. Evaluation and management of maternal cardiac arrhythmias. *Obstet Gynecol Clin North Am.* 2016;43(4):729-745.

42. Thomson Ruters (Healthcare) Inc. Micromedex [database online]. Greenwood Village, Colo: Thomson Ruters (Healthcare) Inc. http://www.micromedexsolutions.com. Accessed April 30, 2018.

43. ACOG practice bulletin no. 203: chronic hypertension and pregnancy. *Obstet Gynecol.* 2019;133(1):26-50.

44. Kintiraki E, Goulis DG. Gestational diabetes mellitus: multi-disciplinary treatment approaches. *Metabolism.* 2018;86:91-101. doi:10.1016/j.metabol.2018.03.025.

45. Committee on Practice Bulletins-Obstetrics. ACOG practice bulletin no. 189: nausea and vomiting of pregnancy. *Obstet Gynecol.* 2018;131(1):e15-e30.doi:10.1097/AOG.0000000000002456.

46. Pennell PB. Antiepileptic drugs during pregnancy: what is known and which AEDs seem to be safest? *Epilepsia.* 2008;49(suppl 9):43-55. doi:10.1111/j.1528-1167.2008.01926.x.

47. Ram D, Gandotra S. Antidepressants, anxiolytics, and hypnotics in pregnancy and lactation. *Indian J Psychiatry.* 2015;57(suppl 2):S354-S371.

48. ACOG Committee on Practice Bulletins-Obstetrics. ACOG Practice Bulletin: clinical management guidelines for obstetricians-gynecologists number 92, April 2008 (replaces practice bulletin number 87, November 2007). Use of psychiatric medications during pregnancy and lactation. *Obstet Gynecol.* 2008;111(4):1001-1020.

49. Bjorn AM, Ehrenstein V, Nohr EA, Norgaard M. Use of inhaled and oral corticosteroids in pregnancy and the risk of malformations or miscarriage. *J Basic Clin Pharm.* 2015;116:308-314.

50. Smith A, Eccles-Smith J, D'Emden M, Lust K. Thyroid disorders in pregnancy and postpartum. *Aust Prescr.* 2017;40(6):214-219.

51. American College of Obstetricians and Gynecologists. ACOG practice bulletin no. 148: thyroid disease in pregnancy. *Obstet Gynecol.* 2015;125(4):996-1005.

CAPÍTULO 3

Tromboembolia venosa durante el embarazo

Amy Archer y Mary Callis

PANORAMA GENERAL

El embarazo y el puerperio representan para las pacientes un riesgo cinco veces mayor de tromboembolia venosa (TEV), en comparación con la ausencia de gestación,[1] y dados los cambios fisiológicos que ocurren durante el embarazo y los riesgos potenciales de los análisis clínicos de madre y feto, el diagnóstico y tratamiento pueden constituir un desafío.

Antecedentes e importancia

La TEV complica de 0.5 a 2.2 por 1 000 embarazos.[2] Ochenta por ciento de los casos corresponde a una trombosis venosa profunda (TVP) aislada y casi 20% a embolia pulmonar (EP) o una combinación de ambas.[1] El riesgo aumenta durante cada trimestre, con el diagnóstico de 12.4% de las TEV en el primero, 15.3% en el segundo y 72.3% en el tercero.[2] El periodo posparto se relaciona con un aumento de 2 a 5 veces mayor riesgo de TEV, en comparación con el periodo preparto, con 70% de todas las TEV asociadas a embarazo presentándose en la etapa posparto.[3-5] El riesgo máximo ocurre en las primeras 6 semanas posparto y declina después, con el alcance de una cifra correspondiente a la no gestacional para las 13 a 18 semanas. Aunque la tasa total de EP durante el embarazo es baja, en los países de altos recursos es causa significativa de mortalidad materna, a la que contribuye con 9.2% en Estados Unidos.[6,7]

Factores de riesgo

Los factores de riesgo de TEV durante el embarazo se clasifican por los periodos preparto y posparto (tabla 3-1). Durante el primero, dicho riesgo incluye el antecedente personal de dicho padecimiento, la trombofilia, la edad materna de 35 años o más, el embarazo múltiple, la preeclampsia/eclampsia, las afecciones médicas comórbidas (diabetes mellitus previa, venas varicosas, enfermedad inflamatoria intestinal, drepanocitemia) y el uso de la tecnología de la reproducción asistida (ART, por sus siglas en inglés).[1,8] Además, el índice de masa corporal (IMC) de 30 kg/m^2 o más, el tabaquismo y las infecciones de vías urinarias, aumentan el riesgo de TEV preparto.[8] Hay un riesgo más alto de TEV con el uso de ART, en particular en el primer trimestre, y muchos de tales casos se atribuyeron a la presencia de hiperestimulación ovárica (OHSS),[1,9] una complicación que ocurre en 3 a 8% de las fecundaciones *in vitro* exitosas.[9] El síndrome se acompaña de concentraciones suprafisiológicas de estradiol y se correlaciona con la TEV en ubicaciones inusuales, como las extremidades superiores y las venas yugulares internas.[10]

La trombofilia hereditaria aumenta 34 veces más el riesgo de la TEV vinculada con el embarazo; no obstante, no todas las trombofilias conllevan el mismo riesgo.[11] En un metaanálisis de estudios de

TABLA 3-1 Factores de riesgo de TEV en los periodos preparto y posparto

Periodo preparto	Periodo posparto
Antecedente de TEV	Cesárea
Trombofilia	Embarazo múltiple
Afecciones médicas comórbidas	Hemorragia obstétrica
Edad materna de 35 años o más	Parto pretérmino
IMC de 30 kg/m^2 o más	Óbito fetal
Embarazo múltiple	Afecciones médicas comórbidas
Tabaquismo	Edad materna de 35 años o más
Preeclampsia/eclampsia	IMC de 30 kg/m^2 o más
Infección sistémica aguda	Tabaquismo
Tecnología de la reproducción asistida	Un procedimiento quirúrgico

IMC, índice de masa corporal; TEV, tromboembolia venosa.
Datos tomados de Linnemann B, Bauersachs R, Rott H, et al.; Working Group in Women's Health of the Society of Thrombosis and Haemostasis. Diagnosis of pregnancy-associated venous thromboembolism—position paper of the Working Group in Women's Health of the Society of Thrombosis and Haemostasis (GTH). *Vasa.* 2016;45(2):87-101; Sultan AA, Tata LJ, West J, et al. Risk of first venous thromboembolism in pregnant women in hospital: population based cohort study from England. *Blood.* 2013;121:3953-3961.

embarazadas con deficiencia de antitrombina, la mutación homocigota G20210A de la protrombina, la deficiencia de proteínas C/S y el factor V de Leiden homocigoto, se recomienda la tromboprofilaxis preparto y posparto;[11] el antecedente de TEV en una embarazada puede aumentar su aparición 10% si no la recibe.[12]

Los factores de riesgo de TEV posparto incluyen cesárea, embarazo múltiple, hemorragia obstétrica, parto pretérmino a las 37 semanas o antes, óbito fetal, afecciones médicas comórbidas (venas varicosas, cardiopatías, enfermedad inflamatoria intestinal), tabaquismo, IMC de 30 kg/m^2 y edad materna de 35 años o más.[8] La cesárea misma conlleva un riesgo 4 veces mayor de TEV en comparación con el parto vaginal (de 3 en 1 000 mujeres), al margen de otros factores de riesgo.[13]

Fisiopatología

El embarazo es un factor de riesgo independiente de TEV, cuya hipercoagulabilidad se considera una adaptación evolutiva que confiere el beneficio de la supervivencia a las embarazadas que enfrentan el traumatismo del parto. En las mujeres gestantes se presentan tres cambios relacionados con la coagulación sanguínea y la fibrinólisis, los cuales propician un estado procoagulante. En primer lugar, hay un aumento de fibrinógeno, de los factores VII, VIII, C y IX, así como del factor de von Willebrand. En segundo lugar, los inhibidores de la coagulación disminuyen y toman la forma de una resistencia adquirida a la proteína C activada, disminución de la proteína S y actividades antitrombina. Por último, se aminora la fibrinólisis por un aumento de los inhibidores 1 y 2 del activador del plasminógeno.[1]

El sistema venoso en las extremidades inferiores tiende a la trombosis por varios motivos. Hay una dilatación venosa hormonal inducida por la progesterona, que lleva a la acumulación de sangre en las venas y a la incompetencia valvular. Además, hay compresión de las venas iliacas y la vena cava inferior (VCI) por el útero grávido.[1,14] En el parto, el daño endotelial de las venas iliacas puede contribuir a un mayor riesgo de TEV en el periodo posparto inmediato.

PRUEBAS DE DIAGNÓSTICO

Se aplican reglas de predicción clínica para valorar sistemáticamente la probabilidad preprueba cuando se considera el diagnóstico de TEV en grupos sin embarazo; estas incluyen la Escala de Wells, los criterios para descartar la embolia pulmonar (Regla CDEP) y la Escala de Génova revisada (EGR).[15-17] Dichas reglas no son aplicables a las embarazadas dados los cambios fisiológicos que presentan y que las suelen llevar a menudo experimentar disnea, edema de extremidades pélvicas y aumento de la frecuencia cardiaca en reposo.[18] Las 3 reglas de predicción clínica incluyen una frecuencia cardiaca en reposo de más de 100 (CDEP y Wells) o más de 95 (EGR).[15-17] Las embarazadas tienen menos probabilidad de presentar las afecciones comórbidas enlistadas como factores de riesgo en estos modelos. No se recomiendan estas reglas de predicción clínica para descartar una TEV durante el embarazo.[19]

El dímero D es un producto de fragmentación de la fibrina con enlace cruzado, índice sensible pero inespecífico de la TEV,[1] cuyo resultado negativo de detección es útil para descartarla. Sin embargo, durante el embarazo ocurre un aumento constante de la concentración del dímero D, que llega a su punto máximo en el primer día posparto.[20,21] En varios estudios se intentó identificar un umbral del dímero D durante el embarazo, pero en ninguno de ellos se validaron rangos apropiados durante cada trimestre del embarazo que pudiesen adoptarse con éxito en la clínica para descartar una TEV. No obstante, si se aplica el rango del dímero D para pacientes no embarazadas durante la gestación, sus cifras normales descartan una TEV clínicamente importante de manera tan confiable como en la población no gestante.[22]

TROMBOSIS AGUDA DE VENAS PROFUNDAS

Panorama general

La incidencia de TVP durante el embarazo es de entre 7.2 y 8.8%,[24,25] cuya distribución anatómica difiere de la de las pacientes no gestantes. Las ecografías seriadas con compresión durante el embarazo permitieron identificar 65% de los casos aislados de TVP en las venas iliofemorales y 12% en las iliacas profundas.[26] En contraste, las pacientes sin embarazo con frecuencia máxima desarrollan TVP en la pantorrilla, que se extiende en dirección proximal.

Manifestaciones clínicas

El cuadro clínico puede constituir un reto, ya que el edema de las piernas es un signo frecuente durante el embarazo. Las manifestaciones de la TVP son de dolor difuso y edema de extremidad, con posible eritema, aumento de temperatura local e hipersensibilidad acompañantes. La mayoría de las TVP que se presentan durante el embarazo está en el lado izquierdo, con una incidencia de 88%[25,27] comunicada. Hay una mayor estasis venosa en la extremidad inferior izquierda por la compresión de la vena iliaca izquierda por el útero grávido donde atraviesa a la arteria iliaca derecha.[27] La TVP de las venas iliacas o femorales durante el embarazo puede presentarse con dolor de nalga, ingle, flanco o abdomen;[1] esto puede constituir un reto diagnóstico porque es más difícil la valoración de la trombosis de venas pélvicas por ecografía.[1]

Pruebas de diagnóstico

En la figura 3-1 se incluye un algoritmo del diagnóstico para la sospecha de TVP durante el embarazo, siendo la ecografía por compresión el método ideal de su obtención en pacientes con y sin embarazo;[19] esta prueba tiene una elevada sensibilidad como prueba aislada fuera de la gestación.[28] Durante el embarazo, sin embargo, hay una mayor frecuencia de trombosis aislada de las venas iliaca o femoral, más difíciles de diagnosticar por la ecografía con compresión, especialmente conforme avanza la edad de gestación.[27] Si una embarazada presenta edema unilateral de las piernas con dolor dorsal o pélvico y se sospecha trombosis de la vena iliaca, se requieren estudios de imagen adicionales. Se ordenará una ecografía de flujo Doppler o doble con código de color de la vena iliaca. Un estudio ecográfico completo que incluya el de compresión de las venas femorales, poplíteas y de la pantorrilla, junto con el doble de VCI, las venas iliacas y las safenas pequeñas en la unión con el sistema venoso profundo, aporta un diagnóstico de 10.5% de TVP, con un valor predictivo negativo (VPN) de 98.2% (intervalo de confianza 95% IC, 94.9-99.4%).[29]

Si una paciente tiene un resultado negativo o no concluyente de la ecografía por compresión y persiste la sospecha clínica de TVP, se cuenta con varias opciones. Si no es una TVP alta se hacen ecografías seriadas y consultas de seguimiento clínico en los días 3 y 7. En un estudio prospectivo de embarazadas con sospecha de TVP se encontró que en 7.2% se obtenía el diagnóstico después de la ecografía de compresión o en los estudios Doppler de la vena iliaca externa. El riesgo de TEV durante un periodo de seguimiento de 3 meses (con el embarazo en proceso o al menos 6 semanas posparto) fue de 0.49% (IC 95%, 0.09-2.71%) con un VPN de 99.5% y una sensibilidad de 94.1%.[26]

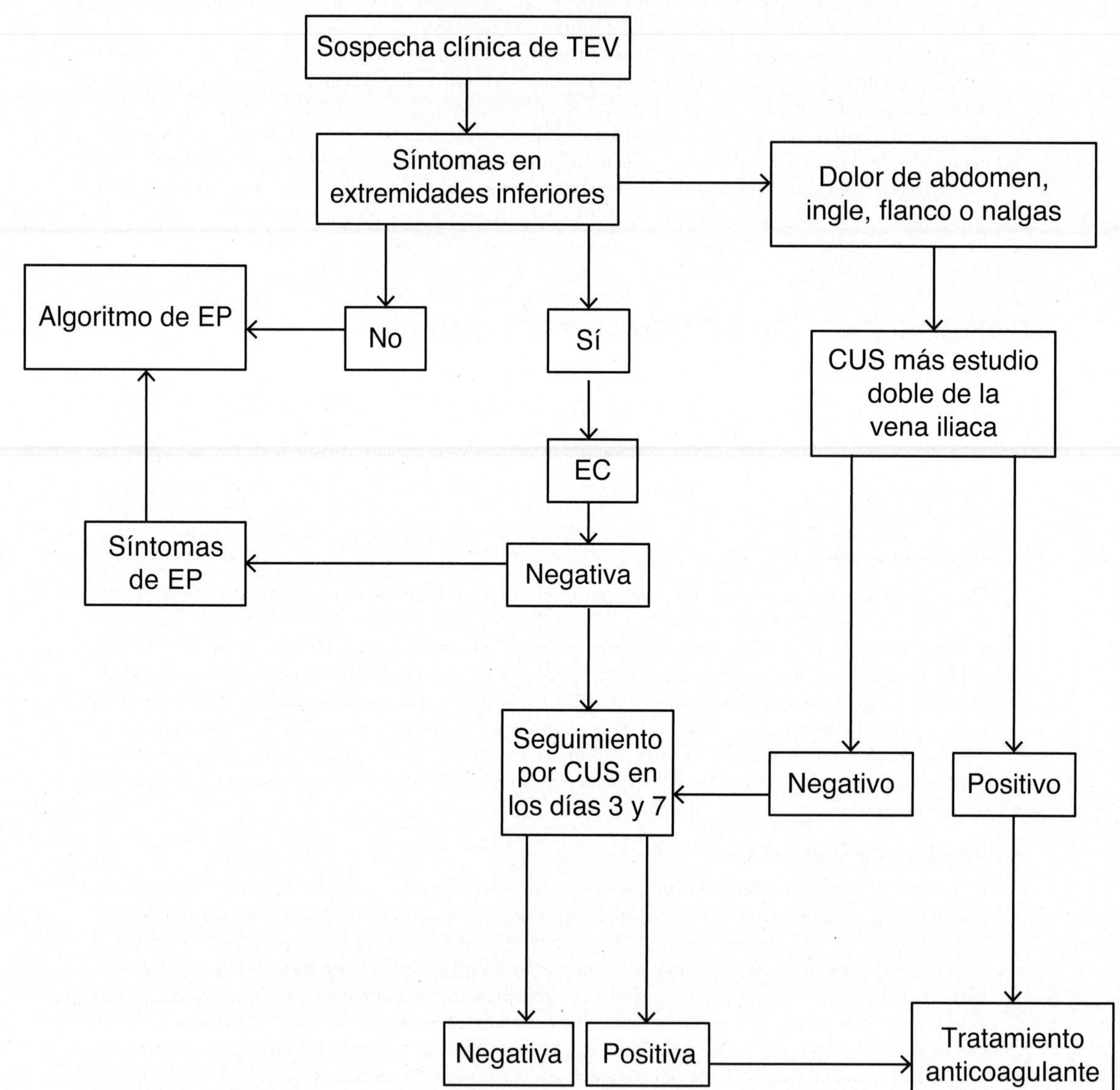

Figura 3-1. **Algoritmo de diagnóstico ante la sospecha de trombosis venosa profunda durante el embarazo.** EC, ecografía por compresión; EP, embolia pulmonar; TEV, tromboembolia venosa. (Datos tomados de Linnemann B, Bauersachs R, Rott H, et al.; Working Group in Women's Health of the Society of Thrombosis and Haemostasis. Diagnosis of pregnancy-associated venous thromboembolism—position paper of the Working Group in Women's Health of the Society of Thrombosis and Haemostasis (GTH). *Vasa.* 2016;45(2):87-101; Kline JA, Kabrhel C. Emergency evaluation for pulmonary embolism, part 2: diagnostic approach. *J Emerg Med.* 2015;49(1):104-117; Tan M, Huisman MV. The diagnostic management of acute venous thromboembolism during pregnancy: recent advancements and unresolved issues. *Thromb Res.* 2011;127(3):S13-S16.)

Si la sospecha clínica de TVP es alta y la ecografía por compresión o Doppler de las venas iliacas es negativa o no concluyente, se recomienda la venografía por resonancia magnética (RMV, por sus siglas en inglés) como siguiente modalidad de estudio por imagen en la embarazada. Hay datos limitados acerca del uso de RMV durante la organogénesis, pero parece segura la imagen por resonancia magnética (MRI, por sus siglas en inglés) sin medio de contraste, en especial después del primer trimestre,[30] estudio que debe hacerse así, ya que el gadolinio conlleva riesgos potenciales de lesión fetal.[1]

Tratamiento

Médico

Las heparinas de bajo peso molecular (HBPM) constituyen el método de anticoagulación ideal para tratar a las embarazadas con TVP aguda,[31] ya que no atraviesan la placenta ni aparecen en cifras significativas en la leche materna.[31] Las HBPM tienen menos efectos secundarios que la heparina no fraccionada (HNF). La **enoxaparina** es la HBPM de uso más frecuente, a dosis de 1 mg/kg por inyección subcutánea cada 12 h. Los efectos secundarios potenciales de la HNF incluyen la trombocitopenia inducida por la heparina (TIH), hemorragia y osteoporosis.[32]

El uso de otros anticoagulantes similares a la heparina, como el fondaparinux, es limitado durante el embarazo, y en el American College of Chest Physicians (ACCP) se recomienda solo en pacientes con reacciones alérgicas graves a la heparina o TIH (de grado 2C).[33] Los antagonistas de la vitamina K, como la warfarina, están contraindicados en las embarazadas, ya que atraviesan la placenta y pueden producir tanto teratogenicidad como hemorragia fetales.[1] Los anticoagulantes, que incluyen a los inhibidores directos de la trombina (dabigatrán) y los correspondientes del factor Xa (rivaroxabán y apixabán), cruzan la barrera placentaria y pueden causar anticoagulación fetal; estos fármacos también se excretan en la leche materna. En estudios de animales, el dabigatrán y el rivaroxabán causaron efectos teratógenos, anomalías placentarias, hemorragia fetal y disminución de la viabilidad del feto.[31] En el ACCP se recomienda evitar el uso de inhibidores directos de la trombina por vía oral y los correspondientes del factor Xa (de grado 1C), y que se continúe el tratamiento de la TEV aguda de las embarazadas durante al menos 6 semanas posparto o por una duración mínima de 3 meses.[33]

La HNF puede ser de utilidad respecto de las HBPM en ciertas situaciones, como la de mujeres con alto riesgo de complicaciones hemorrágicas, TEV aguda después de la semana 37 de gestación, afección renal grave o EP confirmada, y aquellas con compromiso hemodinámico candidatas de trombólisis.[31] Durante el embarazo hay un aumento de las proteínas de unión de la heparina, como el factor VIII y el fibrinógeno, lo que requiere dosis mayores de HNF para obtener un tiempo parcial de tromboplastina (TPT) terapéutico.[31]

El parto vaginal es la vía del nacimiento preferida para las mujeres anticoaguladas por una TEV relacionada con el embarazo.[31] Las recomendaciones para el parto incluyen discontinuar la HBPM al inicio del trabajo de parto o 24 h antes del momento en que se planea. La anticoagulación se puede reiniciar de 6 a 12 h después del parto o 12 a 24 h después de la cesárea.[31] Se interrumpe la HNF de 4 a 6 horas antes del parto planeado y se reinicia después, pasadas 4 a 6 horas. La paciente puede cambiar a warfarina después del nacimiento, ya que no pasa a la leche materna y se considera segura.[31]

El **síndrome postrombótico** (SPT) es una complicación potencial de la TVP, con mayor riesgo en las pacientes con persistencia del coágulo en la vena iliaca o femoral. El SPT se asocia con un retraso de la recanalización venosa o su fracaso. Los síntomas incluyen edema persistente, dolor, calambres, pesantez, parestesias, hiperpigmentación, ectasia venosa y úlceras en las piernas.[31] Las mujeres con TVP vinculada con el embarazo desarrollan algún grado de SPT en 42% de los casos, y 7% su forma grave. La TVP proximal posnatal es el factor de riesgo más sólido para la aparición del SPT.[34]

Tratamiento quirúrgico

Los métodos para retirar trombos incluyen a las técnicas endovasculares (como la trombólisis dirigida por catéter) o quirúrgicas (trombectomía), pero los datos al respecto son limitados en las embarazadas. En un estudio de pacientes gestantes con TVP extensa que afectaba a la vena iliofemoral tratada por trombólisis dirigida por catéter, trombólisis farmacomecánica o trombectomía quirúrgica, no se mostraron secuelas postrombóticas significativas.[35] Las preocupaciones acerca de estos procedimientos en las embarazadas incluyen la dosis de radiación, una hemorragia importante, un hematoma en el sitio de punción y el seudoaneurisma poplíteo. La trombectomía vascular quirúrgica debe reservarse para las embarazadas con una TVP que pone en riesgo la extremidad.[31]

Las indicaciones para la colocación de un filtro de VCI en las embarazadas con TEV son similares a las de pacientes no gestantes, incluyendo TEV recurrente a pesar de la anticoagulación terapéutica, TIH, alergia a la heparina, hemorragia significativa durante la anticoagulación y la contraindicación de esta, como una operación quirúrgica neurológica reciente.[31,33,36] Los filtros de VCI se han colocado con éxito durante todos los trimestres del embarazo y el útero grávido no tiene impacto sobre la precisión del procedimiento por vía femoral o yugular. La exposición a la radiación durante la colocación de un filtro de VCI para el feto en desarrollo es inferior a aquella que se sabe que causa daño. Los filtros de VCI no se relacionan con un mayor riesgo de morbilidad o mortalidad fetales.[36]

Los filtros de VCI disminuyen el riesgo de EP, pero aumentan el de TVP.[37] Además, estos filtros son proclives a la migración (20%), fractura (5%) y la perforación de la VCI (hasta 5%),[31] por lo que no se recomiendan para tratar la TEV durante el embarazo, pero pudiesen considerarse en casos de contraindicaciones graves de la anticoagulación, de EP recurrente a pesar de la anticoagulación terapéutica o si se presenta una TVP iliofemoral aguda después de la semana 36 de gestación.[31]

Las medias de compresión pueden disminuir el dolor y el edema vinculados con una TVP aguda y prevenir secuelas posteriores, como el SPT. El tratamiento por compresión después de una TVP proximal debe continuarse durante al menos 2 años o más, si los síntomas persisten.[31]

Asignación del ámbito de atención

La asignación del sitio de atención para una embarazada con diagnóstico de TVP aguda en el servicio de urgencias depende de varios factores. Se recomienda el tratamiento externo de aquellas clínicamente estables con buena reserva pulmonar, sin factores de riesgo importantes de hemorragia, con buen respaldo social en casa y acceso a los cuidados de seguimiento. Una paciente hemodinámicamente inestable con TEV externa, afecciones comórbidas o mal respaldo social debe ingresarse al hospital.[38]

EMBOLIA PULMONAR AGUDA

Panorama general

La incidencia de EP durante el embarazo va de 1 en 1 000 a 3 en 10 000 pacientes, con 70% que se diagnostica en el puerperio.[5,39] En un metaanálisis se informa de un riesgo menor del diagnóstico de EP en las embarazadas que en pacientes no gestantes que acuden al servicio de urgencias, lo que refleja un menor umbral y un mayor uso de las pruebas de EP durante la gestación, así como una cifra más alta de desafíos para el diagnóstico.[18] Dado que la EP es una causa significativa de mortalidad materna, el pasar por alto el diagnóstico tiene implicaciones graves, que respaldan una valoración exhaustiva.[40]

Manifestaciones clínicas

Los síntomas de la EP durante el embarazo son los mismos que en pacientes no gestantes. La disnea es la manifestación de presentación más frecuente (87%), seguida por dolor torácico pleurítico (61%). Otras incluyen taquicardia, taquipnea, hipoxemia, hemoptisis, síncope y tos.[1] La hipoxemia en el contexto de una radiografía de tórax (RTX) normal debe dar lugar a la sospecha de EP. La alcalosis respiratoria, sin embargo, no es un signo útil para diagnosticar la EP en las embarazadas y sí frecuente durante la gestación normal.[41] El inicio agudo de síntomas justifica ordenar estudios de imagen para el diagnóstico.

Pruebas de diagnóstico

En la figura 3-2 se muestra un algoritmo de diagnóstico para la sospecha de EP durante el embarazo. Se han propuesto reglas de decisión clínica, pero a la fecha ninguna se validó de manera prospectiva y no ha habido estudios aleatorios o prospectivos que estableciesen estándares para el diagnóstico de PE durante el embarazo. Se pueden usar de manera tan confiable las cifras normales del dímero D durante el embarazo para descartar una TEV de importancia clínica, como en la población no gestante.[22] La concentración del dímero D aumenta con cada trimestre del embarazo y aún no se han validado los rangos de referencia confiables al respecto.[20,21] El electrocardiograma (ECG) es anormal en 41% de las embarazadas con diagnóstico de EP aguda, con inversiones de la onda T (21%), bloqueo de rama derecha del haz de His (18%) y un patrón S1Q3 (15%), como de máxima frecuencia. Una RTX tiene la ventaja de confirmar o descartar otros diagnósticos que pudiesen simular las manifestaciones de la EP, como la neumonía, la insuficiencia cardiaca congestiva o el neumotórax, y conlleva una baja exposición fetal a la radiación, menor de 0.01 mSv, que es bastante inferior a la dosis umbral de 100 mSV relacionada con complicaciones fetales.[1] Hay datos inespecíficos relacionados con la EP que se pueden visualizar en la RTX e incluyen cardiomegalia, atelectasia basal, infiltrados, derrame pleural e infarto pulmonar.[41]

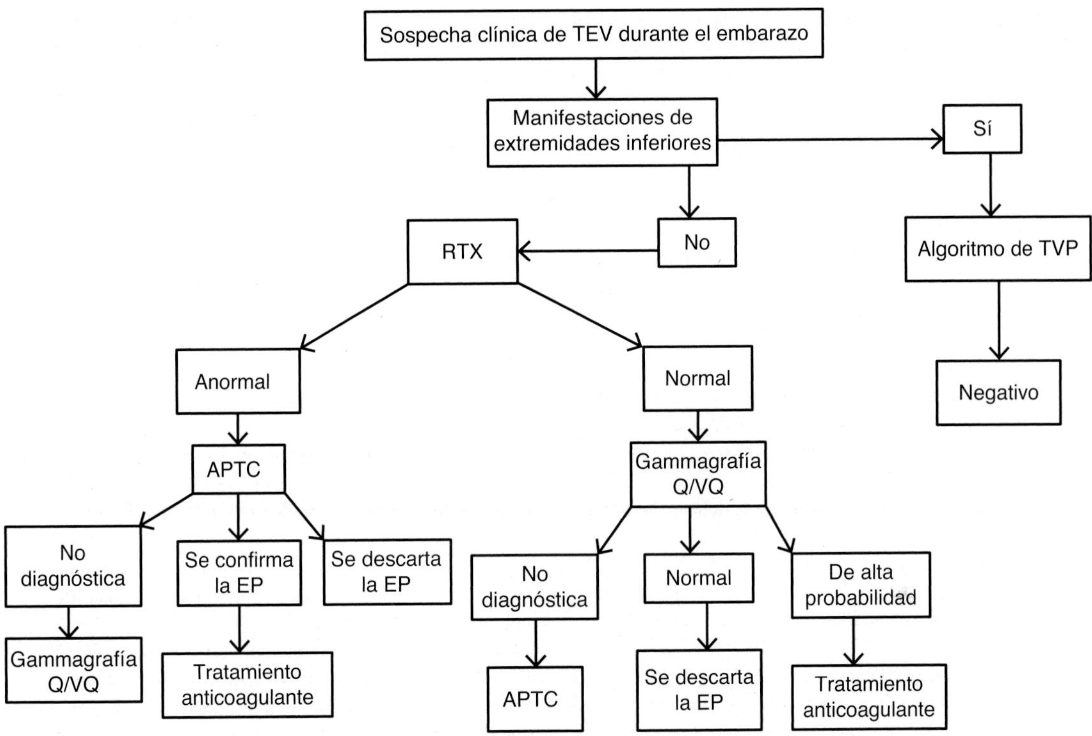

Figura 3-2. **Algoritmo de diagnóstico de la EP durante el embarazo.** APTC, angiografía pulmonar por tomografía computarizada; RTX, radiografía de tórax; TVP, trombosis venosa profunda; EP, embolia pulmonar; gammagrafía V/Q, gammagrafía de ventilación/perfusión; TEV, tromboembolia venosa; gammagrafía Q, gammagrafía de solo perfusión. (Datos de Linnemann B, Bauersachs R, Rott H, et al.; Working Group in Women's Health of the Society of Thrombosis and Haemostasis. Diagnosis of pregnancy-associated venous thromboembolism—position paper of the Working Group in Women's Health of the Society of Thrombosis and Haemostasis (GTH). *Vasa.* 2016;45(2):87-101; Kline JA, Kabrhel C. Emergency evaluation for pulmonary embolism, part 2: diagnostic approach. *J Emerg Med.* 2015;49(1):104-117; Tan M, Huis-man MV. The diagnostic management of acute venous thromboembolism during pregnancy: recent advancements and unresolved issues. *Thromb Res.* 2011;127(3):S13-S16.)

Riesgo por la radiación en los estudios de imagen

El feto presenta máxima vulnerabilidad a la radiación entre las semanas 8 y 15 de gestación.[43] Se desconoce un umbral de dosis definitivo, pero el riesgo aumenta de manera sustancial cuando es de más de 100 a 200 mSv, que incluye malformaciones congénitas, discapacidad intelectual, restricción del crecimiento intrauterino y pérdida gestacional.[30] Los efectos de la radiación en el feto dependen de la dosis y la edad de gestación en la que ocurre la exposición. Con el avance del embarazo, la exposición del feto a la radiación aumenta, porque por su crecimiento se desplaza más cerca de la fuente de emisión. La exposición fetal a la radiación por la gammagrafía pulmonar es de 0.1 a 0.6 mSv y el de la angiografía pulmonar por tomografía computarizada (APTC) de 0.1 a 0.66.[1] Los cánceres mamario y pulmonar son los 2 que contribuyen al riesgo máximo de mortalidad inducida por la radiación en las mujeres.[44] El riesgo relativo de cáncer mamario es de 1.011 y el de cáncer pulmonar, de 1.022, con un solo estudio de tomografía computarizada (TC) por la sospecha de EP. Se desconoce el riesgo de las embarazadas.[45] La APTC expone al tejido mamario materno a dosis más altas de radiación, de 7 a 70 mSv, en comparación con la gammagrafía pulmonar, en la que va de 0.01 a 1.2.[1] El riesgo de una sola APTC o gammagrafía pulmonar es bajo. Se recomienda un límite máximo de exposición de 1 mSv durante la evolución de un embarazo de 40 semanas.[46] Los medios de contraste yodados atraviesan la placenta, con un riesgo teórico de hipotiroidismo neonatal inducido por el yodo; sin embargo, no se ha informado de efectos sobre la tiroides fetal y, por lo tanto, se consideran seguros durante el embarazo.[44,47] El gadolinio atraviesa la placenta y los estudios en animales muestran teratogenicidad, por lo que debe usarse con precaución en las embarazadas y solo si los beneficios maternos rebasan a los riesgos fetales.[1,47,48] Se recomienda la toma de decisiones compartida respecto de los beneficios y riesgos de los estudios de imagen en las embarazadas con sospecha de TEV.

Estudios de imagen

Se recomienda la ecografía con compresión de las extremidades inferiores si hay signos clínicos de TVP.[1,23,41] Puesto que el tratamiento es igual para EP y TVP, no se requieren estudios de imagen adicionales si la ecografía resulta positiva, lo que protege al feto y a la madre de la radiación y la exposición al medio de contraste.

En las guías actuales se recomienda ordenar una RTX como estudio de imagen inicial.[1,23,45] Las mujeres con RTX normal deben ser objeto de una gammagrafía de ventilación/perfusión (V/Q), ya que este tipo de estudio permite una menor exposición de la madre a la radiación.[1,48] Casi 70% de las gammagrafías de solo perfusión (porción Q) es normal, y otro 5 a 10% lleva al diagnóstico de EP. En estos casos se puede omitir el componente de ventilación de la V/Q, lo que disminuye al mínimo el riesgo fetal de exposición a la radiación.[37] Se demostró que una gammagrafía de perfusión normal y una APTC negativa son equivalentemente confiables para descartar la PE en las embarazadas.[49,50]

Si la RTX inicial es anormal, se recomienda proceder con la APTC,[1,48] que tiene la ventaja de confirmar diagnósticos alternativos cuando se valora una probable PE. Las tasas de resultados inconcluyentes de la APTC van de 6 a 36% y se deben a los cambios fisiológicos del embarazo, como hemodilución, interrupción de los medios de contraste en la sangre no opacificada proveniente de VCI, y el estado hiperdinámico gestacional.[1,41] Los protocolos de APTC para PE adaptados para el embarazo incluyen una duración más breve del estudio, una concentración más alta del medio de contraste o el yodo, y la evitación de la inspiración máxima, lo cual puede ayudar a disminuir la incidencia de APTC no diagnósticas.[1,41]

Aunque la APTC se asocia con una mayor exposición a la radiación para la embarazada en comparación con la gammagrafía V/Q, ambas modalidades se encuentran por debajo del umbral recomendado de 100 mSv, que se mostró causa complicaciones fetales.[41] La APTC tiene ventaja respecto de la gammagrafía V/Q en las mujeres que amamantan, porque debe desecharse la leche materna durante las 12 h posteriores a una V/Q, pero no después de la APTC.[41]

La ecocardiografía, cuando está disponible, es un recurso de diagnóstico adyuvante importante durante el embarazo y en la valoración de una posible EP. Tiene la ventaja de no conllevar radiación alguna. Puede proveer pruebas directas o indirectas de una tromboembolia o de secuelas fisiológicas de una embolia. Se confirmará la sospecha de EP si la ecocardiografía revela signos de tensión cardiaca derecha, como la regurgitación tricuspídea grave, la dilatación ventricular derecha, como se muestra en la figura 3-3, o la hipocinesia sin hipertrofia de la pared ventricular derecha.[7]

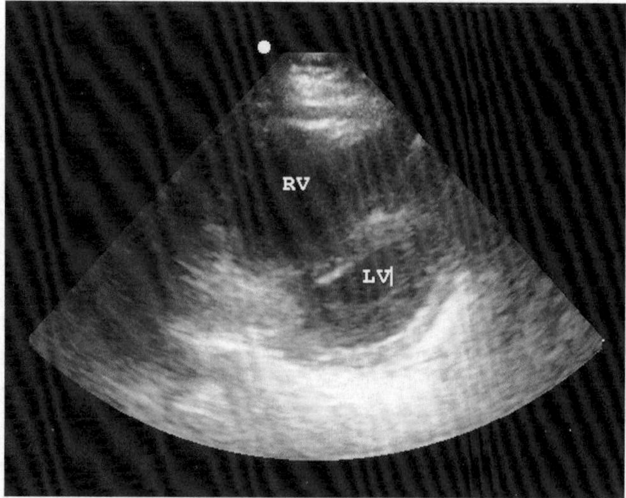

Figura 3-3. Ecocardiografía que muestra dilatación ventricular derecha en una paciente con PE masiva. LV, ventrículo izquierdo; RV, ventrículo derecho.

La angiografía pulmonar por resonancia magnética ante la sospecha de PE durante el embarazo carece de datos de respaldo para su utilización. En la MRI se identifican émbolos centrales y segmentarios, pero es menos útil para detectar los subsegmentarios más pequeños.[1] La MR con refuerzo por contraste está relativamente contraindicada durante el embarazo, por los efectos potenciales del gadolinio sobre el feto.[47]

Tratamiento

Es el mismo que para la TVP durante el embarazo e incluye preferentemente una HBPM o la HNF (ver la sección sobre el tratamiento de la TVP). En una embarazada que acude con afección hemodinámica se recomienda inicialmente la HNF, por su rápido inicio y breve semivida, que permiten una transición rápida a los trombolíticos, de ser necesaria.[31] Una vez que se logra la estabilización hemodinámica, puede cambiarse a la paciente a HBPM.

Los tratamientos poco frecuentes de la EP masiva incluyen el uso de trombolíticos y la embolectomía con catéter o quirúrgica, los cuales se consideran ante una hipotensión sostenida disfunción ventricular derecha o EP casi masiva, con tensión ventricular derecha, pero sin hipotensión sostenida.[51] El embarazo es una contraindicación relativa de la trombólisis sistémica, por el riesgo de pérdida fetal (~ 6%) o parto prematuro, y debe reservarse para la EP que pone en riesgo la vida.[31,38] La embolectomía quirúrgica es en extremo rara en las embarazadas, sin muertes maternas vinculadas; sin embargo, ocurren muertes fetales (25%) y partos pretérmino (40%).[52] Estas opciones terapéuticas son de uso individual, dependen de los recursos disponibles y se reservan para las pacientes que acuden en un estado de extrema urgencia.

Debe hospitalizarse a cualquier embarazada que acuda con EP e inestabilidad hemodinámica, tensión de cavidades cardiacas derechas, TEV grande o proximal u otras afecciones comórbidas.[38] En el ACCP se recomiendan al menos 6 semanas de anticoagulación posparto y un mínimo de 3 meses de tratamiento total, que incluye a los periodos de embarazo y puerperio.[33]

TROMBOSIS VENOSA CEREBRAL

Panorama general

El riesgo de trombosis venosa cerebral (TVC) está aumentado durante el embarazo, al igual que el de TVP y PE, por los cambios en el sistema de coagulación que dan lugar a un estado de hipercoagulabilidad. Aunque ocurre de manera en extremo rara, cerca de 2% de los accidentes cerebrovasculares vinculados con el embarazo es secundario a TVC,[53] y la mayoría de estas TVC se presentan en el tercer trimestre o en el puerperio. En un estudio se encontró que 7 de 8 casos de TVC en 50 700 pacientes hospitalizadas para la atención de un parto se presentaron en el periodo posparto.[54] La hipercoagulabilidad empeora después del parto por múltiples motivos, incluidos el consumo de volumen y el traumatismo. La infección, el parto instrumentado y la cesárea también contribuyen a la mayor incidencia de TVC en el puerperio.[55]

Manifestaciones clínicas

El cuadro clínico de la TVC durante el embarazo es similar al de la población no gestante y las manifestaciones entran en 2 categorías. La primera incluye signos y síntomas relacionados con el aumento de la presión intracraneal secundario a la alteración del drenaje venoso. La segunda tiene relación con el daño cerebral por isquemia, infarto o hemorragia venosos.[55]

La cefalea es el síntoma de presentación más frecuente (90%) de la TVC;[56] por lo general se describe como difusa, con avance en su intensidad durante días a semanas. Un pequeño subgrupo de pacientes puede presentarse con una cefalea en trueno, típica de la hemorragia subaracnoidea o la jaqueca.[57] La cefalea aislada sin datos neurológicos focales o edema de papila se presenta en 25% de las pacientes, lo que hace al diagnóstico un desafío.[58] Debe considerarse la TVC en una paciente que acude con cefalea, edema de papila y parálisis del sexto nervio craneal, con diplopía resultante.

Si ocurre lesión cerebral focal por isquemia o hemorragia, los signos son referibles a la región afectada, con hemiparesia y afasia como los más frecuentes.[55] Se presentan convulsiones focales o generalizadas en casi 40% de las pacientes. Tampoco es rara la afección cerebral bilateral, con cambios resultantes en el grado de conciencia. Por último, la TVC a menudo se presenta en forma lenta con síntomas progresivos. Los retrasos en el diagnóstico son frecuentes y significativos.[55]

Pruebas de diagnóstico

Los estudios de imagen para el diagnóstico de la TVC incluyen TC cerebral sin medio de contraste, TC con medio de contraste, MRI y RMV. La CT sin contraste se usa como prueba de neuroimagen inicial en las pacientes con síntomas neurológicos; en el contexto del embarazo, expone al feto y a la madre a radiación. Para una TC cefálica sin medio de contraste, la dosis de radiación es 2 mSv,[59] y se recomienda usar un escudo abdominal. El diagnóstico de la TVC por TC es insensible, con resultados anormales en una TC simple solo en 30% de los casos.[55]

Si hay un alto índice de sospecha de TVC y una TC cerebral sin contraste normal, debe ordenarse una MRI, que es más sensible para su detección en cada etapa después de la trombosis.[55] Si la MRI resulta negativa y la sospecha clínica sigue siendo alta, puede ser necesaria una venografía por TC (VTC) o una RMV para establecer el diagnóstico. El gadolinio está relativamente contraindicado durante el embarazo; sin embargo, la mayoría de las TVC se presenta en el puerperio.

Tratamiento

El de la TVC es similar al de TVP y PE. Se recomienda la HBPM durante el embarazo; la warfarina no debe administrarse en esta etapa, pero es segura en el puerperio. Si la paciente se encuentra críticamente enferma con datos neurológicos significativos, tal vez se considere una trombólisis dirigida por catéter. Se tendrán en mente los riesgos y beneficios, como se señaló en la sección previa de PE. Finalmente, si la paciente presenta un infarto venoso grande que lleva a un aumento significativo de la presión intracraneal, puede considerarse una craneotomía de descompresión.[55]

Dada la gravedad de la enfermedad con la que se vincula la TVC, todas las embarazadas y puérperas con este diagnóstico deben ingresar al hospital para tratamiento adicional.

RESUMEN

El diagnóstico de TEV durante el embarazo puede ser un desafío importante. Las embarazadas tienen mayor riesgo de TEV y muchos de los síntomas comunes de presentación también se relacionan con una gestación normal. Hay una carencia de estudios prospectivos de validación acerca de las reglas de predicción clínica y las concentraciones del dímero D ajustadas para cada trimestre durante el embarazo. Por lo tanto, los estudios de imagen siguen siendo la piedra angular para el diagnóstico de la TEV durante el embarazo. Si la sospecha clínica es alta, la ecografía con comprensión con adición de imágenes dobles de la vena iliaca constituye el método ideal para el diagnóstico de la TVP durante el embarazo. Para el diagnóstico de la EP durante el embarazo se recomienda una RTX inicial, seguida por una gammagrafía pulmonar (V/Q) si resulta normal, o una APTC si es anormal. Es vital para el tratamiento óptimo una valoración exhaustiva de la paciente en conjunción con la toma de decisiones compartida acerca de los riesgos y beneficios para la madre y el feto.

PUNTOS CLAVE

1. Los cambios fisiológicos durante el embarazo causan un estado de hipercoagulabilidad, con máximo riesgo de TEV (TVP, EP y TVC) en el tercer trimestre y el periodo posparto.
2. Las reglas clínicas de predicción y las cifras del dímero D ajustadas para cada trimestre son de valor limitado, por la carencia de validación prospectiva de la TEV durante el embarazo.
3. La TVP durante el embarazo se presenta principalmente en la pierna izquierda y en más de 50% de los casos afecta a la vena iliofemoral; requiere el diagnóstico por ecografía con compresión, así como estudios dobles de las venas iliacas si el índice de sospecha es alto.
4. Se recomienda una RTX como estudio inicial de la sospecha de EP para valorar diagnósticos alternativos, así como para determinar el siguiente estudio de imagen por realizar.
5. El APTC y la gammagrafía de V/Q conllevan exposiciones fetales a la radiación similares, que se consideran bajas, pero la APTC conlleva una mucho mayor para la madre en comparación con la gammagrafía de V/Q.
6. La trombosis venosa central es una forma rara, pero grave, de TEV, que se puede presentar durante el embarazo, sobre todo en el tercer trimestre o el puerperio.
7. El anticoagulante ideal para el tratamiento de la TEV durante el embarazo es una HBPM, y en el puerperio se puede cambiar a la paciente a warfarina.

Referencias

1. Linnemann B, Bauersachs R, Rott H, et al.; Working Group in Women's Health of the Society of Thrombosis and Haemostasis. Diagnosis of pregnancy-associated venous thromboembolism—position paper of the Working Group in Women's Health of the Society of Thrombosis and Haemostasis (GTH). *Vasa*. 2016;45(2):87-101.
2. Virkus RA, Lokkegaard EC, Bergholt T, Mogensen U, Langhoff-Roos J, Lidegaard Ø. Venous thromboembolism in pregnant and puerperal women in Denmark 1995-2005. A National Cohort Study. *Thromb Haemost*. 2011;106:304-309.
3. Kamel H, Navi BB, Sriram N, et al. Risk of a thrombotic event after the 6 week postpartum period. *N Engl J Med*. 2014;370:1307.
4. Kline JA, Kabrhel C. Emergency evaluation for pulmonary embolism, part 1: clinical factors that increase risk. *J Emerg Med*. 2015;48(6):771-780.
5. Meng K, Hu X, Peng X, et al. Incidence of venous thromboembolism during pregnancy and the puerperium: a systematic review and meta-analysis. *J Matern Fetal Neonatal Med*. 2015;28:245-253.
6. Reproductive Health. Pregnancy mortality surveillance system. 2017. https://www.cdc.gov/reproductivehealth/maternalinfanthealth/pmss.html. Accessed July 10, 2018.
7. Pick J, Berlin D, Horowitz J, Winokur R, Sista AK, Lichtman AD. Massive pulmonary embolism in pregnancy treated with catheter-directed tissue plasminogen activator. *A A Case Rep*. 2015;4(7):91-94.
8. Sultan AA, Tata LJ, West J, et al. Risk of first venous thromboembolism in pregnant women in hospital: population based cohort study from England. *Blood*. 2013;121:3953-3961.
9. Henriksson P, Westerlund E, Wallen H, et al. Incidence of pulmonary and venous thromboembolism in pregnancies after in vitro fertilization: cross sectional study. *BMJ*. 2013;346:e8632.
10. Chan WS, Dixon ME. The "ART" of thromboembolism: a review of assisted reproductive technology and thromboembolic complications. *Thromb Res*. 2008;121:713-726.
11. Croles FN, Nasserinejad K, Duvekot JJ, Kruip MJ, Meijer K, Leebeek FW. Pregnancy, thrombophilia, and the risk of a first venous thrombosis: systematic review and Bayesian meta-analysis. *BMJ*. 2017;359:j4452.
12. Parunov LA, Soshitova NP, Ovanesov MV, Panteleev MA, Serebriyskiy II. Epidemiology of venous thromboembolism (VTE) associated with pregnancy. *Birth Defects Res C Embryo Today*. 2015;105(3):167-184.
13. Blondon M, Casini A, Hoppe KK, et al. Risks of venous thromboembolism after cesarean sections: a meta-analysis. *Chest*. 2016;150(3):572-596.
14. Malhotra A, Weinberger S. Deep vein thrombosis in pregnancy: epidemiology, pathogenesis and diagnosis. *UTD*. 2017:1-20.
15. Wells PS, Anderson DR, Bormanis J, et al. Value of assessment of pretest probability of deep-vein thrombosis in clinical management. *Lancet*. 1997;350:1795-1798.
16. Kline JA, Mitchell AM, Kabrhel C, Richman PB, Courtney DM. Clinical criteria to prevent unnecessary diagnostic testing in emergency department patients with suspected pulmonary embolism. *J Thromb Haemost*. 2004;2:1247-1255.
17. Le Gal G, Righini M, Roy PM. Prediction of pulmonary embolism in the emergency department: the revised Geneva score. *Ann Intern Med*. 2006;144:165-171.
18. Kline JA, Richardson DM, Than MP, Penaloza A, Roy PM. Systematic review and meta-analysis of pregnant patients investigated for suspected pulmonary embolism in the emergency department. *Acad Emerg Med*. 2014;21(9):949-959.
19. Bates SM, Jaeschke R, Stevens SM, et al. Diagnosis of DVT: Antithrombotic Therapy and Prevention of Thrombosis, 9th ed: American College of Chest Physicians Evidence-Based Clinical Practice Guidelines. *Chest*. 2012;141(suppl 2):e351S-e418S.
20. Kline JA, Williams GW, Hernandez-Nino J. D-dimer concentrations in normal pregnancy: new diagnostic thresholds are needed. *Clin Chem*. 2005;51:825-829.

21. Morse M. Establishing a normal range for D-dimer levels through pregnancy to aid in the diagnosis of pulmonary embolism and deep vein thrombosis. *J Thromb Haemost*. 2004;2:1202-1204.

22. Konstantinides SV, Torbicki A, Agnelli G, et al. 2014 ESC guidelines on the diagnosis and management of acute pulmonary embolism: the task force for the diagnosis and management of acute pulmonary embolism of the European Society of Cardiology (ESC). *Eur Heart J*. 2014;35:3033-3080.

23. Kline JA, Kabrhel C. Emergency evaluation for pulmonary embolism, part 2: diagnostic approach. *J Emerg Med*. 2015;49(1):104-117.

24. Chan WS, Lee A, Spencer FA, et al. Predicting deep venous thrombosis in pregnancy: out in "LEFt" field? *Ann Intern Med*. 2009;151:85-92.

25. Righini M, Jobic C, Boehlen F, et al.; EDVIGE Study Group. Predicting deep vein thrombosis in pregnancy: external validation of the LEFT clinical prediction rule. *Haematologica*. 2013;98:545-548.

26. Chan WS, Spencer FA, Lee AY, et al. Safety of withholding anticoagulation in pregnant women with suspected deep vein thrombosis following negative serial compression ultrasound and iliac vein imaging. *CMAJ*. 2013;184(4):E194-E200.

27. Chan WS, Spencer FA, Ginsberg JS. Anatomic distribution of deep vein thrombosis in pregnancy. *CMAJ*. 2010;182:657.

28. Johnson SA, Stevens SM, Woller SC, et al. Risk of deep vein thrombosis following a single negative whole-leg compression ultrasound: a systematic review and meta-analysis. *JAMA*. 2010;303:438-445.

29. Le Gal G, Kercret G, Yhmed KB, et al.; on behalf of the EDVIGE Study Group. Diagnostic value of single complete compression ultrasonography in pregnant and postpartum women with suspected deep vein thrombosis: prospective study. *BMJ*. 2012;344:e2635.

30. Wang PI, Chong ST, Kielar AZ, et al. Imaging of pregnant and lactating patients: part 1, evidence-based review and recommendations. *AJR Am J Roentgenol*. 2012;198:778-784.

31. Linnemann B, Scholz U, Rott H, et al.; Working Group in Women's Health of the Society of Thrombosis and Hemostasis. Treatment of pregnancy-associated venous thromboembolism—position paper from the Working Group in Women's Health of the Society of Thrombosis and Haemostasis (GTH). *Vasa*. 2016;45(2):103-118.

32. Romualdi E, Dentali F, Rancan E, et al. Anticoagulant therapy for venous thromboembolism during pregnancy: a systemic review and meta-analysis of the literature. *J Thromb Haemost*. 2013;11:270-281.

33. Bates SM, Greer IA, Middeldorp S, et al. VTE, thrombophilia, antithrombotic therapy, and pregnancy: Antithrombotic Therapy and Prevention of Thrombosis, 9th ed: American College of Chest Physicians Evidence-Based Clinical Practice Guidelines. *Chest*. 2012;141(suppl 2):e691S-e736S.

34. Wik HS, Jacobsen AF, Sandvik L, Sandset PM. Prevalence and predictors for post-thrombotic syndrome 3 to 16 years after pregnancy-related venous thrombosis: a population-based, cross-sectional, case-control study. *J Thromb Haemost*. 2012;10:840-847.

35. Herrera S, Comerota AJ, Thakur S, et al. Managing iliofemoral deep vein thrombosis of pregnancy with a strategy of thrombus removal is sage and avoids post-thrombotic morbidity. *J Vasc Surg*. 2014;59:456-464.

36. Harris SA, Velineni R, Davies AH. Inferior vena cava filters in pregnancy: a systematic review. *J Vasc Interv Radiol*. 2016;27(3):354-360.

37. Greer IA. CLINICAL PRACTICE. Pregnancy complicated by venous thrombosis. *N Engl J Med*. 2015;373(6):540-547.

38. Bates SM, Middeldorp S, Rodger M, James AH, Greer I. Guidance for the treatment and prevention of obstetric-associated venous thromboembolism. *J Thromb Thrombolysis*. 2016;41(1):92-128.

39. Grüning T, Mingo RE, Gosling MG, et al. Diagnosing venous thromboembolism in pregnancy. *Br J Radiol*. 2016;89(1062):20160021.

40. Chang J, Elam-Evans LD, Berg CJ, et al. Pregnancy-related mortality surveillance-United States, 1991-1999. *MMWR Surveill Summ*. 2003;52:1-8.

41. Konkle BA. Diagnosis and management of thrombosis in pregnancy. *Birth Defects Res C Embryo Today*. 2015;105(3):185-189.
42. Tromeur C, van der Pol LM, Klok FA, Couturaud F, Huisman MV. Pitfalls in the diagnostic management of pulmonary embolism in pregnancy. *Thromb Res*. 2017;151(suppl 1):S86-S91.
43. Tremblay E, Therasse E, Thomassin-Naggara I, Isabelle T. Guidelines for the use of medical imaging during pregnancy and lactation. *Radiographics*. 2012;32:897-911.
44. Leung AN, Bull TM, Jaeschke R, et al.; on behalf of the ATS/STR Committee on Pulmonary Embolism in Pregnancy. An Official American Thoracic Society/Society of Thoracic Radiology Clinical Practice Guideline: evaluation of suspected pulmonary embolism in pregnancy. *Radiology*. 2012;262:635-646.
45. Tan M, Huisman MV. The diagnostic management of acute venous thromboembolism during pregnancy: recent advancements and unresolved issues. *Thromb Res*. 2011;127(3):S13-S16.
46. Barish RJ. In-flight radiation exposure during pregnancy. *Obstet Gynecol*. 2004;103:1326-1330.
47. Food and Drug Administration. Content and format of labeling for human prescription drug and biologic products; requirements for pregnancy and lactation labeling. *Fed Regist*. 2008;29:30831-30868.
48. Lin SP, Brown JJ. MR contrast agents: physical and pharmacologic basics. *J Magn Reson Imaging*. 2007;25:884-899.
49. Chan WS, Ray JG, Murray S, Coady GE, Coates G, Ginsberg JS. Suspected pulmonary embolism in pregnancy: clinical presentation, results of lung scanning, and subsequent maternal and pediatric outcomes. *Arch Intern Med*. 2002;162:1170-1175.
50. Bourjeily G, Khalil H, Raker C, et al. Outcomes of negative multi-detector computed tomography with pulmonary angiography in pregnant women suspected of pulmonary embolism. *Lung*. 2012;190:105-111.
51. Ahn KH, Hong SC. Embolectomy for massive pulmonary embolism after cesarean delivery. *CMAJ*. 2016;188(4):E73.
52. Fukuda W, Chiyoya M, Taniguchi S, Daitoku K, Fukuda I. Management of deep vein thrombosis and pulmonary embolism (venous thromboembolism) during pregnancy. *Gen Thorac Cardiovasc Surg*. 2016;64(6):309-314.
53. James AH, Bushnell CD, Jamison MG, Myers ER. Incidence and risk factors for stroke in pregnancy and the puerperium. *Obstet Gynecol*. 2005;106:509-516.
54. Jaigobin C, Silver FL. Stroke and pregnancy. *Stroke*. 2000;31:2948-2951.
55. Saposnik G, Barinagarrementeria F, Brown R, et al. Diagnosis and management of cerebral venous thrombosis. *Stroke*. 2011;42:1158-1192.
56. Ferro JM, Canhao P, Stam J, et al.; ISCVT Investigators. Prognosis of cerebral vein and dural sinus thrombosis: results of the International Study on Cerebral Vein and Dural Sinus Thrombosis (ISCVT). *Stroke*. 2004;35:664-670.
57. Cumurciuc R, Crassard I, Sarov M, et al. Headache as the only neurological sign of cerebral venous thrombosis: a series of 17 cases. *J Neurol Neurosurg Psychiatry*. 2005;76:1084-1087.
58. Crassard I, Bousser MG. Headache in patients with cerebral venous thrombosis. *Rev Neurol*. 2005;161:706-708.
59. McCollough CH, Bushberg JT, Fletcher JG, Eckel LJ. Answers to common questions about the use and safety of CT scans. *Mayo Clinic Proc*. 2015;90(10):1380-1392.

CAPÍTULO 4

Manejo de la vía aérea en el embarazo

Lucienne Lutfy-Clayton, Margaret Goodrich y Kamil Skotnicki

PANORAMA GENERAL

El manejo de las vías aéreas es un reto durante el embarazo, por los cambios anatómicos y fisiológicos que se presentan y tienen impacto en la oxigenación, la ventilación y la seguridad. La tasa total de la insuficiencia respiratoria durante la anestesia obstétrica es de 1 en 390 casos,[1] cifra 10 veces mayor que la de la anestesia general, cuyo uso está declinando durante la gestación y puede contribuir al fracaso en el manejo de la vía aérea por la menor experiencia del proveedor de la salud.[2] Se desconoce la tasa de fracasos de los intentos de obtener vías aéreas permeables en obstetricia, en el contexto del servicio de urgencias. Se considera a las embarazadas con dificultad de las vías aéreas con potencial de una desaturación rápida, por los cambios en la reserva de oxígeno, la hiperventilación fisiológica, la compresión aortocava por el útero grávido, el edema y la hemorragia de las vías aéreas altas, y el riesgo de aspiración.[1,3]

El tratamiento urgente de la vía aérea en obstetricia es estresante para los proveedores de atención médica, pero puede mitigarse con un abordaje sistemático planeado que considere las modificaciones únicas que ocurren durante la gestación. El éxito aumenta con la práctica, así como con el conocimiento de los algoritmos adaptados para manejar la vía aérea en obstetricia. Las elevadas exigencias de estas vías aéreas crean una carga cognitiva mayor para el equipo de atención médica; sin embargo, el uso de listas de verificación puede disminuir dicha carga, mejorar la seguridad y estandarizar la preparación de la vía aérea.[4] Aunque las urgencias de las vías aéreas en obstetricia son sucesos raros, el abordaje sistemático y la práctica en cuanto a las dificultades que conlleva pueden obviar el estrés inherente en tales circunstancias.

ANATOMÍA

Los cambios anatómicos durante el embarazo incluyen el edema de las vías aéreas altas, el aumento de la ingurgitación capilar y la friabilidad de la mucosa por el incremento del volumen sanguíneo y la concentración de estrógenos.[5,6] Estas alteraciones anatómicas contribuyen a un riesgo más alto de hemorragia y edema, que dificultan la visualización de la glotis. La escala de Mallampati aumenta de manera gradual durante el embarazo[2] y tiene relación con la visualización de la glotis durante la intubación (figura 4-1). El aumento de peso y la obesidad durante el embarazo incrementan el riesgo de dificultad y fracaso de la intubación. Estos cambios anatómicos continúan durante el periodo posparto y deben tenerse en mente.

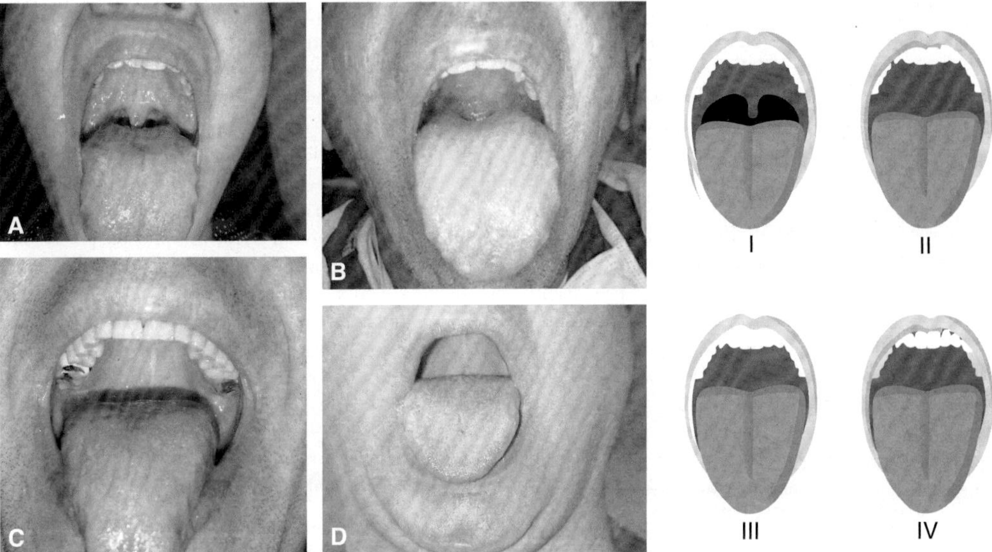

Figura 4-1. Escala de Mallampati. Diseñada para una paciente en estado de alerta, en casos de urgencia ábrase la boca y determínese la cantidad de la faringe posterior que se visualiza. Grado I: paladar blando, úvula, pilares amigdalinos anterior y posterior. Grado II: paladar duro y úvula. Grado III: paladar blando y base de la úvula. Grado IV: paladar duro. La probabilidad de dificultad para la laringoscopia aumenta ante los grados III y IV. Este sistema de calificación se relaciona con la vista de la glotis y es un subrogado de la dificultad correspondiente. Es difícil precisar la escala de Mallampati en el servicio de urgencias; por lo tanto, el visualizar la boca puede ser eficaz para detectar tumoraciones, edema, traumatismos, hemorragia, vómito y barreras físicas, como los alambres colocados en la mandíbula. (Imagen izquierda tomada de Barash PG, Cullen BF, Stoelting RK, et al. *Clinical Anesthesia*. 8th ed. Philadelphia, PA: Wolters Kluwer; 2017. Imagen derecha tomada de Johnson J. *Bailey's Head and Neck Surgery*. 5th ed. Philadelphia, PA: Wolters Kluwer; 2013.)

El edema de las vías aéreas altas aumenta durante el embarazo y el de la mucosa también se incrementa en presencia de preeclampsia y con la administración de soluciones intravenosas. El trabajo de parto causa cambios dinámicos del edema intraoral, con empeoramiento de la escala de Mallampati resultante, así como disminución del volumen y la superficie orales.[1] La vascularidad y la friabilidad más altas de los tejidos intraorales aumentan el riesgo de hemorragia y dificultan la visualización de la abertura glótica, así como la óptica por videolaringoscopia (VL). Cada intento adicional puede empeorar la hemorragia, lo que hace menos probable una intubación exitosa.

El aumento de las dimensiones mamarias, la obesidad y el útero grávido pueden actuar como barreras físicas para la intubación. Con frecuencia la obesidad aumenta el riesgo de una intubación difícil, en particular cuando la paciente pesa más de 90 kg.[7] El diafragma es elevado por el útero grávido, lo que disminuye la capacidad residual funcional (CRF) y el volumen de reserva espiratoria, decremento que puede ser de 20% o más en las posiciones de litotomía dorsal y Trendelenburg.[5,6] El trabajo respiratorio aumenta en las parturientas por disminución de la distensibilidad del tórax e incremento de su altura, lo que lleva a una hiperventilación de poca profundidad.[5] Las embarazadas también están predispuestas a la apnea obstructiva del sueño, con mayores tasas de ronquidos, de hasta 25%, que indica la obstrucción de las vías aéreas altas durante el sueño.[5] La apnea obstructiva del sueño se asocia con tasas más altas de fracaso en el manejo de las vías aéreas y dificultad de intubación en las pacientes quirúrgicas sin embarazo.[8]

FISIOLOGÍA

Los cambios fisiológicos durante el embarazo causan un aumento de la demanda de oxígeno y están presentes durante el primero y segundo trimestres, con avance hasta el término. El volumen de ventilación pulmonar, la frecuencia respiratoria, el desequilibrio de la ventilación-perfusión y la capacidad de difusión del dióxido de carbono (CO_2) aumentan todos durante el embarazo. De manera concomitante, el volumen de reserva espiratoria y el residual, la CRF, la capacidad pulmonar total, la resistencia de las vías aéreas, las presiones parciales de oxígeno y de CO_2 arteriales, todos están disminuidos.[5] Adicionalmente, el consumo de oxígeno y la producción de CO_2 aumentan en forma lineal con el incremento de peso.[5] El CO_2 y la progesterona propician una mayor sensibilidad de los centros respiratorios bulbares, que dan como resultado un aumento de la ventilación minuto.[5] Estos cambios acumulativos disminuyen el tiempo de desaturación de la embarazada e inducen una alcalosis respiratoria.[1,5] El tono del esfínter esofágico inferior disminuye en forma secundaria a la progesterona más alta,[1] con aumento resultante del reflujo gástrico, retraso del vaciamiento del estómago y aumento del riesgo de aspiración.

El gasto cardiaco aumenta hasta 50% durante el embarazo, lo que acelera el inicio de la parálisis con las sustancias no despolarizantes y puede afectar la duración de acción de otros medicamentos usados para la inducción de la anestesia. La compresión aortocava por el útero grávido puede complicarse por el "síndrome de hipotensión supina", que ubica a la embarazada, en especial cuando presenta obesidad, en un mayor riesgo de hipotensión, síncope y disminución del flujo sanguíneo uterino, sobre todo en el decúbito supino,[5] el cual debe evitarse, y considerar el desplazamiento lateral del útero.[3] Es preciso monitorear los signos de hipovolemia en las embarazadas, ya que la hipotensión puede no hacerse notoria hasta que haya ocurrido una pérdida de 25 a 30% del volumen sanguíneo.[9,11] El feto está en riesgo más alto de complicaciones durante la hipotensión materna.

TRATAMIENTO

Ventilación no invasiva

La ventilación no invasiva (VNI) para respaldo a corto plazo (< 48 horas) es segura ante las afecciones respiratorias que pueden mejorar con rapidez. Existen reportes de casos que describen el uso de la VNI en embarazadas con edema pulmonar, neumonía y durante el periodo perioperatorio. La VNI mitiga los riesgos vinculados con la intubación, los medicamentos para la intubación en secuencia rápida (ISR) y la sedación posintubación. La preocupación de una potencial aspiración secundaria a la disminución de tono esofágico inferior y el retraso del vaciamiento gástrico en las embarazadas no tiene respaldo en las publicaciones.[9] Solo debe considerarse la VNI en embarazadas que pueden proteger su vía aérea y presentan una enfermedad respiratoria de corta duración. El proveedor de atención de urgencias debe considerar los riesgos y beneficios de la VNI en forma individual.

Abordaje sistemático de la intubación

Se recomienda un abordaje sistemático para todas las urgencias de vías aéreas, el cual implica la preparación cuidadosa en cuatro etapas distintivas (figura 4-2).[5] El éxito al primer intento (FPS, por sus siglas en inglés) es el objetivo, con un menor riesgo resultante de sucesos adversos, morbilidad y mortalidad.[10,11] Este abordaje es rápido, eficaz e incluye las etapas más a menudo pasadas por alto o soslayadas, que pueden llevar al fracaso del manejo de las vías aéreas. Una lista de verificación con las etapas clave le ayuda al equipo de atención médica a cumplir con eficacia las cuatro (tabla 4-1).

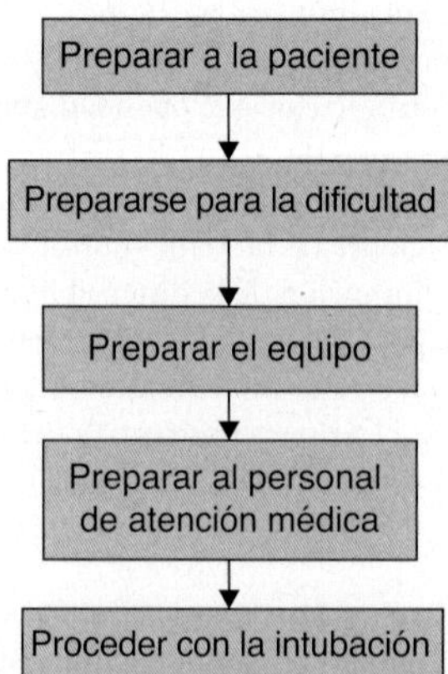

Figura 4-2. Secuencia de las etapas para la preparación ante una urgencia de vías aéreas en obstetricia. Estas etapas de la preparación pueden mejorar el éxito de la primera etapa ante una urgencia obstétrica de vías aéreas, así como para la preparación mental del médico y su equipo. (Modificada de Cook TM, Woodall N, Harper J, et al.; Fourth National Audit Project. Major complications of airway management in the UK: results of the Fourth National Audit Project of the Royal College of Anaesthetists and the Difficult Airway Society. Part 2: intensive care and emergency departments. *Br J Anaesth.* 2011;106(5):632-642.)

TABLA 4-1 Lista de verificación de las etapas por revisar antes de una urgencia obstétrica de la vía aérea

Preparar a la paciente	Prepararse para la dificultad	Preparar el equipo	Preparar al personal de atención médica
Preoxigenar con CN más NRB/BVM	Valorar	02/BVM	Confirmar su función
Posición erecta de 20-30°	L-E-M-O-N-S	Aspiración	Intubación/fármacos/alineación de la columna cervical
IV/monitoreo electrónico	Recursos para la dificultad en la sala o fuera, dependiendo de la valoración	OPA/NPA	Confirmar detenciones difíciles
Optimizar la hemodinámica-dosis de carga de sustancias presoras		Tubos de ET de dimensiones decrecientes	02 < 94%
Medicamentos para la ISR		Sujetador TET/ estilete/jeringa	Máximo 2 intentos de intubación por médico
Medicamentos posintubación		LD/VL	
		Sonda	
		DSG	
		Equipo quirúrgico de vías aéreas	

Iníciese preparando a la paciente mediante la preoxigenación, una posición adecuada, el llevar al máximo su hemodinámica y la administración de los medicamentos. A continuación, prepárese para las dificultades con una valoración. En la paciente obstétrica céntrese en una exploración de la boca, determinación del IMC y las dimensiones del útero grávido, así como de la saturación de oxígeno. Utilícese esta valoración para precisar el mejor equipo que debe tenerse disponible en la sala y fuera; un EET listo y lubricado para esta vía aérea.

BVM, bolsa-válvula-mascarilla; CN, cánula nasal; DSG, dispositivo supraglótico; ISR, intubación en secuencia rápida; LD/VL, laringoscopia directa/videolaringoscopia; LEMONS, L = vista externa, E = valoración de la regla 3-3-2, M = escala de Mallampati, O = obstrucción/obesidad, MC = movilidad cervical, S = saturación; NRB, no reinhalatoria; O_2, oxígeno; OPA/NPA, vía aérea orofaríngea/nasofaríngea; TET, tubo endotraqueal.

Adaptado de Cook TM, Woodall N, Harper J, Benger J; Fourth National Audit Project. Major complications of airway management in the UK: results of the Fourth National Audit Project of the Royal College of Anaesthetists and the Difficult Airway Society. Part 2: intensive care and emergency departments. *Br J Anaesth.* 2011;106(5):632-642.

Preparación de la paciente

Preoxigenación

Las pacientes se benefician de la preoxigenación para la intubación mediante un aumento del periodo seguro de apnea; este tiempo más alto de hipoxemia es crítico para las embarazadas dada su disminución de CRF y el aumento de la demanda metabólica. Se recomienda un mínimo de 3 minutos de preoxigenación con una mascarilla sin reciclado a una velocidad de flujo mayor de 15 L/min (tan alta como lo permita el regulador) antes de la inducción, pero es deseable un periodo más prolongado;[12,13] esto permite la "desnitrogenación" así como la oxigenación. Si se tolera, la presión positiva continua en la vía aérea (CPAP, por sus siglas en inglés) con una presión positiva espiratoria final (PEEP, por sus siglas en inglés) de 10 cm de H_2O tiene el potencial de proveer una mayor preoxigenación a la embarazada.[14] Las pacientes deben colocarse en una posición inclinada, con la cabeza arriba, o de Trendelenburg invertida, para hacer óptima la preoxigenación.[12] Una posición erecta de 20 a 30° aumenta la CRF y el tiempo seguro de apnea en las embarazadas, con y sin obesidad.[3]

La oxigenación durante la apnea es la provisión de oxígeno por un conducto abierto hacia la glotis. En las pacientes de operaciones electivas en el quirófano, esto puede aumentar el tiempo de apnea segura por más de 2 minutos.[12] El FPS aumenta con la oxigenación durante la apnea en las intubaciones de urgencia, cuando no hay hipoxia.[12] Es indispensable una vía aérea permeable para la oxigenación durante la apnea; ello se logra mejor por medio de la posición apropiada de la paciente, así como mediante el uso de adyuvantes, como una vía aérea orofaríngea (OPA) o nasofaríngea (NPA). Con el uso de sedantes y medicamentos que producen parálisis, las estructuras posteriores de la orofaringe están en riesgo de colapso y cierre de la vía aérea. Las maniobras que mantienen la permeabilidad de las estructuras faríngeas posteriores incluyen el impulso mandibular, la posición con el meato auditivo externo en dirección de la escotadura del esternón y la elevación de la cabeza. Téngase precaución con la inserción de una NPA en las embarazadas, por el riesgo de epistaxis secundario a la mayor vascularidad de la mucosa nasal.[13]

Posicionamiento

Los resultados de las pacientes mejoran cuando se colocan en una posición inclinada con la cabeza arriba o erecta; por lo tanto, considérese el uso de compresas bajo los hombros, una rampa comercial, o colocarla en la posición de Trendelenburg inversa, lo que ayuda a mitigar los cambios anatómicos y fisiológicos que se presentan en las embarazadas.[8] Las pacientes se benefician de la posición del oído en dirección de la escotadura del esternón, donde el meato auditivo se alinea con dicha escotadura, crea la vía más directa hacia la tráquea y mejora la preoxigenación, así como la oxigenación durante la apnea.[12] Si bien la posición de decúbito lateral izquierdo mejora el retorno sanguíneo al desplazar el útero grávido lejos de la vena cava inferior (VCI), constituye un reto técnico durante la intubación;[1,3,5,15] por lo tanto, se recomienda en su lugar el desplazamiento del útero a la izquierda.

Medicamentos

Solicítense los medicamentos mientras se preoxigena y ubica en posición adecuada a la paciente, lo que facilitará el procedimiento y dará flexibilidad al abordaje. En la tabla 4-2 se resumen las recomendaciones

TABLA 4-2 Recomendaciones de medicamentos ante una urgencia obstétrica de la vía aérea

Fármaco de inducción	Uso ideal	Dosis	Transporte placentario	Riesgo
Ketamina	Accesorio ↓ PA para la intubación con la paciente despierta	1-1.5 mg/kg	Sí	Contracciones en etapas tempranas del embarazo y ↑ PA
Etomidato	↑ PA ↓ PA	0.3 mg/kg	Sí	Pérdida de los reflejos de protección de la vía aérea
Propofol[a]	Convulsiones por eclampsia	1-2 mg/kg	Sí	↓ PA y pérdida de los reflejos protectores de la vía aérea
Fármaco paralizante				
Succinilcolina	ISR	1-1.5 mg/kg	Sí	Posiblemente una desaturación más rápida y una recuperación más prolongada hasta la saturación de O_2 apropiada que con rocuronio/CICO
Rocuronio	ISR	1.0 mg/kg	Limitado	CICO/empeoramiento en la exploración neurológica, a menos que se administre un antídoto
Sedante/ analgésico				
Fentanilo	Preeclampsia Enfermedad cardiaca y neurológica	1-1.5 µg/kg en carga súbita, y después 1-1.5 µg/kg/h	Sí	↓ PA
Propofol	Convulsiones por eclampsia	Carga súbita de 20-40 mg, y después 20-40 µg/kg/min	Sí	↓ PA, depresión del SNC y respiratoria fetal, posible neuroapoptosis con más de 3 h de uso
Dexmedetomidina	Eclampsia	Carga súbita de 1 µg/kg durante 10-20 min, y después, 0.2-0.7 µg/kg/h	Mínimo	↓ PA y ↑ FC/↓ FC

[a] Utilizar como fármaco de inducción con precaución extrema.
CICO, no ventilable, no intubable; FC, frecuencia cardiaca; PA, presión arterial; SNC, sistema nervioso central.

de medicamentos para la atención urgente de la vía aérea en obstetricia. Se evita la premedicación, dado el mayor riesgo de errores, los retrasos en que se incurre y la falta de pruebas para respaldar su uso. La hipotensión durante el embarazo tal vez no se haga evidente hasta perderse 25 a 30% del volumen sanguíneo;[7,11] por lo tanto, se pueden administrar fármacos presores en dosis súbitas antes de la inducción en las pacientes con sospecha de hipovolemia; se consideran de uso seguro durante el embarazo las dosis súbitas de 50 a 200 μg de fenilefrina IV. Las pacientes con asma tienen mayor riesgo de broncoespasmo, por edema de la mucosa; por lo tanto, en ellas se puede usar ketamina como fármaco de inducción para mejorar la insuficiencia respiratoria y el broncoespasmo.

Medicamentos para la intubación en secuencia rápida

La ISR es segura y se recomienda en las embarazadas con necesidad de una vía aérea de urgencia. En la paciente con hipotensión, úsense dosis menores de ketamina (0.5 a 0.75 mg/kg) o etomidato (0.1 a 0.15 mg/kg) como los fármacos de inducción con mayor estabilidad hemodinámica. La ketamina tiene la ventaja de proveer analgesia junto con la sedación;[11] es probable que cruce la placenta y tiene el potencial de inducir contracciones uterinas, pero esto depende de la dosis y es más probable en etapas tempranas de la gestación.[11,16] Los estudios en animales muestran un vínculo entre la ketamina y la neuroapoptosis en el feto, pero depende de la dosis, con las cifras máximas a principios del tercer trimestre, y a dosis más altas que las recomendadas para la ISR.[17]

En las pacientes con hipertensión o eclampsia, el etomidato a dosis de 0.3 mg/kg es el fármaco de inducción ideal por su neutralidad hemodinámica, al permitir el ajuste de la presión arterial con una titulación cuidadosa de los antihipertensivos.[18] Disminúyase la dosis de etomidato 50% en las pacientes con hipotensión. El etomidato se ha usado ampliamente para la anestesia general en la cesárea y parece atravesar la placenta. No hay buenos estudios controlados en las embarazadas, y en los de animales se encontró disminución de la supervivencia fetal ante dosis más altas de la recomendada, así como aumento de la apoptosis neuronal cuando se utiliza durante más de 3 horas.[19]

El propofol no suele recomendarse para las urgencias de vías aéreas, ya que causa hipotensión e incluso paro cardiaco perintubación, pero puede ser de beneficio en las pacientes con convulsiones, hipertensión grave y eclampsia, por sus propiedades antiepilépticas. El propofol atraviesa la placenta, con el potencial de causar depresión del sistema nervioso central y respiratoria neonatal. No hay estudios de su uso en el primero y segundo trimestres,[11] pero no parece tener efectos teratógenos y con frecuencia se utiliza en la anestesia general.[8] Los estudios en animales muestran disminución de la supervivencia de las crías a la dosis de inducción recomendada para la anestesia general.[20]

La selección de los fármacos paralizantes depende de la preferencia del médico, ya que tanto la succinilcolina como el rocuronio se pueden usar ante urgencias de la vía aérea en obstetricia. La succinilcolina atraviesa la placenta en pequeñas cantidades, pero no hay pruebas de que tenga efectos teratógenos. Las embarazadas quizá presenten mayor sensibilidad a la succinilcolina, por la disminución de la actividad de las colinesterasas.[11] Una dosis de 1.0 mg/kg provee buenas condiciones para la intubación, con tiempos de apnea más breves; considérese en las pacientes con dificultad de la vía aérea e hipoxia, pero esta dosis proveerá un más corto periodo de apnea para hacer la intubación.[21] La dosis estándar de 1.5 mg/kg brinda buenas condiciones de intubación con un tiempo más prolongado de apnea, por lo que debe considerarse en las pacientes con signos de una vía aérea difícil.[8] Hay potencial para una desaturación más rápida y una recuperación más prolongada hasta la saturación de oxígeno apropiada, en comparación con el rocuronio en la ISR.[22]

El rocuronio ha demostrado no ser inferior en cuanto al tiempo hasta la intubación traqueal y presenta menor resistencia laríngea que la succinilcolina,[23] con transporte placentario limitado, y carece de efectos teratógenos en modelos animales.[11] El tiempo para el inicio de su actividad disminuye y su duración aumenta cuando se comparan directamente embarazadas y pacientes no gestantes.[24] A dosis de 1.0 mg/kg brinda una mayor duración para los intentos de intubación sin respiraciones espontáneas que la succinilcolina. El sugammadex, antídoto del rocuronio, puede ser de beneficio en una circunstancia de "no se puede intubar ni oxigenar" (CICO, por sus siglas en inglés).[8] Precalcular la dosis de sugammadex de 16 mg/kg para la reversión inmediata del rocuronio y corroborar que se tiene a la mano puede aumentar la seguridad de su uso.

Medicamentos para la intubación con la paciente despierta

La intubación con la paciente despierta es un abordaje que puede ser útil en las embarazadas, dependiendo de la experiencia y el entrenamiento del médico. Aunque este tipo de intubación disminuye al mínimo el riesgo de apnea y fracaso de la vía aérea por CICO, hay un riesgo más alto de aspiración, dificultad de introducción del tubo endotraqueal (TET) y tiempo adicional para la intubación. Deben sopesarse estos riesgos y beneficios con respecto al escenario clínico individual y el grado de experiencia y comodidad del médico con la intubación de una paciente despierta que respira.

Se anestesian la faringe posterior y la glotis con lidocaína al 4% por atomización laringotraqueal y un ungüento de lidocaína al 2% o más concentrado. Con el atomizador rápidamente se anestesia la faringe en posición erecta y cuando se curva sobre el dorso de la lengua, también la glotis. El ungüento de lidocaína colocado en un abatelenguas y aplicado al dorso de la lengua escurre descendiendo y continúa anestesiando la faringe. La ketamina a dosis de 1 mg/kg IV se puede agregar para ayudar a la intubación con la paciente despierta, sin comprometer los reflejos de protección de la vía aérea. Para este tipo de intubación se puede usar instrumental fibroóptico, VL y laringoscopia directa (LD). La VL, especialmente con hojas de geometría estándar, es ideal porque el médico puede alternar entre una vista directa y aquella por videograbación, sin retirar el dispositivo. Aunque el uso de fibra óptica es seguro en manos bien entrenadas, puede ser difícil en la paciente obstétrica por el edema de la mucosa y la mayor friabilidad de los tejidos.

La intubación en secuencia diferida (ISD) corresponde a un espaciado del tiempo entre la administración del fármaco de inducción y el de parálisis, para hacer óptima la oxigenación, lo que puede ser de beneficio en las pacientes con hipoxia. La ISD contrasta con la intubación con la paciente despierta, que se usa para evitar la apnea (figura 4-3). Se recomienda adoptar una estrategia de atención de la vía aérea que incluya la consideración de la VL con la paciente despierta cuando presenta obesidad.[25] Hay muy pocas publicaciones y recomendaciones específicas para la intubación de la paciente despierta en la población obstétrica, aunque se ha usado con éxito en casos de operaciones quirúrgicas planeadas, ante la dificultad prevista de las vías aéreas en las embarazadas.

Medicamentos para después de la intubación

Se puede usar fentanilo a dosis de 1 a 1.5 µg/kg en carga IV, y después en solución a razón de 1 a 1.5 µg/kg/h. Éste se relaciona con la depresión respiratoria fetal si se usa cerca del parto[11] y puede causar síntomas de privación en los neonatos.[8] También hay preocupación por la hipotensión materna; por lo tanto, téngase precaución en las pacientes con hipotensión.[26] Se recomienda para aquellas con preeclampsia o enfermedad cardiaca o neurológica, para ayudar a mitigar los cambios abruptos en la presión arterial.

El midazolam se vincula con calificaciones de Apgar más bajas y tiene el potencial de producir hipotensión, sin ventaja respecto del propofol, por lo que, en general, no se recomienda.[27] También hay un riesgo potencial aumentado de malformaciones congénitas en relación con el uso de las benzodiacepinas.[28] El propofol a dosis de carga de 20 a 40 mg IV, seguida por una en solución de 20 a 40 µg/kg/min, se usa ampliamente para la sedación y puede estar indicado en presencia de convulsiones, hipertensión y eclampsia, por sus propiedades anticonvulsivas. Téngase precaución con su uso en las pacientes con hipotensión.

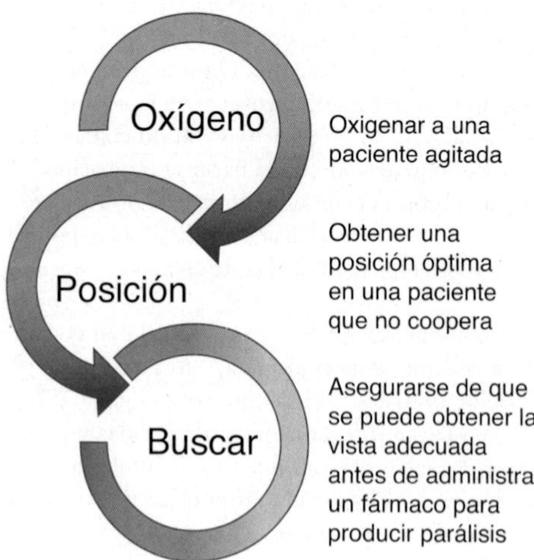

Figura 4-3. **Intubación en secuencia diferida (ISD) para la vía aérea de urgencia en obstetricia.** En la ISD se separa el fármaco de inducción y el de parálisis para el momento en que se realiza la tarea específica correspondiente, algo eficaz para la preoxigenación y la colocación de la paciente agitada. También se puede usar para confirmar una vista adecuada antes de usar un fármaco para causar parálisis, pero solo después de que se anestesió a la paciente. Evítese colocar la hoja del laringoscopio en la boca de una paciente no anestesiada, ya que puede causarle daño a sus dientes, regurgitación y aspiración, lo que compromete aún más la vía aérea. La ketamina provee tanto analgesia como disociación, sin comprometer los reflejos de protección de la vía aérea, y es ideal para la ISD y muchas intubaciones con la paciente despierta que requieren sedación.

La dexmedetomidina está convirtiéndose en el fármaco ideal en las unidades de cuidados intensivos, recomendada por la U.S. Food and Drug Administration (FDA) como la alternativa más segura al propofol o el midazolam.[29,30] Considérese una carga de 1 µg/kg IV durante 10 a 20 minutos, seguida por una solución a razón de 0.2 a 0.7 µg/kg/hora. Tiene propiedades sedantes y analgésicas, con depresión del impulso respiratorio y transporte placentario mínimos. Los estudios en animales revelan una disminución de la supervivencia de las crías, disminución del peso fetal y retraso del desarrollo motor en la descendencia de segunda generación a la dosis máxima humana recomendada. Considérese su uso en las pacientes con eclampsia, ya que puede regular la secreción de catecolaminas y, por lo tanto, ayudar a la regulación de la presión arterial.[25,31]

Preparación para la dificultad

Es imperativo para la intervención de toda vía aérea valorar su dificultad. Se asume que en obstetricia la vía aérea es difícil, pero una valoración rápida ayuda a planear los medicamentos y el equipo. Se define a una vía aérea difícil como cualquiera en la que el médico entrenado experimenta dificultad para la ventilación con mascarilla, la intubación, o ambas, definición que integra la interacción compleja de los factores de la paciente y las destrezas del médico. En la American Society of Anesthesiologists Task Force on Management of the Difficult Airway se sugiere usar subcategorías, que incluyen:[32] ventilación difícil con mascarilla o vía aérea supraglótica, dificultad para la colocación de un dispositivo supraglótico (DSG), dificultad para la laringoscopia, la intubación traqueal y el fracaso de la intubación.

Se cuenta con las siglas mnemónicas MOANS para ayudar a valorar a las pacientes en cuanto a la dificultad, para la ventilación con mascarilla (figura 4-4). La inserción/ventilación difícil con un DSG puede

M SELLADO DE LA MASCARILLA

El desarreglo o restricción de la anatomía facial inferior puede dificultar el sellado de la mascarilla.

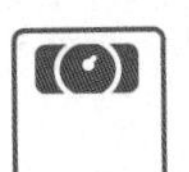

O OBESIDAD/OBSTRUCCIÓN

La obesidad o una obstrucción pueden dificultar el obtener un buen sellado o el aplicar ventilaciones adecuadas.

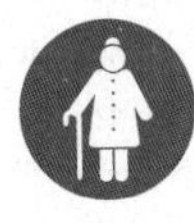

A EDAD (del inglés *AGE*)

La edad avanzada puede dificultar el obtener un buen sellado, en especial en las embarazadas mayores de 35 años.

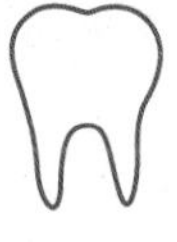

N NO RETIRAR LAS DENTADURAS

Dejar las dentaduras en su lugar durante la aplicación inicial de una BVM.

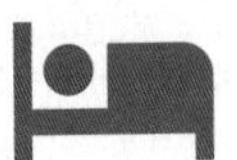

S APNEA DEL SUEÑO/ RIGIDEZ PULMONAR

Las pacientes con apnea del sueño, EPOC, asma y SDRA tienen dificultad para recibir ventilaciones a través de una BVM.

Figura 4-4. Ventilación difícil con mascarilla. MOANS: predice quién tendrá dificultad para obtener un sellado y administrar ventilaciones con un dispositivo bolsa, válvula y mascarilla (BVM). SDRA, síndrome de dificultad respiratoria aguda; EPOC, enfermedad pulmonar obstructiva crónica. (Ilustración cortesía de Lucienne Lutfy-Clayton.)

R RESTRICCIÓN DE LA ABERTURA ORAL

Una abertura oral pequeña puede dificultar la colocación de un DSG.

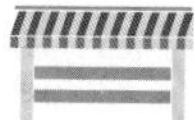

O OBSTRUCCIÓN

Cualquier obstrucción puede dificultar el administrar ventilaciones apropiadas.

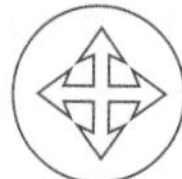

D DISTORSIÓN DE LA VÍA AÉREA

Cualquier distorsión de la anatomía de la vía aérea puede dificultar la inserción de un DSG o la ventilación con este.

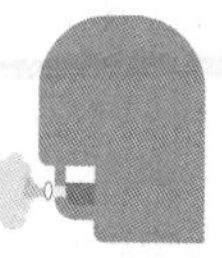

S PULMONES O COLUMNA CERVICAL RÍGIDOS (del inglés *STIFF*)

Las pacientes con EPOC, asma y SDRA son todas difíciles de ventilar a través de un DSG, y una columna cervical inmóvil dificulta su colocación.

Figura 4-5. Ventilación/colocación difícil de un dispositivo supraglótico (DSG). RODS: predice quién tendrá dificultad para la inserción de un DSG o la ventilación con este. C-Spine, columna cervical; EPOC, enfermedad pulmonar obstructiva; SDRA, síndrome de dificultad respiratoria aguda. (Ilustración cortesía de Lucienne Lutfy-Clayton.)

evaluarse con las siglas RODS (figura 4-5), y una laringoscopia difícil con las siglas LEMONS (figuras 4-6 y 4-7). Es indispensable la valoración de la dificultad de la vía aérea en el contexto de una urgencia. En un estudio se finalizó la exploración completa de solo 33% de las pacientes con paro no cardiaco y en ninguno de los fracasos de la ISR en que se requirió intubación en la sala de urgencias.[33] Además, 50% de las pacientes quirúrgicos con una *vía aérea* difícil no se detecta incluso con una valoración completa, y se debe indicar a los médicos que siempre sean previsores y se preparen para la dificultad con la vía aérea.[2]

Preparación del equipo

La preparación del equipo es un paso clave, y lo óptimo es contar con un solo carrito con todo lo necesario para una vía aérea difícil, por su fácil utilización y familiaridad. Idealmente, en dicho carro debe usarse un diseño intencional y el adminículo de flujo para la preoxigenación y el tratamiento posterior a la intubación (tabla 4-3).

No se han establecido las ventajas de la VL frente a la LD en la vía aérea obstétrica. La VL aumenta el FPS de 84 a 93% cuando se usa en intubaciones difíciles, en comparación con las técnicas estándar, y se recomienda en esas circunstancias.[34] No obstante, si bien se obtiene una mejor vista de la glotis, puede ser difícil insertar el TET y esto prolongará el tiempo de intubación, con incremento del riesgo de desaturación de la paciente obstétrica y un tiempo disminuido de apnea segura. En un estudio de la anestesia general provista a una población obstétrica diversa, la VL fue exitosa como dispositivo de rescate en tres casos de intubación difícil, en tanto se requirió rescate por LD en dos.[35] En un estudio de intubaciones en una sola unidad obstétrica, se alcanzó el FPS en 157/163 pacientes con uso de LD y en 18/18 con el de VL.[36] Las hojas con geometría estándar y capacidad de videograbación ofrecen una ventaja adicional para permitir al médico cambiar entre LD y VL sin retirar el laringoscopio de la boca.

En la actualidad se carece de pruebas para recomendar el uso de la VL para todas las vías aéreas obstétricas; a semejanza de lo que ocurre fuera de la obstetricia, debe considerarse seriamente en aquellas vías aéreas con índices de dificultad aumentados, o como dispositivo de rescate.[37] En las guías de la Obstetric Anaesthetists' Association and Difficult Airway Society (OAA/DAS) se recomienda para el tratamiento

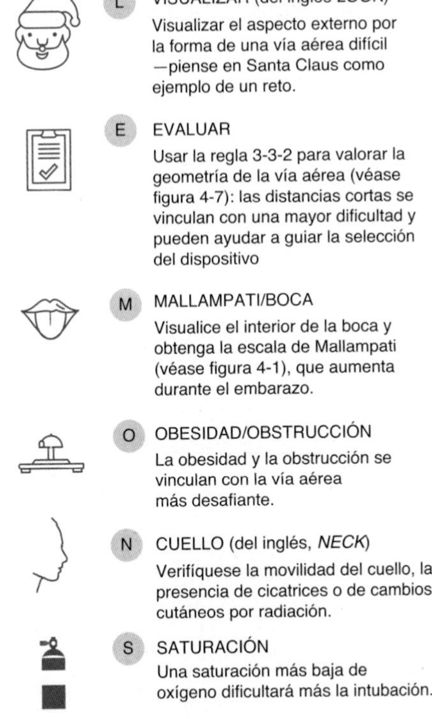

Figura 4-6. Laringoscopia e intubación difíciles. LEMONS: es un recurso de predicción para ayudar a detectar quién tendrá una intubación difícil; este inventario provee información vital acerca de las decisiones sobre la selección de medicamentos, la planeación respecto del equipo y la búsqueda temprana de los recursos disponibles, para llevar al máximo tanto la seguridad como el éxito de primer paso en las vías aéreas desafiantes. (Ilustración cortesía de Lucienne Lutfy-Clayton.)

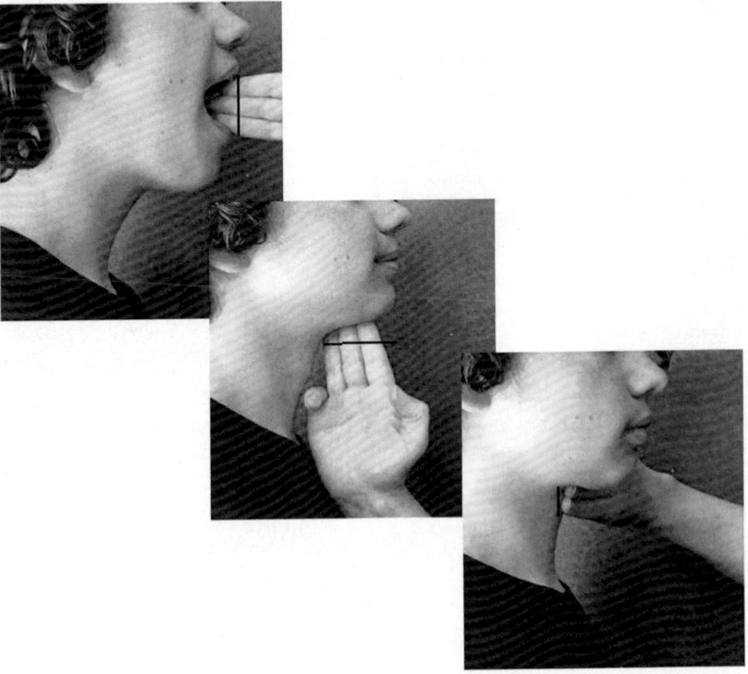

Figura 4-7. La regla 3-3-2. Se usa para valorar la geometría ideal de la vía aérea. Se usan los dedos para una medición gruesa: 3 cm o dedos entre los incisivos inferiores y superiores; 3 cm o dedos del hioides a la punta del mentón; 2 cm o dedos del hioides a la punta de la escotadura tiroidea superior.

TABLA 4-3 Equipo de muestra del carrito para la vía aérea

Cajón 1: Preoxigenación:
- Cánula nasal
- Vías aéreas orales (de diversos tamaños, 80, 90 y 100 mm)
- Trompetas nasales (de diversos tamaños, 26, 28, 30 y 32 FR)
- Válvula de PEEP para BVM
- Cánula de aspiración (de Yankauer o DuCanto)
- Tubo de aspiración

Cajón 2: Preparación de la LD
- Hojas de laringoscopio rectas (como las de Miller, de tamaños 2, 3 y 4)
- Hojas de laringoscopio curvas (como las de Macintosh, de tamaños 2, 3 y 4)
- Mangos
- Baterías C
- Baterías AA

Cajón 3: Tubos de preparación
- Endotraqueales (de diversos tamaños, 6.0, 6.5, 7.0, 7.5, 8.0, 8.5)
- Estiletes de aluminio
- Jeringas de 10 mL

Cajón 4: Accesorios
- Dispositivos de vía aérea supraglótica
  - I-gel (de varios tamaños) **o**
  - Vía aérea de mascarilla laríngea (ProSeal®, Supreme®) (de diversos tamaños)
- Sonda de adulto
- Pinzas de Magill
- Angiocath de calibre 14 para ventilación transtraqueal a chorro
- Adaptador de TET 3-0 para ventilación transtraqueal a chorro
- Equipo de cricotirotomía:
  - Gancho traqueal-2
  - Dilatador traqueal de Trousseau
  - Hoja de bisturí No. 10
  - Sonda
  - TET 6.0
  - 4 x 4—20
  - Enlazados con cinta al equipo:
    - Pluma de marcado
    - Frasco desechable de Betadine -1® de un solo uso

Cajón 5: Tratamiento después de la intubación
- BVM
- Detector del CO_2 de ventilación pulmonar terminal
- Sujetador de TET
- Sensores de capnografía de TET-2 de adulto
- Sensores de capnografía de CN-2 de adulto

Cajón 6: Videolaringoscopia y técnicas de vía aérea avanzada
- Hojas de un solo uso de diversos tamaños (medio y grande de adulto)
- Estiletes rígidos
- Estiletes de aluminio
- Dispositivo atomizador
- Jeringa de 10 mL
- Adaptador giratorio (permite la oxigenación durante la endoscopia a través de un DSG)
- Batas, mascarillas y guantes variados

BVM, mascarilla con válvula y bolsa; CN, cánula nasal; DSG, dispositivo de vía aérea supraglótica; FR, francés; LD, laringoscopia directa; PEEP, presión positiva espiratoria final; TET, tubo endotraqueal.

de la intubación traqueal difícil o fallida en obstetricia tener disponible de inmediato la VL para la anestesia.[3] Los médicos deben guiar su selección de dispositivos de acuerdo con su propia comodidad y experiencia, tanto para la LD como para la VL.

Se recomienda usar un TET más pequeño del que normalmente se seleccionaría para las dimensiones de la paciente con base en pruebas del nivel C.[14] Para la mayoría de las mujeres un TET 7-0 sustituiría al de 7.5 que suele seleccionarse. El uso de un DSG de segunda generación (definido como un dispositivo con características de diseño específicas que pretenden disminuir el riesgo de aspiración) como dispositivo de rescate ideal después de una intubación fallida o cuando no está disponible, corresponde a una prueba de nivel D.[14] No se muestra un DSG particular que produzca los mejores resultados en la población obstétrica.

La aplicación de la compresión cricoidea sigue siendo controvertida para el tratamiento de la vía aérea. Puede hacerse erróneamente, empeora la vista de laringoscopia y tal vez no sea eficaz para prevenir la aspiración. Si se utiliza, la compresión cricoidea debe retirarse de inmediato si ocurre vómito, dificultad para visualizar la laringe o cuando se introduce el TET.[3,38-40]

Preparar al equipo de personal

Si el tiempo lo permite, iníciese un tiempo fuera para revisar el plan de manejo de la vía aérea, las intervenciones individuales, los medicamentos y el equipo por usar. Esta breve intervención puede mejorar la comunicación, promover el trabajo en equipo y un modelo mental compartido para la administración de los recursos en presencia de crisis (CRM), que se refiere a las destrezas no técnicas necesarias para un trabajo de equipo eficaz en situaciones llenas de estrés, para mejorar el desempeño y disminuir los errores.

ALGORITMO PARA LAS URGENCIAS DE LA VÍA AÉREA OBSTÉTRICA

Es útil un algoritmo para las urgencias de la vía aérea obstétrica que integre las detenciones forzosas en su manejo. Aporta seguridad a la paciente, además de permitir delinear opciones cuando se encuentran dificultades (figura 4-8). Este algoritmo se adaptó del de la vía aérea obstétrica de urgencia de OAA/DAS.[3] La primera detención forzosa corresponde al número de intentos por cada médico y el total de intentos, pues se asume que se dispone de ayuda dentro del servicio de urgencias o fuera. Un sistema de una sola llamada que moviliza los recursos hacia la cabecera del paciente es ideal para alinear en forma directa y acelerar la respuesta, cuando es necesario. Las modificaciones por considerar para mejorar el éxito subsiguiente de la intubación incluyen cambiar el dispositivo, la posición de la paciente, los accesorios o el médico que la hace (figura 4-9).

Se limita a dos intentos de intubación al primer médico, y un médico más experimentado hace el tercero, cuando está disponible. Se pide ayuda después del segundo intento, de modo quienes puedan ayudar se encuentren presentes si el tercer intento fracasa. Dada la mayor demanda de oxígeno y el tiempo de apnea segura más breve en las pacientes obstétricas, una detención forzosa adicional corresponde a la disminución de la saturación de oxígeno por debajo de 94%. Cuando esto sucede, deben abandonarse los intentos de intubación y reoxigenar a la paciente antes de intentarlo de nuevo. La oxigenación en presencia de apnea y la posición erecta pueden ayudar a prolongar el tiempo para los intentos y se recomienda.

Si se hicieron tres intentos, debe reoxigenarse a la paciente preferentemente con un DSG de segunda generación, que permite la descompresión del estómago para disminuir el riesgo de aspiración, en tanto el médico formula un plan alternativo. Si no se logra la reoxigenación, debería obtenerse una vía aérea quirúrgica por el médico más experimentado presente. Se recomienda una técnica abierta con incisión vertical.[14]

MANEJO DESPUÉS DE LA INTUBACIÓN

Es indispensable confirmar la colocación del tubo después de introducirlo, lo cual se hace mediante capnografía de forma de onda o colorimétrica. Esta última permite la visualización de cada ventilación y se mostrará plana si se intubó el esófago.[8] Debe colocarse un tubo orogástrico para descomprimir el estómago y aminorar el riesgo de aspiración. Además de los medicamentos descritos previamente para después de la intubación, debe hacerse una consideración cuidadosa de los ajustes del ventilador. Las pacientes obstétricas tienen mayor riesgo de síndrome de dificultad respiratoria aguda (SDRA); por lo tanto, se recomienda una ventilación de protección pulmonar con base en el peso corporal predicho, de 6-8 mL/kg, con una presión objetivo estable menor de 30 mm Hg.[29] La menor distensibilidad de la pared torácica por el útero grávido puede requerir presiones de vía aérea más altas para alcanzar volúmenes de ventilación pulmonar apropiados, con una presión estable de 35.[9] Los objetivos de la saturación de oxígeno deben ser mayores de 95% para asegurar la oxigenación del feto. No se recomienda la hipercapnia permisiva, aunque no se ha estudiado en

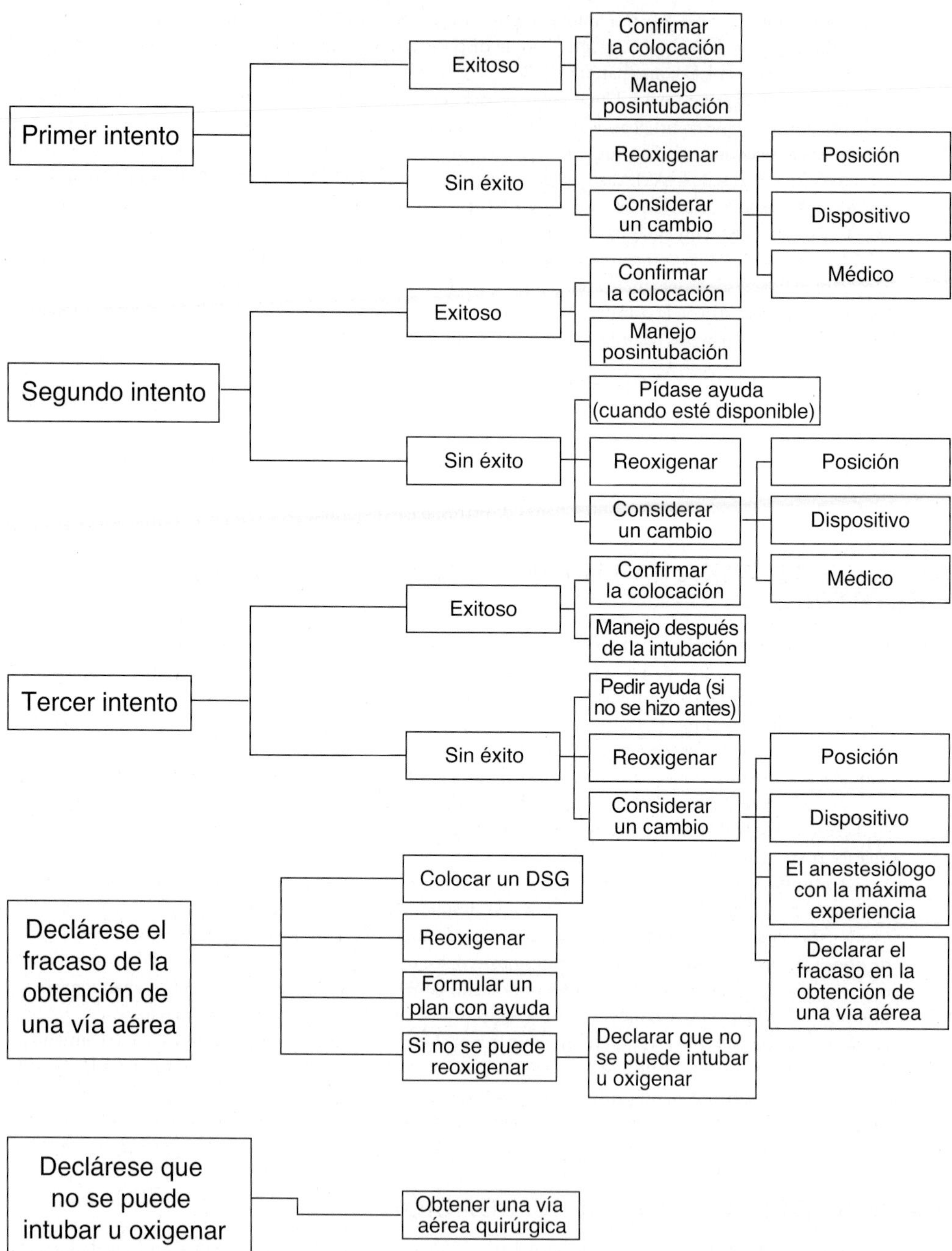

Figura 4-8. Algoritmo para una vía aérea de urgencia en obstetricia. Iníciese la preparación. Adminístrense los medicamentos de acuerdo con el plan, la valoración de dificultad y el grado de comodidad del médico. Procédase con los intentos. Pídase la ayuda disponible después de un segundo intento; no se realizan más de dos por un solo médico si se dispone de otro. Si no se obtiene la vía aérea en el tercer intento o no se dispone de un tercer médico para la intubación, declárese un fracaso de manejo de vía aérea e inténtese reoxigenar a la paciente, preferentemente con un dispositivo de vía aérea supraglótica de segunda generación. Utilícese ese tiempo para formular un nuevo plan. Si la reoxigenación no tiene éxito, declárese que no se puede intubar/ventilar y procédase a obtener una vía aérea quirúrgica. (Modificado de Mushambi MC, Kinsella SM, Popat M, et al. Obstetric Anaesthetists' Association and Difficult Airway Society guidelines for the management of difficult and failed tracheal intubation in obstetrics. *Anaesthesia*. 2015;70:1286-1306.)

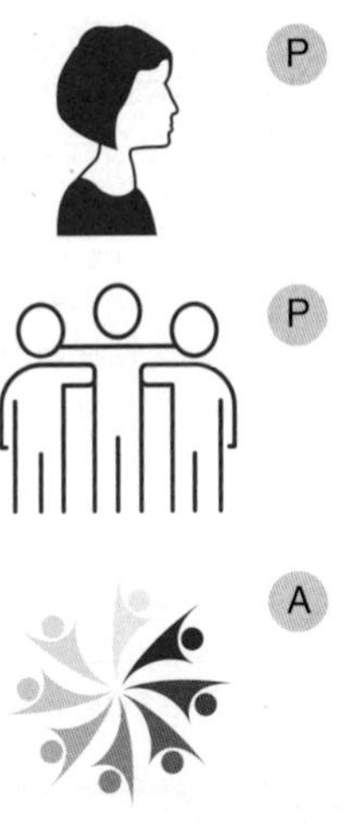

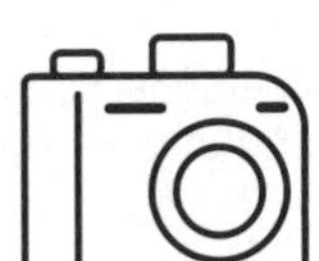

Figura 4-9. Cambios clave entre los intentos de intubación de una vía aérea en obstetricia. LB, laringoscopia bimanual; LD, laringoscopia directa; VL, videolaringoscopia. (Ilustración cortesía de Lucienne Lutfy-Clayton.)

la población gestante.[9,29] Estudios limitados muestran que las cifras de CO_2 hasta de 50 mm Hg pueden ser seguras.[9] Debe evitarse la hipocapnia, ya que causa vasoconstricción uterina e hipoxemia fetal.[9] Quizá se requiera aumentar el grado de PEEP en comparación con las pacientes no embarazadas, para impedir el desreclutamiento y la atelectasia.[9] Debe colocarse a la paciente en decúbito lateral izquierdo después de la intubación, para mejorar la hemodinámica, con la cabeza elevada para evitar el reflujo.[9]

MANTENIMIENTO DE LAS DESTREZAS DE LA VÍA AÉREA

Es importante que los médicos mantengan sus destrezas de la vía aérea como aptitud para el uso de diversos dispositivos de laringoscopia, la inserción de una vía aérea de rescate y la obtención de una vía aérea quirúrgica, para reforzar la memoria muscular y la confianza cuando se necesitan tales habilidades. La manera de obtener familiaridad con la intubación en posición erecta, con la paciente despierta y fibra óptica puede ser a través de cursos de vías aéreas, simulaciones, casos en el quirófano y, potencialmente, en quienes no lo requieran pero que no resultarán con algún daño por el uso de estas técnicas.[41]

RESUMEN

La obtención de permeabilidad de las vías aéreas de urgencia en las pacientes embarazadas es difícil, por los cambios anatómicos y fisiológicos que se presentan en la gestación, así como por los retos psicológicos que presentan. Se recomienda un abordaje sistemático, como en todas las vías aéreas difíciles, para hacer óptimo el FPS. Las listas de verificación de vía aérea y los algoritmos de vía aérea difícil son adyuvantes útiles que disminuyen la carga cognitiva durante estos momentos críticos.[4]

Todos los fármacos para inducción y parálisis pueden usarse con seguridad en el embarazo y se puede aplicar la regla general de que lo mejor para la madre críticamente enferma es finalmente lo mejor para el feto. Los algoritmos simples para el manejo de las vías aéreas de urgencia en obstetricia ayudan a disminuir los errores, mejorar el desempeño, facilitar la selección de medicamentos y optimizar el trabajo de equipo. Entre cada intento de intubación debe haber un cambio de dispositivo, posición, accesorio, o del médico. Prevea la dificultad para la visualización de la vía aérea y la rápida desaturación en las embarazadas de término. Planifique para el éxito, pero prepárese para el fracaso de la vía aérea con los dispositivos de rescate y obtener una vía aérea quirúrgica, si surge una situación de CICO.

PUNTOS CLAVE

1. El embarazo causa retos anatómicos, fisiológicos y psicológicos para manejar la vía aéreas de urgencia y siempre deben considerarse difíciles.
2. Los cambios anatómicos aumentan con la edad de gestación, e incluyen edema de mucosa y mayor riesgo de hemorragia, que pueden empeorar la visibilidad por laringoscopia; por lo tanto, considérese usar una hoja de laringoscopio que permita tanto la LD como la VL.
3. Las embarazadas se desaturan con rapidez; por lo tanto, se recomienda que se coloquen en una posición a desnivel, con la cabeza arriba, o de Trendelenburg inversa, con preoxigenación óptima y oxigenación en presencia de apnea, para llevar al máximo el tiempo de intubación.
4. En las pacientes obstétricas con hipotensión, considere el uso de ketamina o etomidato como fármaco de inducción ideal, pero a una dosis disminuida 50% para mejorar la hemodinámica.
5. El etomidato es el fármaco ideal para la inducción de la anestesia en las pacientes con hipertensión o eclampsia, por su estabilidad hemodinámica.
6. En todos los intentos de obtención de la permeabilidad de las vías aéreas urgentes en obstetricia, prevéase la dificultad, prepárese el equipo y al personal con antelación, y síganse los algoritmos con detenciones forzosas para hacer óptimo el FPS y prevenir una situación de CICO.

Referencias

1. Kodali B, Chandrasekhar S, Bulich L, Topulos GP, Datta S. Airway changes during labor and delivery. *Anesthesia*. 2008;108:357-362.
2. Russel R. Failed intubation in obstetrics: a self-fulfilling prophecy? *Int J Obstet Anesth*. 2007;16:1-3.
3. Mushambi MC, Kinsella SM, Popat M, et al. Obstetric Anaesthetists' Association and Difficult Airway Society guidelines for the management of difficult and failed tracheal intubation in obstetrics. *Anaesthesia*. 2015;70:1286–1306.
4. Smith KA, High K, Collins SP, Self WH. A preprocedural checklist improves the safety of emergency department intubation of trauma patients. *Acad Emerg Med*. 2015;22:989-992.
5. Mace HS, Paech MJ, McDonnell NJ. Obesity and obstetric anaesthesia. *Anaesth Intensive Care*. 2011;39:559-570.
6. McKeen A, George RB, O'Connell CM, et al. Difficult and failed intubation: Incident rates and maternal obstetrical, and anesthetic predictors. *Can J Anaesth*. 2011;58:514.
7. Leong SM, Tiwari A, Chung F et al. Obstructive sleep apnea as a risk factor associated with difficult airway management—a narrative review. *J Clin Anesth*. 2018;45:63–68.
8. Nejdlova M, Johnson T. Anaesthesia for non-obstetric procedures during pregnancy. *Cont Educ Anaesthesia Crit Care Pain*. 2012;12(4):203-206.
9. Lapinsky SE. Management of acute respiratory failure in pregnancy. *Semin Respir Crit Care Med*. 2017;38(2):201-207.
10. Sakles J, Chiu S, Mosier J, et al. The importance of first pass success when performing orotracheal intubation in the emergency department. *Acad Emerg Med*. 2013;20(1):71-78.
11. Upadya M, Sannesh PJ. Anaesthesia for non-obstetric surgery during pregnancy. *Indian J Anaesthesia*. 2016;60(4):234-241.
12. Weingart SD, Levitan RM. Preoxygenation and prevention of desaturation during emergency airway management. *Ann Emerg Med*. 2012;59(3):165-175.
13. McClelland SH, Bogod DG, Hardman JG. Pre-oxygenation and apnoea in pregnancy: changes during labour with obstetric morbidity in a computational simulation. *Anaesthesia*. 2009;64:371-377.

14. Battaloglu E, Porter K. Management of pregnancy and obstetric complications in prehospital trauma care: faculty of prehospital care consensus guidelines. *Emerg Med J*. 2017;34:318-325.

15. AwadN.Preventingtheburn:safetyofRSImedicationsinpregnancy.*EmergencyMedicinePharmD*.2013. https://empharmd.com/2013/03/14/preventing-the-burnsafety-of-rsi-medications-in-pregnancy/. Accessed March 6, 2018.

16. Brambrink AM, Evers AS, Avidan AS, et al. Ketamine-induced neuroapoptosis in the fetal and neonatal rhesus macaque brain. *Anesthesiology*. 2012;116(2):372-384.

17. Devroe S, Van de Velde M, Rexa S. General anesthesia for caesarean section. *Curr Opin Anesthesiol*. 2015;28:240-246.

18. Amidate Injection, USP Federal Drug Administration package insert. https://www.accessdata.fda.gov/drugsatfda_docs/label/2017/208878Orig1s000lbl.pdf. Accessed August 5, 2018.

19. Propofol Injection, USP Federal Drug Administration package insert. https://www.accessdata.fda.gov/drugsatfda_docs/label/2014/019627s062lbl.pdf. Accessed August 5, 2018.

20. Rasheed MA, Palaria U, Bhadani UK, Quadir A. Determination of optimal dose of succinylcholine to facilitate endotracheal intubation in pregnant females undergoing elective cesarean section. *J Obstet Anaest Crit Care*. 2012;2(2):86-91.

21. Tang L, Li S, Huang S, et al. Desaturation following rapid sequence induction using succinylcholine vs. rocuronium in overweight patients. *Acta Anaesthesiol Scand*. 2011;55(2):203-208.

22. Stourac P, Adamus M, Seidlova D, et al. Low-dose or high-dose rocuronium reversed with neostigmine or sugammadex for cesarean delivery anesthesia: a randomized controlled noninferiority trial of time to tracheal intubation and extubation. *Anesth Analg*. 2016;122(5):1536-1545.

23. Jun IJ, Jun J, Kim EM, et al. Comparison of rocuronium-induced neuromuscular blockade in second trimester pregnant women and non-pregnant women. *Int J Obstet Anesth*. 2018;34:10-14.

24. Petrini F, Di Giacinto I, Cataldo R, et al. Obesity Task Force for the SIAARTI Airway Management Study Group. Perioperative and periprocedural airway management and respiratory safety for the obese patient: 2016 SIAARTI Consensus. *Minerva Anestesiol*. 2016;82:1314-1335.

25. Bryant R. Post intubation sedation for pregnant patients. REBELEM. 2015. http://rebelem.com/post-intubation-sedation-for-pregnant-patients. Accessed April 13, 2018.

26. Celleno D, Capogna G, Emanuelli M, et al. Which induction drug for cesarean section? A comparison of thiopental sodium, propofol, and midazolam. *J Clin Anesth*. 1993;5(4):284-288.

27. Midazolam Injection, USP Federal Drug Administration package insert. https://www.accessdata-.fda.gov/drugsatfda_docs/label/2017/208878Orig1s000lbl.pdf. Accessed August 5, 2018.

28. Olutuye OA, Baker BW, Belfort MA, et al. Food and Drug Administration warning on anesthesia and brain development: implications for obstetric and fetal surgery. *Am J Obstet Gynecol*. 2018: 99-102.

29. Zieleskiewicz L, Chantry A, Duclos G, et al. Intensive care and pregnancy: epidemiology and general principles of management of obstetrics ICU patients during pregnancy. *Anaesth Crit Care Pain Med*. 2016;35:S51-S57.

30. Esmaoglu A, Ulgey A, Akin A, et al. Comparison between dexmedetomidine and midazolam for sedation of eclampsia patients in the intensive care unit. *J Crit Care*. 2009;24(4):551-555.

31. Apfelbaum JL, Hagberg CA, Caplan RA, et al. Practice guidelines for management of the difficult airway: an updated report by the American Society of Anesthesiologists Task Force on Management of the Difficult Airway. *Anesthesiology*. 2013;118(2):251-270.

32. Levitan RM, Everett WW, Ochroch EA. Limitations of difficult airway prediction in patients intubated in the emergency department. *Ann Emerg Med*. 2004;44:307-313.

33. Alanoglu Z, Erkoc SK, Guclu CY, et al. Challenges of obstetric anesthesia: difficult laryngeal visualization. *Acta Clin Croat*. 2016;55(1):68-72.

34. Pollard R, Wagner M, Grichnik K et al. Prevalence of difficult intubation and failed intubation in a diverse obstetric community-based population. *Curr Med Res Opin*. 2017;33(12):2167-2171.

35. Aziz MF, Kim D, Mako J, Hand K, Brambrink AM. A retrospective study of the performance of video laryngoscopy in an obstetric unit. *Anesth Analg*. 2012;115(4):904-906.

36. Scott-Brown S, Russell R. Video laryngoscopes and the obstetric airway. *Int J Obstet Anesth*. 2015;24:137-146.

37. Priebe H. Obstetric tracheal intubation guidelines and cricoid pressure. *Anaesthesia*. 2016;71:345-346.

38. Mushambi MC. Obstetric tracheal intubation guidelines and cricoid pressure—a reply. *Anaesthesia*. 2016;71:346-347.

39. Lipman S, Cohen S, Einav S, et al. The Society for Obstetric Anesthesia and Perinatology consensus statement on the management of cardiac arrest in pregnancy. *Anesth Analg*. 2014;118:1003-1016.

40. Balki M, Cooke ME, Dunington S, et al. Unanticipated difficult airway in obstetrical patients; development of a new algorithm for formative assessment in high-fidelity simulation. *Anesthesiology*. 2012;117(4):883-892.

41. Mrinalini B, Cooke, ME et al. Unanticipated Difficult Airway in Obstetrical Patients; Development of a New Algorithm for Formative Assessnent in High-fidelity Simulation. *Anesthesiology* 2012; 117(4): 883-892.

CAPÍTULO 5

Traumatismos en el embarazo

Daniel W. Robinson y Andrew N. Hogan

PANORAMA GENERAL

De 3 a 8% de las mujeres sufre un traumatismo durante el embarazo.[1-3] No obstante, se desconoce la incidencia real de los traumatismos durante la gestación, ya que la mayoría solo conlleva lesiones menores por las que las pacientes no buscan atención médica.[4] Los traumatismos son la principal causa no obstétrica de muerte materna.[2,5] Los cambios anatómicos y fisiológicos del embarazo complican el tratamiento de los traumatismos y ubican tanto a la madre como al feto en un mayor riesgo. El conocimiento de dichos cambios, así como un abordaje sistemático para tratar las lesiones traumáticas, son indispensables para proveer la atención óptima a las embarazadas. Debe tenerse consideración adicional para el feto, cuya evolución tiene relación directa con el bienestar materno y la edad de gestación.

El embarazo en sí mismo aumenta el riesgo de una mujer de sufrir una lesión traumática, porque la tasa de violencia interpersonal aumenta durante la gestación, con ataques a veces dirigidos al útero.[6] Los factores de riesgo de traumatismos maternos incluyen el uso inapropiado de los cinturones de seguridad en el automóvil, el abuso de sustancias, el estado socioeconómico bajo, la edad menor de 20 años y el antecedente personal de violencia por el compañero sentimental (VCS).[5,6] Aunque las embarazadas son susceptibles a las mismas lesiones que las mujeres no gestantes, ciertos tipos de traumatismos tienen mayor prevalencia. Las causas más frecuentes de traumatismos maternos son las colisiones de vehículos automotores (CVA), las caídas y los ataques físicos.[7] Al homicidio le corresponde un porcentaje más alto de manera desproporcionada (57-63%) de muertes maternas por traumatismos, en tanto los accidentes en vehículos automotores contribuyen con el resto.[8]

Un traumatismo menor puede originar complicaciones, como el desprendimiento prematuro de placenta normoinserta, el trabajo de parto pretérmino, el aborto espontáneo, la rotura uterina, la necesidad de hacer una cesárea o la muerte fetal.[2,9] Las tasas comunicadas de pérdida fetal después de un traumatismo varían ampliamente, de menos de 1 a 19.1%.[10] La probabilidad de un mal resultado fetal aumenta conforme lo hace la gravedad de las lesiones maternas. La mortalidad materna depende mucho de las circunstancias y el mecanismo de la lesión, pero las tasas generales son bajas.[10]

ANATOMÍA Y FISIOLOGÍA

Cambios anatómicos durante el embarazo

Las alteraciones de la secreción hormonal causan el crecimiento del útero, que cambia de un órgano intrapélvico pequeño hasta uno intraabdominal muy perfundido, que se proyecta hacia la cara inferior de la cavidad torácica; dichos cambios anatómicos son de relevancia especial durante la exploración y el tratamiento de las embarazadas con traumatismos.

Durante las primeras 12 semanas del embarazo el útero en crecimiento se mantiene debajo del borde pélvico y conforme aumenta de volumen empieza a desplazar a otros contenidos abdominales. La vejiga, que yace delante y arriba del útero en ausencia de embarazo, se proyecta en dirección cefálica, fuera de la estructura de protección de la pelvis y se torna más susceptible a las lesiones por traumatismos directos en la porción baja del abdomen.[3]

El contenido intraabdominal, como el intestino y epiplón, se proyecta hacia la cara superior de la cavidad peritoneal por el útero en crecimiento. Se transmiten fuerzas de compresión y fragmentación en todas direcciones a las estructuras adyacentes. Por delante, la presión intraabdominal creciente distiende los tejidos blandos de la pared abdominal y en la musculatura modifica el tono basal y puede enmascarar la rigidez peritoneal usual causada por una hemorragia intraabdominal o un escape del contenido del tubo digestivo.[6]

Conforme intestino y vísceras se desplazan hacia la parte alta del abdomen, ejercen presión sobre la porción inferior del diafragma, que los impulsa unos 4 cm al interior de la cavidad torácica y modifica la mecánica de la ventilación.[11] El uso de la ventilación con bolsa y mascarilla en una embarazada suele ser más difícil, porque el aumento de la presión intraabdominal incrementa la resistencia al desplazamiento del diafragma durante la fase inspiratoria.

El contenido intraabdominal desplazado por el útero se concentra en un espacio físico más pequeño, en el polo superior de la cavidad peritoneal. El útero grávido ocupa un porcentaje relativamente mayor del espacio abdominal y ejerce un efecto de protección sobre otras estructuras intraabdominales ante un traumatismo contuso.[3] El útero mismo, sin embargo, es más susceptible al traumatismo directo en esta etapa. Además, los órganos concentrados en el espacio por arriba del útero crecido son más vulnerables y tienen más probabilidad de lesionarse ante los traumatismos penetrantes de la porción alta del abdomen.[12]

A las 20 semanas el fondo del útero alcanza el ombligo y continúa creciendo casi 1 centímetro más cada semana. Se puede usar la altura del fondo uterino con relación al ombligo para calcular la edad de gestación desde ese momento en adelante, lo cual es un recurso útil para determinar la viabilidad fetal en las pacientes inestables o sin respuesta. La edad de gestación a la que el feto se considera viable (y por lo tanto elegible para un respaldo completo) varía de acuerdo con la institución, pero por lo común es de 24 semanas.

La embarazada promedio muestra un aumento de peso de entre 9.1 y 13.6 kg durante la gestación, por el crecimiento del útero y otros factores, y puesto que se concentra en el abdomen, también ocurre una desviación del centro de gravedad materno. Como resultado, las embarazadas son más proclives a las caídas que sus contrapartes no gestantes. Las caídas constituyen un mecanismo muy frecuente de traumatismo durante el embarazo y las lesiones de extremidades son complicaciones comunes.[13,14]

Cambios fisiológicos durante el embarazo

Cardiovasculares

El crecimiento progresivo del útero y la unidad fetoplacentaria causa un incremento proporcional en el flujo de sangre hacia el órgano. La perfusión uterina a término corresponde a un aumento de 10 tantos (de 60 a 600 mL/min) en comparación con el estado no gestacional.[3] Con la perfusión y vascularidad aumentadas, el útero puede constituir una fuente significativa de hemorragia intraabdominal ante un traumatismo.

Dos mecanismos compensatorios fisiológicos permiten al cuerpo materno cubrir la demanda más alta de flujo sanguíneo. En primer término, el gasto cardiaco aumenta casi 1.5 L/min, propiciado sobre todo por un incremento en la frecuencia cardiaca materna de 10 a 20 latidos/minuto.[11] En segundo lugar, el volumen sanguíneo materno empieza a aumentar cerca de la semana 8 y por casi 50%, con un máximo a principios del tercer trimestre.[11] El volumen plasmático aumenta sustancialmente más que la masa eritrocítica y causa anemia fisiológica (con hematócrito promedio de 32 a 34%) secundaria a hemodilución.[3]

Las cifras aumentadas de estrógenos causan disminución del tono del músculo liso vascular, que a su vez aminora las presiones sistólica y diastólica por 10 a 15 mm Hg;[9] estas modificaciones de la fisiología circulatoria materna pueden confundir la valoración de estado de choque en la embarazada con un traumatismo; en la gravidez los rangos usuales de los signos vitales no son índices confiables de su estado circulatorio. El aumento de volumen plasmático provee algún grado de compensación ante la pérdida sanguínea, pero puede ocurrir hipotensión con rapidez y de manera inesperada. Deben aumentarse empíricamente los requerimientos de soluciones isotónicas y productos sanguíneos durante la reanimación, considerando el incremento supuesto del volumen intravascular. Los índices alternativos de la perfusión —estado mental, hidratación de las membranas mucosas, temperatura corporal, color cutáneo y rellenado capilar— son útiles para determinar el estado de volumen en tales circunstancias.[3]

El embarazo causa cambios significativos en la distribución del flujo sanguíneo materno cerca de la semana 20, cuando el fondo del útero es palpable a la altura del ombligo, pues el órgano crece hasta alcanzar el nivel de la vena cava inferior (VCI), que si bien es una estructura retroperitoneal, se torna susceptible a la compresión o incluso oclusión por el útero grávido, si la paciente se encuentra en posición supina. La compresión y oclusión de la VCI lleva a un menor el retorno venoso a la aurícula derecha, a la disminución de la precarga, y finalmente, a un gasto cardiaco 30% menor.[1] Como resultado de tal decremento, la presión arterial sistólica desciende hasta 30 mm Hg y da origen al **síndrome de hipotensión supina.**[3] Debido a que la posición supina es común durante la reanimación por un traumatismo, es necesario tomar precauciones especiales para aliviar la compresión de la vena cava y evitar dificultar la estabilización hemodinámica. La colocación de lienzos enrollados o una cuña bajo el costado derecho de la paciente y su inclinación de 15 a 30° a la izquierda, permite que la gravedad aleje al útero grávido de la VCI.[1] También se puede desplazar el útero en forma manual a la izquierda de la paciente y mantenerlo en esa posición utilizando una técnica bimanual.

Además de disminuir la precarga cardiaca, la obstrucción de la vena cava lleva a una congestión significativa de las redes venosas que desembocan en la VCI. Por lo general, la circulación venosa actúa como vaso de capacitancia y puede alojar este volumen sanguíneo aumentado sin complicaciones. En las circunstancias de traumatismos penetrantes de la pelvis o de sus vasos por fracturas óseas, la mayor presión en el plexo venoso pélvico puede llevar a una hemorragia que ponga en riesgo la vida o incluso a la exanguinación.[6] De manera similar, las lesiones de la extremidad inferior pueden causar una hemorragia venosa inusualmente cuantiosa.[3]

Respiratorios

El consumo de oxígeno aumenta 20% durante las etapas avanzadas del embarazo para cubrir la demanda metabólica más alta del útero y el feto en crecimiento.[8] De manera simultánea, el desplazamiento ascendente del diafragma causa disminución de la capacidad funcional residual (CFR) de 10 a 25% entre la semana 20 y el término.[15] Esta combinación predispone a la embarazada a una rápida desaturación cuando su mecánica respiratoria o su estado mental se alteran por una lesión.[15] Debido a que el feto es sensible a la hipoxemia, considérese usar oxígeno complementario e intubación endotraqueal tempranamente para la reanimación de cualquier embarazada con un traumatismo.

El embarazo causa una diversidad de cambios fisiológicos que complican la intubación. Las desviaciones de líquidos llevan a una mucosa faríngea eritematosa friable y susceptible a la hemorragia. Los tejidos faríngeos edematosos también contribuyen al empeoramiento de las calificaciones de Mallampati en etapas avanzadas del embarazo y una visualización más difícil de las cuerdas vocales durante la laringoscopia directa.[8] Puede requerirse un tubo endotraqueal más pequeño que el usual para las pacientes embarazadas.

La progesterona causa retraso del vaciamiento gástrico durante el embarazo y durante la reanimación debe asumirse que todas las pacientes tienen un estómago lleno.[10] Las cifras elevadas de estrógenos causan relajación del esfínter esofágico inferior. Junto con el desplazamiento esofágico por el útero grávido, la relajación del esfínter exacerba el reflujo gastroesofágico en las embarazadas. El mayor reflujo, la náusea frecuente y la elevada probabilidad de un estómago lleno predisponen a la embarazada a la aspiración.

La progesterona causa un aumento de la ventilación minuto por sus efectos sobre el hipotálamo,[3] adaptación mediada casi por completo por un aumento del volumen de ventilación pulmonar, en tanto la frecuencia respiratoria se mantiene esencialmente sin cambios, en comparación con las pacientes no gestantes. El aumento de la ventilación minuto lleva a la alcalosis respiratoria y la hipocapnia basal, y para compensarlas, el cuerpo incrementa la excreción del bicarbonato renal a fin de mantener un rango normal del pH.[15] Durante la reanimación, la lectura del CO_2 de ventilación terminal en el rango usual de 35 a 40 mm Hg en realidad representa una hipoventilación relativa y acidosis respiratoria.

MECANISMOS DE LOS TRAUMATISMOS

Traumatismos contusos

Los traumatismos contusos dan cuenta de la mayoría de las lesiones en las embarazadas, que sufren contusiones del abdomen con mayor frecuencia que sus contrapartes no gestantes por la prominencia de este segmento corporal. Entre las embarazadas que son objeto de valoración médica después de un traumatismo, las CVA representan más de 50% de las lesiones. Las caídas y los ataques violentos (con instrumentos contusos) representan la mayoría de los traumatismos restantes.[3,5] Se calcula que 30% de las mujeres caerá al menos una vez durante el embarazo, con la mayoría de los incidentes presentándose en el tercer trimestre.[4] La mortalidad materna por traumatismos contundentes es de casi 7%.[11] Ocurren con mayor frecuencia lesión esplénica y hemorragia retroperitoneal.[6] El útero grávido y la unidad uteroplacentaria se encuentran en riesgo de una lesión grave, que lleva a complicaciones maternas y fetales, que incluyen el desprendimiento prematuro de placenta normoinserta, la rotura uterina, la hemorragia fetomaterna (HFM), la lesión cefálica fetal y la coagulación intravascular diseminada (CID).

El uso de cinturones de seguridad en los automóviles es un importante factor de riesgo de lesiones traumáticas contusas modificable durante el embarazo. Las víctimas de traumatismos durante el embarazo tienen el doble de probabilidad de sufrir una hemorragia grave y tres veces más de la pérdida del feto si se sujetan inapropiadamente.[16] Debe instruirse a todas las embarazadas acerca de la colocación apropiada del cinturón de seguridad, cuya cinta de hombros debe pasar entre las mamas y a un lado del útero grávido; la de cintura debe cruzar la parte alta de los muslos bajo el abdomen.[3]

Traumatismos penetrantes

Los traumatismos penetrantes contribuyen con 9 a 16% de las lesiones traumáticas durante el embarazo, siendo los más frecuentes los propiciados por armas de fuego y puñaladas.[12] Los proyectiles de alta energía, como las balas, generalmente causan lesiones más graves que los cuchillos y otras armas de baja energía.[3] La gravedad y las complicaciones relacionadas con los traumatismos penetrantes en las embarazadas varían mucho, dependiendo de su localización. Conforme avanza el embarazo, el útero crece y resguarda a otros órganos del abdomen ante traumatismos penetrantes de su porción baja. Se presentan lesiones viscerales por traumatismos penetrantes en menos de 40% de las embarazadas, en comparación con 80% de las mujeres no gestantes.[3] La mortalidad materna por estas heridas es baja.[12] Setenta por ciento de las heridas por arma de fuego en las embarazadas lesiona al feto.[3] El grosor de la pared uterina disminuye conforme avanza la edad de gestación, lo cual aumenta la probabilidad de lesiones del feto, en tanto que la muerte fetal ocurre en casi 70% de los casos.[1,3] Aunque la frecuencia general de lesión de vísceras huecas por traumatismos abdominales penetrantes es menor durante el embarazo, el subgrupo de aquellas en la porción superior del abdomen se relaciona con una mayor frecuencia y complejidad de las lesiones del intestino, debido a su desplazamiento cefálico.[12]

El tratamiento de las heridas penetrantes en las embazadas sigue guías similares a las de mujeres no gestantes. Una paciente inestable con penetración del peritoneo, en general, se conduce al quirófano. En otros casos, los estudios de imagen y los procedimientos de diagnóstico ayudan a guiar la decisión de intervenir quirúrgicamente a la paciente o solo mantenerla en observación. Si bien la mayoría de las heridas penetrantes del abdomen requiere intervención quirúrgica urgente, aquellas pacientes con signos vitales estables y heridas con ingreso anterior debajo del fondo del útero constituyen un caso especial. Si se puede confirmar que el proyectil penetrante no atravesó de salida la pared posterior del útero, se puede tener en observación a estas pacientes en algunos casos seleccionados.[3] Es imperativa la interconsulta temprana con un cirujano traumatológico y un obstetra ante las lesiones penetrantes del abdomen. En la mayoría de los casos se recomienda la profilaxis con antibióticos y contra el tétanos.[1]

Violencia interpersonal

Las mujeres tienen un mayor riesgo de VCS durante el embarazo.[17] Cerca de 22% de las embarazadas en Estados Unidos y 30% en el resto del mundo son víctimas de violencia física por un compañero íntimo.[18,19] La violencia interpersonal (VI) tiene impacto en el bienestar de madre y feto a corto y largo plazos, independientemente de las complicaciones por las lesiones traumáticas vinculadas. Las madres tienen mayor riesgo de depresión y suicidio, en tanto sus fetos enfrentan un riesgo más elevado de parto pretérmino, rotura prematura de membranas, desprendimiento prematuro de placenta normoinserta y muerte.[3,20]

Se recomienda la evaluación universal de la VCS en todas las embarazadas con traumatismos.[21] Los médicos deben indagar los índices de VCS, como depresión, daño autocausado, ideas o intentos de suicidio, lesiones traumáticas inconsistentes, parejas dominantes, el aislamiento respecto de los sistemas de apoyo, las visitas frecuentes a sistemas de atención médica o el abuso de sustancias.[20] El ataque físico suele dirigirse al abdomen, aunque también son objetivos frecuentes la cara, las mamas y la cabeza.[8,6] Pueden ocurrir lesiones traumáticas por mecanismos tanto contusos como penetrantes.

Las mujeres con lesiones traumáticas por VCS están en riesgo de daño después del alta hospitalaria. Se les debe ofrecer antes información acerca de los recursos para las víctimas de VCS. Si bien algunas instituciones quizá tengan acceso a fuentes más sólidas que otras, los proveedores de atención médica deben conocer las opciones disponibles en la región. Puede ser de utilidad involucrar a las trabajadoras sociales en tales circunstancias. Algunas opciones de referencia incluyen refugios para mujeres, grupos de apoyo, programas policiacos y líneas telefónicas de urgencia para la atención de la VCS. Los obstetras que ejercen en la institución donde se valora a las pacientes o en el contexto externo local, pueden conocer algunos recursos adicionales.

COMPLICACIONES DE LAS LESIONES TRAUMÁTICAS

Daño placentario

Ocurre desprendimiento prematuro de placenta normoinserta cuando el órgano se separa de la pared uterina y daña la vasculatura que enlaza al feto y la madre, lo que ocurre cuando una fuerza traumática crea un efecto de cizallamiento en la interfaz del miometrio uterino elástico y la placenta inelástica.[1] Después de la muerte materna, el desprendimiento prematuro de placenta normoinserta es la segunda causa más frecuente de muerte fetal por traumatismo,[3,11] que se presenta en 1 a 5% de los traumatismos menores y en 20 a 50% de los mayores.[3] Debido a que las modalidades de estudio por imagen, como la ecografía y la tomografía computarizada (CT), no son confiables para detectar el desprendimiento prematuro de placenta normoinserta, el método más confiable sigue siendo el diagnóstico clínico. Las contracciones prematuras, la hipersensibilidad del útero y la hemorragia vaginal son signos de un posible desprendimiento de placenta normoinserta. Está indicada de manera universal la monitorización cardiotocográfica (MCT) para detectar el sufrimiento fetal y un posible desprendimiento prematuro de placenta normoinserta después de un traumatismo en una embarazada. Dicho desprendimiento puede llevar a complicaciones, como hemorragia fetomaterna (HFM), exanguinación fetal y coagulación intravascular diseminada (CID).

Hemorragia fetomaterna

Ocurre hemorragia fetomaterna cuando ingresan eritrocitos fetales a la circulación de la madre, y complican de 10 a 30% de los traumatismos.[10] Las mujeres que sufren un traumatismo abdominal, en especial aquellas con placentas anteriores, se encuentran en mayor riesgo.[3] Dependiendo de la gravedad de la pérdida sanguínea, el feto tiene riesgo de anemia, sufrimiento e inclusive exanguinación.[8] Las madres Rh negativo están en riesgo de aloinmunización contra el antígeno Rh (D) en el caso de una HFM. Si se forman autoanticuerpos, atacan a los eritrocitos fetales y causan la enfermedad hemolítica. La exposición materna a tan poco como 0.1 mL de sangre fetal es suficiente para desencadenar la formación de autoanticuerpos.[8] Las madres Rh negativo de fetos Rh positivos o aquellos de los que se desconoce cuál es su Rh, deberían recibir 300 µg de la inmunoglobulina contra Rh (D) (RhIg) en las 72 horas que siguen al suceso que causó la HFM.[9,10] La prueba de Kleihauer-Betke (KB) es útil para cuantificar la HFM y determinar la necesidad de RhIg adicional.

Lesión uterina

Tanto los traumatismos penetrantes como los contusos pueden causar lesiones uterinas graves. Debido al mayor flujo sanguíneo del útero durante el embarazo, las laceraciones de su vasculatura pueden llevar a una hemorragia intraabdominal importante y la exanguinación.[5] La rotura del útero, que implica la pérdida de continuidad de la pared del órgano, es una complicación rara, pero grave, de los traumatismos abdominales. Puede ocurrir herniación de la placenta o del feto a través de grandes defectos y se acompaña de hemorragia significativa en la mayoría de los casos. La rotura se puede presentar con síntomas inespecíficos, como hipersensibilidad uterina, un útero asimétrico o la palpación de partes fetales a la exploración del abdomen materno. Es factible que se desarrolle rápidamente peritonitis y estado de choque materno después de la rotura uterina, por la que la mortalidad fetal alcanza el 100%.[3]

Contracciones y trabajo de parto pretérmino

Las contracciones prematuras son una complicación frecuente de los traumatismos y se presentan en hasta 39% de los casos.[3] Las lesiones durante el embarazo dan lugar a un aumento de 200 a 400% del riesgo de trabajo de parto pretérmino.[4,9] La presencia de contracciones frecuentes amerita una observación prolongada, y si progresan hasta el trabajo de parto, deben seguirse las prácticas obstétricas estándar.

Fracturas pélvicas

La presencia de una fractura pélvica sugiere un mecanismo de alta energía y es probable que se vincule con otras lesiones graves. Son secuelas de tales lesiones una hemorragia retroperitoneal significativa, el daño de estructuras genitourinarias y la lesión directa del feto. En una serie se reportaron tasas de mortalidad materna y fetal de 9 y 35%, respectivamente,[6] en el contexto de las fracturas traumáticas de la pelvis. La exploración vaginal puede revelar los bordes palpables de una fractura o laceraciones. La valoración de la pelvis ósea debe hacerse con precaución por la probabilidad de exacerbar una hemorragia interna. Cabe mencionar que aún es probable el parto vaginal en 75 a 80% de las mujeres que sufren fracturas de la pelvis.[5,6,22]

Lesión fetal directa

La lesión fetal directa es una complicación rara, pero grave, de los traumatismos contusos, y se presenta en menos de 1% de los casos;[1] tales lesiones son escasas en el primer trimestre, cuando el útero aún está protegido por la pelvis ósea.[7] Un traumatismo fetal directo, por lo general, implica fracturas de cráneo y la lesión del cerebro en desarrollo. Las lesiones del cráneo fetal se suelen vincular con fracturas de la pelvis materna, en especial en el tercer trimestre, cuando el vértice se encuentra encajado en el conducto óseo del parto. Las lesiones penetrantes también pueden causar traumatismo fetal directo, pero se carece de datos respecto de su incidencia. Los patrones de lesión fetal por heridas penetrantes del útero son difíciles de predecir, por la mecánica compleja que muestran los objetos que las causan.

Coagulación intravascular diseminada

Las pacientes que sufren un traumatismo grave o se encuentran en estado de choque tienen riesgo de una CID, que pone en riesgo la vida. La patogenia no se conoce del todo, pero implica una amplia desregulación de la actividad pro y antitrombótica, en parte por inflamación sistémica.[23] Se consumen los factores de coagulación y se destruyen eritrocitos, lo que requiere transfusiones intensivas de múltiples productos sanguíneos.

Embolia de líquido amniótico

Un traumatismo uterino puede introducir a la circulación materna líquido amniótico, que contiene factores fetales y placentarios. Aunque ocurre en raras ocasiones, la embolia de líquido amniótico causa complicaciones graves que conllevan una mortalidad materna de 30 a 50%.[10] En la embarazada, el líquido amniótico puede desencadenar una reacción inflamatoria intensa, que lleva a la alteración del estado mental, convulsiones, dificultad respiratoria, paro cardiaco y CID,[24] complicaciones que pueden agudizarse con rapidez en presencia de traumatismos.

TRATAMIENTO

Atención prehospitalaria

Las capacidades terapéuticas de los proveedores de atención médica prehospitalaria varían entre los sistemas de servicios de emergencias médicas (SEM), pero existen varios principios universales aplicables ante los traumatismos. Las lesiones potencialmente exanguinantes deben tratarse mediante compresión directa y torniquete. Si la exploración física o el mecanismo de la lesión sugieren la probabilidad de una lesión de la médula espinal se deben utilizar collares y camillas rígidas durante el transporte de la paciente. Todas las mujeres en edad de procrear deben ser objeto de la indagación de un embarazo por interrogatorio o una exploración abdominal breve. Los médicos que proveen directrices en línea deben indagar la probabilidad de un embarazo en las pacientes de edad fértil antes de recomendar una instalación de destino. Cualquiera con sospecha de portar un feto viable idealmente debe transportarse a un centro con servicios de cirugía traumatológica, obstétricos y de cuidados intensivos neonatales.[22] Durante el transporte debe proveerse oxígeno complementario para prevenir la desaturación materna, y colocar toallas enrolladas bajo la cadera derecha para hacer óptima la hemodinámica por el desplazamiento del útero.

Preparación institucional

En todas las instituciones que proveen servicios de atención aguda debe desarrollarse e implementarse un protocolo para los traumatismos. Aquellas que proveen tratamientos traumatológicos definitivos deben activar con rapidez un equipo multidisciplinario que incluya cirujanos de traumatología, profesionales de medicina de urgencias, obstetras y neonatólogos, cuando se les alerta del arribo de una paciente embarazada con traumatismos. Los miembros de tal equipo deben colaborar para realizar la valoración de la paciente y determinar su tratamiento óptimo. La reanimación de la embarazada sigue los protocolos del soporte vital avanzado en trauma (SVAT) de igual manera que en las mujeres no gestantes.[25]

Revisión primaria

La reanimación ante un traumatismo, de acuerdo con las guías del SVAT, se inicia con una valoración rápida basada en los órganos, aparatos y sistemas, lo cual se conoce como revisión primaria. La atención se dirige a restablecer la estabilidad cardiopulmonar materna en el contexto de lesiones físicas potencialmente graves. Las siglas "ABCDE" —que se refieren a vía aérea, respiración (del inglés *breathing*), circulación, discapacidad y ambiente (del inglés *environment*)— señalan el orden en que se deben valorar los principales órganos, aparatos y sistemas fisiológicos. Las alteraciones en un órgano, aparato o sistema determinado, se identifican y tratan antes de proceder al siguiente. Puesto que el mitigar el estado de choque materno y la hipoxemia es fundamental para obtener resultados fetales óptimos, debe diferirse la valoración del feto hasta que se concluya la revisión primaria especializada. Idealmente, la revisión primaria debe concluirse en los primeros 60 segundos de la reanimación.

Vía aérea (con estabilización de la columna cervical)

Es indispensable una vía aérea permeable para la función cardiopulmonar, que incluye el intercambio de gases y la respiración celular. El retiro de detritos de la vía aérea y el alivio de su obstrucción son de máxima prioridad para una paciente de traumatología, cuya capacidad de vocalizar o deglutir, por lo general, indica una vía aérea íntegra. Se puede aliviar la obstrucción a nivel orofaríngeo mediante la maniobra de impulso mandibular o la inserción de una vía aérea oral. Las vías aéreas nasofaríngeas deben abordarse con precaución en las pacientes con datos de fractura de la base del cráneo. La aspiración vigorosa, especialmente con el uso de un catéter doble y montaje de recipiente, es útil para eliminar con rapidez las secreciones o sangre que se acumulen. Deben detectarse y tratarse tempranamente las amenazas dinámicas para la integridad de la vía aérea, como un hematoma en expansión, mediante la intubación endotraqueal. No hay contraindicaciones absolutas para la intubación endotraqueal en secuencia rápida durante el embarazo y debe usarse para todas las colocaciones de tubo endotraqueal.[11] Dado su más alto riesgo de aspiración, el umbral de intubación debe ser menor para las embarazadas, y quizá se requiera un tubo de dimensiones menores por el edema faríngeo fisiológico.

Respiración

Después de asegurar la permeabilidad de la vía aérea, deben abordarse la oxigenación y la ventilación. En vista de la mayor demanda metabólica y la disminución de la CFR, debe colocarse de inmediato a toda embarazada una mascarilla sin recirculación con oxígeno al 100%. Si no muestra impulso ventilatorio espontáneo, están indicadas la intubación endotraqueal y la ventilación asistida. Debe hacerse una auscultación axilar bilateral para valorar sus ruidos respiratorios. Cuando están disminuidos de forma unilateral, en especial en presencia de disnea o inestabilidad hemodinámica, pueden indicar la presencia de neumotórax o hemotórax. Debe hacerse una toracostomía digital o con aguja ante la sospecha de estos trastornos, seguida por la colocación de un tubo de toracostomía; si es preciso insertar este durante la reanimación de una paciente con un útero grávido, se usará una técnica modificada, idealmente en el tercer o cuarto espacio intercostales, para disminuir el riesgo de lesión yatrógena del diafragma o el ingreso no intencional al abdomen. En una paciente intubada, la disminución de los ruidos respiratorios izquierdos puede también representar la colocación del tubo endotraqueal en el bronquio principal derecho.

Circulación

Una vez que se logra optimizar la función ventilatoria, debe restablecerse y mantenerse la circulación sanguínea adecuada. Todas las pacientes con útero palpable a nivel del ombligo deben colocarse con inclinación de 15 a 30° a la izquierda para aliviar la compresión aortocava. Se establecerán dos venoclisis con catéteres de gran calibre (por lo general 14 o 16). La presión arterial no es un índice confiable del estado de volumen en las embarazadas, que pueden mantener rangos normales después de una pérdida sanguínea significativa, antes de presentar una hipotensión precipitada y el inicio de un estado de choque. Si se sospecha o se detecta una hemorragia sustancial, debe iniciarse la restitución intensiva de volumen con paquete eritrocítico de tipo O negativo, como ideal para la reanimación, aunque las soluciones isotónicas pueden ser adyuvantes útiles si no se dispone de inmediato de los productos sanguíneos apropiados.[11] Debe usarse un cociente 1:1:1 de eritrocitos, plaquetas y plasma, si se requiere una transfusión masiva.[26]

La reanimación por volumen es de capital importancia para restablecer la perfusión materna, e indirectamente, la fetal. No obstante, tal vez se requiera el uso de medicamentos vasopresores en el caso de un choque refractario. Los fármacos ideales comunes, como norepinefrina o epinefrina, causan vasoconstricción esplácnica y pueden modificar el flujo sanguíneo uteroplacentario. Los vasopresores alternativos, incluidas la dopamina a dosis baja (< 5 μg/kg /min), la efedrina y la mefentermina, no comprometen de manera significativa la perfusión fetal, aunque estas últimas dos no están, por lo general, disponibles en los servicios de urgencias.[3]

El ácido tranexámico (ATX) es un antifibrinolítico que se mostró disminuía la hemorragia y la mortalidad en los pacientes de traumatología si se administraba en las primeras 3 horas siguientes a la lesión.[27] Hoy se recomienda para tratar algunas afecciones hemorrágicas heredadas durante el embarazo y es promisorio para usarse en la hemorragia posparto y en la cesárea de urgencia.[28] Aunque hay datos limitados acerca de la seguridad del uso de ATX durante el embarazo, no hay informes de efectos fetales adversos atribuibles al medicamento. En casos de hemorragia traumática debe considerarse el uso de ATX, dadas las consecuencias adversas de la hipotensión materna para la madre y el feto.

Discapacidad

Después de hacer óptimo el estado hemodinámico, se efectúa una valoración breve de la discapacidad neurológica con uso de la Escala de Coma de Glasgow, para determinar el estado mental; las cifras de 8 o menores deben dar lugar a una intubación endotraqueal. De manera similar, la paciente debe intubarse de manera preventiva si es de esperar que se deteriore su estado mental o su evolución clínica. Se valorarán brevemente las funciones motora y sensorial en las cuatro extremidades para indagar lesiones raquídeas. Si los datos de exploración dan lugar a la sospecha de una lesión de la columna cervical, debe colocarse un collar a la paciente.

Exposición/ambiente

Debe exponerse toda la superficie corporal de la paciente durante la revisión primaria. Deben retirarse las ropas, incluso por corte, y las joyas, para facilitar procedimientos urgentes y hacer una exploración física exhaustiva, que se conoce como revisión secundaria. Una vez que se establecen venoclisis y la inserción de tubos críticos, debe cubrirse a la paciente con lienzos tibios para prevenir la hipotermia y la coagulopatía.

Revisión secundaria

Después de estabilizar los procesos con riesgo inmediato para la vida, la paciente debe ser objeto de una valoración de cabeza a pies en busca de signos de lesión traumática. Se mantiene la estabilización de la columna cervical mientras se gira a la paciente para la revisión de su espalda. Es fácil que se pasen por alto las zonas cercanas al collar, las axilas y el perineo durante esta etapa, y pueden ocultar datos importantes. Debe hacerse una exploración perineal por el equipo de traumatología externa durante la revisión secundaria y una ginecológica con guante estéril por el obstetra, o en interconsulta con él, después de descartar la placenta previa por ecografía.[26] En las embarazadas se evitará la exploración bimanual, por el riesgo de causar una rotura prematura de membranas o hemorragia por una placenta previa no detectada antes.[8] La hemorragia significativa por lesiones intravaginales puede regularse temporalmente por empaquetamiento de la cúpula vaginal con gasa estéril. Los datos obtenidos en la revisión secundaria guían los estudios subsiguientes de laboratorio y radiología.

Valoración fetal

Debe hacerse la valoración fetal concomitantemente con la revisión secundaria, una vez que se estabiliza a la paciente. La frecuencia cardiaca fetal (FCF) normal es de 110 a 160 latidos/min; cualquier desviación sugiere su sufrimiento. Los ruidos cardiacos fetales son detectables por ecografía Doppler cerca de las 10 a 14 semanas de gestación, y por auscultación con un estetoscopio cerca de la semana 20.[3] Se iniciará la monitorización cardiotocográfica (MCT) continua de la FCF en todos los embarazos viables durante un mínimo de 4 a 6 horas.[22] Si el embarazo es previable (< 22-24 semanas o < 500 g de peso fetal calculado), no se necesita vigilancia fetal electrónica, ya que ninguna intervención obstétrica cambiará los resultados. Por la MCT se valora tanto la FCF como las contracciones uterinas con relación al tiempo, y se pueden detectar signos de sufrimiento fetal, como la disminución de la variabilidad latido a latido y las deceleraciones tardías.[10]

El desprendimiento prematuro de placenta normoinserta y otras complicaciones se pueden presentar después de traumatismos menores, y quizá horas después de la valoración inicial de la paciente.[10] El primero se descarta eficazmente después de un periodo de 4 horas de MCT con trazos alentadores de la frecuencia cardiaca fetal y contracciones uterinas cuya frecuencia sea menor a cada 10 minutos.[6] Las indicaciones de ingreso hospitalario y vigilancia fetal prolongada incluyen lesiones relacionadas con traumatismos que requieren internamiento, síntomas de trabajo de parto que incluyen contracciones, hemorragia vaginal, síndrome de desprendimiento prematuro de placenta normoinserta o sufrimiento fetal por MCT.[20] Independientemente de las lesiones maternas, pueden recomendarse periodos prolongados de MCT, de hasta 48 horas, para valorar la evolución de lesiones subclínicas que pudiesen comprometer al feto.[7] De manera similar, se continuará la vigilancia fetal en casos de afección materna grave, como septicemia o síndrome de dificultad respiratoria aguda (SDRA). Si los signos de sufrimiento fetal no mejoran con la reanimación materna vigorosa, debe hacerse una cesárea urgente en el quirófano.[11]

PARO CARDIACO

El paro cardiaco en traumatología tiende a ocurrir como complicación del choque hipovolémico, si bien también puede resultar de un taponamiento cardiaco, un hemotórax a tensión y una lesión cardiaca directa. Si se sospecha una pérdida sanguínea significativa, debe iniciarse la reanimación rápida con soluciones para restablecer el volumen circulante. El tratamiento general sigue las pautas del soporte vital cardiovascular avanzado (SVCA).[29] Se inician compresiones de tórax de inmediato una vez que se pierde el pulso, colocando las manos sobre el centro del tórax de la paciente. En mujeres sin gestación, las compresiones del tórax de alta calidad generan solo alrededor de 30% del gasto cardiaco basal; sin embargo, la cifra disminuye al 10% en el contexto de la compresión aortocava.[30] El desplazamiento manual del útero a la izquierda ayuda a aliviar la obstrucción de la VCI.

Unos cuantos minutos de circulación inadecuada pueden llevar a lesiones neurológicas maternas irreversibles y malos resultados fetales. Para el SVCA se usan medicamentos estándar a las dosis usuales, ya que el daño por un paro del corazón que continúa rebasa al riesgo de efectos fetales adversos. Debe hacerse la desfibrilación cardiaca si está indicada.[29] Si una paciente con un embarazo viable no presenta retorno de la circulación espontánea (RCE) en **4 minutos** ante un paro cardiaco, debe hacerse una histerotomía de reanimación (RH, por sus siglas en inglés).

Histerotomía de reanimación

Con la histerotomía de reanimación (RH), conocida alternativamente como cesárea *perimortem,* se pretende mejorar la reanimación cardiopulmonar (RCP) ineficaz por el retiro de la carga del útero sobre la circulación materna. Aunque el lograr el RCE en la madre es la prioridad, la RH puede ser un recurso para salvar la vida del feto.[31] La evacuación del útero grávido alivia la compresión aortocava y retira la unidad fetoplacentaria de la circulación materna, lo que de inmediato mejora el gasto cardiaco de 30 a 80%.[32] Los datos sobre los resultados maternos y fetales de la RH en traumatología son limitados.

Debe considerarse la RH solo en pacientes con una edad de gestación calculada o por exploración física, compatible con 20 semanas o más. En la mayoría de las instituciones se reanima por completo a los neonatos de entre 22 y 24 semanas de gestación calculadas.[8] Debido a que los resultados neurológicos fetales declinan de manera precipitada pasados 5 minutos de paro cardiopulmonar materno, la histerotomía debe iniciarse después de 4 minutos de RCP sin RCE y concluirse al llegar a los cinco.[8] Después de una histerotomía exitosa, el médico debe encargarse de la reanimación constante de dos pacientes. Se recomienda la participación temprana de un neonatólogo cuando se considera una RH. Téngase en mente que se puede hacer la RH incluso si no hay ruidos cardiacos fetales, con el potencial de obtener la RCE materna. Véase el capítulo 24 para una mayor descripción de la RH.

ESTUDIOS DE LABORATORIO

Todas las mujeres en etapa fértil deben ser objeto de una prueba de embarazo en orina. En los Centers for Disease Control and Prevention (CDC) se considera en este grupo a aquellas de entre 15 y 45 años de edad, pero no es irracional hacer las pruebas en las de 10 a 50 si los antecedentes son limitados o no confiables. Cerca de 10% de las mujeres que requieren hospitalización por un traumatismo no sabe si está embarazada al acudir al servicio de urgencias.[33]

El conjunto de pruebas de laboratorio de traumatología incluye las siguientes: biometría hemática (BH), electrólitos básicos, análisis de orina o en tira reactiva, y detección toxicológica en orina; en general, estas pruebas tienen la misma función que las pacientes de traumatología no gestantes. Se detecta el uso de sustancias tóxicas en hasta 46% de las pacientes de traumatología embarazadas.[9] En una paciente de traumatología que no responde o no coopera, la detección de sustancias tóxicas en la orina puede ofrecer información sobre el estado mental alterado. Adicionalmente, los resultados positivos para sustancias con síndromes de abstinencia conocidos pueden tener impacto en las pacientes que requieren hospitalización.

Varios estudios de laboratorio son útiles en la paciente de traumatología embarazada, incluyendo el análisis de gases en sangre arterial (GSA), estudios de coagulación, tipo sanguíneo y pruebas cruzadas, fibrinógeno sérico, cuantificación de la fracción β de la gonadotropina coriónica humana sérica (hCGβ) y la prueba de KB.

Gases en sangre arterial

Las presiones parciales de oxígeno (PaO_2) y dióxido de carbono ($PaCO_2$) son útiles para titular los ajustes del ventilador a niveles apropiados en las pacientes intubadas. El mantener una oxigenación adecuada es crucial para asegurar los resultados fetales óptimos, y la ventilación mecánica debe dirigirse al objetivo de una $PaCO_2$ ajustada en una embarazada que pudiese presentar alcalosis respiratoria compensada en el momento basal.

Estudios de coagulación

A menudo se obtiene el tiempo de protrombina (TP), el razón normalizada internacional (INR) y el tiempo parcial de tromboplastina (TPT) como parte del estudio preoperatorio. Los resultados anormales pueden sugerir una coagulopatía, tener utilidad para el pronóstico y servir para valorar la CID en traumatología.

Tipos sanguíneos y pruebas cruzadas

Puesto que puede ocurrir una HFM con los traumatismos, es importante determinar el estado de la madre respecto del antígeno Rh (D). Los fetos Rh positivo de madres Rh negativo están en riesgo de presentar la enfermedad hemolítica si esta desarrolla anticuerpos contra el factor Rh (D). Además, determinar el tipo de antígenos ABO de la madre y hacer pruebas cruzadas es útil para guiar las transfusiones durante y después de la reanimación inicial.

Prueba de Kleihauer-Betke

La HFM es una consecuencia frecuente de los traumatismos uterinos. En la prueba de KB se detecta y cuantifica la cantidad de eritrocitos que ingresa a la circulación materna. En las madres Rh negativo con fetos Rh positivo o de tipo sanguíneo desconocido, la prueba de KB ayuda a determinar la dosis necesaria de RhIg para prevenir la formación de autoanticuerpos contra el antígeno Rh (D). Una dosis inicial de 300 µg previene la aloinmunización por hasta 30 mL de sangre fetal. En el embarazo avanzado la HFM masiva puede rebasar esa cifra y con el uso de la prueba de KB como guía, deben administrarse 50 µg de RhIg por cada 5 mL adicionales de pérdida sanguínea fetal detectada. No hay correlación entre una prueba de KB positiva y el pronóstico fetal.[9]

Fibrinógeno

Durante el embarazo, la concentración de fibrinógeno sérico puede aumentar tanto como 400% respecto de la cifra basal fuera de la gestación, hasta alcanzar una mayor de 400 mg/decilitro.[11] La cifra de fibrinógeno dentro del rango normal en traumatología quizá refleje un déficit relativo, que sugiere una CID en el contexto de una lesión crítica o una embolia de líquido amniótico.

Fracción β de la gonadotropina coriónica humana

Un número importante de mujeres con traumatismos desconoce que estaba embarazada antes de acudir al servicio de urgencias. Las cifras de βhCG mayores de 1 500, por lo general indican un embarazo muy temprano, que no se visualiza de manera confiable en la ecografía obstétrica. En etapas tempranas del embarazo una tendencia declinante de la βhCG pudiese significar un aborto espontáneo. Se recomienda obtener otra cuantificación de βhCG en 48 horas para valorar su tendencia.

ESTUDIOS DE DIAGNÓSTICO POR IMAGEN

La selección de estudios de diagnóstico por imagen para pacientes de traumatología se guía por la estabilidad clínica y los datos de las revisiones primaria y secundaria. Las indicaciones para cualquier modalidad de estudio de imagen no cambian con base en el estado gestacional. Los estudios demuestran un mal cumplimiento del proveedor de atención médica cuando se indican estudios de radiología debido al temor de la exposición fetal a la radiación.[34,35]

De hecho, una exposición suficientemente alta a la radiación ionizante puede tener defectos lesivos en el feto. Los efectos adversos comúnmente se reportan ante dosis acumulativas de radiación de 100 mGy y más.[36] Antes de la semana 2 de gestación, cuando la mayoría de las mujeres aún desconoce si está embarazada, la radiación tiene mayor probabilidad de inducir un aborto espontáneo. La sobreexposición durante la organogénesis (2-8 semanas posconcepción) aumenta el riesgo de malformaciones congénitas y retardo del crecimiento fetales. La vulnerabilidad fetal al daño del sistema nervioso central inducido por la radiación y la teratogénesis es máxima entre las semanas 8 y 15.[34] En la tabla 5-1 se resumen los riesgos de la radiación ionizante con respecto a la dosis y la edad de gestación.

No se ha demostrado que las dosis de radiación menores de 50 mGy causen anomalías congénitas y se consideran seguras para el feto. Una de 50 mGy aumenta el riesgo de cáncer infantil por 0.3%, y el riesgo de cáncer de por vida 2%;[29] no obstante estos riesgos son pequeños en comparación con la probabilidad basal de un aborto espontáneo (15%). En realidad, la exposición a la radiación por una valoración de traumatología de rutina es relativamente baja. Un conjunto estándar, que incluye radiografías de tórax y pelvis, y TC de abdomen y pelvis, implica una dosis de radiación menor del umbral de 50 mGy con el uso de aparatos de obtención de imagen modernos y programas computacionales actualizados.[34] En la tabla 5-2 se resumen las dosis de radiación intrauterina de los estudios de imagen de diagnóstico utilizados más frecuentemente en traumatología.

TABLA 5-1 Efectos de la radiación ionizante sobre el feto en desarrollo

Semanas transcurridas desde la concepción (edad de gestación + 2 semanas)	Etapas del desarrollo	Efectos
0-2	Previa a la implantación	Aborto espontáneo (> 50 mGy)
2-8	Principal de organogénesis	Efectos teratógenos: malformaciones durante la organogénesis (> 100 mGy)
2-15	De organogénesis, desarrollo y migración neuronales rápidos	Efectos teratógenos: dimensiones pequeñas de la cabeza y discapacidad intelectual grave (> 100 mGy)
De las 2 semanas al término	Posterior a la implantación	Riesgo de muerte por cáncer infantil de 0.3% (50 mGy) Riesgo de cáncer de por vida de 2% (50 mGy)

Datos de Sadro C, Bernstein MP, Kanal KM. Imaging of trauma: part 2, abdominal trauma and pregnancy—a radiologist's guide to doing what is best for the mother and baby. *AJR Am J Roentgenol.* 2012;199(6):1207-1219.

TABLA 5-2 Dosis calculadas de radiación fetal por los estudios radiográficos y de TC convencionales

Tipo de exposición	Dosis fetal calculada (mGy)[a]
Radiación natural en el ambiente durante el embarazo	0.5-1
Radiografías simples	
De columna cervical	< 0.001
De columna torácica	0.003
De tórax (PA, lateral)	0.002
De tórax (AP)	< 0.005
De extremidades (fémur)	0.002-0.5
De cadera	0.1-2.1
De columna lumbar (AP, lateral)	0.3-4.0
De pelvis	1.4-22
De abdomen (AP)	1-3
Pielografía intravenosa	5.0-8.8
Uretrocistografía	15
Tomografía computarizada	
De la cabeza	0-0.5
De tórax (de rutina)	0.2
De abdomen	4 (con equipos más antiguos, 28-46)
De abdomen y pelvis	25
Angiografía	
TC cerebral[a]	< 1
Aortografía por TC	34
Angiografía pulmonar por TC	0.2

Los rangos incluyen los datos de reportes/equipos más recientes y antiguos.
[a] mGy, mili Gray; la dosis aumenta conforme el feto crece hasta ocupar una mayor cantidad del abdomen.
AP, anteroposterior; PA, posteroanterior.
Datos de Raptis CA, Mellnick VM, Raptis DA, et al. Imaging of trauma in the pregnant patient. *Radiographics.* 2014;34(3):748-763; Berlin L. Radiation exposure and the pregnant patient. *AJR Am J Roentgenol.* 1996;167:1377; North DL. Radiation doses in pregnant women. *J Am Coll Surg.* 2002;194:100; Damilakis J, Perisinakis K, Voloudaki A, Gourtsoyiannis N. Estimation of fetal radiation dose from computed tomography scanning in late pregnancy: depth-dose data from routine examinations. *Invest Radiol.* 2000;35:527. [Aparece una corrección publicada en *Invest Radiol.* 2000;35:706].

Ecografía

Si bien los riesgos de la radiación ionizante en las embarazadas son bajos, debe disminuirse al mínimo la exposición fetal siempre que sea posible. Por ese motivo, la ecografía es la modalidad común de estudio de imagen ideal para las pacientes de traumatología embarazadas. Se cuenta fácilmente con aparatos de ecografía en la mayoría de los servicios de urgencias y proveen información rápida que es de inmediato interpretable por los médicos entrenados. Se puede hacer un estudio de valoración dirigida de ecografía por un traumatismo (FAST, por sus siglas en inglés) en menos de 2 minutos por un médico adiestrado, con identificación rápida de una hemorragia intraabdominal o pericárdica. Aunque la sensibilidad del FAST para la hemorragia intraabdominal es menor en las embarazadas (61-83%) que en la población general (88%), su especificidad se mantiene alta (94-100%).[37] Las colecciones de líquido menores de 400 mL pueden ser difíciles de visualizar en las embarazadas, lo cual puede explicar la menor sensibilidad del FAST. En este grupo pueden ser fisiológicas las cantidades pequeñas de líquido intraperitoneal.[38]

La ecografía no es sensible para detectar el desprendimiento prematuro de placenta normoinserta o la hemorragia retroperitoneal, dos secuelas frecuentes y graves de los traumatismos en las embarazadas. La especificidad respecto del desprendimiento prematuro de placenta normoinserta es alta (96%), pero la sensibilidad es muy baja, de 24%.[20] De manera similar, la ecografía no es eficaz para valorar una hemorragia retroperitoneal resultante en una lesión de un plexo venoso pélvico o las heridas penetrantes de flancos y dorso.[6]

Por ecografía se puede visualizar un neumotórax en los pacientes de traumatología, pero no hay estudios de embarazadas. La ecografía pulmonar ha mostrado sensibilidad variable (59-88%) para detectar un neumotórax, pero sigue siendo un adyuvante rápido y útil.[39]

Radiografía simple

La mayoría de las pacientes es objeto de radiografías de tórax y pelvis durante un estudio estándar de traumatología. La radiografía de tórax se usa principalmente para descartar un neumotórax, aunque a menudo revela fracturas de clavículas y costillas. La radiografía simple de la pelvis permite identificar fracturas por la inestabilidad del anillo pélvico. Las embarazadas a menudo muestran una diástasis natural de la sínfisis del pubis (hasta de 5 mm) en la radiografía de pelvis, que se puede identificar erróneamente como complicación de un traumatismo.[3] Las series de vistas múltiples permiten localizar cuerpos extraños radiopacos en el tórax, el abdomen o la pelvis después de un traumatismo penetrante, y proveen información para la planeación quirúrgica. La exposición a la radiación por radiografías simples es mínima cuando el feto se encuentra fuera del campo de visión. La dosis fetal por una placa simple que incluya al útero grávido por lo general es de menos de 3.5 mGy.[40]

Tomografía computarizada

Si bien la ecografía y las radiografías simples pueden ser suficientes para identificar y guiar el tratamiento de algunas lesiones, a menudo se requiere TC para la valoración adecuada de la embarazada con un problema de traumatología. La TC del tórax es el estándar ideal para identificar un neumotórax oculto.[39] La TC de abdomen y pelvis tiene una mayor sensibilidad que la ecografía para identificar una hemorragia intraperitoneal y, a diferencia de esta, permite visualizar lesiones retroperitoneales.[41] Las lesiones de vísceras huecas y diafragmáticas no se identifican de manera confiable por TC. A veces se detecta un desprendimiento prematuro de placenta normoinserta por la TC de abdomen y pelvis en un estudio de traumatología, pero su diagnóstico debe hacerse con base en los datos clínicos y de vigilancia fetal.[36] Cuando se requieren estudios de imagen por TC se usan modificaciones del protocolo y escudos radiopacos para reducir al mínimo la exposición fetal.[41]

Angiografía por TC

Los mecanismos de alta energía de los traumatismos contusos que involucran una deceleración rápida, como las caídas desde más de 4.5 m y las CVA de alta velocidad, ameritan una valoración de la lesión aórtica mediante angiografía por TC,[34] la cual conlleva el grado más alto de exposición fetal a la radiación de todos los estudios de imagen de traumatología. Las lesiones de la aorta que se pasan por alto conllevan un riesgo sustancial de mortalidad para la madre, y en tales escenarios debe ser prioritaria su atención.

Resonancia magnética

La resonancia magnética (MRI) no conlleva exposición del feto a la radiación ionizante y se prefiere a la TC durante el embarazo. Debido al tiempo considerable requerido para obtener imágenes, la MRI tiene poca utilidad para la valoración de los traumatismos agudos.[5] Se puede usar la resonancia magnética en las pacientes hospitalizadas para la valoración definitiva de las lesiones de la columna cervical o para la evaluación subsiguiente de las antes identificadas.

ASIGNACIÓN DEL DESTINO DE LAS PACIENTES

La prioridad en la reanimación de una embarazada con un traumatismo es lograr la estabilidad cardiopulmonar de madre y feto. Debe hacerse todo esfuerzo por alcanzar esta meta dentro de los recursos de las instalaciones de atención aguda determinadas. Aunque las embarazadas con lesiones traumáticas idealmente se atienden en un centro con recursos especializados de traumatología y neonatales, no siempre se cuenta con ellos. En Estados Unidos, por la Emergency Medical Treatment and Labor Act (EMTALA; Ley para el tratamiento médico de urgencia y del trabajo de parto) se permite transferir a las pacientes inestables para que tengan acceso a los servicios necesarios no disponibles en la localidad donde se encuentran. Con base en el interrogatorio y el cuadro clínico, el proveedor de atención de urgencia debe decidir si la paciente requiere intervención o servicios de traumatología u obstetricia que solo están disponibles en otros sitios. Las pacientes estables que probablemente se den de alta a casa después de una observación breve tienen poca probabilidad de requerir su traslado, en tanto se cuente con el equipo apropiado para vigilarlas, como el de MCT.

Para las pacientes que requieren los servicios de un especialista, debe hacerse su traslado tan pronto como su estado respiratorio y hemodinámico se hayan optimizado para sobrevivir hasta arribar al hospital receptor. A menos que se necesite guiar intervenciones que salvan la vida durante la revisión primaria, se diferirán los estudios de laboratorio y de imagen antes del transporte al hospital receptor.

Las pacientes persistentemente inestables o aquellas estables con lesiones graves, tal vez requieran intervención quirúrgica, vigilancia fetal prolongada e ingreso hospitalario subsiguiente. El resto de las pacientes, que no requiere procedimientos de urgencia, se ingresará para atención adicional al servicio de urgencias o se dará de alta. Las lesiones traumáticas menores, como pequeños neumotórax o laceraciones de bajo grado de órganos sólidos, hacen que se mantenga en observación a las pacientes hasta que se presente su resolución o haya un deterioro. Los trazos no alentadores de la frecuencia cardiaca fetal, la hipersensibilidad uterina y el traumatismo significativo del útero grávido requieren de MCT prolongada, que se ordena en interconsulta con un obstetra. Dependiendo de la institución, las pacientes que requieren más que un periodo mínimo de 4 horas de vigilancia fetal es probable que se ingresen para observación.

Las víctimas de violencia interpersonal merecen consideración adicional. Incluso si se encuentran estables desde una perspectiva médica, el darlas de alta en forma prematura puede ubicarlas en riesgo de un daño adicional. A menudo son de utilidad las trabajadoras sociales y los gestores de casos, para coordinar los recursos y asegurar un ambiente adecuado para estas pacientes una vez que salen del hospital.

PUNTOS CLAVE

1. Todas las pacientes de traumatología de 10 a 50 años con potencial reproductivo deben ser objeto de estudio en busca de una condición de embarazo.
2. Los cambios anatómicos y fisiológicos del embarazo tienen implicaciones importantes para la reanimación y el tratamiento de las pacientes de traumatología.
3. La reanimación materna tiene prioridad sobre la valoración fetal.
4. El feto es muy sensible a la hipoxemia; por lo tanto, el umbral para la administración de oxígeno complementario y la intubación temprana es bajo.
5. Los signos vitales en el rango normal son índices no confiables de la pérdida sanguínea en las embarazadas.
6. Las pacientes con un útero grávido de más de 20 semanas deben ser objeto de su desplazamiento o de inclinación de 15 a 30° a la izquierda, para mejorar la función circulatoria durante la reanimación.
7. Todos los embarazos viables (de más de 22-24 semanas o > 500 g de peso calculado fetal) en presencia de traumatismo, incluso si es menor, deben ser objeto de MCT durante al menos 4 horas.
8. La dosis total de radiación ionizante en un estudio estándar de traumatología es bajo y deben hacerse los estudios indicados.
9. La instalación ideal para tratar a una paciente de traumatología embarazada es un centro con servicios de cirugía de traumatología, obstetricia y cuidados intensivos neonatales. Estabilícese y transfiérase, si está indicado.
10. La histerectomía de reanimación debe iniciarse pasados 4 min de paro cardiorrespiratorio en las pacientes de traumatología con 20 o más semanas de gestación, para mejorar la hemodinámica materna.

RESUMEN

Los traumatismos durante el embarazo ubican tanto a la madre como al feto en riesgo de morbilidad y mortalidad, dependiendo del tipo de lesión. Es difícil valorar por completo a una paciente de traumatología embarazada y pudiese parecer estable antes de declinar en forma precipitada desde el punto de vista cardiopulmonar. La familiaridad con los cambios anatómicos y fisiológicos únicos del embarazo puede ayudar a guiar los estudios y las intervenciones apropiados. Con el tratamiento adecuado, un proveedor de atención de urgencia puede potencialmente salvar las vidas de madre y feto durante la misma reanimación.

Referencias

1. Brown HL. Trauma in pregnancy. *Obstet Gynecol*. 2009;114(1):147-160. doi:10.1097/AOG.0b013e3181ab6014.
2. Tinker SC, Reefhuis J, Dellinger AM, Jamieson DJ; National Birth Defects Prevention Study. Epidemiology of maternal injuries during pregnancy in a population-based study, 1997-2005. *J Womens Health (Larchmt)*. 2010;19(12):2211-2218. doi:10.1089/jwh.2010.2160.
3. Hill CC, Pickinpaugh J. Trauma and surgical emergencies in the obstetric patient. *Surg Clin North Am*. 2008;88(2):421-440, viii. doi:10.1016/j.suc.2007.12.006.
4. Harland KK, Saftlas AF, Yankowitz J, Peek-Asa C. Risk factors for maternal injuries in a population-based sample of pregnant women. *J Womens Health (Larchmt)*. 2014;23(12):1033-1038. doi:10.1089/jwh.2013.4560.
5. Brown S, Mozurkewich E. Trauma during pregnancy. *Obstet Gynecol Clin North Am*. 2013;40(1):47-57. doi:10.1016/j.ogc.2012.11.004.
6. Mirza FG, Devine PC, Gaddipati S. Trauma in pregnancy: a systematic approach. *Am J Perinatol*. 2010;27(7):579-586. doi:10.1055/s-0030-1249358.
7. Petrone P, Jiménez-Morillas P, Axelrad A, Marini CP. Traumatic injuries to the pregnant patient: a critical literature review. *Eur J Trauma Emerg Surg*. 2019;45(3):383-392. doi:10.1007/s00068-017-0839-x.
8. Raja AS, Zabbo CP. Trauma in pregnancy. *Emerg Med Clin North Am*. 2012;30(4):937-948. doi:10.1016/j.emc.2012.08.003.
9. Mendez-Figueroa H, Dahlke JD, Vrees RA, Rouse DJ. Trauma in pregnancy: an updated systematic review. *Am J Obstet Gynecol*. 2013;209(1):1-10. doi:10.1016/j.ajog.2013.01.021.
10. Einav S, Sela HY, Weiniger CF. Management and outcomes of trauma during pregnancy. *Anesthesiol Clin*. 2013;31(1):141-156. doi:10.1016/j.anclin.2012.10.002.
11. Reddy SV, Shaik NA, Gunakala K. Trauma during pregnancy. *J Obstet Anaesth Crit Care*. 2012;2(1):3. doi:10.4103/2249-4472.99308.
12. Petrone P, Talving P, Browder T, et al. Abdominal injuries in pregnancy: a 155-month study at two level 1 trauma centers. *Injury*. 2011;42(1):47-49. doi:10.1016/j.injury.2010.06.026.
13. Schiff MA. Pregnancy outcomes following hospitalisation for a fall in Washington State from 1987 to 2004. *BJOG*. 2008;115(13):1648-1654. doi:10.1111/j.1471-0528.2008.01905.x.
14. Zangene M, Ebrahimi B, Najafi F. Trauma in pregnancy and its consequences in Kermanshah, Iran from 2007 to 2010. *Glob J Health Sci*. 2015;7(2):304-309. doi:10.5539/gjhs.v7n2p304.
15. Lapinsky SE. Acute respiratory failure in pregnancy. *Obstet Med*. 2015;8(3):126-132. doi:10.1177/1753495X15589223.
16. Luley T, Fitzpatrick CB, Grotegut CA, Hocker MB, Myers ER, Brown HL. Perinatal implications of motor vehicle accident trauma during pregnancy: identifying populations at risk. *Am J Obstet Gynecol*. 2013;208(6):466.e1-e5. doi:10.1016/j.ajog.2013.02.032.
17. ACOG Committee Opinion No. 518: intimate partner violence. *Obstet Gynecol*. 2012;119(2, pt 1):412-417. doi:10.1097/AOG.0b013e318249ff74.
18. Breiding MJ, Black MC, Ryan GW. Prevalence and risk factors of intimate partner violence in eighteen U.S. states/territories, 2005. *Am J Prev Med*. 2008;34(2):112-118. doi:10.1016/j.amepre.2007.10.001.

19. Devries KM, Mak JY, García-Moreno C, et al. Global health. The global prevalence of intimate partner violence against women. *Science*. 2013;340(6140):1527-1528. doi:10.1126/science.1240937.

20. Murphy NJ, Quinlan JD. Trauma in pregnancy: assessment, management, and prevention. *Am Fam Physician*. 2014;90(10):717-722.

21. Chisholm CA, Bullock L, Ferguson JEJ 2nd. Intimate partner violence and pregnancy: screening and intervention. *Am J Obstet Gynecol*. 217(2):145-149. doi:10.1016/j.ajog.2017.05.043.

22. Huls CK, Detlefs C. Trauma in pregnancy. *Semin Perinatol*. 2018;42(1):13-20. doi:10.1053/j.semperi.2017.11.004.

23. Gando S, Otomo Y. Local hemostasis, immunothrombosis, and systemic disseminated intravascular coagulation in trauma and traumatic shock. *Crit Care*. 2015;19(1). doi:10.1186/s13054-015-0735-x.

24. Conde-Agudelo A, Romero R. Amniotic fluid embolism: an evidence-based review. *Am J Obstet Gynecol*. 2009;201(5):445.e1-e13. doi:10.1016/j.ajog.2009.04.052.

25. ATLS Subcommittee; American College of Surgeons' Committee on Trauma; International ATLS Working Group. Advanced trauma life support (ATLS®): the ninth edition. *J Trauma Acute Care Surg*. 2013;74(5):1363-1366. doi:10.1097/TA.0b013e31828b82f5.

26. Pacheco LD, Saade GR, Gei AF, Hankins GD. Cutting-edge advances in the medical management of obstetrical hemorrhage. *Am J Obstet Gynecol*. 2011;205(6):526-532. doi:10.1016/j.ajog.2011.06.009.

27. CRASH-2 trial collaborators, Shakur H, Roberts I, et al. Effects of tranexamic acid on death, vascular occlusive events, and blood transfusion in trauma patients with significant haemorrhage (CRASH-2): a randomised, placebo-controlled trial. *Lancet*. 2010;376(9734):23-32. doi:10.1016/S0140-6736(10)60835-5.

28. Pacheco LD, Hankins GDV, Saad AF, Costantine MM, Chiossi G, Saade GR. Tranexamic acid for the management of obstetric hemorrhage. *Obstet Gynecol*. 2017;130(4):765-769. doi:10.1097/AOG.0000000000002253.

29. Vanden Hoek TL, Morrison LJ, Shuster M, et al. Part 12: cardiac arrest in special situations: 2010 American Heart Association Guidelines for Cardiopulmonary Resuscitation and Emergency Cardiovascular Care. *Circulation*. 2010;122(18 suppl 3):S829-S861. doi:10.1161/CIRCULATIONAHA.110.971069.

30. Parry R, Asmussen T, Smith JE. Perimortem caesarean section. *Emerg Med J*. 2016;33(3):224-229. doi:10.1136/emermed-2014-204466.

31. Healy ME, Kozubal DE, Horn AE, Vilke GM, Chan TC, Ufberg JW. Care of the critically ill pregnant patient and perimortem cesarean delivery in the emergency department. *Emerg Med J*. 2016;51(2):172-177. doi:10.1016/j.jemermed.2016.04.029.

32. Battaloglu E, Porter K. Management of pregnancy and obstetric complications in prehospital trauma care: prehospital resuscitative hysterotomy/perimortem caesarean section. *Emerg Med J*. 2017;34(5):326-330. doi:10.1136/emermed-2016-205979.

33. Akintomide AO, Ikpeme AA. Radiation safety of women of the reproductive age: evaluation of the role of referring physicians. *J Family Med Prim Care*. 2014;3(3):243-246. doi:10.4103/2249-4863.141618.

34. Shakerian R, Thomson BN, Judson R, Skandarajah AR. Radiation fear: impact on compliance with trauma imaging guidelines in the pregnant patient. *J Trauma Acute Care Surg*. 2015;78(1):88-93. doi:10.1097/TA.0000000000000497.

35. Horstmann P, Larsen CF, Grønborg H. Adherence to protocol in pregnant trauma patients? A 12-year retrospective study. *Eur J Trauma Emerg Surg*. 2014;40(5):561-566. doi:10.1007/s00068-014-0378-7.

36. Sadro C, Bernstein MP, Kanal KM. Imaging of trauma: part 2, abdominal trauma and pregnancy—a radiologist's guide to doing what is best for the mother and baby. *AJR Am J Roentgenol*. 2012;199(6):1207-1219. doi:10.2214/AJR.12.9091.

37. Wang PI, Chong ST, Kielar AZ, et al. Imaging of pregnant and lactating patients: part 1, evidence-based review and recommendations. *AJR Am J Roentgenol*. 2012;198(4):778-784. doi:10.2214/AJR.11.7405.

38. Raptis CA, Mellnick VM, Raptis DA, et al. Imaging of trauma in the pregnant patient. *Radiographics*. 2014;34(3):748-763. doi:10.1148/rg.343135090.

39. Sauter TC, Hoess S, Lehmann B, Exadaktylos AK, Haider DG. Detection of pneumothoraces in patients with multiple blunt trauma: use and limitations of eFAST. *Emerg Med J*. 2017;34(9):568-572. doi:10.1136/emermed-2016-205980.

40. Sadro CT, Dubinsky TJ. CT in pregnancy: risks and benefits. *Appl Radiol*. http://appliedradiology.com/articles/ct-in-pregnancy-risks-and-benefits. Published September 13, 2013. Accessed March 17, 2018.

41. Puri A, Khadem P, Ahmed S, Yadav P, Al-Dulaimy K. Imaging of trauma in a pregnant patient. *Semin Ultrasound CT MR*. 2012;33(1):37-45. doi:10.1053/j.sult.2011.10.007.

CAPÍTULO 6

Tratamiento de las comorbilidades médicas comunes en el embarazo

Wesley P. Eilbert

Durante el embarazo, los procesos patológicos médicos comórbidos suelen manifestarse como enfermedades complejas, con riesgos para la salud materna y fetal. La prevalencia de las afecciones médicas durante el embarazo es cada vez más alta por diversos factores. Las mujeres están retrasando la procreación hasta etapas de madurez en la vida y es más probable que a una edad más avanzada presenten enfermedades médicas concomitantes. Las tasas crecientes de obesidad han llevado a tasas maternas más altas de diabetes e hipertensión. Finalmente, los avances médicos han permitido que las mujeres se embaracen a pesar de presentar afecciones crónicas que anteriormente lo hubiesen impedido. Las afecciones médicas representan ahora la principal causa de muerte en las embarazadas, con 66% de las muertes ocurriendo en aquellas con comorbilidades médicas conocidas.[1]

DIABETES MELLITUS

Uno de cada seis nacidos vivos (16.8%) desciende de mujeres con alguna forma de hiperglucemia durante el embarazo. La mayoría de los casos (84%) se debe a la diabetes mellitus gestacional (DMG), mientras el resto se debe a diabetes preexistente de tipos 1 y 2.[2] Los embarazos complicados por la diabetes conllevan un mayor riesgo de morbilidad materna y neonatal, que incluye aborto espontáneo, anomalías fetales, preeclampsia, muerte fetal, macrosomía e hiperglucemia neonatal.[3]

La regulación de la glucemia es la piedra angular del tratamiento de cualquier embarazada con diabetes. La insulina es un fármaco seguro, de uso frecuente y eficaz para tal fin. Las insulinas de acción rápida, intermedia y prolongada se consideran todas de uso seguro durante la gestación.[4] Suelen utilizarse gliburida y metformina durante el embarazo debido a la propia solicitud de la paciente o el criterio del médico, aunque no se recomiendan debido a la preocupación respecto de posibles efectos teratógenos; de hecho, ninguna de ellas tiene autorización de la U.S. Food and Drug Administration (FDA) para usarse durante el embarazo.[5] Aunque no se ha vinculado ningún fármaco con defectos al nacer o resultados neonatales adversos a corto plazo, los datos respecto de sus efectos metabólicos a largo plazo por la exposición intrauterina son limitados.[4] La insulina se considera el tratamiento ideal de la diabetes durante el embarazo.[5]

Diabetes mellitus gestacional

Aunque de manera controvertida se ha definido a la diabetes mellitus gestacional (DMG) como "la intolerancia a la glucosa con inicio o detección por primera vez durante la gestación";[6] su prevalencia varía entre 1 y 28%, y constituye un factor de riesgo sólido para el desarrollo permanente de diabetes en la paciente.[2,6] Se tienen identificados los factores de riesgo materno para DMG (tabla 6-1).[2,4] Debe hacerse la detección de la diabetes en toda embarazada en etapas tempranas de la gestación, y una prueba de tolerancia a la glucosa oral entre las 24 y 28 semanas. El tratamiento de la DMG se inicia sin fármacos, mediante modificaciones alimentarias, ejercicio y vigilancia de la glucemia. Los estudios demuestran que de 70 a 85% de las mujeres con diagnóstico de DMG logran regularse con tan solo hacer modificaciones del estilo de vida;[3] si ello no funciona, la insulina es la primera línea de tratamiento. En circunstancias especiales se puede considerar el uso de la metformina y la gliburida.[2]

Cetoacidosis diabética

Se ha reportado que la cetoacidosis diabética (CAD) complica de 0.5 a 3% de los embarazos de las pacientes con diabetes.[7] Suele presentarse en aquellas mujeres con diabetes de tipo 1, en especial cuando es de nuevo inicio, pero también afecta a las que padecen el tipo 2, y rara vez a las que sufren DMG. Se presenta con mayor frecuencia en el primer trimestre, aunque pudiese ocurrir en cualquier momento del embarazo. Hay una tasa de pérdida fetal de 9 a 36% en los embarazos complicados por CAD.[7]

Las embarazadas con diabetes tienen un mayor riesgo de CAD que las mujeres no gestantes. Los factores que predisponen a la embarazada a la CAD incluyen la mayor producción de hormonas antagonistas de insulina, como el lactógeno placentario humano, la prolactina y el cortisol, así como un estado de inanición acelerada y la menor capacidad de amortiguación por la alcalosis respiratoria compensatoria del embarazo. La náusea, que con frecuencia acompaña al embarazo, puede también llevar a una menor ingestión calórica. Los precipitantes frecuentes de la CAD durante el embarazo incluyen a la hiperémesis gravídica, una infección viral o bacteriana concomitante, el incumplimiento con las dosis de insulina y el uso concomitante de medicamentos, como los simpaticomiméticos β para la tocólisis, y los esteroides para la maduración pulmonar fetal.

Las manifestaciones metabólicas de la CAD son resultado de la respuesta contrarregulatoria exagerada ante la percepción de falta de glucosa. Sin disponibilidad adecuada de insulina, las células entran en un estado de inanición, que a su vez activa a las vías de producción de energía (figura 6-1). Los síntomas de la CAD durante el embarazo no son diferentes de los experimentados por las mujeres no gestantes, excepto que pueden tender a desarrollarse más rápidamente. Por lo general, las pacientes presentan malestar general, náusea, vómito, polidipsia, poliuria, taquipnea y signos físicos de deshidratación, como la sequedad de las membranas mucosas, taquicardia e hipotensión. En la respiración puede percibirse el olor a frutas característico de la acetona. Debido a que la perfusión puede comprometerse y resultar en

TABLA 6-1 Factores de riesgo de la diabetes mellitus gestacional
Diabetes mellitus gestacional en el embarazo previo
Macrosomía fetal en el embarazo previo
Elevada paridad
Índice de masa corporal > 30 kg/m²
Aumento de peso de más de 5 kg desde los 18 años
Aumento de peso gestacional excesivo
Síndrome de ovarios poliquísticos
Estatura corta
Edad materna mayor de 35 años
Diabetes en un pariente de primer grado
Grupo étnico:
asiático, nativo norteamericano, de las islas del Pacífico, negro, hispano

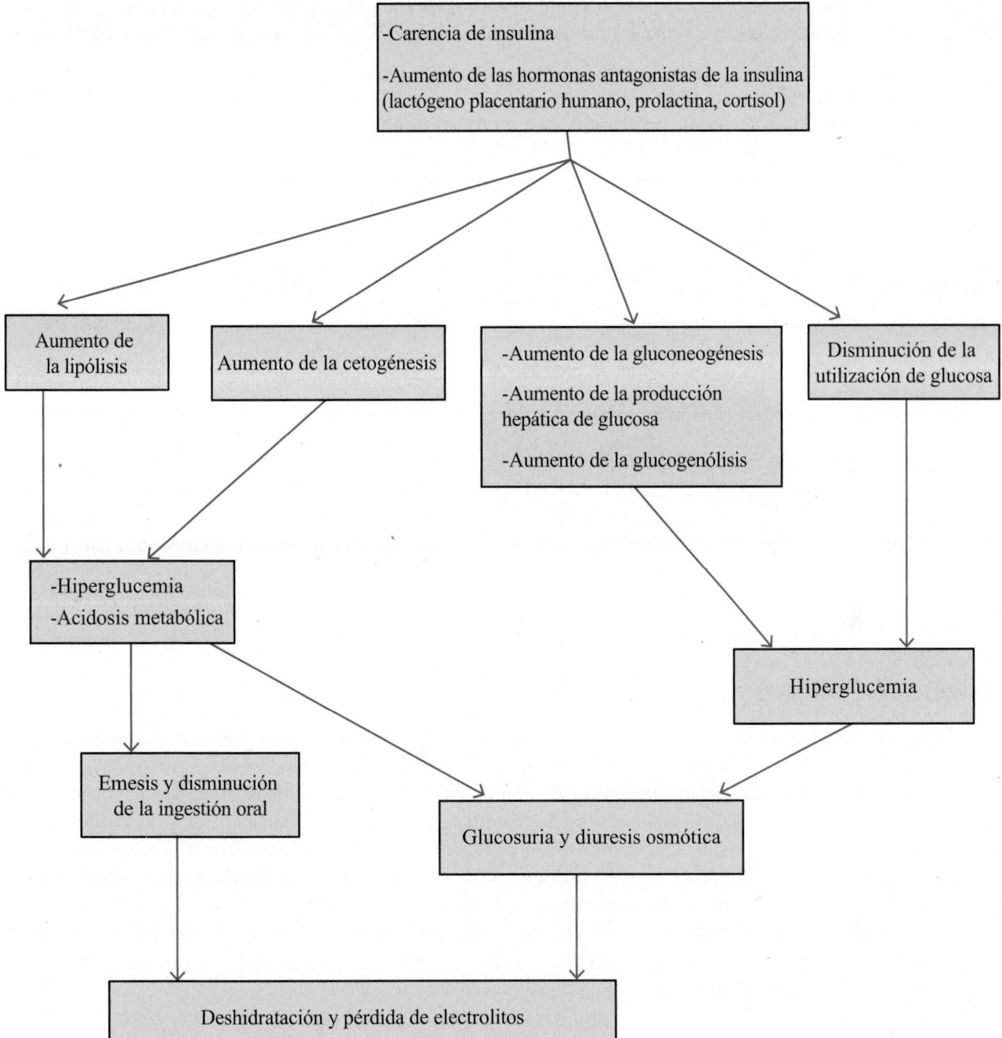

Figura 6-1: Fisiopatología de la cetoacidosis diabética durante el embarazo.

isquemia, es probable que las pacientes acudan con dolor abdominal. En casos graves, pueden manifestar alteración de la conciencia; por lo general, en el contexto de una hiperglucemia extrema.

La valoración de una paciente con CAD por el laboratorio se caracteriza por la tríada de hiperglucemia, acidosis metabólica con brecha aniónica y cetosis. Las pruebas iniciales deben incluir un recuento hematológico completo, análisis de orina, glucosa sérica, electrolitos, nitrógeno ureico sanguíneo, creatinina y cetonas. Debe cuantificarse el pH sérico mediante la determinación de gases sanguíneos arteriales o venosos si hay presencia de cetonas, o si la brecha aniónica es alta. La presencia de cetonas séricas y un pH arterial menor de 7.30 con una brecha aniónica de más de 12 mEq/L es característica de la CAD. Puede haber cifras falsamente normales o elevadas de potasio sérico; sin embargo, la mayoría de las pacientes presenta un potasio corporal total bajo, que se hará aparente con el tratamiento. La concentración de nitrógeno ureico sanguíneo y creatinina pueden resultar altos como resultado de la deshidratación y la disfunción renal. La glucosa sérica suele ser mayor de 300 mg/dL, pero las cifras menores no son raras durante el embarazo. La cetoacidosis euglucémica es un fenómeno raro que se ha descrito durante el embarazo; en esta condición se presenta cetoacidosis en ausencia de hiperglucemia notoria.

TABLA 6-2 Tratamiento de la cetoacidosis diabética durante el embarazo
Restitución de líquidos
1-2 L/h de solución de cloruro de sodio al 0.9% por 2 h, y después, 250 mL/h En casos de hipernatremia, úsese la solución de cloruro de sodio al 0.45%
Electrolitos
Potasio: cuando está normal o bajo, restitúyase a razón de 15-20 mEq/h; cuando está alto, espérese hasta que descienda al rango normal y después adminístrese a razón de 20-30 mEq/h Bicarbonato: indicado solo si el pH sérico < 7. Se administra en solución a razón de 44 mEq/hora
Insulina (simple)
Adminístrese por vía intravenosa en solución a razón de 0.1 unidades/kg/h. Pueden usarse cargas de 10-15 unidades antes de iniciar la solución Iníciese la administración de la solución de glucosa al 5% cuando la glucemia descienda por debajo de 250 mg/decilitro

Los principios de tratamiento de la CAD durante el embarazo son los mismos que en la paciente no gestante (tabla 6-2). Las piedras angulares del tratamiento son la restitución intensiva de volumen, la insulinoterapia intravenosa, la corrección de la acidosis, así como las anomalías de electrolitos y el manejo de la alteración patológica subyacente. Deben revisarse las cifras de glucemia cada hora y los electrolitos y cetonas cada 2 horas durante el tratamiento, y en todos los embarazos mayores de 24 semanas debe contarse con monitoreo fetal continuo por medios electrónicos.

TIROIDOPATÍAS

Las enfermedades tiroideas constituyen la segunda afección endocrina más frecuente durante el embarazo, después de la diabetes.[8] Los cambios en la función tiroidea materna durante el embarazo son resultado de varios factores, que incluyen mayores demandas metabólicas, aumento de la concentración sérica de la globulina unidora de hormonas tiroideas, aumento del transporte de tiroxina (T4) de madre a feto, y estimulación del receptor de la hormona estimulante de la tiroides (TSH) por la gonadotropina coriónica humana (hCG). La TSH materna suele encontrarse dentro de límites normales durante el embarazo, pero puede disminuir en el primer trimestre por el aumento de cifra de hCG y la reactividad cruzada de esta hormona sobre los receptores de TSH. Debido a que la hCG tiene una débil actividad estimulante de la tiroides y su cifra sérica alcanza el máximo a las 10 a 12 semanas de gestación, la concentración de TSH puede declinar en el primer trimestre como resultado de la retroalimentación negativa.

Hipotiroidismo

Se define al hipotiroidismo durante el embarazo como una concentración sérica de TSH mayor del rango específico para el trimestre, con un nivel de T4 libre por debajo del de referencia. Afecta de 0.3 a 0.5% de las pacientes.[8] A menudo ya estaba presente, pero puede desarrollarse durante el embarazo. La causa más frecuente es una tiroiditis autoinmunitaria crónica (de Hashimoto), aunque también puede deberse al antecedente de intervención quirúrgica tiroidea, el tratamiento con yodo radioactivo del hipertiroidismo y deficiencia del halógeno. La mayoría de las embarazadas con hipotiroidismo previo conocido tratadas con levotiroxina requerirá aumento de la dosis durante el embarazo. Los requerimientos de levotiroxina en las embarazadas, por lo general, aumentan de 25 a 50% entre las 4 y 8 semanas de gestación y alcanzan una meseta a las 16.[8]

Los síntomas de hipotiroidismo, incluidos fatiga, estreñimiento y somnolencia, pueden atribuirse al embarazo mismo, lo que retrasa el diagnóstico. Sin tratamiento, el hipotiroidismo durante el embarazo se vincula con varias complicaciones obstétricas, que incluyen parto pretérmino, preeclampsia, desprendimiento prematuro de placenta normoinserta, anemia y hemorragia posparto.[8] Las hormonas tiroideas son críticas para el desarrollo del cerebro fetal, y los niños de madres con hipotiroidismo tienen el triple de probabilidad de coeficientes de inteligencia (CI) de una desviación estándar por debajo de la media de la población general.[9]

El coma con mixedema representa la forma más extrema de hipotiroidismo, con efectos sistémicos múltiples; aunque ocurre en raras ocasiones, es factible que se presente durante el embarazo.[10] A menudo hay un factor precipitante presente, como hipotermia, infección, y uso de medicamentos que deprimen al sistema nervioso central, como los narcóticos. Hay hipotermia en virtualmente todas las pacientes. Con frecuencia se presentan bradicardia y bradipnea, con hipoxia e hipercapnia resultantes. Es muy común la alteración sensorial, que va desde el letargo al coma, así como la presencia de un edema difuso sin fóveas. La valoración por el laboratorio revela una cifra notoriamente elevada de TSH sérica y concentraciones muy bajas de T4 y T3 (triyodotironina) libres. A menudo hay hiponatremia. El tratamiento del coma por mixedema durante el embarazo debe hacerse en un contexto de cuidados intensivos bajo monitoreo electrónico fetal. El principal recurso terapéutico es de dosis grandes de hormona tiroidea de restitución (200-250 mg de levotiroxina diarios por vía intravenosa). Se usan corticoesteroides a dosis alta (50-100 mg de hidrocortisona intravenosa cada 6-8 horas) para disminuir los síntomas sistémicos mientras se espera el efecto de la hormona tiroidea restituida.

Hipertiroidismo

Identificado por una TSH sérica baja y concentraciones elevadas de T3 y T4 libres séricas, el hipertiroidismo complica de 0.4 a 1.7% de los embarazos.[11] La enfermedad de Graves es la causa más frecuente, pues constituye 85% de los casos. Los nódulos tóxicos y la tirotoxicosis ficticia son causas mucho menos frecuentes.[8] Debe hacerse una diferenciación importante entre la enfermedad de Graves y la tirotoxicosis gestacional (tabla 6-3). La primera constituye un síndrome caracterizado por hipertiroidismo, bocio y oftalmopatía (afección ocular), causada por anticuerpos circulantes contra el receptor de TSH, que estimulan la síntesis de hormonas tiroideas. La tirotoxicosis gestacional es una afección transitoria, por lo general asintomática, causada por la reactividad cruzada de la hCG sobre los receptores de TSH tiroideos. La concentración de TSH a menudo declina como resultado de la retroalimentación negativa. Puesto que la cifra de hCG alcanza el máximo a las 10 a 12 semanas de gestación, la tirotoxicosis gestacional se presenta en la primera mitad del embarazo. A diferencia de la enfermedad de Graves, la concentración sérica de T3 y T4 libres se mantiene en rango normal durante la tirotoxicosis gestacional. Las afecciones vinculadas con un aumento de la hCG sérica, como la hiperémesis gravídica y los embarazos gemelares, pueden predisponer a la tirotoxicosis gestacional.

La enfermedad de Graves complica de 0.1 a 1% de los embarazos. Muchos de los síntomas inespecíficos de la gestación son similares a los de la enfermedad de Graves e incluyen taquicardia, intolerancia del calor y aumento de la perspiración. La afección suele exacerbarse en el primer trimestre y mejora después. La enfermedad de Graves, como todo hipertiroidismo durante el embarazo, se vincula con varias afecciones comórbidas, que incluyen trabajo de parto pretérmino, restricción del crecimiento intrauterino, preeclampsia y muerte fetal. El diagnóstico de la enfermedad de Graves durante el embarazo se basa en los estigmas clínicos, como el bocio y la oftalmopatía, así como en la presencia de anticuerpos contra el receptor de TSH. Los fármacos antitiroideos, incluidos propiltiouracilo (PTU) y metimazol (MMI), constituyen el tratamiento ideal de la enfermedad de Graves.[8,9,11] El uso de yodo radiactivo para este propósito durante el embarazo está contraindicado por su toxicidad fetal. Aunque tanto el PTU como el MMI tienen efectos teratógenos conocidos, se prefiere usar el primero en el primer trimestre y el último en el segundo y tercero. Pueden usarse beta bloqueadores para tratar los síntomas adrenérgicos a la dosis más baja eficaz, hasta que se normalice la función tiroidea con los fármacos antitiroideos.

TABLA 6-3 Diferencias entre enfermedad de Graves y tirotoxicosis gestacional

	Tirotoxicosis gestacional	Enfermedad de Graves
Incidencia durante el embarazo	De 10-20%	De 0.1-1%
Fisiopatología	Estimulación tiroidea por reactividad cruzada de la hCG sobre los receptores de TSH	Estimulación tiroidea por anticuerpos contra el receptor de TSH
Antecedentes	Síntomas, por lo general, leves y transitorios en la primera mitad del embarazo	Algunos síntomas suelen presentarse antes del embarazo. La mayoría de las pacientes los presenta en el primer trimestre y mejora después
Datos de exploración física	Mínimos. En ocasiones, taquicardia leve	Taquicardia, diaforesis, disminución de peso, ansiedad, oftalmopatía y bocio
Pruebas de función tiroidea	TSH baja, T3 y T4 libres normales	TSH baja, T3 y T4 libres elevadas
Tratamiento	Rara vez se requiere	Fármacos antitiroideos y probablemente beta bloqueadores

hCG, gonadotropina coriónica humana; T3, triyodotironina; T4, tiroxina; TSH, hormona estimulante de la tiroides.

Crisis tiroidea

La crisis tiroidea es una afección rara, potencialmente fatal, caracterizada por un estado hipermetabólico grave, con cifras altas de hormonas tiroideas endógenas, que se presenta durante la gestación en 1% de las mujeres con hipertiroidismo y tratamiento inadecuado o nulo. La crisis tiroidea durante el embarazo puede causar insuficiencia cardiaca, estado de choque y coma, y conlleva una mortalidad materna de hasta 25%. A menudo se identifica un factor precipitante, como infección, traumatismo o trabajo de parto. El diagnóstico de la crisis tiroidea se hace por clínica, tomando en cuenta la multitud de signos y síntomas clínicos (tabla 6-4). El tratamiento no difiere del de las mujeres no gestantes. Se usan fármacos para bloquear la síntesis, secreción y acción de las hormonas tiroideas en los tejidos periféricos (tabla 6-5). Los cuidados de sostén generales incluyen antipiréticos, lienzos para enfriamiento, reanimación por volumen y oxígeno complementario, que se deben administrar en un contexto de cuidados intensivos, con monitoreo electrónico fetal continuo en embarazadas con más de 24 semanas de edad de gestación.

TABLA 6-4 Síntomas y signos de la crisis tiroidea

Confusión	Cambios visuales	Bocio
Agitación	Temblor	Exoftalmia
Palpitaciones	Hiperpirexia	Diaforesis
Náusea/vómito	Taquicardia	Fibrilación auricular
Anorexia	Taquipnea	Edema pulmonar

TABLA 6-5 Tratamiento farmacológico de la crisis tiroidea durante el embarazo

Inhibición de la síntesis de hormonas tiroideas
El PTU en dosis de carga de 500-1 000 mg, y después, 250 mg cada 4 h, es el fármaco preferido, ya que también inhibe la conversión de T4 a T3 en los tejidos periféricos, lo que limita la forma activa de las hormonas tiroideas o MMI, 60-80 mg/día en dosis divididas
Inhibición de la secreción de hormonas tiroideas
SSKI (50 mg de yodo/gota), 1-2 gotas por vía oral cada 8 h o Solución de yodo de Lugol (8 mg de yodo/gota), 5-7 gotas por vía oral cada 8 h o Yoduro de sodio, 500 mg por vía intravenosa cada 12 h (Nota: espérese 1 hora para iniciar el tratamiento con compuestos que contengan yodo después de administrar PTU o MMI.)
Inhibición de los efectos de las hormonas tiroideas
El propranolol, 60-80 mg por vía oral cada 4 h, es el fármaco preferido, porque también inhibe la conversión de T4 a T3 o Metoprolol, 25-50 mg por vía oral cada 6 h o Esmolol, 50-100 µg/kg/min en solución intravenosa
Administración de corticoesteroides
Hidrocortisona, 300 mg por vía intravenosa, y después, 100 mg cada 8 h o Dexametasona, 2-4 mg por vía intravenosa cada 6 h (Los corticoesteroides inhiben la conversión de T4 a T3, bloquean la liberación de hormonas por la tiroides y constituyen la terapéutica de la insuficiencia suprarrenal, que puede ocurrir con la crisis tiroidea.)

MMI, metimazol; PTU, propiltiouracilo; SSKI, solución saturada de yoduro de potasio; T3, triyodotironina; T4, tiroxina.

ASMA

El asma es la afección respiratoria más frecuente como complicación gestacional, con una prevalencia de 8.8% en las embarazadas de Estados Unidos.[12] El asma puede empeorar, mejorar o mantenerse sin cambios durante el embarazo; los datos sugieren que se presentan las tres circunstancias con igual frecuencia, pudiendo variar la evolución del asma de acuerdo con la etapa de la gestación. El primer trimestre, en general, es bien tolerado por las mujeres con asma, con pocas crisis agudas. A menudo ocurre aumento de los síntomas y exacerbaciones más frecuentes entre las semanas 17 y 36 de gestación, con retorno a menos síntomas de la 37 a la 40.[12] El asma durante el embarazo tiene un fuerte vínculo con preeclampsia, desprendimiento prematuro de placenta normoinserta, placenta previa y hemorragia obstétrica.[13]

El propósito del tratamiento del asma durante el embarazo es mantener una oxigenación adecuada del feto y prevenir las crisis de hipoxia en la madre. Se han estudiado ampliamente los efectos teratógenos potenciales de los medicamentos de uso más frecuente para el asma y, en general, son rebasados por mucho por el beneficio de la regulación del padecimiento durante la gestación. Los medicamentos para tratar el asma se pueden dividir en dos clases principales: aquellos a largo plazo, para terapia de mantenimiento, y los de rescate, para proveer el alivio inmediato de los síntomas (tabla 6-6). Los corticoesteroides inhalados son el principal recurso de regulación a largo plazo durante el embarazo, con la budesonida como la preferida en esta clase.[14] Puede agregarse un agonista β de acción prolongada por inhalación si no se logra regular a largo plazo el padecimiento con los corticoesteroides inhalados solos. El salmeterol y el formoterol son fármacos agonistas β actualmente disponibles para inhalación, y ambos se consideran seguros durante el embarazo.

Casi 6% de las embarazadas se hospitaliza ante una exacerbación del asma.[15] La infección viral, la exposición a alérgenos y el incumplimiento del tratamiento son factores de exacerbación comunes. Las cifras bajas de flujo espiratorio máximo, con frecuencia usadas para valorar la gravedad del asma, no cambian durante el

TABLA 6-6 Medicamentos usados para tratar el asma durante el embarazo

Categoría farmacológica		
Broncodilatadores inhalados		
De acción breve	Albuterol	Medicamento de rescate preferido
De acción prolongada	Formoterol Salmeterol	Se pueden agregar a los corticoesteroides inhalados para la regulación a largo plazo
Anticolinérgicos inhalados	Bromuro de ipratropio	Se puede administrar con albuterol como medicamento de rescate
Corticoesteroides inhalados	Budesonida Beclometasona Fluticasona Mometasona Triamcinolona	Los medicamentos preferidos para la regulación a largo plazo. La budesonida es la de mayor estudio
Corticoesteroides sistémicos		Se pueden agregar como medicamentos de rescate en los casos más graves
Antagonistas del receptor de leucotrienos	Montelukast Zafirlukast	Se pueden usar como tratamiento de mantenimiento
Anticuerpos contra IgE	Omalizumab	Se puede usar para tratar el asma alérgica moderada a grave
Cromolin y teofilina		Alternativos para la regulación a largo plazo, pero que no se prefieren
Sulfato de magnesio	Carga súbita de 2 g IV	Se puede agregar como medicamento de rescate en los casos más graves
Inhibidor de la 5-lipoxigenasa	Zileutón	Contraindicado por teratogenicidad
Epinefrina		Contraindicado por probable compromiso de la perfusión uteroplacentaria

IgE, inmunoglobulina E; IV, intravenosa.

embarazo. Las exacerbaciones agudas del asma durante el embarazo se tratan en la misma forma que en pacientes no gestantes adultas, con agonistas β de acción breve inhalados y corticoesteroides sistémicos como los principales. Está indicado el monitoreo no invasivo de la frecuencia cardiaca fetal después de las 24 semanas de gestación durante el tratamiento. Debe mantenerse la saturación de oxígeno por arriba de 95%. Debido a que las embarazadas normalmente presentan una alcalosis respiratoria fisiológica compensada, con presión parcial de dióxido de carbono sérico (PCO_2) en el rango de 28 a 32 mm Hg, la PCO_2 al parecer normal en las pruebas de gases sanguíneos arteriales representa una retención de CO_2 y la posible inminencia de una insuficiencia respiratoria. Si la ventilación mecánica resulta necesaria, deben hacerse todos los esfuerzos por evitar el atrapamiento de aire, también conocido como hiperinflado dinámico, afección que causa elevación de la presión intratorácica, lo cual lleva a una disminución del retorno venoso periférico y a la hipotensión materna. La estrategia de ventilación con hipercapnia permisiva para ayudar a evitar el atrapamiento de aire es controvertida durante la gestación, aunque se ha utilizado con buenos resultados.[13] También es importante ubicar a las embarazadas intubadas en decúbito lateral izquierdo, en particular durante el tercer trimestre, para evitar la compresión aortocava por el útero grávido.

CEFALEAS

La prevalencia de las cefaleas durante el embarazo es de 35%, y cerca de 5% de las pacientes presenta afectación por un nuevo inicio o un tipo nuevo de cefalea, con mayor frecuencia jaqueca (migraña).[16,17] La mayoría de las cefaleas que ocurre durante el embarazo es de naturaleza benigna. En general, la que se presenta en el tercer trimestre y en el periodo posparto tiene más probabilidad de ser de naturaleza grave, porque es cuando tienen máxima prevalencia las afecciones patológicas, como la preeclampsia y la hipercoagulabilidad. Las principales metas del tratamiento de la cefalea durante el embarazo son: hacer el diagnóstico correcto de la causa y tratar el padecimiento de manera apropiada y segura.

Las cefaleas se dividen en dos categorías principales: primarias y secundarias. Las primarias son afecciones que no ponen en riesgo la vida, en las que la enfermedad misma es el síntoma; la jaqueca, la cefalea de tipo tensional y aquella en racimo pertenecen a esta categoría. Las cefaleas secundarias se presentan cuando son síntomas de otra enfermedad, pueden ser causa de morbilidad significativa y requieren pruebas y tratamiento específicos (tabla 6-7). La mayoría (58-65%) de las cefaleas en las embarazadas es primaria, y la minoría (35-42%) secundaria.[16,18]

TABLA 6-7 Cefaleas secundarias durante el embarazo

Afección de cefalea secundaria	Características
Preeclampsia y eclampsia	Una cefalea bilateral progresiva que ocurre después de las 20 semanas de gestación, con hipertensión y proteinuria concomitantes
Trombosis de senos venosos cerebrales	Una cefalea progresiva, por lo general en el tercer trimestre o el puerperio, con signos de aumento de la presión intracraneal. Puede conllevar déficits neurológicos focales
Síndrome de vasoconstricción cerebral reversible	Cefalea difusa de inicio súbito, por lo general en el periodo posparto. Se asocia con accidentes cerebrovasculares hemorrágicos e isquémicos
Hipertensión intracraneal idiopática	Una cefalea difusa progresiva en las embarazadas con obesidad, por lo general en el primer trimestre. Puede incluir alteraciones visuales
Hemorragia subaracnoidea	Cefalea grave de inicio súbito, a menudo con pérdida de la conciencia y vómito. Es más probable de ocurra en el periodo posparto
Lesiones ocupativas intracraneales	Una cefalea difusa diaria progresiva, a menudo con náusea y vómito. Puede incluir alteraciones visuales
Apoplejía hipofisaria	Cefalea retroorbitaria de inicio súbito, a menudo acompañada de náusea, vómito y alteraciones visuales
Síndrome de encefalopatía reversible posterior	Cefalea occipital sorda de inicio insidioso, a menudo con síntomas visuales. Suele vincularse con la preeclampsia/eclampsia
Accidente cerebrovascular isquémico	Por lo general, una cefalea autolimitada con déficits neurológicos. Más frecuente en los accidentes cerebrovasculares de la circulación posterior
Disección arterial	Cefalea unilateral de inicio súbito, a menudo vinculada con la preeclampsia

Cefaleas primarias

Las afecciones de cefalea primaria alcanzan una prevalencia máxima en las mujeres en edad de procrear por las influencias hormonales.[16] La mayoría de las cefaleas primarias que afectan al embarazo se diagnostica antes.

Migraña

La mayoría de las embarazadas que busca tratamiento de una cefalea primaria recibe el de la jaqueca,[19] una cefalea caracterizada por episodios de dolor pulsátil intenso, terebrante, asociado con náusea, vómito, fonofobia, fotofobia y aversión a la actividad física. La jaqueca o migraña puede presentarse con o sin síntomas visuales o neurológicos asociados, como el aura. La mayoría de quienes sufren jaqueca experimenta mejoría de los síntomas durante el embarazo, con disminución de la frecuencia e intensidad de sus crisis. En menos de 10% de las mujeres, los síntomas de la jaqueca empeoran durante el embarazo y hasta 6% experimenta su primera crisis durante la gestación.[20,21] No es raro que las jaquecas se presenten con nuevos síntomas de tipo aura durante el embarazo.[20] El tratamiento de la jaqueca durante el embarazo es similar al de las pacientes no gestantes (tabla 6-8).

De tipo tensional

Dentro de las cefaleas primarias, las de tipo tensional ocupan el segundo lugar en frecuencia durante el embarazo. Se describen como una presión u opresión alrededor de la cabeza, que puede aumentar y disminuir de intensidad. Su frecuencia se mantiene sin cambios o disminuye durante el embarazo y casi 5% de las pacientes informa del empeoramiento de los síntomas.[20] El paracetamol es el fármaco de elección para tratar las cefaleas de tipo tensional durante el embarazo, y el ácido acetilsalicílico y los fármacos antiinflamatorios no esteroides son opciones terapéuticas de segunda línea, que son más seguros en el segundo trimestre. Puede ser útil también la cafeína, la cual en general se considera segura.

En racimo

Las cefaleas en racimo son de tipo primario, relativamente raras, que se presentan como recurrentes, intermitentes, unilaterales e intensas, con síntomas autonómicos craneales asociados, como lagrimeo, ptosis y sudor facial. Las cefaleas en racimo son más frecuentes en los hombres, afectan a menos de 0.5% de las embarazadas[22] y su tratamiento es el mismo que en las pacientes no gestantes, con oxígeno a flujo alto y triptanos, que en general se consideran seguros.

Cefaleas secundarias

Las afecciones hipertensivas contribuyen con casi 50% de las cefaleas secundarias durante el embarazo, grupo en el que la preeclampsia es la causa más frecuente.[19] Los datos del interrogatorio y la exploración física a menudo indican la presencia de una cefalea secundaria en las embarazadas (tabla 6-9). Los estudios de imagen del encéfalo están indicados cuando se sospecha una cefalea secundaria asociada con una afección

TABLA 6-8 Medicamentos usados para tratar la cefalea durante el embarazo

Fármaco	Comentarios
Paracetamol	El tratamiento de primera línea preferido
Antiinflamatorios no esteroides, que incluyen al ácido acetilsalicílico	De máxima seguridad en el segundo trimestre, evítense en el tercero
Triptanos	En general se consideran seguros
Opioides	En general se consideran seguros
Antieméticos (clorpromazina, proclorperazina, metoclopramida, droperidol, ondansetrón, difenhidramina)	En general se consideran seguros
Butalbital	Debe evitarse
Cafeína	En general se considera segura
Isometepteno	Debe evitarse
Sulfato de magnesio	Seguro
Glucocorticoides	En general se consideran seguros
Derivados del cornezuelo de centeno (ergotamina, dihidroergotamina)	Deben evitarse

TABLA 6-9 "Señales de alarma" de las cefaleas secundarias durante el embarazo
Antecedente de una cefalea secundaria
Cefalea de nuevo inicio
Incremento súbito de la intensidad de una cefalea previa
Agravamiento de la cefalea con la actividad física o la maniobra de Valsalva
Antecedente de una afección hipofisaria
Alteraciones sensoriales
Déficit neurológico focal
Convulsión
Papiledema
Fiebre
Hipertensión

subyacente del sistema nervioso central o sistémica. La modalidad de estudio de imagen preferida es la resonancia magnética (MRI) y se considera segura durante la gestación.[23] No se recomienda usar el medio de contraste gadolinio, dada su capacidad conocida de atravesar la placenta, y la carencia de datos de su seguridad. A menudo se usa la tomografía computarizada (TC) para los estudios de imagen del encéfalo durante el embarazo, por su velocidad y fácil disponibilidad, en comparación con la MRI. Con un escudo abdominal apropiado, el riesgo para el feto es mínimo al practicarse una TC cefálica de la madre.[21] Deben evitarse los medios de contraste yodados, ya que pueden suprimir la función tiroidea fetal.

Preeclampsia

La preeclampsia complica hasta 8% de los embarazos y debe sospecharse en cualquier mujer con cefalea después de las 20 semanas de gestación. Por lo general, la cefalea se describe como difusa, constante y terebrante. Llegan a presentarse cambios visuales, alteración del estado mental y dolor abdominal epigástrico. En ocasiones también ocurren trombocitopenia, elevación de enzimas hepáticas y hemólisis. Los principales recursos terapéuticos para la preeclampsia son: regular la presión arterial, la profilaxis de las convulsiones y, finalmente, el nacimiento, como se detalla en el capítulo 16.

Trombosis de los senos venosos cerebrales

El embarazo es un estado de hipercoagulabilidad, con frecuencia máxima de trombosis de los senos venosos cerebrales en el tercer trimestre y el periodo posparto. Son factores de riesgo adicionales la deshidratación, la cesárea y la edad materna avanzada. La cefalea es el síntoma más frecuente, que se presenta en hasta 90% de los casos.[23] La venografía por MRI sin contraste es el estudio de imagen preferido para el diagnóstico de la trombosis de los senos venosos cerebrales durante el embarazo, si bien se puede usar la venografía por TC. El tratamiento es de anticoagulación con heparina de bajo peso molecular, el fármaco de elección durante el embarazo, según se detalla en el capítulo 3.

Síndrome de vasoconstricción cerebral reversible

Se desconoce la incidencia del síndrome de vasoconstricción cerebral reversible, ya que a menudo no se detecta. Sesenta y seis por ciento de los casos relacionados con el embarazo se presenta en el periodo posparto, causado por una disfunción del endotelio vascular que produce alteraciones en el tono vascular cerebral. Pueden presentarse todas las siguientes circunstancias: vasoconstricción que causa un accidente cerebrovascular isquémico, dilatación con posible rotura vascular y hemorragia, y pérdida de continuidad de la barrera hematoencefálica con edema vasogénico. El cuadro clínico más frecuente es cefalea de inicio súbito, a menudo desencadenada por el ejercicio o la maniobra de Valsalva, con déficits neurológicos fluctuantes y, a veces, convulsiones. La cefalea puede recurrir en unos cuantos días. El diagnóstico durante el embarazo se hace por MRI o angiografía por TC, que muestran constricción y dilatación de las arterias cerebrales. La vasoconstricción cerebral reversible, por lo general, es una afección autolimitada que se resuelve durante semanas, si bien se presentan secuelas a largo plazo cuando hay un accidente cerebrovascular o una hemorragia vinculados. Los bloqueadores de los conductos del calcio, en particular la nimodipina, son útiles para prevenir las cefaleas recurrentes.[24]

INFECCIÓN DE VÍAS URINARIAS

El tipo más frecuente de infección durante el embarazo es el de las vías urinarias (IVU), con una frecuencia de 5 a 10%.[25] Los microorganismos patógenos de las IVU en las embarazadas son similares a las de la población no gestante. El más común es la *Escherichia coli*, causa de 70 a 80% de las IVU durante la gestación; otros microorganismos incluyen especies de *Klebsiella, Enterobacter y Proteus*.[26] Los microorganismos grampositivos, sobre todo los estreptococos del grupo B, causan casi 10% de estas infecciones.[26]

Las IVU durante el embarazo se pueden clasificar como bacteriuria asintomática, de vías urinarias bajas (cistitis), o de vías urinarias altas (pielonefritis); estas dos últimas, e incluso la bacteriuria asintomática, se relacionan con resultados adversos maternos y fetales, motivo por el que se recomienda la detección de la bacteriuria asintomática por cultivo en todas las embarazadas.[26] El tratamiento antimicrobiano disminuye significativamente la incidencia de pielonefritis en etapas posteriores de la gestación.

Cistitis

Ocurre cistitis aguda en 1 a 4% de las embarazadas,[25] con síntomas comunes iguales a los de las mujeres no gestantes, que incluyen disuria, malestar suprapúbico y hematuria. La frecuencia y urgencia urinarias que experimentan las pacientes con cistitis también son síntomas comunes causados por los cambios fisiológicos normales de la gestación. El diagnóstico de cistitis en las embarazadas se confirma por urocultivo, el cual debe ordenarse en todas las que presenten los síntomas correspondientes. Debe administrarse tratamiento empírico a todas las pacientes con síntomas compatibles y cualquiera de los siguientes: un resultado positivo de la esterasa de leucocitos en tira reactiva, más de 10 leucocitos/mm^3, más de 3 leucocitos/campo de alto aumento[27] o la visualización de microorganismos mediante tinción de Gram, en la orina sin centrifugar. No hay evidencia que respalde un esquema antimicrobiano específico sobre otro para el tratamiento de la cistitis; el tiempo recomendado para este es de 3 a 7 días (tabla 6-10).[25,26,28] La selección del tratamiento empírico debe reflejar los resultados de los antibiogramas y los patrones de susceptibilidad locales. El uso de sulfonamidas y nitrofurantoína se considera controvertido en el primer trimestre y debe evitarse en las últimas semanas de la gestación.

TABLA 6-10 Antibióticos para las infecciones de las vías urinarias durante el embarazo

Antibióticos	Comentarios
Penicilinas	En general, se consideran seguras, incluyendo aquellas combinadas con inhibidores de la lactamasa β
Cefalosporinas	En general se consideran seguras
Carbapenemos	Todos se consideran seguros, con la posible excepción del imipenem
Fosfomicina	En general se considera segura
Nitrofurantoína	Evítese en el primer trimestre y cerca del término
Trimetoprim-sulfametoxazol	Evítese en el primer trimestre y cerca del término
Aminoglucósidos	Evítense, de ser posible
Tetraciclinas	Contraindicadas
Fluoroquinolonas	Evítense, de ser posible
Macrólidos	En general se consideran seguros
Clindamicina	En general se considera segura
Vancomicina	En general se considera segura
Linezolida	Hay poca información disponible respecto de la seguridad
Daptomicina	Hay poca información disponible respecto de la seguridad

Pielonefritis

La incidencia de pielonefritis durante el embarazo es mayor que en la población general, posiblemente por los cambios fisiológicos de las vías urinarias, complicación en hasta 4% de las pacientes, si bien su incidencia disminuye de manera significativa por el tratamiento de la bacteriuria asintomática en las etapas tempranas.[26] Más de 80% de los casos de pielonefritis se presenta en los últimos 2 trimestres del embarazo, y cerca de 25% de las pacientes afectadas presentará al menos una recurrencia durante la misma gestación.[29] Las mujeres con pielonefritis durante el embarazo tienen más probabilidad de ser de raza negra o latinas, jóvenes, con menor instrucción, nulíparas, diabéticas, con inicio tardío de los cuidados prenatales y hábito tabáquico.[26,29] En los embarazos de mujeres con pielonefritis hay más probabilidad de complicación por anemia, lesión renal aguda, hipertensión, hemólisis, trombocitopenia, septicemia, preeclampsia, síndrome de dificultad respiratoria aguda (SDRA) y trabajo de parto pretérmino.[25,29]

El diagnóstico de pielonefritis se basa en los datos de laboratorio de bacteriuria y piuria, acompañados por las siguientes manifestaciones clínicas: fiebre, náusea, vómito, dolor de flanco y del ángulo costovertebral con la percusión. Debe ordenarse un urocultivo antes de iniciar el tratamiento antimicrobiano. Los hemocultivos son positivos en 20 a 30% de las pacientes, si bien el obtenerlos en todas las embarazadas con pielonefritis carece de un beneficio claro.[25,30] Todas deben ingresarse al hospital para el tratamiento con antibióticos intravenosos apropiados, que deben tener buena penetración renal, un factor que no se toma en cuenta cuando se trata la cistitis. Las penicilinas de amplio espectro y las cefalosporinas son los fármacos preferidos para este propósito. Las fluoroquinolonas y los aminoglucósidos, que suelen usarse para tratar la pielonefritis en las mujeres no gestantes, deben evitarse durante el embarazo.[25,29]

ABUSO DE SUSTANCIAS

En una encuesta nacional de Estados Unidos se reveló que 8.5% de las embarazadas bebe alcohol y 5.9% utiliza drogas.[31] Por ello se recomienda la detección prenatal del abuso de sustancias, que durante el embarazo es más probable en mujeres jóvenes, solteras y con poca instrucción formal, las cuales tienen menos probabilidad de buscar atención prenatal y presentan tasas más altas de enfermedades infecciosas, como aquella por el virus de inmunodeficiencia humana (VIH), hepatitis e infecciones de transmisión sexual (ITS).[32] Aunque es frecuente el embarazo involuntario en las mujeres con trastornos de abuso de sustancias, más de la mitad informa de la abstinencia de drogas mientras están gestando. Los efectos de una droga sobre el resultado del embarazo son difíciles de determinar. La investigación constituye un reto por múltiples factores de confusión, que incluyen abuso de sustancias múltiples, pobreza, desnutrición,

TABLA 6-11 Efectos del abuso de sustancias durante el embarazo

Sustancia	Efectos gestacionales	Efectos a largo plazo
Alcohol	Parto pretérmino, talla reducida para la edad de gestación, aborto espontáneo	Alteraciones del espectro alcohólico-fetal
Marihuana	Sin efectos comprobados	Son probables algunas anomalías neuroconductuales
Cocaína	Parto pretérmino, talla reducida para la edad de gestación, aborto espontáneo, desprendimiento prematuro de placenta normoinserta	Probabilidad de anomalías neuroconductuales
Opioides	Trabajo de parto prematuro, restricción del crecimiento intrauterino, preeclampsia, desprendimiento prematuro de placenta normoinserta	Probabilidad de alteraciones conductuales y de aprendizaje
Anfetaminas	Parto pretérmino, hipertensión gestacional, muerte fetal intrauterina, preeclampsia, desprendimiento prematuro de placenta normoinserta	Probabilidad de alteraciones conductuales
Benzodiacepinas	Se pueden vincular con defectos craneofaciales y cardiacos	Probable retraso del desarrollo en el primer año de vida

afecciones comórbidas y una atención prenatal inadecuada (tabla 6-11). Las embarazadas que dependen de alcohol, opioides y benzodiacepinas con frecuencia requieren tratamiento y una probable desintoxicación bajo supervisión médica. La abstinencia de marihuana, cocaína y anfetaminas por lo general se puede tratar sin necesidad de intervención médica.

Alcohol

No hay un grado definido de uso "seguro" de alcohol durante el embarazo, por lo que se recomienda a las pacientes abstenerse.[33] En Estados Unidos se calcula que 0.3% entran en el rango de bebedoras empedernidas.[34] Las **alteraciones del espectro alcohólico-fetal** corresponden a una variedad de anomalías neurológicas, cognitivas, de problemas conductuales y rasgos faciales dismórficos, que se presentan en una persona cuya madre consumió alcohol durante el embarazo. El tratamiento de la abstención de alcohol durante la gestación no ha sido bien estudiado. Como en las pacientes no gestantes, los medicamentos preferidos para este propósito son las benzodiacepinas.[32-34]

Opioides

De las embarazadas que admiten usar sustancias ilícitas, 27% informa de la utilización de opioides, porcentaje que anteriormente correspondía a la heroína. Sin embargo, ha habido un aumento del uso de opioides por prescripción durante el embarazo en años recientes, consistente con el incremento reciente del abuso de analgésicos por prescripción en Estados Unidos.[35] Debe usarse naloxona ante situaciones de sobredosis, con el cuidado de evitar los síndromes agudos de abstinencia, que pueden causar sufrimiento fetal. La mayoría de las mujeres dependientes de opioides debe mantener su uso durante el embarazo. No se recomienda realizar de rutina la desintoxicación, por el riesgo de precipitar un sufrimiento fetal y la elevada tasa de recaídas.[36] Se puede usar metadona y buprenorfina para el tratamiento de mantenimiento de la dependencia de opioides durante el embarazo, siendo la primera el medicamento de elección.[32,35]

Benzodiacepinas

En Estados Unidos existe un abuso frecuente de las benzodiacepinas, que se usan en forma simultánea con analgésicos narcóticos. Las mujeres que usan dosis altas de benzodiacepinas (el equivalente de más de 50 mg diarios de diazepam) tienen riesgo de eventos adversos graves relacionados con la abstinencia, que incluyen convulsiones, delirio o inestabilidad autonómica. No se han publicado guías para la desintoxicación de las benzodiacepinas durante el embarazo, si bien se recomienda una disminución gradual de la dosis de aquellas de acción prolongada, como lorazepam o diazepam.[37]

EPILEPSIA

De 0.3 a 0.5% del total de los embarazos se presentan en pacientes con epilepsia.[38] El efecto de la gestación sobre la frecuencia de las convulsiones es variable: de 20 a 33% de las embarazadas afectadas experimentan un aumento, de 7 a 25% un decremento y de 50 a 83% no muestran cambios significativos.[39] Las mujeres con epilepsia tienen un riesgo significativamente más alto de una variedad de complicaciones gestacionales, que incluyen la muerte materna, preeclampsia, trabajo de parto pretérmino, crecimiento intrauterino deficiente, óbito fetal y anomalías congénitas, en comparación con las que no la padecen.[38] A pesar de estos hechos, más de 90% de las embarazadas con epilepsia tendrá una buena evolución. Aunque no es común, las pacientes pueden presentar su primera convulsión durante el embarazo. El abordaje de diagnóstico y tratamiento de estas pacientes debe ser igual que en las no gestantes, con consideración especial a las afecciones vinculadas con la gestación, como eclampsia, trombosis de senos venosos cerebrales y síndrome de vasoconstricción cerebral reversible.

El uso de fármacos antiepilépticos (FAE) durante el embarazo se vincula con tasas más altas de defectos al nacer y déficits neurocognitivos, y muchas mujeres no cumplen con la prescripción por ese motivo. La tasa promedio de malformaciones congénitas mayores en las embarazadas que toman FAE es de entre 3.1 y 9%, aproximadamente 2 a 3 veces más que en la población general.[39] Se cree que algunos FAE son menos propensos a causar malformaciones congénitas que otros (tabla 6-12). El valproato se vincula con un mayor riesgo de malformaciones congénitas y déficits neurocognitivos que otros FAE y debe evitarse durante la gestación. Se recomiendan los complementos de ácido fólico a todas las embarazadas que toman FAE, para disminuir la probabilidad de malformaciones congénitas.[40]

TABLA 6-12 Fármacos antiepilépticos y riesgo de malformaciones congénitas

Con menos probabilidad de causar malformaciones congénitas	Con más probabilidad de causar malformaciones congénitas
Lamotrigina	Fenobarbital
Levetiracetam	Topiramato
Fenitoína	Valproato

Crisis epilépticas

La mayoría de los casos de crisis epilépticas que se presentan durante el embarazo no se debe a una afección convulsiva previa.[41] La eclampsia es la causa más frecuente en este grupo y debe tratarse de manera acorde. Otras causas que se han reportado son la trombosis de senos venosos cerebrales y el síndrome de vasoconstricción cerebral reversible.[41] Ocurren crisis epilépticas en hasta 2% de las embarazadas y pueden presentarse en cualquier trimestre.[42] Menos de 10% de estos embarazos culminará con un aborto espontáneo.[43] No hay recomendaciones específicas para el tratamiento de las crisis epilépticas durante el embarazo en ausencia de eclampsia. Se recomienda tratar de inicio con benzodiacepinas (lorazepam o diazepam) y un FAE, preferentemente levetiracetam.

ENFERMEDADES AUTOINMUNES

Las enfermedades autoinmunitarias se caracterizan por el daño hístico debido a una reacción inmunológica anormal contra los tejidos naturales. Muchas de estas enfermedades se presentan sobre todo en las mujeres en edad de procrear y su tratamiento implica el uso de fármacos antiinflamatorios e inmunosupresores, así como productos biológicos (tabla 6-13). Existe la posibilidad de que se requiera tratamiento

TABLA 6-13 Medicamentos usados para tratar las enfermedades autoinmunes durante el embarazo

Fármacos	Comentarios
Antiinflamatorios	
AINE	Con máxima seguridad en el segundo trimestre; evitarlos, de ser posible, en el tercer trimestre
Aminosalicilatos (sulfasalazina, mesalazina)	En general se consideran seguros
Glucocorticoides	En general se consideran seguros
Colchicina	En general se considera segura
Inmunosupresores	
Tiopurinas (azatioprina, mercaptopurina)	En general se consideran seguras
Tacrolimus	En general se considera seguro
Ciclosporina	En general se considera segura
Hidroxicloroquina	En general se considera segura
Ciclofosfamida	Se considera insegura, en especial en el primer trimestre
Micofenolato	No debería usarse durante la gestación
Metotrexato	No debería usarse durante la gestación
Leflunomida	No debería usarse durante la gestación
Talidomida	No debería usarse durante la gestación
Productos biológicos (inhibidores del factor de necrosis tumoral y otros)	No están bien estudiados, aunque parecen seguros

AINE, antiinflamatorios no esteroides.

farmacológico durante el embarazo para regular una enfermedad materna, que en sí misma puede ser una amenaza para el bienestar fetal. Un gran porcentaje de estos medicamentos lo pueden tomar las embarazadas sin causar daño mensurable alguno al feto.

Enfermedad inflamatoria intestinal

La enfermedad de Crohn y la colitis ulcerativa, cuando están bien controladas, no parecen tener efectos significativos sobre los resultados del embarazo.[44] Con pocas excepciones, el tratamiento médico de mantenimiento de estas enfermedades debe continuarse durante la gestación, porque su beneficio supera al riesgo. Las embarazadas con enfermedad de Crohn presentan una evolución similar que las no gestantes; sin embargo, aquellas con colitis ulcerativa tienen más probabilidad de un aumento de la actividad de la enfermedad durante la gestación, con la mayoría de las recaídas en los primeros 2 trimestres.[45] Las crisis agudas de la enfermedad de Crohn y la colitis ulcerativa durante el embarazo deben tratarse de manera similar que en pacientes sin embarazo, e idealmente en coordinación con un gastroenterólogo. Las crisis de la enfermedad durante el tratamiento de mantenimiento pueden tratarse con aminosalicilatos por vía rectal, corticoesteroides sistémicos o inhibidores del factor de necrosis tumoral.[46]

Artritis reumatoide

Los resultados del embarazo en las mujeres con artritis reumatoide (AR) son, en su mayor parte, buenos, con diferencias menores en comparación con la población general. Las embarazadas con AR presentan un mayor riesgo de parto pretérmino y talla pequeña para la edad de gestación. Además, en las mujeres con AR hay mayor probabilidad de presentar hipertensión gestacional y preeclampsia.[47] Cerca de 33% de las embarazadas reporta empeoramiento de sus síntomas de AR durante la gestación, mientras que 33% da cuenta de mejoría.[48] Es posible el tratamiento farmacológico de mantenimiento eficaz de la AR con seguridad razonable durante el embarazo. Las crisis de enfermedad se pueden tratar con corticoesteroides orales o intraarticulares.[49]

Lupus eritematoso sistémico

El lupus eritematoso sistémico (LES) se caracteriza por la afección de órganos múltiples, a menudo del corazón, los pulmones, los riñones, la piel, las articulaciones y el sistema nervioso central. Los embarazos afectados por LES conllevan un incremento de 20 veces en la mortalidad materna y un riesgo 3 a 7 veces mayor de trombosis e infección.[50] Aunque con mejoría espectacular en los últimos 40 años, la tasa de pérdida fetal en presencia de LES es de aproximadamente 17%.[51]

De 25 a 50% de los individuos con LES presenta anticuerpos antifosfolípidos. Idealmente, todas las embarazadas con LES deben ser objeto de estudio de estos anticuerpos, porque su presencia se relaciona con múltiples complicaciones maternas y fetales. Se puede usar la anticoagulación durante el embarazo con ácido acetilsalicílico a dosis baja, tal vez combinado con heparina de bajo peso molecular, para mejorar sus resultados en estas pacientes.

La preeclampsia complica de 13 a 35% de las embarazadas con LES, en comparación con 5 a 8% de las de la población general.[51] La diferenciación entre preeclampsia y nefritis lúpica activa suele ser difícil, porque ambas afecciones se manifiestan con hipertensión, proteinuria, edema, trombocitopenia y deterioro de la función renal, y pueden coexistir. Las manifestaciones clínicas de cada entidad nosológica (tabla 6-14) pueden ayudar a identificar qué proceso está activo, aunque pudiese requerirse una biopsia renal.[51]

TABLA 6-14 Manifestaciones clínicas de preeclampsia y nefritis lúpica activa

Datos clínicos y de laboratorio	Nefritis lúpica	Preeclampsia
Signos y síntomas	Puede presentarse exantema característico, linfadenopatía y artritis	Puede haber síntomas de accidente cerebrovascular y escotomas
Hipertensión	Es factible su aparición antes de la semana 20 de la gestación	Inicio después de la semana 20
Cilindros eritrocíticos en la orina	Presentes	Ausentes
Ácido úrico sérico	Normal	Alto
Concentración de complemento sérico	Disminuida	Normal
Cifra de anticuerpos contra el ADN	Alta	Normal

La mayoría de las embarazadas con LES experimentará un aumento de la actividad de la enfermedad durante la gestación. Las tasas comunicadas de brotes de LES durante el embarazo van de 13.5 a 65%, con la mayoría presentándose en el primero o segundo trimestres.[51] Algunos síntomas y datos de laboratorio de un embarazo normal pueden imitar a los del LES, lo que dificulta el diagnóstico de un brote de lupus durante la gestación, que tiende a causar manifestaciones mucocutáneas, musculoesqueléticas, renales y hematológicas (en particular trombocitopenia).[51,52] El tratamiento de las crisis de LES durante el embarazo debe incluir la interconsulta a reumatología y, por lo general, implica el uso de corticoesteroides.

ENFERMEDAD CARDIOVASCULAR

Hipertensión

Las afecciones hipertensivas complican de 5 a 10% de los embarazos y se calcula que son la segunda causa más frecuente de muerte materna directa. La hipertensión durante el embarazo se puede dividir en cuatro categorías amplias, cada una con características únicas (tabla 6-15). En el capítulo 16 se hace una descripción más a fondo de las afecciones hipertensivas durante el embarazo.

Arritmias

Las arritmias constituyen las complicaciones cardiacas más frecuentes durante el embarazo. Las mujeres con afección cardiaca estructural tienen mayor riesgo de padecerlas y el número en aquellas con cardiopatía congénita en edad de procrear ha aumentado en años recientes debido a los avances quirúrgicos en el tratamiento de estas condiciones. La incidencia de todas las arritmias aumenta durante el embarazo, probablemente por los cambios hemodinámicos, hormonales y autonómicos que ocurren. Con unas cuantas excepciones, las arritmias que se presentan en las embarazadas se tratan de la misma forma que en la población general. La cardioversión eléctrica es relativamente segura en todas las etapas del embarazo.[53] Aunque solo una pequeña cantidad de la energía alcanza al feto durante la cardioversión, durante el procedimiento es necesario su monitoreo electrónico, porque puede presentar arritmias.

Taquicardia supraventricular

La taquicardia supraventricular (TSV) es la arritmia sostenida que ocurre con mayor frecuencia en el embarazo. La mayoría de las mujeres con TSV conocida presentará al menos una exacerbación durante la gestación. Su conversión mediante las maniobras de Valsalva y masaje carotídeo puede ser menos exitosa, por el mayor tono simpático durante el embarazo. Como en la población general, la TSV inestable durante el embarazo debe tratarse por cardioversión eléctrica. La adenosina es el fármaco de elección para tratar a las pacientes estables que no responden a las maniobras vagales. Si la adenosina no resulta eficaz, debe usarse metoprolol o propranolol por vía intravenosa. El verapamilo intravenoso se considera una tercera opción.[53]

TABLA 6-15 Afecciones hipertensivas durante el embarazo

Afección	Características
Hipertensión crónica	Presión arterial de 140/90 mm Hg o más alta antes del embarazo, antes de la semana 20 de gestación o que persiste después del periodo posparto
Hipertensión gestacional	Aumento de la presión arterial detectado por primera vez después de la semana 20 de gestación, en ausencia de proteinuria o manifestaciones de preeclampsia. La presión arterial se normaliza después, antes de que concluya el periodo posparto
Preeclampsia/eclampsia	Hipertensión y proteinuria de nuevo inicio, o hipertensión y disfunción de órgano terminal nuevos, con o sin proteinuria, por lo general después de la semana 20 de gestación en una paciente antes normotensa. La eclampsia se diagnostica cuando ocurren convulsiones
Hipertensión crónica con preeclampsia agregada	Hipertensión cada vez peor con proteinuria de nuevo inicio u otras manifestaciones de preeclampsia en una embarazada con hipertensión crónica

Fibrilación y aleteo auriculares

Se puede mantener la regulación de la frecuencia cardiaca durante el embarazo en presencia de fibrilación auricular crónica con un bloqueador β cardioselectivo, como el metoprolol. Debe evitarse el atenolol por su vínculo con resultados fetales adversos. Otras opciones para su regulación a largo plazo durante el embarazo incluyen digoxina, verapamilo y diltiazem. El mantenimiento de la regulación del ritmo durante la gestación se puede lograr con flecainida o sotalol.[54] Se prefiere la heparina de bajo peso molecular para la anticoagulación durante el embarazo.[54]

El tratamiento de la fibrilación y el aleteo auriculares en el contexto agudo es similar al de una mujer no gestante, con indicación de cardioversión eléctrica cuando la condición es inestable. Se puede usar metoprolol intravenoso para la regulación aguda de la frecuencia cardiaca en las pacientes estables, con el verapamilo o el diltiazem intravenosos como otras opciones. La fibrilación o el aleteo auriculares de nuevo inicio durante el embarazo deben hacer surgir la preocupación de una posible embolia pulmonar, ya que el embarazo es una condición trombogénica. Además, las mujeres con fibrilación o aleteo auriculares que se presentan por primera vez durante la gestación deben valorarse en cuanto a hipertiroidismo y cardiopatía estructural no diagnosticadas antes.

Taquicardia ventricular

La taquicardia ventricular (TV) es rara durante el embarazo, presente por lo general en las mujeres con cardiopatía estructural o síndrome de QT largo conocidos. Se ha reportado la TV como manifestación de la cardiomiopatía periparto, que ocurre en el último mes del embarazo.[55] La lidocaína es el antiarrítmico de elección para tratar la TV monofásica estable durante el embarazo, porque se sabe que la amiodarona es teratógena. De otra manera, el tratamiento de la TV durante el embarazo debe ser igual que en las mujeres no gestantes.

Cardiopatía valvular

La mortalidad materna en pacientes con el antecedente de afección valvular cardiaca puede ser tan alta como 2%, 100 veces mayor que en la población general.[56] La mayoría de las mujeres sabe de su afección valvular antes del embarazo, si bien en algunos casos se descubren lesiones no diagnosticadas antes, por los cambios hemodinámicos de la gestación. Idealmente, toda embarazada con afección cardiaca valvular debe valorarse antes de la concepción y ser vigilada durante la gestación por un cardiólogo.

En general, las lesiones valvulares izquierdas conllevan tasas más altas de complicación que las derechas. Las lesiones estenóticas valvulares suelen ser menos bien toleradas en el embarazo que aquellas con regurgitación. La disminución de la resistencia vascular sistémica durante el embarazo puede ser de beneficio para la función de las válvulas con regurgitación que, en general, es bien tolerada, en tanto se conserve la función ventricular izquierda. Usualmente los síntomas de la sobrecarga de líquidos pueden tratarse con diuréticos.[57]

La estenosis mitral durante el embarazo suele ser una secuela de la cardiopatía reumática. En las embarazadas con estenosis mitral moderada o grave ocurre con frecuencia insuficiencia cardiaca, en especial en el segundo y tercer trimestres. La estenosis aórtica en la mujer gestante suele deberse a válvulas aórticas bicúspides congénitas, pero también puede ser consecuencia de una cardiopatía reumática. La estenosis aórtica grave también puede causar insuficiencia cardiaca durante el embarazo. El tratamiento de ambas estenosis, mitral y aórtica, es con diuréticos y bloqueo β, para aumentar el tiempo de llenado diastólico del ventrículo izquierdo.

Las mujeres que se sometieron a restitución de una válvula cardiaca requieren consideración adicional durante el embarazo. Las válvulas protésicas biológicas no demandan anticoagulación y se relacionan con un riesgo mínimo durante el embarazo. Las mujeres con válvulas mecánicas presentan 58% de probabilidad de experimentar un embarazo sin complicaciones con un nacido vivo.[58] El uso de warfarina para la anticoagulación se vincula con complicaciones maternas menos numerosas; sin embargo, es teratógena e implica un mayor riesgo de pérdida fetal. La heparina de bajo peso molecular conlleva un riesgo significativamente menor para el feto, pero uno más alto de trombosis materna, en comparación con la warfarina. En la actualidad no hay opinión uniforme respecto de cómo abordar mejor la anticoagulación en las embarazadas dentro de este contexto. A menudo se usa una combinación de warfarina y heparina de bajo peso molecular para obtener los mejores resultados durante la gestación.

Infarto de miocardio

El infarto de miocardio (IM) durante el embarazo es raro, y complica a menos de 0.01% de las pacientes.[57] Son factores de riesgo la edad materna avanzada, la diabetes, el tabaquismo y la hipertensión previa. Se calcula que el riesgo de IM en una embarazada aumenta de 3 a 4 tantos en comparación con las mujeres no gestantes, y 10% de aquellas con una arteriopatía coronaria previa presentará un suceso coronario adverso durante la gestación.[59] La mayoría de los IM durante el embarazo se presenta en el tercer trimestre o en el periodo posparto, y casi 66% afecta a la pared anterior del ventrículo izquierdo.[60] Durante el embarazo se presenta 75% de los IM con elevación del segmento ST.[60] La isquemia cardiaca periparto suele no ser secundaria a la enfermedad ateroesclerótica, a diferencia de lo que ocurre en las poblaciones de mayor edad. De 27 a 43% de los IM durante el embarazo son causados por disección de las arterias coronarias, un porcentaje mucho mayor que en la población general, y hasta 13% de las pacientes gestantes con IM presenta arterias coronarias normales en la angiografía.[60]

Los síntomas de IM durante el embarazo son similares a los de la población general y se parecen a los de la embolia pulmonar, una afección mucho más frecuente durante la gestación. El diagnóstico se hace con la identificación de los cambios electrocardiográficos característicos y el aumento de los biomarcadores cardiacos. Las inversiones nuevas de la onda T en las derivaciones precordiales inferiores y anteriores, así como ondas Q en las derivaciones de extremidades inferiores y laterales, pueden presentarse normalmente durante el embarazo y dificultar el diagnóstico.

Se prefiere a la angiografía coronaria por encima de la trombólisis como tratamiento definitivo del IM durante el embarazo, con probabilidad de intervención coronaria percutánea (ICP), porque la primera también permite hacer el diagnóstico de la disección de las arterias coronarias.[57] El embarazo es una contraindicación relativa del uso del tratamiento fibrinolítico y conlleva un riesgo de 8% de hemorragia materna. El tratamiento trombolítico puede ser una opción cuando no hay acceso a la ICP.[57] Solo se dispone de información limitada acerca de la seguridad de muchos de los medicamentos usados para tratar el IM en las embarazadas (tabla 6-16). Las pacientes con embarazos complicados por IM presentan una tasa de mortalidad de 9%, y 38% sufrirá insuficiencia cardiaca o choque cardiogénico.[60]

Hipertensión pulmonar

La hipertensión pulmonar (HP) es una afección patológica definida por una elevación de la presión arterial pulmonar media, con una más alta probabilidad de diagnóstico en las mujeres, más comúnmente

TABLA 6-16 Medicamentos usados en el tratamiento del infarto de miocardio durante el embarazo

Seguridad durante el embarazo	Fármaco	Comentarios
En general se consideran seguros		
	Ácido acetilsalicílico	De seguridad máxima en el segundo trimestre
	Morfina	
	Nitroglicerina	
	Heparina no fraccionada	
	Heparina de bajo peso molecular	
	Metoprolol	
	Bloqueadores de los conductos del calcio	
Probablemente seguros, aunque no bien estudiados		
	Inhibidores del receptor de las glucoproteínas IIb/IIIa (eptifibatide, abciximab, tirofibán)	
	Antagonistas del receptor del difosfato de adenosina (clopidogrel, ticagrelor, prasugrel, cangrelor)	
Contraindicados		
	Inhibidores de la enzima convertidora de angiotensina	Teratógenos conocidos
	Bloqueadores de los receptores de angiotensina	Teratógenos conocidos
	Estatinas	Posiblemente teratógenas

durante sus años reproductivos. Hay múltiples causas, que incluyen enfermedad pulmonar subyacente, cardiopatía congénita y enfermedad tromboembólica pulmonar crónica. Un porcentaje significativo de los casos es idiopático. La mayor resistencia vascular pulmonar produce hipertrofia, dilatación y, en un momento dado, insuficiencia ventricular derecha. El pronóstico de HP, en general, es malo, con una tasa de mortalidad calculada de 15% en 1 año.[61]

En las guías de consenso por expertos se recomienda evitar el embarazo a las mujeres con diagnóstico de HP, por la elevada tasa de muertes maternas.[57] Los reportes previos de la tasa de mortalidad materna en presencia de HP fueron tan altos como de 50%, si bien en los más recientes se informa de cifras menores de 5%.[62] La mayoría de las muertes maternas atribuidas a la HP se presenta en el tercer trimestre y en el periodo posparto. Los cambios hemodinámicos del embarazo no son bien tolerados por las mujeres con HP. Específicamente, el aumento del gasto cardiaco causa incremento de la presión de la arteria pulmonar y de la poscarga ventricular derecha, que a su vez puede originar una crisis hipertensiva pulmonar, trombosis pulmonar e insuficiencia cardiaca derecha. La gran mayoría de los embarazos complicados por HP culminará con un parto pretérmino, y hasta 33% conllevará la restricción del crecimiento fetal. Ocurre la muerte fetal o neonatal en 10%.[62]

La mayoría de los casos de HP se diagnostica antes, pero hasta 30% durante el embarazo. La disnea de esfuerzo, el síncope y el edema de extremidades inferiores son característicos de la HP, aunque pueden también ser manifestaciones del embarazo. En las pacientes con sospecha de HP, además de la radiografía de tórax y el electrocardiograma, el estudio más apropiado es el ecocardiograma. Las cateterizaciones cardiacas derechas con determinación de la presión arterial pulmonar siguen siendo el estándar de oro para el diagnóstico de HP, cuyo tratamiento pretende evitar la hipotensión sistémica, la hipoxia y la acidosis, que pudiesen precipitar una insuficiencia cardiaca. Los medicamentos usados para dilatar el lecho vascular pulmonar incluyen a los bloqueadores de los conductos del calcio, los análogos de la prostaciclina, los antagonistas del receptor de endotelina y los inhibidores de la fosfodiesterasa-5. Se desconoce la seguridad de muchos de estos medicamentos durante el embarazo, aunque el antagonista del receptor de endotelina, bosentán, está contraindicado durante la gestación por su potencial teratógeno.

ENFERMEDADES VIRALES

Virus varicela zóster (viruela loca)

La infección por virus varicela zóster (VVZ) es frecuente en los climas templados, donde más de 90% de las mujeres en edad de procrear la sufrió antes. Un menor porcentaje de adultos habitantes de climas tropicales es seropositivo y el porcentaje de los inmunes probablemente aumente en el futuro por el uso amplio de la vacuna de VVZ desde mediados de la década de 1990. La prevalencia de la infección por VVZ durante el embarazo era menor de 0.3% antes de disponer de la vacuna correspondiente.[63] Por lo general, la varicela inicia con fiebre, cefalea y mialgias, seguidas por un exantema maculopapular, que se torna vesicular con costras en 5 días. La varicela tiende a presentar una evolución más grave en las embarazadas, en especial durante el tercer trimestre. Alrededor de 10 a 20% de aquellas con infección por VVZ sufrirá neumonía, con una mortalidad materna vinculada de 40%.[63] No hay riesgos significativos para la madre o el feto en relación con el herpes zóster (culebrilla) durante el embarazo.

Casi 25% de las infecciones maternas por VVZ se transmite al feto. Al ocurrir esto antes de las 20 semanas de gestación, se presenta como resultado el síndrome de varicela congénita (SVC) en 1 a 2% de los casos,[63] que se caracteriza por una multitud de efectos en el recién nacido, que incluyen lesiones cutáneas, hipoplasia de extremidades, afecciones oculares y alteraciones del neurodesarrollo. Los lactantes con SVC presentan una tasa de mortalidad de 30% en los primeros meses de vida. Las infecciones maternas por VVZ que se presentan entre 1 y 4 semanas antes del parto pueden dar lugar a una tasa de transmisión de hasta 50% al recién nacido, quien presenta manifestaciones de la infección en casi 25% de los casos. Afortunadamente, la mortalidad por la varicela neonatal es baja en los lactantes de término.

Idealmente debe hacerse detección a todas las mujeres respecto de su inmunidad contra VVZ antes del embarazo, y si resulta negativa, aplicarles la vacuna. Quienes no son inmunes y estuvieron expuestas a individuos infectados por VVZ deben ser objeto de profilaxis con la administración de la inmunoglobulina contra varicela zóster en las 96 horas siguientes. Las embarazadas con una infección primaria por VVZ deben tratarse en las 24 horas que siguen al inicio de los síntomas con aciclovir 800 mg cinco veces al día durante una semana. Se recomienda la hospitalización de las embarazadas con infección por VVZ complicada por neumonía, para su tratamiento con aciclovir intravenoso. El herpes zóster durante el embarazo no requiere tratamiento específico, si bien se puede utilizar el aciclovir oral para disminuir los síntomas maternos.

Influenza

La influenza se transmite principalmente de una persona a otra mediante gotitas en aerosol generadas por tosiduras o estornudos de alguien ya infectado. También se puede transmitir por contacto directo con las secreciones infectadas y se caracteriza por un inicio relativamente agudo de fiebre, tos no productiva, faringitis, cefalea, congestión nasal y malestar general. Si bien por lo general se trata de una infección autolimitada, la influenza se puede complicar por una neumonía de origen viral o bacteriano agregada y el SDRA. Las embarazadas y aquellas dentro de las 2 semanas posparto tienen mayor riesgo de morbilidad grave y mortalidad por la influenza. Las embarazadas tienen hasta cuatro veces más probabilidad de requerir hospitalización que el resto de la población, usualmente en el segundo o tercer trimestres; también tienen más probabilidad de requerir el ingreso a una unidad de cuidados intensivos y desarrollar neumonía, así como el SDRA.[64]

Se recomienda la vacunación contra la influenza en todas las embarazadas. El diagnóstico de este padecimiento durante la gestación puede hacerse por clínica y no requiere confirmación mediante pruebas rápidas, las cuales tienen una sensibilidad relativamente baja (40-60%). El tratamiento de la influenza durante el embarazo con medicamentos antivirales puede ayudar a prevenir las complicaciones y debe proveerse. Los inhibidores de la neuraminidasa son los antivirales preferidos para tratar la influenza y, en general, se consideran seguros durante la gestación (tabla 6-17). Los medicamentos antivirales son más efectivos cuando se inician en las 48 horas que siguen al inicio de los síntomas, pero probablemente sean de beneficio si se administran después, durante la evolución de la enfermedad. Para el tratamiento de las embarazadas o quienes se encuentran con sospecha o confirmación de influenza hasta 2 semanas después de un parto, se prefiere el oseltamivir por vía oral.[65] Se puede ofrecer la quimioprofilaxis antiviral posexposición a las mujeres embarazadas, así como a aquellas en las 2 semanas que siguen al parto, tras tener contacto estrecho con alguien probablemente infectado; incluso, puede ser de beneficio en las embarazadas vacunadas antes contra la influenza, pero no se recomienda si ya transcurrieron más de 48 horas de la exposición. El zanamivir es el antiviral preferido para la quimioprofilaxis durante el embarazo, por su limitada absorción sistémica.[65]

Virus de la inmunodeficiencia humana

Se calcula que actualmente más de un millón de personas en Estados Unidos se encuentran infectadas por VIH y que la sexta parte no sabe de su afección. Casi 9 000 mujeres infectadas por VIH en Estados Unidos presentan un parto cada año. Las tasas anteriores de transmisión maternofetal de VIH eran mayores de 40%; sin embargo, se pueden disminuir a menos del 1% con una intervención apropiada.[66] Se recomienda la detección de VIH en todas las embarazadas en etapas tempranas de la gestación, y nuevamente en el tercer trimestre, si se encuentran en un grupo de alto riesgo.

Los dos principales propósitos del tratamiento de la infección por VIH durante el embarazo son hacer óptima la salud materna y prevenir la transmisión perinatal. Se recomienda el tratamiento antirretroviral durante el embarazo para ayudar a alcanzar estas metas. Los esquemas usados durante el embarazo son, en general, considerados seguros, y pueden diferir de los de la población general. El embarazo y la infección por VIH predisponen a las infecciones por especies de *Candida* y las mujeres seropositivas con candidosis vulvovaginal durante la gestación pueden requerir esquemas de tratamiento más prolongados. Se prefieren los antifúngicos tópicos y se recomienda administrarlos durante al menos 7 días. También ocurre vaginosis bacteriana con mayor frecuencia en las embarazadas VIH positivas y pueden requerir un ciclo terapéutico más prolongado.

TABLA 6-17 Medicamentos antivirales para tratar la influenza durante el embarazo

Medicamentos	Tratamiento de la influenza	Quimioprofilaxis posexposición
Oseltamivir oral	75 mg cada 12 h por 5 días	75 mg diarios durante una semana
Zanamivir inhalado	10 mg (dos inhalaciones) cada 12 h por 5 días	10 mg (dos inhalaciones) diarios por una semana
Peramivir intravenoso	600 mg en dosis única	No está indicado

INFECCIONES DE TRANSMISIÓN SEXUAL

Casi 3% de las embarazadas es objeto del diagnóstico de ITS durante el embarazo, siendo más propensas a ello las mujeres más jóvenes, de raza negra, solteras, con menor escolaridad, bajos ingresos y sin seguro de salud.[67] Muchas ITS conllevan el riesgo de diversos resultados adversos del embarazo y se recomienda la detección prenatal en las mujeres de grupos de alto riesgo.

Clamidiasis y gonorrea

La *Chlamydia trachomatis* es el microorganismo patógeno bacteriano de transmisión sexual más frecuente en Estados Unidos, y 50 a 70% de las mujeres afectadas cursan asintomáticas, con infección en hasta 10% de las embarazadas. Puede ocurrir la transmisión de especies de *Chlamydia* de madre a hijo al nacer y dar lugar a conjuntivitis neonatal y neumonía del recién nacido, así como endometritis posparto en la madre. La infección por *Neisseria gonorrhoeae* cursa asintomática en hasta 50% de las mujeres. Ocurre transmisión de madre a hijo durante el parto en 30 a 47% de las pacientes no tratadas. La gonorrea puede causar conjuntivitis e infección sistémica neonatales, y endometritis posparto. Se recomienda el tratamiento empírico de la infección que se sospecha por especies de *Chlamydia* y *N. gonorrhoeae* durante el embarazo, hasta que se confirme el diagnóstico (tabla 6-18); este se suele hacer mediante pruebas de amplificación de ácidos nucleicos de la secreción endocervical o vaginal. Aunque es rara en el embarazo, la enfermedad pélvica inflamatoria (EPI) puede ocurrir en las primeras 12 semanas de la gestación, antes de que el tapón mucoso y la decidua sellen el útero para evitar el ascenso de bacterias. La EIP durante el embarazo es indicación de hospitalización y administración de antibióticos parenterales.

Sífilis

Cada etapa de la sífilis conlleva manifestaciones clínicas características que no se alteran por la gestación. La sífilis primaria se caracteriza por una úlcera indolora de 1 a 2 cm (chancro), por lo general en el sitio de inoculación, que suele ser la región genital o la perianal, y se resuelve en 3 a 6 semanas. Ocurre sífilis secundaria de 4 a 8 semanas después, y se hace notar por una variedad de manifestaciones, que incluyen un exantema maculopapular de las palmas de las manos y plantas de los pies, linfadenopatía generalizada, fiebre y úlceras orales nuevas. Sin tratamiento, la sífilis puede llegar hasta la fase asintomática o latente, seguida por las complicaciones a largo plazo de afección neurológica, cardiovascular y lesiones cutáneas granulomatosas. Puede ocurrir la transmisión maternofetal en cualquier etapa de la sífilis materna y en cualquier momento después de la 9.ª a 10.ª semanas de gestación. La sífilis prenatal puede dar lugar a un trabajo de parto pretérmino, polihidramnios, hidropesía fetal, muerte fetal y sífilis congénita. Se hace la detección de la sífilis materna mediante la prueba de reagina plasmática rápida (RPR) o la del Venereal Disease Research Laboratory (VDRL) y se confirma por pruebas serológicas de anticuerpos treponémicos fluorescentes y aglutinación de partículas de *Treponema pallidum*. La penicilina constituye el tratamiento de elección de la sífilis materna (tabla 6-19).

TABLA 6-18 Tratamiento de la clamidiasis y la gonorrea durante el embarazo
Clamidiasis
• Azitromicina, 1 g en dosis única por vía oral
• Eritromicina base, 500 mg cada 6 h por vía oral durante 1 semana
• Eritromicina base, 250 mg por vía oral cada 6 h por 2 semanas
• Etilsuccinato de eritromicina, 800 mg por vía oral cada 6 h por 7 días
• Etilsuccinato de eritromicina, 400 mg por vía oral cada 6 h por 14 días
• Amoxicilina, 500 mg por vía oral cada 8 h por 7 días
Gonorrea
• Ceftriaxona, 500 mg IM en dosis única, más azitromicina, 1 g por vía oral
• Cefixima, 400 mg en dosis única, más azitromicina, 1 g, por vía oral
• Espectinomicina, 2 g IM en dosis única, más azitromicina 1 g por vía oral

TABLA 6-19 Tratamiento de la sífilis durante el embarazo
Sífilis primaria y secundaria
• 2.4 millones de unidades de penicilina benzatínica IM en dosis única en el primero y segundo trimestres
• 2.4 millones de unidades de penicilina benzatínica IM en dos dosis, con una 1 semana de intervalo en el tercer trimestre
• Penicilina G procaínica, 600 000 unidades IM diarias por 10 días
• Amoxicilina, 500 mg cada 6 h, más 500 mg de probenecida cada 6 h, por vía oral, por 14 días
• Ceftriaxona, 500 mg IM diarios por 10 días
• Azitromicina, 500 mg por vía oral diarios por 10 días
• Eritromicina, 500 mg por vía oral cada 6 h por 2 semanas
Sífilis con duración de más de 1 año o desconocida
• 2.4 millones de unidades de penicilina benzatínica IM por semana durante tres dosis
• 600 000 unidades de penicilina procaínica IM al día por 17 días
• Amoxicilina, 2 g por vía oral cada 8 horas, más 500 mg de probenecid por vía oral cada 6 h por 28 días

Herpes simple

El herpes genital es una de las enfermedades de transmisión sexual más frecuente, con 22% de las embarazadas seropositivas para los virus de tipo 2 (VHS-2).[68] Los virus del herpes simple de tipo 1 (VHS-1) causan estomatitis gingival, en tanto que ambos, el VHS-1 y el VHS-2, pueden causar herpes genital. En algunos países de altos ingresos, el VHS-1 es ahora la causa predominante del herpes genital. La mayoría de los adultos seropositivos para VHS-2 no reporta un antecedente clínico de la infección, y la mayor parte de las infecciones que ocurren durante el embarazo cursan asintomáticas.[68]

El herpes genital en las mujeres suele presentarse con ampollas y úlceras en los genitales externos, dolor y secreción vaginales, acompañados por linfadenopatía regional. De manera notoria, el diagnóstico basado solo en las manifestaciones clínicas no es confiable; se puede confirmar mediante la toma de una muestra con hisopillo de la base de una úlcera para detectar el ADN de VHS por la reacción en cadena de polimerasa. Después de la infección inicial, el virus se torna latente en el ganglio sensorial local y puede reactivarse periódicamente y causar lesiones sintomáticas. Aproximadamente 75% de las mujeres positivas para el VHS-2 presentará al menos una recurrencia durante el embarazo.[68] La mayoría de las infecciones maternas por herpes genital durante el embarazo no causa una enfermedad grave; sin embargo, conlleva un riesgo de morbilidad significativa para el feto.

Solo una minoría de los casos de transmisión maternofetal de VHS ocurre antes del parto, y muchos de ellos culminan en pérdida gestacional. La mayoría de los casos de inoculación fetal se presenta durante el nacimiento. Las mujeres con una infección primaria por VHS-1 o VHS-2 en el momento del parto presentan un riesgo de hasta 57% de infección de herpes neonatal.[68] Aquellas con una recurrencia activa de herpes genital en el momento del parto tienen un riesgo de 2 a 5%. La infección neonatal por VHS causa cicatrización patológica de la piel, malformaciones oculares y daño neurológico al recién nacido, cuya mortalidad en ausencia de tratamiento rebasa el 80%.

El tratamiento de las infecciones genitales por VHS durante el embarazo es determinado por la edad de gestación. Las infecciones primarias se tratan más intensivamente, dada su mayor tasa de transmisión neonatal, en comparación con las crisis recurrentes (tabla 6-20). Se puede usar el tratamiento antiviral supresor desde las 36 semanas de gestación hasta el parto, para prevenir las crisis recurrentes. La cesárea es una opción en presencia de lesiones genitales al inicio del trabajo de parto.

Tricomonas

La infección por *Trichomonas vaginalis* se caracteriza por irritación vaginal, prurito, secreción y fetidez. El diagnóstico rápido se puede hacer al identificar las tricomonas en un preparado en fresco de la secreción con solución salina en una laminilla. La infección por tricomonas durante el embarazo se ha vinculado con trabajo de parto pretérmino y bajo peso al nacer. El tratamiento es con una sola dosis de 2 g de metronidazol por vía oral. También se pueden usar 500 mg de metronidazol por vía oral cada 12 horas durante 5 a 7 días, para aminorar la náusea y el vómito que induce.

TABLA 6-20 Tratamiento del herpes genital durante el embarazo
Crisis primarias
• Aciclovir, 400 mg por vía oral cada 8 h por 7-10 días
• Valaciclovir, 1 g por vía oral cada 12 h por 7-10 días
Crisis recurrentes
• Aciclovir, 400 mg u 800 mg por vía oral cada 8 h por 5 días
• Valaciclovir, 500 mg por vía oral cada 12 h por 3 días o 1 g diario por 5 días
Tratamiento de supresión desde la semana 36 de gestación hasta el parto
• Aciclovir, 400 mg por vía oral cada 8 h
• Valaciclovir, 500 mg por vía oral cada 12 h

RESUMEN

La prevalencia de las afecciones médicas durante el embarazo está aumentando por la demografía y los factores del estilo de vida cambiantes de las embarazadas, así como el desarrollo de la medicina moderna. Es necesario para la salud materna y fetal la detección y el tratamiento prontos de las enfermedades médicas agudas y crónicas durante el embarazo. La mayoría de los medicamentos y estudios radiográficos puede usarse de manera segura en las embarazadas, con unas cuantas excepciones notorias.

PUNTOS CLAVE

1. Debido a los cambios fisiológicos del embarazo, las pacientes con diabetes tienen más riesgo de CAD.
2. Los síntomas de hipotiroidismo e hipertiroidismo pueden imitar a los usuales del embarazo.
3. La cefalea que ocurre en el tercer trimestre y en el periodo posparto es con más probabilidad de naturaleza grave, ya que son más prevalentes las afecciones patológicas concomitantes, como la preeclampsia y la hipercoagulabilidad.
4. La incidencia de pielonefritis durante el embarazo es más alta que en la población general y debe tratarse en forma intrahospitalaria.
5. La mayoría de las mujeres que depende de opioides debe mantenerse con estos durante el embarazo, porque la desintoxicación se asocia con riesgos maternos y fetales.
6. Los embarazos afectados por LES conllevan un aumento de 20 tantos en la mortalidad materna y una tasa de 17% de pérdida fetal.
7. Las lesiones valvulares cardiacas con regurgitación son, en general, bien toleradas durante el embarazo, en tanto las estenóticas pueden causar insuficiencia cardiaca.
8. Se prefiere la angiografía coronaria con ICP a la trombólisis para el tratamiento del IM durante el embarazo.
9. Las embarazadas tienen más riesgo de complicaciones pulmonares de la influenza y deben tratarse de manera intensiva con antivirales.

Referencias

1. Narayan B, Nelson-Piercy C. Medical problems in pregnancy. *Clin Med (Lond)*. 2017;17:251-257.
2. Hod M, Kapur A, Sacks DA, et al. The international federation of gynecology and obstetrics (FIGO) initiative on gestational diabetes mellitus: a pragmatic guide for diagnosis, management, and care. *Int J Gynecol Obstet*. 2015;131:S173-S211.
3. American Diabetes Association. 13. Management of diabetes in pregnancy. *Diabet Care*. 2017;40(suppl 1):S114-S119.

4. Garrison A. Screening, diagnosis and management of gestational diabetes mellitus. *Am Fam Physician*. 2015;91:460-467.
5. ACOG Practice Bulletin No. 190 Summary: gestational diabetes mellitus. *Obstet Gynecol*. 2018;131:406-408.
6. Nolan CJ. Controversies in gestational diabetes. *Best Pract Res Clin Obstet Gynaecol*. 2011; 25:37-49.
7. Sibai BM, Viteri OA. Diabetic ketoacidosis in pregnancy. *Obstet Gynecol*. 2014;123:167-178.
8. Tingi E, Syed AA, Kyriacuo A, Mastorakos G, Kyriacou A. Benign thyroid disease in pregnancy: a state of the art review. *J Clin Transl Endocrinol*. 2016;6:37-49.
9. Ahmad S, Geraci SA, Koch CA. Thyroid disease in pregnancy. *South Med J*. 2013;106:532-538.
10. Sullivan SA, Goodier C. Endocrine emergencies. *Obstet Gynecol Clin North Am*. 2013;40:121-135.
11. Yalamanchi S, Cooper DS. Thyroid disorders in pregnancy. *Curr Opin Obstet Gynecol*. 2015;27:406-415.
12. Namazy JA, Schatz M. Pharmacologic difficulties in the treatment of asthma in pregnant women. *Expert Rev Clin Pharmacol*. 2017;10:285-292.
13. Bonham CA, Patterson KC, Strek ME. Asthma outcomes and management during pregnancy. *Chest*. 2018; 153:515-527.
14. Namazy JA, Schatz M. Pharmacotherapy options to treat asthma during pregnancy. *Expert Opin Pharmacother*. 2015;16:1783-1791.
15. Murphy VE, Gibson PG. Asthma in pregnancy. *Clin Chest Med*. 2011;32:93-110.
16. Raffaelli B, Siebert E, Körner J, Liman T, Reuter U, Neeb L. Characteristics and diagnoses of acute headache in pregnant women—a retrospective cross-sectional study. *J Headache Pain*. 2017;18:114.
17. Spierings EL, Sabin TD. De novo headache during pregnancy and puerperium. *Neurologist*. 2016;21:1-7.
18. Wells RE, Turner DP, Lee M, Bishop L, Strauss L. Managing migraine during pregnancy and lactation. *Curr Neurol Neurosci Rep*. 2016;16:40.
19. Robbins MS, Farmakidis C, Dayal AK, Lipton RB. Acute headache diagnosis in pregnant women: a hospital-based study. *Neurology*. 2015;85:1024-1030.
20. Negro A, Delaruelle Z, Ivanova TA, et al. Headache in pregnancy: a systematic review. *J Headache Pain*. 2017;18:106.
21. David PS, Kling JM, Starling AJ. Migraine in pregnancy and lactation. *Curr Neurol Neurosci Rep*. 2014;14:439.
22. Pearce CF, Hansen CF. Headache and neurological disease in pregnancy. *Clin Obstet Gynecol*. 2012;55:810-828.
23. O'Neal MA. Headaches complicating pregnancy and the postpartum period. *Pract Neurol*. 2017;17:191-202.
24. Bernard KR, Rivera M. Reversible cerebral vasoconstriction syndrome. *J Emerg Med*. 2015;49:26-31.
25. Szweda H, Jozwik M. Urinary tract infections during pregnancy—an updated review. *Dev Period Med*. 2016;4:263-272.
26. Glaser AP, Schaeffer AJ. Urinary tract infection and bacteriuria in pregnancy. *Urol Clin North Am*. 2015;42:547-560.
27. Horan TC, Andrus M, Dudeck MA. CDC/NHSN surveillance definition of health care-associated infection and criteria for specific types of infections in the acute care setting. *Am J Infect Control*. 2008;36:309-332.
28. Vazquez JC, Abalos E. Treatments for symptomatic urinary tract infections during pregnancy. *Cochrane Database Syst Rev*. 2011;(1):CD002256.
29. Wing DA, Fassett MJ, Getahun D. Acute pyelonephritis in pregnancy: an 18-year retrospective analysis. *Am J Obstet Gynecol*. 2014;210:219.e1-e6.
30. Gomi H, Goto Y, Laopaiboon M, et al. Routine blood cultures in the management of pyelonephritis in pregnancy for improving outcomes. *Cochrane Database Syst Rev*. 2015;(2):CD0009216.

31. Forray A. Substance abuse during pregnancy. *F1000Res*. 2016;5:887.
32. Wong S, Ordean A, Kahan M. Substance abuse and pregnancy. *J Obstet Gynaecol Can*. 2011;33: 367-384.
33. Bhat A, Hadley A. The management of alcohol withdrawal in pregnancy—case report, literature review and preliminary considerations. *Gen Hosp Psychiatry*. 2015;37:273.e1-e3.
34. Devido J, Bogunovic O, Weiss RD. Alcohol use disorders in pregnancy. *Harv Rev Psychiatry*. 2015;23:112-121.
35. Young JL, Martin PR. Treatment of opioid dependence in the setting of pregnancy. *Psychiatr Clin North Am*. 2012;35:441-460.
36. Park EM, Meltzer-Brady S, Suzuki J. Evaluation and management of opioid dependence in pregnancy. *Psychosomatics*. 2012;53:424-432.
37. Gopalan P, Glance JB, Azzam PN. Managing benzodiazepine withdrawal during pregnancy: case-based guidelines. *Arch Womens Ment Health*. 2014;17:167-170.
38. MacDonald SC, Bateman BT, McElrath TF, Hernández-Díaz S. Mortality and morbidity during delivery hospitalization among pregnant women with epilepsy in the United States. *JAMA Neurol*. 2015;72:981-988.
39. Pennell PB. Pregnancy, epilepsy, and women's issues. *Continuum (Minneap Minn)*. 2013;22:512-516.
40. Voinescu PE, Pennell PB. Delivery of a personalized treatment approach to women with epilepsy. *Semin Neurol*. 2017;37:611-623.
41. Walker SP, Permezel M, Berkovic SF. The management of epilepsy in pregnancy. *BJOG*. 2009;116:758-767.
42. Rajiv KR, Radhakrishnan A. Status epilepticus in pregnancy: etiology, management, and clinical outcomes. *Epilepsy Behav*. 2017;76:114-119.
43. Lu YT, Hsu CW, Tsai WC, et al. Status epilepticus associated with pregnancy: a cohort study. *Epilepsy Behav*. 2016;59:92-97.
44. Bortoli A, Pedersen N, Duricova D, et al. Pregnancy outcome in inflammatory bowel disease: prospective European case-control ECCO-EpiCom study, 2003-2006. *Aliment Pharmacol Ther*. 2011;34:724-734.
45. Pedersen N, Bortoli A, Duricova D, et al. The course of inflammatory bowel disease during pregnancy and postpartum: a prospective European ECCO-EpiCom study of 209 pregnant women. *Aliment Pharmacol Ther*. 2013;38:501-512.
46. Nguyen GC, Seow CH, Maxwell C, et al. The Toronto consensus statements for the management of inflammatory bowel disease in pregnancy. *Gastroenterology*. 2016;150:734-757.
47. Gerosa M, Schioppo T, Meroni PL. Challenges and treatment options for rheumatic arthritis during pregnancy. *Expert Opin Pharmacother*. 2016;17:1539-1547.
48. Eudy AM, McDaniel G, Clowse MEB. Pregnancy in rheumatoid arthritis: a retrospective study. *Clin Rheumatol*. 2018;37:789-794.
49. Makol A, Wright K, Amin S. Rheumatoid arthritis and pregnancy: safety considerations in pharmacologic management. *Drugs*. 2011;71:1973-1987.
50. Bermas BL, Sammaritano LR. Fertility and pregnancy in rheumatoid arthritis and systemic lupus erythematosus. *Fertil Res Pract*. 2015;1:13.
51. Stojan G, Baer AN. Flares of systemic lupus erythematosus during pregnancy and the puerperium: prevention, diagnosis and management. *Expert Rev Clin Immunol*. 2012;8:439-453.
52. Fischer-Betz R, Specker C. Pregnancy in systemic lupus erythematosus and antiphospholipid syndrome. *Best Pract Res Clin Rheumatol*. 2017;31:397-414.
53. Enriquez AD, Economy KE, Tedrow UB. Contemporary management of arrhythmias during pregnancy. *Circ Arrhythm Electrophysiol.* 2014;7:961-967.
54. Katsi V, Georgiopoulos G, Marketou M, et al. Atrial fibrillation in pregnancy a growing challenge. *Curr Med Res Opin.* 2017;3:1497-1504.

55. Puri A, Sethi R, Singh B, et al. Peripartum cardiomyopathy presenting with ventricular tachycardia: a rare presentation. *Indian Pacing Electrophysiol J*. 2009;9:186-189.

56. Safi LM, Tsiara SV. Update on valvular heart disease in pregnancy. *Curr Treat Options Cardiovasc Med*. 2017;19:70.

57. European Society of Gynecology (ESG); Association for European Paediatric Cardiology (AEPC); German Society for Gender Medicine (DGesGM); Regitz-Zagrosek V, Blomstrom Lundqvist C, Borghi C, et al. ESC guidelines on the management of cardiovascular diseases during pregnancy: the task force on the management of cardiovascular diseases during pregnancy of the European Society of Cardiology (ESC). *Eur Heart J*. 2011;32:3147-3197.

58. Van Hagen IM, Roos-Hessenlink JW, Ruys TP, et al. Pregnancy in women with a mechanical heart valve: data of the European Society of Cardiology registry of pregnancy and cardiac disease (ROPAC). *Circulation*. 2015;132:132-142.

59. Burchill LJ, Lameijer H, Roos-Hesselink JW, et al. Pregnancy risks in women with pre-existing coronary artery disease, or following acute coronary syndrome. *Heart*. 2015;101:525-529.

60. Elkayam U, Jalnapurkar S, Barakkat MN, et al. Pregnancy-associated acute myocardial infarction: a review of contemporary experience in 150 cases between 2006 and 2011. *Circulation*. 2014;129:1695-1702.

61. McLaughlin VV, Archer SL, Badesch DB, et al. ACCF/AHA 2009 expert consensus document on pulmonary hypertension: a report of the American College of Cardiology Foundation Task Force on Expert Consensus Documents and the American Heart Association. *Circulation*. 2009;119:2250-2294.

62. Sliwa K, van Hagen IM, Budis W, et al. Pulmonary hypertension in pregnancy outcomes: data from the Registry of Pregnancy and Cardiac Disease (ROPAC) of the European Society of Cardiology. *Eur J Heart Fail*. 2016;18:1119-1128.

63. Subramanian A, Britt WJ. Herpesviridae infection: prevention screening and management. *Clin Obstet Gynecol*. 2018;61:157-176.

64. Torres M, Moayedi S. Gynecologic and other infections in pregnancy. *Emerg Med Clin North Am*. 2012;30:869-884.

65. Centers for Disease Control and Prevention (CDC). Recommendations for obstetric healthcare providers related use of antiviral medications in the treatment and prevention of influenza. https://www.cdc.gov/flu/professionals/antivirals/avrec_ob.htm. Accessed April 6, 2018.

66. Yee LM, McGregor DV, Sutton SH, Garcia PM, Miller ES. Association between maternal HIV disclosure and risk factors for perinatal transmission. *J Perinatol*. 2018;38(6):639-644. doi:10.1038/s41372-018-0066-2.

67. Williams CL, Harrison LL, Llata E, Smith RA, Meites E. Sexually-transmitted diseases among pregnant women: 5 states, United States, 2009-2011. *Matern Child Health J*. 2018;22:538-545.

68. Stephenson-Famy A, Gardella C. Herpes simplex infection during pregnancy. *Obstet Gynecol Clin North Am*. 2014;41:601-614.

CAPÍTULO 7

Tratamiento de las enfermedades quirúrgicas comunes durante el embarazo

Gianna Wilkie y Julianna Schantz-Dunn

PANORAMA GENERAL

Durante el embarazo, las operaciones quirúrgicas no obstétricas constituyen un reto para los médicos que atienden a las mujeres en edad reproductiva, por las preocupaciones respecto de la teratogenicidad, la pérdida gestacional y el parto pretérmino. Los procedimientos quirúrgicos no relacionados con la gestación son raros, pero a veces necesarios. En un grupo de 720 000 mujeres la incidencia de operaciones quirúrgicas no obstétricas fue de 0.75%.[1] Dada la incapacidad de realizar estudios controlados aleatorizados en esta población, las recomendaciones específicas del manejo de las embarazadas con afecciones quirúrgicas provienen de la revisión de series de casos y opiniones de expertos. Las afecciones quirúrgicas más frecuentes durante el embarazo son apendicitis, alteraciones de vías biliares, obstrucción intestinal, torsión anexial, hernias y traumatismos.

CONSIDERACIONES QUIRÚRGICAS GENERALES DURANTE EL EMBARAZO

Existen riesgos asociados con las intervenciones quirúrgicas durante el embarazo que hacen que los médicos duden de su ejecución, lo cual resulta en una controversia significativa acerca del abordaje óptimo de las afecciones quirúrgicas. Hay, no obstante, unas cuantas consideraciones universales del tratamiento de las pacientes que requieren operaciones no obstétricas durante el embarazo; estas incluyen la consulta preoperatoria con un obstetra, la posición de la paciente, el tiempo y el abordaje quirúrgicos, la tromboprofilaxis, la selección de los antibióticos profilácticos, el uso prenatal de corticoesteroides y la administración de tocolíticos.

Consulta obstétrica

Debe obtenerse una consulta con un obstetra o especialista en medicina maternofetal antes de realizar una intervención quirúrgica o un procedimiento invasivo. El primero proveerá recomendaciones acerca de la necesidad de la monitorización cardiaca fetal por medios electrónicos. Dependiendo de la edad de gestación, puede ser suficiente la confirmación del latido cardiaco del feto antes y después de la operación, como prueba de su bienestar, en tanto en otras ocasiones se requiere vigilancia transoperatoria por medios electrónicos si la paciente se encuentra en una edad de gestación más avanzada. La vigilancia de la frecuencia cardiaca del feto ayuda a obtener una óptima posición materna, al manejo cardiorrespiratorio e influye en la decisión de extraerlo.[2] En general, la vigilancia por medios electrónicos en forma continua se reserva para fetos con más de 23 y 5/7 semanas de edad de gestación.

Posición quirúrgica

La posición materna es una parte crítica de la preparación quirúrgica peri- y transoperatoria. Una inclinación lateral a la izquierda, cuando se está en posición supina, es óptima para mantener al útero grávido elevado fuera de la vena cava inferior, y así ayudar a la circulación materna y fetal;[3] esta posición se recomienda para todas las mujeres con más de 20 semanas de edad de gestación.

Momento de la intervención quirúrgica

Las operaciones quirúrgicas electivas deben posponerse hasta después del parto, ya que así se evitan los riesgos asociados con la intervención y la anestesia. Sin embargo, nunca se negará a una embarazada una operación quirúrgica urgente indicada, independientemente del trimestre en que se encuentre.[2] El retraso quirúrgico o la no intervención con manejos conservadores pueden llevar al aumento de la morbilidad de la mujer, con un impacto negativo sobre el feto. Las operaciones quirúrgicas no urgentes se hacen en el segundo trimestre, cuando son menos probables las contracciones pretérmino y el aborto espontáneo.[2] Dado que por lo general la pérdida gestacional ocurre en el primer trimestre, la intervención quirúrgica y la anestesia en esta etapa pueden ser la causa atribuida del aborto espontáneo, cuando las anomalías cromosómicas o estructurales del feto muy probablemente serían la causa real. Es crucial disminuir al mínimo la exposición del feto a las intervenciones quirúrgicas y los medicamentos, en especial durante la organogénesis en el primer trimestre del embarazo, dado el riesgo más alto de aborto espontáneo.[4] Se pueden usar los anestésicos, ya que no tienen efectos teratógenos conocidos.[5]

Abordaje quirúrgico

Es también crítico considerar el abordaje de diversas intervenciones quirúrgicas, ya que tal vez no siempre sea adecuado un enfoque laparoscópico estándar para las afecciones quirúrgicas más comunes, como apendicitis y colecistitis. El tamaño del útero grávido puede tener impacto en la capacidad de ingreso al abdomen por laparoscopia en forma estándar, o alterar la capacidad de ver estructuras en la porción baja del abdomen y la pelvis. Sin embargo, la laparoscopia parece vinculada con menores tiempos quirúrgicos, una estancia hospitalaria más breve y menos complicaciones, en comparación con la laparotomía.[6] Hay preocupación de que el aumento de la presión intraabdominal con la laparoscopia lleve a un menor riego sanguíneo uterino y a un incremento de la presión intrauterina, con hipoxia fetal resultante.[7,8] Hay riesgo de lesiones uterinas y fetales con la inserción de una aguja de Veress o el ingreso de un trocar primario, en especial en el tercer trimestre,[6] que pueden disminuirse de manera significativa con el uso de una técnica abierta para la inserción del trocar inicial.

Tromboprofilaxis

El embarazo es un estado protrombótico bien conocido y una intervención quirúrgica constituye un factor de riesgo adicional de trombosis. Deben colocarse dispositivos de compresión neumática a todas las embarazadas sometidas a una intervención quirúrgica. Se determinará la necesidad de profilaxis farmacológica en forma individual, sopesando los otros factores de riesgo además del embarazo para las tromboembolias, incluyendo trombofilia, inmovilización prolongada, antecedente de trombosis venosa, cáncer, diabetes mellitus, venas varicosas, parálisis y obesidad.[9]

Profilaxis con antibióticos

Debe administrarse profilaxis con antibióticos en caso de estar indicado para un procedimiento específico, ya que el embarazo en sí no es indicación de su uso. Se tiene precaución respecto de la teratogenicidad de algunos antibióticos; por ejemplo, las fluoroquinolonas y las tetraciclinas, en general, se evitan durante el embarazo.[10] Los antibióticos lactámicos β, la vancomicina, el metronidazol, la clindamicina, la nitrofurantoina y la fosfomicina por lo general se consideran seguros y eficaces durante la gestación.[10]

Uso prenatal de glucocorticoides

Debe dialogarse con la paciente acerca del uso de glucocorticoides profilácticos antes de cualquier intervención quirúrgica, dado el mayor riesgo de trabajo de parto y parto pretérmino. La administración de un ciclo de glucocorticoides prenatales de 24 a 48 horas antes de la operación a las pacientes entre 24 y 34 semanas de gestación puede disminuir la morbilidad y mortalidad perinatales si se presenta el parto pretérmino.[11] La decisión de su uso depende de la urgencia de la intervención quirúrgica y el cálculo de si la paciente está en mayor riesgo de parto pretérmino por la enfermedad subyacente o el procedimiento quirúrgico planeado, de acuerdo con el obstetra. Algunos médicos recomendarán la administración de glucocorticoides prenatales entre las 34 0/7 y 36 6/7 semanas de gestación a las madres con riesgo de parto pretérmino en los siguientes 7 días y que no recibieron esteroides antes.[11]

Administración de tocolíticos

Los tocolíticos están indicados para el tratamiento del trabajo de parto pretérmino hasta la resolución de la afección autolimitada subyacente que pudo haber causado las contracciones. No obstante, la administración profiláctica de tocolíticos perioperatorios no tiene efecto benéfico alguno.[12] A menudo se usa indometacina en el posoperatorio para disminuir el riesgo de que la inflamación por la intervención quirúrgica (o la afección subyacente que le dio origen) pueda causar un trabajo de parto pretérmino; no debe usarse después de las 32 semanas de gestación, por el riesgo de cierre prematuro del conducto arterioso fetal.[13]

TÉCNICAS DE IMAGENOLOGÍA DURANTE EL EMBARAZO

Es crítico el uso de técnicas de imagen para el diagnóstico de muchas afecciones quirúrgicas, que incluyen obstrucciones intestinales, colecistitis y apendicitis. El temor respecto de la seguridad de la exposición a los estudios de imagen y la radiación durante el embarazo ha llevado a retrasos del diagnóstico por su evitación.[14] La ecografía y la resonancia magnética (MRI) son las técnicas preferidas de obtención de imágenes en las

TABLA 7-1 Dosis de radiación fetal asociadas con los estudios radiológicos comunes

Tipo de estudio	Dosis fetal[a] (mGy)
De muy bajas dosis (< 0.1 mGy)	
Radiografía de la columna cervical (vistas anteroposterior y lateral)	< 0.001
TC de cabeza o cuello	0.001-0.01
Radiografía de cualquier extremidad	< 0.001
Mamografía (en dos proyecciones)	0.001-0.01
Radiografía de tórax (en dos proyecciones)	0.0005-0.01
De dosis baja a moderada (0.1-10 mGy)	
Radiografías	
Abdominal	0.1-3.0
De la columna lumbar	1.0-10
Pielografía intravenosa	5-10
Enema baritado con doble contraste	1.0-20
TC	
De tórax o de angiografía pulmonar	0.01-0.66
Pelvimetría limitada por TC (corte axial único a nivel de las cabezas femorales)	< 1
Medicina nuclear	
Gammagrafía de perfusión de dosis baja	0.1-0.5
Gammagrafía ósea con tecnecio 99m	4-5
Angiografía pulmonar por sustracción digital	0.5
De dosis alta (10-50 mGy)	
TC abdominal	1.3-35
TC pélvica	10-50
^{18}F TEP/TC gammagrafía de cuerpo entero	10-50

Radiación de fondo promedio anual = 1.1-2.5 mGy, ^{18}F = 2-[flúor-18]-flúor-2- desoxi-D-glucosa.
[a] La exposición fetal varía con la edad de gestación, el hábito corporal materno y los parámetros exactos de la obtención de imágenes.
TC, tomografía computarizada; TEP, tomografía por emisión de positrones.
Modificado de Tremblay E, Therasse E, Thomassin-Naggara I, Trop I, Quality Initiatives: guidelines for use of medical imaging during pregnancy and lactation. *Radiographics*. 2012:32:877-911.

embarazadas, ya que no conllevan riesgos fetales (tabla 7-1).[14] Sin embargo, deben ofrecerse a las pacientes la radiografía simple, la tomografía computarizada (TC) o las técnicas de imagen de medicina nuclear, cuando sean necesarias desde el punto de vista médico, ya que la exposición a la radiación con ellas es menos intensa que la vinculada con el daño fetal.[14] Debe aplicarse el mejor estudio de imagen para el diagnóstico clínico de que se sospecha a las embarazadas, para evitar retrasos del diagnóstico que originen aumentos de la morbilidad y mortalidad maternas y fetales.

HALLAZGOS DE LABORATORIO DURANTE EL EMBARAZO

Las numerosas adaptaciones fisiológicas que ocurren durante el embarazo a menudo causan cambios significativos en las cifras normales de laboratorio. A pesar de los bien conocidos y esperados cambios en las cifras de laboratorio, en pocos de ellos se brindan los rangos de referencia normales durante el embarazo a los proveedores de atención médica. En la tabla 7-2 se resaltan los rangos de referencia comunes para las cifras básicas de laboratorio durante el embarazo, que tienen impacto en el estudio diagnóstico de las afecciones quirúrgicas.[15]

APENDICITIS

La apendicitis es la urgencia quirúrgica más frecuente durante el embarazo.[16] Complica aproximadamente 1 de cada 1 500 gestaciones,[17] incidencia general que no difiere de la que registra la población no gestante. Sin embargo, hay un riesgo aumentado de rotura apendicular en las embarazadas, en especial en el tercer trimestre,[18] la cual se cree se debe a diagnósticos obstétricos alternativos, retrasos en el diagnóstico y renuencia a intervenir quirúrgicamente a una embarazada.

Cuadro clínico

Durante el embarazo, las manifestaciones de una apendicitis incluyen anorexia, náusea, vómito y dolor, que pueden desestimarse como síntomas normales del embarazo o relacionarse con causas obstétricas diferentes. El dolor abdominal descrito en la apendicitis suele ubicarse en el cuadrante inferior derecho abdominal; sin embargo, se puede localizar en el epigastrio o el cuadrante superior derecho, ya que el apéndice cambia de posición durante la gestación (figura 7-1).[19] Tal vez no se observe fiebre, taquicardia, signos de Rovsing y psoas durante el embarazo, y no se detecten de manera confiable en las pacientes gestantes con apendicitis.[20]

TABLA 7-2 Cifras de estudios de laboratorio que comúnmente se ordenan durante el embarazo

Prueba de laboratorio	Primer trimestre	Segundo trimestre	Tercer trimestre
Transaminasa de alanina	3-30	2-33	2-25
Amilasa	24-83	16-73	15-81
Transaminasa de aspartato	3-23	3-33	4-32
Bicarbonato	20-24	20-24	20-24
Bilirrubina total	0.1-0.4	0.1-0.8	0.1- 1.1
Nitrógeno ureico sanguíneo	7-12	3-13	3-11
Calcio	8.8-10.6	8.2-9.0	8.2-9.7
Cloro	101-105	97-109	97-109
Creatinina	0.4-0.7	0.4-0.8	0.4-0.9
Hematócrito	31.0-41.0	30.0-39.0	28.0-40.0
Hemoglobina	11.6-13.9	9.7-14.8	9.5-15.0
Lipasa	21-76	26-100	41-112
Plaquetas	174-391	155-409	146-429
Potasio	3.6-5.0	3.3-5.0	3.3-5.1
Sodio	133-148	129-148	130-148
Recuento de leucocitos	5.7-13.6	5.6-14.8	5.9-16.9

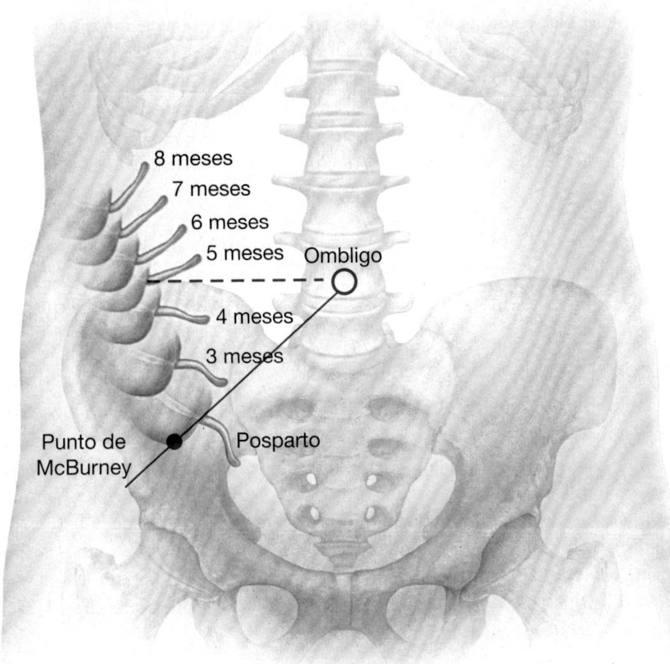

Figura 7-1: Variaciones de la posición del apéndice de acuerdo con la edad de gestación.

Diagnóstico

El diagnóstico constituye un desafío y depende en gran parte de la exploración física y los estudios de imagen. Los datos de laboratorio de leucocitosis suelen también presentarse en el embarazo normal, por lo que podrían dificultar el diagnóstico. Los objetivos de los estudios de imagen incluyen disminuir la tasa de resultados falsos de apendicectomía y los retrasos para la intervención quirúrgica, y hacer mínima la exposición fetal a la radiación. Una ecografía con compresión graduada es altamente sensible y específica, aunque en un grado más bajo después de las 35 semanas de edad de gestación.[21] Este decremento se debe a las dificultades técnicas de la obtención de imágenes de ecografía conforme el útero grávido y el feto ocultan el apéndice. Una TC tiene una sensibilidad de 86% y especificidad de 97% para la detección de la apendicitis; sin embargo, no se ha definido si esta técnica es útil después de un estudio ecográfico no concluyente.[22] La desventaja obvia de la TC es la exposición a la radiación, con una dosis fetal máxima de 35 mGy por estudio y una dosis umbral mínima de 50 mGy durante el embarazo temprano, antes de la implantación.[14] La MRI puede ser útil y es la siguiente prueba de elección, si está disponible en forma oportuna. Sin embargo, a menudo no es fácil obtener una MRI y no debe dependerse de ella, ya que puede significar retrasar significativamente el diagnóstico, y tal vez no provea una información clínica más útil.

Tratamiento

El tratamiento de la apendicitis requiere intervención quirúrgica temprana para disminuir al mínimo tanto la morbilidad como la mortalidad maternas y fetales. Se ha demostrado que cualquier retraso más allá de 24 horas aumenta el riesgo de pérdida fetal y mortalidad materna.[23] Si una paciente se encuentra críticamente enferma, la extracción del bebé permite una reanimación materna más eficaz y una recuperación más rápida. Siempre debe ser prioritario el bienestar materno con respecto al del feto, independientemente de la edad de gestación. Si se sospecha un apéndice perforado, debe hacerse de inmediato una laparotomía (o laparoscopia), dependiendo de las destrezas del cirujano, con apendicetomía e irrigación extensa de la cavidad abdominal. Si una paciente está clínicamente estable, la técnica quirúrgica óptima dependerá de la edad de gestación y la experiencia del cirujano. Sigue siendo motivo de controversia el abordaje quirúrgico óptimo.

ALTERACIONES DE VÍAS BILIARES

La colecistitis aguda es la segunda indicación más frecuente de intervención quirúrgica no obstétrica en las embarazadas.[24] Los factores de riesgo de una alteración de vías biliares incluyen aspectos relacionados con los estrógenos, como sexo femenino, embarazo, obesidad y edad. También aumenta el lodo biliar durante el embarazo, ya que las cifras más altas de estrógenos incrementan de manera indirecta la saturación de la bilis por el colesterol, y las cifras aumentadas de progesterona pueden inhibir la contractilidad vesicular.[25] Se informa de una incidencia de colecistitis aguda durante el embarazo de 0.2 a 0.5 × 1 000 embarazos.[26]

Cuadro clínico

Las manifestaciones de cólico biliar, colecistitis y coledocolitiasis incluyen: dolor del cuadrante superior derecho abdominal, náusea, vómito, cólicos y dolor relacionado con la ingestión de alimentos. La coledocolitiasis también puede manifestarse con ictericia cuando hay una obstrucción prolongada del conducto biliar común.

Diagnóstico

Las cifras de laboratorio no suelen ser útiles durante el embarazo, ya que la mayoría de las mujeres gestantes presenta aumento de la fosfatasa alcalina y leucocitosis. Si se obtiene un recuento hematológico completo con diferencial, una desviación a la izquierda de los leucocitos no se explica por el embarazo y sugiere una infección. El diagnóstico de una alteración de vías biliares se hace con mayor frecuencia por ecografía del cuadrante superior derecho abdominal. El engrosamiento de la pared vesicular, la presencia de cálculos biliares o el signo de Murphy por ecografía tienen un valor predictivo positivo de 94%.[27] La colangiopancreatografía por resonancia magnética (CPRM) es el segundo estudio de imagen más apropiado, incluso más sensible que la ecografía para los cálculos de los conductos biliares. La CPRM tiene 94% de sensibilidad y 99% de especificidad para la coledocolitiasis.[28,29]

Tratamiento

El tratamiento de la afección biliar suele requerir descompresión y drenaje frente al tratamiento quirúrgico. Hay variabilidad en el método de resolución con base en la edad de gestación. Las pacientes con colelitiasis asintomática no requieren intervención alguna. Debe proveerse a la paciente instrucción acerca de los cálculos biliares y los signos y síntomas precautorios, así como de las indicaciones para retornar al hospital. Para la colelitiasis sintomática se recomienda atención de apoyo con modificaciones de la alimentación, analgesia y tal vez antibioticoterapia, o la colecistectomía en el primero o segundo trimestres. La atención de apoyo se vincula con un riesgo más bajo de mortalidad fetal, pero también uno alto de recaídas y necesidad de intervención quirúrgica urgente en etapas posteriores del embarazo;[30] por otro lado, puede proveer la oportunidad de la toma de decisiones compartida entre la paciente, el obstetra y el cirujano. La colecistitis aguda requiere colecistectomía y el abordaje quirúrgico es casi de manera exclusiva laparoscópico. En etapas avanzadas del tercer trimestre la laparoscopia puede ser un desafío desde el punto de vista técnico. Como resultado, cuando una paciente presenta colecistitis aguda cerca del término, se puede preferir el tratamiento conservador, con planeación de una colecistectomía a las 6 semanas posparto.[31] La coledocolitiasis se puede tratar por colangiopancreatografía retrograda endoscópica, que se practica con seguridad durante el embarazo en caso de piedras del conducto biliar.[32]

OBSTRUCCIÓN INTESTINAL

La obstrucción intestinal es un suceso relativamente raro durante el embarazo, aunque está aumentando, dado el número cada vez mayor de mujeres que se someten a operaciones bariátricas. También es una causa rara de dolor abdominal agudo durante la gestación, presente en 1 de 2500 a 3500 embarazos,[33] alcanzando su máximo pico durante el 4.° a 5.° meses, cuando el útero se convierte en un órgano intraabdominal que distiende cualquier adherencia antes formada; en el periodo de los 8 a 9 meses, cuando la cabeza fetal desciende a la pelvis y disminuyen las dimensiones uterinas, e inmediatamente después del parto, cuando las dimensiones uterinas y los cambios asociados con adherencias al intestino circundante disminuyen de manera significativa. Las causas más frecuentes de obstrucción intestinal son similares a las de la población general sin embarazo, con las adherencias quirúrgicas abdominales que contribuyen con más de 60% de los casos.[34] Otras causas incluyen vólvulos, enfermedad de Crohn, cáncer e invaginación.[34] Rara vez, la causa de la obstrucción es una hernia femoral o inguinal estrangulada.

Cuadro clínico

Las pacientes suelen presentar dolor tipo cólico, con intensificación de los ruidos intestinales y estreñimiento. La distensión abdominal puede ser difícil de detectar en las etapas avanzadas del embarazo. Desafortunadamente, la mayoría de los síntomas de obstrucción intestinal se presenta en el embarazo normal, lo que pudiese enmascarar una enfermedad potencialmente mortal y retrasar la intervención apropiada.

Diagnóstico

El diagnóstico se puede confirmar mediante placas simples de abdomen, que muestran asas intestinales distendidas y niveles hidroaéreos, a menudo con distribución desigual de líquidos en una sola asa como resultado de la presión. Las preocupaciones acerca de la exposición a los rayos X durante el embarazo son válidas; sin embargo, es necesario identificar rápido y sin retraso la obstrucción intestinal por estudios radiológicos para evitar complicaciones.[35]

Tratamiento

El tratamiento de la obstrucción del intestino delgado sin datos de perforación debería siempre realizarse mediante la colocación de un tubo nasogástrico para la descompresión del estómago, el reposo intestinal, la reanimación intravenosa con soluciones y la restitución de electrólitos,[36] lo que suele ser eficaz para la mayoría de estas afecciones. Sin embargo, se obtendrá una interconsulta quirúrgica para todas las embarazadas con obstrucción intestinal. Si el tratamiento conservador fracasa, se requiere laparotomía para corregir la causa subyacente de la obstrucción. El retraso en el diagnóstico y tratamiento contribuye a las tasas de mortalidad materna total de hasta 6% y de pérdida fetal, de 20 a 30%; por lo tanto, el tratamiento quirúrgico no debería retrasarse de manera innecesaria por la gestación.[36]

TORSIÓN OVÁRICA

La torsión anexial es la complicación más frecuente de un tumor que se presenta durante el embarazo, por lo general en el primer y segundo trimestres.[37] El embarazo en sí es un factor de riesgo de torsión ovárica, un suceso raro,[38] con una incidencia de 1 a 10 por 10 000 embarazos espontáneos.[39]

Cuadro clínico

La torsión ovárica suele manifestarse con dolor pélvico, náusea y vómito, que son síntomas frecuentes del embarazo y pueden enmascarar dicha condición. El dolor a menudo es de tipo cólico y puede mejorar conforme se presenta la necrosis ovárica. El diagnóstico con frecuencia se retrasa, ya que los síntomas se atribuyen al embarazo normal, lo que causa una necrosis ovárica significativa.

Diagnóstico

El diagnóstico depende de la ecografía como estándar de oro inicial. Puede haber flujo arterial visible, pero no venoso. También puede observarse un quiste ovárico grande o un aumento de las dimensiones gonadales durante varias horas conforme aumenta el edema.

Tratamiento

Se requiere una interconsulta obstétrica urgente en caso de torsión ovárica. El tratamiento de la torsión anexial depende de su resolución mediante giro por laparoscopia.[40] Sin embargo, en embarazos mayores de 28 semanas o cuando no puede hacerse con seguridad una operación laparoscópica, en ocasiones está indicada una laparotomía vertical media. Se justifica la intervención quirúrgica a todas las edades de gestación y el retraso del tratamiento puede llevar a la rotura o hemorragia del quiste ovárico o la pérdida de la gónada.[41] No hay lugar para el tratamiento conservador con analgesia, excepto en casos seleccionados, cuando la mujer ya no piensa tener hijos y acepta perder la función del ovario.

HERNIA

Las hernias umbilicales e inguinales son raras en las mujeres adultas; sin embargo, los casos más raros de embarazadas que acuden con hernias originan desafíos distintivos para la planeación terapéutica. Las hernias umbilicales son raras después de las 24 semanas de gestación, cuando el útero grávido se encuentra por arriba del ombligo y, en teoría, protege al intestino de estas. La prevalencia de las hernias inguinales durante el embarazo es baja y se calcula que es de 1:2 000.[42] En un gran estudio pareado de 20 714 embarazadas, 17 (0.08%) y 25 (0.12%) fueron objeto del diagnóstico de una hernia ventral e inguinal primarias, respectivamente.[43]

Cuadro clínico

Las pacientes con hernias sintomáticas presentan manifestaciones dolorosas variables; entre ellas, dolor significativo de ingle con esfuerzo, imposibilidad de realizar las actividades diarias por las molestias e incapacidad de reducir manualmente la hernia, náusea, vómito o signos de obstrucción intestinal, como el estreñimiento crónico resistente al tratamiento. Las pacientes con antecedente de derivación gástrica deben vigilarse estrechamente en cuanto a datos de una hernia interna, que puede presentarse con dolor y malestar abdominal significativo y poner en riesgo la vida si no se trata con rapidez, por lo que requieren una interconsulta quirúrgica inmediata.

Diagnóstico

El diagnóstico depende de los antecedentes clínicos, la exploración física y los estudios de imagen. Dependiendo de la localización de la hernia, pueden ser de utilidad la MRI, la TC y las radiografías abdominales (RUV) como recursos de diagnóstico. Es útil una cifra aumentada de ácido láctico como sugerente de isquemia intestinal.

Tratamiento

El tratamiento de las hernias depende de la agudeza del cuadro clínico. Pueden ser asintomáticas y requerir reparación electiva en el periodo posparto, o presentarse como encarcelación intestinal, que requiere intervención quirúrgica inmediata debido a la isquemia. La reparación electiva de una hernia inguinal durante el embarazo generalmente está contraindicada. El tratamiento expectante durante el periodo periparto se ha vinculado con pocas complicaciones graves de la hernia. En un grupo de pacientes embarazadas con hernias inguinales que se trataron de manera no quirúrgica, todas fueron objeto de su reparación después del parto, sin complicaciones gestacionales.[44] Se puede requerir la reparación urgente de una hernia durante el embarazo si la paciente presenta molestias intensas, encarcelación aguda, estrangulación u obstrucción intestinal.

OPERACIONES QUIRÚRGICAS RELACIONADAS CON LOS TRAUMATISMOS

Los traumatismos por accidentes y violencia son, desafortunadamente, complicaciones frecuentes e importantes del embarazo. La violencia por el compañero íntimo aumenta durante el embarazo; 3 a 9% de las mujeres lo experimenta.[45] Es crítico hacer una investigación en las embarazadas en cuanto a su seguridad y proporcionar otros servicios apropiados para mantenerla segura si el caso resulta positivo. Es más probable que un traumatismo cause la muerte materna que cualquier otra complicación médica del embarazo.[46] La incidencia de traumatismos durante el embarazo es variable; la complicación de un traumatismo ocurre en 6 a 7% de los embarazos, mientras que un porcentaje más pequeño de pacientes requiere intervención quirúrgica.[47]

Diagnóstico

El diagnóstico de las lesiones relacionadas con los traumatismos depende de un interrogatorio completo, exploración clínica y estudios de imagen, para determinar los probables sitios de lesión, en la misma forma que en una paciente no gestante.

Tratamiento

El tratamiento de las embarazadas con traumatismos que requieren intervención quirúrgica debe incluir las mismas consideraciones que en las pacientes no gestantes. Con frecuencia se requerirá la participación de un cirujano de traumatología, uno de ortopedia y un ginecobstetra, dependiendo de la gravedad y naturaleza de las lesiones. En casos de traumatismos mayores, son prioritarias la valoración, estabilización y atención de la embarazada. La valoración fetal es secundaria. Si el feto es mayor de 23 semanas de gestación, debe iniciarse la auscultación y el monitoreo de su frecuencia cardiaca por medios electrónicos.[48]

RESUMEN

Las operaciones quirúrgicas no obstétricas durante el embarazo son raras; sin embargo, hay morbilidad y mortalidad maternas y fetales asociadas significativas. El diagnóstico preciso de las afecciones quirúrgicas no obstétricas puede ser difícil, dados los síntomas comunes del embarazo normal, las limitaciones de los estudios de diagnóstico y las variaciones fisiológicas normales en los datos de laboratorio durante la gestación. Son críticos el diagnóstico y el tratamiento oportunos para disminuir las complicaciones y proveer la atención apropiada a las embarazadas.

PUNTOS CLAVE

1. Las afecciones quirúrgicas más frecuentes durante el embarazo incluyen apendicitis, alteraciones de vías biliares, obstrucción intestinal (en particular en embarazadas con antecedentes de cirugía bariátrica), torsión anexial, hernias y traumatismos.
2. Las adaptaciones fisiológicas que ocurren durante el embarazo causan cambios en las cifras de laboratorio normales, que pueden dificultar el diagnóstico.
3. Debe obtenerse la interconsulta con un obstetra o especialista en medicina maternofetal antes de llevar a cabo cualquier intervención quirúrgica o procedimiento invasivo.
4. Los principios universales de las operaciones no obstétricas durante el embarazo incluyen la consulta preoperatoria con un obstetra, la posición (con inclinación lateral izquierda en el preoperatorio y transoperatorio), el tiempo y el abordaje quirúrgicos, la tromboprofilaxis, la profilaxis con antibióticos, el uso prenatal de corticoesteroides y la administración de tocolíticos.
5. Las operaciones quirúrgicas electivas se posponen hasta después del parto, en tanto que las no urgentes pero necesarias se realizan idealmente en las etapas tempranas del segundo trimestre.
6. Nunca debe negarse a una embarazada una intervención quirúrgica urgente indicada, independientemente del trimestre de la gestación.

Referencias

1. Mazze RI, Kallen B. Reproductive Outcome after anesthesia and operation during pregnancy: a registry study of 5405 cases. *Am J Obstet Gynecol*. 1989;161(5):1178-1185.
2. American College of Obstetricians and Gynecologists. Committee Opinion No. 696: nonobstetric surgery during pregnancy. *Obstet Gynecol*. 2017;129:777-778.
3. Kundra P, Velraj J, Amirthalingam U, et al. Effect of positioning from supine and left lateral positions to left lateral tilt on maternal blood flow velocities and waveforms in full-term parturients. *Anesthesia*. 2012;67(8):889-893.
4. Allaert SE, Carlier SP, Weyne LP, Vertommen DJ, Dutre PE, Desmet MB. First trimester anesthesia exposure and fetal outcome. A review. *Acta Anaesthiol Belg*. 2007;58(2):119-123.
5. Ninke T, Thoma-Jennerwein S, Blunk J, Annecke T. Anesthesia and pain management during pregnancy. *Anaesthesist*. 2015;64(5):347-356.
6. Rauf A, Suraweera P, De Silva S. Operative laparoscopy; is it a safe option in pregnancy. *Gynecol Surg*. 2009;6:381.
7. Kammerer WS. Nonobstetric surgery during pregnancy. *Med Clin North Am*. 1979;63(6):1157-1164.
8. Lanzafame RJ. Laparoscopic cholecystectomy during pregnancy. *Surgery*. 1995;118(4):627-631.
9. Thornton P, Douglas J. Coagulation in pregnancy. *Best Pract Res Clin Obstetr Gynecol*. 2010;24(3):339-352.
10. Bookstaver PB, Bland CM, Griffin B, Stover KR, Elland LS, McLaughlin M. A review of antibiotic use in pregnancy. *Pharmacotherapy*. 2015;35(11):1052-1062.
11. American College of Obstetricians and Gynecologists. Committee Opinion No. 713: antenatal corticosteroid therapy for fetal maturation. *Obstet Gynecol*. 2017;130(2):102-109.
12. Upadya M, Saneesh PJ. Anaesthesia for non-obstetric surgery during pregnancy. *Indian J Anaesth*. 2016;60(4):234-241.
13. Abou-Ghannam G, Usta IM, Nassar AH. Indomethacin in pregnancy: applications and safety. *Am J Perinatol*. 2012;29(3):175-186.

14. American College of Obstetricians and Gynecologists. Committee Opinion No. 723: guidelines for diagnostic imaging during pregnancy and lactation. *Obstet Gynecol*. 2017;130:e210-e216.
15. Abbassi-Ghanavati M, Greer L, Cunningham G. Pregnancy and laboratory studies: a reference table for clinicians. *Obstet Gynecol*. 2009;114(6):1326-1331.
16. Mourad J, Elliott JP, Erickson L, Lisboa L. Appendicitis in pregnancy: new information that contradicts long-held clinical beliefs. *Am J Obstet Gynecol*. 2000;182:1027-1029.
17. Tracey M, Fletcher HS. Appendicitis in pregnancy. *Am Surg*. 2000;66:555-560.
18. Bickell NA, Aufses AH Jr, Rojas M, Bodian C. How time affects the risk of rupture in appendicitis. *J Am Coll Surg*. 2006;202:401.
19. Horowitz MD, Gomez GA, Santiesteban R, Burkett G. Acute appendicitis during pregnancy diagnosis and management. *Arch Surg*. 1985;120(12):1362-1367.
20. Al-Mulhim AA. Acute appendicitis in pregnancy. A review of 52 cases. *Int Surg*. 1996;81:295-297.
21. Lim HK, Bae SH, Seo GS. Diagnosis of acute appendicitis in pregnant women: value of sonography. *AJR AM J Roentgenol*. 1992;159:539-542.
22. Yilmaz HG, Akgun Y, Bac B, Celik Y. Acute appendicitis in pregnancy—a case control study. *Int J Surg*. 2007;5:192–197.
23. Tamir IL, Bongard FS, Klein SR. Acute appendicitis in the pregnant patient. *Am J Surg*. 1990;160:571-576.
24. Mendez-Sanchez N, Chavez-Tapia NC, Uribe M. Pregnancy and gallbladder disease. *Ann Hepatol*. 2006;5(3);227-230.
25. de Bari O, Wang TY, Liu M, Paik CN, Portincasa P, Wang DQ. Cholesterol cholelithiasis in pregnant women: pathogenesis, prevention and treatment. *Ann Hepatol*. 2014;13(6):728-745.
26. Landers D, Carmona R, Cromblehome W, Lim R. Acute cholecystitis in pregnancy. *Obstet Gynecol*. 1987;69:131-133.
27. Handler SJ. Ultrasound of gallbladder wall thickening and its relation to cholecystitis. *AJR Am J Roentgenol*. 1979;132:581-585.
28. Romagnuolo J, Bardou M, Rahme E, Joseph L, Reingold C, Barkun AN. Magnetic resonance cholangiopancreatography: a meta-analysis of test performance in suspected biliary disease. *Ann Intern Med*. 2003;139:547-557.
29. Medical Services Advisory Committee. *MSAC Report: Magnetic Resonance Cholangiopancreatography*. Canberra, Australia: Department of Health and Ageing, Commonwealth of Australia; 2005. http://www.msac.gov.au.
30. Othman MO, Stone E, Hashimi M, Parasher G. Conservative management of cholelithiasis and its complications in pregnancy is associated with recurrent symptoms and more emergency department visits. *Gastrointest Endosc*. 2012;76(3):564.
31. Date RS, Kaushal M, Ramesh A. A review of the management of gallstone disease and its complications in pregnancy. *Am J Surg*. 2008;196(4):599.
32. Tham TC, Vandervoort J, Wong RC, et al. Safety of ERCP during pregnancy. *Am J Gastroenterol*. 2003;98(2):308.
33. Kilpatrick CC, Monga M. Approach to the acute abdomen in pregnancy. *Obstet Gynecol Clin North Am*. 2007;34:389-402.
34. Baird DD, Narendranathan M, Sandler RS. Increased risk of preterm births in women with inflammatory bowel disease. *Gastroenterology*. 1990;99:987.
35. Meyerson S, Holtz T, Ehrinpreis M et al. Small bowel obstruction in pregnancy. *Am J Gastroenterol*. 1995;90:299-302.
36. Perdue PW, Johnson Jr HW, Stafford PW. Intestinal obstruction complicating pregnancy. *Am J Surg*. 1998;164(4):384-388.

37. Cavaco-Gomes J, Jorge Moreira C, Rocha A, Mota R, Paiva V, Costa A. Investigation and management of adnexal masses in pregnancy. *Scientifica (Cairo)*. 2016;2016:3012802.

38. Asfour V, Varma R, Menon P. Clinical risk factors for ovarian torsion. *J Obstet Gynaecol.* 2015;35(7):721-725.

39. Hasson J, Tsafrir Z, Azem F, et al. Comparison of adnexal torsion between pregnant and nonpregnant women. *Am J Obstet Gynecol*. 2010;202:536.e1-e6.

40. Mathevet P, Nessah K, Dargent D, Mellier G. Laparoscopic management of adnexal masses in pregnancy: a case series. *Eur J Obstet Gynecol Reprod Biol*. 2003;108(2):217.

41. Chang SD, Yen CF, Lo LM, Lee CL, Liang CC. Surgical intervention for maternal ovarian torsion in pregnancy. *Taiwan J Obstet Gynecol*. 2011;50(4):458-462.

42. Ochsenbein-Kolble N, Demartines N, Ochsenbein-Imhof N, Zimmerman R. Cesarean section and simultaneous hernia repair. *Arch Surg*. 2004;139(8):893.

43. Oma E, Bay-Nielsen M, Jensen LN, Pinborg A, Bisgaard T. Primary ventral or groin hernia in pregnancy: a cohort study of 20,714 women. *Hernia*. 2017;21(3):335-339.

44. Buch KE, Tabrizian P, Divino CM. Management of hernias in pregnancy. *J Am Coll Surg*. 2008;207(4):539.

45. Alhusen JL, Ray E, Sharps P, Bullock L. Intimate partner violence during pregnancy: maternal and neonatal outcomes. *J Womens Health*. 2015;24(1):100-106.

46. Brookfield KF, Gonzalez-Quintero VH, Davis JS, Schulman CI. Maternal death in the emergency department from trauma. *Arch Gynecol Obstet*. 2013;288(3):507-512.

47. Connolly AM, Katz VL, Bash KL, McMahon MJ, Hansen WF. Trauma and pregnancy. *Am J Perinatol*. 1997;14(6):331-336.

48. Jain V, Chari R, Maslovitz S, Farine D, et al.; Maternal Fetal Medicine Committee. Guidelines for the management of a pregnant trauma patient. *J Obstet Gynaecol Can*. 2015;37(6):553-574.

CAPÍTULO 8

Ecografía en las emergencias obstétricas

Carla Sterling, Zachary Testo y Gavin Budhram

PANORAMA GENERAL

La ecografía se utilizó por primera vez para mostrar la imagen de un feto en 1953, y después se convirtió en la modalidad de estudio preferida en las urgencias obstétricas por su fácil disponibilidad, excelente resolución de las partes fetales en movimiento al instante y la ausencia de radiación ionizante.[1] Aunque limitada por las destrezas de quien la utiliza y el habitus de la paciente, la ecografía se ha mantenido como el avance de mayor importancia del último siglo en la obstetricia.

Hasta 25% de las mujeres gestantes acude al servicio de urgencias durante el primer trimestre por hemorragia vaginal o dolor pélvico y la ecografía es la modalidad principal para descartar que se trate de un embarazo ectópico.[2-5] También es útil para la valoración del dolor abdominal, relacionado o no con la gestación, la hemorragia vaginal y los traumatismos, así como en las pacientes con signos de trabajo de parto. Este capítulo se centra en las valoraciones por ecografía realizadas por médicos dirigidos por objetivos en el contexto de urgencias obstétricas comunes.

TÉCNICAS DE ESTUDIO

Ecografía pélvica transabdominal

La ecografía pélvica transabdominal es la principal técnica para obtener imágenes del feto y permite identificar el primer signo del embarazo, un saco gestacional, tan tempranamente como a las 5.5 semanas. Con esta técnica se pueden visualizar el útero y las estructuras circundantes e idealmente se realiza con la ***vejiga llena***. Se usa un transductor convexo (figura 8-1) debido a su gran espacio de asentamiento y baja frecuencia, que provee un campo de visión más amplio y profundo, útil en la gestación avanzada conforme el feto crece y ya no puede visualizarse solo por ecografía transvaginal. En la mayoría de los aparatos de ecografía es importante que se use un programa "OB" o de "obstetricia", de manera que el médico tenga acceso a cálculos fetales, como frecuencia cardiaca y longitud cefalocaudal o de céfalo-caudal.

Obtención de imágenes durante el primer trimestre

Debe colocarse a la paciente en posición supina con las extremidades inferiores extendidas. Para visualizar mejor el útero, colóquese el transductor en el plano sagital por arriba de la sínfisis del pubis; el indicador del transductor debe señalar hacia la cabeza de la paciente (figura 8-2). El médico desplaza después el transductor a la izquierda y derecha hasta que se identifican la vejiga, el útero y las estructuras circundantes (figura 8-3); las estructuras de las imágenes izquierdas en la pantalla son cefálicas y las de la derecha

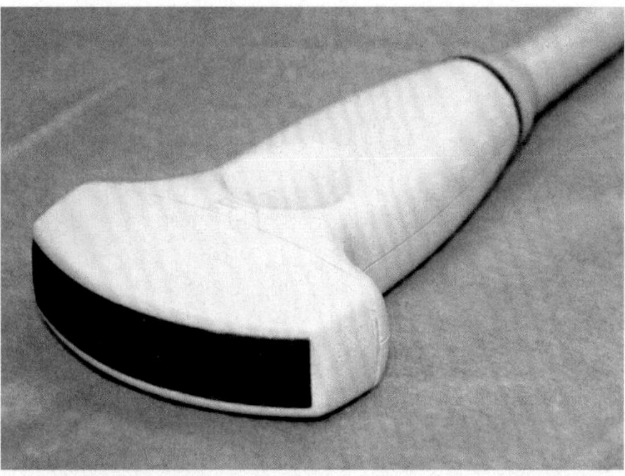

Figura 8-1. **Transductor convexo.**

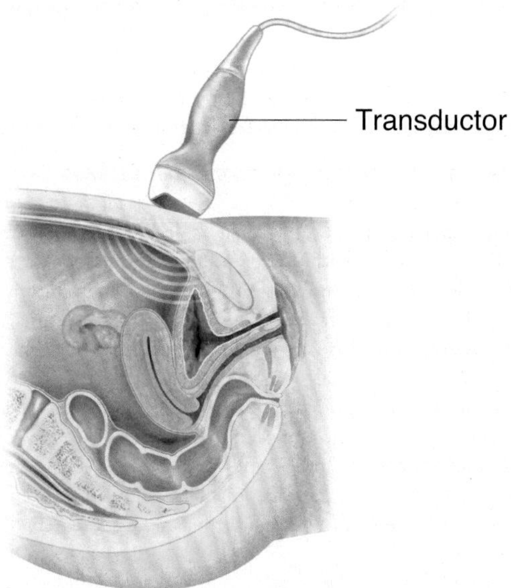

Figura 8-2. **Colocación del transductor para obtener una imagen sagital de la pelvis.** Se sitúa el transductor apenas arriba de la sínfisis del pubis con el indicador de dirección hacia la cabeza de la paciente y al interior de la pelvis. (Reproducida con autorización de Nath J, ed. Female reproductive system and obstetrics. En: *Programmed Learning Approach to Medical Terminology*. 3rd ed. Baltimore, MD: Wolters Kluwer; 2018:520.)

caudales. Las estructuras anteriores, con mayor frecuencia la vejiga, aparecerán en la parte alta de la imagen; detrás yace el útero. Los intestinos y el líquido libre se pueden visualizar en los espacios alrededor de estas estructuras. El útero es de pared gruesa, ubicado apenas debajo de la pared vesical posterior, con su fondo y cuerpo por delante del cérvix. La banda endometrial debe identificarse en su transcurso descendente desde la mitad del útero hasta el cérvix, que se visualiza bajo la parte más profunda de la vejiga. Se puede identificar el conducto vaginal detrás de la vejiga, a la derecha de la pantalla.

Se obtiene una imagen axial girando el transductor 90° a contrarreloj, de modo que el indicador señale el lado derecho de la paciente. Las estructuras visualizadas a la izquierda de la imagen corresponden a la derecha anatómica de la paciente. El útero se visualiza detrás de la vejiga (figura 8-4). Se desplaza entonces el transductor hacia arriba y abajo para obtener planos coronales de la pelvis e identificar las estructuras, que incluyen al feto, líquido libre y cualquier masa anexial. Los ovarios se ubican entre el útero

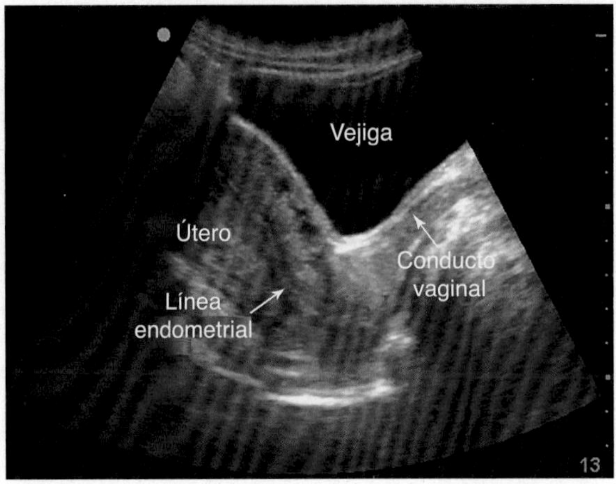

Figura 8-3. **Vista sagital de la pelvis (longitudinal).**

y las arterias iliacas y se visualizan de la mejor manera en ese plano. La identificación de los ovarios, sin embargo, puede ser difícil por medio de la ecografía transabdominal, debido al hábito corporal, el desplazamiento por un útero crecido en etapas avanzadas del embarazo y las variaciones anatómicas normales.

Estudios de imagen en el segundo y tercer trimestres

A las 12 semanas de gestación, el útero sale de la pelvis en dirección de la cavidad abdominal y, conforme crece en el segundo y tercer trimestres, es más variable la identificación de las partes fetales, ya que depende de la posición. Los planos de estudio (p. ej., sagital, coronal y axial) suelen describirse en relación con la posición fetal. Para identificar las estructuras en un plano longitudinal, se rota el transductor hasta identificar la columna vertebral en la cara posterior del feto. La columna vertebral es ecoica de manera brillante, con sombra posterior y fácil de visualizar (figura 8-5). A continuación, se puede desplazar el transductor en dirección lateral y medial para identificar otras estructuras. Después, se rota 90°en dirección opuesta a las manecillas del reloj para obtener imágenes transversas, y se desplaza hacia abajo y arriba. Se identifica el cráneo en un plano transverso para medir el diámetro biparietal (BPD; figura 8-6).

La ecografía es un método seguro y preciso de valoración del cérvix en cuanto a los signos del trabajo de parto, que aunque comúnmente se valoran por tacto vaginal, la ecografía puede ser más segura en presencia de una placenta previa o rotura de membranas. Hay evidencia de que un estudio ecográfico es

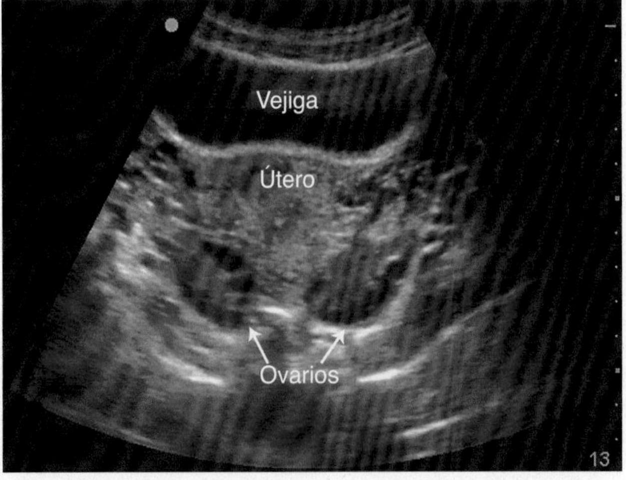

Figura 8-4. **Imagen axial de la pelvis (transversa).**

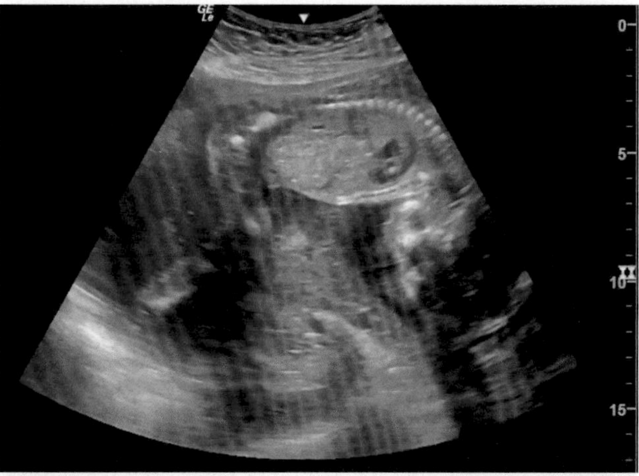

Figura 8-5. Columna vertebral del feto en un embarazo avanzado, indicando su posición.

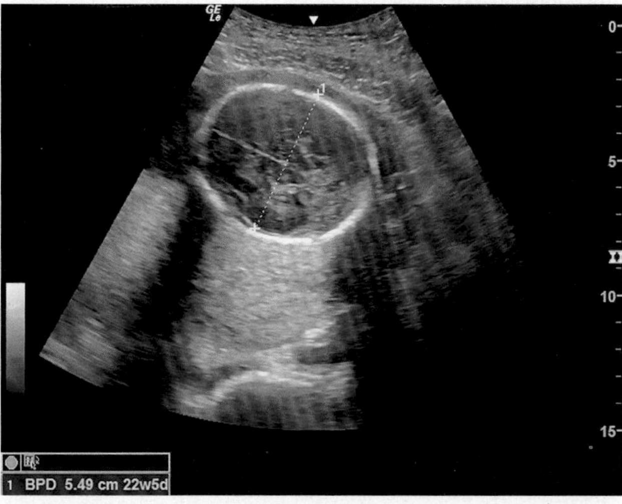

Figura 8-6. Diámetro biparietal que indica una edad de gestación de 22 semanas y 5 días.

más confiable que el tacto vaginal para la valoración del cérvix,[6] del que se obtiene la mejor imagen en el eje longitudinal, debajo de la vejiga. Se pueden medir la dilatación y la longitud del cérvix, esta última del orificio interno al externo (figura 8-7).

Ecografía pélvica transvaginal

La ecografía transvaginal tiene mayor utilidad en las etapas tempranas de la gestación, permitiendo la identificación de un embarazo intrauterino (IUP, por sus siglas en inglés) tan pronto como a las 4.5 semanas. El transductor endocavitario (figura 8-8) es una sonda de alta frecuencia que provee imágenes con resolución de alta calidad, pero una escasa profundidad de alcance, por lo que las estructuras que se encuentran a más de 8 a 10 cm de la punta no se pueden visualizar. Dado este campo poco profundo, siempre debe hacerse la ecografía transvaginal en conjunción con la transabdominal. La primera es útil durante el desarrollo temprano del feto, cuando es más difícil identificar un IUP.

Se realiza la ecografía transvaginal en conjunto con la exploración ginecológica bajo la misma posición de la paciente, supina de litotomía con los pies en estribos, o alternativamente, en posición de rana, con flexión de rodillas, abducción de muslos y pelvis elevada. Se aplica gel a la superficie de contacto del transductor, seguido por una cubierta de transductor y lubricante hidrosoluble en el exterior. Idealmente, la paciente estará con la **vejiga por completo evacuada**, para mejorar la calidad de las imágenes y disminuir los artefactos.

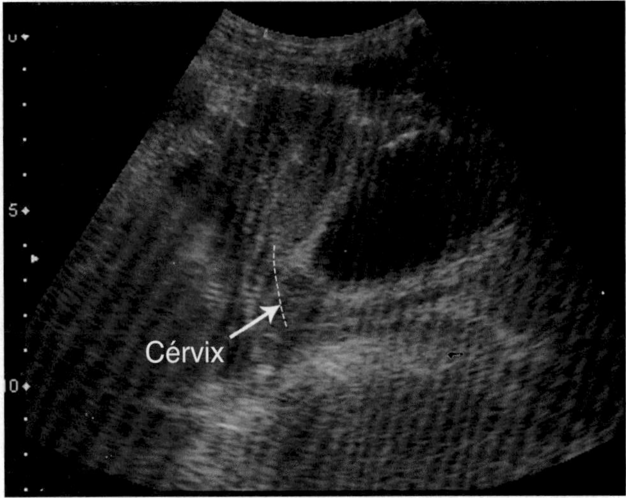

Figura 8-7. **Imagen transabdominal con medición del cérvix.**

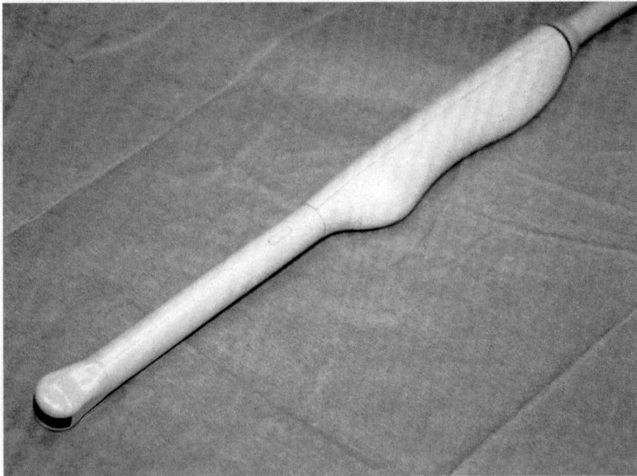

Figura 8-8. **Transductor endocavitario.**

Útero

Se introduce el transductor en la vagina, con su indicador señalando hacia el techo, hasta que se aloje cómodamente junto al cérvix (figura 8-9). Las estructuras que se ven a la derecha de la imagen corresponden anatómicamente a las anteriores. Se debe identificar el útero deslizando el transductor a la izquierda y derecha, rotándolo después ligeramente hasta poder visualizar la línea hiperecoica del endometrio, que transcurre por el cuerpo del órgano hacia el cérvix (figura 8-10). La línea media del útero puede no corresponder directamente a la línea media del cuerpo de la paciente. El fondo de saco de Douglas se visualiza detrás del útero y una vez obtenida esta imagen, el transductor se desliza hacia la izquierda y derecha de la paciente para visualizar el útero e identificar al feto. El cérvix se visualiza al retirar el transductor unos cuantos centímetros e inclinarlo hacia abajo al interior de la pelvis.

Se obtienen imágenes coronales con el transductor rotado 90° en dirección contraria a las manecillas del reloj, de modo que el indicador se encuentre a la derecha de la paciente (figura 8-11). En esta vista, las estructuras a la izquierda de la imagen ecográfica corresponden a la derecha anatómica de la paciente (figura 8-12). Se identifican nuevamente el útero y la banda endometrial en la línea media, y después se desliza el transductor hacia adelante y atrás para visualizar los planos coronales de la pelvis.

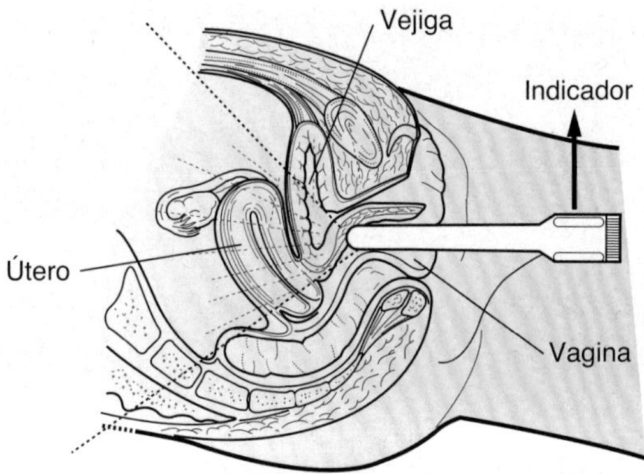

Figura 8-9. Colocación del transductor para obtener una imagen endocavitaria sagital (longitudinal). (Copiada de Simon B, Snoey E, eds. *Ultrasound in Emergency and Ambulatory Medicine*. St. Louis, MO: Mosby-Yearbook; 1997.)

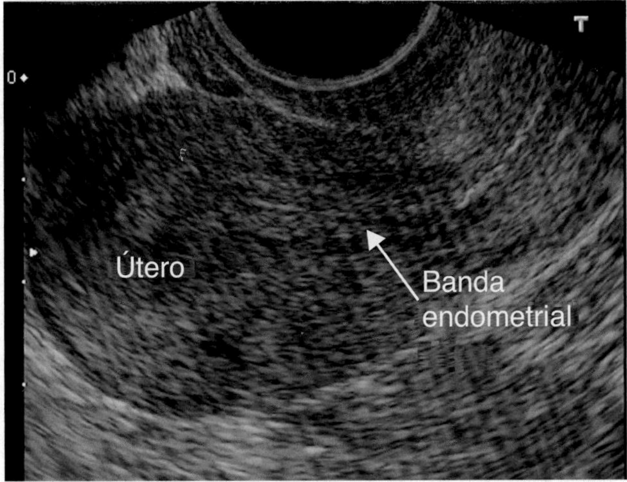

Figura 8-10. Imagen endocavitaria sagital.

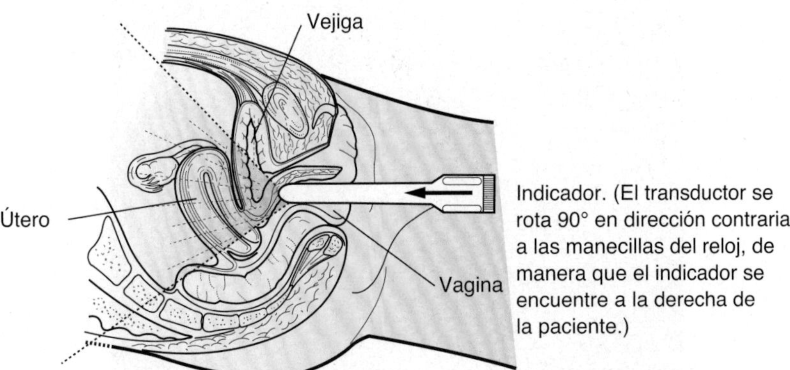

Figura 8-11. Colocación del transductor para obtener una imagen endocavitaria coronal (transversa). (Copiada de Simon B, Snoey E, eds. *Ultrasound in Emergency and Ambulatory Medicine*. St. Louis, MO: Mosby-Yearbook; 1997.)

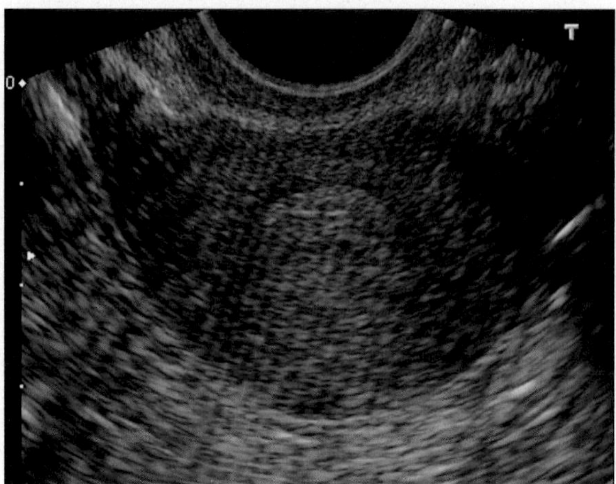

Figura 8-12. Imagen endocavitaria coronal (transversa) que muestra el útero.

Ovarios

Los ovarios se identifican de la mejor manera en el plano coronal, desplazando el transductor del anexo izquierdo al derecho, y después, hacia adelante y atrás. Se localizan por fuera y detrás del cuerpo del útero, aunque su posición es variable, en especial en las mujeres que ya tuvieron partos. Los ovarios tienen forma oval y se muestran hiperecoicos, con pequeños folículos hipoecoicos circulares en su interior, lo que se describe comúnmente como "chispas de chocolate" por su aspecto. El transductor se gira entonces para valorar las dimensiones de los ovarios y se obtienen las medidas de sus diámetros utilizando los señaladores electrónicos. Si hay preocupación por una torsión ovárica, el médico puede ubicar el ovario en la mitad de la pantalla y realizar su "ecopalpación", mediante la aplicación directa de compresión suave con el transductor, para determinar si produce dolor. También se pueden hacer valoraciones del riego sanguíneo ovárico por ecografía en color y Doppler, pero se consideran fuera del alcance de la mayoría de los médicos de urgencias.

Cérvix

Si no se visualiza adecuadamente el cérvix por ecografía transabdominal, por una vejiga vacía u obesidad materna significativa, se puede usar el abordaje transvaginal (figura 8-13). Se visualiza el cérvix en hasta 100% de las pacientes, con la principal contraindicación de protrusión de las membranas o su rotura.[7] Se puede obtener una imagen óptima con el transductor insertado casi 2.5 cm detrás del introito y no más cerca de 3 cm del cérvix.[8,9]

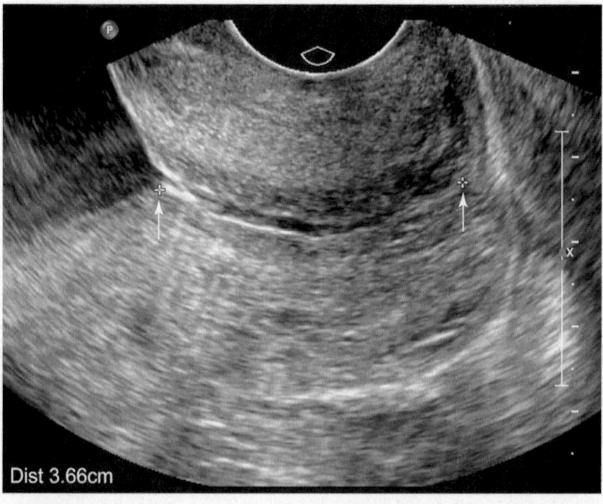

Figura 8-13. Imagen de ecografía endovaginal del cérvix con su longitud marcada por los señaladores.

DATOS NORMALES DURANTE EL EMBARAZO

Primer trimestre

El desarrollo fetal intrauterino presenta un avance ecográfico predecible. El primer signo de un IUP es el **saco gestacional**, estructura hipoecoica localizada en el fondo del útero junto con la banda endometrial, seguido por el **signo de decidua doble**, que se muestra como dos anillos hiperecoicos que rodean al saco, separados por una banda hipoecoica; sin embargo, este signo se visualiza solo en 50% de los embarazos.[10] La identificación del **saco vitelino**, un anillo ecogénico pequeño dentro del saco gestacional, se considera el dato más confiable de un embarazo temprano, que confirma un IUP (figura 8-14). En la ecografía transvaginal, el saco vitelino se visualiza a las 5 a 6 semanas, por lo general en presencia de una concentración de gonadotropina coriónica humana β (hCG-β) cercana a las 1 500-2 000 unidades. El **polo fetal** es la siguiente estructura que se visualiza por ecografía después de las 6 semanas de gestación, y se identifica su forma más temprana como una masa pequeña de tejido hiperecoico adyacente al saco vitelino. Se detecta la actividad cardiaca como un "parpadeo" dentro del embrión. Mediante cálculos ecográficos preprogramados y el modo M, se puede medir la frecuencia cardiaca fetal (figura 8-15), que se considera normal

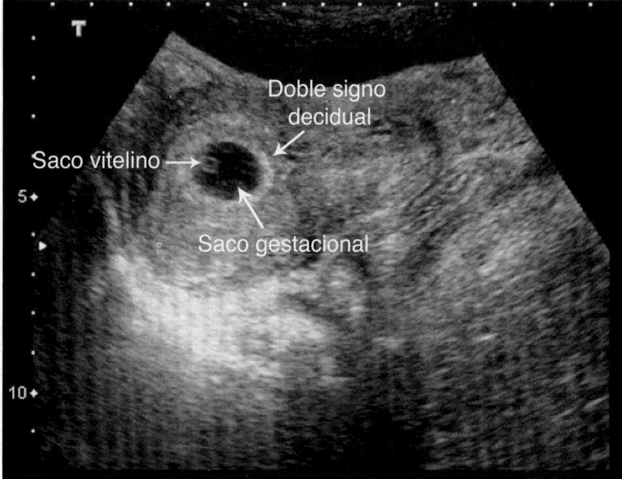

Figura 8-14. Saco gestacional con un doble signo decidual y saco vitelino en el embarazo temprano.

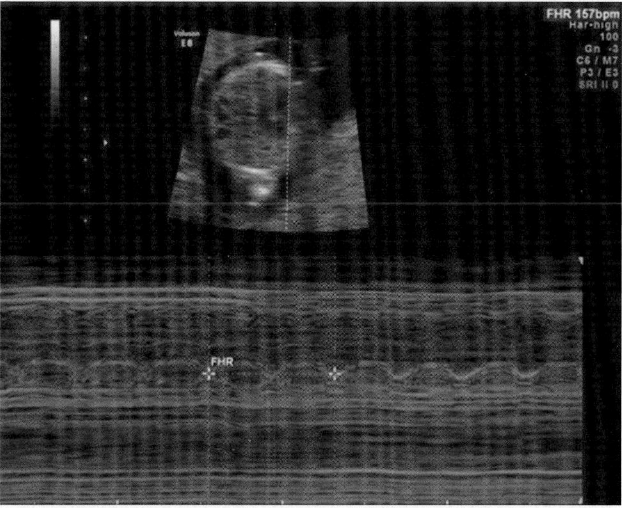

Figura 8-15. Determinación de la frecuencia cardiaca fetal con el modo M. El patrón ondulatorio repetido en la línea media del trazo corresponde a la actividad cardiaca fetal.

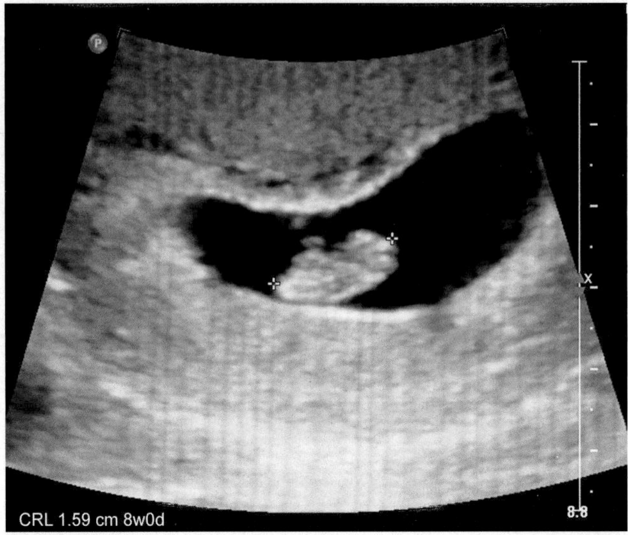

Figura 8-16. Medición céfalo-caudal que indica la edad de gestación.

entre 120 y 180 latidos/minuto. La edad de gestación se determina obteniendo una medición de la longitud céfalo-caudal (figura 8-16); para que sea precisa es importante que se rote el transductor de modo que se mida la dimensión más prolongada del polo fetal, sin incluir al saco vitelino. En las etapas avanzadas del primer trimestre se puede visualizar el movimiento fetal y debe documentarse en caso de observarlo.

Segundo y tercer trimestres

Frecuencia cardiaca fetal

La frecuencia cardiaca fetal en las etapas avanzadas del embarazo se mide mediante un aparato de ecografía de onda continua (que produce solo sonido, sin imágenes) o por el modo M, cuyas mediciones son más fáciles de obtener en estas etapas, porque el corazón es de mayores dimensiones y se visualiza mejor.

Situación fetal

La situación y la posición de la cabeza del feto son de determinación simple por ecografía. Para valorar la primera, el médico debe rotar el transductor hasta identificar la columna vertebral, que transcurre por la cara posterior; su visualización en un eje longitudinal indica la situación fetal (figura 8-5). La posición de la cabeza fetal se determina siguiendo la columna vertebral hasta llegar a ella. La localización del transductor ecográfico cuando la cabeza se centra en la mitad de la pantalla indica su posición. Se diagnostica una presentación pélvica cuando la posición de la cabeza está en la porción alta del abdomen y la columna vertebral se puede seguir hacia la pelvis en dirección descendente.

Edad de gestación

En el segundo y tercer trimestres, la edad de gestación se determina por el BPD. Se obtiene una imagen del cráneo en el plano transverso a nivel del tercer ventrículo y con simetría de los tálamos (figura 8-6). La medición se hace desde el borde externo de la pared más cercana del cráneo hasta el borde interno de su pared distal, sin inclusión de los tejidos blandos que lo rodean. Durante el trabajo de parto activo puede ser difícil visualizar la cabeza si está encajada en la pelvis detrás de la sínfisis del pubis.

Placenta

La placenta se observa como una estructura ecogénica de manera uniforme (ecogenicidad intermedia) a lo largo de la pared uterina, a veces con una banda hipoecoica intensa que la separa del miometrio uterino normal (figura 8-17). Se puede localizar en cualquier pared uterina y es difícil de visualizar si está adosada a la pared posterior y cubierta parcialmente por la columna vertebral y las partes fetales suprayacentes. Debe determinarse la posición de la placenta con relación al cérvix, que se localiza apenas detrás de la porción más profunda de la vejiga. La placenta previa se diagnostica en el tercer trimestre, pero a menudo ya

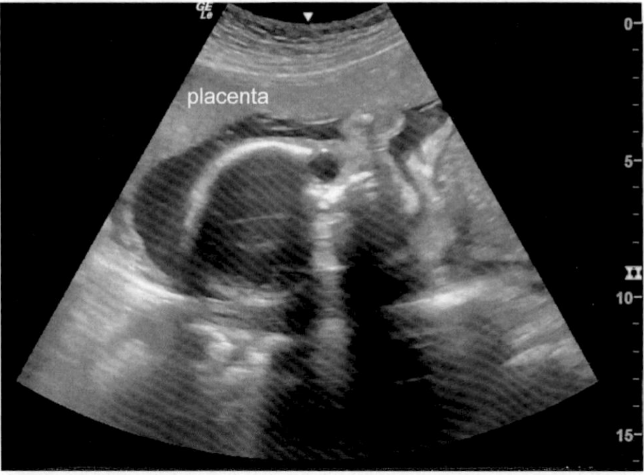

Figura 8-17. **La placenta es uniformemente ecogénica y se encuentra adosada a la pared uterina.**

se visualiza una posición marginal o de inserción baja en el segundo, lo que ocurre debido a que conforme el feto crece, la elongación del útero, sobre todo en su segmento inferior, causa que la placenta se desplace hacia arriba en la gran mayoría de los embarazos.

ALTERACIONES PATOLÓGICAS DURANTE EL PRIMER TRIMESTRE

La hemorragia vaginal y el dolor pélvico son manifestaciones frecuentes de las pacientes que acuden a urgencias durante el primer trimestre del embarazo.[2-5] La ecografía ayuda a la valoración rápida de estas pacientes al lado de la cama, pues permite la identificación de un embarazo ectópico, así como de otras alteraciones patológicas, como pérdida gestacional, tumoración pélvica, torsión ovárica y enfermedad trofoblástica gestacional. Los médicos deben estar al tanto de los límites de sus destrezas de ecografía portátil y se recomienda el envío de la paciente para una ecografía formal de confirmación de los principales hallazgos, excepto ante un IUP normal o el embarazo ectópico en presencia de inestabilidad hemodinámica.

Embarazo ectópico

La incidencia de embarazo ectópico aumentó en los años recientes; sin embargo, la mortalidad por su rotura ha disminuido de manera notoria,[11,12] debido sobre todo al uso de la ecografía en las etapas tempranas de la gestación, que facilita el diagnóstico y tratamiento rápidos. Una identificación más temprana del embarazo ectópico permite usar opciones terapéuticas más conservadoras, como metotrexato, por encima de una intervención quirúrgica.

El principal objetivo de la valoración de un embarazo en el primer trimestre con sospecha de ser ectópico es identificar un IUP. Debido a que la tasa de embarazos heterotópicos espontáneos es de 1 en 4 000 a 8 000,[13-15] esto esencialmente descarta el embarazo ectópico en las pacientes que no se sometieron a tratamiento alguno para fertilidad. Aquellas que sí lo hicieron, tienen una incidencia de embarazo heterotópico tan alta como de 1 en 100.[16-18] La ecografía portátil es una modalidad muy sensible para descartar un embarazo ectópico (99.3%) y se puede utilizar para determinar de manera segura el destino de las pacientes con dolor pélvico o hemorragia vaginal durante el primer trimestre.[19] Por ecografía transvaginal se puede establecer el diagnóstico de IUP o embarazo ectópico en 75% de las pacientes en el momento en que acuden por primera vez al servicio de urgencias.[20] Hay varios datos de ecografía identificables por la ecografía en el punto de atención (POCUS, por sus siglas en inglés), que deben hacer surgir la sospecha clínica de un embarazo ectópico.

Ausencia de IUP

Debe visualizarse un IUP por ecografía transabdominal ante niveles de hCG-β superiores a 6 500 mUI/mL, y por el transvaginal con niveles de más de 1 000 a 1 500 mUI/mL;[21,22] estas cifras umbral se conocen como **zona discriminatoria**. Una concentración baja de hCG-β no descarta un embarazo ectópico en hasta 40% de aquellos que se presentan con cifras menores de 1 000 mUI/mL y 20% ante las inferiores a 500 mUI/mL.[20,23] Por lo tanto, una cifra baja de hCG-β y un útero ecográficamente vacío se consideran correspondientes a un embarazo de localización desconocida. Debe persistir la sospecha clínica alta de un posible embarazo ectópico e implementarse las precauciones estrictas de egreso, además de llevar un seguimiento de la paciente. Siempre debe hacerse una ecografía incluso si la concentración de hCG-β es menor a la zona discriminatoria, ya que en presencia de cifras bajas de hCG-β suele visualizarse el embarazo ectópico o hallazgos secundarios de este.

Líquido libre

La presencia de líquido libre intraperitoneal o pélvico es un dato de ecografía común en el embarazo ectópico, que se presenta en 66% de las pacientes.[24] En la figura 8-18, la franja hipoecoica en el espacio rectouterino indica la presencia de líquido intraperitoneal, que en pequeña cantidad puede ser fisiológica, pero es de sospecha en una paciente con ausencia de visualización de un IUP. Se define a una "pequeña cantidad" de líquido como aquel ubicado solo en el espacio rectouterino y que no asciende más allá del tercio inferior del útero. Conforme la hemorragia aumenta, el líquido libre en un momento dado inunda al útero (figura 8-19). La presencia de un volumen más alto de líquido libre en el abdomen aumenta la probabilidad de un embarazo ectópico, y debe también estudiarse el cuadrante superior derecho.[23] Con el transductor convexo o con arreglo de fases colocado en un plano coronal en la línea media axilar derecha,

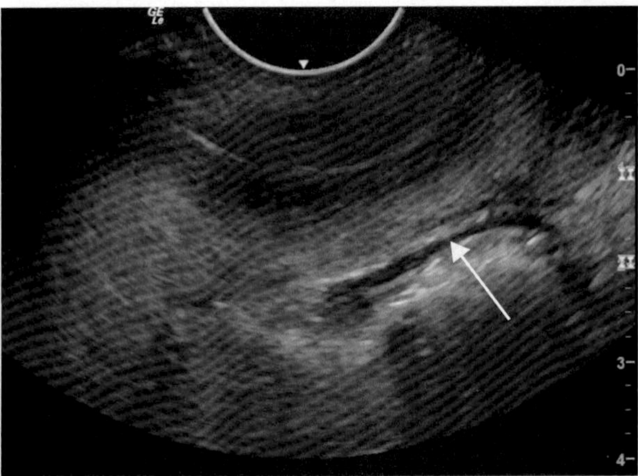

Figura 8-18. Imagen transvaginal que muestra una pequeña cantidad de líquido pélvico detrás del útero, probablemente fisiológica.

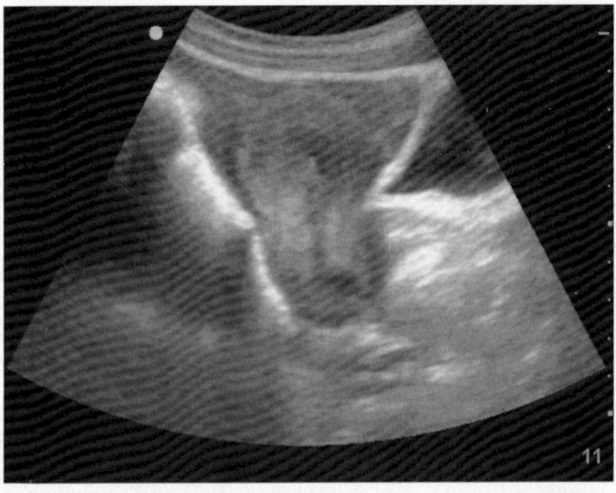

Figura 8-19. Líquido libre relativamente hipoecoico y un coágulo que rodea al útero en una paciente con hemorragia intraabdominal.

se puede estudiar el espacio hepatorrenal en busca de líquido libre (figura 8-20). Si la paciente se encuentra hemodinámicamente inestable con una hCG-β positiva, un útero vacío por ecografía y la presencia de líquido libre en el estudio abdominal, está indicado tratamiento quirúrgico rápido.

Masa anexial sin IUP

Una masa anexial es un hallazgo sensible respecto de la presencia de un embarazo ectópico, que se identifica por ecografía transvaginal en hasta 85% de las pacientes.[25] El aspecto ecográfico suele ser una combinación de componentes quísticos y sólidos, y representar un embarazo tubario, un hematoma, tejido trofoblástico o la distorsión de los componentes de un saco gestacional (figura 8-21). En algunos casos se puede visualizar un saco gestacional, un feto o incluso su actividad cardiaca fuera del útero, lo que confirma el diagnóstico de un embarazo ectópico (figura 8-22). No es necesario visualizar una masa anexial si la sospecha clínica de embarazo ectópico es alta, pues su ausencia no descarta la intervención quirúrgica en una embarazada inestable con líquido libre en cavidad abdominal y un útero ecográficamente vacío.

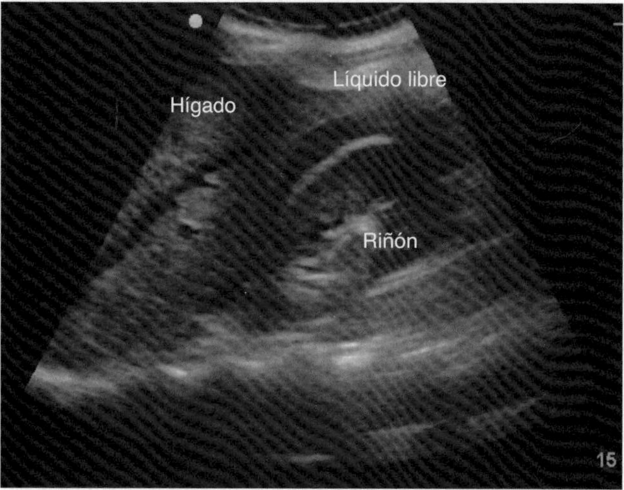

Figura 8-20. **Líquido libre hipoecoico que llena el espacio potencial entre el hígado y el riñón en esta imagen del cuadrante superior derecho.**

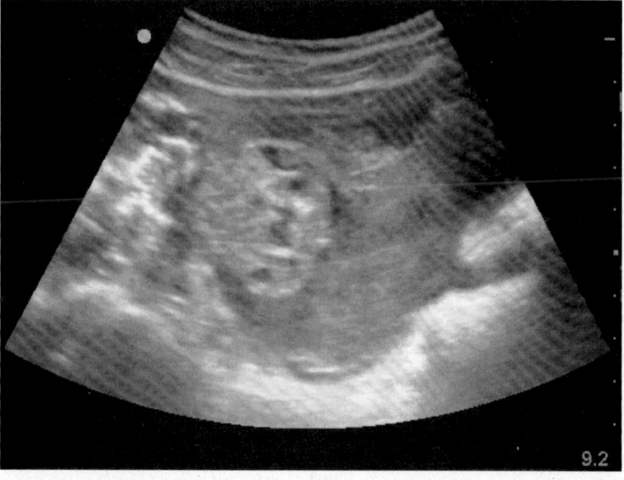

Figura 8-21. **Masa anexial compleja en una paciente con un embarazo ectópico.**

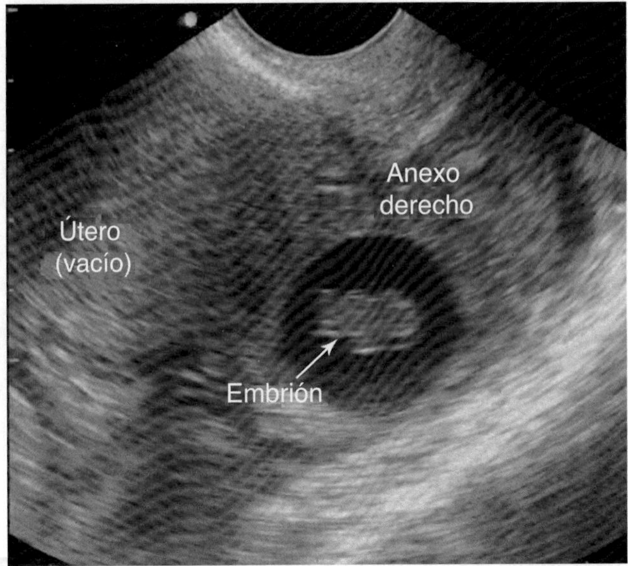

Figura 8-22. **Embarazo ectópico en el anexo derecho.** A la izquierda de la imagen se observa un útero vacío, con un obvio embarazo ectópico adyacente.

Aborto espontáneo

Debe hacerse una exploración ginecológica con inspección visual del cérvix en las pacientes que acuden con hemorragia en el primer trimestre, así como la identificación de un IUP por ecografía. En la tabla 8-1 se resumen los signos, síntomas y datos de ecografía característicos del aborto espontáneo. En las pacientes con una exploración normal desde otros puntos de vista, se sospecha una amenaza de aborto y se programa su seguimiento con un obstetra. Varios hallazgos ecográficos son particularmente preocupantes y deben dar lugar a un estudio ecográfico formal. Una hemorragia subcoriónica es aquella entre el endometrio y las membranas coriónicas; por lo general, se visualiza como una combinación de sangre fresca hipoecoica y coágulos isoecoicos (figura 8-23). El pronóstico de un fracaso gestacional por lo general tiene relación con el tamaño de la hemorragia subcoriónica.[26] Un saco gestacional distorsionado o irregular es también un índice sólido de fracaso gestacional, pero se trata de un dato subjetivo. Un saco gestacional localizado cerca del cérvix, que se encuentra abierto, es compatible con un aborto inevitable.

TABLA 8-1 Síntomas, signos y hallazgos de ecografía característicos del aborto espontáneo

Tipo de aborto	Hemorragia vaginal	Dilatación del cérvix	Expulsión de POC	POC intrauterinos
Amenaza	Sí	No	No	Sí
Inevitable	Sí	Sí	No	Sí
Incompleto	Sí	Sí	Sí	Sí
Completo	Sí	Sí o no	Sí	No
Diferido	Sí o no	No	No	Sí

POC, productos de la concepción.
Adaptado de Dulay A. Spontaneous Abortion Merck Manual Professional Version website. https://www.merckmanuals.com/professional/gynecology-and-obstetrics/abnormalities-of-pregnancy/spontaneous-abortion. Actualizado en junio de 2019. Con acceso el 19 de agosto de 2019.

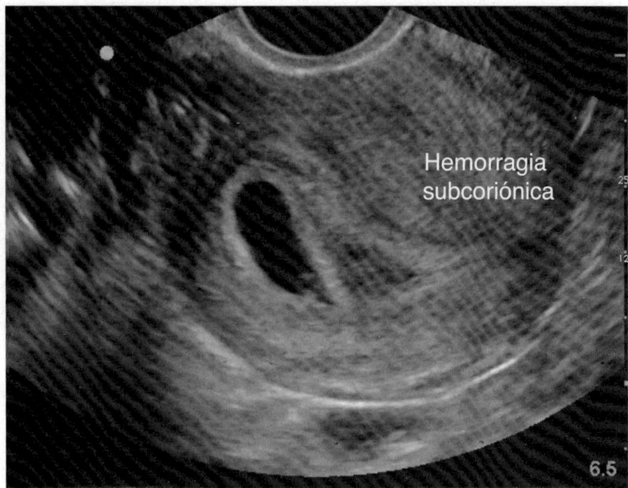

Figura 8-23. **Hemorragia subcoriónica que se visualiza entre el saco gestacional y la pared uterina.**

Embarazo anembriónico (huevo huero)

Un saco gestacional que mide más de 2 cm por ecografía transvaginal, sin visualizarse saco vitelino o polo fetal, es un índice confiable de un embarazo anembriónico (figura 8-24). En la práctica clínica, este hallazgo debe llevar a una ecografía formal para confirmar el diagnóstico.

Pérdida del embrión

En general, cuando el polo fetal mide más de 5 mm debe visualizarse actividad cardiaca por la ecografía transvaginal.[27] Si no ocurre así, debe ordenarse una ecografía formal para confirmar la pérdida del embrión.

Embarazo molar

Las pacientes con embarazo molar a menudo acuden al servicio de urgencias con hemorragia vaginal, y surge la sospecha ante la hiperémesis gravídica, dimensiones uterinas mayores de las esperadas para la amenorrea presente, hCG cuantitativa mayor de 100 000 o hipertensión de nuevo inicio. El embarazo molar por lo general tiene un aspecto ecográfico de "racimo de uvas" o "tormenta de nieve", aunque no siempre es típico en el primer trimestre (figura 8-25).

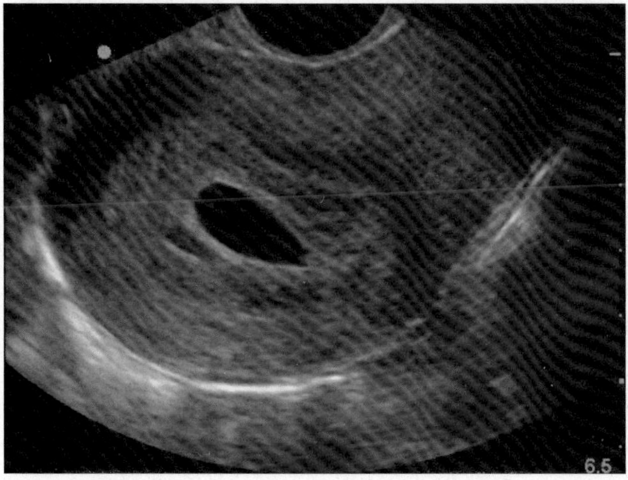

Figura 8-24. **Embarazo anembriónico.**

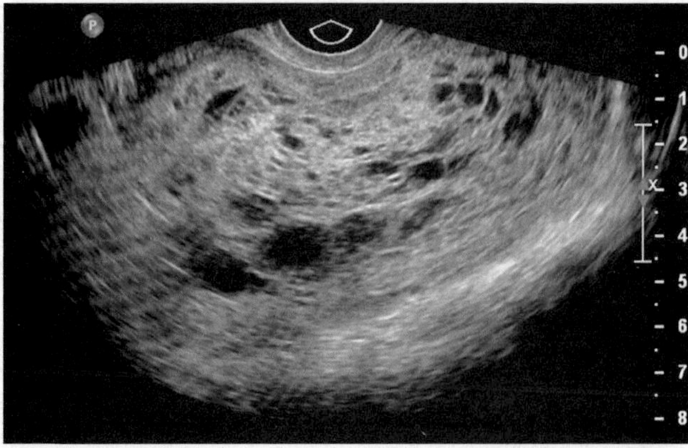

Figura 8-25. **Embarazo molar.**

Masas pélvicas/torsión

Los médicos que hacen la ecografía portátil deben contar con un conocimiento general de masas pélvicas, ya que son hallazgos frecuentes, pero deben solicitar una ecografía formal si la masa mide más de 5 cm de diámetro o la paciente muestra dolor intenso o signos peritoneales. Un **quiste de cuerpo amarillo** secreta progesterona para mantener el embarazo y es frecuente en las etapas tempranas de este. Se trata de una estructura esférica hipoecoica dentro o sobre la superficie del ovario, que puede presentar evidencia de hemorragia interna o vincularse con líquido libre circundante. Un quiste de cuerpo amarillo roto puede ser una fuente significativa de dolor.

Los **fibromas uterinos (leiomiomas)** son también una causa frecuente de dolor y hemorragia vaginal durante el embarazo y tienden a aumentar de volumen por las cifras crecientes de estrógenos en etapas tempranas de este, pero disminuyen de tamaño en las posteriores. Su aspecto ecográfico es variable, dependiendo de la cantidad de músculo involucrada o si presentan degeneración hemorrágica o calcificación (figura 8-26).

Los **quistes dermoides (o teratomas)** son en especial proclives a la torsión y son las masas anexiales que más comúnmente requieren tratamiento quirúrgico durante el embarazo.[28] Su aspecto ecográfico es en general heterogéneo debido a la diversidad de los tipos de tejidos presentes.

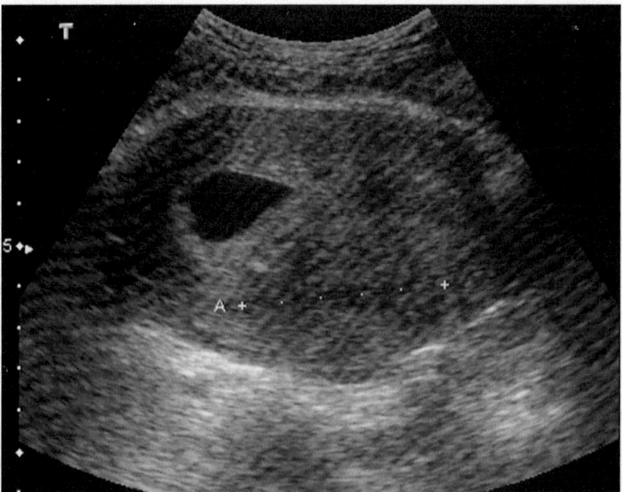

Figura 8-26. **Fibroma uterino (señaladores) en la cara posterior del útero, así como un saco gestacional.**

La **torsión anexial**, aunque rara, tiene una mayor incidencia durante el embarazo. Debe sospecharse fuertemente ante un cuadro clínico de dolor pélvico intenso asociado con vómito y una masa anexial de más de 5 cm de diámetro. La ecopalpación de la masa con el transductor vaginal puede intensificar los síntomas de la paciente. El dato más específico es una disminución o ausencia de flujo Doppler; sin embargo, esta valoración es técnicamente difícil y dependiente del usuario. Se informa de un flujo Doppler normal en 45 a 61% de las pacientes con una torsión anexial demostrada quirúrgicamente.[29,31] La sospecha de una torsión anexial debe dar lugar a la solicitud de una ecografía formal e interconsulta a cirugía.

ALTERACIONES PATOLÓGICAS DEL SEGUNDO Y TERCER TRIMESTRES

Placenta previa

Ocurre placenta previa en 0.3 a 0.5% de los embarazos de término y se diagnostica cuando cubre el orificio interno del cérvix o se encuentra cerca (figura 8-27).[32,33] Se define a la placenta previa marginal en el tercer trimestre como aquella localizada en los 3 cm proximales al orificio interno.

La ecografía se utiliza para el diagnóstico de placenta previa, la cual se puede descartar al visualizarla cerca del fondo uterino o a más 3 cm del orificio interno. En general, la ecografía transabdominal es adecuada y debe ser la modalidad de obtención de imágenes inicial; si no es adecuada, puede hacerse con seguridad una transvaginal con la punta del transductor a más de 3 cm del orificio cervical.[34]

El diagnóstico de placenta previa es difícil cuando hay partes fetales que ocultan el orificio cervical o las contracciones causan el acortamiento y engrosamiento del segmento uterino inferior. Es útil una ecografía repetida después de unos minutos. Una vejiga llena puede también simular una placenta previa al empujar de manera conjunta las paredes uterinas anterior y posterior, en cuyo caso es útil vaciarla.

Desprendimiento prematuro de placenta normoinserta

Ocurre desprendimiento prematuro de placenta normoinserta al separarse la placenta del útero después de las 20 semanas de gestación. Se puede usar ecografía para valorar si existe esta condición, pero no es la modalidad primaria de estudio, pues su tasa de falsos negativos va de 20 a 50%.[35-37] Además, las estructuras normales, como los vasos endometriales, los quistes subcoriónicos y los lagos vellosos, pueden todos simular un desprendimiento prematuro de placenta normoinserta por ecografía. Es imperativo mantener una elevada sospecha clínica en ausencia de hallazgos objetivos, y la modalidad ideal de diagnóstico es el monitoreo cardiotocográfico.

La hemorragia placentaria se puede identificar por ecografía como una colección de líquido hiperecoica o isoecoica en relación con la placenta suprayacente, pero la imagen carece de sensibilidad. Gradualmente se torna hipoecoica y con el tiempo sonolúcida, 2 semanas después de ocurrir la lesión.[38]

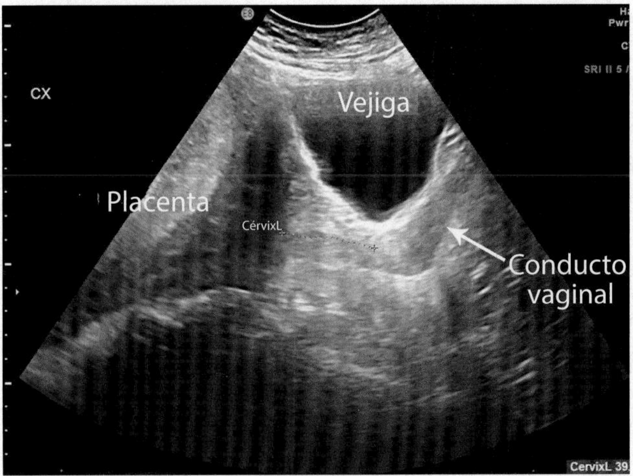

Figura 8-27. Placenta previa.

TRAUMATISMOS

Lesiones maternas

Los traumatismos constituyen la principal causa de mortalidad materna no obstétrica.[39] Cualquier lesión que cause taquicardia, hipotensión o hipoxia maternas aumenta el riesgo para el feto. Por lo tanto, son prioritarias en el tratamiento de los traumatismos la identificación y la estabilización de las lesiones maternas que ponen en riesgo la vida.

Se puede usar ecografía como prueba rápida de detección de las lesiones maternas que ponen en riesgo la vida, con sensibilidad y especificidad similares a las de pacientes no gestantes.[40] La amplia valoración dirigida por ecografía ante un traumatismo (eFAST, por sus siglas en inglés) incluye la obtención de imágenes de pulmones, corazón, pelvis y los cuadrantes superiores derecho e izquierdo del abdomen (figura 8-28), y se utiliza para detectar una hemorragia intraabdominal, el hemopericardio, un hemotórax y el neumotórax.

Hemopericardio

Deben obtenerse imágenes del corazón ante cualquier traumatismo penetrante del tórax o de la parte alta del abdomen para descartar una hemorragia pericárdica, lo que se logra con un transductor convexo o de arreglo de fases, colocado en la región subxifoidea y angulado hacia el tórax en forma ascendente (posición A en la figura 8-28). La hemorragia pericárdica se visualiza como una colección hipoecoica o isoecoica que rodea al corazón (figura 8-29). En el embarazo avanzado, un abdomen correspondiente a la edad de gestación puede impedir la colocación del transductor en ubicación subxifoidea, por lo que la imagen paraesternal en el eje longitudinal se obtiene colocando el transductor en la parte media izquierda del tórax, adyacente al esternón, con el indicador señalando hacia el hombro derecho (figura 8-30).

Hemorragia intraabdominal

En las lesiones contusas o penetrantes del abdomen, la valoración ecográfica del cuadrante superior derecho permite identificar tan poco como 200 mL de líquido libre intraabdominal. Con el transductor convexo o de arreglo de fases colocado en el plano coronal sobre la línea media axilar derecha, se revisa el espacio hepatorrenal en busca de líquido libre (posición B en las figuras 8-28 y 8-20). El cuadrante superior izquierdo también se valora para buscar líquido en la región periesplénica, colocando el transductor en

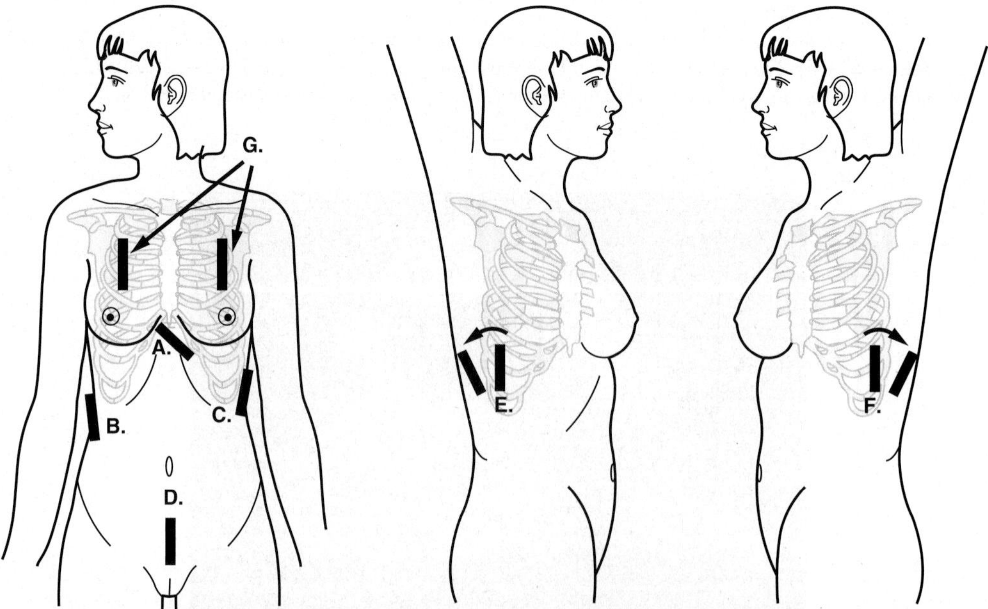

Figura 8-28. Posición del transductor para la amplia valoración dirigida por ecografía ante un traumatismo (eFAST). (Reproducida con autorización de Laselle BT, Kendall JL. Trauma. En: Cosby KS, Kendall JL, eds. *Practical Guide to Emergency Ultrasound*. 2nd ed. Philadelphia, PA: Wolters Kluwer; 2013:22.)

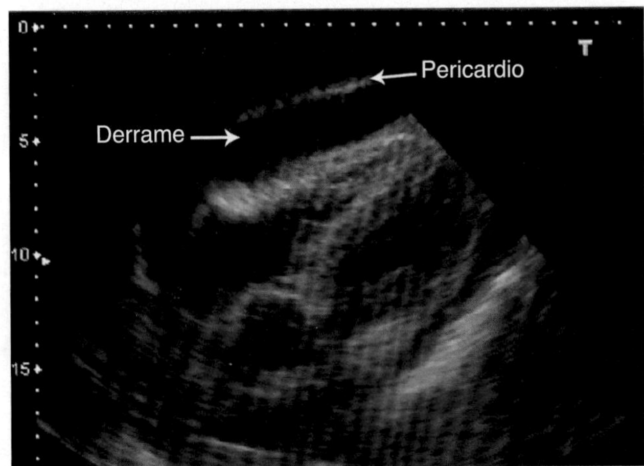

Figura 8-29. **Imagen subxifoidea de un derrame pericárdico circunferencial de tamaño moderado.**

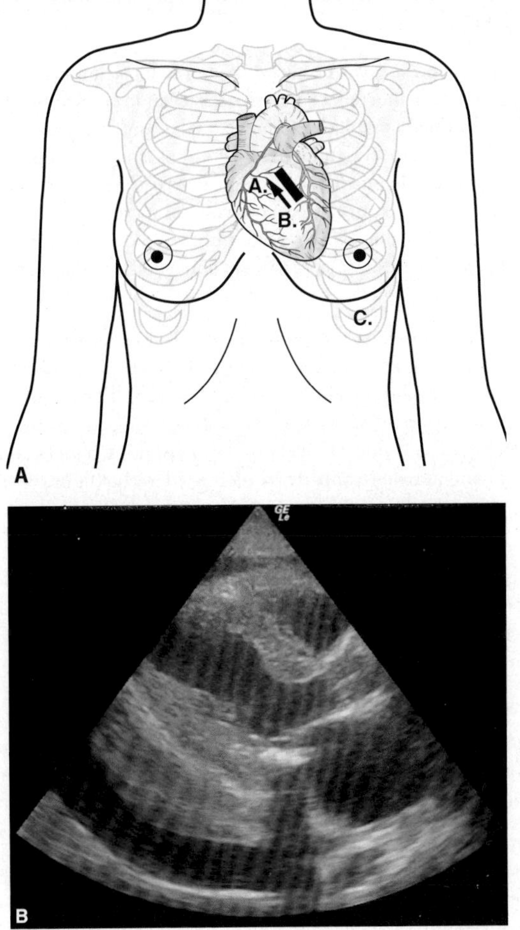

Figura 8-30. **A.** Colocación del transductor para obtener una imagen paraesternal del eje longitudinal del corazón. **B.** Vista longitudinal paraesternal del corazón que muestra un derrame pericárdico circunferencial hipoecoico, así como un trombo isoecoico adherido a la pared posterior. (La figura A se reproduce con autorización de Taylor RA, Moore CL. Echocardiography. En: Cosby KS, Kendall JL, eds. *Practical Guide to Emergency Ultrasound*. 2nd ed. Philadelphia, PA: Wolters Kluwer; 2013:56.)

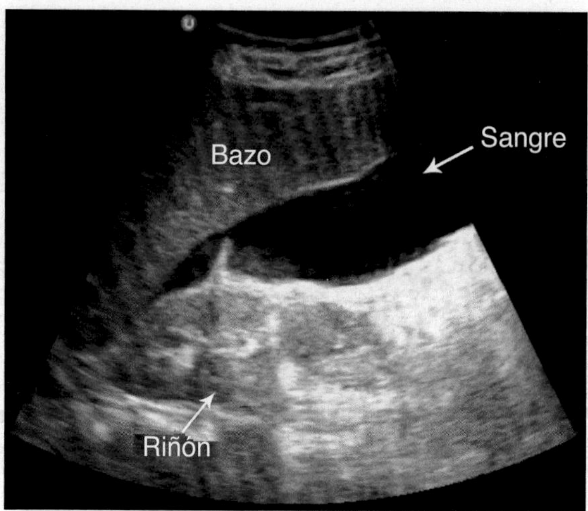

Figura 8-31. Imagen del cuadrante superior izquierdo abdominal en la amplia valoración dirigida por ecografía ante un traumatismo (eFAST).

orientación coronal sobre la línea axilar posterior izquierda (posición C en las figuras 8-28 y 8-31). Por último, el médico indaga si hay hemorragia en la pelvis colocando el transductor en orientación sagital, apenas arriba de la sínfisis del pubis, angulado en dirección descendente al interior de la pelvis (posición D en las figuras 8-28 y 8-19). Quien hace el estudio debe valorar el espacio rectouterino en busca de líquido libre. Una pequeña cantidad de líquido puede ser fisiológica, pero aquella que se acumula hasta ocupar más de la mitad de la distancia en ascenso por la cara posterior del útero debe valorarse de manera adicional. En etapas avanzadas del embarazo, este espacio rectouterino puede ser difícil de visualizar por la presencia del útero grávido y el médico necesitará recurrir a la obtención de imágenes hepatorrenal y periesplénica.

Neumotórax

La ecografía constituye un método en extremo sensible para la detección de un neumotórax,[41-43] estudio para el que el clínico coloca un transductor lineal de alta frecuencia sobre la cara anterior del tórax de una paciente en posición supina (posición G en la figura 8-28). El estudio se inicia apenas debajo de las clavículas y después en dirección inferior y lateral a ambos lados, con revisión metódica de al menos cuatro espacios intercostales. Se revisa la interfaz de las pleuras visceral y parietal, una línea ecoica brillante bajo las costillas, con un movimiento deslizante de izquierda a derecha (figura 8-32), pues su ausencia es índice de neumotórax.

Hemotórax

Para revisar a una paciente en cuanto a un hemotórax, el transductor se coloca sobre las líneas axilares posteriores derecha e izquierda (posiciones B y C en la figura 8-28), a semejanza de la colocación correspondiente en la porción abdominal del estudio eFAST. Se presta atención a la cara superior del diafragma, donde una colección anecoica indica la presencia de hemotórax (figura 8-33).

Valoración fetal

Después de una rápida valoración eFAST y la resolución de cualquier amenaza inmediata para la vida, el ecografista debe obtener información del feto, centrada en la identificación de un IUP, el cálculo de la edad de gestación, la identificación de la actividad cardiaca y la determinación de la frecuencia cardiaca.

Desprendimiento prematuro de placenta normoinserta

El desprendimiento prematuro de placenta normoinserta es la causa más frecuente de pérdida fetal traumática, que se presenta en 5 a 50% de los casos, y puede ocurrir después de un traumatismo relativamente menor.[44,45] Si bien por ecografía se puede identificar una hemorragia placentaria, se trata de un dato no confiable y el clínico debe recurrir al monitoreo cardiotocográfico.

Rotura uterina

Es raro que se presente rotura uterina traumática, la cual contribuye con 0.6% de todas las lesiones maternas y es más frecuente después de la segunda mitad del embarazo.[46] Hay reportes de detección de rotura

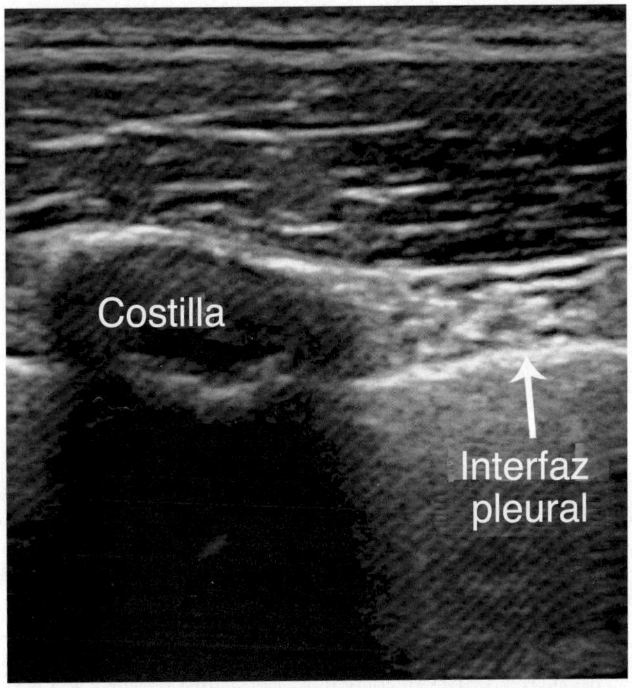

Figura 8-32. Ecografía torácica que muestra un neumotórax. Utilizando un campo de escasa profundidad se revisa la interfaz pleural en cuanto a su movimiento normal de izquierda a derecha.

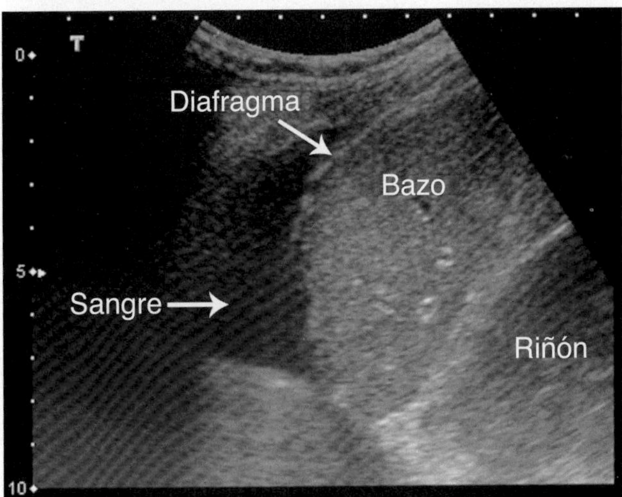

Figura 8-33. Ecografía torácica que muestra un hemotórax.

uterina por ecografía, pero las pruebas son insuficientes para respaldar su uso sistemático para descartarla. Los datos ecográficos que se describieron incluyen los siguientes: líquido libre o partes fetales intraperitoneales en el estudio eFAST, identificación de una discontinuación de la pared uterina con membranas que protruyen en forma de globo, y anhidramnios.[47,48]

Lesión fetal directa

Ocurre una lesión directa del feto en menos de 1% de los traumatismos maternos contundentes, y por lo general afecta a la cabeza debido a que hay fractura de la pelvis materna cuando la cabeza del feto ya está encajada o por deceleración si aún no está encajada.[49-51] En contraste, dependiendo de la edad de gestación y las dimensiones del útero, el feto tiene una mucho más alta probabilidad que la madre de sufrir una lesión significativa por los traumatismos penetrantes.[52] Con excepción de la ausencia de actividad cardiaca, la ecografía es un recurso no confiable para valorar una lesión fetal directa después de un traumatismo contuso o penetrante.

Trabajo de parto

Después de las 37 semanas de gestación, las pacientes se envían al hospital para la valoración de la presencia real de trabajo de parto si ocurren contracciones cada 5 minutos durante al menos 1 hora, si hay una expulsión súbita o un escurrimiento constante de líquido, cualquier hemorragia significativa o la disminución de los movimientos fetales. En aquellas que acuden con signos y síntomas de trabajo de parto antes de las 37 semanas, es importante valorar en cuanto a trabajo de parto pretérmino. Casi 8 a 10% de los bebés nace prematuro; sin embargo, contribuye con 60 a 75% de todas las morbilidades y a la mortalidad en la etapa perinatal en Estados Unidos. La valoración del BPD por ecografía informa con rapidez al clínico de la edad de gestación cuando la madre no está segura. Debe hacerse la identificación de un embarazo gemelar por ecografía de rutina porque el embarazo múltiple se vincula con más complicaciones maternas y fetales.[53]

Al empezar el trabajo de parto el cérvix presenta borramiento, seguido por su dilatación. Comúnmente se hace un tacto vaginal con guante estéril para valorar estos cambios, pero en fecha reciente se propuso usar la ecografía como alternativa más segura y precisa, en especial si hay contraindicaciones, como la rotura prematura de membranas pretérmino o la placenta previa.[6] La técnica ecográfica para la valoración del cérvix, así como la identificación de una placenta previa, se describieron antes en este capítulo.

Una vez que se establece el trabajo de parto temprano, debe determinarse la situación y presentación fetales por exploración física o ecografía. El término *situación* hace referencia a la posición longitudinal o transversa del cuerpo del feto en el útero. La *presentación* se refiere a la parte del feto más cercana al borde pélvico. Se prefiere la cesárea como método de nacimiento de la mayoría de los fetos en presentación pélvica.

CAUSAS NO OBSTÉTRICAS DE DOLOR ABDOMINAL

Apendicitis

La apendicitis es la urgencia quirúrgica no obstétrica más frecuente durante el embarazo, que se presenta en 1 de 1 500, y más a menudo en el segundo y tercer trimestres.[54,55]

Durante el embarazo, los síntomas de apendicitis pueden asemejarse a los de la gestación normal, con dolor abdominal bajo y vómito. La localización del dolor varía de acuerdo con el avance del crecimiento uterino, que impulsa al apéndice hasta ubicaciones anormales. El retraso del diagnóstico y la perforación apendicular en el momento de la intervención quirúrgica son más frecuentes en las embarazadas, con una mortalidad fetal tan alta como de 24 a 36%.[55,56]

La valoración inicial de la apendicitis en una embarazada debe comenzarse con ecografía transabdominal, aunque quien la realiza debe estar al tanto de las localizaciones anormales del apéndice. Después de visualizar el apéndice se le aplica compresión gradual para valorar en cuanto a compresibilidad. En la apendicitis, el apéndice no se comprime y se dilata más de 6 mm, con edema de la pared y adquisición de un aspecto de diana (figura 8-34A, B). Se puede visualizar un absceso periapendicular o aire libre localizado conforme la afección progresa.

La ecografía ante una apendicitis es en extremo dependiente de quien la realiza, incluso en una paciente no gestante. La obesidad materna o un apéndice retrocecal suelen dificultar su visualización. En el tercer trimestre la ecografía del apéndice es en especial difícil y la incidencia de un resultado indeterminado es tan alta como de 88%, lo cual indica la necesidad de estudios de imagen alternativos.[56] La resonancia magnética (MRI) es idealmente la siguiente modalidad de estudio de imagen. Sin embargo, a menudo no se encuentra disponible o el tiempo necesario para obtenerla puede retrasar el diagnóstico, en cuyo caso se debe obtener una tomografía computarizada (TC).

Colecistitis

La colecistitis es la segunda urgencia quirúrgica no obstétrica más frecuente, causada por el aumento de la concentración de estrógenos y progesterona, que induce relajación del músculo liso y colestasis. Hasta 20% de las embarazadas con síntomas vesiculares presentará complicaciones mayores.[57]

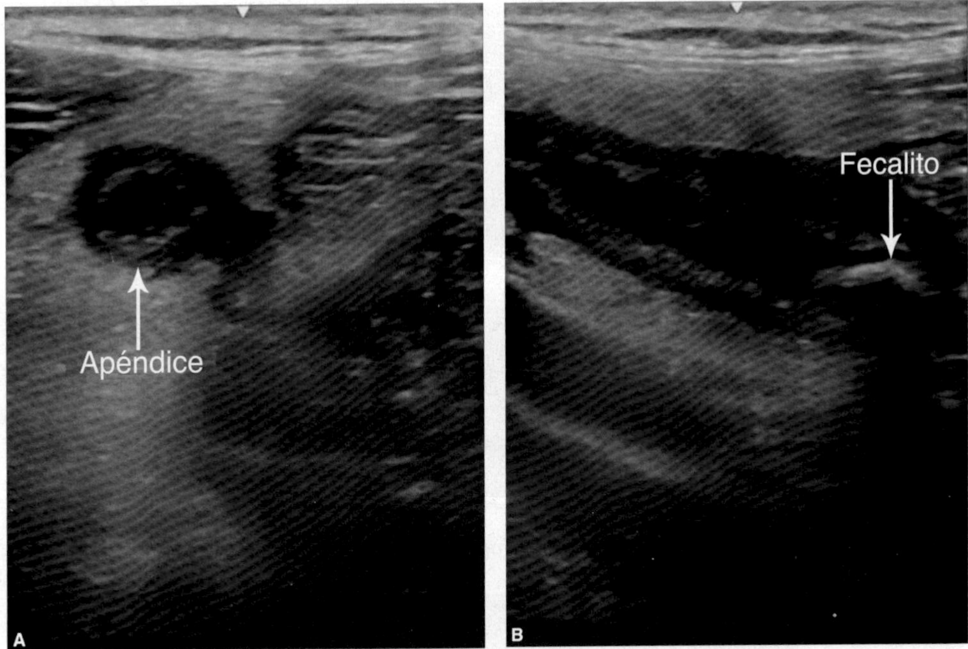

Figura 8-34. **A.** Imagen transversa del apéndice dilatado, edematoso y no compresible, compatible con una apendicitis. **B.** Imagen longitudinal que muestra un fecalito.

Con el uso de un transductor convexo debe valorarse la vesícula en cuanto a datos de cálculos biliares, líquido pericolecístico y engrosamiento de su pared. Los cálculos comúnmente son hiperecoicos y muestran un artefacto de sombra posterior (figura 8-35); también son dependientes de la gravedad y se desplazan con el cambio de posición de la paciente. Se visualiza el líquido pericolecístico como anecoico o hipoecoico, que rodea a la vesícula, por lo general, entre la cara anterior de la vesícula y el hígado (figura 8-36).

La pared vesicular debe ser de menos de 4 mm de grosor, medida en la vista transversa, desde la pared externa hasta la interna. Cualquier incremento en estas dimensiones puede ser indicativo de colecistitis aguda (figura 8-37). Sin embargo, se trata de un dato no sensible, ya que la pared de la vesícula puede también engrosarse en otras afecciones, como la insuficiencia cardiaca, la ascitis o incluso durante una contracción posprandial normal.

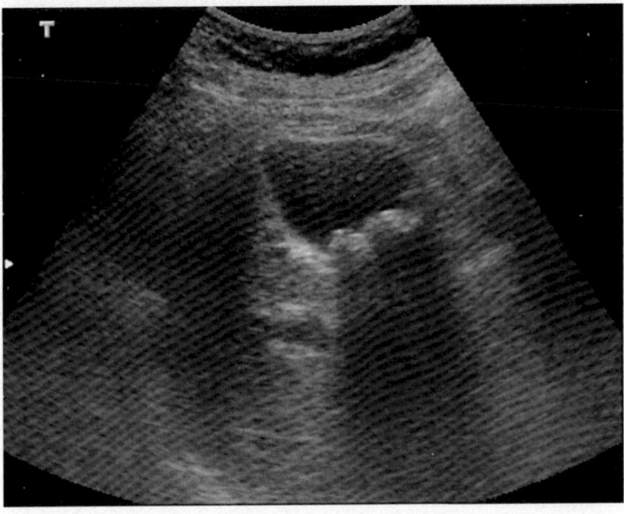

Figura 8-35. Se muestran cálculos biliares hiperecoicos, con sombra anecoica posterior.

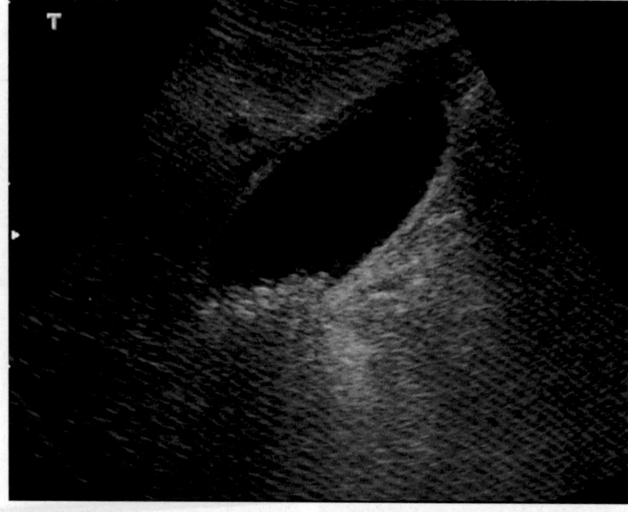

Figura 8-36. Colecistitis con cálculos biliares, líquido pericolecístico y engrosamiento de la pared de la vesícula.

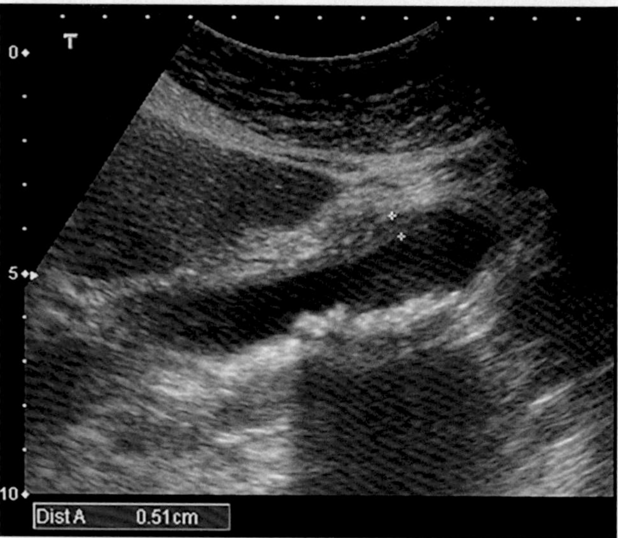

Figura 8-37. Pared vesicular engrosada.

Se mide también el diámetro del conducto biliar común (CBC), que debe ser menor de 7 mm, con adición de 1 mm por cada década de vida después de los 70. El aumento en el ancho del CBC (figura 8-38) se debe a la presencia de cálculos biliares alojados en su interior, o a su obstrucción externa por una masa o un quiste hepáticos o pancreáticos.

Nefrolitiasis

Ocurre cólico renal en 1 de 200 a 500 embarazos y se reconoce como la causa más frecuente de hospitalización no obstétrica.[58,59] La urolitiasis durante la gestación se vincula con varios resultados maternos adversos, incluyendo parto pretérmino, rotura prematura de membranas antes del trabajo de parto y pielonefritis.[60-62] Durante el embarazo, la parte alta del aparato urinario presenta cambios fisiológicos y anatómicos que promueven la litogénesis. Las cifras altas de progesterona causan relajación del músculo liso ureteral y la compresión mecánica de los uréteres por el útero grávido produce hidrouréter, efectos combinados que dan lugar a la dilatación ureteral y la estasis urinaria, que promueven la cristalización y la formación de cálculos.[63]

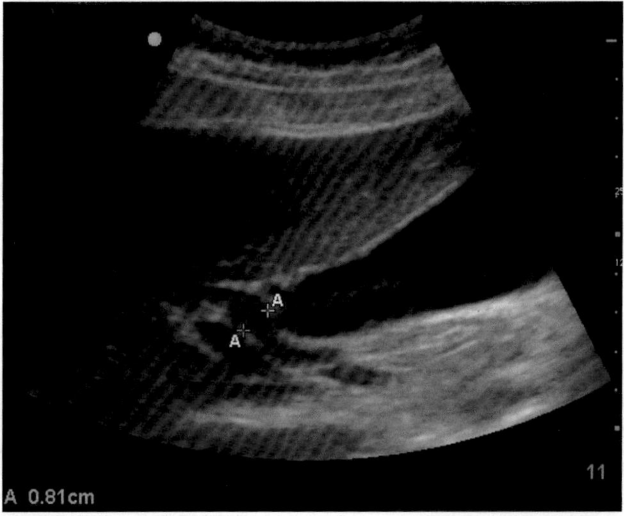

Figura 8-38. **Conducto biliar común (CBC) dilatado.** La vesícula en esta imagen se encuentra a la derecha del CBC y la vena porta se localiza apenas debajo y a la izquierda.

La ecografía de los riñones sigue siendo el estudio de imagen ideal en las pacientes con sospecha de cólico renal, mientras que la tomografía computarizada (TC) se suele evitar en una embarazada. Sin embargo, puesto que los cambios gestacionales producen dilatación del sistema colector renal, con o sin cálculos, el reto diagnóstico principal en las pacientes con dolor de flanco es diferenciar entre la hidronefrosis fisiológica y la urolitiasis que obstruye, pues ambas entidades patológicas dan lugar a la misma imagen ecográfica de hidronefrosis (figura 8-39). La hidronefrosis fisiológica se presenta con mayor frecuencia en el lado derecho; cuando lo hace en el lado izquierdo, es muy predictiva de una urolitiasis.[64] El médico debe depender de la combinación de interrogatorio, exploración física, análisis de orina y datos ecográficos para diagnosticar un cólico ureteral.

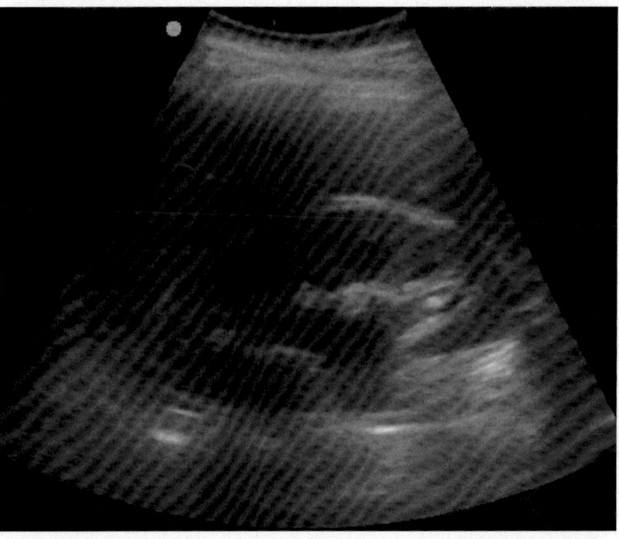

Figura 8-39. **Hidronefrosis moderada.** Una colección de líquido anecoico en la médula renal es resultado de la obstrucción del chorro de salida.

RESUMEN

La ecografía es la modalidad de estudio de imagen ideal durante el embarazo, dada su ausencia de exposición a la radiación ionizante del feto y fácil disponibilidad. El principal propósito para las pacientes que acuden en el primer trimestre con hemorragia vaginal o dolor pélvico es descartar un embarazo ectópico, lo que se puede hacer con rapidez identificando un IUP, en tanto la paciente no haya recibido tratamiento para la fertilidad. En las pacientes embarazadas hemodinámicamente inestables sin visualización de un IUP y con un estudio positivo de eFAST, debe hacerse rápido una intervención quirúrgica por un embarazo ectópico roto. En las pacientes del servicio de urgencias que acuden con hemorragia vaginal o dolor en el segundo y tercer trimestres, la ecografía permite descartar con rapidez una placenta previa, pero no es un método sensible para valorar un desprendimiento prematuro de placenta normoinserta. La ecografía es la modalidad de obtención de imágenes inicial ideal para las causas no obstétricas de dolor abdominal de que se sospecha, como colecistitis, apendicitis y nefrolitiasis.

PUNTOS CLAVE

1. Siempre realícese una ecografía transabdominal antes de la transvaginal, para tener una imagen general de la pelvis antes de enfocarse a los órganos reproductivos.
2. Actívese en el aparato de ecografía la sección "OB" u "obstétrica" y revísense por completo todos los órganos en los planos transverso y sagital. Para el transverso, el marcador debe señalar hacia la parte derecha de la paciente, y para el sagital, hacia su cabeza.
3. El principal uso de la ecografía durante el embarazo temprano es descartar uno ectópico. En las pacientes que no recibieron tratamiento para la fertilidad, la identificación de un IUP esencialmente descarta un embarazo ectópico.
4. En las pacientes hemodinámicamente inestables con síntomas de embarazo ectópico y una prueba positiva de embarazo, los datos ecográficos de un útero vacío y una eFAST positiva deben llevar a una intervención quirúrgica urgente.
5. En la mayoría de las pacientes, la placenta previa se puede descartar por ecografía transabdominal, antes de hacer un tacto vaginal.
6. En las embarazadas con un traumatismo se usa la ecografía para valorar las lesiones maternas y obtener información básica del feto.
7. La ecografía no es confiable para el diagnóstico del desprendimiento prematuro de placenta normoinserta, y la modalidad ideal de estudio para descartarlo y precisar el bienestar fetal es la cardiotocografía.

Referencias

1. Donald I, Macvicar J, Brown TG. Investigation of abdominal masses by pulsed ultrasound. *Lancet*. 1958;1:1188-1195.
2. Axelsen SM, Henriksen TB, Hedegaard M, Secher NJ. Characteristics of vaginal bleeding during pregnancy. *Eur J Obstet Gynecol Reprod Biol*. 1995;63:131-134.
3. Batzofin JH, Fielding WL, Friedman EA. Effect of vaginal bleeding in early pregnancy on outcome. *Obstet Gynecol*. 1984;63:515-518.
4. Sipila P, Hartikainen-Sorri AL, Oja H, Von Wendt L. Perinatal outcome of pregnancies complicated by vaginal bleeding. *Br J Obstet Gynaecol*. 1992;99:959-963.
5. Yang J, Savitz DA, Dole N, et al. Predictors of vaginal bleeding during the first two trimesters of pregnancy. *Paediatr Perinat Epidemiol*. 2005;19:276-283.
6. Berghella V, Tolosa JE, Kuhlman K, Weiner S, Bolognese RJ, Wapner RJ. Cervical ultrasonography compared with manual examination as a predictor of preterm delivery. *Am J Obstet Gynecol*. 1997;177:723-730.
7. Bega G, Berghella V. *Ultrasound Evaluation of the Cervix. Ultrasonography in Obstetrics and Gynecology*. Philadelphia, PA: WB Saunders; 2008:699-708.

8. Oppenheimer LW, Farine D, Ritchie JW, Lewinsky RM, Telford J, Fairbanks LA. What is a low-lying placenta? *Am J Obstet Gynecol.* 1991;165:1036-1038.

9. Taipale P, Hiilesmaa V, Ylostalo P. Diagnosis of placenta previa by transvaginal sonographic screening at 12-16 weeks in a nonselected population. *Obstet Gynecol.* 1997;89:364-367.

10. Parvey HR, Dubinsky TJ, Johnston DA, Maklad NF. The chorionic rim and low-impedance intrauterine arterial flow in the diagnosis of early intrauterine pregnancy: evaluation of efficacy. *AJR Am J Roentgenol.* 1996;167:1479-1485.

11. Hoover KW, Tao G, Kent CK. Trends in the diagnosis and treatment of ectopic pregnancy in the United States. *Obstet Gynecol.* 2010;115:495-502.

12. Stulberg DB, Cain LR, Dahlquist I, Lauderdale DS. Ectopic pregnancy rates and racial disparities in the Medicaid population, 2004-2008. *Fertil Steril.* 2014;102:1671-1676.

13. Barrenetxea G, Barinaga-Rementeria L, Lopez de Larruzea A, Agirregoikoa JA, Mandiola M, Carbonero K. Heterotopic pregnancy: two cases and a comparative review. *Fertil Steril.* 2007;87:417.e9-417.e15.

14. Talbot K, Simpson R, Price N, Jackson SR. Heterotopic pregnancy. *J Obstet Gynaecol.* 2011;31:7-12.

15. Reece EA, Petrie RH, Sirmans MF, Finster M, Todd WD. Combined intrauterine and extrauterine gestations: a review. *Am J Obstet Gynecol.* 1983;146:323-330.

16. Clayton HB, Schieve LA, Peterson HB, Jamieson DJ, Reynolds MA, Wright VC. Ectopic pregnancy risk with assisted reproductive technology procedures. *Obstet Gynecol.* 2006;107:595-604.

17. Barnhart KT. Clinical practice. Ectopic pregnancy. *N Engl J Med.* 2009;361:379-387.

18. Tal J, Haddad S, Gordon N, Timor-Tritsch I. Heterotopic pregnancy after ovulation induction and assisted reproductive technologies: a literature review from 1971 to 1993. *Fertil Steril.* 1996;66:1-12.

19. Stein JC, Wang R, Adler N, et al. Emergency physician ultrasonography for evaluating patients at risk for ectopic pregnancy: a meta-analysis. *Ann Emerg Med.* 2010;56:674-683.

20. Kaplan BC, Dart RG, Moskos M, et al. Ectopic pregnancy: prospective study with improved diagnostic accuracy. *Ann Emerg Med.* 1996;28:10-17.

21. Barnhart KT, Simhan H, Kamelle SA. Diagnostic accuracy of ultrasound above and below the beta-hCG discriminatory zone. *Obstet Gynecol.* 1999;94:583-587.

22. Silva C, Sammel MD, Zhou L, Gracia C, Hummel AC, Barnhart K. Human chorionic gonadotropin profile for women with ectopic pregnancy. *Obstet Gynecol.* 2006;107:605-610.

23. Dart RG, Kaplan B, Cox C. Transvaginal ultrasound in patients with low beta-human chorionic gonadotropin values: how often is the study diagnostic? *Ann Emerg Med.* 1997;30:135-140.

24. Russell SA, Filly RA, Damato N. Sonographic diagnosis of ectopic pregnancy with endovaginal probes: what really has changed? *J Ultrasound Med.* 1993;12:145-151.

25. Brown DL, Doubilet PM. Transvaginal sonography for diagnosing ectopic pregnancy: positivity criteria and performance characteristics. *J Ultrasound Med.* 1994;13:259-266.

26. Bennett GL, Bromley B, Lieberman E, Benacerraf BR. Subchorionic hemorrhage in first-trimester pregnancies: prediction of pregnancy outcome with sonography. *Radiology.* 1996;200:803-806.

27. Levi CS, Lyons EA, Zheng XH, Lindsay DJ, Holt SC. Endovaginal US: demonstration of cardiac activity in embryos of less than 5.0 mm in crown-rump length. *Radiology.* 1990;176:71-74.

28. Whitecar MP, Turner S, Higby MK. Adnexal masses in pregnancy: a review of 130 cases undergoing surgical management. *Am J Obstet Gynecol.* 1999;181:19-24.

29. Chiou SY, Lev-Toaff AS, Masuda E, Feld RI, Bergin D. Adnexal torsion: new clinical and imaging observations by sonography, computed tomography, and magnetic resonance imaging. *J Ultrasound Med.* 2007;26:1289-1301.

30. Hasson J, Tsafrir Z, Azem F, et al. Comparison of adnexal torsion between pregnant and nonpregnant women. *Am J Obstet Gynecol.* 2010;202:536.e1-536.e6.

31. Pena JE, Ufberg D, Cooney N, Denis AL. Usefulness of Doppler sonography in the diagnosis of ovarian torsion. *Fertil Steril.* 2000;73:1047-1050.

32. Society for Maternal-Fetal Medicine. Electronic address pso, Gyamfi-Bannerman C. Society for Maternal-Fetal Medicine (SMFM) Consult Series #44: Management of bleeding in the late preterm period. *Am J Obstet Gynecol*. 2018;218:B2-B8.

33. Gallagher P, Fagan CJ, Bedi DG, Winsett MZ, Reyes RN. Potential placenta previa: definition, frequency, and significance. *AJR Am J Roentgenol*. 1987;149:1013-1015.

34. Timor-Tritsch IE, Yunis RA. Confirming the safety of transvaginal sonography in patients suspected of placenta previa. *Obstet Gynecol*. 1993;81:742-744.

35. Jaffe MH, Schoen WC, Silver TM, Bowerman RA, Stuck KJ. Sonography of abruptio placentae. *AJR Am J Roentgenol*. 1981;137:1049-1054.

36. Glantz C, Purnell L. Clinical utility of sonography in the diagnosis and treatment of placental abruption. *J Ultrasound Med*. 2002;21:837-840.

37. Raptis CA, Mellnick VM, Raptis DA, et al. Imaging of trauma in the pregnant patient. *Radiographics*. 2014;34:748-763.

38. Nyberg DA, Cyr DR, Mack LA, Wilson DA, Shuman WP. Sonographic spectrum of placental abruption. *AJR Am J Roentgenol*. 1987;148:161-164.

39. Varner MW. Maternal mortality in Iowa from 1952 to 1986. *Surg Gynecol Obstet*. 1989;168:555-562.

40. Sugrue M, Kolkman KA. Trauma during pregnancy. *Aust J Rural Health*. 1999;7:82-84.

41. Ding W, Shen Y, Yang J, He X, Zhang M. Diagnosis of pneumothorax by radiography and ultrasonography: a meta-analysis. *Chest*. 2011;140:859-866.

42. Lichtenstein DA, Meziere G, Lascols N, et al. Ultrasound diagnosis of occult pneumothorax. *Crit Care Med*. 2005;33:1231-1238.

43. Staub LJ, Biscaro RRM, Kaszubowski E, Maurici R. Chest ultrasonography for the emergency diagnosis of traumatic pneumothorax and haemothorax: a systematic review and meta-analysis. *Injury*. 2018;49:457-466.

44. Morris JA Jr, Rosenbower TJ, Jurkovich GJ, et al. Infant survival after cesarean section for trauma. *Ann Surg*. 1996;223:481-488; discussion 8-91.

45. Goodwin TM, Breen MT. Pregnancy outcome and fetomaternal hemorrhage after noncatastrophic trauma. *Am J Obstet Gynecol*. 1990;162:665-671.

46. Williams JK, McClain L, Rosemurgy AS, Colorado NM. Evaluation of blunt abdominal trauma in the third trimester of pregnancy: maternal and fetal considerations. *Obstet Gynecol*. 1990;75:33-37.

47. Catanzarite VA, Mehalek KE, Wachtel T, Westbrook C. Sonographic diagnosis of traumatic and later recurrent uterine rupture. *Am J Perinatol*. 1996;13:177-180.

48. Ward HR, van Deurzen DF, van Dongen PW. Gunshot uterine rupture: a case report. *Eur J Obstet Gynecol Reprod Biol*. 1998;80:279-281.

49. Van Hook JW. Trauma in pregnancy. *Clin Obstet Gynecol*. 2002;45:414-424.

50. Fries MH, Hankins GD. Motor vehicle accident associated with minimal maternal trauma but subsequent fetal demise. *Ann Emerg Med*. 1989;18:301-304.

51. Palmer JD, Sparrow OC. Extradural haematoma following intrauterine trauma. *Injury*. 1994;25:671-673.

52. Stone IK. Trauma in the obstetric patient. *Obstet Gynecol Clin North Am*. 1999;26:459-467, viii.

53. Carroll MA, Yeomans ER. Vaginal delivery of twins. *Clin Obstet Gynecol*. 2006;49:154-166.

54. Dasari P, Maurya DK. The consequences of missing appendicitis during pregnancy. *BMJ Case Rep*. 2011;2011.

55. Challoner K, Incerpi M. Nontraumatic abdominal surgical emergencies in the pregnant patient. *Emerg Med Clin North Am*. 2003;21:971-985.

56. Lehnert BE, Gross JA, Linnau KF, Moshiri M. Utility of ultrasound for evaluating the appendix during the second and third trimester of pregnancy. *Emerg Radiol*. 2012;19:293-299.

57. Landers D, Carmona R, Crombleholme W, Lim R. Acute cholecystitis in pregnancy. *Obstet Gynecol.* 1987;69:131-133.

58. Maikranz P, Coe FL, Parks JH, Lindheimer MD. Nephrolithiasis and gestation. *Baillieres Clin Obstet Gynaecol.* 1987;1:909-919.

59. Strong DW, Murchison RJ, Lynch DF. The management of ureteral calculi during pregnancy. *Surg Gynecol Obstet.* 1978;146:604-608.

60. Swartz MA, Lydon-Rochelle MT, Simon D, Wright JL, Porter MP. Admission for nephrolithiasis in pregnancy and risk of adverse birth outcomes. *Obstet Gynecol.* 2007;109:1099-1104.

61. Rosenberg E, Sergienko R, Abu-Ghanem S, et al. Nephrolithiasis during pregnancy: characteristics, complications, and pregnancy outcome. *World J Urol.* 2011;29:743-747.

62. Lewis DF, Robichaux AG 3rd, Jaekle RK, Marcum NG, Stedman CM. Urolithiasis in pregnancy. Diagnosis, management and pregnancy outcome. *J Reprod Med.* 2003;48:28-32.

63. Pedro RN, Das K, Buchholz N. Urolithiasis in pregnancy. *Int J Surg.* 2016;36:688-692.

64. N'Gamba M, Lebdai S, Hasting C, et al. Acute renal colic during pregnancy: management and predictive factors. *Can J Urol.* 2015;22:7732-7738.

Sección 2

Tratamiento de las emergencias obstétricas por los SEM

CAPÍTULO 9

Trabajo de parto activo y parto extrahospitalario

Kenneth J. Knowles II

TRABAJO DE PARTO ACTIVO EXTRAHOSPITALARIO

Panorama general

En Estados Unidos la tasa de partos extrahospitalarios aumentó de 0.87% en 2004 a 1.61% en 2017,[1,2] con lo cual dicho país se convirtió en el poseedor de la cifra más alta de este tipo de partos entre los países de altos ingresos.[3] La mayoría de los partos extrahospitalarios se planea para atenderse en casa o en un centro de atención obstétrica independiente; sin embargo, aún se presenta un porcentaje que no se planea. Hay un aumento estadísticamente significativo de la mortalidad neonatal temprana y total por los nacimientos que ocurren en casa.[4,5] Planeados o no estos partos, los proveedores de atención prehospitalaria deben estar al tanto de su frecuencia creciente y contar con el equipo, el entrenamiento y las destrezas necesarios para atenderlos. La identificación y el tratamiento apropiados de una paciente en trabajo de parto activo pueden tener un impacto significativo sobre la morbilidad y mortalidad tanto de la madre como del recién nacido; por lo tanto, todos los proveedores de atención médica extrahospitalaria deben contar con el entrenamiento y el dominio de estas destrezas.

Antecedentes obstétricos

Cuando se valora a una paciente en trabajo de parto activo debe hacerse un interrogatorio clave para guiar al proveedor de atención, así como al servicio de urgencias o a la unidad de obstetricia donde se recibe a la paciente, con el fin de aplicar un tratamiento apropiado. Dichos proveedores deben valorar cuál es la duración del embarazo determinando la edad de gestación; muchas pacientes la conocen, pero cuando están inseguras el médico puede determinarla con base en la fecha calculada o probable del parto (FPP) o la fecha de la última menstruación (FUM). Con la regla de Naegele se calcula la FPP utilizando la FUM y agregándole 9 meses y 7 días.[6]

Regla de Naegele: FPP = FUM + 9 meses y 7 días

Si una paciente no está segura de su FUM, FPP o la edad de gestación, el médico debe confiar en la exploración física como un estimado burdo. Si el fondo uterino se encuentra a nivel del ombligo o por arriba, se puede considerar que la edad de gestación es de al menos 20 semanas.[7]

El proveedor de atención prehospitalaria debe indagar el número de embarazos (gesta) y partos (paridad) previos, ya que esto puede impactar en la decisión del transporte de la paciente o su permanencia en el sitio. Es más probable que una mujer que tuvo partos previos avance rápidamente por las etapas del trabajo de parto y aumente su probabilidad de un parto extrahospitalario. En las pacientes con un parto previo, indáguese si fue por vía vaginal o por cesárea. La principal complicación en aquellas con parto vaginal posterior a una cesárea (PVPC) es un mayor riesgo de rotura uterina,[8] que puede aumentar la necesidad de una cesárea de urgencia. El proveedor de atención prehospitalaria debe tener claro si hubo alguna complicación en los embarazos previos. Por último, determine el grado de atención prenatal de la paciente.

Se obtendrán los síntomas actuales de la embarazada, como el inicio de las contracciones, así como su frecuencia y la duración de cada una. El médico debe anotar el estado de las membranas, y si ocurrió su rotura, señalar el color del líquido amniótico, que cuando es normal es transparente o con tinción sanguínea. Se sospecha presencia de meconio en el líquido amniótico cuando se describe como espeso y con tinte verduzco-pardo.[6] También debe precisarse la presencia de hemorragia vaginal y el que la paciente perciba o no los movimientos fetales.

Hipertensión durante el embarazo

Es obligatorio obtener un conjunto de signos vitales completo en la valoración de una embarazada, con especial atención a la presión arterial. La definición de hipertensión gestacional es de una cifra sistólica de 140 mm Hg o más alta, o una diastólica de 90 mm Hg o más, que se presenta a las 20 semanas de gestación o después.[9] Ocurre preeclampsia cuando la paciente desarrolla además proteinuria o presenta signos de disfunción de órgano terminal.[9] Puede ser difícil para un proveedor de atención prehospitalaria distinguir la hipertensión gestacional de la preeclampsia, pero es importante que se percate de que estas pacientes tienen un riesgo más alto de presentar eclampsia, que corresponde a la aparición de convulsiones en el contexto de la preeclampsia.[10] Su detección es esencial, ya que la afección sigue siendo una de las causas más frecuentes de morbilidad y mortalidad maternas.[10] Se puede presentar la eclampsia a partir de las 20 semanas de gestación y hasta las 4 semanas posparto.[11]

El tratamiento inicial de la eclampsia es similar al de una convulsión normal, incluyendo la prevención de la hipoxia y el traumatismo maternos.[10] Se pueden administrar benzodiazepinas si no se dispone de sulfato de magnesio. El propósito del tratamiento es prevenir las convulsiones futuras, más bien que tratar la actual, con una dosis de carga inicial de 4 a 6 g IV administrada durante 20 a 30 minutos, seguida por 2 g/h en solución durante un mínimo de un día.[10,11] En la mayoría de los servicios médicos de urgencias (SEM) no se cuenta con dosis tan altas, pero es apropiado iniciar el tratamiento con sulfato de magnesio de acuerdo con lo mejor de la capacidad del servicio, ya sea por un protocolo terapéutico establecido o a través de la dirección médica. El tratamiento con sulfato de magnesio es solo una medida provisional, pues el parto es el principal tratamiento de la eclampsia.

Terminología

Hay ciertos términos que es importante conocer para contar con un lenguaje estándar y unificado.

Trimestre

La duración de un embarazo se divide en trimestres, con el primero entre las semanas 1 y 13, el segundo entre la 14 y la 27 y el tercero de la 28 a la 42.

Rotura de membranas

El rompimiento espontáneo de las membranas suele vincularse con el escurrimiento de líquido transparente o teñido de sangre.[6]

Rotura de membranas antes del trabajo de parto

La rotura de membranas previa al inicio de las contracciones se conoce como rotura de membranas antes del trabajo de parto (PROM, por sus siglas en inglés), conocida anteriormente como rotura prematura de membranas.[12]

Rotura de membranas pretérmino antes del trabajo de parto

La rotura de membranas pretérmino antes del trabajo de parto (PPROM, por sus siglas en inglés) se define como una PROM que se presenta antes de la semana 37 de gestación.[12]

Rotura prolongada de las membranas

Se considera prolongada a la rotura de las membranas cuando no ocurre el parto en las 18 horas que le siguen.[6]

Parto pretérmino

Un parto pretérmino es aquel que ocurre antes de las 37 semanas de gestación.[11]

Trabajo de parto verdadero versus falso

Los médicos deben distinguir entre el trabajo de parto real y el falso, este último también conocido como de contracciones de Braxton Hicks, que se definen como aquellas que no causan cambios del cérvix y a menudo son irregulares, breves y manifiestas solo en la porción baja del abdomen.[6,13] En contraste, las del trabajo de parto verdadero producen cambios del cérvix y aumentan en frecuencia, intensidad y duración de manera gradual.[6]

Signos y síntomas del trabajo de parto

Muchas manifestaciones tempranas del trabajo de parto pueden ser inespecíficas, tales como cólicos similares a los menstruales, dolor bajo de la espalda, sensación de compresión en la vagina o pelvis, expulsión vaginal de moco y contracciones leves irregulares,[13] que si bien pueden constituir un dato normal en cualquier etapa del embarazo, es más probable que correspondan a un trabajo de parto verdadero cuando se tornan regulares y aumentan en frecuencia, intensidad y duración.[13] La llamada expulsión del tapón mucoso desde el cérvix es un índice bastante confiable del trabajo de parto verdadero.[14] La sangre en un tapón mucoso suele ser escasa en volumen, oscura por su origen venoso y mezclada con componentes mucosos del tapón del cuello uterino.[14]

Etapas del trabajo de parto

Hay tres etapas del trabajo de parto: la primera se inicia con las contracciones regulares y termina con la dilatación completa del cérvix,[6] y se divide en dos fases, latente y activa. La primera corresponde a una dilatación lenta del cérvix y la última es una rápida, que se inicia a partir de los 3 centímetros.[14] En promedio, la duración de la primera etapa del trabajo de parto es de 8 horas en las nulíparas y 5 en las multíparas.[14] La segunda etapa empieza con la dilatación completa del cérvix y culmina con el nacimiento. La tercera etapa abarca desde el nacimiento hasta la expulsión de la placenta o alumbramiento.[6]

PARTO EXTRAHOSPITALARIO

Panorama general

El porcentaje de partos extrahospitalarios va en incremento, con la mayoría planeados para ocurrir en casa; sin embargo, 12% de las pacientes que lo planea, finalmente requiere transportarse a un hospital con antelación.[15] Es probable que se llame a un proveedor de atención médica prehospitalaria para ayudar a los partos extrahospitalarios, planeados y no, pero muchas veces la experiencia de los proveedores en estos sucesos es baja, por lo que resulta clave su entrenamiento e instrucción regulares para mejorar su comodidad con el proceso y la capacidad de atender apropiadamente un parto fuera del hospital.

Equipo y provisiones

Aunque un parto extrahospitalario probablemente sea un suceso raro para cualquier SEM particular, hay ciertos recursos con los que debe contarse para aumentar la probabilidad de uno exitoso y seguro. Hay muchos equipos obstétricos comerciales disponibles y cada uno corresponde a una variación de los mismos materiales. En la tabla 9-1 se incluye una lista de los suministros importantes.

Valoración

Aunque todas las pacientes requieren una exploración exhaustiva, cualquier embarazada con más de 20 semanas de gestación y signos de trabajo de parto necesita unas cuantas consideraciones adicionales. Se deben obtener sus signos vitales, incluyendo la presión arterial, así como precisar la frecuencia, calidad y duración de sus contracciones uterinas.[16] No en todos los sistemas de SEM se cuenta con un aparato de ecografía Doppler manual, pero cuando está disponible se puede usar para valorar la frecuencia cardiaca fetal, que normalmente es de 120 a 160 latidos por minuto.[6]

Se debe descubrir a la paciente para valorarla en busca de hemorragia, secreción vaginal, coronamiento, prolapso de cordón y una presentación de nalgas o de extremidad.[17] Tal inspección se hace visualmente para evitar el tacto vaginal en el sitio, en especial en una paciente con PROM, ya que puede acortar el periodo latente, que es aquel que transcurre desde la rotura de las membranas hasta el parto, y aumenta la probabilidad de una infección.[11] El único momento en que es apropiado un tacto vaginal en el sitio es para ayudar al nacimiento de la cabeza en un parto pélvico o para tratar un prolapso del cordón.

Si un proveedor de atención médica considera que el parto es inminente o si ya está presente el coronamiento, el nacimiento ocurrirá en el sitio antes de transporte alguno. En general, ante el coronamiento o si la madre siente urgencia por pujar, se considera inminente el parto.[14] Si el parto no es inminente,

TABLA 9-1 Equipo y suministros importantes que deben estar disponibles para atender un parto extrahospitalario

Equipo y suministros
Toalla(s)
Guantes estériles
Pinzas umbilicales
Apósitos vaginales o paquetes de gasas estériles
Compresas sanitarias
Jeringa de bulbo para recién nacido
Tijeras estériles
Recipiente con tapa o una bolsa sellable grande para la placenta
Material de envoltura (manta isotérmica, cubierta de hoja de aluminio o sus equivalentes)
Gorro para el neonato

Datos tomados de S. Emergency delivery. En: Tintinalli JE, Stapczynski JS, Ma OJ, Yealy DM, Meckler GD, Cline DM, eds. *Tintinalli's Emergency Medicine: A Comprehensive Study Guide*. New York, NY: McGraw-Hill Education; 2016:652-661; Bureau of Emergency Medical Services. *State Emergency Medical Services Code Part 800: Emergency Medical Services*. Albany, NY: New York State Department of Health; 2016; Massachusetts Office of Emergency Medical Services. *AR-5-401: Administrative Requirement Manual*. Department of Public Health. 2016. https://www.mass.gov/files/documents/2016/12/pn/5-401.pdf; Office of Emergency Medical Services. *OEMS Communications Statement 16-11: 2016 Connecticut EMS Minimum Equipment List*. Hartford, CT: State of Connecticut Department of Public Health, 2016.

debe hacerse el transporte de la paciente en decúbito lateral izquierdo, pues en la posición supina el útero grávido disminuye el retorno venoso por compresión de la vena cava inferior, que lleva a la hipotensión materna y la disminución del flujo sanguíneo fetal.[6] El colocar a la madre en decúbito lateral izquierdo ayuda a aliviar la compresión y debe hacerse en toda embarazada con más de 20 semanas de gestación.

Preparación

Si el tiempo lo permite, las pacientes deben contar con una venoclisis y recibir hidratación. Durante el transporte se vigilarán de manera continua los signos vitales maternos y, de ser posible, también la frecuencia cardiaca fetal.

Parto

Los proveedores de atención médica prehospitalaria deben ser capaces de atender un parto normal, así como estar preparados para cualquier complicación que pudiese surgir. Si el parto es inminente antes del inicio del transporte, el proveedor debe prepararse para atenderlo en el sitio. Si durante el transporte es inminente el parto, debe detenerse temporalmente la ambulancia hasta la conclusión del nacimiento. En ambas situaciones se hace una llamada para obtener respaldo tan pronto como se determine que habrá un nacimiento, lo que proveerá ayuda adicional para el parto y permitirá el cuidado simultáneo de la madre y el recién nacido.

En el capítulo 21 se hace una descripción más detallada del parto normal. En general, los pasos incluyen el nacimiento regulado de la cabeza, seguido por la tracción descendente suave para la extracción del hombro anterior. Después del nacimiento del hombro anterior, se aplica una tracción ascendente para ayudar al del posterior.[6] La expulsión del resto del cuerpo suele presentarse sin dificultad después de que nacen ambos hombros.[18]

Deben limpiarse con suavidad la cara y la boca del recién nacido después del parto. Ya no está indicada la aspiración orofaríngea y nasofaríngea de rutina, si el infante se muestra vigoroso.[18] Sin embargo, ante datos de tinción meconial del líquido amniótico y cuando el recién nacido no está vigoroso, debe hacerse la aspiración.[18]

A continuación se pinza doblemente el cordón umbilical, alejado a 3 cm o más de su sitio de inserción en el ombligo, y después se corta con tijeras estériles.[6] Debe retrasarse el pinzamiento del cordón umbilical durante al menos 1 a 3 minutos, para ayudar a aumentar la reserva de hierro neonatal.[6]

Después del nacimiento, la placenta normalmente se expulsa en 10 a 30 minutos;[6] debe permitirse que se separe de manera espontánea del útero, ya que la tracción excesiva puede causar hemorragia vaginal grave por complicaciones como inversión uterina, rotura de la placenta o desgarro del cordón.[6] Los signos de que la placenta se está separando del útero incluyen una expulsión súbita de sangre, la prolongación por 5 a 10 cm del cordón umbilical, y el aumento de la firmeza del útero con elevación.[14] Después de que nace la placenta, el masaje del abdomen a nivel del fondo del útero ayuda a promover su contracción.[6] El proveedor de atención prehospitalaria debe revisar que la placenta esté completa; de no ser así, debe estar consciente de que la paciente tiene mayor riesgo de una complicación posparto, en especial de hemorragia, y se debe notificar al personal del hospital receptor a su arribo.[14] La placenta se coloca en un recipiente y se transporta al hospital.

Complicaciones del parto

No todos los nacimientos son normales y pueden surgir complicaciones, por lo que los proveedores de atención prehospitalaria deben estar listos para tratarlas. En otros capítulos se hace una descripción detallada de complicaciones específicas.

Circular de cordón

Una circular de cordón corresponde al enrollamiento del cordón alrededor de la cabeza y el cuello fetales. Se calcula que se presenta en 15 a 34% de los embarazos, pero en general no se vincula con resultados adversos.[19] El proveedor de atención prehospitalaria debe hacer una valoración en busca de una circular de cordón en la nuca y reducirla, si está presente, inmediatamente después de que ocurre el nacimiento de la cabeza.

Parto pélvico

El parto pélvico es una de las complicaciones más frecuentes y se presenta en casi 4% de los nacimientos.[14] Los tres principales tipos de presentación pélvica son de nalgas, completa e incompleta. La primera es la más frecuente, con 50 a 70% de los casos.[20] En la presentación de nalgas las caderas están flexionadas y las rodillas extendidas, de manera que los pies quedan adyacentes a la cabeza fetal.[20] En una presentación pélvica completa tanto las caderas como las rodillas están flexionadas; en tanto que en la presentación pélvica incompleta una o ambas caderas no están por completo flexionadas.[20]

Las presentaciones pélvicas se vinculan con complicaciones como el prolapso del cordón umbilical, traumatismos, hipoxia y sufrimiento fetales.[6] El parto vaginal de un feto en presentación pélvica se relaciona con morbilidad y mortalidad más altas, perinatales y neonatales.[6] Como resultado, a menos que el parto sea inminente, se evitarán los intentos de un parto extrahospitalario en presentación pélvica y se transportará a la paciente al hospital apropiado.

Las presentaciones pélvicas son más frecuentes en los fetos prematuros. Afortunadamente, debido a sus dimensiones, muchos de ellos nacerán espontáneamente en esa posición.[14] El nacimiento de un feto en presentación pélvica a menudo se dificulta por el atrapamiento de la cabeza ante un cérvix con dilatación incompleta.[6] En las pacientes con una presentación pélvica de nalgas o completa, las nalgas son casi tan eficaces para dilatar el cérvix como la cabeza y, por lo tanto, el nacimiento puede a menudo proceder de manera espontánea.[6] Una vez que nace el cuerpo, el proveedor de atención médica debe colocar los dedos índice y medio sobre la mandíbula del lactante y mantener la cabeza flexionada por el resto de su expulsión, lo que se conoce como maniobra de Mauriceau.[6,14]

Distocia de hombros

La distocia de hombros es un diagnóstico clínico que ocurre en 0.2 a 3% de los partos, y se presenta con el nacimiento no exitoso del hombro anterior a pesar de una tracción descendente suave.[21] La presencia de una retracción de la cabeza fetal o "signo de la tortuga" hacia el periné entre las contracciones es la clave de una posible distocia de hombros.[21] En su presencia debe hacerse de inmediato la maniobra de McRoberts, que es eficaz en casi 40% de los casos[18] y que consiste en colocar a la madre en una posición extrema de litotomía y flexionar sus piernas hacia el abdomen mientras se mantienen las rodillas tan ampliamente separadas como sea posible.[6] Si persiste la distocia de hombros, un ayudante debe intervenir aplicando presión descendente por arriba de la sínfisis del pubis,[6] con el debido cuidado de no hacer presión del fondo, pues esto empeorará la distocia.[6] Si la maniobra de McRoberts con compresión suprapúbica no tiene éxito, debe intentarse el nacimiento del hombro posterior.[18] Si estas maniobras no logran el éxito, hay otras adicionales de rotación que se pueden intentar, como la de Rubin, en la que se aplica presión sobre la cara posterior del hombro anterior, y la de sacacorchos de Wood, en la que se hace presión sobre la cara anterior del hombro posterior con el propósito de liberar del hombro anterior impactado.[18]

Otra maniobra para reducir la distocia de hombros es la de Gaskin, en la que la madre se coloca sobre sus cuatro extremidades y se aplica tracción descendente suave a la cabeza fetal.[6]

Prolapso del cordón

El prolapso del cordón umbilical es una urgencia obstétrica susceptible de compresión, que puede llevar a comprometer la oxigenación fetal.[22] Una vez que se detecta un prolapso del cordón es necesario el transporte inmediato de la madre. La incidencia de este es de 0.16 a 0.18%.[22] Si hay datos de un prolapso de cordón umbilical, el proveedor de atención médica debe elevar la presentación para disminuir su compresión.[6] Es importante que mantenga la presentación elevada hasta que se logre el nacimiento por cesárea.[6] El prolapso del cordón no debe reducirse de manera manual.[6]

CUIDADOS DEL RECIÉN NACIDO

Está fuera del alcance de este capítulo una guía completa para la atención del recién nacido. Desde un punto de vista logístico, es importante ser consciente de que una paciente se ha convertido en dos, con diferentes necesidades. De ser posible, el proveedor de atención médica prehospitalaria debe intentar conseguir una segunda ambulancia para el auxilio con el transporte. En una situación ideal, la segunda ambulancia se habrá solicitado antes del parto, de manera que se encuentre disponible de inmediato para la atención del recién nacido.

RESUMEN

Los partos fuera del hospital constituyen un porcentaje pequeño del total. Debido a la baja frecuencia, pero la naturaleza de alto riesgo de este procedimiento, los proveedores de atención prehospitalaria médica necesitan cumplir los pasos de preparación, instrucción y entrenamiento. Toda ambulancia debe contar con un equipo obstétrico apropiadamente dispuesto, que incluya los materiales necesarios para atender el parto extrahospitalario, y el proveedor de atención médica debe conocer su uso y contenido. Los proveedores de atención médica prehospitalaria necesitan ser diestros en el interrogatorio obstétrico y la exploración física adecuados. Deben ser capaces de detectar los signos del trabajo de parto activo y el nacimiento inminente para guiar las decisiones correctas de transporte y tratamiento. Finalmente, los proveedores de atención prehospitalaria deben ser capaces de detectar y tratar las complicaciones frecuentes del parto. La clave para el tratamiento exitoso de cualquier parto fuera del hospital es el entrenamiento y la práctica regulares de estas destrezas.

PUNTOS CLAVE

1. El porcentaje de partos fuera del hospital es relativamente bajo, pero creciente, y los proveedores de atención médica prehospitalaria necesitan estar preparados para atender a las pacientes, en caso de requerirse.
2. La detección del trabajo de parto activo y el nacimiento inminente es una destreza importante, ya que dictará las decisiones de tratamiento y transporte.
3. Los signos de parto inminente incluyen el coronamiento o la urgencia de pujar. Si se sospecha tal inminencia, el proveedor de atención prehospitalaria médica debe prepararse para atender un parto en el sitio.
4. Se requiere una inspección visual si hay la sospecha de un nacimiento. Sin embargo, se evitarán los tactos vaginales, excepto en casos de prolapso del cordón o para ayudar al nacimiento de la cabeza en una presentación pélvica.
5. Toda ambulancia debe contar con un equipo obstétrico que incluya los materiales necesarios para atender un parto fuera del hospital.
6. Los proveedores de atención médica prehospitalaria deben ser capaces de reconocer y tratar las complicaciones comunes del parto, y saber cuándo está indicado atenderlo en el sitio, en lugar del transporte.
7. Son importantes el entrenamiento y la práctica regulares de las destrezas, ya que estas son circunstancias muy poco frecuentes, pero potencialmente de alto riesgo.

Referencias

1. MacDorman MF, Mathews T, Declercq E. Trends in out-of-hospital births in the United States, 1990-2012. 2014. https://www.cdc.gov/nchs/data/databriefs/db144.pdf.
2. MacDorman MF, Declercq E. Trends and state variations in out-of-hospital births in the United States, 2004-2017. *Birth*. 2019;46(2):279–288. doi:10.1111/birt.12411.
3. Grunebaum A, Chervenak F. Out-of-hospital births in the United States 2009-2014. *J Perinat Med*. 2016;44(7):845-849.
4. Illuzzi J, Stapleton S, Rathbun L. Early and total neonatal mortality in relation to birth setting in the United States, 2006-2009. *Am J Obstet Gynecol*. 2015;212(2):250.
5. Snowden JM, Tilden EL, Snyder J, Quigley B, Caughey AB, Cheng YW. Planned out-of-hospital birth and birth outcomes. *N Engl J Med*. 2015;373:2642-2653.
6. Frasure S. Emergency delivery. In: Tintinalli JE, Stapczynski JS, Ma OJ, Yealy DM, Meckler GD, Cline DM, eds. *Tintinalli's Emergency Medicine: A Comprehensive Study Guide*. New York, NY: McGraw-Hill Education; 2016:652-661.
7. Burns B. Resuscitation in pregnancy. In: Tintinalli JE, Stapczynski JS, Ma OJ, Yealy DM, Meckler GD, Cline DM, eds. *Tintinalli's Emergency Medicine: A Comprehensive Study Guide*. New York, NY: McGraw-Hill Education; 2016:168-173.
8. Metz TD. Trial of labor after cesarean delivery: intrapartum management. *UpToDate*. 2018. https://www.uptodate.com/contents/trial-of-labor-after-cesarean-delivery-intrapartum-management.
9. Magloire L, Funai EF. Gestational hypertension. *UpToDate*. 2018. https://www.uptodate.com/contents/gestational-hypertension.
10. Norwitz ER. Eclampsia. *UpToDate*. 2017. https://www.uptodate.com/contents/eclampsia.
11. Young J. Maternal emergencies after 20 weeks of pregnancy and in the postpartum period. In: Tintinalli JE, Stapczynski JS, Ma OJ, Yealy DM, Meckler GD, Cline DM, eds. *Tintinalli's Emergency Medicine: A Comprehensive Study Guide*. New York, NY: McGraw-Hill Education; 2016:644-652.
12. Duff P. Preterm prelabor rupture of membranes: Clinical manifestations and diagnosis. *UpToDate*. 2018. https://www.uptodate.com/contents/preterm-prelabor-rupture-of-membranes-clinical-manifestations-and-diagnosis?search=preterm%20prelabor%20rupture%20of%20membranes&source=search_result&selectedTitle=2~118&usage_type=default&display_rank=2
13. Lockwood C. Preterm labor: Clinical findings, diagnostic evaluation, and initial treatment. *UpToDate*. 2018. https://www.uptodate.com/contents/preterm-labor-clinical-findings-diagnostic-evaluation-and-initial-treatment?search=diagnosis%20of%20preterm%20labor&source=search_result&selectedTitle=1~150&usage_type=default&display_rank=1
14. Desai S, Handerson S. Labor and delivery and their complications. In: Walls RM, Hockberger RS, Gausche-Hill M, eds. *Rosen's Emergency Medicine: Concepts and Clinical Practice*. Philadelphia, PA: Elsevier Inc.; 2014:2331-2350.
15. Johnson K, Davis B. Outcomes of planned home births with certified professional midwives: large prospective study in North America. *BMJ*. 2005;330(7505):1416.
16. Funai EF, Norwitz ER. Management of normal labor and delivery. *UpToDate*. 2018. https://www.uptodate.com/contents/management-of-normal-labor-and-delivery.
17. Massachusetts Office of Emergency Medical Services. *Emergency Medical Services Pre-hospital Statewide Treatment Protocols*. Department of Public Health; 2018.
18. Lew G, Pulia M. Emergency childbirth. In: Roberts J, eds. *Roberts and Hedges' Clinical Procedures in Emergency Medicine*. Philadelphia, PA: Elsevier; 2014:1155-1179.
19. Schaffer L, Zimmermann R. Nuchal cord. *UpToDate*. 2017. http://enjoypregnancyclub.com/wp-content/uploads/2017/06/Nuchal%20cord.pdf.

20. Hofmeyr G. Overview of breech presentation. *UpToDate*. 2017. https://www.uptodate.com/contents/overview-of-breech-presentation?search=Overview%20of%20issues%20related%20to%20breech%20presentation&source=search_result&selectedTitle=1~150&usage_type=default&display_rank=1
21. Rodis JF. Shoulder dystocia: intrapartum diagnosis, management, and outcome. *UpToDate*. 2017. https://www.uptodate.com/contents/shoulder-dystocia-intrapartum-diagnosis-management-and-outcome.
22. Bush M, Eddleman K, Belogolovkin V. Umbilical cord prolapse. *UpToDate*. 2017. https://www.uptodate.com/contents/umbilical-cord-prolapse.

CAPÍTULO 10

Tratamiento prehospitalario de la hemorragia obstétrica

Gerald Beltran

PANORAMA GENERAL

La mayoría de los embarazos progresa hasta el término sin dificultad; sin embargo, en otras ocasiones se presentan complicaciones tales como hemorragia vaginal, la cual puede ocurrir en cualquier etapa de la gestación, con un rango que va desde aquella benigna por la implantación hasta la posparto, que pone en riesgo la vida. En el primer trimestre de la gestación la hemorragia vaginal puede participar en la presentación de complicaciones para cuando el embarazo está avanzado, que incluyen hipertensión gestacional, desprendimiento prematuro de placenta normoinserta, bajo peso al nacer, calificaciones de Apgar más bajas, muerte perinatal, parto pretérmino, rotura prematura de membranas pretérmino y restricción del crecimiento intrauterino.[1-3] Se presenta hemorragia vaginal en el primer trimestre de 25% de los embarazos, y de estos 50% concluyen con un aborto espontáneo.[4] La hemorragia vaginal puede ser resultado de la rotura de vasos sanguíneos en la decidua y de lesiones cervicales o vaginales definidas. El médico, por lo general, hace un diagnóstico provisional de la paciente con base en la edad de gestación y las características de la pérdida sanguínea, que se confirman mediante estudios de laboratorio e imagenología.

PROVEEDORES DE ATENCIÓN PREHOSPITALARIA

La capacidad de los servicios de emergencias médicas (SEM) para la valoración de la hemorragia vaginal en el campo constituye un desafío, ya que los proveedores de atención prehospitalaria a menudo cuentan con información limitada. La prioridad para cualquiera de ellos es estabilizar a estas pacientes y transportarlas rápido, de acuerdo con su nivel de entrenamiento y capacidades. Aunque algunos proveedores de atención prehospitalaria pueden reanimar a una paciente que se encuentra en choque hemorrágico, otros no cuentan con el entrenamiento, la certificación o la licencia para llevarla a cabo. El tratamiento que brindan diversos proveedores de atención prehospitalaria lo determina el director médico estatal o de SEM, al igual que los protocolos terapéuticos establecidos.

ANTECEDENTES

Anatomía

Hay cambios anatómicos que ocurren en el transcurso del embarazo y tienen impacto en la valoración y el tratamiento de las pacientes. Al término de la gestación habrá ocurrido un aumento de peso promedio de 11.35 a 15.9 kg,[5] gran parte del cual está constituido por líquidos (volumen sanguíneo y fluidos extracelulares), el feto, el útero y el tejido mamario. La distribución de dicho peso puede representar para el proveedor de atención prehospitalaria desafíos para el diagnóstico y tratamiento de las lesiones de vías aéreas y traumáticas.

Fisiología

Hay cambios fisiológicos que se presentan en el transcurso del embarazo. El volumen sanguíneo aumenta hasta 1 500 mL, con un incremento promedio de 48% respecto del de una mujer no gestante.[6] Se cree que los cambios del volumen sanguíneo durante la gestación tienen varios efectos benéficos, que incluyen mitigar los efectos de la pérdida sanguínea durante el parto, mejorar el flujo sanguíneo del útero en crecimiento y el aporte de nutrimentos al feto en desarrollo, así como la protección ante un retorno venoso disminuido cuando la madre se encuentra en posición supina.[7] Los signos vitales son dinámicos durante el embarazo, con decremento de la presión arterial en etapas tempranas, que se normaliza en las posteriores, así como un incremento progresivo de la frecuencia y el gasto cardiacos, cambios que tienen impacto en la valoración prehospitalaria de la pérdida sanguínea por vía vaginal.

HEMORRAGIA OBSTÉTRICA

La hemorragia obstétrica puede ser inquietante para la paciente y la familia, y conllevar daño sustancial para la madre y el neonato. La etiología, diagnóstico y tratamiento de la hemorragia vaginal durante el embarazo con frecuencia se dividen en aquellas del primer trimestre y las del segundo y tercero.

Manifestaciones clínicas

Historia clínica

Para valorar a una embarazada que se queja de hemorragia vaginal, el proveedor de atención prehospitalaria debe hacer una historia clínica completa, la cual incluya el último periodo menstrual, la fecha probable de parto, el número y tipo de partos previos, la descripción de la hemorragia y si hay presencia de tejidos, y las complicaciones en los embarazos previos. Se le preguntará a la paciente si presenta de dolor abdominal, y si es así, cuál es el tipo, intensidad, localización y frecuencia.

Exploración física

El estado de la piel, el rellenado capilar y el estado mental de la paciente proveen información valiosa acerca de su estado hemodinámico. Los signos vitales pueden mostrar datos de hipovolemia, como taquicardia e hipotensión, y cuando los signos son anormales, debe hacerse una rápida valoración y transporte al hospital para una atención definitiva. La exploración física incluye la valoración de la hipersensibilidad abdominal. Una exploración por tacto vaginal de la pelvis está fuera del alcance de la práctica de los proveedores de atención prehospitalaria ante una hemorragia vaginal durante el embarazo y debe evitarse.

Diagnóstico diferencial

El diagnóstico diferencial de una hemorragia durante el primer trimestre incluye embarazo ectópico, amenaza de aborto, aborto inevitable, aborto completo, aborto incompleto, aborto diferido, vaginitis, traumatismos, verrugas, tumores, pólipos, fibromas, ectropión y hemorragia por la implantación. El diagnóstico diferencial de la hemorragia vaginal en el segundo y tercer trimestres incluye aborto espontáneo, rotura uterina, placenta previa, desprendimiento prematuro de placenta normoinserta, la expulsión del tapón mucoso vinculada con el trabajo de parto, y los vasos previos. En muchos sistemas de SEM es cada vez más común la ecografía portátil para la valoración del embarazo y continúa evolucionando, por lo que puede ser útil como recurso auxiliar para el diagnóstico.

Tratamiento

El tratamiento prehospitalario de la hemorragia vaginal durante el embarazo es guiado por los signos y síntomas identificados en la historia clínica y la exploración física, así como por el equipo del proveedor de SEM y los protocolos terapéuticos establecidos, que cuando son implementados por el director médico de SEM brindan una guía para el tratamiento apropiado de las pacientes.

En embarazadas con hipotensión, los técnicos en urgencias médicas avanzados (TUM-A) y los paramédicos deben hacer dos cateterizaciones intravenosas de gran calibre (IV) e iniciar la administración de soluciones, según recomienden los protocolos prehospitalarios. Aunque sigue habiendo discusión acerca de las soluciones IV óptimas para usarse en las pacientes en estado crítico, el proveedor de atención prehospitalaria debe seguir las guías de su agencia.[10] En algunos sistemas de SEM los paramédicos pueden administrar productos sanguíneos de acuerdo con protocolos establecidos para corregir la hipovolemia secundaria a la pérdida sanguínea.[11-14] En las pacientes con hemorragia brusca o no controlada, los proveedores de atención prehospitalaria pueden también considerar el uso del ácido tranexámico (ATX), si se permite de acuerdo con sus protocolos. Los estudios muestran que el uso de ATX es promisorio para tratar la hemorragia posparto.[15,31]

Deben administrarse analgésicos, considerando los signos vitales y siguiendo las pautas de los protocolos terapéuticos, en especial si la paciente se encuentra hipóxica o hipotensa. En la mayoría de los sistemas, los medicamentos IV son limitados para su uso por el proveedor de atención prehospitalaria paramédico. Como complemento de los medicamentos narcóticos usuales, en algunos sistemas de emergencias médicas se usa paracetamol, ketorolaco e incluso dosis subdisociativas de ketamina para la analgesia IV; sin embargo, los dos últimos están contraindicados durante el embarazo.[16,17] En las pacientes con signos de taquicardia, hipotensión o datos de choque hipovolémico, debe hacerse su valoración y el transporte rápido a un hospital para la atención definitiva. Se recomienda usar un aparato electrónico de monitoreo cardiaco y mediciones frecuentes de los signos vitales (cada 5 minutos) en la paciente en estado crítico.

HEMORRAGIA VAGINAL DURANTE EL PRIMER TRIMESTRE

Embarazo ectópico

Ocurre un embarazo ectópico cuando el óvulo fecundado se implanta fuera del útero, lo cual se presenta en 1.5 a 2.6% de las gestaciones.[18-20] Los factores de riesgo son multifactoriales y hasta 50% de las pacientes tiene factores de riesgo desconocidos.[21] Aquellos vinculados con el embarazo ectópico incluyen enfermedad inflamatoria pélvica, antecedente de operaciones tubáricas, embarazo ectópico, tabaquismo, edad mayor de 35 años y múltiples compañeros sexuales.

En la historia clínica se refiere dolor en el hombro que indica irritación del diafragma por la presencia de sangre intraperitoneal (signo de Kehr) en las pacientes con embarazos ectópicos rotos, los cuales en menos de la mitad de los casos muestran el cuadro clínico típico de dolor abdominal, hemorragia vaginal y retraso de la menstruación.[22] Por exploración física se determina el sitio y la intensidad de la hipersensibilidad abdominal, así como los signos vitales y datos físicos relacionados con choque hemorrágico. El tratamiento de las pacientes con embarazo ectópico por los proveedores de atención prehospitalaria es dictado por la categoría de estos, los signos y síntomas y los protocolos terapéuticos (tabla 10-1).

Aborto espontáneo

El aborto espontáneo se encuentra en el diagnóstico diferencial como causa de hemorragia vaginal; sin embargo, 80% se presentará antes de la semana 12 de gestación.[9] La exploración física se centra en la valoración de los signos vitales y los hallazgos del estado de choque, así como en la identificación de cualquier

TABLA 10-1 Etiologías de las hemorragias en el primer trimestre y las guías terapéuticas prehospitalarias correspondientes

Embarazo ectópico	Aborto espontáneo
Dos venoclisis de gran calibre	Una o dos venoclisis de gran calibre
Considerar el uso juicioso de soluciones IV	Considerar el uso juicioso de soluciones IV
Considerar el uso de productos sanguíneos IV	Considerar el uso de productos sanguíneos IV
Analgesia	Analgesia
Valoración rápida	Valoración rápida
Transporte rápido	Considerar el transporte rápido
Monitoreo por medios electrónicos	Monitoreo por medios electrónicos
Signos vitales frecuentes	Considerar frecuentemente los signos vitales
Posición de comodidad	Posición de comodidad
Respaldo psicológico	Respaldo psicológico
Evitación de la hipotermia	Evitación de la hipotermia

hipersensibilidad abdominal. El tratamiento de un aborto espontáneo en el ambiente prehospitalario se basa en los signos y síntomas presentes, el tipo de proveedor de atención médica prehospitalaria y los protocolos terapéuticos establecidos (tabla 10-1). La atención temprana debe basarse en el respaldo psicológico de la paciente, ya que esta es una experiencia estresante.

HEMORRAGIA VAGINAL EN EL SEGUNDO Y TERCER TRIMESTRES

Desprendimiento prematuro de placenta normoinserta

El desprendimiento prematuro de placenta normoinserta es la separación del órgano respecto de la pared uterina antes del nacimiento, que ocurre en 1% de los embarazos.[23] Puede presentarse con o sin hemorragia vaginal y varía en el cuadro clínico desde una hemorragia menor sin consecuencias adversas hasta una masiva, con muerte fetal, morbilidad materna, coagulopatía intravascular diseminada e incluso la muerte. Los factores de riesgo incluyen polihidramnios, edad materna avanzada o muy joven, hipertensión, traumatismos, trombofilias, infecciones intrauterinas o disfibrinogenemia.[24-26]

Debe obtenerse una historia clínica obstétrica detallada con preguntas adicionales respecto de traumatismos conocidos o uso de drogas (cocaína, metanfetaminas). El cuadro clínico común incluye hemorragia vaginal y dolor abdominal; sin embargo, puede presentarse el desprendimiento prematuro de placenta normoinserta en su ausencia. La cantidad de la hemorragia vaginal no tiene relación con la gravedad del desprendimiento,[27] y la intensidad de los síntomas es variable, dependiendo de su localización, así como de su extensión.

La exploración física se centra en la valoración de la hipersensibilidad abdominal, así como en los signos de hemorragia activa y constante. La palpación del abdomen permite identificar las contracciones uterinas. El tratamiento se basa en la categoría de los proveedores de atención prehospitalaria y los protocolos terapéuticos estándar (tabla 10-2). Debe considerarse el transporte rápido al centro hospitalario de traumatología apropiado más cercano cuando el desprendimiento prematuro de placenta normoinserta sea secundario a un traumatismo.

TABLA 10-2 Etiologías de las hemorragias en el segundo y tercer trimestres, y las guías terapéuticas prehospitalarias correspondientes

Placenta previa	Desprendimiento prematuro de placenta normoinserta	Rotura uterina	Vasos previos
Dos venoclisis de gran calibre	Dos venoclisis de gran calibre	Dos venoclisis de gran calibre	Dos venoclisis de gran calibre
Uso juicioso de soluciones IV	Uso juicioso de soluciones IV	Uso juicioso de soluciones IV	Uso juicioso de soluciones IV
Considérese usar productos sanguíneos IV	Considérese usar productos sanguíneos IV	Considérese usar productos sanguíneos IV	Considérese usar productos sanguíneos IV
Considérese usar el ácido tranexámico IV	Considérese usar el ácido tranexámico IV	Considérese usar el ácido tranexámico IV	Considérese usar el ácido tranexámico IV
Analgesia	Analgesia	Analgesia	Analgesia
Valoración rápida	Valoración rápida	Valoración rápida	Valoración rápida
Considérese el transporte rápido	Considérese el transporte rápido	Transporte rápido	Considérese el transporte rápido
Monitoreo por medios electrónicos	Monitoreo por medios electrónicos	Monitoreo por medios electrónicos	Monitoreo por medios electrónicos
Tómense los signos vitales frecuentemente	Tómense los signos vitales frecuentemente	Se toman los signos vitales con frecuencia	Se toman los signos vitales con frecuencia
Posición de comodidad	Posición de comodidad	Posición de comodidad	Posición de comodidad
Evítese la hipotermia	Evítese la hipotermia	Evítese la hipotermia	Evítese la hipotermia

Placenta previa

Ocurre placenta previa cuando el órgano cubre de manera parcial o completa el orificio interno del cérvix y puede causar hemorragia preparto, tromboflebitis, hemorragia intraparto y posparto, y parto pretérmino.[28] El riesgo de placenta previa de una paciente aumenta con el número de cesáreas anteriores; una sola conlleva un riesgo relativo de 4.5, en tanto cuatro, uno de 44.9.[29] El cuadro clínico usual es de hemorragia vaginal indolora.

Se usa la exploración física para identificar la hipersensibilidad abdominal, así como consignar los signos vitales y los datos de choque hemorrágico. **Un tacto vaginal tiene el potencial de crear una hemorragia grave si se hace en el campo, y está contraindicado.** El tratamiento de la paciente con placenta previa por los proveedores de atención prehospitalaria se guía por el cuadro clínico, su capacidad de ejercicio profesional y los protocolos terapéuticos, y puede incluir ATX.[30,31] La hemorragia brusca en una paciente con placenta previa debe dar lugar a la inquietud respecto de un choque hemorrágico, por lo que se recomienda la valoración y el transporte rápidos a un centro hospitalario para su atención definitiva (tabla 10-2).

Rotura uterina

La rotura uterina, una causa rara de hemorragia, se presenta más a menudo durante el trabajo de parto o ante traumatismos abdominales, pero también de manera espontánea sin una causa obvia. El cuadro clínico usual es de dolor abdominal, hemorragia vaginal, frecuencia cardiaca fetal preocupante o inestabilidad hemodinámica o colapso cardiovascular maternos secundarios a la hemorragia intraabdominal.

La exploración física se centra en la identificación de hipersensibilidad abdominal, así como en los signos vitales y hallazgos de choque hemorrágico. En la paciente con sospecha de rotura uterina y hemorragia brusca, en especial cuando hay signos de choque hipovolémico, debe hacerse su valoración y transporte rápidos al centro hospitalario donde recibirá la atención definitiva (tabla 10-2).

Vasos previos

Se habla de vasos previos ante la presencia de vasos sanguíneos fetales localizados dentro de las membranas que cubren el orificio cervical interno. El desgarro de los vasos previos es una urgencia obstétrica y puede conllevar morbilidad y mortalidad fetales y maternas, con un reporte de mortalidad perinatal tan alto como de 36%.[32] El tratamiento es similar al de otras causas de hemorragia vaginal en el segundo y tercer trimestres (tabla 10-2).

Trabajo de parto

El trabajo de parto a menudo se acompaña de cierta pérdida sanguínea vaginal. Puede iniciarse con datos de expulsión del tapón mucoso, o conforme el cérvix se dilata y se hace visible una pequeña cantidad de sangre.

INTERFAZ ENTRE UN HOSPITAL Y SERVICIOS DE EMERGENCIAS MÉDICAS

Las mejores prácticas profesionales de SEM implican recibir la notificación hospitalaria del estado de la paciente durante el transporte, incluidos signos vitales y síntomas, así como las intervenciones provistas, lo que permite que en el hospital receptor se prepare mejor y clasifique a la paciente al lugar apropiado. Al arribar al hospital, el proveedor de atención prehospitalaria debe dar un informe escrito a quienes tratarán a la paciente.

RESUMEN

Los proveedores de SEM brindan la atención en el ambiente prehospitalario, donde la capacidad de valoración y diagnóstico definitivo de una hemorragia vaginal en las embarazadas son limitadas. Es útil un conocimiento general de los cambios anatómicos y fisiológicos que ocurren durante el embarazo, así como del diagnóstico diferencial de la hemorragia vaginal por trimestre, para guiar el tratamiento de estas pacientes en el contexto prehospitalario. Las embarazadas con hemorragia vaginal deben estabilizarse de acuerdo con los signos y síntomas que presenten, el nivel de desempeño del proveedor de SEM y los protocolos terapéuticos estándar. Debe transportarse rápido a cualquier paciente hemodinámicamente inestable, para facilitar su atención definitiva. También debe brindarse una atención compasiva, ya que la hemorragia vaginal durante el embarazo puede ser estresante para la paciente y su familia.

PUNTOS CLAVE

1. Hay cambios fisiológicos y anatómicos durante el embarazo que modifican los signos vitales y las manifestaciones de choque hemorrágico en las pacientes que presentan hemorragia vaginal.
2. La hemorragia vaginal durante el embarazo se puede dividir en las categorías de primero o segundo y tercer trimestres, para ayudar a identificar sus causas potenciales y hacer óptimas las estrategias terapéuticas.
3. La prioridad de los proveedores de SEM es estabilizar y transportar a las embarazadas con hemorragia vaginal rápidamente, de acuerdo con el nivel de sus capacidades y entrenamiento, y los protocolos terapéuticos establecidos.

Referencias

1. Arafa M, Abdel-Fataah M, Zeid HA, el-Khouly A. Outcomes of pregnancies complicated by early vaginal bleeding. *East Mediterr Health J*. 2000;6(2-3):457-464.
2. Hosseini MS, Yaghoubipour S. Late pregnancy outcomes in women with vaginal bleeding in their first trimester. *J Obstet Gynaecol India*. 2013;63(5):311-315.
3. Hasan R, Baird DD, Herring AH, Olshan AF, Jonsson Funk ML, Hartmann KE. Association between first-trimester vaginal bleeding and miscarriage. *Obstet Gynecol*. 2009;114(4):860-867.
4. Deuthcman M, Tubay AT, Turok DK. First trimester bleeding. *Am Fam Physician*. 2009;79(11):985-992.
5. Rasmussen KM, Yaktine AL, eds. *Weight Gain During Pregnancy: Reexamining the Guidelines*. Atlanta, GA: National Academics Press; 2009.
6. Bhatia P, Chhabra S. Physiological and anatomical changes of pregnancy: implications for anaesthesia. *Indian J Anaesth*. 2018;62(9):651-657.
7. Cunningham FB, Leveno KJ, Blood SL, Hauth JC, Rouse DJ, Spong CY. *Williams Obstetrics*, 23rd ed. New York, NY: McGraw-Hill; 2010.
8. Committee on Practice Bulletins—Obstetrics. Practice bulletin number 178: Shoulder dystocia. *Obstet Gynecol*. 2017;129(5):e123-e133.
9. Al Wattar B, Murugesu N, Tobias A, Zamora J, Khan KS. Management of first-trimester miscarriage: a systematic review and network meta-analysis. *Hum Reprod Update*. 2019;25(3):362-374.
10. Semler MW, Self WH, Wanderer JP, et al. Balanced crystalloid versus saline in critically ill adults. *N Engl J Med*. 2018;378(9):829-839.
11. Emsworld.com. Cypress creek EMS deploys blood products in the field. https://www.emsworld.com/article/12251041/cypress-creek-ems-deploys-blood-products-in-the-field. August 2016. Accessed November 15, 2018.
12. Trembley AL, Witthuhn S, Cohen S, Conterator M. Implementing protocols to administer blood products in the prehospital setting. *JEMS*. 2016;41(5). https://www.jems.com/2016/04/30/implementing-protocols-to-administer-blood-products-in-the-prehospital-setting/. Accessed November 15, 2018.
13. Holcomb JB, Donathan DP, Cotton BA, et al. Prehospital transfusion of plasma and red blood cells in trauma patients. *Prehosp Emerg Care*. 2015;19(1):1-9.
14. EMS1.com. Texas EMS carrying blood on ambulance save a life. https://www.ems1.com/ems-management/articles/194865048-Texas-EMS-carrying-blood-on-ambulance-save-a-life/. 2017. Accessed February 11, 2019.
15. Peitsidis P, Kadir RA. Antifibrinolytic therapy with tranexamic acid in pregnancy and postpartum. Database of Abstracts of Reviews and Effects (DARE): quality-assessed reviews. https://www.ncbi.nlm.nih.gov/pubmedhealth/PMH0031749/. 2011. Accessed February 16, 2019

16. Wedmoe IS, Butler FK Jr. Battlefield analgesia in tactical combat casualty care. *Wilderness Environ Med.* 2017;28(2S):S109-S116.

17. Schauer SG, Mora AG, Maddry JK, Bebarta VS. Multicenter, prospective study of prehospital administration of analgesia in the U.S. Combat Theater of Afghanistan. *Prehosp Emerg Care.* 2017;21(6):744-749.

18. Chang J, Elam-Evans LD, Berg CJ, et al. Pregnancy related surveillance – United States, 1991-1999. *MMWR Surveill Summ* 2003;52:1-8.

19. Hoover KW, Tao G, Kent CK. Trends in the diagnosis and treatment of ectopic pregnancy in the United States. *Obstet Gynecol.* 2010;115:495-502.

20. Trabert B, Holt VL, Yu O, van den Eeden SK, Scholes D. Population-based ectopic pregnancy trends. 1993-2007. *Am J Prevent Med.* 2011;40:556-560.

21. Marion LL, Meeks GR. Ectopic pregnancy: history, incidence, epidemiology, and risk factors. *Clinical Obstet Gynecol.* 2006;107:399-413.

22. Ramakrishnan K, Scheid DC. Ectopic pregnancy: forget the "classic presentation" if you want to catch it sooner. *J Fam Pract.* 2006;55:388-395.

23. Ananth CV, Berkowitz GS, Savitz DA, Lapinski RH. Placental abruption and adverse perinatal outcomes. *JAMA.* 1999;282:1646-1651.

24. Ananth CV, Keyes KM, Hamilton A, et al. An international contrast of rates of placental abruption: an age-period-cohort analysis. *PLoS One.* 2015;10(5):e0125246.

25. Downes KL, Grantz KL, Shenassa ED. Maternal, labor, delivery, and perinatal outcomes associated with placental abruption: a systematic review. *Am J Perinatol.* 2015;34(10):935-957.

26. Hasegawa J, Nakamura M, Hamada S, et al. Capable of identifying risk factors for placental abruption. *J Matern Fetal Neonat Med.* 2014;27:52-56.

27. Tikkanen M. Etiology, clinical manifestations, and prediction of placental abruption. *Acta Obstet Gynecol Scand.* 2010;89:732-740.

28. Crane JM, Van den Hof MC, Dodds L, Armson BA, Liston R. Maternal complication with placenta previa. *Am J Perinatol.* 2000;17:101-105.

29. Ananth CV, Wilcox AJ, Savitz DA, Bowes WA Jr, Luther ER. Effect of maternal age and parity on the risk of uteroplacental bleeding disorders in pregnancy. *Obstet Gynecol.* 1996;88:511-516.

30. Mauritz AA, Dominguez JE, Guinn NR, Gilner J, Habib AS. Blood-conservation strategies in a blood-refusal parturient with placenta previa and placenta percreta. *A A Case Rep.* 2016;6(5):111-113.

31. Ahmadzia HK, Phillips JM, Katler QS, James AH. Tranexamic acid for prevention and treatment of postpartum hemorrhage: an update on management and clinical outcomes. *Obstet Gynecol Surv.* 2018;73(10):587-594.

32. Oyelese Y, Catanzarite V, Prefumo F, et al. Vasa Previa: the impact of prenatal diagnosis on outcomes. *Obstet Gynecol.* 2004;103(5 Part 1):937-942.

Sección 3

Embarazo temprano (< 20 semanas)

Capítulo 11

Náusea y vómito

Stacey Chamberlain y Amina Basha

PANORAMA GENERAL

La náusea y el vómito del embarazo (NVE) constituyen manifestaciones frecuentes que enfrentan los proveedores de atención médica de urgencia, en especial en las embarazadas durante el primer trimestre. Hasta 85% de las embarazadas experimenta tales síntomas, con 0.3 a 2% que acuden con la afección más grave, conocida como hiperémesis gravídica (HG), de la que no hay una definición única aceptada, pero se considera un diagnóstico de exclusión con base en la náusea y el vómito persistentes vinculados con aspectos de inanición aguda, como la cetosis, más de 5% de disminución de peso o la hospitalización, en ausencia de otras enfermedades.[1,2] Aunque la NVE se asocia con un riesgo reducido de pérdida gestacional, la HG es la causa más frecuente de hospitalización durante la primera mitad del embarazo, con mayor riesgo de morbilidad materna y resultados adversos para el nacimiento, y se vincula con anemia, preeclampsia, eclampsia, tromboembolia venosa, parto pretérmino y nacimiento por cesárea.[3,4] Las pacientes con HG grave no tratadas pueden llegar a la encefalopatía de Wernicke, la mielinolisis pontina central, la rotura del esófago, el neumotórax, así como a alteraciones hepáticas y renales.[5] Su tratamiento en el servicio de urgencias (SU) se centra en la valoración de otras causas de los síntomas y la provisión de modalidades terapéuticas apropiadas.

FISIOPATOLOGÍA

Se cree que la patogenia es multifactorial e incluye factores genéticos, endocrinos y gastrointestinales, pero no se ha definido el mecanismo exacto de los síntomas de NVE. En múltiples estudios se vinculó con la gonadotropina coriónica humana (hCG, por sus siglas en inglés), pero en otros no se encontró tal correlación.[6] Se tiene la teoría de que diferentes isómeros de la hCG contribuyen a la variabilidad de las manifestaciones que vinculan su concentración con la gravedad.[6] Se sabe que los estrógenos tienen influencia sobre la náusea y el vómito y se les señala como una de sus causas, porque son más frecuentes ante cifras elevadas de estradiol. No hay datos que respalden la teoría de que los factores psicológicos contribuyen a los síntomas de NVE o a la HG.[1,7]

EPIDEMIOLOGÍA Y FACTORES DE RIESGO

Los síntomas de NVE se presentan por primera vez, comúnmente, en la semana 4 de la gestación, y se resuelven en la 20. Sin embargo, hasta 20% de las embarazadas experimenta todo el tiempo los síntomas.[8] La náusea y el vómito que se inician antes de la concepción o después de las 9 semanas de gestación sugieren diagnósticos alternativos. Se considera a la HG como una forma más grave del espectro de los síntomas de náusea y vómito del embarazo.

Los factores de riesgo de HG son corta edad, menor nivel socioeconómico, nuliparidad, grupo étnico asiático o afroamericano, feto de sexo femenino, el antecedente de HG, disfunción tiroidea y paratiroidea, hipercolesterolemia y diabetes de tipo 1.[9] Los índices de masa corporal bajo y alto aumentan el riesgo de HG, al igual que el antecedente materno.[10,11] Además, las alergias y una alimentación restrictiva pregestacional tienen relación con una HG prolongada.[5] Las mujeres con masas placentarias más grandes, como ante un embarazo molar avanzado o uno múltiple, tienen un mayor riesgo de HG. Aunque históricamente se ha relacionado a la enfermedad trofoblástica gestacional (ETG) con mayores tasas de HG, la detección temprana de ETG antes del desarrollo de síntomas ahora es más frecuente.[12]

Hay un vínculo entre el *Helicobacter pylori* (*H. pylori*) y la HG;[13] por lo tanto, a las pacientes con HG en quienes se encuentra infección por dicha bacteria se les provee tratamiento no teratógeno contra ésta como parte del manejo de la HG, en particular en casos incoercibles.

MANIFESTACIONES CLÍNICAS

La valoración de los signos y síntomas de la paciente debe enfocarse en su estado de hidratación. La cuantificación única de emesis y náusea durante el embarazo (PUQE, PregnancyUnique Quantification of Emesis and Nausea), un índice de severidad validado, y los recursos clínicos relacionados (PUQE-24 y PUQE modificado) son adyuvantes útiles para determinar la gravedad de la enfermedad y su pronóstico (tabla 11-1).[8] Estas herramientas aportan una puntuación de riesgo basada en los síntomas de náusea y la frecuencia de vómito y arqueo; una escala de leve a grave (de 7 o mayor) da lugar a una mayor valoración de la hidratación y el estado de los electrólitos, así como de los signos y síntomas usuales, que incluyen membranas mucosas secas, pérdida de la turgencia cutánea, disminución del gasto urinario e hipotensión. El dolor abdominal suele estar ausente y, si está presente, justifica una valoración adicional de causas alternativas.

DIAGNÓSTICO DIFERENCIAL

Las potenciales causas de vómito no relacionado con el embarazo son numerosas (tabla 11-2). El momento de inicio de los síntomas es útil para establecer los diagnósticos alternativos, ya que los síntomas de NVE se manifiestan en todas las mujeres antes de las 9 semanas de gestación. Cuando aparecen después, aunados a la presencia de dolor abdominal, justifican el estudio adicional de las causas no relacionadas con el embarazo. No se presenta fiebre ni cefalea junto con los síntomas de NVE.

TABLA 11-1 Cuantificación exclusiva de emesis y náusea del embarazo, modificada

Circule la respuesta que mejor se ajuste a su circunstancia desde el inicio del embarazo				
1. En promedio en un día, ¿durante cuánto tiempo presenta náusea o malestar gástrico?				
Para nada (1)	1 h o menos (2)	2-3 h (3)	4-6 h (4)	Más de 6 h (5)
2. En promedio, ¿cuántas veces vomita?				
7 o más (5)	5-6 (4)	3-4 (3)	1-2 (2)	Ninguna (1)
3. En promedio durante un día, ¿cuántas veces presenta arqueo o arcadas secas sin expulsar nada?				
Ninguna (1)	1-2 veces (2)	3-4 veces (3)	5-6 veces (4)	7 o más (5)
Puntaje total (suma de las respuestas a 1, 2, y 3): síntomas de NVE leves, ≤ 6; síntomas de NVE moderados, 7-12; síntomas de NVE graves, ≥ 13.				

NVE, síntomas náusea o vómito del embarazo.

Reimpreso de Lacasse A, Rey E, Ferreira E, Morin C, Bérard A. Validity of a modified Pregnancy-Unique Quantification of Emesis and Nausea (PUQE) scoring index to assess severity of nausea and vomiting of pregnancy. *Am J Obstet Gynecol.* 2008;198(1):71.e1.e7, con autorización de Elsevier.

TABLA 11-2 Diagnóstico diferencial de la náusea y el vómito durante el embarazo
Trastornos gastrointestinales
Gastroenteritis
Gastroparesia
Acalasia
Afección de las vías biliares
Hepatitis
Obstrucción intestinal
Úlcera péptica
Pancreatitis
Apendicitis
Trastornos de las vías genitourinarias
Pielonefritis
Uremia
Torsión ovárica
Cálculos renales
Leiomiomas uterinos en degeneración
Afecciones metabólicas
Cetoacidosis diabética
Porfiria
Enfermedad de Addison
Hipertiroidismo
Hiperparatiroidismo
Afecciones neurológicas
Seudotumor cerebral
Lesiones vestibulares
Jaqueca
Tumores del sistema nervioso central
Hipofisitis linfocítica
Trastornos diversos
Toxicidad por fármacos o intolerancia a ellos
Trasnornos psicológicas
Afecciones relacionadas con el embarazo
Hígado graso agudo
Preeclampsia

Reimpreso de Goodwin TM. Hyperemesis gravidarum. *Obstet Gynecol Clin North Am*. 2008;35:401417; viii, con autorización de Elsevier.

Aunque la apendicitis aguda es rara durante el embarazo, sus resultados son peores en las pacientes en esta condición, por lo que debe considerarse el diagnóstico en el contexto clínico correcto.[14] La pancreatitis aguda es rara y se presenta con mayor frecuencia en el tercer trimestre, por lo que el inicio tardío de los síntomas y la presencia de dolor justifican una valoración más amplia.[15] Las hernias hiatales y los desgarros del diafragma son de diagnóstico tardío, que pone a la paciente en riesgo de una afección cardiorrespiratoria y de su vida; como con otras afecciones, la presencia de dolor abdominal, síntomas incoercibles e inicio tardío de la HG requiere mayor estudio.[16,17]

Las enfermedades previas, como la diabetes y la enfermedad de Addison, se pueden exacerbar durante el embarazo, y quienes las tienen deben valorarse de manera similar a las pacientes no gestantes, para descartar una cetoacidosis diabética o una crisis suprarrenal. La marihuana es el producto ilícito de más frecuente uso durante el embarazo, y existe una tendencia a su incremento.[18] El uso frecuente de marihuana puede llevar al síndrome de hiperémesis por especies de *Cannabis*; por lo tanto, los proveedores de atención médica deben inquirir en cuanto al uso de marihuana a la paciente y sospecharlo cuando la náusea incoercible se alivia con un baño caliente.

Una valoración del vómito debe considerar a los trastornos de alto riesgo relacionadas con el embarazo, incluida la ETG, la hepatopatía, la preeclampsia y el síndrome de HELLP (**he**mólisis, **el**evación de enzimas hepáticas y **pl**aquetopenia). Una historia clínica completa, la exploración física y la revisión de aparatos y sistemas deben incluir estas alteraciones patológicas. La detección temprana de la ETG dio como resultado que menos pacientes progresaran hasta el punto de desarrollar síntomas de NVE y HG. En aquellas con HG, la prevalencia de ETG no es mayor en comparación con los grupos control, por lo que no se recomienda la ecografía sistemática en ausencia de otras manifestaciones preocupantes, como una hemorragia vaginal.[19]

La mayoría de las afecciones hepáticas relacionadas con el embarazo, incluidas la colestasis intrahepática, el hígado graso agudo, la preeclampsia y el síndrome de HELLP, se manifiesta en el tercer trimestre y pueden vincularse con signos y síntomas adicionales, tales como prurito, ictericia, dolor abdominal, cefalea, edema, hipertensión y proteinuria.[20]

PRUEBAS DE DIAGNÓSTICO

Las pruebas de diagnóstico se centran en descartar otras causas de los síntomas de NVE y valorar el estado de hidratación y de electrólitos de la paciente. No hay biomarcadores para hacer el diagnóstico o valorar su gravedad.[2] Las pruebas más frecuentes incluyen una biometría hemática (BH) o la valoración de anemia, electrólitos y de la función renal para indagar las complicaciones del vómito prolongado (hipopotasemia, hiponatremia e insuficiencia renal aguda), y el análisis de orina, para descartar una infección urinaria y valorar el estado de hidratación. Si bien la cetonuria por lo general es uno de los puntos distintivos de la HG no es útil para el diagnóstico, ya que en un metaanálisis se reveló que la gravedad de la cetonuria no tiene relación con la severidad de la HG.[2]

Muchas mujeres con HG presentan una concentración alta de tiroxina sérica (T4) y baja de la hormona estimulante de la tiroides (TSH). Sin embargo, este hipertiroidismo transitorio gestacional rara vez produce síntomas, no se beneficia de tratamiento y tampoco tiene resultados adversos.[21,51] Por lo tanto, no se recomiendan las pruebas tiroideas sistemáticas de detección en las pacientes con HG o hacer pruebas sistemáticas de la función hepática y la lipasa. Se encontró una lipasa sérica elevada en algunas pacientes con HG en ausencia de dolor abdominal, y no debe usarse exclusivamente para hacer el diagnóstico de la pancreatitis aguda en ellas.[22]

No se sabe si la erradicación de *H. pylori* disminuye los síntomas de la HG; por lo tanto, no se recomiendan las pruebas sistemáticas al respecto, ya que muchas pacientes afectadas cursan asintomáticas. En aquellas con cuadros refractarios se hacen las pruebas y se da tratamiento.[13] En cuanto a las imágenes, no se recomienda el estudio sistemático por ecografía en las pacientes con HG cuando hay ausencia de hemorragia vaginal o de otros síntomas preocupantes.[19]

TRATAMIENTO

Aunque hay muchas opciones para tratar los síntomas de NVE, no se cuenta con suficientes evidencias sólidas sobre la efectividad de ninguna intervención.[23] En el American College of Obstetricians and Gynecologists (ACOG) se recomienda un algoritmo terapéutico, que inicia con cambios de alimentación, seguidos por remedios de herbolaria y, finalmente, la farmacoterapia (figura 11-1).[24]

Rehidratación y electrólitos

En las pacientes que sufren HG, a menudo es necesaria la rehidratación y la restitución de líquidos por vía intravenosa. No hay diferencia respecto de usar solución de Ringer lactado o de cloruro de sodio al 0.9% (salina normal) para la restitución de líquidos; sin embargo, la última es la estándar.[25] Las soluciones que contienen glucosa deben usarse con precaución, ya que hay numerosos informes de casos de encefalopatía de Wernicke en las pacientes con HG después del vómito prolongado, lo cual causa un mayor metabolismo de la tiamina en quienes ya presentaban deficiencia de ésta.[26] La dosis intravenosa recomendada de solución salina normal es de 1 L durante 1 a 2 horas. Cada litro subsiguiente se puede suministrar durante

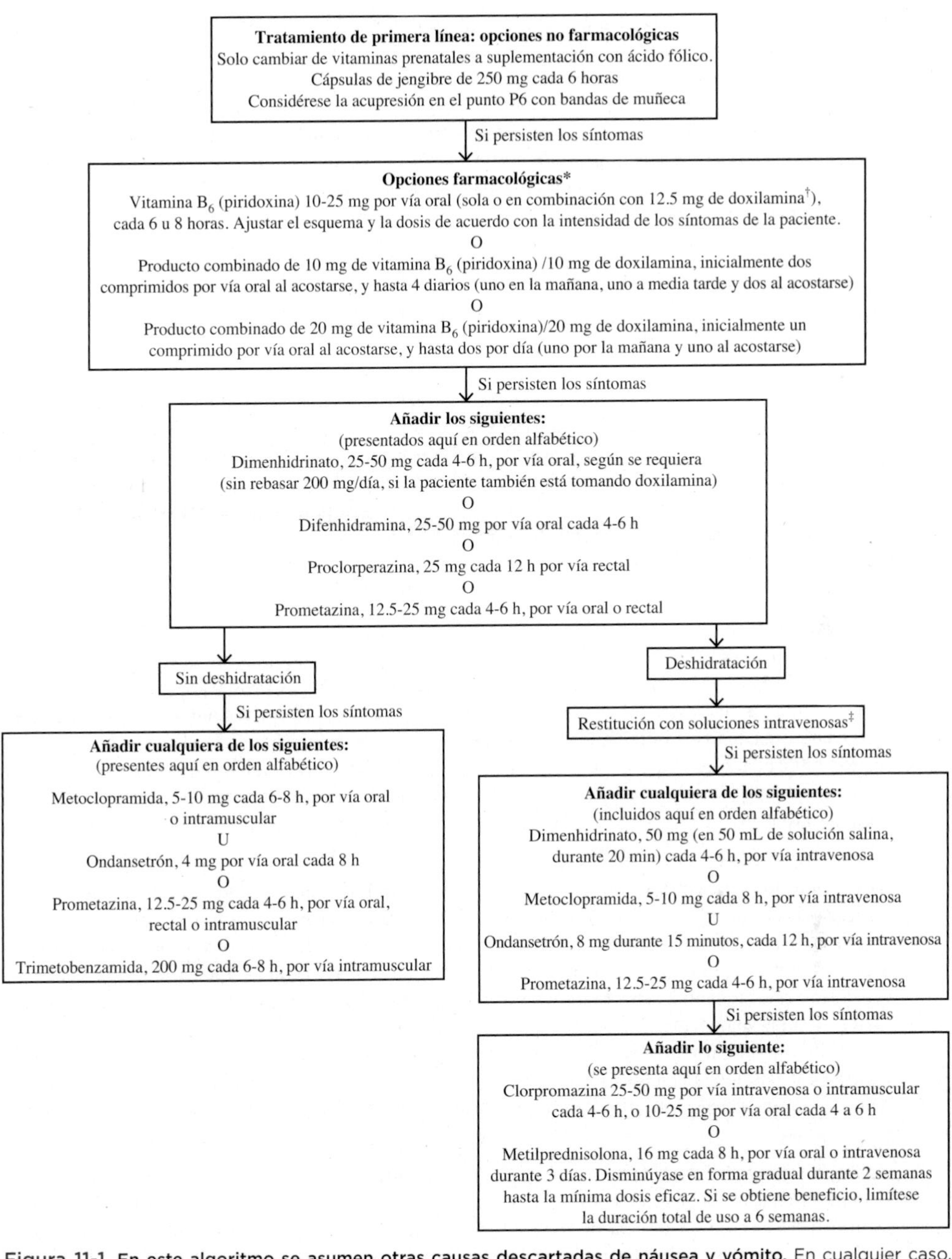

Figura 11-1. En este algoritmo se asumen otras causas descartadas de náusea y vómito. En cualquier caso, considérese la nutrición por sonda si se detecta deshidratación o disminución persistente de peso. * La U.S. Food and Drug Administration aprobó algunos medicamentos antieméticos para usarse solo en pacientes sin embarazo; sin embargo, es frecuente utilizarlos fuera de contexto. Por consiguiente, los obstetras y otros proveedores de atención médica deben asesorar a las pacientes y documentar tales discusiones. Debe tenerse cuidado si se usan múltiples medicamentos antieméticos de manera simultánea, pues el uso paralelo de algunos (véase el texto) puede originar un mayor riesgo de sucesos adversos. † En Estados Unidos se dispone de la doxilamina como ingrediente activo en algunos preparados de venta libre que son auxiliares para tratar el insomnio; se puede usar la mitad de un comprimido ranurado de 25 mg para obtener una dosis de 12.5 de doxilamina. ‡ Se recomienda la tiamina por vía intravenosa, a razón de 100 mg en la solución de rehidratación inicial y 100 mg diarios durante los siguientes 2 a 3 días (seguida por multivitaminas intravenosas), en las pacientes que requieren hidratación por tal vía y vomitaron durante más de 3 semanas, para prevenir una complicación materna, que es rara pero grave: la encefalopatía de Wernicke. (Reimpresa con autorización del Committee on Practice Bulletins-Obstetrics. ACOG Practice Bulletin No. 189: nausea and vomiting of pregnancy. *Obstet Gynecol.* 2018;131(1):e15.e30. Originalmente modificada de Levichek Z, Atanackovic G, Oepkes D, et al. Nausea and vomiting of pregnancy. Evidencebased treatment algorithm. *Can Fam Physician.* 2002;48:267268, 277.)

4, 6, y después, 8 horas, respectivamente. Cualquier solución adicional se administra como de mantenimiento, a razón de 1 L durante 8 horas.[26]

Para la hipopotasemia se pueden administrar 3 g (20 mmol) de cloruro de potasio por litro de solución salina normal, sin rebasar 6 g (40 mmol).[26,27] Si las pacientes vomitaron durante más de 3 semanas se recomienda administrarles tiamina IV junto con la solución de hidratación, para disminuir el riesgo de encefalopatía de Wernicke. La tiamina se administra a razón de 100 mg diluidos en 100 mL de solución salina normal durante 30 a 60 minutos, seguidos por 100 mg diarios durante los siguientes 2 a 3 días.[24,27] Para la hiponatremia se usa la solución de cloruro de sodio al 0.9% con precaución, para no sobrecorregir demasiado rápido, con el fin de evitar la desmielinización osmótica del encéfalo.[6]

Farmacoterapia

Vitamina B_6 (piridoxina) sola o en combinación con doxilamina

En el ACOG se recomienda un intento terapéutico inicial con piridoxina (vitamina B_6) sola o en combinación con doxilamina por vía oral para los síntomas de NVE. La dosis recomendada de piridoxina sola es de 10 a 25 mg por vía oral, que se puede administrar hasta cuatro veces al día.[24] Cuando se agrega doxilamina se pueden administrar comprimidos de 12.5 mg con piridoxina, 3 a 4 veces al día, o usarse la combinación de 10 mg de piridoxina y 10 mg de doxilamina. Los médicos pueden iniciar prescribiendo un comprimido combinado en la tarde y después aumentar a otro por la mañana, y finalmente, dos por la mañana y dos por la tarde. Se puede también administrar otra combinación de fármacos, 20 mg de piridoxina y 20 mg de doxilamina, como alternativa. La dosificación se inicia con un comprimido por la tarde y la adición de otro por la mañana, para un máximo de dos al día.[24] Se estudió la combinación, más que cualquier otro fármaco utilizado durante el embarazo, y se puede usar sin riesgo de malformaciones congénitas.[28]

Antihistamínicos

Si la doxilamina resulta ineficaz, los médicos pueden cambiar a otro antihistamínico, como el dimenhidrinato o la difenhidramina,[29] que actúan inhibiendo los receptores H1 gástricos, y por disminución directa de la estimulación del centro del vómito en el sistema vestibular. Los efectos secundarios incluyen somnolencia, boca seca, mareo y estreñimiento.[8] Aunque no se encontró aumento de los defectos al nacimiento con los antihistamínicos, en un estudio se comunicó que las pacientes de HG que los tomaron tuvieron tasas más altas de malos resultados del embarazo, en particular el parto pretérmino, en comparación con los grupos control.[30,31]

Antagonistas de dopamina

Una opción alternativa de los antihistamínicos cuando la combinación de piridoxina y doxilamina resulta ineficaz es la de antagonistas de la dopamina, como proclorperazina, prometazina o clorpromazina,[24] que actúan sobre los receptores D2 en el sistema nervioso central para inhibir la zona de desencadenamiento de los quimiorreceptores para la náusea y el vómito.[32] La clorpromazina aumenta la incidencia de los defectos de paladar hendido en los ratones; sin embargo, no se ha visto efecto alguno en los seres humanos con esta u otras fenotiazinas.[26]

Si los síntomas persisten, en el ACOG se recomienda la estratificación del riesgo con base en que la paciente esté deshidratada o no. Si hay signos de vómito refractario con deshidratación, el tratamiento se centra en los medicamentos intravenosos, que incluyen dimenhidrinato, metoclopramida, ondansetrón o prometazina.[24]

Antagonistas del receptor de tipo 3 de la 5-hidroxitriptamina o serotonina

Se demostró que el ondansetrón es más eficaz que la piridoxina y la doxilamina; sin embargo, los datos de seguridad de este fármaco son controvertidos.[24,33] Aunque algunas pruebas muestran que no hay aumento de pérdidas gestacionales, óbitos fetales o defectos al nacer, otras señalan un riesgo ligeramente aumentado de defectos congénitos cardiacos (en su mayor parte septales) cuando se administra en el primer trimestre.[34,35] Adicionalmente, hay datos controvertidos en cuanto a si aumenta el paladar hendido o no, o si disminuye en los neonatos expuestos durante el primer trimestre.[35-37] Por lo tanto, el consenso es que no debe considerarse al ondansetrón como tratamiento de primera línea, pero si la combinación de piridoxina/doxilamina es ineficaz para resolver los síntomas de NVE se puede ofrecer como alternativa a las mujeres que sufren de éstos y de HG.[8,24,35,37] Los médicos pueden prescribir 4 mg de ondansetrón oral cada 8 h, o administrarse por vía intravenosa a razón de 8 mg durante 15 minutos, cada 12 horas.[24] El ondansetrón es un antagonista del receptor de tipo 3 de la 5-hidroxitriptamina (5-HT3), que inhibe a los receptores centrales, suprimiendo de esta manera la náusea y el vómito. Los efectos secundarios incluyen estreñimiento, cefalea y mareo.[24] Debe tenerse en mente el riesgo de las pacientes con un intervalo QT prolongado, ya que el ondansetrón puede prolongarlo aún más y potencialmente llevar a una torsade de pointes.[24]

La metoclopramida es tan eficaz como la prometazina y el ondansetrón para el tratamiento de la náusea y el vómito.[38] En la comparación de estos fármacos se encontró que la metoclopramida tiene efectos adversos más cuantiosos que el ondansetrón, pero menos que la prometazina,[32,38,39] pues promueve la motilidad intestinal y ayuda a aumentar el vaciamiento gástrico. Los médicos pueden prescribir 10 mg de metoclopramida cada 8 h por vía oral o intravenosa, que a menudo se administra junto con la difenhidramina para contrarrestar el efecto secundario de reacciones distónicas agudas. Hay una nota precautoria por la U. S. Food and Drug Administration (FDA) en el empaque, respecto de la administración de metoclopramida durante más de 12 semanas, porque su uso crónico puede causar discinesia tardía.[6]

Casos refractarios

Cuando fracasan los cambios alimentarios y la farmacoterapia se usan esteroides por vía oral o intravenosa, cuyo mecanismo de acción no está bien definido, pero pueden ejercer su efecto antiemético en la zona desencadenante de los quimiorreceptores del tronco encefálico. Otra hipótesis señala que los esteroides corrigen la insuficiencia suprarrenal relativa que se presenta en la HG, cuando el eje hipotalamo-hipofisis-suprarrenales no puede responder a las mayores demandas de cortisol en las etapas tempranas del embarazo.[6] El tratamiento recomendado (en lugar de una dosis) es de 16 mg de metilprednisolona (por vía oral o intravenosa) cada 8 horas durante 2 a 3 días, seguido por su disminución gradual durante 2 semanas. Los datos de seguridad de los esteroides muestran un ligero incremento de malformaciones mayores y hendiduras orales en los lactantes expuestos en el primer trimestre,[24] por lo que se recomienda que se usen después de que se descartaron todas las causas de vómito y éste continúa a pesar del tratamiento durante más de 4 semanas, relacionándose con deshidratación.[27] Otra opción terapéutica cuando fracasaron los medicamentos orales o intravenosos es la clonidina transdérmica, la cual se demostró es de beneficio en las pacientes con HG grave, en comparación con el placebo.[40]

Para las mujeres con síntomas incoercibles sin respuesta a estos tratamientos, puede requerirse la nutrición parenteral o por sonda, en especial si no pueden mantener su peso, y se usan las nasogástricas, los tubos de yeyunostomía o la gastrostomía endoscópica percutánea (PEG, por sus siglas en inglés). Sus complicaciones incluyen malestar físico y desalojo del artefacto.

Las mujeres que no pueden tolerar la alimentación por sonda se pueden considerar para la hidratación intravenosa o la nutrición parenteral, pero ambas, por catéter central de inserción periférica (CCIP) y la nutrición parenteral total (NPT), conllevan riesgos significativos de infección y tromboembolias,[41] y constituyen los últimos recursos para las pacientes con HG refractaria.

Distribución de las pacientes

Es necesario individualizar la decisión de ingresar a la paciente o darla de alta a casa con base en la gravedad de su afección, los recursos disponibles, su cumplimiento y su capacidad para obtener y tener acceso a recursos externos. Considérese la hospitalización de las pacientes con anomalías de electrólitos, en especial la hipopotasemia o la hiponatremia refractarias, o aquellas con vómito refractario y la necesidad de rehidratación continua. En un estudio de pacientes de la sala de urgencias se encontró que no se les dio una nueva prescripción de los fármacos de primera línea recomendados por el ACOG en el momento del alta, y hubo tasas elevadas de nuevas consultas al SU.[42] Los proveedores de atención médica en el SU deben considerar el uso de antieméticos que no se utilizan comúnmente para otras causas de náusea y vómito. Por lo tanto, deben hacerse todos los intentos por llevar al máximo el tratamiento externo de las pacientes dadas de alta, a fin de evitar las nuevas consultas por el problema.

TRATAMIENTO EXTERNO

Alimentación

Las dietas restrictivas antes del embarazo (incluidas aquellas libres de lactosa y las vegetarianas) se asocian con la HG prolongada.[5] A aquellas pacientes que presentan síntomas de NVE se les recomienda ingerir comidas pequeñas frecuentes cada 1 a 2 horas, para evitar el estómago lleno. Además, el ingerir más proteínas que carbohidratos y el tomar más líquidos que sólidos también ayuda a aliviar la náusea y a mejorar las disritmias gástricas vinculadas con los síntomas de NVE.[6] Se ha visto que la ingestión de proteínas, vitamina B_{12}, magnesio y zinc es más baja en las embarazadas con síntomas de NVE que en aquellas que no los tienen. Debe asesorarse a las pacientes con síntomas de NVE para intentar mantener una alimentación equilibrada.[43]

TABLA 11-3 Tratamiento tanto alimentario como de otro tipo, no farmacológico, de los síntomas de NVE
• Cambio de las vitaminas prenatales a solo ácido fólico
• Comidas pequeñas frecuentes
• Evitar alimentos muy condimentados, grasosos o de intenso olor
• Jengibre
• Considerar: comidas con predominio de proteínas, hierbabuena, aromaterapia con limón y la acupresión

Vitaminas

En el ACOG se recomienda tomar vitaminas prenatales durante 1 mes antes del embarazo, ya que pueden aminorar la incidencia e intensidad de los síntomas de NVE.[24] Para las embarazadas que los desarrollan, el cambiar de los complementos de vitaminas prenatales que contienen hierro a solo ácido fólico en el primer trimestre los mejora,[24,44] y pueden tomar además piridoxina, con una dosis máxima de 200 mg diarios. No se ha comprobado que otros complementos de vitaminas beneficien a las mujeres con síntomas de NVE.[24]

Remedios de herbolaria

Hay diversos remedios de herbolaria que se usan para tratar los síntomas de NVE, de los que el jengibre es el de uso más frecuente y estudio más amplio.[45] Las pacientes pueden ingerirlo en dulces, cápsulas o comprimidos de venta libre, por lo general con 1 a 1.5 g diarios. El jengibre puede ser más eficaz que el placebo para disminuir la náusea y el vómito, y es igualmente eficaz que la piridoxina.[46] Otros remedios naturales incluyen la hierbabuena o la aromaterapia con limón (tabla 11-3).[47]

Medicina alternativa

Psicoterapia, acupuntura, acupresión e hipnosis son tratamientos alternativos de los síntomas de NVE. No hay pruebas de alta calidad, pero la acupresión en el punto P6 de la muñeca (localizado tres traveses de dedo debajo de la muñeca en la superficie de flexión del antebrazo entre los dos tendones) cuenta con las pruebas máximas de beneficio.[23,24,46,48-50]

Farmacoterapia

El tratamiento de primera línea de los síntomas de NVE en el contexto externo es similar al del interno, con piridoxina sola o en combinación con doxilamina. El tratamiento por vía oral se amplía entonces al agregar dimenhidrinato, difenhidramina, proclorperazina o prometazina.[24] Si cualquiera de dichos tratamientos fracasa, en el ACOG se recomienda usar, sin un orden particular, metoclopramida, ondansetrón, prometazina o trimetobenzamida.[24] Debe hablarse ampliamente con cada paciente respecto de los riesgos y beneficios de los medicamentos.

RESUMEN

Los síntomas de NVE son afecciones en extremo frecuentes, que el proveedor de atención médica de urgencias enfrentará. La forma más grave de los síntomas de NVE, la HG, puede llevar a muchos resultados adversos para la madre y el feto. Las pruebas de diagnóstico principalmente se centran en la valoración del estado de los electrólitos y la exclusión de las causas alternas de náusea y vómito, en el contexto clínico apropiado.

El tratamiento de urgencia debe centrarse en la hidratación, la restitución de electrólitos y el tratamiento del vómito. El tratamiento de primera línea de los síntomas de NVE es con piridoxina oral, sola o en combinación con doxilamina. Si se requieren fármacos intravenosos, las opciones incluyen a los antihistamínicos (dimenhidrinato o difenhidramina), los antagonistas de dopamina (proclorperazina, prometazina, clorpromazina, metoclopramida) o los inhibidores de la serotonina (5-HT3) (ondansetrón). Deben individualizarse los riesgos y beneficios de cada medicamento. Si bien el ondansetrón, en general, tiene menos efectos secundarios que los antieméticos alternativos, se considerarán las preocupaciones de la prolongación del intervalo QT y un pequeño riesgo de defectos cardiacos si se toma antes de las 10 semanas de gestación. La atención de las pacientes dadas de alta debe incluir su asesoramiento no farmacológico (como cambiar de las vitaminas prenatales al ácido fólico solo, modificaciones alimentarias y remedios de herbolaria, como el jengibre), así como considerar los fármacos orales.

PUNTOS CLAVE

1. Los síntomas de NVE que se inician después de las 9 semanas de gestación o se acompañan de dolor abdominal deben justificar la valoración de causas alternas.
2. La HG grave sin tratamiento puede llevar a la encefalopatía de Wernicke. Está indicada la tiamina IV para aquellas pacientes con vómito durante más de 3 semanas, en especial, antes de cualquier solución glucosada IV.
3. No se recomiendan las pruebas de rutina de función hepática, de lipasa, de tiroides y la ecografía para la valoración de la HG.
4. El tratamiento farmacológico ideal de los síntomas de NVE es con piridoxina oral (vitamina B_6) sola o en combinación con doxilamina.
5. Si los síntomas requieren antieméticos IV, las opciones iniciales incluyen dimenhidrinato, metoclopramida, prometazina u ondansetrón.

Referencias

1. Niebyl JR. Nausea and vomiting in pregnancy. *N Engl J Med*. 2010;363:1544-1550. doi:10.1056/NEJMcp1003896.
2. Niemeijer MN, Grooten IJ, Vos N, et al. Diagnostic markers for hyperemesis gravidarum: a systematic review and metaanalysis. *Am J Obstet Gynecol*. 2014;211(2):150.e1-e15. doi:10.1016/j.ajog.2014.02.012.
3. Hinkle SN, Mumford SL, Grantz KL, et al. Association of nausea and vomiting during pregnancy with pregnancy loss: a secondary analysis of a randomized clinical trial. *JAMA Intern Med*. 2016;176(11):1621-1627. doi:10.1001/jamainternmed.2016.5641.
4. Fiaschi L, Nelson-Piercy C, Gibson J, et al. Adverse maternal and birth outcomes in women admitted to hospital for hyperemesis gravidarum: a population-based cohort study. *Paediatr Perinat Epidemiol*. 2018;32(1):40-51. doi:10.1111/ppe.12416.
5. Mullin PM, Ching C, Schoenberg F, et al. Risk factors, treatments, and outcomes associated with prolonged hyperemesis gravidarum. *J Matern Fetal Neonatal Med*. 2012;25:632-636.
6. Lee NM, Saha S. Nausea and vomiting of pregnancy. *Gastroenterol Clin North Am*. 2011;40(2):309-vii. doi:10.1016/j.gtc.2011.03.009.
7. Magtira A, Schoenberg FP, MacGibbon K, Tabsh K, Fejzo MS. Psychiatric factors do not affect recurrence risk of hyperemesis gravidarum. *J Obstet Gynaecol Res*. 2015;41(4):512-516. doi:10.1111/jog.12592.
8. Castillo MJ, Phillippi JC. Hyperemesis gravidarum: a holistic overview and approach to clinical assessment and management. *J Perinat Neonatal Nurs*. 2015;29(1):12-22. doi:10.1097/JPN.0000000000000075.
9. Fiaschi L, Nelson-Piercy C, Tata LJ. Hospital admission for hyperemesis gravidarum: a nationwide study of occurrence, reoccurrence and risk factors among 8.2 million pregnancies. *Hum Reprod*. 2016;31(8):1675-1684. doi:10.1093/humrep/dew128.
10. Vikanes A, Grjibovski AM, Vangen S, Gunnes N, Samuelsen SO, Magnus P. Maternal body composition, smoking, and hyperemesis gravidarum. *Ann Epidemiol*. 2010;20(8):592-598. doi:10.1016/j.annepidem.2010.05.009.
11. Fejzo MS, Ingles SA, Wilson M, et al. High prevalence of severe nausea and vomiting of pregnancy and hyperemesis gravidarum among relatives of affected individuals. *Eur J Obstet Gynecol Reprod Biol*. 2008;141(1):13-17. doi:10.1016/j.ejogrb.2008.07.003.
12. Berkowitz RS, Goldstein DP. Molar pregnancy. *N Engl J Med*. 2009;360:1639-1645.
13. Ng QX, Venkatanarayanan N, De Deyn MLZQ, Ho CYX, Mo Y, Yeo WS. A meta-analysis of the association between *Helicobacter pylori* (*H. pylori*) infection and hyperemesis gravidarum. *Helicobacter*. 2018;23(1). doi:10.1111/hel.12455.

14. Abbasi N, Patenaude V, Abenhaim HA. Management and outcomes of acute appendicitis in pregnancy-population-based study of over 7000 cases. *BJOG.* 2014;121(12):1509-1514. doi:10.1111/1471-0528.12736.
15. Ducarme G, Maire F, Chatel P, Luton D, Hammel P. Acute pancreatitis during pregnancy: a review. *J Perinatol.* 2014;34(2):87-94. doi:10.1038/jp.2013.161.
16. Schwentner L, Wulff C, Kreienberg R, Herr D. Exacerbation of a maternal hiatus hernia in early pregnancy presenting with symptoms of hyperemesis gravidarum: case report and review of the literature. *Arch Gynecol Obstet.* 2011;283(3):409-414. doi:10.1007/s00404-010-1719-3.
17. Chen X, Yang X, Cheng W. Diaphragmatic tear in pregnancy induced by intractable vomiting: a case report and review of the literature. *J Matern Fetal Neonatal Med.* 2012;25(9):1822-1824. doi:10.3109/14767058.2011.640371.
18. Volkow ND, Compton WM, Wargo EM. The risks of marijuana use during pregnancy. *JAMA.* 2017;317(2):129-130. doi:10.1001/jama.2016.18612.
19. Morgan SR, Long L, Johns J, Angwin C, Maitra S, Ross JA. Are early pregnancy complications more common in women with hyperemesis gravidarum? *J Obstet Gynaecol.* 2017;37(3):355-357. doi:10.1080/01443615.2016.1256955.
20. Geenes V, Williamson C. Liver disease in pregnancy. *Best Pract Res Clin Obstet Gynaecol.* 2015;29;5:612-624. doi:10.1016/j.bpobgyn.2015.04.003.
21. American College of Obstetricians and Gynecologists. Practice Bulletin No. 148: thyroid disease in pregnancy. *Obstet Gynecol.* 2015;125(4):996-1005. doi:10.1097/01.AOG.0000462945.27539.93.
22. Johnson A, Cluskey B, Hooshvar N, et al. Significantly elevated serum lipase in pregnancy with nausea and vomiting: acute pancreatitis or hyperemesis gravidarum? *Case Rep Obstet Gynecol.* 2015;2015:359239. doi:10.1155/2015/359239.
23. Matthews A, Haas DM, O'Mathuna DP, et al. Interventions for nausea and vomiting in early pregnancy. *Cochrane Database Systematic Rev.* 2015;9:CD007575. doi:10.1002/14651858.
24. Committee on Practice Bulletins-Obstetrics. ACOG Practice Bulletin No. 189: nausea and vomiting of pregnancy. *Obstet Gynecol.* 2018;131(1):e15-e30.
25. Tan PC, Norazilah MJ, Omar SZ. Dextrose saline compared with normal saline rehydration of hyperemesis gravidarum: a randomized controlled trial. *Obstet Gynecol.* 2013;121:291-298. doi:10.1097/AOG.0b013e31827c5e99.
26. Bottomley C, Bourne, T. Management strategies for hyperemesis. *Best Pract Res Clin Obstet Gynaecol.* 2009;23(4):549-564. doi:10.1016/j.bpobgyn.2008.12.012.
27. Wegrzyniak LJ, Lindsey J, Repke J, et al. Treatment of hyperemesis gravidarum. *Rev Obstet Gynecol.* 2012;5(2):78-84. doi:10.3909/riog0176.
28. Nuangchamnong N, Niebyl J. Doxylamine succinate–pyridoxine hydrochloride (Diclegis) for the management of nausea and vomiting in pregnancy: an overview. *Int J Womens Health.* 2014;6:401-409. doi:10.2147/IJWH.S46653.
29. Ebrahimi N, Maltepe C, Einarson A. Optimal management of nausea and vomiting of pregnancy. *Int J Womens Health.* 2010;2:241-248. doi:10.2147/IJWH.S6794.
30. Gilboa S, Ailes EC, Rai RP, Anderson JA, Honein MA. Antihistamines and birth defects: a systematic review of the literature. *Expert Opin Drug Saf.* 2014;13.12:1667-1698. doi:10.1517/14740338.2014.970164.
31. Fejzo MS, Magtira A, Schoenberg FP, et al. Antihistamines and other prognostic factors for adverse outcome in hyperemesis gravidarum. *Eur J Obstet Gynecol Reprod Biol.* 2013;170(1):71-76. doi:10.1016/j.ejogrb.2013.04.017.
32. Tan PC, Khine PP, Vallikkannu N, Omar SZ. Promethazine compared with metoclopramide for hyperemesis gravidarum: a randomized controlled trial. *Obstet Gynecol.* 2010;115:975-981. doi:10.1097/AOG.0b013e3181d99290.

33. Oliveira LG, Capp SM, You WB, Riffenburgh RH, Carstairs SD. Ondansetron compared with doxylamine and pyridoxine for treatment of nausea in pregnancy: a randomized controlled trial. *Obstet Gynecol*. 2014;124(4):735-742. doi:10.1097/AOG.0000000000000479.

34. Danielsson B, Wikner BN, Kallen B. Use of ondansetron during pregnancy and congenital malformations in the infant. *Reprod Toxicol*. 2014;50:134-137. doi:10.1016/j.reprotox.2014.10.017.

35. Carstairs SD. Ondansetron use in pregnancy and birth defects: a systematic review. *Obstet Gynecol*. 2016;27(5):878-883. doi:10.1097/AOG.0000000000001388.

36. Anderka M, Mitchell AA, Louik C, et al. Medications used to treat nausea and vomiting of pregnancy and the risk of selected birth defects. *Birth Defects Res A Clin Mol Teratol*. 2012;94(1):22-30. doi:10.1002/bdra.22865.

37. Pasternak B, Svanstrom H, Hviid A. Ondansetron in pregnancy and risk of adverse outcomes. *N Engl J Med*. 2013;368:814-823. doi:10.1056/NEJMoa1211035.

38. Abas MN, Tan PC, Azmi N, Omar SZ. Ondansetron compared with metoclopramide for hyperemesis gravidarum: a randomized controlled trial. *Obstet Gynecol*. 2014;123:1272-1279. doi:10.1097/AOG.0000000000000242.

39. Barrett TW, DiPersio DM, Jenkins CA, et al. A randomized, placebo-controlled trial of ondansetron, metoclopramide, and promethazine in adults. *Am J Emerg Med*. 2011;29(3):247-255. doi:10.1016/j.ajem.2009.09.028.

40. Maina A, Arrotta M, Cicogna L, et al. Transdermal clonidine in the treatment of severe hyperemesis. A pilot randomised control trial: CLONEMESI. *BJOG*. 2014;121:1556-1562. doi:10.1111/1471-0528.12757.

41. Holmgren C, Aagaard-Tillery KM, Silver RM, Porter TF, Varner M. Hyperemesis in pregnancy: an evaluation of treatment strategies with maternal and neonatal outcomes. *Am J Obstet Gynecol*. 2008;198(1):56.e1-e4. doi:10.1016/j.ajog.2007.06.004.

42. Sharp BR, Sharp KM, Patterson B, Dooley-Hash S. Treatment of nausea and vomiting in pregnancy: factors associated with ED revisits. *West J Emerg Med*. 2016;17(5):585-590. doi:10.5811/westjem.2016.6.29847.

43. Latva-Pukkla U, Isolauri E, Laitinen K. *Dietary and clinical impacts of nausea and vomiting during pregnancy*. *J Hum Nutr Diet*. 2010;23:69-77. doi:10.1111/j.1365-277X.2009.01019.

44. Gill SK, Maltepe C, Koren G. The effectiveness of discontinuing iron-containing prenatal multivitamins on reducing the severity of nausea and vomiting of pregnancy. *J Obstet Gynaecol*. 2009;29(1):13-16. doi:10.1080/01443610802628528.

45. Haji Seid Javadi E, Salehi F, Mashrabi O. Comparing the effectiveness of vitamin b6 and ginger in treatment of pregnancy-induced nausea and vomiting. *Obstet Gyn Int*. 2013;10:1-4. doi:10.1155/2013/927834.

46. Festin M. Nausea and vomiting in early pregnancy. *BMJ Clin Evid*. 2009;2009:1405.

47. Yavari kia P, Safajou F, Shahnazi M, Nazemiyeh H. The effect of lemon inhalation aromatherapy on nausea and vomiting of pregnancy: a double-blinded, randomized, controlled clinical trial. *Iran Red Crescent Med J*. 2014;16(3):e14360. doi:10.5812/ircmj.14360.

48. Adlan AS, Chooi KY, Adenan NA. Acupressure as adjuvant treatment for the inpatient management of nausea and vomiting in early pregnancy: double-blind randomized controlled trial. *J Obstet Gynaecol Res*. 2017;43;4:662-668. doi:10.1111/jog.13269.

49. McCormack DD. Hypnosis for hyperemesis gravidarum. *J Obstet Gynaecol*. 2010;30:647-653. doi:10.3109/01443615.2010.509825.

50. Boelig RC, Barton SJ, Saccone G, et al. Interventions for treating hyperemesis gravidarum: a Cochrane systematic review and meta-analysis. *J Matern Fetal Neonatal Med*. 2018;31(18):2492-2505. doi:10.1080/14767058.2017.1342805.

51. Malek NZH, Kalok A, Hanafiah Z, Shah SA, Ismail NAM. Association of transient hyperthyroidism and severity of hyperemesis gravidarum. *Horm Mol Biol Clin Investig*. 2017 Mar 23;30(3).

CAPÍTULO 12

Hemorragia transvaginal durante el primer trimestre del embarazo

Brittany Hannon y Karen J. Jubanyik

PANORAMA GENERAL

Antecedentes e importancia

La hemorragia transvaginal es una manifestación frecuente de las mujeres que acuden a los servicios de urgencia para su atención médica. El primer paso en la valoración de aquellas en edad reproductiva con hemorragia transvaginal es determinar si están embarazadas. En un estudio se mostró que solo 63% de las pacientes que informó estar gestando estaba en lo correcto. Además, en 7% de quienes comunicaron nula probabilidad de que estuviesen embarazadas se encontró que sí lo estaban, con 10% de este subgrupo habiendo notificado la fecha de la última menstruación (FUM) normal.[1] Por lo tanto, debe hacerse una prueba de embarazo a todas las pacientes con hemorragia transvaginal y potencial reproductivo, independientemente de lo que informen en relación con una gestación o el último periodo menstrual.

Una vez que se confirma el embarazo en una paciente con hemorragia transvaginal, hay solo una cifra limitada de posibles diagnósticos por considerar. El de embarazo ectópico es el más grave y pone en riesgo la vida; sin embargo, el de aborto espontáneo es el de mayor frecuencia. Se calcula que 25% de los embarazos se complica durante el primer trimestre por una hemorragia transvaginal y 50% culminará en un aborto espontáneo.[2] Se encontró una correlación entre la duración de la hemorragia, su cuantía, la presencia de dolor y el riesgo de aborto espontáneo. Las pacientes que experimentan hemorragia cuantiosa con dolor que dura más de 2 días tienen más probabilidad de un embarazo que culmine espontáneamente en aborto, en comparación con aquellas con un manchado sanguíneo escaso indoloro, de solo 1 o 2 días de duración.[3]

CONSIDERACIONES DIAGNÓSTICAS

Diagnóstico diferencial

El diagnóstico diferencial de la hemorragia transvaginal en el primer trimestre va desde causas benignas hasta aquellas que ponen en riesgo la vida. El conocimiento de los signos distintivos de cada probable diagnóstico asegurará que no se pasen por alto las causas más peligrosas.

Hemorragia del sitio de implantación

La hemorragia que se inicia cerca o apenas después de la menstruación que esperaba la paciente suele corresponder al proceso de implantación, una causa frecuente y benigna en las etapas tempranas del embarazo. Conforme el embrión se desarrolla y se implanta en el tejido endometrial, la irritación e inflamación pueden llevar a la pérdida sanguínea dentro de la cavidad uterina, que después se expulsa a través del orificio cervical, proceso que por lo general ocurre en la quinta o sexta semanas de gestación. La hemorragia puede variar de intensidad desde una secreción vaginal ligeramente rosada hasta aquella similar a la de un periodo menstrual. Sin embargo, la duración de la hemorragia de implantación por lo general no excede de 1 a 2 días antes de desaparecer. Debido a que la hemorragia de implantación tiene el potencial de tornarse cuantiosa, las pacientes pueden confundirla con su menstruación y no percatarse de que están gestando.

Hematoma subcoriónico

La placenta puede desprenderse de su sitio de implantación original y crear un espacio entre la pared uterina y las membranas coriónicas. Se colectará sangre y coágulos en dicho espacio, con la formación de lo que se conoce como hematoma subcoriónico; este proceso es la anomalía que se visualiza con mayor frecuencia por ecografía en presencia de un embrión vivo durante el primer trimestre. El cuerpo, por lo general, reabsorbe los hematomas más pequeños, pero los grandes pueden expulsarse a través del cérvix, con hemorragia transvaginal resultante. La evolución del embarazo depende del tamaño del hematoma y la edad de gestación.[4] Los hematomas subcoriónicos pueden impulsar a la placenta, alejándola de su sitio de inserción en el endometrio. Por lo tanto, la tasa de aborto espontáneo aumenta conforme lo hacen las dimensiones del hematoma. Se sabe que los hematomas subcoriónicos tienen peor pronóstico en edades tempranas de gestación.[5] En la figura 12-1 se muestra un hematoma subcoriónico en presencia de un embrión vivo.

Aborto espontáneo

Aborto espontáneo es un término general que se usa para referirse a cualquier pérdida directa antes de las 20 semanas de edad de gestación. En la tabla 12-1 se incluyen los fatores de riesgo vinculados con un aborto espontáneo. El médico debe diferenciar entre los diversos tipos de aborto espontáneo cuando valora a embarazadas con hemorragia vaginal. Una **amenaza de aborto** hace referencia a cualquier hemorragia vaginal durante el primer trimestre, pero sin expulsión de tejidos o dilatación del cérvix, con continuación de la gestación en la mayoría de las pacientes. Una vez que ocurre dilatación del cérvix en el contexto de la hemorragia durante el primer trimestre, el proceso recibe el nombre de **aborto inevitable**, pues incluso cuando se identifica frecuencia cardiaca fetal, ocurre la pérdida gestacional. Se presenta un **aborto incompleto** cuando la paciente muestra dilatación del cérvix y ha empezado a expulsar algunos productos de la

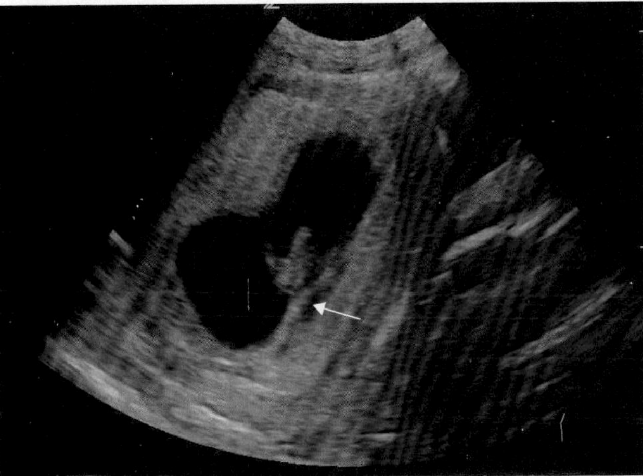

Figura 12-1. Hematoma subcoriónico en presencia de un embrión vivo. El hematoma transcurre por la cara externa del saco gestacional, entre este y la pared uterina. (Imagen cortesía del Yale Department of Emergency Medicine, la Emergency Ultrasound Section, y el Yale New-Haven Hospital.)

TABLA 12-1 Factores de riesgo vinculados con el aborto espontáneo

Factor de riesgo	Detalles
Edad materna avanzada	Mayor a 35 años
Antecedentes obstétricos patológicos	De abortos espontáneos De complicaciones relacionadas con el embarazo
Comorbilidades	Diabetes mellitus Fibrosis quística Lupus eritematoso sistémico
Exposiciones a sustancias químicas	Tabaco Alcohol Fármacos ilícitos (p. ej., cocaína, heroína) Gases anestésicos Arsénico Anilina Benceno Formaldehído Plomo
Exposiciones a infecciones	Toxoplasmosis Herpes zóster Por *Treponema pallidum* Rubeola Clamidiasis Citomegalovirosis Salmonelosis Por especies del género *Vibrio* Paludismo

concepción, no todos; durante ese periodo puede presentar hemorragia cuantiosa y dolor cólico abdominal intenso, porque su cuerpo trata de concluir la expulsión. Estas pacientes pueden presentar hemorragia intensa y requerir reanimación. Se hace el diagnóstico de **aborto completo** una vez que se expulsan todos los productos de la concepción y el cérvix se cierra. La paciente manifestará disminución de los cólicos abdominales y la hemorragia transvaginal empezará a disminuir en forma gradual. El médico debe distinguir entre un aborto incompleto y uno completo, ya que el primero puede requerir dilatación y legrado (D y L) si la paciente no puede expulsar espontáneamente el resto de los productos de la concepción. Los abortos completos se pueden tratar con medicamentos y no requieren intervención quirúrgica. En la figura 12-2 se muestra un aborto en evolución, con los productos de la concepción localizados en el cérvix.

En raros casos, las pacientes experimentan un **aborto diferido**, en el que ocurre la muerte del feto en el primer trimestre, pero sin expulsión de tejidos. El aborto se considera diferido cuando la paciente no empieza a expulsar tejidos espontáneamente en las 4 semanas que siguen a la muerte fetal. Los abortos diferidos son raros en la medicina moderna, por la accesibilidad a las pruebas de embarazo en casa y la ecografía. Otro diagnóstico raro es el de un **aborto séptico**, que se presenta cuando el feto o la placenta muestran infección. Su causa suele ser una infección de transmisión sexual (ITS), pero también puede originarse de cualquier bacteria que ingrese a la cavidad uterina Por lo general, los síntomas son los del aborto espontáneo (cólicos abdominales y hemorragia transvaginal), combinados con los de la enfermedad inflamatoria pélvica, como fiebre, leucocitosis y secreción vaginal purulenta. La infección se puede tornar rápidamente en una amenaza para la vida de la madre por septicemia y coagulación intravascular diseminada (CID). El diagnóstico rápido, el inicio temprano de antibióticos intravenosos (IV) de amplio especto y la evacuación oportuna de los productos de la concepción son vitales para disminuir la mortalidad materna.

Enfermedad trofoblástica gestacional

La enfermedad trofoblástica gestacional (ETG), también conocida como embarazo molar, es una proliferación anormal de las células del trofoblasto. La afección es rara y el cuadro clínico inusual, con mayor prevalencia en las pacientes de ascendencia asiática. Los factores de riesgo adicionales incluyen el

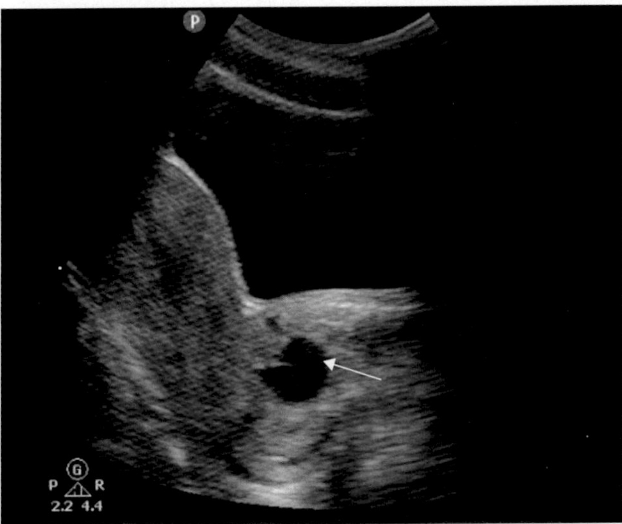

Figura 12-2. **Aborto en evolución.** Se visualiza el saco gestacional fuera de la cavidad uterina en el cérvix, índice de un aborto completo inminente. (Imagen cortesía del Yale Department of Emergency Medicine, la Emergency Ultrasound Section, y el Yale New Haven Hospital.)

antecedente de un embarazo molar y edad fértil temprana (menor de 15 años) o avanzada (mayor de 35 años). Hay dos formas de cuadro clínico: de **mola completa** y **parcial**. La primera es producto de la duplicación de los cromosomas paternos (ambos conjuntos cromosómicos se originan del esperma) y no hay tejidos fetales presentes; los que hay son por completo placentarios. Una mola parcial es resultado de la triploidía, con al menos un conjunto de cromosomas de origen materno y paterno; por lo tanto, hay tejido fetal presente y en ocasiones puede ser viable. Las pacientes, por lo común, acuden con hemorragia transvaginal que se asemeja al de un aborto, pero en vez de expulsar tejidos normales refieren la expulsión de vellosidades hidrópicas con "aspecto similar a uvas". Los puntos de referencia para hacer el diagnóstico incluyen la ecografía y la cuantificación de la fracción β de la gonadotropina coriónica humana (hCG-β). La ecografía revelará aumento de volumen de los ovarios con estructuras esféricas sonolúcidas resultado de la abundancia de quistes tecaluteínicos, y una masa dentro de la cavidad uterina que tiene un aspecto de

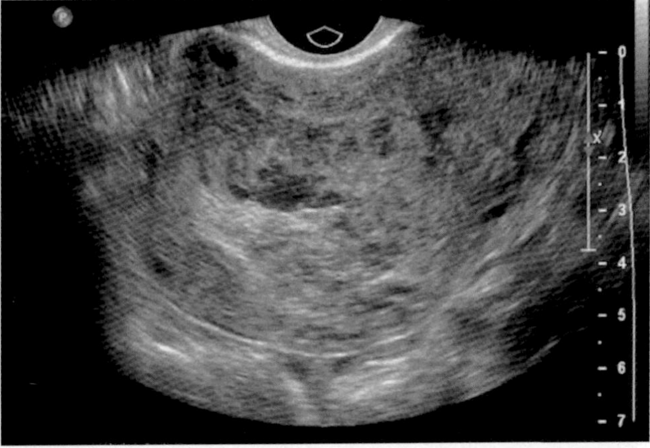

Figura 12-3. **Embarazo molar.** No se visualiza un polo fetal; en su lugar, la imagen tiene "aspecto de tormenta de nieve" con zonas ecolucidas frecuentes dispersas entre otras más brillantes. (Imagen cortesía del Yale Department of Emergency Medicine, la Emergency Ultrasound Section, y el Yale New Haven Hospital.)

"tormenta de nieve", lo cual se refiere a una imagen de zonas luminosas dispersas entre otras más brillantes, como se muestra en la figura 12-3. La concentración de hCG-β de la paciente será mucho mayor que la esperada para la edad de gestación, por lo general, de más 100 000 mUI/mililitro. Rara vez, el cuadro clínico se complica por preeclampsia o hipertiroidismo. Se hace el diagnóstico formal de ETG por medio del estudio histopatológico del tejido después de la evacuación del útero. En la mayoría de los casos la afección es benigna, pero en raras ocasiones se presenta coriocarcinoma; esta condición maligna produce cifras de hCG-β permanentemente altas o con incremento continuo después de la evacuación del útero. Por lo tanto, debe hacerse el seguimiento de la cifra de hCG-β para asegurarse de que disminuya, con el fin de prevenir pasar por alto una enfermedad persistente o metastásica. Pueden transcurrir varios meses para que la cifra de hCG-β disminuya hasta un nivel indetectable después de un embarazo molar.

Embarazo ectópico

El embarazo ectópico se presenta en 1 a 2% de las gestaciones y se refiere a la implantación en cualquier sitio fuera del útero, más frecuentemente en la trompa de Falopio. Las pacientes, por lo general, acuden con dolor abdominal bajo localizado a un lado y hemorragia transvaginal. El retraso del diagnóstico puede poner en riesgo la vida si la trompa de Falopio se rompe, por lo que es importante hacerlo rápido. Los embarazos ectópicos se abordan con mayor detalle en el capítulo 13.

Hemorragia no relacionada con un proceso obstétrico

Cuando se valora a embarazadas con hemorragia transvaginal el médico debe considerar las causas no relacionadas con la gestación, como pólipos cervicales, ectropión, cáncer cervicouterino, laceraciones o cáncer vaginales. Por lo tanto, se recomienda que el médico realice una exploración ginecológica para valorar no solo el orificio del cérvix, sino también su totalidad, así como las paredes vaginales y los labios vulvares. No deben extirparse los pólipos/lesiones cervicales en las embarazadas ni enviarse para biopsia en el contexto del servicio de urgencias, debido a que ello implica un mayor riesgo de hemorragia en estas pacientes. Las embarazadas tienen un aporte aumentado de sangre para respaldo del feto en desarrollo y, por lo tanto, un riesgo más alto de hemorragia descontrolada. La cervicitis resultante de la gonorrea, la clamidiasis y demás infecciones provocadas por distintas bacterias pueden hacer friable el tejido cervical, dando como resultado una hemorragia transvaginal. Es por ello que el médico debe considerar la cervicitis en el diagnóstico diferencial, ya que de otra manera es común que cursen asintomáticas. Además, lo que la paciente informa como hemorragia vaginal puede no serlo; más bien, la pérdida sanguínea podría provenir del tracto urinario o del gastrointestinal (GI). Quizá ocurra hematuria por cistitis, pielonefritis o ureterolitiasis. Los cálculos ureterales son más frecuentes en las embarazadas que en las mujeres no gestantes. Debe enviarse orina al laboratorio para su estudio y tratar a todas las pacientes con bacteriuria asintomática. Hay una asociación entre mayor riesgo de parto pretérmino y las infecciones de vías urinarias sin tratamiento.[5] Puede ocurrir hemorragia GI por hemorroides externas o internas, o fisuras anales, que son problemas frecuentes en las embarazadas, por el estreñimiento. El realizar una exploración rectal externa y, cuando está indicado, una interna, puede ayudar a establecer el diagnóstico o descartar las causas concomitantes de la hemorragia.

MANIFESTACIONES CLÍNICAS

Historial clínico

El primer paso en la valoración de una paciente con hemorragia vaginal es determinar si está embarazada; por lo tanto, a todas aquellas con potencial reproductivo que presenten hemorragia transvaginal se les hará una prueba de embarazo. Una vez que se establece la condición de gravidez, el siguiente paso es determinar su ubicación: ya sea que se trate de un embarazo intrauterino (IUP, por sus siglas en inglés) o uno ectópico. Si la paciente se encuentra estable, se puede usar un abordaje sistemático, que se inicia con un historial clínico exhaustivo.

El historial clínico principia determinando la FUM de la paciente, cuya descripción aportará información valiosa. La periodicidad, duración e intensidad del ciclo menstrual pueden aportar claves en cuanto a la causa de la hemorragia. Por ejemplo, un ciclo que se cumplió en forma oportuna, pero solo duró de 1 a 2 días, pudiese representar una hemorragia de implantación. El médico debe inquirir acerca de la hemorragia transvaginal actual, como su velocidad de flujo (qué tan a menudo se cambian toallas/tampones), la duración y la expulsión de coágulos o de tejidos, para ayudar a establecer un diagnóstico particular. Delinéese el tipo de dolor, cuando está presente, pues su intensidad, el momento de presentación, la duración y localización son todos información pertinente. El dolor abdominal bajo unilateral, con o sin hemorragia transvaginal en una embarazada, debe hacer pensar en un embarazo ectópico.

El médico debe hacer un historial clínico obstétrico completo, el cual debe incluir el número de embarazos y el de pérdidas gestacionales previas, las interrupciones electivas de embarazos, los embarazos ectópicos y los partos pretérmino y de término. Cualquier antecedente de hemorragia cuantiosa relacionada con embarazos o procedimientos quirúrgicos previos es de capital importancia. En un historial clínico ginecológico completo se pueden identificar las causas posibles de una hemorragia transvaginal no relacionadas con el embarazo. Las pacientes con alteraciones patológicas o infección del cérvix pueden acudir con hemorragia y también pueden hacerlo por los efectos secundarios de ciertos métodos anticonceptivos. Aquellas que acuden embarazadas en el contexto de una anticoncepción fallida por un dispositivo intrauterino (DIU) conforman una población especial. Si las riendas del DIU se pueden visualizar fácilmente es seguro extraerlo, y de hecho se recomienda.

Hágase un historial clínico médico completo, con valoración de las afecciones comórbidas que pudiesen elevar el riesgo de aborto espontáneo de la paciente; esto incluye una lista completa de los medicamentos que usa, para determinar si ha habido exposición a cualquier sustancia vinculada con riesgo de aborto espontáneo. Los médicos deben indagar acerca del uso de sustancias diferentes a medicamentos, como tabaco, alcohol y drogas. Cuando se hace el historial clínico quirúrgico debe prestarse atención a las operaciones previas del útero o la pelvis. Las adherencias por estas operaciones pueden aumentar el riesgo de un embarazo ectópico de la paciente. Finalmente, el hacer una revisión completa de órganos, aparatos y sistemas ayudará a prevenir que se pase por alto cualquier causa no relacionada con el embarazo; entre ellas disuria, fetidez vaginal, secreción purulenta o lesiones en la vagina, y dolor de flanco y rectal.

Exploración física

La exploración física debe incluir los signos vitales completos. Se justifica la atención cuidadosa a la presión arterial y la frecuencia cardiaca en cualquier paciente que acuda al servicio de urgencias con hemorragia transvaginal. Además, tomar su temperatura es útil para valorar una infección pélvica o un aborto séptico. En la exploración abdominal búsquense signos de traumatismos, como equimosis o abrasiones, y hágase palpación para buscar hipersensibilidad, asegurándose de valorarla por secciones para localizar el origen del dolor. Al palpar el abdomen, búsquense signos peritoneales, que pudiesen indicar una hemorragia intraabdominal. Se recomienda que las pacientes con signos peritoneales sean objeto de ecografía portátil para valorar si hay líquido libre intraabdominal por un posible embarazo ectópico roto. La verificación de hipersensibilidad del ángulo costovertebral (ACV) puede ayudar a identificar una pielonefritis o nefrolitiasis.

Una exploración con espejo vaginal es útil para determinar la cantidad de la hemorragia, su localización y si contiene coágulos o tejidos. Otros datos de la exploración con espejo son: fetidez o secreción purulenta vaginales, lesiones de cérvix o laceraciones de la pared vaginal. Toda exploración con espejo debe ser seguida por una ginecológica bimanual. Se revisará con suavidad el orificio cervical, ya que su exploración forzada, cuando está cerrado, puede causar su dilatación traumática. Un orificio cervical abierto señala la probabilidad de un aborto inevitable o incompleto. Se palpan los anexos en busca de hipersensibilidad o masas. La hipersensibilidad anexial unilateral o la presencia de masas dan lugar a la preocupación por un embarazo ectópico. La hipersensibilidad anexial bilateral junto con la de la movilización del cérvix indican la posibilidad de una infección pélvica. Es factible hacer una exploración rectal externa en busca de hemorroides o fisuras anales externas que pudiesen causar hemorragia rectal que se confunda con una hemorragia vaginal. Si no se identifica una fuente evidente de hemorragia en la exploración pélvica y la rectal externa, se puede hacer una rectal interna, junto con una prueba de sangre oculta en heces, para descartar una hemorragia GI.

En un estudio de la utilidad de la exploración ginecológica en las embarazadas con hemorragia transvaginal durante el primer trimestre, se concluyó que el realizarla no aporta beneficios adicionales a la valoración de la paciente en un contexto donde la ecografía y las pruebas por hCG-β están fácilmente disponibles, pero se especifica que resulta indispensable cuando no es así.[7] Los médicos deben tener en mente que quizá haya causas de la hemorragia transvaginal de la paciente no relacionadas con el embarazo, las cuales pudiesen pasarse por alto sin la visualización directa durante una exploración ginecológica.

PRUEBAS DE DIAGNÓSTICO

De laboratorio

Se recomienda una prueba de embarazo en orina al arribo de la paciente al servicio de urgencias, pues brinda resultados en minutos y tiene 99% de precisión para la detección de cifras mayores de 25 mUI/mL de hCG-β, que, por lo general, se presentan en la fecha en que la paciente esperaba su menstruación.[8] Puede haber resultados falsos negativos ante cifras menores de hCG-β, por lo que se puede ordenar una hCG-β cuantitativa en el caso de un resultado negativo de la prueba de embarazo en orina cuando la sospecha de una gestación es alta.

Se recomienda realizar en las embarazadas con hemorragia transvaginal durante el primer trimestre que acuden al servicio de urgencias una biometría hemática (BH), un análisis de orina, la determinación del tipo sanguíneo y Rh, así como la determinación de hCG-β cuantitativa. Si se dispone fácilmente de ellas, las pruebas de cuantificación de progesterona son útiles para predecir la evolución del embarazo.

La concentración de la hCG-β es una medida de la actividad del trofoblasto, ya que este tejido la produce y se secreta tanto en IUP normales como en los ectópicos. Una cifra aislada de hCG-β no es suficiente para descartar un embarazo ectópico, en el que, sin embargo, suele ser más baja y no aumentar tan rápidamente. Una sola cifra de hCG-β no es diagnóstica, ya que la normal para una edad de gestación determinada tiene un amplio rango de referencia; su utilidad es su velocidad de aumento, con estudios de laboratorio que validan su "tiempo de duplicación", describiendo niveles de hCG-β de un IUP viable, saludable, que se duplican cada 48 horas; de manera específica, dicho nivel debe aumentar 66% cada 2 días.[9] La concentración de hCG-β es útil solo hasta la décima semana de gestación, cuando alcanza su máximo, de cerca de 100 000 mUI/mL, para después declinar.[9,10] Cualquier meseta o declinación en la concentración de hCG-β indica un probable aborto espontáneo. Pueden encontrarse cifras altas de hCG-β en la ETG, los embarazos múltiples o los tumores ováricos; las tendencias de la hCG-β no permiten descartar un embarazo ectópico y todas las pacientes con hemorragia vaginal o dolor abdominal requieren ecografía para determinar su ubicación.

Se hace un análisis de orina no solo ante crisis de hemorragia vaginal durante el embarazo, sino también de manera sistemática, porque hay una sólida correlación entre la bacteriuria asintomática y la pielonefritis, que puede aumentar el riesgo de parto pretérmino y bajo peso al nacer. Las embarazadas que acuden con hemorragia transvaginal en realidad pudiesen estar experimentando hematuria. Sin embargo, incluso si la exploración ginecológica muestra un origen vaginal de la pérdida sanguínea, se recomienda el análisis de orina de manera sistemática; 7.3% de las embarazadas asintomáticas presenta una bacteriuria significativa.[6] Aquellas pacientes con resultados positivos de las pruebas recibirán la antibioticoterapia apropiada.

La BH puede precisar la pérdida sanguínea. Sin embargo, su resultado debe interpretarse con precaución, porque una hemorragia brusca puede no reflejarse de inmediato en los resultados iniciales, que deben compararse con los pregestacionales, para evitar confundir una anemia crónica con la aguda por la pérdida sanguínea. Además, muchas pacientes presentan anemia durante el embarazo por dilución, por su mayor aumento del volumen sanguíneo y los pequeños descensos pueden relacionarse con los cambios fisiológicos durante el embarazo más bien que con una pérdida aguda. No obstante, esto no suele observarse sino hasta etapas avanzadas de la gestación, después de concluir el primer trimestre. Por lo tanto, si bien la BH es un recurso valioso para valorar la pérdida sanguínea, su interpretación debe hacerse con precaución.

Se obtiene el tipo sanguíneo y Rh en las embarazadas con hemorragia transvaginal por dos motivos. En primer lugar, de esta manera el tipo sanguíneo de la paciente con la determinación de anticuerpos puede estar fácilmente disponible en caso de que presente inestabilidad hemodinámica y se requiera una transfusión sanguínea. En segundo lugar, las embarazadas con hemorragia vaginal Rh-negativas, que dan cuenta de casi 15% del total, deben recibir una dosis de la inmunoglobulina Rh (Rhogam®) para prevenir la aloinmunización Rh. En el caso de la mezcla de sangre materna Rh negativa con la fetal Rh-positiva, el sistema inmunológico de la madre percibirá la sangre fetal como extraña y creará anticuerpos en contra del antígeno D. En embarazos futuros esos anticuerpos pueden llevar a la lisis de los eritrocitos e hidropesía fetales y la enfermedad hemolítica del recién nacido. El uso de inmunoglobulina Rh en los abortos espontáneos tiene buen respaldo, pero es controvertido en las amenazas de aborto o los embarazos ectópicos, por la carencia de datos. Sin embargo, la práctica más frecuente por parte de médicos de urgencias y ginecólogos es administrar inmunoglobulina Rh a las pacientes Rh-negativo con hemorragia transvaginal relacionada con el embarazo.

La progesterona empieza a aumentar después de la ovulación y continúa haciéndolo durante el embarazo. Cuando se valora a las embarazadas con hemorragia transvaginal del primer trimestre, la simple concentración de progesterona tiene el potencial de permitir diferenciar entre un embarazo viable y uno que no lo es, en tanto la correspondiente de hCG-β, no. Una concentración sérica de progesterona menor de 10 ng/mL y 20 ng/mL tiene sensibilidad de 79.3% y 95.1% para el diagnóstico de un embarazo no viable, respectivamente.[12] Por desgracia, esta prueba no suele estar disponible en los servicios de urgencias para emplearse en la valoración, debido a los retrasos en la obtención de resultados.

Imagenología

Se hacen interpretaciones de la ecografía en conjunción con la determinación cuantitativa de la hCG -β sérica, ya que se ha visto que los niveles de esta durante el embarazo normal se correlacionan con datos ecográficos específicos. En los capítulos 8 y 13 se describen los datos detallados de la ecografía durante el primer trimestre del embarazo y ante uno ectópico, respectivamente. Un signo temprano del embarazo que se ve por ecografía es la reacción decidual uterina. Sin embargo, es un dato inespecífico y se puede visualizar ante IUP viables, no viables y embarazos ectópicos. Un hallazgo subsiguiente de un IUP en la ecografía es el saco gestacional, visto entre los días 30 a 33 de la gestación, cuando la cifra de hCG-β alcanza de 500 a 1 000 mUI/mL, y suele incluir dos capas distintivas, lo que se conoce como "signo de doble saco decidual". Se visualiza el saco vitelino dentro del saco gestacional en los días 34 a 38, cuando el nivel de hCG-β alcanza 1 000 a 7 500 mUI/mL. El último dato ecográfico que aparece en el primer trimestre es el del embrión con actividad cardiaca entre los días 39 y 43, cuando la cifra de hCG-β alcanza 5 000 a 23 000 mUI/mL. El embrión se visualiza dentro del saco gestacional, adyacente al saco vitelino, y un leve parpadeo en su interior refleja la actividad cardiaca.[13] Si para la octava semana no se visualiza un embrión dentro del saco gestacional, se considera que hay un embarazo anormal. La principal utilidad de la ecografía en el contexto del servicio de urgencias es confirmar un IUP y, así, descartar esencialmente uno ectópico. Una paciente con hemorragia transvaginal en el primer trimestre en quien no se confirmó antes un IUP, requerirá una ecografía para confirmar la localización del embarazo. En las pacientes con hemorragia transvaginal en el primer trimestre, en quienes ya se confirmó un IUP, puede ser de beneficio una ecografía para determinar el pronóstico.

TRATAMIENTO

Estabilización

La prioridad terapéutica en las pacientes con hemorragia transvaginal es valorar su estado hemodinámico en busca de signos de hipovolemia. Si se detecta dicha condición se les reanima con soluciones tempranamente, porque el volumen sanguíneo materno aumenta durante el embarazo y los signos vitales pueden no reflejar un cambio hemodinámico con pérdida sanguínea aguda hasta que esta sea de una gran cantidad. Un error común de los médicos del servicio de urgencias es subestimar la pérdida sanguínea. Estas pacientes pueden mantener sus signos vitales normales a pesar de la pérdida de grandes volúmenes sanguíneos y después suelen descompensarse de manera abrupta sin datos precautorios. Por lo tanto, inclusive en presencia de signos vitales normales, en estas pacientes se debe establecer empíricamente un acceso intravenoso (IV). Cualquiera hemodinámicamente inestable debe reanimarse con soluciones cristaloides IV, y si no se presenta una respuesta adecuada se le debe transfundir sangre específica de su tipo. Se recomienda el traslado de las pacientes con hemorragia descontrolada a un quirófano para el tratamiento quirúrgico.

Aquellas pacientes con hemorragia descontrolada se pueden beneficiar de la extracción manual de los productos de la concepción que han empezado a expulsarse a través del cérvix. Durante la exploración ginecológica, si se visualizan productos de la concepción, se pueden retirar con pinzas de anillos mediante tracción suave. Es necesario que los médicos tengan precaución con el grado de tracción aplicado para prevenir una hemorragia traumática por desgarro endometrial conforme los productos se separan de la pared uterina; si se remueven exitosamente, tanto la hemorragia como el dolor abdominal disminuyen, pues el útero empieza a contraerse y ocurre vasoconstricción. Si los productos de la concepción no se extrajeron exitosamente, las pacientes inestables necesitarán una evacuación quirúrgica urgente del útero para controlar la hemorragia. Se puede usar la ecografía portátil para valorar la retención de productos de la concepción.

Finalmente, todas las pacientes Rh negativo con hemorragia transvaginal requieren la administración de inmunoglobulina D. Para aquellas con menos de 12 semanas de gestación la dosis es de 50 µg y para quienes se desconoce su edad de gestación se les administran 300 µg; en muchos hospitales solo se aplica una dosis de 300 µg para prevenir dosificaciones subterapéuticas accidentales.

Opciones terapéuticas ante un embarazo no viable

Las pacientes estables con un embarazo no viable tienen tres opciones de tratamiento principales: el expectante, el médico o el quirúrgico. El primero implica permitir la expulsión espontánea de los productos de la concepción desde el útero. En el médico se utilizan fármacos para ayudar a facilitar la velocidad con la que se expulsan del cuerpo dichos productos. El medicamento que se utiliza con mayor frecuencia es el misoprostol, del cual se administra una dosis de 600 a 800 µg por vía oral o vaginal, aunque algunas pacientes pueden requerir una segunda dosis. Es más factible que las pacientes tengan éxito si experimentan hemorragia transvaginal al momento de la administración del fármaco.[14] Por lo general, después dos dosis fallidas se ofrece como opción el tratamiento quirúrgico, ya sea por dilatación y legrado (D y L) o por dilatación y aspiración (D y A).

Cuando se comparan las opciones terapéuticas, las pacientes que reciben tratamiento quirúrgico muestran una menor probabilidad de retención de los productos de la concepción y una duración media más breve de hemorragia transvaginal. Los tratamientos de tipo quirúrgico, médico y expectante conllevan una probabilidad de 10, 20 y 36% de dicha retención, respectivamente. Además, los tres tipos de tratamiento incluyen una duración media de pérdida sanguínea transvaginal de 8, 11 y 12 días, respectivamente.[15] Siempre que sea posible se instruirá a la paciente acerca de los riesgos y beneficios de cada opción terapéutica, de modo que pueda tomar una decisión informada. Sin embargo, el tratamiento médico y el expectante no son opciones en presencia de hemorragia excesiva, dolor intenso o infección, ya que en estas circunstancias se recomienda el tratamiento quirúrgico.[16] Muchos factores influyen en las decisiones terapéuticas de las pacientes, incluyendo la necesidad de intervención, la cuantía de la hemorragia y el dolor, la duración de los síntomas, preocupaciones respecto del feto y si se está dando un tratamiento compasivo.[16] Para que las pacientes tengan una recuperación psicológica óptima se recomienda que compartan la toma de decisiones con el médico, siempre y cuando sea posible.

Amenaza de aborto

Las pacientes con una amenaza de aborto deben vigilarse con un seguimiento externo estrecho. No hay datos para respaldar que el reposo en cama mejore la evolución de una paciente con amenaza de aborto. Ante un embarazo normal se puede tolerar la actividad usual. Si va a ocurrir un aborto espontáneo, lo hará independientemente de las limitaciones de la actividad. Es de beneficio que las pacientes comprendan este concepto para prevenir los efectos psicológicos adversos por los que desarrollan sentimientos de culpa respecto del aborto espontáneo.[17]

Abortos sépticos

Los abortos sépticos requieren de un tratamiento rápido para prevenir la mortalidad materna. Deben administrarse antibióticos IV de amplio espectro y ordenarse hemocultivos y cultivos de la secreción genital. Es necesario programar una evacuación uterina en el quirófano. Se ordenan algunas pruebas de laboratorio adicionales, como estudios de coagulación (tiempo de protrombina [TP]/razón normalizada internacional [INR, por sus siglas en inglés], tiempo parcial de tromboplastina [TPT]), dímero-d, plaquetas, fibrinógeno, y un frotis de sangre periférica, para valorar la CID, que se presenta con la retención prolongada de los tejidos fetales cuando se retrasa la evacuación uterina.

Un error clínico frecuente es no iniciar los antibióticos IV en forma temprana ante abortos sépticos, ya que se trata de un cuadro clínico raro que a menudo se pasa por alto. Las pacientes a veces no presentan síntomas manifiestos de infección, y de inicio puede suponerse que tienen un aborto espontáneo sin complicaciones. Por lo tanto, los proveedores de atención médica del servicio de urgencias deben tener una elevada sospecha clínica y considerar el diagnóstico cuando valoran a embarazadas.

Enfermedad trofoblástica gestacional

La enfermedad trofoblástica gestacional (ETG) se trata de manera definitiva por evacuación uterina. En la mayoría de los casos no se hace como procedimiento urgente, a menos que se presente preeclampsia de forma concomitante. La ETG suele complicarse por preeclampsia e hipertiroidismo, por lo que es de utilidad verificar la presión arterial, ordenar un análisis de orina en busca de proteínas y hacer la determinación de los niveles de la hormona estimulante de la tiroides (TSH, por sus siglas en inglés) y de la tiroxina libre (T4) para valorar a estas pacientes. Cuando se diagnostica hipertiroidismo debe iniciarse su tratamiento médico. Después de la evacuación quirúrgica, los obstetras harán un seguimiento seriado de los niveles de la hCG-β para asegurar que no haya un coriocarcinoma, manejando al paciente como ambulatorio.

Destino de las pacientes

La mayoría de las embarazadas con hemorragia vaginal durante el primer trimestre que se valora en el servicio de urgencias estará en una condición segura para ser egresada. Los casos raros en que el alta no es segura son aquellos de pacientes con signos de hipovolemia, anemia grave que requiere transfusión, hemorragia significativa o signos de infección. Si la paciente se encuentra estable desde el punto de vista hemodinámico, no presenta hemorragia significativa a la exploración ginecológica y tampoco aspecto tóxico, se puede enviar a casa con seguridad. El médico de urgencias debe asegurarse de que las pacientes dadas de alta sean objeto de seguimiento obstétrico. Si ya cuentan con un obstetra pueden seguir su vigilancia con él. Las pacientes sin un obstetra establecido reciben información de contacto de uno con el que puedan hacer una cita de seguimiento. Idealmente el proveedor de atención médica de urgencia debe entrar en contacto con el obstetra que hará la cobertura o atenderá las llamadas, para programar el seguimiento.

Se le darán a la paciente instrucciones de alta que incluyan información sobre los cuidados de soporte y las precauciones estrictas para retornar, así como aquellas para continuar con las actividades normales de tal manera que se sientan lo suficientemente bien al respecto. También se le informa que el reposo en cama o la restricción de la actividad no modificará el resultado del embarazo. Aquellas con amenaza de aborto reciben instrucción en el sentido de que un aborto espontáneo no es prevenible y que el resultado negativo no es su culpa. Se provee a las pacientes información de contacto para asesoramiento y servicios de soporte —en caso de estar disponibles—, junto con sus instrucciones de alta, además de señalárseles las precauciones estrictas para retornar. La fiebre, el aumento de la hemorragia, el dolor que empeora o los síntomas clínicos de anemia, como mareo, dolor de tórax, disnea, cefalea, fatiga, justifican el retorno al servicio de urgencias.

RESUMEN

La hemorragia transvaginal durante el primer trimestre es una manifestación frecuente que enfrentan los proveedores de atención médica de urgencia. Las mujeres con potencial reproductivo deben ser objeto de una prueba de embarazo y se considera que aquellas gestantes tienen uno ectópico, hasta que se demuestre lo contrario. La valoración apropiada en el servicio de urgencias consta de un historial clínico completo, exploración física (incluida la ginecológica), BH, tipo sanguíneo y Rh, hCG-β cuantitativa y, en la mayoría de los casos, una ecografía. Aunque el historial clínico de una paciente puede dar claves para el diagnóstico se recomiendan las pruebas confirmatorias. Quienes se presentan con hemorragia y un cérvix cerrado, pero se les detecta latido cardiaco fetal, puede estar tranquilas, pues la mayoría de tales gestaciones tiene buenos resultados. Las que acuden con un aborto incompleto es probable que tengan hemorragia significativa y se les debe vigilar estrechamente. La fiebre no es un dato normal ante un aborto espontáneo, y es necesario tratar a tales pacientes en relación con un aborto séptico con antibióticos de amplio espectro y evacuación quirúrgica. Finalmente, es de capital importancia brindar respaldo psicológico a estas pacientes, ya que la pérdida gestacional se suele acompañar de sentimientos de culpa. Es una ventaja contar con recursos y servicios de soporte para ayudar a las pacientes a lidiar con estas emociones.

PUNTOS CLAVE

1. Hágase una prueba de embarazo a toda paciente con potencial reproductivo que acuda al servicio de urgencias con hemorragia transvaginal, independientemente del estado gestacional del que informen.
2. El embarazo ectópico es la causa más grave de hemorragia transvaginal en el primer trimestre y debe descartarse en todas las embarazadas que la presentan.
3. Los estudios mínimos incluyen una prueba de embarazo en orina y, cuando resulta positiva, un análisis de orina, la cuantificación de hCG-β sérica, BH, tipo sanguíneo y Rh. Debe ordenarse una ecografía si la paciente no cuenta aún con la confirmación de un IUP.
4. Reanímese tempranamente con soluciones, incluso a las pacientes hemodinámicamente estables, ya que pueden descompensarse rápidamente sin aviso, por los cambios fisiológicos que ocurren durante el embarazo.
5. Manténgase una alta sospecha de infección pélvica o aborto séptico en las mujeres que acuden con fiebre o secreción purulenta, e inícieńse antibióticos IV de amplio espectro tempranamente para disminuir la mortalidad materna.
6. Téngase consideración por el estado emocional de la paciente, ya que la pérdida gestacional suele acompañarse de sentimientos de duelo, y háganse los preparativos para proveer recursos adicionales y soporte, si están disponibles.

Referencias

1. Ramoska EA, Sacchetti AD, Nepp M. Reliability of patient history in determining the possibility of pregnancy. *Ann Emerg Med*. 1989;18:48-50.
2. Deutchman M, Tubay AT, Turok D. First trimester bleeding. *Am Fam Physician*. 2009;79(11): 982-992.
3. Hasan R, Baird DD, Herring AH, Olshan AF, Jonsson Funk ML, Hartmann KE. Association between first-trimester vaginal bleeding and miscarriage. *Obstet Gynecol*. 2009;114(4):860-867.
4. Tuuli MG, Norman SM, Odibo AO, Macones GA, Cahill AG. Perinatal outcomes in women with subchorionic hematoma: a systematic review and meta-analysis. *Obstet Gynecol*. 2011;117:1205.
5. Leite J, Ross P, Rossi AC, Jeanty P. Prognosis of very large first trimester hematomas. *J Ultrasound Med*. 2006;25(11):1441-1445.
6. Gilbert NM, O'Brien VP, Hultgren S, Macones G, Lewis WG, Lewis AL. Urinary tract infection as a preventable cause of pregnancy complications: opportunities, challenges, and a global call to action. *Glob Adv Health Med*. 2013;2(5):59-69.
7. Isoardi K. Review article: the use of pelvic examination within the emergency department in the assessment of early pregnancy bleeding. *Emerg Med Australas*. 2009;21:440-448.
8. Ehrenkranz JR. Home and point-of-care pregnancy tests: a review of the technology. *Epidemiology*. 2002;13(Suppl 3):S15-S18.
9. Kadar N, Romero R. Observations on the log human chorionic gonadotropin-time relationship in early pregnancy and its practical implications. *Am J Obstet Gynecol*. 1987;157:73-78.
10. Barnhart KT, Sammel MD, Rinaudo PF, Zhou L, Hummel AC, Guo W. Symptomatic patients with an early viable intrauterine pregnancy: HCG curves redefined. *Obstet Gynecol*. 2004;104:50-55.
11. Sujatha R, Nawani M. Prevalence of asymptomatic bacteriuria and its antibacterial susceptibility pattern among pregnant women attending the antenatal clinic at Kanpur, India. *J Clin Diagn Res*. 2014;8(4).

12. Abdelazim IA, Belal MM, Makhlouf HH. Relation between single serum progesterone assay and viability of the first trimester pregnancy. *J Turk Ger Gynecol Assoc*. 2013;14(2):68-71.
13. Cacciatore B, Tittinen A, Stenman U, Ylöstalo P. Normal early pregnancy: Serum HCG levels and vaginal ultrasound findings. *Br J Obstet Gynaecol*. 1990;97:899-903.
14. Shankar M, Economides DL, Sabin CA, et al. Outpatient medical management of missed miscarriage using misoprostol. *J Obstet Gynaecol*. 2007;27(3):283-286.
15. Trinder J, Brocklenhurst R, Porter R, Read M, Vyas S, Smith L. Management of miscarriage: expectant, medical, or surgical? Results of randomized controlled trial (miscarriage treatment (MIST) trial). *Br Med J*. 2005;332(7552):1235-1240.
16. Smith LF, Frost J, Levitas R, Bradley H, Garcia J. Women's experiences of three early miscarriage management options a qualitative study. *Br J Gen Pract*. 2006;56(524):198-205.
17. McCall CA, Grimes DA, Lyerly AD. "Therapeutic" bed rest in pregnancy: unethical and unsupported by data. *Obstet Gynecol*. 2013;121(6):1305-1308.

CAPÍTULO 13

Embarazo ectópico

Pavitra Kotini-Shah y Komal Paladugu

PANORAMA GENERAL

El embarazo ectópico (EE), en el que el óvulo fertilizado se implanta fuera del endometrio uterino, es de alto riesgo. Afecta a casi 2% de las gestaciones y se vincula con 9% de las muertes obstétricas en Estados Unidos.[1] De todas las embarazadas que acuden en el primer trimestre a un servicio de urgencias con hemorragia transvaginal, dolor abdominal bajo, o ambos, hasta 18% recibe el diagnóstico de EE.[1,2] De acuerdo con los Centers for Disease Control and Prevention (CDC), el número de EE aumentó de 17 800 casos diagnosticados en 1970 (0.5% de los embarazos) a 108 800 (2%) en 1992, el último año de la actualización de datos de la encuesta nacional de Estados Unidos.[3] La mayor tasa de EE se atribuye a la incidencia creciente de la enfermedad pélvica inflamatoria (EPI), los procedimientos ginecológicos invasivos, los tratamientos de la infertilidad y la detección más temprana.[2]

ANTECEDENTES

En contraste con el incremento de la tasa de EE, la de mortalidad disminuyó de manera notoria. Hace 200 años la tasa de mortalidad era mayor de 60% y ahora constituye 8 a 9% de todos los embarazos, y de menos de 1% de todas las causas.[4] Las causas más frecuentes de muerte por EE son hemorragia, complicaciones de la anestesia e infección. El cuadro clínico varía ampliamente, pues las pacientes acuden en cualquier punto del espectro, desde la estabilidad hemodinámica hasta el choque hemorrágico. Los factores de confusión del EE incluyen diagnóstico erróneo inicial, como embarazo intrauterino (IUP, por sus siglas en inglés), EPI o una afección gastrointestinal o siquiátrica. El retraso en el diagnóstico y el tratamiento puede tener repercusiones significativas y devastadoras.

Históricamente, el EE se trataba principalmente con el ingreso de la paciente al hospital. Sin embargo, los avances en los análisis inmunológicos sensibles (fracción β de la gonadotropina coriónica humana [hCG-β]), la accesibilidad de la ecografía transvaginal, la capacidad de detectar un saco gestacional menor de 3 mm de diámetro, y la disponibilidad de la laparoscopia diagnóstica, permiten su diagnóstico más temprano, antes de la rotura. Estos avances han dado como resultado una disminución de 80% en la tasa de mortalidad,[4] que a su vez cambió el tratamiento del EE, que hoy en día es principalmente un proceso de múltiples consultas externas.

FISIOPATOLOGÍA

La fertilización, en general, ocurre cuando el oocito y el espermatozoide se encuentran en la porción ampular de la trompa de Falopio. Las transiciones del cigoto hasta la estructura de mórula, con mayor diferenciación hacia un trofoblasto, seguida por la de un embrioblasto, ocurren concomitantemente con el desplazamiento hacia el fondo uterino y la implantación, aproximadamente de 6 a 7 días después de la concepción. Los cilios del epitelio ayudan al transporte tubárico del oocito fertilizado hacia su sitio

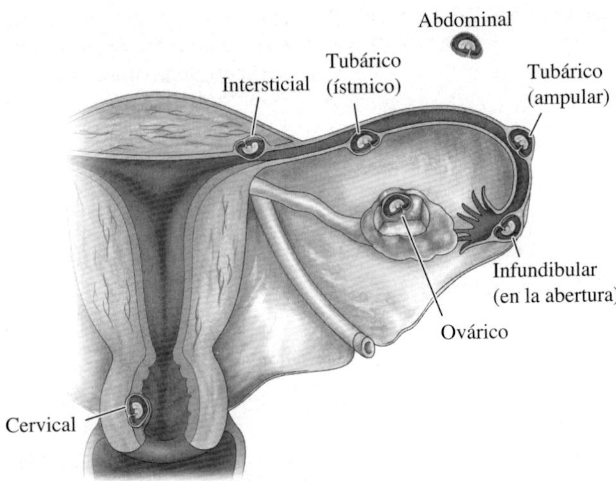

Figura 13-1. Posibles sitios de embarazos ectópicos. (Reproducida con autorización de Auckland A. Sonographic assessment of the ectopic pregnancy. En: Stephenson SR, Dmitrieva J, eds. *Diagnostic Medical Sonography: Obstetrics and Gynecology*. Philadelphia, PA: Wolters Kluwer; 2018:375.)

de implantación en el útero. Los estrógenos y la progesterona tienen efectos antagónicos en el crecimiento y movimiento de los cilios epiteliales. Los estrógenos promueven dicho crecimiento y su diferenciación, en tanto la progesterona causa la pérdida y atrofia de sus células.[5]

Los sitios más frecuentes de ubicación de un EE son la ámpula (70%), el istmo (11-12%), las fimbrias (11-12%) y la porción intersticial (3%) de la trompa de Falopio (figura 13-1).[6,7] En total, la trompa de Falopio, que consta de ámpula, istmo, fimbrias y porción intersticial o cornual, contribuye con 90 a 95% de las localizaciones de un EE. Otras localizaciones raras o menos frecuentes son una cicatriz de histerotomía, el abdomen, el ovario, el cérvix y un cuerno uterino rudimentario. Las ubicaciones asociadas con más frecuencia a un diagnóstico temprano de EE antes de las 6 semanas, con cifras más bajas de hCG-β y hemoperitoneo, son ámpula, istmo y fimbria, en ese orden.[6]

FACTORES DE RIESGO

Los proveedores de atención médica de urgencia deben identificar los factores de riesgo históricos y valorar los clínicos de un EE. Las afecciones de la movilidad ciliar y las contracciones del músculo liso durante el transporte del óvulo fertilizado por la trompa de Falopio pueden predisponer a una mujer a desarrollar un EE.[5] Cuatro factores principales aumentan el riesgo de EE: (1) anomalías en el epitelio tubárico debido a una infección o una intervención quirúrgica tubárica previa, (2) antecedente de EE, (3) factores externos, como el uso de un dispositivo intrauterino (DIU), y (4) el uso de técnicas de reproducción asistida.[5-9] En la tabla 13-1 se listan los múltiples factores de riesgo que causan adherencias en las trompas de Falopio y evitan así el transporte del cigoto hacia la cavidad uterina. Son factores de riesgo adicionales de EE ser de raza diferente a la blanca, el útero en forma de T, los fibromas y el uso de DIU de solo progestágeno. El uso de un DIU es altamente eficaz para prevenir el embarazo; no obstante, cuando ocurre, hay 53% de probabilidades de que culmine en un EE.[10] Se ha vinculado específicamente al uso de DIU con un aumento del riesgo de implantaciones ováricas o abdominales.[6]

Los estudios muestran que no hay un mayor riesgo vinculado de EE con el uso de las píldoras anticonceptivas orales (ACO), el antecedente de interrupción electiva del embarazo, la pérdida gestacional o la cesárea.[8] El antecedente de EE aumenta el riesgo de recurrencia y se multiplica en proporción con el número de casos previos.[11] En las mujeres con un EE anterior la probabilidad de su recurrencia aumenta al triple, y con dos o más EE previos es 16 veces mayor.[8,11] Además, 30% de las mujeres tratadas por EE tiene dificultad para concebir. La tasa de concepción en las mujeres con EE previo es de 77%.[9] Aquellas con antecedentes de infertilidad y que usan tecnología de reproducción asistida tienen riesgo de un EE en concomitancia con un IUP con feto vivo, lo que se conoce como embarazo heterotópico;[12] esta situación

TABLA 13-1 Factores de riesgo que predisponen a los embarazos ectópicos

Factores de riesgo	Razón de probabilidades (OR), intervalo de confianza 95% (IC 95%)
Antecedente de operación quirúrgica tubárica	21, 9.3-47
Técnicas de esterilización	9.3, 4.9-18
Antecedente de embarazo ectópico	8.3, 6-11.5
Exposición intrauterina al dietilestilbestrol	5.6, 2.4-13
Uso actual de dispositivo intrauterino	5, 1.1-2.8
Antecedente de enfermedad inflamatoria pélvica	3.4, 2.4-5.0
Infertilidad > 2 años	2.7, 1.8-4.2
Edad materna avanzada	
De más de 40 años	2.9, 1.4-6.1
De 35-39 años	1.4, 1-2
Tabaquismo	
De 20 cigarrillos o más/día	3.9, 2.6-5.9
De 10-19 cigarrillos/día	3.1, 2.2-4.3
De 1-9 cigarrillos/día	1.7, 1.2-2.4
Antigua fumadora	1.5, 1.1-2.0

Tomado de Barash JH, Buchanan EM, Hillson C. Diagnosis and management of ectopic pregnancy. *Am Fam Physician*. 2014;90(1):34-40; Lozeau A, Potter B. Diagnosis and management of ectopic pregnancy. *Am Fam Physician*. 2005;72(9):1707-1714.

es en extremo rara en las gestaciones naturales, en las que su frecuencia es de 1 en 4 000-30 000, en tanto que cuando son complementadas por fertilización *in vitro* (FIV) puede ser tan alta como de 1 en 100.[12,13]

MANIFESTACIONES CLÍNICAS

Antecedentes

Los síntomas comunes del EE incluyen dolor abdominal bajo y hemorragia transvaginal; sin embargo, menos de 50% de las mujeres que acuden para valoración presenta estos síntomas clásicos, los cuales, de hecho, pudiesen ser en particular más característicos de un aborto espontáneo.[14] Muchos de los síntomas de un EE son similares a los del embarazo temprano, como plenitud mamaria, amenorrea, náusea, vómito y fatiga. Por lo tanto, se justifica un elevado índice de sospecha en cualquier mujer en edad de procrear, en especial en el contexto de un síncope, para valorar el estado del embarazo y la probabilidad de un EE. La presencia de una prueba positiva de embarazo, dolor abdominal y hemorragia transvaginal, conlleva una tasa de probabilidades positiva de 15% para un EE.[14] Puede presentarse plenitud abdominal y hemorragia uterina anormal, porque el útero no puede mantener un endometrio estable en el contexto de un EE.

A cualquier paciente femenino con potencial de reproducción que acude con síntomas abdominales se le debe preguntar acerca de la fecha de su última menstruación (FUM), incluyendo fecha, regularidad y características de la menstruación, así como los antecedentes de embarazos y si hubo complicaciones en estos, factores de riesgo de EE, calidad del dolor abdominal, hemorragia o manchado sanguíneo transvaginal y crisis de síncope. Cualquier dolor referido al hombro o el cuello en el contexto de una prueba de embarazo positiva puede indicar la rotura de un EE, con la presencia de sangre causando irritación diafragmática y del nervio frénico, así como afección de la raíz nerviosa C3-C5. Adicionalmente, las pacientes pueden manifestar síntomas de náusea, vómito, debilidad y mareo. El dolor abdominal puede alternar de ser espasmódico a cursar con periodos en que desaparece.[4] Independientemente de que una paciente use anticonceptivos o no, debido a los potenciales efectos devastadores de un diagnóstico tardío o pasado por alto de EE, se requiere una prueba de embarazo en todas aquellas en edad reproductiva con actividad sexual ante cualquier síntoma abdominal, vaginal o urinario. Hasta 40% de las pacientes con un EE pasan por un retraso del diagnóstico después de su cuadro clínico inicial.[14] Los tipos raros de EE, como el intersticial y el de cérvix, se presentan después (8-10 semanas) y con una hemorragia catastrófica. Por lo tanto, es prudente verificar el estado gestacional de cualquier mujer con potencial reproductivo, más allá de los síntomas comunes típicamente descritos.

Exploración física

Siempre debe iniciarse la exploración física de la paciente con los signos vitales y la valoración respecto a alguna afección hemodinámica, como hipotensión, taquicardia o estado de choque. La bradicardia es un síntoma clínico bien establecido de un EE roto, por hemoperitoneo y estimulación vagal de los mecanorreceptores ventriculares izquierdos.[15] Se trata de manifestaciones de etapa tardía, que requieren la valoración urgente por un ginecólogo y el tratamiento quirúrgico. El examen puede revelar hipersensibilidad focal unilateral de un cuadrante abdominal inferior, dolor de flanco, dorsalgia, irritación peritoneal con rebote, reflejo de defensa e hipersensibilidad difusa o con el movimiento del cérvix (CMT, por sus siglas en inglés), o plenitud/masa anexial.[14] La ausencia de hallazgos como CMT, masa/hipersensibilidad anexial o peritonitis no descarta un EE. Si los productos de la concepción se visualizan en el orificio externo del cérvix, la causa más probable es un aborto espontáneo. En general, la exploración física misma no es suficiente para el diagnóstico de EE y se requieren estudios adicionales de imagen y laboratorio. La ecografía transvaginal moderna, en combinación con pruebas de hCG-β, ha aumentado la capacidad diagnóstica de la exploración física por el proveedor de atención médica de urgencias.

DIAGNÓSTICO DIFERENCIAL

Cuando se valora a una paciente que acude con signos y síntomas preocupantes respecto de un EE, es necesario proceder con el diagnóstico diferencial de dolor de tipo pélvico o abdominal bajo, y hemorragia vaginal (tablas 13-2 y 13-3).

PRUEBAS DE DIAGNÓSTICO

Si una prueba de embarazo en orina resulta positiva se requieren análisis de laboratorio adicionales, que incluyen determinación cuantitativa de la hCG- β sérica, biometría hemática (BH), tipo sanguíneo y Rh. La BH es necesaria para valorar los datos de la pérdida sanguínea. El tipo sanguíneo y Rh ayudan a determinar si está indicado el uso de inmunoglobulina Rho(D) y a preparar la tipificación sanguínea por si se requiere una transfusión. La prueba de embarazo en orina es positiva ante cifras de hCG-β de ~50 mUI/mL o mayores, y a menudo es detectable de 7 a 10 días después del primer ciclo menstrual ausente. Para aumentar la precisión de la prueba, en especial en etapas tempranas de la gestación, es útil usar la orina más concentrada, como la primera de la mañana. La prueba de embarazo en orina corresponde a un inmunoanálisis cromatográfico; hay varias razones por las que puede resultar falsa negativa, incluyendo el hacerla muy pronto después de la fecha en que se esperaba la menstruación o por dilución de la orina al tomar café o líquidos en cantidad excesiva. El diagnóstico definitivo de un EE se confirma por ecografía o laparoscopia.

Análisis hormonales

La hCG-β es una hormona secretada por la placenta en respuesta al embarazo, que promueve el mantenimiento del cuerpo amarillo durante las etapas iniciales; como resultado, el cuerpo amarillo secreta progesterona, que permite al útero aumentar el grosor del revestimiento endometrial con suficiente vascularidad para dar sostén al feto en crecimiento.

Las pruebas de embarazo séricas son muy precisas, permiten detectar cifras de hCG-β tan bajas como de 5 mUI/mL, una cuantificación de máxima importancia antes de las 12 semanas de gestación, ya que se duplica casi cada 2 días hasta las 9 a 10 semanas, después de lo cual se mantiene constante para después declinar. Por lo tanto, la cuantificación de hCG-β no es útil para valorar el embarazo después del primer trimestre. Hay variación individual en la concentración de hCG-β en cada embarazo; de manera que su tendencia es más importante que una sola cuantificación. No hay un nivel de hCG-β que se pueda usar como límite para la valoración de un EE por ecografía transvaginal o transabdominal.

Para aumentar la precisión diagnóstica en la identificación de un IUP con producto vivo se establecieron niveles de hCG-β, conocidos como **zona de discriminación**. El umbral discriminatorio corresponde a la concentración de hCG-β en la cual se cree que la sensibilidad de la ecografía alcanza 100% para detectar un IUP o hacer el diagnóstico probable de EE si no se visualiza IUP. La zona discriminatoria para una ecografía transvaginal es de una hCG-β mayor de 1500 mUI/mL, y para una transabdominal, de más de

TABLA 13-2 Diagnóstico diferencial de una embarazada

	Cuadro clínico y exploración física							Estudios de laboratorio	
Tipo de embarazo	Menstruación que no se presentó	Dolor abdominal bajo/cólicos	Hemorragia vaginal	Náusea	Vómito	Síncope	Expulsión de coágulos	Prueba de embarazo/hCG-β en orina	Hallazgos ecográficos
Ectópico	X	X	X	X	X	X		+	Sin signos de IUP con producto vivo
	Exploración física: orificio del cérvix cerrado con presencia de sangre, sin CMT/ hipersensibilidad anexial, ± TTP anexial unilateral ± peritonitis								
Amenaza de aborto	X	X	X	X	X			+	Saco gestacional/saco vitelino ± ruidos cardiacos fetales
	Exploración física: orificio del cérvix cerrado, con presencia de sangre, sin CMT/hipersensibilidad anexial, CIB ± TTP abdominal baja								
Aborto incompleto	X	X	X	X	X		X	+	Saco gestacional/saco vitelino ± ruidos cardiacos fetales
	Exploración física: cérvix abierto con sangre presente, se visualizan productos de la concepción, sin hipersensibilidad CMT/anexial, BLQ ± TTP abdominal baja								
Aborto inevitable	X	X	X	X	X		X	+	Saco gestacional/saco vitelino ± ruidos cardiacos fetales O
	Exploración física: cérvix abierto con sangre presente, se visualizan los productos de la concepción, sin CMT/hipersensibilidad anexial, CIB ± TTP abdominal baja								
Aborto diferido	X	X	X	X	X		X	+	Muerte fetal y dimensiones inapropiadas para la edad gestacional
	Exploración física: orificio cerrado del cérvix, ± sangre presente, sin CMT/hipersensibilidad anexial; CIB ± TTP abdominal baja								
Heterotópico	X	X	X	X	X		X	+	Saco gestacional intrauterino/saco vitelino ± ruidos cardiacos fetales ± masa anexial ± líquido libre en la pelvis;
	Exploración física: cérvix cerrado/abierto, ± sangre presente, sin CMT, ± hipersensibilidad anexial unilateral, CIB ± TTP abdominal baja, ± peritonitis								

CIB, cuadrante inferior bilateral; CMT, hipersensibilidad con el movimiento del cérvix; hCG-β, fracción β de la gonadotropina coriónica humana; IUP, embarazo intrauterino; TTP, hipersensibilidad a la palpación.

TABLA 13-3 Diagnóstico diferencial de la mujer no gestante

Órgano, aparato o sistema	Diagnóstico diferencial	Cuadro clínico y manifestaciones
Reproductor	Infección de transmisión sexual Enfermedad inflamatoria pélvica Absceso tuboovárico	Prurito, irritación y mal olor vaginales, disuria, secreción, fiebre, dolor pélvico EF: secreción vaginal, hipersensibilidad/plenitud anexial Estudio: de vaginosis bacteriana, tricomoniasis, gonorrea/clamidiasis por cultivo de una muestra tomada con hisopo, levaduras EGO ± leucocitos ± ecografía transvaginal con evidencia de absceso tuboovárico
	Endometriosis	Antecedentes de menstruación con dolor lancinante, dispareunia, menorragia, evacuaciones intestinales dolorosas EF: ± hipersensibilidad pélvica, hemorragia vaginal Estudios: ninguna prueba adicional en el servicio de urgencias Diagnóstico por laparoscopia
	Menstruación irregular	Menstruación irregular/antecedente de factores de estrés fisiológico recientes EF: ± hemorragia vaginal Estudio: ninguna prueba adicional en el servicio de urgencias
	Fibromas uterinos	Menstruación irregular cuantiosa, dolor pélvico, EF: hemorragia transvaginal cuantiosa, irregularidad/plenitud del fondo uterino (dependiente del tamaño/la localización) Estudio: BHC (biometría hemática) con anemia Ecografía con fibromas uterinos
	Quiste roto	Dolor intenso abdominal de inicio súbito, por lo general unilateral, se puede tornar difuso si se dispersa el líquido en el abdomen EF: hipersensibilidad abdominal baja unilateral, hipersensibilidad anexial unilateral ± signo de rebote Estudios: de anemia Ecografía transvaginal que muestra datos de quiste roto, líquido libre en cavidad abdominal
	Torsión ovárica	Dolor abdominal intenso de inicio súbito, por lo general unilateral EF: hipersensibilidad unilateral baja del abdomen, hipersensibilidad anexial baja Estudios: ecografía transvaginal con sistema Doppler que muestra ausencia de flujo sanguíneo en el ovario
Genitourinario	Nefrolitiasis	Dolor abdominal, inguinal, de flanco, de inicio súbito EF: ± CVAT, hipersensibilidad abdominal unilateral Estudios: EGO ± hematuria Ecografía con hidronefrosis TC con datos de nefrolitiasis
	Infección de vías urinarias Pielonefritis	Disuria, malestar abdominal suprapúbico, frecuencia urinaria, dolor de flanco, fiebre, calosfríos, náusea, vómito EF: hipersensibilidad suprapúbica, CVAT, fiebre Estudios: ± leucocitosis EGO con esterasa leucocitaria, nitritos, leucocitos, cúmulos de L

TABLA 13-3 Diagnóstico diferencial de la mujer no gestante (*continuación*)

Órgano, aparato o sistema	Diagnóstico diferencial	Cuadro clínico y manifestaciones
Gastrointestinal	Apendicitis	Anorexia, dolor abdominal migratorio de la zona periumbilical al CID, náusea, vómito, fiebre EF: hipersensibilidad periumbilical, signo de McBurney, signo de Rovsing Estudios: ± leucocitosis en BHC TC con apendicitis, apendicolito, estrías apendiculares
	Enfermedad de Crohn Colitis ulcerativa	Antecedentes familiares o personales de enfermedad inflamatoria intestinal, evacuaciones intestinales sanguinolentas o dolorosas, dolor abdominal, náusea, vómito, disminución de peso, fiebre EF: hipersensibilidad abdominal, fístulas rectales, fisuras anales Estudio: ± leucocitosis, hemocultivo positivo, VSG/PCR aumentadas
	Diverticulitis	Dolor abdominal del CII, fiebre, diarrea; tiende a presentarse en las mujeres de mayor edad, con el antecedente de diverticulosis, estreñimiento EF: CII, hipersensibilidad abdominal Estudios: leucocitosis TC con estrías grasas/inflamación alrededor de los divertículos
	Hernia inguinal	Dolor inguinal, antecedentes de estreñimiento o de levantar cosas pesadas, masa palpable EF: masa palpable en la región inguinal, reducible/no reducible/ estrangulada/ encapsulada Estudios: ± leucocitosis, aumento del ácido láctico, TC con hernia
	Estreñimiento Impacción fecal	Antecedente de evacuaciones irregulares o cambio en los hábitos intestinales EF: impacción fecal Estudios: puede no requerir estudio adicional alguno, dependiendo de los antecedentes, la exploración y el diagnóstico diferencial de la paciente
Tegumentario	Herpes zóster	Lesiones dolorosas en el abdomen inferior/la ingle EF: distribución dermatómica de cúmulos de lesiones vesiculares Estudios: no se requieren pruebas adicionales

CCI, cuadrante inferior izquierdo; CID, cuadrante inferior derecho; CVAT, siglas en inglés de hipersensibilidad del ángulo costovertebral; EF, exploración física; EGO, examen general de orina; EL, esterasa leucocitaria; L, leucocitos; PCR, proteína C reactiva; TC, tomografía computarizada de abdomen y pelvis; VES, velocidad de eritrosedimentación.

5 000 a 6 000 mUI/mL.[16] Una concentración de hCG-β de 6 000 a 6 500 mUI/mL se correlaciona con una edad gestacional de 5 a 6 semanas.

El EE a menudo se presenta con cifras bajas de hCG-β, si bien puede haber superposición significativa de su rango entre EE e IUP.[7] Cuando una paciente acude con cifras de hCG-β menores a los de la zona discriminatoria, es importante considerar los siguientes diagnósticos: (1) fechas imprecisas del FUM/ concepción, (2) EE, (3) IUP temprano con producto vivo o (4) amenaza de aborto. El 70% de los EE presenta una velocidad más lenta de aumento de la concentración de hCG-β y a menudo muestra una de declinación más lenta de esta que un aborto espontáneo.[17] En el contexto de una ecografía no diagnóstica, es importante llevar a cabo este diagnóstico diferencial para determinar qué pacientes están en mayor riesgo de EE y requieren interconsulta inmediata, *versus* aquellas en quienes es apropiado un seguimiento externo y la tendencia de los niveles de hCG-β.

Ecografía

La ecografía es la principal modalidad de imagen que se usa durante el embarazo para documentar un IUP viable o descartar un EE. Un requerimiento mínimo para un diagnóstico definitivo de IUP es la visualización de un saco gestacional intrauterino con saco vitelino. Si bien un polo fetal no permite distinguir un embarazo intrauterino de uno extrauterino, ayuda a precisar la viabilidad de la gestación. A las 6 semanas gestacionales un IUP viable debe mostrar actividad cardiaca en el rango de 120 a 170 latidos/min (aproximadamente el doble de la frecuencia cardiaca materna).

La valoración por ecografía realizada por el médico de atención médica de urgencias puede proveer información sensible en cuanto a tiempo y que potencialmente salve la vida de una paciente. Cuando la ecografía no muestra un IUP, deben indagarse datos de EE, que se dividen en tres categorías: (1) embarazo extrauterino definitivo, (2) sospecha elevada de EE y (3) escaneo indeterminado. El mayor dato confirmatorio de un EE es una ecografía transvaginal/transabdominal que muestra un saco gestacional con saco vitelino o un embrión en el anexo; sin embargo, este hallazgo es raro. Más comúnmente, los hallazgos de la ecografía incluyen una masa de aspecto hipoecoico adyacente al ovario, o la presencia de líquido libre en el fondo del saco. Las estructuras pélvicas que se pueden confundir por ecografía incluyen un quiste paratubárico, un quiste del cuerpo amarillo, el intestino, un hidrosalpinx o un endometrioma.[11] La laparoscopia es la modalidad de diagnóstico ideal cuando se tiene una sospecha alta de un EE y no se puede confirmar por ecografía. Las características de la ecografía del EE se muestran en la figura 13-2 y se describen en la tabla 13-4.

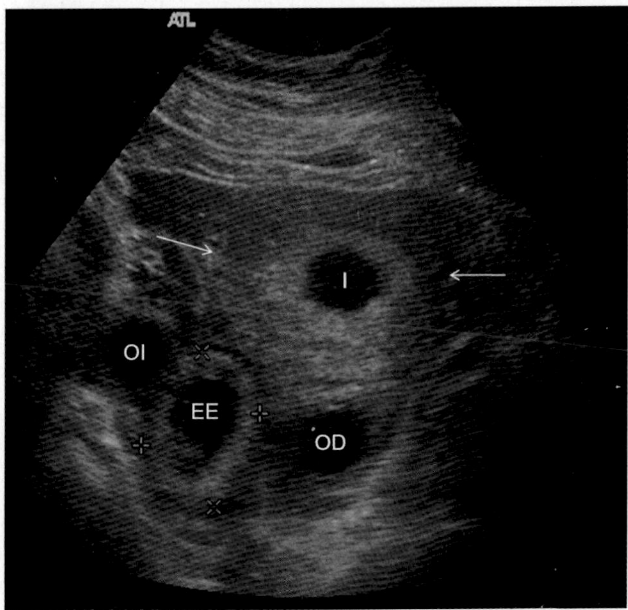

Figura 13-2. **Datos ecográficos de un embarazo ectópico.** EE, embarazo ectópico tubario; I, saco gestacional intrauterino; OI, ovario izquierdo; OD, ovario derecho; flechas, útero. (Reproducida con autorización de Auckland A. Sonographic assessment of the ectopic pregnancy. En: Stephenson SR, Dmitrieva J, eds. *Diagnostic Medical Sonography: Obstetrics and Gynecology*. Philadelphia, PA: Wolters Kluwer; 2018:379.)

TABLA 13-4 Características ecográficas del embarazo ectópico (EE)

Características ecográficas	Frecuencia	Datos ecográficos
Masa anexial	El dato más frecuente: se presenta en 89-100% de los embarazos tubáricos[18]	EE: se visualiza un saco vitelino o el polo fetal Hallazgo diagnóstico: saco extrauterino con todas las características de un saco vitelino, polo fetal con movimiento cardiaco
Anillo tubárico	Noventa y cinco por ciento de los EE es tubárico[19]	"Signo de rosquilla o de burbuja": saco gestacional extrauterino rodeado por un anillo hiperecoico. "Signo de anillo de fuego": el sistema Doppler en color muestra la hipervascularidad periférica que rodea al saco gestacional extrauterino.[20] De máxima utilidad cuando se descubre una masa indescriptible con la sospecha de EE
Seudosaco	Solo se encuentra en 10% de los EE[21]	Colección de líquido de localización central en la cavidad endometrial
Líquido libre en el fondo del saco de Douglas o la bolsa de Morison	Hallazgo común	Sugerente de hallazgos de rotura de un EE en etapa tardía[22]

Una ecografía transabdominal debe ser la modalidad de estudio de imagen inicial, porque permite un buen repaso de la anatomía pélvica y es menos invasiva que la ecografía transvaginal.[23,24] Además, está más fácilmente disponible en regiones con limitación de recursos y se puede hacer en la cabecera de la paciente.[23] Los médicos de urgencias están familiarizados ampliamente con la valoración dirigida de ecografía por un traumatismo (FAST, por sus siglas en inglés), que es el estudio de uso más frecuente por los graduados recientes de la residencia de medicina de urgencias.[25]

El estudio transabdominal debe iniciarse con la paciente en posición supina y con la vejiga llena, la cual sirve como ventana acústica para mejorar la visualización del útero. Se usa un transductor convexo de 2 a 6 MHz en las orientaciones transversa y sagital para obtener vistas horizontales y longitudinales del útero, respectivamente. El transductor se coloca en ubicación cefálica respecto de la sínfisis del pubis y después se desliza en sentido caudal hasta que se identifica la vejiga llena, y se desplaza a través del abdomen con lentitud para obtener las imágenes de las estructuras pélvicas y valorar la presencia de líquido libre.[26] El útero y la banda endometrial se pueden visualizar detrás de la vejiga, lo que se logra mejor en el plano sagital.[24,26]

La concentración de hCG-β discriminatoria para la detección de un IUP por ecografía transabdominal es mayor que para la transvaginal. El límite de detección de un IUP por ecografía transabdominal es de 6 000 a 6 500 mUI/mL.[16] El no visualizar un saco gestacional intrauterino ante una cifra mayor de 6 500 mUI/mL de hCG-β tiene una sensibilidad de 100% y una especificidad de 96% para predecir un EE.[27] Se puede usar la ecografía transabdominal para detectar líquido intraperitoneal en el fondo del saco de Douglas y las correderas parietocólicas. La identificación de líquido libre en la bolsa de Morison por ecografía transabdominal en las pacientes con sospecha de EE predice la necesidad de una intervención quirúrgica.[28,29] Además, puede ayudar a detectar un saco gestacional ectópico oculto por la presencia de masas pélvicas grandes, como los leiomiomas.[30] Si no se obtienen imágenes por ecografía transabdominal o se requiere información adicional, está indicada la transvaginal.[24]

La ecografía transvaginal es el estudio confirmatorio utilizado en el embarazo temprano y se considera el "estándar de oro". Requiere el uso de un transductor endocavitario de 6 a 10 MHz, que se inserta en el fondo del saco vaginal anterior. El transductor de alta frecuencia permite obtener imágenes con mejor resolución, lo que es en especial útil durante las etapas más tempranas del embarazo.[24] El estudio debe hacerse con la paciente en posición de litotomía con la vejiga vacía, ya que la presencia de orina puede causar artefactos de reverberación y ocultar estructuras cruciales. La ecografía transvaginal a menudo requiere de personal especializado, por las limitaciones de la familiaridad con esta modalidad de estudio en el servicio de urgencias, la falta de disponibilidad de un transductor endocavitario y los estándares rigurosos de esterilización de los instrumentos.

Hay un límite inferior de la zona de discriminación, de 1 500 mUI/mL de hCG β para la ecografía transvaginal; sin embargo, puede variar de acuerdo con la institución y en algunas se utiliza uno mayor. A través de esta modalidad se puede identificar un saco gestacional a las 4 semanas, el saco vitelino a las 4.5 semanas y un polo fetal en el rango de 5 a 6 semanas.[7] Cada una de esas estructuras se aprecia por ecografía transabdominal casi 1 semana después.

La ecografía transvaginal tiene una sensibilidad global de 91% y una especificidad de 100% para el diagnóstico de un EE.[31] La precisión de la ecografía transvaginal ante el cuadro clínico inicial del EE tiene una sensibilidad de 74% y una especificidad de 100%[22], resultados que pueden variar significativamente según la calidad del equipo/técnica, la experiencia del que realiza el estudio, el aumento del índice de masa corporal (IMC) y la presencia de otras alteraciones patológicas, como los fibromas.

Si una prueba de embarazo es positiva y no se visualiza nada en el útero, también se habla de un útero vacío, que puede ser índice de un embarazo temprano, antes de poder visualizar el saco gestacional. Si la paciente presenta hemorragia transvaginal y no hay hallazgos intrauterinos, esto puede indicar un aborto completo espontáneo. Sin embargo, cuando no hay presencia de hemorragia transvaginal, la hCG-β es mayor de 1 500 mUI/mL y no se encuentra IUP, casi con certeza hay un EE. Si no se encuentra embarazo intra o extrauterino por ecografía, el estudio se etiqueta como de "**embarazo de localización desconocida**". Hay un rango de 25 a 50% de incidencia del "embarazo de localización desconocida" con 7 a 20% que finalmente se diagnostica como un EE.[32] Estas pacientes requieren seguimiento estrecho e interconsulta al servicio de ginecoobstetricia o referirse para su valoración en 2 días más, con cifras seriadas de hCG-β y repetición de la ecografía.

TRATAMIENTO

Una vez que se establece el diagnóstico de EE o es altamente sospechoso, el tratamiento varía con base en la estabilidad hemodinámica y la preferencia de la paciente. Si se encuentra estable, puede vigilarse estrechamente y comprende los riesgos potenciales del fracaso del tratamiento conservador, que incluyen rotura tubárica y tratamiento quirúrgico potencial, entonces puede considerarse el uso de metotrexato en el servicio de urgencias.

El metotrexato es una opción medicamentosa para tratar el EE. Este tipo de manejo se usa mejor en el subgrupo de pacientes hemodinámicamente estables con una hCG-β de 5 000 mUI/dL, sin visualización de actividad cardiaca fetal por ecografía y con unas dimensiones del embarazo ectópico menores de 3.5 centímetros de diámetro.[33,34] Las contraindicaciones del tratamiento con metotrexato incluyen un IUP viable, el aumento de la creatinina sérica, las pruebas de función hepática elevadas o la evidencia de supresión de la médula ósea que sugieren anemia, trombocitopenia o leucopenia.

El metotrexato es un antagonista del ácido fólico que se dirige a las células en rápida división del trofoblasto, por inhibición de la síntesis y reparación del ADN y de la replicación celular.[2] El metotrexato se dirige a las células en rápida división de manera semejante a muchos productos quimioterapéuticos, e incluye a otras que proliferan con rapidez, como las de la mucosa respiratoria, oral e intestinal. Está contraindicado en cualquier paciente con enfermedad pulmonar o gastrointestinal activa, ya que el epitelio de esas regiones es su objetivo. Además, el metotrexato se metaboliza en el hígado y el riñón y, por lo tanto, debe usarse con precaución en las pacientes con disfunción hepática o renal. Aquellas con afecciones hematológicas deben evitar el uso de metotrexato, ya que empeora la supresión de la médula ósea. Otra contraindicación relativa es la de un EE avanzado con actividad cardiaca fetal o una cifra de hCG-β elevada, mayor de 5 000 mUI/mL, características que se asocian con una mayor tasa de fracasos, de casi 14.3%.[33-35] Los efectos secundarios comunes incluyen náusea, vómito, diarrea, dolor abdominal, hemorragia transvaginal y estomatitis. Son efectos secundarios raros el aumento de las transaminasas, la alopecia y la neumonía. Es de esperar el dolor abdominal como resultado del tratamiento con metotrexato; sin embargo, cualquier signo o síntoma de hemoperitoneo, rotura tubárica o anemia aguda debe dar lugar a una valoración inmediata y a tratamiento como si se tratase de un EE roto con la paciente inestable desde el punto de vista hemodinámico.

Hay varios esquemas de tratamiento con metotrexato, ya sea de una, dos o múltiples dosis. El esquema de dosis múltiples conlleva menores tasas de fracaso, pero más efectos secundarios.[36] Los estudios con uso de esquemas de una sola dosis o dos muestran la resolución exitosa, un riesgo de efectos secundarios equivalente y una tendencia a un mayor éxito con cifras de hCG-β mayores en el esquema de dos dosis. Con la administración de metotrexato se requiere el monitoreo seriado para asegurar que la concentración de hCG-β disminuya hasta cifras indetectables.[36,37]

El asesoramiento de una mujer tratada con metotrexato incluye abstenerse de alimentos que contengan folato, evitar la luz solar para prevenir la dermatitis por el fármaco, así como limitar las ecografías transvaginales, los tactos bimanuales y el coito. Se evitarán los fármacos antiinflamatorios no esteroides (AINE), los narcóticos y el alcohol, ya que pudiesen enmascarar los síntomas de una rotura tubárica. Debe informarse a las pacientes de los efectos teratógenos potenciales del metotrexato, que varían entre un ciclo ovulatorio y 3 meses después de la última dosis, con reportes de su detección hasta 116 días después de la exposición.[38] El fracaso del tratamiento que requiere una segunda dosis de metotrexato o el tratamiento quirúrgico se puede presentar entre los días 4 y 7, cuando la concentración de hCG-β no disminuye en 15%.[39]

En general, las mujeres que optan por el tratamiento médico requieren un seguimiento estrecho, que inicia con la interconsulta a ginecoobstetricia y una conversación amplia acerca de los riesgos frente a los beneficios. Las instrucciones después del alta incluyen el seguimiento por un ginecoobstetra mediante cuantificaciones seriadas de hCG-β y las precauciones para retornar ante la aparición de cualquier dolor abdominal que empeore, hemorragia profusa, mareo o cualquier manifestación respecto de la rotura de un embarazo ectópico.

Las pacientes que cumplen los criterios para el tratamiento con metotrexato pueden también ser candidatas para tratamiento quirúrgico. Cuando se presentan contraindicaciones para el tratamiento médico de un EE es necesario considerar las opciones quirúrgicas. Si la paciente se encuentra hemodinámicamente estable, los proveedores de atención médica considerarán la laparoscopia para una salpingostomía (exéresis del embarazo ectópico dejando la trompa de Falopio en su lugar) o la salpingectomía (exéresis de la trompa de Falopio).

Las pacientes inestables, como aquellas con sospecha de EE roto, dolor pélvico constante, alteración hemodinámica o hemoperitoneo, deben atenderse en el quirófano para identificar y controlar la fuente de la hemorragia. La reanimación básica, que incluye vías aéreas, ventilación y circulación, debe iniciarse con inclusión de dos venoclisis de gran calibre, la colocación de la paciente bajo monitoreo por medios electrónicos y el envío de muestras para estudios de laboratorio, que incluyan BH, estudios metabólicos básicos, tipo sanguíneo y Rh, cuantificación de hCG-β y determinación del tiempo de protrombina/razón normalizada internacional (TP/INR, por sus siglas en inglés). En los casos que requieren transfusión masiva o urgente, los médicos no deben esperar para la tipificación y Rh, sino utilizar sangre O negativa para hacerla, y cambiar a un tipo de sangre compatible cuando esté disponible. De manera simultánea, se utiliza ecografía transvaginal portátil para valorar la presencia de líquido libre intraabdominal, que aumenta la preocupación por una rotura. Está indicada la inmunoglobulina Rho(D) en una mujer que es Rh(−) para prevenir la isoinmunización, la hidropesía fetal y la anemia hemolítica del recién nacido. En un aborto espontáneo o un EE sin evidencia de rotura, la dosis mínima es de 50 μg si el feto corresponde a menos de 12 semanas de gestación, y de 300 μg cuando es mayor.[40]

Destino de las pacientes

La decisión de dar de alta a una paciente con sospecha de EE debe tomar en consideración el conocimiento de las capacidades hospitalarias, su estabilidad hemodinámica, los hallazgos de la ecografía, los factores de riesgo, la capacidad de llevar un seguimiento estrecho y la comprensión de las instrucciones de alta. Si hay una sospecha elevada de EE y no se dispone de ecografía formal, se considerará una interconsulta urgente a ginecoobstetricia. Si la ecografía no aporta datos que sugieran EE y la hCG-β está por debajo de la zona discriminatoria, se habla de un embarazo de localización desconocida. Se recomienda una conversación detallada con la paciente acerca del seguimiento adecuado en los siguientes 1 a 2 días de la tendencia de las cifras de hCG-β, así como de la obtención de una nueva ecografía. Es de suma importancia la toma de decisiones compartida con la paciente para asegurar la comprensión amplia de las instrucciones y las precauciones para retornar al servicio.

Guías clínicas del American College of Emergency Physicians

Hay muchos algoritmos para la valoración del EE, que incluyen cifras umbral de hCG-β y límites ecográficos diversos. En las guías clínicas del American College of Emergency Physicians (ACEP) se abordan algunas preguntas clave y temas de incertidumbre de los proveedores de atención médica de urgencias en lo relativo al diagnóstico y tratamiento del embarazo temprano (tabla 13-5).

TABLA 13-5 Políticas clínicas del American College of Emergency Physicians

Pregunta	Grado de evidencia
¿Debe el médico de urgencias hacer una ecografía pélvica a una paciente embarazada clínicamente estable que acude al servicio de urgencias con dolor abdominal o hemorragia vaginal y una cifra de hCG-β menor al umbral discriminatorio?	**Nivel B:** Hágase una ecografía pélvica en embarazadas con síntomas y cualquier cifra de hCG-β. En la política se comenta acerca del desempeño diagnóstico de la ecografía amplia en las pacientes que acuden a un servicio de urgencias con un embarazo temprano y síntomas, y la estratificación de los resultados de acuerdo con la cifra de hCG-β. En aquellas con hCG-β menor de 1 500, la sensibilidad de la ecografía para un IUP es de 33%, con especificidad de 96%. Los estudios mostraron que la realización de una ecografía amplia ante el cuadro clínico inicial en aquellas con diagnóstico final de embarazo ectópico y hCG-β menor de 1000 tuvo una sensibilidad de 86-92%. En un estudio de clase III se mostró una ecografía amplia portátil con datos sugerentes de embarazo ectópico, confirmándose en el diagnóstico final EE en 36% de las pacientes
En las pacientes con un resultado indeterminado de ecografía transvaginal, ¿cuál es la utilidad diagnóstica de la cuantificación de la hCG-β para predecir un embarazo ectópico?	**Nivel B:** No se use la cifra de hCG-β para descartar el diagnóstico de embarazo ectópico en las pacientes con un resultado indeterminado de ecografía. Muchos estudios muestran cifras ampliamente variables de hCG-β en las pacientes con un IUP normal, un embarazo ectópico y la muerte fetal, lo que complica su probable uso ante resultados indeterminados
	Nivel C: Obténgase una interconsulta de especialidad o prográmese un seguimiento estrecho de la paciente como externa, ante un resultado indeterminado de ecografía. La tasa de resultados indeterminados de entre 20 y 30% de los estudios de ecografía en el embarazo temprano depende del contexto clínico, el grupo de pacientes, el aparato de ecografía y quien lo usa, y los criterios para cada categoría de diagnóstico. Los estudios en el servicio de urgencias requieren identificar el saco vitelino + el polo fetal. Los de radiología requieren la identificación del saco gestacional con la presencia de un signo decidual doble
¿Qué pacientes Rh(−) en el primer trimestre del embarazo con amenaza de aborto o aborto completo, embarazo ectópico o traumatismo abdominal menor, requieren inmunoglobulina anti-D?	**Nivel B:** En todas las mujeres Rh(−) con pérdida gestacional documentada se requieren 50 µg para prevenir la isoinmunización. Hay pruebas insuficientes en favor o en contra ante una amenaza de aborto/un embarazo ectópico. **Nivel C:** Úsese inmunoglobulina D en las pacientes con un traumatismo abdominal menor

ACOG, American College of Obstetricians and Gynecologists; hCG-β, fracción β de la gonadotropina coriónica humana; IUP, embarazo intrauterino.

Datos tomados de Brown MD, Byyny R, Diercks DB, et al. Clinical policy: critical issues in the initial evaluation and management of patients presenting to the emergency department in early pregnancy. *Ann Emerg Med.* 2017;69(2):241-250.e20.

RESUMEN

El embarazo ectópco (EE) debe estar en el diagnóstico diferencial de cualquier mujer con potencial reproductivo que manifieste dolor abdominal y hemorragia transvaginal, en especial en el contexto de un síncope. Además de los signos vitales y la exploración física se necesita una cuantificación de hCG-β y la ecografía para el diagnóstico rápido. Los EE a menudo se presentan con cifras más bajas de hCG-β y una velocidad más lenta de aumento de su concentración. Si no se detecta un IUP por ecografía, deben buscarse signos de un EE. Debe establecerse la consulta de especialidad o el seguimiento estrecho en todas las pacientes con un resultado indeterminado de ecografía. Las opciones terapéuticas ante el EE dependen de la estabilidad hemodinámica de la paciente, así como de sus preferencias, e incluyen el tratamiento médico conservador con metotrexato u opciones quirúrgicas. Hay variabilidad diagnóstica y terapéutica, dependiendo del escenario clínico y los recursos disponibles. Los proveedores de atención médica deben mantener un alto índice de sospecha de un EE en cualquier paciente sintomática en el primer trimestre a fin de prevenir el retraso del diagnóstico y disminuir la morbilidad y mortalidad.

PUNTOS CLAVE

1. Considérese un EE en cualquier mujer de edad reproductiva que sufra un síncope.
2. Puede presentarse bradicardia en el contexto de un hemoperitoneo con el EE roto.
3. La zona discriminatoria es la cifra de hCG-β por arriba de la cual en una ecografía debe visualizarse con fiabilidad un saco gestacional intrauterino en un IUP normal; la hCG-β es mayor de 1 500 mUI/mL para la ecografía transvaginal, y de 6 500 mUI/mL para la transabdominal.
4. El diagnóstico definitivo de un IUP es un saco gestacional con saco vitelino dentro del útero.
5. La obtención de imágenes por ecografía transvaginal permite visualizar un saco gestacional a las 4.5 semanas, el saco vitelino a las 5.5 y el polo fetal a las 6. Añádase una semana para la ecografía transabdominal en cada uno de estos casos.
6. El tratamiento médico con metotrexato se usa mejor en el subgrupo de pacientes hemodinámicamente estables con una hCG-β menor de 5 000 mUI/mL, ausencia de actividad cardiaca fetal detectada por ecografía y un embarazo ectópico de dimensiones menores de 3.5 centímetros de diámetro.
7. Ante un embarazo de localización desconocida y un EE estable bajo tratamiento médico, en el momento del alta es preciso brindar la información sobre signos precautorios clave, precauciones para regresar y la interconsulta con un ginecoobstetra.

Referencias

1. Barash JH, Buchanan EM, Hillson C. Diagnosis and management of ectopic pregnancy. *Am Fam Physician*. 2014;90(1):34-40. doi:10.4103/0974-1208.126312.
2. Marion LL, Meeks GR. Ectopic pregnancy: history, incidence, epidemiology, and risk factors. *Clin Obstet Gynecol*. 2012;55(2):376-386. doi:10.1097/GRF.0b013e3182516d7b.
3. Centers for Disease Control and Prevention (CDC). Ectopic pregnancy—United States, 1990-1992. *MMWR Morb Mortal Wkly Rep*. 1995;273(7):533. doi:10.1001/jama.1995.03520310027023.
4. Alkatout I, Honemeyer U, Strauss A, et al. Clinical diagnosis and treatment of ectopic pregnancy. *Obstet Gynecol Surv*. 2013;68(8):571-581. doi:10.1097/OGX.0b013e31829cdbeb.
5. Lyons RA, Saridogan E, Djahanbakhch O. The reproductive significance of human Fallopian tube cilia. *Hum Reprod Update*. 2006;12(4):363-372. doi:10.1093/humupd/dml012.
6. Bouyer J, Coste J, Fernandez H, Pouly JL, Job-Spira N. Sites of ectopic pregnancy: a 10 year population-based study of 1800 cases. *Hum Reprod*. 2002;17(12):3224-3230. doi:10.1093/HUMREP/17.12.3224.
7. Tintinalli JE, Stapczynski JS, Ma OJ, Yealy DM, Meckler GD, Cline D. *Tintinalli's Emergency Medicine: A Comprehensive Study Guide*. 8th ed. 2016:628-636. Chapter 98.
8. Barnhart KT, Sammel MD, Gracia CR, Chittams J, Hummel AC, Shaunik A. Risk factors for ectopic pregnancy in women with symptomatic first-trimester pregnancies. *Fertil Steril*. 2006;86(1):36-43. doi:10.1016/j.fertnstert.2005.12.023.
9. Lozeau A, Potter B. Diagnosis and management of ectopic pregnancy. *Am Fam Physician*. 2005;72(9):1707-1714.

10. Backman T, Rauramo I, Huhtala S, Koskenvuo M. Pregnancy during the use of levonorgestrel intrauterine system. *Am J Obstet Gynecol.* 2004;190(1):50-54. doi:10.1016/j.ajog.2003.07.021.
11. Sivalingam VN, Duncan WC, Kirk E, Shephard LA, Horne AW. Diagnosis and management of ectopic pregnancy. *J Fam Plann Reprod Health Care* 2011;37(4):231-240. doi:10.1136/jfprhc-2011-0073.
12. Maymon R, Shulman A. Controversies and problems in the current management of tubal pregnancy. *Hum Reprod Update.* 1996;2:541-551. doi:10.1093/humupd/2.6.541.
13. Barrenetxea G, Barinaga-Rementeria L, Lopez de Larruzea A, Agirregoikoa JA, Mandiola M, Carbonero K. Heterotopic pregnancy: two cases and a comparative review. *Fertil Steril.* 2007;87(2). doi:10.1016/j.fertnstert.2006.05.085.
14. Crochet JR, Bastian LA, Chireau MV. Does this woman have an ectopic pregnancy? The rational clinical examination systematic review. *JAMA.* 2013;309(16):1722-1729. doi:10.1001/jama.2013.3914.
15. Thomas I, Dixon J. Bradycardia in acute haemorrhage. *BMJ.* 2004;328(7437):451-453. doi:10.1136/bmj.328.7437.451.
16. Kadar N, DeVore G, Romero R. Discriminatory hCG zone: its use in the sonographic evaluation for ectopic pregnancy. *Obstet Gynecol.* 1981;58:156-161.
17. Pitkin RM. Commentary on "Discriminatory hCG zone: its use in the sonographic evaluation for ectopic pregnancy." Kadar N, DeVore G, Romero R. Discriminatory hCG zone: its use in the sonographic evaluation for ectopic pregnancy. Obstet Gynecol 1981;58:156-61. *Obstet Gynecol.* 2003;102(4):672. doi:10.1016/S0029-7844(03)00060-7.
18. Dialani V, Levine D. Ectopic pregnancy: a review. *Ultrasound Q.* 2004;20(3):105-117. doi:10.1097/00013644-200409000-00005.
19. Lin EP, Bhatt S, Dogra VS. Diagnostic clues to ectopic pregnancy. *RadioGraphics.* 2008;28(6):1661-1671. doi:10.1148/rg.286085506.
20. Durfee SM, Frates MC. Sonographic spectrum of the corpus luteum in early pregnancy: gray-scale, color, and pulsed Doppler appearance. *J Clin Ultrasound.* 1999;27:55-59.
21. Doubilet PM, Benson CB, Frates MC, Ginsburg E. Sonographically guided minimally invasive treatment of unusual ectopic pregnancies. *J Ultrasound Med.* 2004;23(3):359-370. doi:10.7863/jum.2004.23.3.359.
22. Kirk E. Ultrasound in the diagnosis of ectopic pregnancy. *Clin Obstet Gynecol.* 2012;55(2):395-401. doi:10.1097/GRF.0b013e31824e35fe.
23. Tabbut M, Harper D, Gramer D, Jones R. High-frequency linear transducer improves detection of an intrauterine pregnancy in first-trimester ultrasonography. *Am J Emerg Med.* 2016;34(2):288-291. doi:10.1016/j.ajem.2015.11.001.
24. Hsu S, Euerle BD. Ultrasound in pregnancy. *Emerg Med Clin North Am.* 2012;30(4):849-867. doi:10.1016/j.emc.2012.08.001.
25. Dean AJ, Breyer MJ, Ku BS, Mills AM, Pines JM. Emergency ultrasound usage among recent emergency medicine residency graduates of a convenience sample of 14 residencies. *J Emerg Med.* 2010;38(2):214-221. doi:10.1016/j.jemermed.2007.12.028.
26. Sohoni A, Bosley J, Miss JC. Bedside ultrasonography for obstetric and gynecologic emergencies. *Crit Care Clin.* 2014;30(2):207-226. doi:10.1016/j.ccc.2013.10.002.
27. Barnhart K, Mennuti MT, Benjamin I, Jacobson S, Goodman D, Coutifaris C. Prompt diagnosis of ectopic pregnancy in an emergency department setting. *Obstet Gynecol.* 1994;84(6):1010-1015. http://eutils.ncbi.nlm.nih.gov/entrez/eutils/elink.fcgi?dbfrom=pubmed&id=7970455&retmode=ref&cmd=prlinks%0Apapers2://publication/uuid/19037CB6-6DB9-41BF-AC64-A22D5BB96D74.
28. Moore C, Todd WM, O'Brien E, Lin H. Free fluid in Morison's pouch on bedside ultrasound predicts need for operative intervention in suspected ectopic pregnancy. *Acad Emerg Med.* 2007;14(8):755-758. doi:10.1197/j.aem.2007.04.010.

29. Rodgerson JD, Heegaard WG, Plummer D, Hicks J, Clinton J, Sterner S. Emergency department right upper quadrant ultrasound is associated with a reduced time to diagnosis and treatment of ruptured ectopic pregnancies. *Acad Emerg Med.* 2001;8(4):331-336. doi:10.1111/j.1553-2712.2001.tb02110.x.
30. Zinn HL, Cohen HL, Zinn DL. Ultrasonographic diagnosis of ectopic pregnancy: importance of transabdominal imaging. *J Ultrasound Med.* 1997;16(9):603-607. doi:10.7863/jum.1997.16.9.603.
31. Condous G, Okaro E, Khalid A, et al. The accuracy of transvaginal ultrasonography for the diagnosis of ectopic pregnancy prior to surgery. *Hum Reprod.* 2005;20(5):1404-1409. doi:10.1093/humrep/deh770.
32. Kirk E, Papageorghiou AT, Condous G, Tan L, Bora S, Bourne T. The diagnostic effectiveness of an initial transvaginal scan in detecting ectopic pregnancy. *Hum Reprod.* 2007;22(11):2824-2828. doi:10.1093/humrep/dem283.
33. Menon S, Colins J, Barnhart KT. Establishing a human chorionic gonadotropin cutoff to guide methotrexate treatment of ectopic pregnancy: a systematic review. *Fertil Steril.* 2007;87(3):481-484. doi:10.1016/j.fertnstert.2006.10.007.
34. Lipscomb GH, Bran D, McCord ML, et al. Analysis of three hundred fifteen ectopic pregnancies treated with single-dose methotrexate. *Am J Obstet Gynecol.* 1998;178(6):1354-1358. doi:10.1016/S0002-9378(98)70343-6.
35. Cohen A, Zakar L, Gil Y, et al. Methotrexate success rates in progressing ectopic pregnancies: a reappraisal. *Obstet Gynecol Surv.* 2015;70(2):88-89. doi:10.1097/01.ogx.0000461900.09229.32.
36. Barnhart KT. Clinical practice. Ectopic pregnancy. *N Engl J Med.* 2009;361(4):379-387. doi:10.1056/NEJMcp0810384.
37. Jurkovic D, Wilkinson H. Diagnosis and management of ectopic pregnancy. *BMJ.* 2011;342.
38. Svirsky R, Rozovski U, Vaknin Z, Pansky M, Schneider D, Halperin R. The safety of conception occurring shortly after methotrexate treatment of an ectopic pregnancy. *Reprod Toxicol.* 2009;27(1):85-87. doi:10.1016/j.reprotox.2008.11.055.
39. Stovall TG, Ling FW. Single-dose methotrexate: an expanded clinical trial. *Am J Obstet Gynecol.* 1993;168(6):1759-1765. doi:10.1016/0002-9378(93)90687-E.
40. Fung KFK, Eason E. No. 133-prevention of Rh alloimmunization. *J Obstet Gynaecol Can.* 2018;40(1):e1-e10. doi:10.1016/j.jogc.2017.11.007.

CAPÍTULO 14

Enfermedad trofoblástica gestacional

Timothy DeKoninck, Britta Hakkila y Stacey L. Poznanski

PANORAMA GENERAL

Antecedentes

La denominación "enfermedad trofoblástica gestacional" (ETG) se refiere a una variedad de afecciones que se originan a partir del tejido trofoblástico placentario después de una fecundación anormal.[1] Se puede clasificar a la ETG en premaligna (mola hidatiforme [MH]) y maligna (molas invasoras, coriocarcinoma, tumor trofoblástico del sitio placentario [TTSP] y tumor trofoblástico epitelioide [TTE]). Las formas malignas colectivamente reciben el nombre de neoplasia trofoblástica gestacional (NTG).[2] Véase la figura 14-1. Este proceso patológico se describió tempranamente, en la época de Hipócrates, si bien se vinculó por primera vez con el embarazo en 1895.[2] Hace 60 años, la mayoría de las mujeres moría por esta afección maligna; sin embargo, en las últimas 2 décadas ha habido avances significativos en el conocimiento, diagnóstico y tratamiento de la ETG.[1,3] Su mejor detección, el uso de la gonadotropina coriónica humana (hCG) como marcador biológico, tratamientos eficaces y una mayor coordinación de la atención, han llevado a tasas de curación total que rebasan 98%, con conservación de la fecundidad.[2] A pesar de las mejores tasas de mortalidad, tanto los embarazos molares como la NTG se vinculan con diversos cuadros clínicos que ponen en riesgo la vida; por lo tanto, es crucial comprender la fisiopatología, la multitud de síntomas y el tratamiento urgente para limitar la morbilidad y mortalidad en estas pacientes.

La forma más frecuente de ETG es la MH, que constituye casi 80% de los casos y se subdivide en **mola completa** o **parcial** con base en la morfología macroscópica, las características histopatológicas y el cariotipo.[1,4] La NTG se desarrolla con frecuencia máxima después de un embarazo molar completo (50%), aunque puede presentarse después de cualquier forma de gestación, con 25% posterior a un embarazo ectópico o un aborto espontáneo y el 25% restante después de uno normal.[5,6] Muy rara vez se presenta sin un embarazo precedente documentado.[7] La NTG se puede definir por (1) una concentración de hCG que se mantiene estable o aumenta después de la evacuación de una mola;[5] (2) el diagnóstico histopatológico de una de las formas malignas de ETG; o (3) la enfermedad metastásica identificada después de la evacuación de un embarazo molar (véase tabla 14-1).[8] De las pacientes con una mola completa, aproximadamente 15 a 20% desarrollará NTG, en tanto solo 2% de aquellas con mola parcial lo hará. Las molas invasoras constituyen 15% de las ETG y coriocarcinoma, 5%. El TTSP, incluida su variante más rara, TTE, se presenta en solo 0.2 a 2% de las ocasiones; sin embargo, conlleva de tasa de mortalidad más alta.[1]

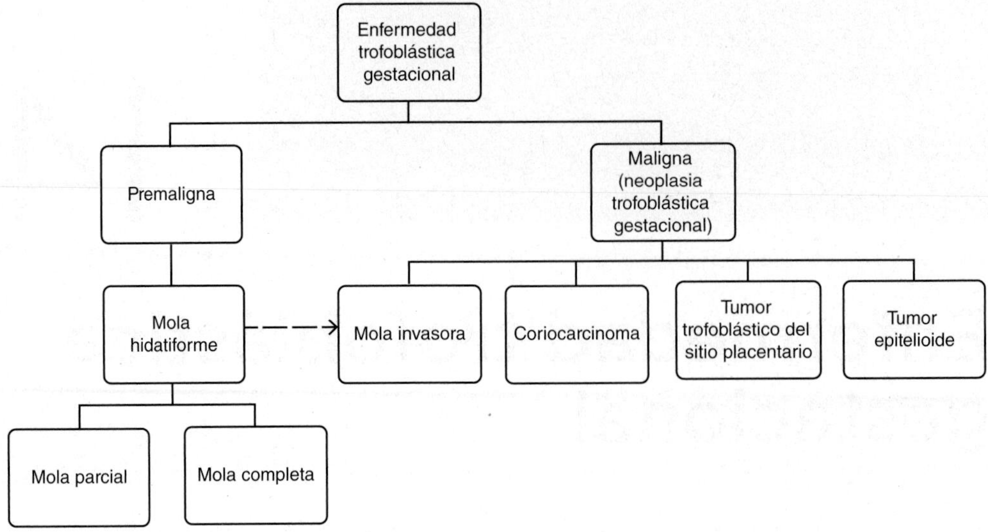

Figura 14-1. Tipos de enfermedad trofoblástica gestacional.

TABLA 14-1 Neoplasia trofoblástica gestacional

Se puede definir la NTG por:
Una concentración estable o creciente de hCG después de la evacuación de un embarazo molar • estable = con variación menor del 10% en al menos cuatro cuantificaciones durante 3 semanas o más (días 1, 7, 14, 21) • creciente = con aumento de 10% o más en al menos tres cuantificaciones durante 2 semanas o más (días 1, 7, 14)
Diagnóstico histopatológico de una de las formas malignas de ETG
Enfermedad metastásica que se identifica después la evacuación de un embarazo molar

ETG, enfermedad trofoblástica gestacional; NTG, neoplasia trofoblástica gestacional; hCG, gonadotropina coriónica humana.
Tomado de Ngan HYS, Seckl MJ, Berkowitz RS, et al. Update on the diagnosis and management of gestational trophoblastic disease. *Int J Gynecol Obstet.* 2018;143(suppl 2):79-85. https://obgyn.onlinelibrary.wiley.com/doi/pdf/10.1002/ijgo.12615.

Pronóstico

Las tasas de curación total de la NTG con conservación de la fecundidad son altas en la práctica clínica actual.[2,9] La mayoría de los tipos malignos es en extremo susceptible a la quimioterapia. La afección sin metástasis tiene una tasa de curación de casi 100% con solo quimioterapia.[5] Se puede clasificar a la afección metastásica como de bajo o alto riesgos, con base en la calificación de pronóstico de la Organización Mundial de la Salud (OMS) y la International Federation of Gynecology and Obstetrics (FIGO) (véase tabla 14-2). Las pacientes con enfermedad metastásica de bajo riesgo presentan una tasa de curación cercana al 100%, en tanto es de casi 75 a 90% en las de alto riesgo.[9]

Epidemiología y factores de riesgo

La incidencia de ETG varía ampliamente en regiones geográficas, estado socioeconómico y raza diversos.[1] Hay vínculos con factores hormonales, que incluyen la asociación con el uso de anticonceptivos orales,[2] y alimentarias, como la mayor incidencia de una ingestión disminuida de caroteno y grasas animales.[2] Por motivos que se desconocen, la incidencia parece ser casi tres veces mayor (1 en 120 a 400 embarazos) en Asia y Norteamérica, que en Sudamérica y Europa (1 en 500 a 1 500 embarazos), si bien las tasas están declinando, en particular en las poblaciones asiáticas.[1,2,4] Se presentan tasas hasta 10 veces mayores de

TABLA 14-2 Clasificación anatómica de la FIGO y sistema de calificación de pronóstico modificado de la OMS/FIGO para la NTG

Guía de clasificación anatómica por etapas de la FIGO	
Etapa I	Tumores trofoblásticos gestacionales estrictamente confinados al cuerpo del útero
Etapa II	Tumores trofoblásticos gestacionales que se extienden a los anexos o la vagina, pero limitados a las estructuras genitales
Etapa III	Tumores trofoblásticos gestacionales que se extienden hasta los pulmones, con o sin afección del aparato genital
Etapa IV	Todos los otros sitios de metástasis

Calificación	0	1	2	4
Edad (años)	< 40	40 o más	-	-
Embarazo previo	Mola	Aborto	De término	-
Intervalo entre el suceso gestacional y el tratamiento (meses)	Menos de 4	4-6	7-12	Más de 12
hCG pretratamiento (mUI/mL)	Menos de 1000	1000-10 000	10 000-100 000	Más de 100 000
Masa tumoral más grande, que incluye al útero (cm)	-	3-4	5 o más	-
Sitio de metástasis	Pulmón	Bazo, riñón	Tubo digestivo	Hígado, cerebro
Número de metástasis	-	1-4	5-8	Más de 8
Fracaso previo de la quimioterapia	-	-	Un solo fármaco	2 o más fármacos

La etapa en que se encuentra la paciente se representa en números romanos y está separada por dos puntos de la suma de calificaciones de factores de riesgo, expresada en números arábigos (p. ej., Etapa III:9).

FIGO, International Federation of Gynecology and Obstetrics; NTG, neoplasia trofoblástica gestacional; hCG, gonadotropina coriónica humana; OMS, Organización Mundial de la Salud.

Reimpreso con autorización de Ngan HYS, Seckl MJ, Berkowitz RS, et al. Update on the diagnosis and management of gestational trophoblastic disease. *Int J Gynecol Obstet*. 2018;143(suppl 2):79-85. https://obgyn.onlinelibrary.wiley.com/doi/pdf/10.1002/ijgo.12615.

embarazo molar en mujeres de estado socioeconómico menor al este de Asia, el Medio Oriente, Estados Unidos y Brasil.[1] La raza también parece intervenir en la determinación del riesgo. Cuando se hace un análisis de subgrupos de mola completa frente a la parcial, los estudios muestran que las mujeres asiáticas tienen un mayor riesgo de una mola completa, pero menor de una parcial; las de raza negra tuvieron significativamente menos probabilidad de desarrollar la completa que parcial, pero solo de forma marginal, y las latinas también tuvieron menos probabilidad de presentar una mola parcial o completa en comparación con sus contrapartes blancas.[10]

Los extremos de edad materna, menos de 20 y más de 40 años, se han vinculado con una mayor incidencia de embarazo molar, así como de la aparición de NTG. Una explicación es que los óvulos de las mujeres de mayor edad son más susceptibles a una fecundación anormal que los de las jóvenes.[2] Datos recientes muestran que si bien las adolescentes tienen un mayor riesgo de presentar complicaciones, como hemorragia y dimensiones uterinas mayores que las correspondientes para la FUR, no muestran aumento de ETG de bajo riesgo, de la etapa de la enfermedad o de resistencia a la quimioterapia inicial.[11]

Históricamente se consideró al antecedente de embarazo molar un factor de riesgo importante, con estudios que mostraron su presencia en 0.6 a 2.6% en pacientes con su antecedente,[12] con el riesgo de un tercer embarazo molar de hasta 15 a 20%.[2] En estudios recientes, no obstante, se mostró un incremento mínimo en el riesgo de embarazos molares así como de NTG, si no es que uno similar, en comparación con la población general.[13,14] Es digno de mención que las pacientes con ETG previa que recibieron quimioterapia tuvieron un riesgo ligeramente mayor de óbito fetal, en comparación con la población general.[13]

Aunque la NTG es el cáncer ginecológico más curable, la ETG en conjunto no carece de morbilidad y mortalidad. Si el proceso patológico no se diagnostica ni trata, puede ser rápidamente fatal. Debido a que la ETG puede presentarse con síntomas vagos, que quizás de inicio parezcan similares a otras enfermedades, el médico de urgencias necesita contar con un elevado índice de sospecha de ETG para llegar a un diagnóstico preciso.

FISIOPATOLOGÍA

La placenta sirve como un enlace entre el feto y la madre, y se desarrolla por invasión del tejido trofoblástico sano al interior del endometrio. Normalmente este es un proceso muy regulado; sin embargo, en la ETG fracasa esta tendencia invasora (de manera parecida al cáncer) y da como resultado una alteración de la proliferación de las células del trofoblasto, por lo que puede ser en extremo invasiva, vascular y metastásica.[2] Aunque se desconoce gran parte de la etiología de la ETG, probablemente incluya anomalías genéticas que participan en la fecundación.[8] Aunque todos los tipos de ETG se derivan de la placenta, la MH y el coriocarcinoma proceden del trofoblasto de las vellosidades, y TTSP y TTE de las células del trofoblasto extravellositarias (intersticiales).[15]

MOLA HIDATIFORME

Una MH es el tipo más frecuente y el único benigno de ETG.[1,16] y puede ser **parcial** o **completa**, dependiendo de la presencia o ausencia de tejidos fetales. Véase la tabla 14-3 para una comparación de características adicionales. Casi 70% de los embarazos molares corresponde a molas completas, en tanto 30% a las parciales.[8] Los embarazos molares parciales rara vez se vinculan con un feto viable, y sus complicaciones, como anomalías y anemia, así como las maternas, como la preeclampsia antes de las 20 semanas, son comunes.[17] Rara vez un embarazo molar es concomitante con uno gemelar normal,[18] y en tales casos (incidencia calculada de 1 en 20 000 a 100 000 embarazos) se asocia con alto riesgo de complicaciones obstétricas y mala evolución perinatal, si bien hasta 40% da como resultado fetos viables normales si se deja continuar el embarazo.[5,18,19]

Se presenta una mola completa cuando un espermatozoide fertiliza a un óvulo vacío (que no contiene núcleo/cromosomas maternos). El material genético del espermatozoide se replica entonces, con un cariotipo androgénico 46 XX resultante, en el que todos los cromosomas provienen del padre.[2] Otro tipo menos frecuente de mola completa se presenta cuando dos espermatozoides fecundan simultáneamente a un óvulo vacío y, como resultado, presentan los cariotipos 46 XX, 46 XY, o, teóricamente, 46 YY.[20] Por otro lado, las MH parciales casi siempre son triploides, lo que ocurre después de la fertilización de un óvulo haploide, al parecer sano, por dos espermatozoides en forma simultánea o por uno que después se duplica.[2] Puede tener un cariotipo 69 XXX, 69 XXY o 69 XYY.[20] Las anomalías congénitas vinculadas con la triploidía, como la sindactilia y el labio hendido, se pueden encontrar cuando se identifican fetos junto con molas parciales.[21]

TABLA 14-3 Características de la ETG

Tipo de ETG	Características histopatológicas	Características clínicas
Mola parcial	Triploide (69, XXX o 69, XXY o 69, XYY) A menudo se encuentra un feto anormal Edema variable y focal de las vellosidades	Diagnóstico previo a la evacuación: aborto diferido Por lo general, más de 100 000 mUI/mL de hCG Dimensiones uterinas pequeñas para la edad de gestación Son raros los quistes tecaluteínicos Las complicaciones médicas son raras NTG posmola en 2.5-7.5%
Mola completa	46, XX (por lo general); 46, XY Ausencia de feto Edema difuso de las vellosidades	Diagnóstico previo a la evacuación: embarazo molar Por lo general, más de 100 000 mUI/mL de hCG Dimensiones uterinas 50% mayores para la edad de gestación Quistes tecaluteínicos en 25-30% Complicaciones médicas en 10-25% NTG posmola en 15-20%
Mola invasora	Invasión miometrial Edema de las vellosidades	15% de metástasis pulmonares y vaginales Con frecuencia máxima diagnosticadas en forma clínica, más bien que histopatológica
Coriocarcinoma	Hemorragia, necrosis Ausencia de vellosidades	Diseminación vascular a sitios distantes: pulmón/cerebro/hígado Enfermedad maligna
TTSP/TTE	Ausencia de vellosidades TTSP: infiltración del miometrio con invasión vascular/linfática TTE: masa solitaria con necrosis y hemorragia	En extremo raros Cifras de hCG menores y menos confiables Quimiorresistencia relativa Tratamiento principalmente quirúrgico

ETG, enfermedad trofoblástica gestacional; hCG, gonadotropina coriónica humana; NTG, neoplasia trofoblástica gestacional; TTE, tumor trofoblástico epitelioide; TTSP, tumor trofoblástico del sitio placentario.
Adaptado con autorización de Lurain JR. Gestational trophoblastic disease I: epidemiology, pathology, clinical presentation and diagnosis of gestational trophoblastic disease, and management of hydatidiform mole. *Am J Obstet Gynecol.* 2010;203(6):531-539.

Histopatológicamente, una mola completa muestra proliferación trofoblástica, con formación amplia de cisternas y, característicamente, ausencia de partes fetales. Esto ayuda a diferenciar la mola completa de la parcial, pues en esta última se pueden visualizar células o parte del feto.[5] Las vellosidades coriónicas en ambas formas son hidrópicas, con hiperplasia difusa del trofoblasto y edema generalizado, que lleva al aspecto característico "de racimo de uvas".[21,22] Las vellosidades coriónicas de las molas parciales varían en tamaño y presentan más edema focal y atipias leves. Esto, junto con la presencia de tejidos fetales, puede llevar al diagnóstico de un aborto incompleto o diferido, con identificación correcta solo después de la revisión histopatológica.[23]

NEOPLASIA TROFOBLÁSTICA GESTACIONAL

Mola invasora

Una mola invasora, también conocida como coriocarcinoma destructor,[24] se desarrolla en casi 10 a 15% de los embarazos molares,[25] rara vez en otros tipos de gestación, y constituye de 5 a 15% de las ETG totales.[1,16] Una mola invasora se caracteriza por la penetración persistente e intensiva de las vellosidades coriónicas hidrópicas, con tejido trofoblástico en proliferación al interior del miometrio, lo que causa destrucción hística local.[8] Se considera maligna por su invasión local y también por la capacidad de sus vesículas de enviar metástasis. Rara vez la destrucción tisular puede llevar a la perforación de la pared uterina, que se presenta como una urgencia, con hemoperitoneo y choque hemorrágico.[7,8]

Las cifras persistentemente elevadas de hCG después de la evacuación de un embarazo molar deberían conducir a la investigación de una NTG. Las pacientes con molas invasoras tienden a cursar asintomáticas.[5] Sin embargo, el proceso en ocasiones se vincula con hemorragia transvaginal recurrente y una lesión miometrial vascular que se visualiza por ecografía. En tales casos, por histerectomía con estudio histopatológico se puede confirmar por completo el diagnóstico. Dado el riesgo de complicaciones, como una hemorragia vaginal recurrente, perforación uterina, hemorragia e infección, las molas invasoras a menudo se tratan empíricamente con quimioterapia,[8] a la que tienden a ser muy sensibles, con elevadas tasas de curación resultantes.

Coriocarcinoma

El coriocarcinoma abarca de 1 a 2% de las ETG, constituido desde el punto de vista histopatológico por células de sinciciotrofoblasto y citotrofoblasto anormales, sin vellosidades coriónicas, lo que lo clasifica como un cáncer totalmente epitelial.[5,8,16] También puede haber necrosis y hemorragia.[5] Es la NTG más maligna y tiende a invadir localmente al útero y enviar metástasis por vía sanguínea. La diseminación metastásica con frecuencia máxima se dirige a los pulmones, pero otros sitios afectados frecuentes son el tubo digestivo (hígado, bazo, intestino), los riñones y el cerebro.[5] Cincuenta por ciento de los coriocarcinomas ocurre después de un embarazo molar y 25% en fecha posterior a uno normal.[23]

Tumor trofoblástico del sitio placentario

El tumor trofoblástico del sitio placentario (TTSP) es una forma en extremo rara de NTG, con solo cerca de 100 casos de que se informa en las publicaciones.[8] Estos tumores se presentan más a menudo después de un embarazo no molar, pero pueden hacerlo en fecha posterior a la evacuación de uno molar.[1] Desde el punto de vista histopatológico se caracteriza por la invasión del miometrio y los vasos sanguíneos por células del trofoblasto mononucleares (del lado materno de la placenta), con visualización también ocasional de células gigantes del sinciciotrofoblasto.[5] Las células malignas presentan irregularidad de la membrana nuclear, así como núcleos hipercromáticos.[5] A semejanza del coriocarcinoma, no contiene vellosidades coriónicas.[5] Tiende a invadir los tejidos locales, pero puede enviar metástasis a diversos sitios, con una tasa de mortalidad de 15 a 20% en su presencia.[8] Los hallazgos son variables, pero van de una masa miometrial de 5 cm que puede ser cobriza o amarilla, con zonas de necrosis, hasta un gran pólipo uterino y la invasión de los tejidos abdominopélvicos circundantes.[5] El TTSP tiende a ser resistente a la quimioterapia y, en general, su tratamiento definitivo es la histerectomía.[8]

El TTSP se presenta con los mismos síntomas iniciales que otras ETG, siendo el de más frecuente presentación la hemorragia transvaginal. La cifra de hCG está elevada, aunque, por lo general, no tanto como en otras ETG.

Tumor trofoblástico epitelioide

El tumor trofoblástico epitelioide, TTE, es la forma más rara de NTG, con un cuadro clínico muy similar al del TTSP, si bien difiere desde el punto de vista histopatológico. Macroscópicamente tiende a aparecer como una masa sólida única con zonas de hemorragia y, en general, ubicada en la porción baja del útero o en el endocérvix, aunque también puede ocurrir en el fondo uterino o, en ocasiones, en el ligamento ancho.[5] Histopatológicamente, el TTE se presenta con zonas de células de trofoblasto intermedio y necrosis circundante, así como una matriz casi hialina.[5] El TTE tiende a invadir menos profundamente que el TTSP, aunque son rasgos clínicos comunes frecuentes las cifras bajas de producción de hCG y la resistencia a la quimioterapia.[8] Como en el TTSP, la afección localizada, en general, se trata por histerectomía.

MANIFESTACIONES CLÍNICAS

Antecedentes y exploración física

El cuadro clínico común ya no es clásico

El cuadro clínico de los embarazos molares ha cambiado durante las últimas 3 décadas, por una mayor sensibilidad de las pruebas de hCG y su disponibilidad para seguimiento, y el uso de la ecografía en la valoración del embarazo durante el primer trimestre,[26-28] lo que ha llevado al diagnóstico de ETG más a menudo.[27] Esta tendencia se comunicó con el diagnóstico de mola completa a una edad de gestación media de 12 semanas entre 1988 a 1993, menor que la de 16 semanas de 1965 a 1975.[27] En el 2015 se informó de una declinación adicional en la edad de gestación, con el diagnóstico de mola completa a las 9 semanas de 1994 al 2013.[27] Las molas parciales suelen diagnosticarse más tarde, en el segundo trimestre (en promedio a las 18.8 semanas), y con más frecuencia presentan un diagnóstico erróneo antes de la dilatación y el legrado uterino, en comparación con las molas completas.[8,27,29]

Con un diagnóstico más temprano, los síntomas clásicos de presentación que suelen ocurrir en el segundo trimestre, como hiperémesis, aumento anormal del volumen uterino, anemia, preeclampsia, hipertiroidismo y disnea por embolia pulmonar trofoblástica, se presentan con mucho menos frecuencia.[5,27]

Como resultado, el diagnóstico puede ser más desafiante, lo que lleva a que a menudo se pasen por alto los embarazos molares y se diagnostiquen solo después de la dilatación y el legrado por un supuesto aborto espontáneo,[5] algo en especial válido para las molas parciales, que en conjunto causan síntomas clínicos menos notorios al inicio. En un estudio, solo 15% de las pacientes con mola parcial acudió con hemorragia vaginal, 3.6% mostró aumento de las dimensiones uterinas y 4% sufrió hiperémesis, lo que llevó al diagnóstico clínico de enfermedad molar parcial en solo 27% de los casos, en comparación con el diagnóstico exitoso de 76% de las molas completas, antes de su evacuación.[27] Esto semeja a otros estudios donde el diagnóstico clínico previo a la evacuación de una mola parcial era de un aborto diferido o incompleto en 92% de los casos,[27] lo que tiene varias consideraciones clínicas importantes, ya que un error de diagnóstico puede llevar a no realizar la vigilancia requerida para la NTG después de una mola.[27]

Todas las formas de ETG se pueden presentar con los síntomas comunes del embarazo temprano, y si bien puede ser difícil, es importante diferenciar estas afecciones que potencialmente ponen en riesgo la vida de un embarazo viable, en proceso de aborto o ectópico. El síntoma de presentación más frecuente de la MH es una hemorragia vaginal irregular, que se presenta en 84% de los embarazos molares completos y puede variar de manchas mínimas hasta una pérdida sanguínea que ponga en riesgo la vida.[4,8] Se recomienda administrar la inmunoglobulina anti-D (RhoGam®) a las pacientes Rh negativo con MH.[3] La náusea y el vómito son síntomas frecuentes del embarazo y afectan de 70 a 80% de las pacientes en algún momento.[30] Las cifras circulantes de hCG aumentadas, en particular extremadamente altas en la ETG, aumentan el potencial de presentación de náusea y vómito.[30]

Se identifica un útero más grande de lo esperado para la edad de gestación en 50% de los embarazos molares completos; sin embargo, también ocurre con menor frecuencia por su diagnóstico más temprano.[31] Las molas parciales en ocasiones se manifiestan con un útero que parece pequeño para la edad de gestación. Otras formas de presentación en la clínica incluyen quistes tecaluteínicos, secundarios a la hiperestimulación ovárica,[4,28] y la expulsión asociada clásica de material/vesículas de vellosidades hidrópicas "con aspecto de uvas" a través de la vagina, que se visualizan en las molas completas diagnosticadas en el segundo trimestre (véase la figura 14-2).[1,20]

De manera similar, ambas, las manifestaciones histopatológicas y ecográficas, pueden ser menos notorias cuando son estudiadas en el primer trimestre, en comparación con el segundo.[27] El volumen de los tejidos, las vellosidades, el porcentaje de cavitación y la hiperplasia trofoblástica vellositaria circunferencial son todos sustancialmente menores a una edad de gestación más temprana.[26] En consecuencia, se visualiza menos a menudo un aspecto ecográfico clásico de "tormenta de nieve" de las vellosidades coriónicas, debido tanto al proceso histopatológico más sutil como a la mejor tecnología de la ecografía.[1,26] Más bien, la ausencia de partes fetales, la placenta de aspecto quístico y la deformidad del saco gestacional pueden ser las claves ecográficas de un embarazo molar temprano.[5]

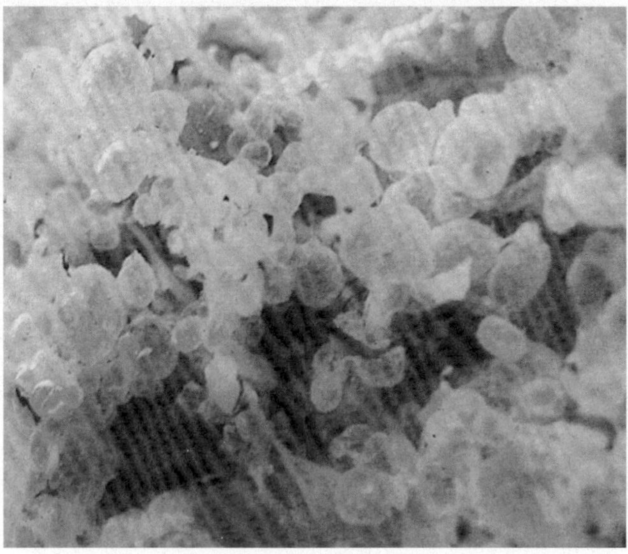

Figura 14-2. Vesículas de la mola hidatiforme semejantes a uvas.

DIAGNÓSTICO DIFERENCIAL

En una mujer en edad de procrear que acude con cualquier combinación de amenorrea, dolor abdominal o pélvico, hCG alta y hemorragia vaginal, el médico sagaz debería tener en mente una ETG junto con un embarazo temprano, un aborto espontáneo, un embarazo ectópico y tumores no gestacionales.[1] Aunque ambas pruebas tienen limitaciones, la interpretación concomitante de la ecografía y hCG es el primer paso para diferenciar estas entidades clínicas.

Se sospecha un embarazo intrauterino normal (IUP) cuando se visualiza el saco vitelino dentro del saco gestacional; sin embargo, siempre deberá ordenarse una cuantificación de la cifra hCG para interpretar los resultados de la ecografía (véase la tabla 14-4). Aunque no hay una cifra definida de hCG como de predicción del MH, es importante considerar este diagnóstico cuando hay datos ecográficos de aborto diferido o incompleto en relación con cifras relativamente altas de hCG.[27] En un estudio, la hCG previa a la evacuación fue de 71 000 mUI/mL, en comparación con 164 579 mUI/mL en las molas completas.[27]

La hemorragia durante el embarazo temprano es una de las manifestaciones principales más frecuentes de las pacientes en el servicio de urgencias.[32] Debido a la concomitancia frecuente de la hemorragia transvaginal, como síntoma de presentación de la ETG, puede ser muy difícil diferenciar esta de un aborto espontáneo o una amenaza de aborto, que tienen una incidencia de entre 10 y 20% de los embarazos, con la mayoría que se presenta antes de las 12 semanas.[32] El manejo médico, en lugar de quirúrgico, de un aborto espontáneo se ha vuelto más común con el uso de análogos de prostaglandinas con o sin antiprogesterona. En estos casos no es común realizar una patología tisular y existe un mayor potencial de perder la ETG sin el diagnóstico histológico.[32]

Debería sospecharse un embarazo ectópico en cualquier paciente que acuda con dolor pélvico o cólicos, hemorragia vaginal o choque hemorrágico, que, en general, se distingue del embarazo temprano y la ETG por ecografía. El embarazo ectópico puede presentarse con la implantación en cualquier sitio del aparato reproductor, con la trompa de Falopio como la más frecuente.[23] Los factores de riesgo incluyen malformaciones e infecciones del aparato reproductor, si bien puede ocurrir el embarazo ectópico en su ausencia. Aunque el dolor es una manifestación frecuente, es más probable que se presente en el caso de un embarazo ectópico roto. Una ecografía que no muestra un IUP en el contexto de una prueba de embarazo positiva, debería hacer surgir la sospecha de una implantación ectópica.

Hay varios tumores del aparato reproductor femenino diferentes de la ETG, no gestacionales, que incluyen los de ovarios, como el carcinoma, los de células germinativas y los del estroma de los cordones sexuales; del útero, como leiomiomas y leiomiosarcomas, adenocarcinomas y sarcomas; y de cérvix y

TABLA 14-4 Concentraciones de hCG y su correlación clínica

Cifra de hCG (mUI/mL)	Correlación clínica
1-2	Umbral de la prueba sérica de embarazo ultrasensible
5-10	Umbral de la prueba de embarazo en suero
20-50	Umbral de la prueba de embarazo en orina
20 000	Cifra que cuando está presente 4 semanas después de la evacuación de un embarazo molar es predictiva de la necesidad de quimioterapia
<1000	Calificación 0 de la FIGO
1000	Concentración discriminatoria para identificar un saco gestacional[64]
1000-10 000	Calificación 1 de la FIGO
10 800	Concuerda con la capacidad de visualizar el embrión con latido cardiaco[64]
27 300-233 000	Normal a las 8-11 semanas de gestación
10 000-100 000	Calificación 2 de la FIGO
>100000	Debería acompañarse de pruebas de función tiroidea, calificación 3 de la FIGO
>500000	Puede dar como resultado cifras falsamente bajas de hCG en el análisis por un efecto de "gancho"

FIGO, International Federation of Gynecology and Obstetrics; hCG, gonadotropina coriónica humana.

vagina, como el carcinoma de células escamosas y el adenocarcinoma.[33] Aunque cualquiera de estos tumores puede presentarse con síntomas similares a una ETG, como dolor abdominal y hemorragia vaginal anormal, el tumor de células germinativas ováricas es el único que puede potencialmente secretar hCG.[34]

CUADRO CLÍNICO DE URGENCIA

Con el diagnóstico de ETG, que ahora se presenta más a menudo en el primer trimestre, es menos común que una paciente acuda en un estado extremo. Aquellas que carecen de cuidados prenatales están entre las de máximo riesgo; sin embargo, el diagnóstico erróneo de un aborto espontáneo o un embarazo viable temprano también pone a las pacientes en riesgo de complicaciones. El choque hemorrágico, la preeclampsia, la crisis tiroidea y la sintomatología por metástasis amplias son todos potenciales cuadros clínicos urgentes de ETG, y los médicos requieren un alto índice de sospecha y una base sólida de conocimientos para poder detectar y tratar esta afección, que puede poner en riesgo la vida.

Choque hemorrágico

En casos en los que la paciente con NTG se presenta en el ED como urgencia real, en general se debe a la hemorragia de un sitio primario o metastásico y el choque hemorrágico subsiguiente.[6] Las pacientes con NTG de alto riesgo a menudo requerirán intervención quirúrgica, por las complicaciones hemorrágicas, con la pérdida sanguínea transvaginal profusa por metástasis vaginales como una de las complicaciones más frecuentes.[6] Estas lesiones son en extremo vasculares y friables, y debe tenerse cuidado durante la exploración física. En un informe se describen dos casos de hemorragia vaginal intermitente durante varios meses después de un supuesto aborto del primer trimestre.[6] Ambas pacientes tenían cifras elevadas de hCG, lesiones visibles a la exploración ginecológica, y finalmente fueron objeto del diagnóstico de NTG metastásica con hemorragia vaginal que requirieron transfusión y quimioterapia. En otro informe de un caso se describe a una mujer de 22 años de edad que acudió con choque hemorrágico secundario a la rotura uterina, por hemoperitoneo secundario a la destrucción local de tejidos por una mola invasora.[6] También tenía el antecedente de un supuesto aborto espontáneo 3 meses antes, y finalmente requirió transfusión, histerectomía por hemorragia irrefrenable, seguida por quimioterapia.[6] Estos casos, entre otros, no solo recalcan la importancia de la ETG en el diagnóstico diferencial del choque hemorrágico, sino también la necesidad de un interrogatorio obstétrico de calidad en todas las pacientes, así como el diagnóstico temprano de ETG para prevenir este tipo de morbilidad.[35,36]

Preeclampsia

El embarazo molar es una causa importante para tener en mente en el diagnóstico diferencial de una mujer en edad de procrear con hipertensión.[17,37,38] La preeclampsia o la eclampsia antes de las 20 semanas de gestación son raras, y sus causas incluyen embarazo molar e hiperreacción luteínica, una afección benigna caracterizada por crecimiento bilateral de los ovarios, que desarrollan múltiples quistes tecaluteínicos.[39] Ambas afecciones se vinculan con cifras extremadamente altas de hCG y complicaciones similares a las de la hiperémesis y la tirotoxicosis. Como en otros cuadros clínicos clásicos de ETG, la incidencia de preeclampsia de inicio temprano fue históricamente mayor, y ahora menos común, por el diagnóstico más temprano de los embarazos molares.[40]

Las manifestaciones son similares a las de la preeclampsia o eclampsia que complican a un embarazo normal, como hipertensión, proteinuria, cefalea, alteraciones visuales, edema, función hepática anormal y trombocitopenia; sin embargo, se presentan mucho antes durante la gestación. Debe considerarse la valoración de una ETG en aquellas pacientes con signos de preeclampsia temprana y una prueba de embarazo positiva sin atención prenatal, y también en aquellas a las que antes se diagnosticó un embarazo "normal", ya que pudo haberse pasado por alto el embarazo molar en el contexto de una mola parcial o un gemelo concomitante. Hasta 25% de las molas parciales vinculadas con el nacimiento de productos vivos (una afección rara) se complica por preeclampsia temprana.[17]

Tirotoxicosis

Hay similitud estructural entre la hCG y la hormona estimulante del tiroides (TSH), que permite a la primera actuar directamente sobre los receptores de TSH.[22] Durante un embarazo normal, el aumento de la cifra de hCG causa que la correspondiente de TSH disminuya y que las de triyodotironina (T3)/tiroxina (T4) y de la globulina unidora de tiroxina aumenten.[22] Con frecuencia máxima esto no produce síntomas, aunque en ocasiones las cifras y los síntomas pueden requerir tratamiento antitiroideo.[4] Las pruebas de función tiroidea se normalizan conforme la cifra de hCG disminuye.[41]

Suelen requerirse cifras extremadamente altas de hCG para producir un efecto sobre la función tiroidea, ya que la potencia de la hCG respecto de los receptores de TSH es aproximadamente 4 000 veces menor que la de TSH.[41] No obstante, la hCG producida por el MH tiene mayor actividad tirotrópica que la hCG normal, por su menor contenido de ácido siálico.[42] Las cifras en extremo altas de hCG, su mayor potencia, y la duración de un embarazo molar, pueden todos participar en el desarrollo y la extensión de los síntomas y signos clínicos del hipertiroidismo en la ETG. Se presenta en casi 5% de las pacientes con ETG y, por lo general, cuando la cifra de hCG es mayor de 200 000 mUI/mL durante varias semanas.[22] El cuadro clínico puede variar desde asintomático hasta aquel de los síntomas clásicos del hipertiroidismo (disminución de peso, diaforesis, intolerancia del calor, palpitaciones, temblores y crecimiento de la tiroides) hasta la tirotoxicosis grave, dependiendo de la gravedad de la enfermedad trofoblástica.[4] Debido a su duración más breve, la tirotoxicosis secundaria a la ETG no suele vincularse con los síntomas comunes de la enfermedad de Graves, de afección oftálmica, mixedema pretibial y acropaquia.[42]

La tirotoxicosis grave puede llevar a un estado que pone en riesgo la vida, de crisis tiroidea, que conlleva una tasa de mortalidad de 10 a 30%.[22] Aunque no hay consenso acerca de la definición de una crisis tiroidea, se han desarrollado sistemas de calificación para ayudar a determinar su probabilidad, y pueden incluir fiebre (tan alta como de 41.1 °C), taquicardia, hipertensión, síntomas gastrointestinales de náusea, vómito y diarrea, así como diversas alteraciones de la conciencia (agitación, delirio, psicosis, estupor y coma).[22,42,43] Aunque raros, hay informes de casos de crisis tiroidea como presentación de una ETG avanzada, no diagnosticada antes. Es clave un elevado índice de sospecha para la detección temprana de esta complicación, y crucial para disminuir la morbilidad y mortalidad inherentes.[4,41,42]

Neoplasia trofoblástica gestacional

Las pacientes que presentan una NTG posmola, en general, cursan sin síntomas de inicio y suele diagnosticarse por la cuantificación de hCG de seguimiento (véase tabla 14-1 y la sección de hCG, más adelante). Sin embargo, solo 50% de las NTG es posmola, con el resto que, por lo general, ocurre después de un embarazo no molar, después del cual las cifras de hCG no suelen vigilarse. Por lo tanto, es importante incluir interrogantes acerca de los antecedentes gestacionales en toda paciente. Los factores de riesgo de desarrollo de NTG posmola incluyen edad mayor de 40, antecedente de ETG, crecimiento uterino excesivo para la edad de gestación supuesta, quistes tecaluteínicos grandes (> 6 cm), y una concentración de más de 100 000 mUI/mL de hCG.[7] El cuadro clínico de una NTG no diagnosticada antes puede variar de una hemorragia vaginal anormal hasta los síntomas de metástasis, como los pulmonares o neurológicos.[5] La diseminación metastásica es principalmente por vía hematógena,[8] y debido que estos tumores son altamente vasculares, puede presentarse hemorragia de los sitios de metástasis en el abdomen, el pulmón o el cerebro, secundaria a la presencia del tumor.[23] Infortunadamente, a pesar de un diagnóstico más temprano del embarazo molar, el riesgo de una NTG posmola no varía.[27]

CONSIDERACIONES DEL DIAGNÓSTICO

A pesar de que 50% de las pacientes cursa asintomática en presencia de ETG,[40,44] un alto índice de sospecha de la afección y sus metástasis debería guiar la exploración física y el estudio de las que acuden con una cifra alta de hCG. La exploración debería incluir no solo la ginecológica, sino también una valoración detallada de los órganos, aparatos y sistemas que suelen afectarse por las metástasis, como el sistema nervioso central (SNC), los pulmones y el hígado.

Exploración física

La hemorragia anormal será una manifestación aislada en hasta 80 a 90% de las pacientes.[40] Una exploración ginecológica exhaustiva debería incluir en primer término la inspección de la vagina y los genitales externos, que puede revelar hemorragia macroscópica, metástasis o clitoromegalia (así como otros signos de virilización), por una mayor producción de andrógenos secundaria al aumento de la cifra de hCG.[40,45,46] Las lesiones tumorales, por lo general, son de naturaleza vascular y a menudo se presentan como únicas, nodulares, de color púrpura o negro, en la pared vaginal anterior o en los fondos de saco vaginales y la uretra,[40,47] que pueden detectarse a la inspección macroscópica, pero también requerir una investigación más estrecha con un espejo vaginal transparente para visualizar adecuadamente las paredes vaginales. La presencia de lesiones externas no necesariamente es pronóstica, pero deberá hacerse ya que pudiese ser increíblemente vascular y sangrar profusamente cuando se toma biopsia o durante la instrumentación vaginal.[44,47,48] La exploración bimanual puede revelar un útero lobular crecido o un crecimiento bilateral significativo de los anexos, por los efectos de estimulación de la hCG en la forma avanzada de la enfermedad.[44] Las masas unilaterales señalan a otras causas.

La disnea, la tos, la hemoptisis y el dolor torácico pueden indicar una diseminación metastásica a los pulmones,[40] cuya exploración debería incluir una indagación de ruidos respiratorios disminuidos por la presencia del tumor o estertores por derrame. Las pacientes con alteraciones patológicas abdominales pueden acudir con dolor abdominal intenso secundario a la perforación uterina, hemorragia o diseminación metastásica a la pared abdominal y los órganos.[40] La exploración física del abdomen debe incluir una valoración dirigida del hígado en busca de metástasis, la percusión y la determinación de una onda de líquido que indique ascitis o metástasis peritoneales, la valoración del reflejo de defensa que puede indicar peritonitis por hemoperitoneo, y la palpación profunda en busca de masas abdominales. La valoración del SNC incluirá una revisión de aparatos y sistemas, en la que se indagan los cambios del estado mental y las cefaleas. Las pacientes pueden también presentar síntomas que indican aumento de la presión intracraneal, como cefaleas, convulsiones o hemiplejía.[40]

PRUEBAS DE DIAGNÓSTICO

Gonadotropina coriónica humana

Debería ordenarse una cuantificación de hCG sérica en todas las mujeres con sospecha de ETG. Si bien todos los tipos de esta enfermedad se acompañan de cantidades mayores de hCG que del embarazo normal, varían con los diferentes subtipos, con progreso de la MH (la menor) hasta los tumores trofoblásticos placentarios (la más alta).[42,49] El aumento de hCG a menudo corresponde a la prueba más sensible para valorar a las pacientes con ETG, y es indispensable su cuantificación precisa para el tratamiento eficaz.[2] Sin embargo, el no detectar las limitaciones de esta prueba de laboratorio puede dar lugar a resultados falsos negativos, retraso del diagnóstico y un aumento significativo de la morbilidad y mortalidad de las pacientes.

El **efecto de gancho** se refiere a un fenómeno de interferencia que se presenta cuando una alta concentración de un antígeno interfiere con los resultados de un inmunoanálisis, con un resultado falsamente bajo o negativo de la prueba. Lo que se ha conocido que ocurre en la ETG por una elevación notoria de la cifra de hCG. Los análisis en orina disponibles en el comercio pretenden detectar un embarazo temprano y, por lo tanto, tienen máxima eficacia ante cifras bajas de hCG y, por lo general, un umbral menor de 20 a 50 mUI/mL, en tanto los análisis séricos son positivos ante concentraciones de hCG de 5 a 10 mUI/mL (o 1-2 mUI/mL en las ultrasensibles).[50] El umbral superior de la mayoría de las pruebas se ajusta a las semanas 8 a 11 de gestación, con cifras que van de 27 300 a 233 000 mUI/mL.[50] Una cifra significativamente aumentada de hCG (mayor de 500 000 mUI/mL), como se presenta en los embarazos molares, puede llevar a un resultado falsamente bajo o negativo en los análisis actualmente disponibles en el comercio de hCG, por el efecto de gancho.[50]

El nombre "efecto de gancho" se deriva de una señal inicial creciente del análisis, que después disminuye conforme aumentan las concentraciones, lo que da lugar a una forma de "gancho" cuando se trazan en una gráfica. Ocurre el efecto de gancho cuando los anticuerpos se saturan con el exceso de moléculas de hCG y el resultado es una interrupción del emparedado normal de moléculas de hCG entre los anticuerpos de captura unidos y los anticuerpos marcadores libres. Estos últimos, que normalmente se unirían a las moléculas de hCG que se adosan a las moléculas de captura, son rápidamente barridos con el material de reactivo y el resultado es una prueba de embarazo falsamente negativa. Si se sospecha la ETG u otra afección que aumente las cifras de hCG, el médico de urgencias necesita entrar en contacto con el laboratorio para hacer una prueba en una muestra diluida 1:1000, para superar el efecto de gancho de la hCG excesiva.[50]

Se hace el seguimiento después de la evacuación de una mola mediante cuantificaciones de hCG para asegurar la detección temprana de NTG y el inicio de la quimioterapia, así como que la paciente haya presentado una remisión.[21] En aquellas con embarazos no molares y abortos, la cifra de hCG debería retornar al cero en 2 a 4 semanas.[7] En las pacientes con una MH, la cifra de hCG sérica debería disminuir hasta lo normal en 8 a 12 semanas después de la evacuación de la mola. En el FIGO Gynecology Oncology Committee (Comité de oncología ginecológica de la FIGO) se llegó a un consenso para la definición de la NTG posmola con base en los cambios de la cifra de hCG que se describen en la tabla 14-1.[3,5] Por lo tanto, para vigilar el desarrollo de una NTG deberán seguirse las cifras de hCG durante al menos 6 meses después de la evacuación de un embarazo molar, con uso de un análisis que detecte todas las formas de hCG, diferente a la prueba de embarazo sistemática.[5,8] Una cifra de hCG mayor de 20 000 mUI/mL presente 4 semanas después de un embarazo molar es predictiva de la necesidad de quimioterapia.[51]

La cuantificación de hCG es también útil para vigilar la respuesta de la enfermedad a la quimioterapia, con mayor sensibilidad de una disminución de su cifra que de las radiografías de tórax seriadas.[52] De manera similar, la vigilancia de la cifra de hCG en líquido cefalorraquídeo (LCR) puede ser útil en la valoración del ambiente de SNC.[9] Un cociente de hCG de LCR respecto de la hCG sérica mayor de 1:60 indica la necesidad de estudios adicionales y de imagen.[51]

Pruebas de función tiroidea

Las cifras de hCG mayores de 100 000 mUI/mL deberían acompañarse de pruebas de función tiroidea, por la reactividad cruzada en el receptor de TSH,[41] algo en especial válido para las pacientes que quizás requieran intervención quirúrgica por ETG, debido al mayor riesgo de precipitación de una crisis tiroidea durante la intervención quirúrgica.[4] Como regla, cualquier paciente con diagnóstico de ETG debería ser objeto de pruebas de función tiroidea en su estudio inicial.

Pruebas adicionales

Puesto que la NTG puede enviar metástasis al hígado y los riñones, es necesaria una valoración cuidadosa de la función renal y hepática para la clasificación por etapas apropiada. Las pacientes pueden acudir con menorragia profusa, así como datos de hemorragia intraperitoneal. Un recuento hematológico completo con tipo sanguíneo y Rh o pruebas cruzadas es útil para valorar cualquier hemorragia en proceso, ya que los tumores trofoblásticos gestacionales a menudo están altamente vascularizados y sangran con facilidad.[44] Deberá prestarse atención especial a las adolescentes con ETG, ya que tienen tasas más altas de hemorragia vaginal y anemia.[11]

ESTUDIOS DE IMAGEN

Ecografía

La ecografía suele ser el estudio de imagen inicial de la ETG,[53] que puede hacerse por vía transvaginal, que provee una mejor resolución espacial y una valoración más detallada de la morfología e invasión de las lesiones uterinas, o transabdominal, que brinda una valoración rápida del líquido libre intraabdominal en el contexto de la hemorragia, con el abordaje dirigido en presencia de un traumatismo (FAST). Debe tenerse cuidado al hacer una ecografía transvaginal, ya que las pacientes presentan un mayor riesgo de hemorragia por posibles metástasis vaginales.

Aunque la ecografía es un componente esencial de la valoración, los estudios mostraron tasas altas de resultados falsos positivos y negativos, con solo 40 a 60% de los casos de detección de un embarazo molar en la práctica clínica sistemática.[2] Esto es especialmente válido para la MH parcial (sensibilidad de 18-49%)[54] y la rara presencia de un gemelo concomitante, debido a la presencia de tejido fetal, que hace más difícil diferenciarla de un embarazo normal. Por lo tanto, todos los productos de la concepción deberían ser objeto de estudio histopatológico para lograr un diagnóstico definitivo, independientemente de los datos de ecografía.[2]

La ecografía a menudo es útil para diferenciar las molas parciales (véase figura 14-3) de las completas.[55] Debido al patrón difuso del edema hidrópico de las vellosidades coriónicas de las molas completas, la ecografía a menudo mostrará múltiples orificios ecolúcidos dentro del cuerpo de la placenta, lo que da origen al aspecto característico de "racimo de uvas" (figura 14-4),[40] dato que a menudo se presenta después de las 13 semanas de gestación.[56] Los signos ecográficos clásicos de "tormenta de nieve" vinculados con la ETG eran de una cavidad uterina llena de masas heterogéneas en el segundo trimestre con aparatos de diagnóstico de menor calidad y definición de imagen.[2] Esto ocurre menos frecuentemente porque el diagnóstico se hace ahora más a menudo en el primer trimestre y la tecnología es de mejor calidad. La mayoría de los embarazos molares completos en el primer trimestre se visualiza como la presencia de masas intrauterinas ecógenas completas que contienen múltiples zonas quísticas pequeñas, sin desarrollo fetal vinculado.[1,21,26] Pueden también visualizarse quistes ováricos tecaluteínicos.[2] Las pacientes con una mola parcial a menudo mostrarán un mayor diámetro transverso del saco gestacional, así como espacios quísticos focales dentro de la placenta.[57]

Los tumores de la ETG muy vascularizados pueden valorarse por el sistema Doppler. Se visualiza una neoplasia persistente como una lesión miometrial focal hipervascularizada y a menudo hiper o hipoecoica, o incluso como masas complejas o multiquísticas.[44] Puede también ser de utilidad en la valoración de la enfermedad invasora, la de la vascularización miometrial anormal y la de los índices arteriales Doppler uterinos aumentados relacionados que se vinculan con la resistencia al metotrexato.[44,48]

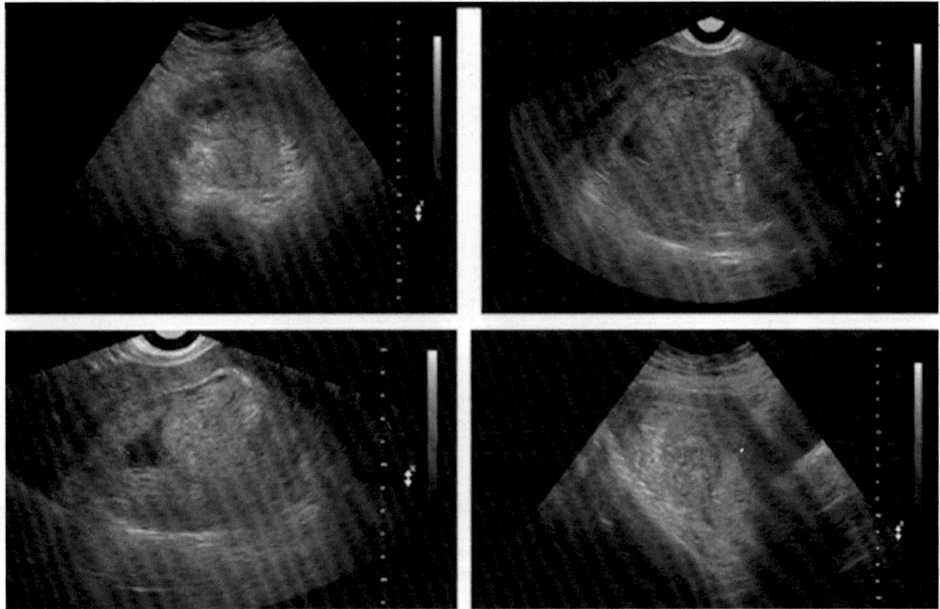

Figura 14-3. **Ecografía portátil que muestra una mola parcial con un saco anecoico vacío grande y una masa intrauterina en tormenta de nieve.**

Radiografía de tórax

La radiografía de tórax es parte de las pruebas recomendadas para la clasificación por etapas de las metástasis pulmonares de la FIGO y se usa como recurso inicial de detección para identificarlas y cuantificarlas (figura 14-5).[5] Tiene el mérito, en el contexto de servicios de urgencias, de establecerse y reservarse como puntos de referencia para el tratamiento adicional y en la conversación respecto de la atención de la paciente con los

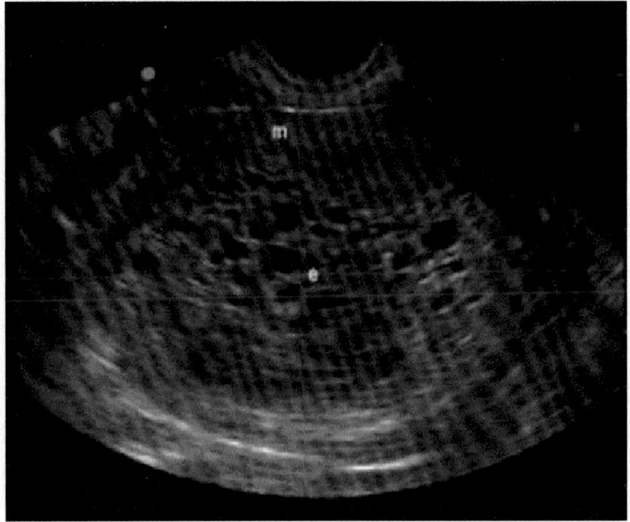

Figura 14-4. **Ecografía que muestra múltiples estructuras endometriales vesiculares compatibles con un embarazo molar completo.** Se trató de una mujer de 26 años que acudió a las 10 semanas de gestación con hemorragia vaginal anormal y cuya concentración de gonadotropina coriónica humana sérica era de 120 000 mUI/mililitro.

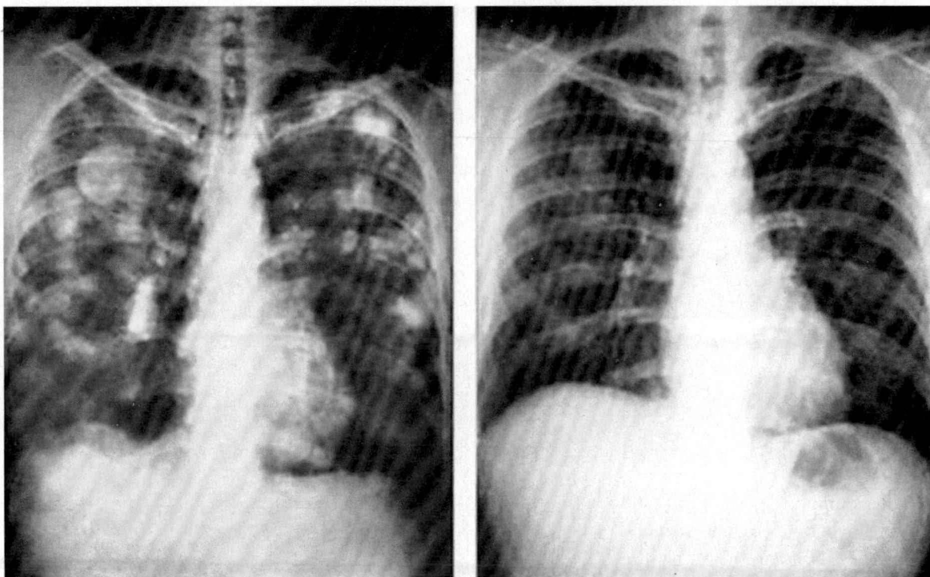

Figura 14-5. Radiografía de tórax que muestra múltiples metástasis pulmonares. Una paciente de 27 años de edad G3 P2 abortos 1, acudió 8 meses después de un aborto terapéutico con hemorragia vaginal y hemoptisis. La cifra de gonadotropina coriónica humana sérica (hCG) fue de 710 000 mUI/mililitro. Después de cinco ciclos de etopósido, metotrexato, actinomicina D, ciclofosfamida y vincristina, la hCG declinó hasta cifras no detectables y la radiografía de tórax fue normal.

médicos interconsultantes. Debería señalarse, no obstante, que hasta 41% de las pacientes con datos de metástasis pulmonar por tomografía computarizada de tórax (TC) presentará una radiografía de tórax normal.[44]

Estudios de imagen avanzados

A menudo se usan estos estudios para valorar la diseminación metastática de una ETG. Se puede utilizar la ecografía transabdominal para valorar metástasis hepáticas, en tanto la TC para valorar las metástasis

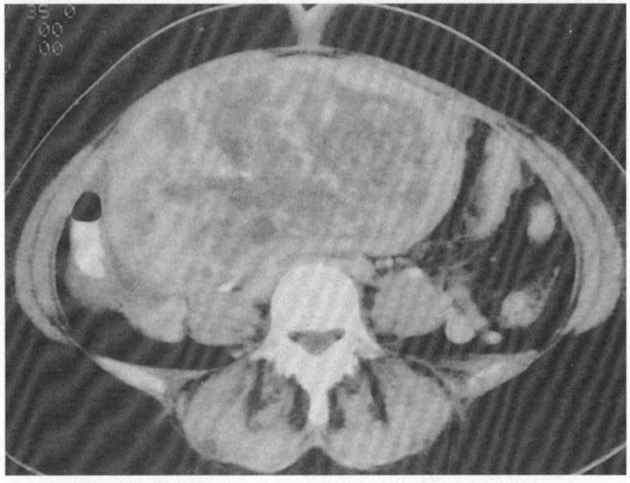

Figura 14-6. Enfermedad trofoblástica gestacional recurrente. Se visualiza una gran masa uterina con características de reforzamiento interno no homogéneo en la tomografía computarizada (TC) con medio de contraste.

del hígado, el pulmón o el cerebro. También se puede usar TC para valorar adicionalmente el tumor primario (figura 14-6). Una TC de tórax es una modalidad de detección de micrometástasis pulmonares más sensible, cuya utilidad es cuestionable, ya que estas no parecen modificar la mortalidad de las pacientes.[58] Se pueden usar estudios de resonancia magnética cuando hay sospecha de metástasis cerebrales.

TRATAMIENTO

Embarazo molar

Para el médico de urgencias, una vez que se hace el diagnóstico, el tratamiento debería centrarse en la estabilización de cualquier complicación y la consulta con un ginecólogo experimentado para la terapéutica definitiva, que en las pacientes que desean conservar la fecundidad, se prefiere por evacuación y legrado. En el raro caso de un embarazo gemelar concomitante con datos ecográficos y genéticos normales y ausencia de complicaciones, se puede dejar avanzar con precaución, y se asesorará a las pacientes de manera acorde.[5,40] Se recomienda administrar inmunoglobulina anti-D a todas las pacientes con Rh-negativo.

Es crucial el seguimiento estrecho y confiable para el tratamiento exitoso de los embarazos molares. El diagnóstico temprano de la NTG posmola se alcanza por seguimiento de las cifras de hCG; por lo tanto, se recomienda la anticoncepción (preferentemente por vía oral) durante 6 meses.[5,40] No es necesario interrumpir un embarazo si se presenta durante el seguimiento, luego de normalizar la cifra de hCG, ya que la NTG rara vez se presenta después de que esto ocurre.[5] La quimioterapia profiláctica puede estar indicada en circunstancias especiales, donde el riesgo de NTG posmola es alto o el seguimiento no es confiable.[40]

Cuadros clínicos de urgencia

Choque hemorrágico

Aunque el tratamiento del choque hemorrágico es una destreza medular de los médicos de urgencias, no lo proveen tan frecuentemente cuando tiene origen ginecológico y el retrasarlo lleva a una morbilidad y mortalidad altas. La ETG es una de las causas más frecuentes de hemorragia ginecológica masiva y puede presentarse en diversas formas, incluida la vaginal en presencia de metástasis, el hemoperitoneo por rotura uterina y la pérdida sanguínea originada en otras metástasis. Deberán considerarse y ordenarse la determinación del tipo sanguíneo y las pruebas cruzadas tempranamente en cualquier paciente inestable valorada por ETG o aquella con un útero mayor del correspondiente a 16 semanas de gestación.[40] Además de la transfusión, las estrategias terapéuticas iniciales pueden incluir fármacos uterotónicos o empaquetamiento vaginal. El tratamiento de segunda línea incluye la embolización transarterial de las arterias uterinas, en tanto la histerectomía sigue siendo el último recurso.[7,59] Incluso después de una histerectomía, el riesgo de NTG posmola sigue siendo de 3 a 5%, por lo que aún se requiere seguimiento de la hCG.[40]

Preeclampsia

Las pacientes que acuden con preeclampsia que complica a un embarazo molar deberían tratarse de manera similar a aquellas con un embarazo normal, con regulación de la presión arterial y valoración y vigilancia del avance de la enfermedad (el síndrome de hemólisis, elevación de enzimas hepáticas y plaquetopenia [HELLP], eclampsia) (véase capítulo 16). Si no hay un feto viable, el tratamiento definitivo es la interrupción del embarazo. En casos donde hay un embarazo gemelar normal concomitante o una mola parcial con feto viable, el tratamiento expectante puede proceder en forma individual con precaución y compartiendo la toma de decisiones en cuanto a los riesgos.[17,39]

Tirotoxicosis

El tratamiento urgente de la tirotoxicosis corresponde a la mitigación de cuatro elementos principales: la glándula tiroides misma, los efectos periféricos de las hormonas tiroideas, cualquier descompensación sistémica y un suceso precipitante.[42] Es de capital importancia la interconsulta ginecológica temprana para tratar el suceso precipitante, en este caso por evacuación del embarazo molar. Las manifestaciones clínicas del hipertiroidismo a menudo se resolverán después de evacuar la mola; sin embargo, para realizar el procedimiento, debe estabilizarse a la paciente mediante la resolución de los otros tres elementos.[42]

TABLA 14-5 Tratamiento de la tirotoxicosis en el embarazo molar

Circunstancia de urgencia	Síntomas específicos	Tratamiento	
Disfunción de la glándula tiroides	Tirotoxicosis	PTU + yodo (1 h después), metimazol	
Efectos hormonales periféricos	Taquicardia	*Fármaco*	*Efecto*
		Propranolol Labetalol Esmolol	Mitigan la taquicardia
		Labetalol Glucocorticoides	Disminuyen la conversión de T4 a T3
		Recambio de plasma Perfusión plasmática con carbono vegetal	Retiran las hormonas circulantes
Descompensación sistémica	Hipertermia Deshidratación Déficits nutricionales Deficiencia cardiaca Disrritmia Rabdomiólisis Aumento de transaminasas Insuficiencia de órganos	Evitar los salicilatos Glucosa y tiamina Esteroides Vasopresores	
Suceso precipitante		Evacuación del embarazo molar por aspiración Evitar el misoprostol y la oxitocina	

PTU, propiltiouracilo; T3, triyodotironina; T4, tiroxina.

La cantidad total de hormonas tiroideas circulantes puede disminuirse por bloqueo de su síntesis con propiltiouracilo (PTU) o metimazol y el de su secreción con litio o yodo (recuerde iniciar el yodo una hora después de la administración de PTU).[42] Los efectos periféricos de las hormonas tiroideas pueden mitigarse con el uso de bloqueadores β, como propranolol, labetalol o esmolol, y también al disminuir la conversión de T4 a T3 con PTU, labetalol o glucocorticoides.[42] Además, puede tenerse en mente el recambio del plasma terapéutico preoperatorio como medio de retiro del exceso de hormonas en las pacientes hipertiroideas que requieren una evacuación quirúrgica urgente para disminuir al mínimo el riesgo de precipitar una crisis tiroidea.[60] El tratamiento de la descompensación sistémica puede ser complejo, ya que se han comunicado en las publicaciones diversas complicaciones de la crisis tiroidea que incluyen hipertermia, deshidratación, déficits nutricionales, insuficiencia cardiaca, disrritmias cardiacas, rabdomiólisis, accidente cerebrovascular y, rara vez, aumento de transaminasas grave e insuficiencia de órganos múltiples.[22,42] Son puntos clave por considerar cuando se reanima a estas pacientes (1) evitar el uso de salicilatos como antipiréticos, ya que pueden desplazar a la hormona tiroidea de su proteína de unión; (2) complementar con glucosa y tiamina a las pacientes con déficits nutricionales, por su estado hipermetabólico; (3) usar corticoesteroides y vasopresores en quienes no responden a la reanimación con soluciones.[42] Véase la tabla 14-5, que incluye un resumen del esquema terapéutico común para la crisis tiroidea.

NEOPLASIA TROFOBLÁSTICA GESTACIONAL

Clasificación por etapas de la enfermedad

Para definir mejor los criterios de clasificación por etapas de la enfermedad posmola, en la FIGO se combinó el sistema de clasificación anatómica previo, basado en el tumor y la localización de las metástasis, con un sistema modificado que incorpora factores de riesgo definidos por la OMS.[9,61] Este sistema de calificación (tabla 14-2) provee las cifras usadas para estratificar a las pacientes en aquellas con NTG de bajo y de alto riesgo;

TABLA 14-6 Medicamentos de uso común para tratar la ETG y sus efectos secundarios

Medicamento	Efecto secundario
Metotrexato (con o sin leucovorina)	Supresión de la médula ósea Afección renal Hepatotoxicidad Neumonía Toxicidad gastrointestinal Cáncer secundario Síndrome de lisis tumoral Infecciones oportunistas
Actinomicina D (dactinomicina)	Daño grave de tejidos blandos con la extravasación
Ciclofosfamida	Elevado potencial emético
Clorambucilo	Supresión grave de la médula ósea
Vincristina	Irritación y celulitis en el sitio de inyección con la extravasación
Etopósido (VP-16)	Supresión de la médula ósea
Cisplatino	Toxicidad renal Ototoxicidad (más pronunciada en los niños) Reacciones de hipersensibilidad Mielosupresión Náusea Vómito
Ifosfamida	Supresión de la médula ósea Toxicidad del SNC Cistitis hemorrágica (puede disminuirse con mesna) Nefrotoxicidad
Bleomicina	Toxicidad pulmonar (fibrosis pulmonar) Reacción de idiosincrasia (hipotensión, confusión mental, fiebre, escalofríos y sibilancias)
Fluorouracilo (5-FU)	Supresión de la médula ósea Cardiotoxicidad (angina, MI/isquemia, arritmias e insuficiencia cardiaca) Toxicidad GI (diarrea) Síndrome de manos y pies (eritrodisestesia palmoplantar) Encefalopatía hiperamonémica Neurotoxicidad
Paclitaxel	Reacciones de hipersensibilidad Supresión de la médula ósea

ETG, enfermedad trofoblástica gestacional; GI, gastrointestinal; MI, infarto miocárdico; SNC, sistema nervioso central.

una calificación de 6 o menor corresponde al riesgo bajo, y de 7 o mayor al alto. Los factores que ubican a las pacientes en un mayor riesgo incluyen la edad mayor de 40 años, un intervalo más prolongado desde el embarazo previo, las cifras pretratamiento más altas de hCG, las metástasis cerebrales o hepáticas, así como unas dimensiones mayores del tumor o un número de metástasis más alto. El tratamiento en general es por quimioterapia, con el mejor esquema determinado por la etapa en la calificación.[5] El médico de urgencias deberá estar al tanto de los productos quimioterapéuticos de uso más frecuente y sus posibles efectos secundarios (véase la tabla 14-6) cuando atienden a pacientes bajo tratamiento.

Tratamiento de las pacientes de bajo riesgo

Las pacientes que acuden con una calificación de 6 o menor de la FIGO se pueden tratar con quimioterapia única, ya sea con metotrexato o actinomicina D (ActD).[5,9] Se propuso que la respuesta al tratamiento era mejor en aquellas con una concentración de hCG menor de 100 000 mUI/mL antes de iniciarlo.[62] Estos tratamientos pueden administrarse en dosis semanales de metotrexato IM, pulsátiles de actinomicina D cada 2 semanas, u otros esquemas de metotrexato, con o sin rescate por ácido folínico. Independientemente del esquema terapéutico, debe verificarse la tendencia de las cifras de hCG y continuar el tratamiento hasta que retornen a lo normal con 2 o 3 ciclos más después, que llevan a una disminución de la probabilidad de recurrencias.[5,44] La tasa de remisión completa total es cercana al 100%.[5]

Tratamiento de las pacientes de alto riesgo

Aquellas pacientes con NTG de alto riesgo, esto es con una calificación de 7 o más de la FIGO, deberían tratarse con múltiples productos quimioterapéuticos, con o sin tratamiento quirúrgico o de radiación adyuvante.[9] El esquema de uso más frecuente es el de EMA-CO (etopósido, metotrexato, actinomicina D, ciclofosfamida, vincristina), si bien no hay consenso respecto de qué combinación es mejor.[5] Se vigila la respuesta al tratamiento por determinación de las cifras de hCG.

Las pacientes con una calificación de 12 o mayor de la FIGO, así como aquellas con metástasis hepáticas, cerebrales o extensas, evolucionaron mal cuando fueron tratadas con el esquema de quimioterapia múltiple ideal estándar y pueden requerir esquemas alternativos para limitar la morbilidad y la mortalidad.[5] En las pacientes con un tumor aislado resistente a fármacos, la exéresis de nódulos craneales o pulmonares aislados o la histerectomía pueden mejorar la supervivencia.[5] Las operaciones quirúrgicas adyuvantes también pueden incluir laparotomía para yugular la hemorragia de las metástasis o la histerectomía ante una hemorragia uterina irrefrenable, si no se resuelve por embolización de las arterias uterinas.[5]

Ambos, TTSP y TTE son menos quimiosensibles que el coriocarcinoma y conllevan un peor pronóstico, con el factor adverso más significativo de esta índole el del lapso mayor de 48 meses transcurrido después del embarazo previo.[5] En la mayor parte de los casos la histerectomía es la forma terapéutica primaria; sin embargo, el tratamiento conservador con legrado uterino, resección histeroscópica y quimioterapia puede considerarse si las lesiones son localizadas y se desea conservar la fecundidad, pero cuando son difusas no es apropiado.[5]

En un estudio de valoración de casos de NTG que concluyeron con la muerte se determinó la tasa de letalidad total a los 5 años de 2% en las afectadas después de excluir TTSP y TTE. Las pacientes de alto riesgo tuvieron una tasa de mortalidad a 5 años de 12% y aquellas con calificaciones de 13 o más de la FIGO una de 38.4%, y contribuyeron con 52% de los fallecimientos en todo el grupo. Ocho pacientes murieron 4 semanas después del inicio del tratamiento y seis tenían una calificación de 13 o más de la FIGO en el momento de acudir al médico, de quienes 5 presentaban metástasis cerebrales o hepáticas.[63]

Durante al menos 12 meses después del tratamiento de la NTG, es indispensable la vigilancia frecuente de la hCG con anticoncepción confiable para la vigilancia de las recaídas. Si el tratamiento tiene éxito, no hay efecto adverso sobre la fecundidad futura, el embarazo o la descendencia, si bien quizás se requiera asesoramiento psicosocial y sexual.[5]

RESUMEN

La ETG, si bien relativamente rara, requiere de una sospecha clínica alta para el diagnóstico, ya que su detección temprana disminuye de manera notoria la morbilidad y mortalidad. Deberá interrogarse a todas las mujeres acerca de sus antecedentes obstétricos, ya que los cuadros de presentación son variables y pueden ocurrir en quienes acuden con una prueba de embarazo reciente positiva, así como quienes hace poco o mucho tuvieron una pérdida gestacional o un parto. El diagnóstico de ETG, específicamente de los embarazos molares, hoy es más frecuente en el primer trimestre, lo que hace al cuadro clínico clásico relativamente raro y al diagnóstico más desafiante. El cuadro clínico más frecuente es de hemorragia vaginal, náusea y vómito, o dolor pélvico; sin embargo, las pacientes pueden acudir en estado extremo, en especial aquellas sin atención prenatal o con diagnóstico erróneo reciente de un embarazo normal o un aborto espontáneo. La ETG debería siempre considerarse en las pacientes que acuden con preeclamsia antes de las 20 semanas, en tanto la hiperémesis, el choque hemorrágico y la tirotoxicosis son todas formas probables de su presentación al SU, que deberían llevar a la consideración de una ETG.

El estudio inicial debería, como mínimo, contar con una determinación de hCG sérica y ecografía (figura 14-7), que incluye a mujeres con pérdida gestacional o interrupción del embarazo recientes, ya que deberían ser objeto de vigilancia de la hCG a las 3 a 4 semanas para asegurar que su cifra retornó a lo normal, porque por ecografía no se puede confirmar de manera confiable el embarazo molar y el estudio histopatológico de los productos tal vez no se realice después de un aborto espontáneo o la interrupción del embarazo.[2] La cifra de hCG tal vez se requiera ordenar con una muestra diluida, si hay sospecha sólida de ETG y un resultado inicial negativo. Casi todos los embarazos molares completos del primer trimestre se presentan como masas ecogénicas intrauterinas complejas que contienen múltiples zonas de quistes pequeños sin desarrollo fetal vinculado, en tanto las pacientes con una mola parcial a menudo presentarán un saco gestacional de aspecto normal, así como espacios quísticos focales dentro de la placenta. Una ecografía normal no descarta una ETG y debería correlacionarse con las cifras de hCG.

La NTG deberá estar en el diagnóstico diferencial de las pacientes que acuden con antecedentes de sospecha o síntomas atípicos, que pudiesen relacionarse con sitios de diseminación metastásica, con frecuencia máxima, pulmones, hígado y cerebro. En estos casos, el estudio puede ampliarse para incluir los hematológicos adicionales y de imágenes más avanzados, como la radiografía o una TC de tórax. Una vez hecho el diagnóstico, las pacientes con NTG se clasifican por etapas con base en el sistema de calificación de FIGO: con o sin metástasis, las pacientes con NTG de bajo riesgo presentan una calificación de 6 o menor de la FIGO y las de alto riesgo una de 7 o mayor.

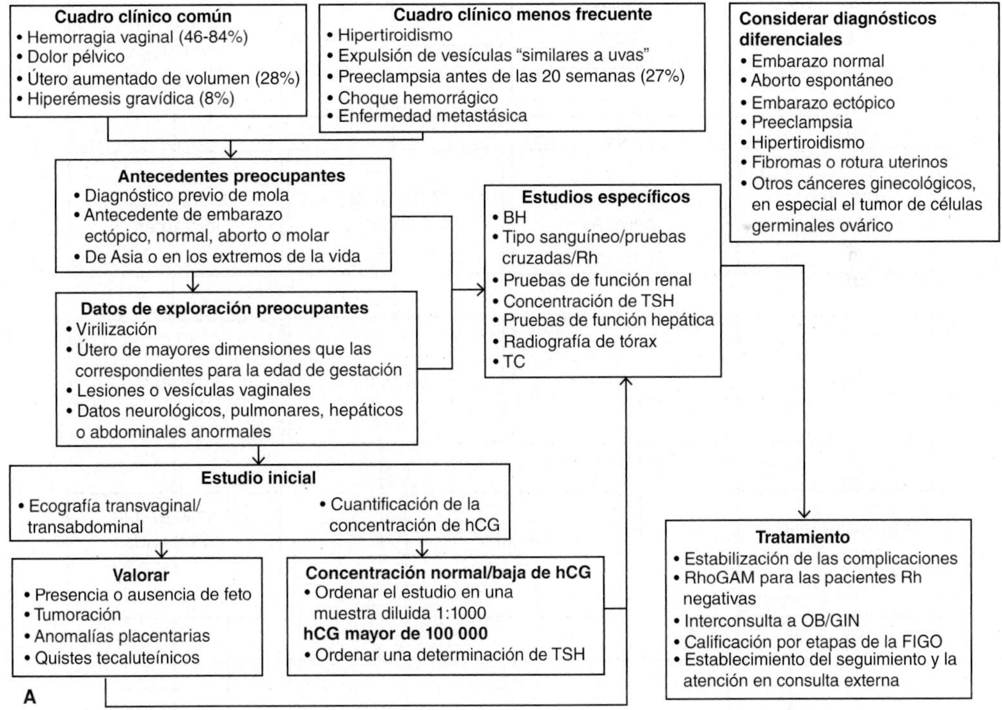

Figura 14-7. A y B, algoritmo de tratamiento de la enfermedad trofoblástica gestacional. BH, biometría hemática; FIGO, International Federation of Gynecology and Obstetrics; NTG, neoplasia trofoblástica gestacional; hCG, gonadotropina coriónica humana; OB/GYN, ginecoobstetra; RT, radioterapia; TC, tomografía computarizada; TSH, hormona estimulante del tiroides.

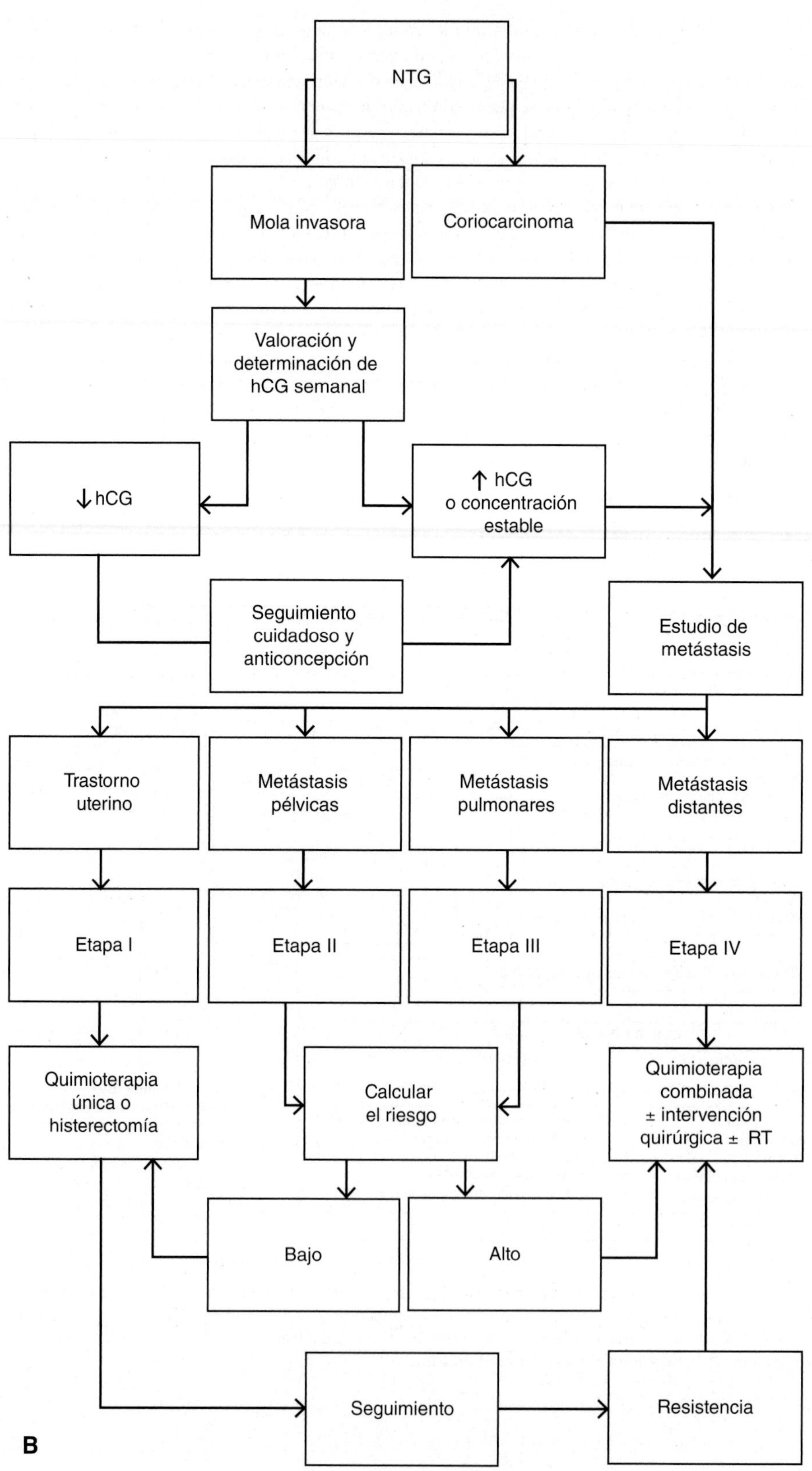

Figura 14-7. ***(continuación)***

PUNTOS CLAVE

1. Los resultados de la ETG han mejorado, de ser desde casi 100% fatales hasta casi 100% de curación, con conservación de la fecundidad en las últimas décadas.
2. La ETG corresponde a una variedad de afecciones que incluyen cinco formas clinicopatológicas principales: MH premaligna (completa y parcial) y el grupo denominado de formas malignas: neoplasia trofoblástica gestacional, mola invasora, coriocarcinoma, TTSP y TTE.
3. Pueden ocurrir resultados falsos negativos de las pruebas de embarazo en orina cuando la cifra de hCG es en extremo alta (mayor de 500 000 mUI/mL) por la saturación de los anticuerpos, lo que se conoce como "efecto de gancho" y es importante tenerlo en mente en el estudio de la hemorragia vaginal y el dolor pélvico para prevenir un diagnóstico tardío de ETG.
4. Hiperémesis, choque hemorrágico, preeclampsia y tirotoxicosis son todos cuadros clínicos probables que deberían llevar a considerar una ETG.
5. Las mujeres con pérdida gestacional o interrupción del embarazo recientes deberían ser objeto de vigilancia de la hCG pasadas de 3 a 4 semanas para asegurar que la cifra retornó a lo normal, porque la ecografía no permite confirmar de manera confiable una afección molar y el estudio histopatológico de los productos de la concepción puede no hacerse después de un aborto espontáneo o la interrupción de un embarazo.
6. La ecografía normal no descarta el diagnóstico de ETG y siempre debería acompañarse de una cuantificación de hCG cuando se sospecha.
7. Se recomienda la inmunoglobulina anti-D (RhoGam®) en mujeres Rh negativas con MH.
8. La quimioterapia única (el metotrexato es ideal) es el esquema recomendado para la NTG de bajo riesgo. No se recomienda la intervención quirúrgica para quienes desean conservar la fecundidad.
9. La NTG de alto riesgo requiere quimioterapia combinada, y la histerectomía total es el tratamiento ideal del TTSP y TTE confinados al útero.

Referencias

1. Brown J, Naumann RW, Seckl MJ, Schink J. 15 years of progress in gestational trophoblastic disease: scoring, standardization, and salvage. *Gynecol Oncol*. 2017;144:200-207.
2. Seckal MJ, Sebire NJ, Berkowitz RS. Gestational trophoblastic disease. *Lancet*. 2010;376:717-729.
3. Bolze P-A, Attia J, Massardier J, et al. Formalised consensus of the European organisation for treatment of trophoblastic diseases on management of gestational trophoblastic diseases. *Eur J Cancer*. 2015;51:1725-1731.
4. Virmani S, Srinivas SB, Bhat R, Rao R, Kudva R. Transient thyrotoxicosis in molar pregnancy. *J Clin Diagn Res*. 2017;11(7):QD01–QD02.
5. Ngan HYS, Seckl MJ, Berkowitz RS, et al. Update on the diagnosis and management of gestational trophoblastic disease. *Int J Gynecol Obstet*. 2018;143(suppl 2):79-85. https://obgyn.onlinelibrary.wiley.com/doi/pdf/10.1002/ijgo.12615..
6. Himanshu P, Pariseema D, Meeta M, Anjana C. Haemorrhagic emergencies in gestational trophoblastic neoplasia and their management: report of three cases. *Gujarat Med J*. 2014;69:102-104.
7. Bruner DI, Pritchard AM, Clarke J. Uterine rupture due to invasive metastatic gestational trophoblastic neoplasm. *West J Emerg Med*. 2013;14(5):444-447.
8. Barber EL, Soper JT. Gestational trophoblastic disease. In: DiSaia P, Creasman W, Mannell R, et al. eds. *Clinical Gynecologic Oncology*. 9th ed. Philadelphia, PA: Elsevier; 2018:163-189.

9. Lurain, JR. Gestational trophoblastic disease II: classification and management of gestational trophoblastic neoplasia. *Am J Obstet Gynecol*. 2011;204:11-18.

10. Gockley AA, Joseph NT, Melamed A, et al. Effect of race/ethnicity on clinical presentation and risk of gestational trophoblastic neoplasia in patients with complete and partial molar pregnancy at a tertiary care referral center. *Am J Obstet Gynecol*. 2015;215(3):334.e1-e6.

11. Rauh-Hain JA, Growdon WB, Braga A, Goldstein DP, Berkowitz RS. Gestational trophoblastic neoplasia in adolescents. *J Reprod Med*. 2012;57(5-6):237-242.

12. Masterson L, Chan S, Bluhm B. Molar pregnancy in the emergency department. *West J Emerg Med*. 2009;10:295-296.

13. Vargas R, Barroilhet LM, Esselen K, et al. Subsequent pregnancy outcomes after complete and partial molar pregnancy, recurrent molar pregnancy, and gestational trophoblastic neoplasia: an update from the New England Trophoblastic Disease Center. *J Reprod Med*. 2014;59(5-6):188-194.

14. Eagles N, Sebire NJ, Short D, Savage PM, Seckl MJ, Fisher RA. Risk of recurrent molar pregnancies following complete and partial hydatidiform moles. *Human Reprod*. 2015;30(9):2055-2063.

15. Seckl MJ, Sebire NJ, Fisher RA, Golfier F, Massuger L, Sessa C; ESMO Guidelines Working Group. Gestational trophoblastic disease: ESMO clinical practice guidelines for diagnosis, treatment, and follow-up. *Ann Oncol*. 2013;24(6):vi39-vi50.

16. Chhabra S, Quireshi A. Gestational trophoblastic neoplasms with special reference to invasive mole. *J Obstet Gynecol India*. 2007;57:124-127.

17. Prasannan-Nair C, Reynolds SF, Budden G. Partial molar pregnancy with severe pre-eclampsia at 19 weeks' gestation. *J Obstet Gynecol.* 2006;26(8):817.

18. Braga A, Obeica B, Werner H, et al. A twin pregnancy with a hydatidiform mole and a coexisting live fetus: prenatal diagnosis, treatment, and follow-up. *J Ultrason*. 2017;17:299-305.

19. Linh LH, Maesta I, Braga A, et al. Multiple pregnancies with complete mole and coexisting normal fetus in North and South America: a retrospective multicenter cohort and literature review. *Gynecol Oncol*. 2017;145:88-95.

20. Banerjee D, Barsode SD, Basu P. Management of gestational trophoblastic diseases—an update. *Rev Recent Clin Trials*. 2015;10:255-262.

21. Berkowitz RS, Goldstein DP. Clinical practice. Molar pregnancy. *N Engl J Med*. 2009;360(16):1639-1645.

22. Kofinas JD, Kruczek A, Sample J Eglinton GS. Thyroid storm-induced multi-organ failure in the setting of gestational trophoblastic disease. *J Emerg Med*. 2015;48(1):35-38.

23. Coletta JM, Hou JY, D'Alton ME. Gestational trophoblastic disease. In: Copel J, Dalton M, Feltovich H, et al. eds. *Obstetric Imaging: Fetal Diagnosis and Care*. 2nd ed. Philadelphia, PA: Elsevier; 2018:449-452.

24. Singh A, Ratnani R. Heterogenous presentation of chorioadenoma destruens. *J Obstet Gynaecol India*. 2012;62(suppl 1):71-74.

25. El-agwany AS, Abdeldayem TM. Invasive mole of the uterus: a description of two cases managed by hysterectomy. *Egyptian J Radiol Nuclear Med*. 2015;46(4):1267-1270.

26. Benson CB, Genest DR, Bernstein MR, Soto-Wright V, Goldstein DP, Berkowitz RS. Sonographic appearance of first trimester complete hydatidiform moles. *Ultrasound Obstet Gynecol*. 2000;16:188-191.

27. Sun SY, Melamed A, Goldstein DP, et al. Changing presentation of complete hydatidiform mole at the New England trophoblastic disease center over the past three decades: does early diagnosis alter risk for gestational trophoblastic neoplasia? *Gynecol Oncol*. 2015;138:46-49.

28. Soto-Wright V, Bernstein M, Goldstein DP, Berkowitz RS. The changing clinical presentation of complete molar pregnancy. *Obstet Gynecol*. 1995;86(5):775-779.

29. Sun SY, Melamed A, Joseph N, et al. Clinical presentation of complete hydatidiform mole and partial hydatidiform mole at a regional trophoblastic disease center in the United States over the past two decades. *Int J Gynecol Cancer*. 2016;26(2):367-370.

30. Lee N, Saha S. Nausea and vomiting of pregnancy. *Gastroenterol Clin North Am*. 2011;40(2):309-334.
31. Lima L, Parente R, Maesta I, et al. Clinical and radiological correlations in patients with gestational trophoblastic disease. *Radiol Bras*. 2016;49(4):241-250.
32. Saraswat L, Ashok PW, Mathur M. Medical management of miscarriage. *Obstet Gynaecol*. 2014;16:79-85.
33. Weiderpass E, Labreche F. Malignant tumors of the female reproductive system. *Saf Health Work*. 2012;3(3):166-180.
34. Bouquet de Joliniere J, Ben Ali N, Fadhlaoui A, et al. Two case reports of a malignant germ cell tumor of ovary and a granulosa cell tumor: interest of tumoral immunochemistry in the identification and management. *Front Oncol*. 2014;4:97.
35. Erb RE, Gibler WB. Massive hemoperitoneum following rupture of hepatic metastases from unsuspected choriocarcinoma. *Am J Emerg Med*. 1989;7(2):196-198.
36. Mates SM, Yetsko RA. Metastatic gestational choriocarcinoma: two cases. *Ann Emerg Med*. 1988;17(5):168-170.
37. Pejic D, Savic S, Popovic M, et al. Gestational trophoblastic disease with multisystemic complications. *Signa Vitae*. 2015;10:79-80.
38. Cavaliere A, Ermito S, Dinatale A, Pedata R. Management of molar pregnancy. *J Prenat Med*. 2009;3(1):15-17.
39. Sargin MA, Tug N, Tosun OA, Yassa M, Bostanci E. Theca lutein cysts and early onset severe preeclampsia. *Pan Afr Med J*. 2016;24:141.
40. Lurain JR. Gestational trophoblastic disease I: epidemiology, pathology, clinical presentation and diagnosis of gestational trophoblastic disease, and management of hydatidiform mole. *Am J Obstet Gynecol*. 2010;203(6):531-539.
41. Walkington L, Webster J, Hancock BW, Everard J, Coleman RE. Hyperthyroidism and human chorionic gonadotrophin production in gestational trophoblastic disease. *Br J Cancer*. 2011;104(11):1665-1669.
42. Moskovitz JB, Bond MC. Molar pregnancy induced thyroid storm. *J Emerg Med*. 2010;38(5): e71-e76.
43. Burch HB, Wartofsky L. Life-threatening thyrotoxicosis: thyroid storm. *Endocrinol Metab Clin North Am*. 1993;22:263-277.
44. Biscaro A, Braga A, Berkowitz RS. Diagnosis, classification and treatment of gestational trophoblastic neoplasia. *Rev Bras Ginecol Obstet*. 2015;37(1):42-51.
45. Rodríguez-Gutiérrez R, Villarreal-Pérez JZ, Morales-Martinez FA, et al. Ovarian and adrenal androgens and their link to high human chorionic gonadotropin levels: a prospective controlled study. *Int J Endocrinol*. 2014;2014:191247.
46. Goldstein D, Berkowitz R. Current management of gestational trophoblastic neoplasia. *Hematol Oncol Clin North Am*. 2012;26:111-131.
47. Berry E, Hagopian GS, Lurain JR. Vaginal metastases in gestational trophoblastic neoplasia. *J Reprod Med*. 2008;53(7):487-492.
48. Berkowitz RS, Goldstein DP. Current management of gestational trophoblastic diseases. *Gynecol Oncol*. 2009;112(3):654-662.
49. Yayla CA, Ozkaya E, Yenidede I, et al. Predictive value of some hematological parameters for non-invasive and invasive mole pregnancies. *J Matern Fetal Neonatal Med*. 2018;31(3):271-277.
50. Cormano J, Mackay G, Holscheider C. Gestational trophoblastic disease diagnosis delayed by the hook effect. *Obstet Gynecol*. 2015;126:811-814.
51. Tse KY, Chan KL, Tam KF, et al. An update on gestational trophoblastic disease. *Obstet Gynaecol Reprod Med*. 2012;22:7-15.

52. Lewis JL. Diagnosis and management of gestational trophoblastic disease. *Cancer*. 1993;71:1639-1647.
53. Tie W, Tajnert K, Plavsic SK. Ultrasound imaging of gestational trophoblastic disease. *Donald School J Ultrasound Obstet Gynecol*. 2013;7(1):105-112.
54. Kirk E, Papageorghiou AT, Condous G, Bottomley C, Bourne T. The accuracy of first trimester ultrasound in the diagnosis of hydatidiform mole. *Ultrasound Obstet Gynecol*. 2007;29:70-75. doi:10.1002/uog.3875.
55. Lin LH, Bernardes LS, Hase EA, Fushida K, Francisco RPV. Is Doppler ultrasound useful for evaluating gestational trophoblastic disease? *Clinics*. 2015;70(12):810-815.
56. Dhanda S, Ramani S, Thakur M. Gestational trophoblastic disease: a multimodal imaging approach with impact on diagnosis and management. *Radiol Res Pract*. 2014;2014:842751.
57. Kani K, Lee J, Dighe M, Moshiri M, Kolokythas O, Dubinsky T. Gestational trophoblastic disease: multimodality imaging assessment with special emphasis on spectrum of abnormalities and value of imaging in staging and management of disease. *Current Probl Diagn Radiol*. 2012;41(1):1-10.
58. Allen SD, Lim AK, Seckl MJ, Blunt DM, Mitchell AW. Radiology of gestational trophoblastic neoplasia. *Clin Radiol*. 2006;61(4):301-313.
59. Hongaskul K, Songjamrat A, Rookkapan S. Transarterial embolization for the treatment of massive bleeding in gynecologic and obstetric emergencies: a single center experience. *Emerg Radiol*. 2014;21:333-339.
60. Ezer A, Caliskan K, Parlakgumus A, et al. Preoperative therapeutic plasma exchange in patients with thyrotoxicosis. *J Clin Apher*. 2009;24(3):111-114.
61. Ngan HY, Bender H, Benedet JL, Jones H, Montruccoli GC, Pecorelli S; FIGO Committee on Gynecologic Oncology. Gestational trophoblastic neoplasia, FIGO staging and classification. *Int J Gynecol Obstet*. 2003;83:175-177.
62. Taylor F, Grew T, Everard J, et al. The outcome of patients with low risk gestational trophoblastic neoplasia treated with single agent intramuscular methotrexate and oral folinic acid. *Eur J Cancer*. 2013;49(15):3184-3190.
63. Bolze PA, Riedl C, Massardier J, et al. Mortality rate of gestational trophoblastic neoplasia with a FIGO score of ≥ 13. *Am J Obstet Gynecol*. 2016;214(3):390.e1-e8.
64. Bree RL, Edwards M, Bohm-Velez M, Beyler S, Roberts J, Mendelson EB. Transvaginal sonography in the evaluation of normal early pregnancy: correlation with HCG level. *AJR Am J Roentgenol*. 1989;153(1):75-79.

Sección 4

Embarazo avanzado (> de 20 semanas)

CAPÍTULO 15

Preparación para el parto precipitado

Alison Schroth Hayward y Tess Wiskel

PANORAMA GENERAL

Los proveedores de atención sanitaria de urgencia deberían estar preparados para atender partos en todo momento. Las pacientes pueden acudir a cualquier instalación hospitalaria con un trabajo de parto precipitado y un médico de urgencias puede ser el único en el sitio, sin tiempo para hacer llamadas a interconsultantes para su auxilio. En la Emergency Medical Treatment & Labor Act (EMTALA) específicamente se resalta que el trabajo de parto activo es una urgencia médica que debe tratarse con estabilización de la paciente hasta el grado probable antes de su transporte, o hasta que se haya resuelto la situación de urgencia. Se define al parto precipitado por un trabajo de parto en extremo rápido con expulsión del feto en menos de 3 horas, que ocurre en 3% de las embarazadas cada año en Estados Unidos.[1] Por definición, cualquier parto en el departamento de urgencias es precipitado.[2]

FACTORES DE RIESGO

En las pacientes nulíparas, el parto precipitado se asocia con un nacimiento pretérmino y madres adolescentes, en tanto que en las multíparas, con afecciones hipertensivas. Hay también un vínculo entre el abuso de cocaína y el parto precipitado.[1,3]

MANIFESTACIONES CLÍNICAS

Interrogatorio

La valoración de una embarazada que pudiese estar en trabajo de parto incluye un interrogatorio dirigido y la revisión del expediente prenatal, de ser posible. El interrogatorio consta de tres partes principales: (1) valoración del trabajo de parto real, (2) antecedentes obstétricos generales y (3) antecedentes médicos y quirúrgicos generales pertinentes.

1. Para valorar si la paciente se encuentra en trabajo de parto, indáguese el inicio, la frecuencia y la intensidad de las contracciones, si se expulsó un líquido que sugiera una rotura de las membranas y los datos de expulsión del tapón mucoso o sangre en escasa cantidad, o una hemorragia vaginal. Deberá obtenerse una descripción de los movimientos fetales, así como de los signos y síntomas de infección, incluyendo fiebre, escalofríos, secreción o lesiones vaginales.
2. Los antecedentes obstétricos incluyen la paridad, el momento, el tipo y las complicaciones de los embarazos previos, así como la fecha calculada de parto o la edad de gestación, el grado de atención prenatal y cualquier complicación.
3. Deberá interrogarse a la paciente acerca de afecciones médicas, antecedentes quirúrgicos, alergias, medicamentos de toma actual y uso de sustancias ilícitas.[4]

Exploración física

Se requiere obtener los signos vitales en la valoración inicial de cualquier embarazada, con documentación de la frecuencia cardiaca fetal, que debería vigilarse antes, durante y después de las contracciones por auscultación, ecografía o medios electrónicos. Después de las 20 semanas del embarazo, una frecuencia cardiaca fetal normal es aquella entre 120 y 160 latidos por minuto.[4] Debe hacerse una valoración abdominal para precisar la altura del fondo del útero, su hipersensibilidad y la intensidad y frecuencia de las contracciones. Puede determinarse también la situación fetal, transversa, longitudinal u oblicua, para ayudar a las decisiones respecto del nacimiento. La exploración abdominal puede ayudar a determinar la presentación y situación fetales mediante las maniobras de Leopold, que se efectúan con la paciente en decúbito supino para determinar la altura del fondo uterino y ambos lados del abdomen, arriba de la sínfisis del pubis y hasta el plano de entrada pélvica, que cuando es liso, redondeado y con percepción de partes fetales duras, sugiere una presentación pélvica. Aunque útiles para los obstetras experimentados, las maniobras de Leopold probablemente resulten limitantes para un proveedor de atención sanitaria de urgencias ante un parto inminente.[5] Idealmente, debería usarse la ecografía para dicha valoración.

Exploración con espejo vaginal

A continuación debe hacerse una exploración con un espejo vaginal estéril. Inicialmente se valoran en forma externa las lesiones que puedan indicar una infección por virus del herpes y después se introduce el espéculo para valorar los cúmulos de líquido amniótico, la dilatación y el borramiento del cérvix. Evítese el uso de lubricantes para permitir la realización de una prueba de nitrazina si se sospecha la rotura de membranas, para lo que se valora el cúmulo del líquido presente en el fondo del saco posterior o se usan tiras reactivas para detectar el pH básico del líquido amniótico (> 7.0) en comparación con el ácido de la secreción vaginal (4.5 a 5.0). El líquido amniótico también cristaliza en un patrón llamado de helecho. Se puede colocar el líquido sobre una laminilla, se deja secar y se visualiza al microscopio, con identificación de un patrón de cristalización en helecho cuando es positivo (véase la figura 15-1). En presencia de hemorragia transvaginal, tanto el tacto vaginal como la exploración con espéculo están contraindicados, hasta que se haya descartado una placenta previa por ecografía transvaginal, si se sospecha. Una exploración ginecológica puede también ayudar a identificar la presentación, aquella porción del feto más cercana al conducto del cérvix, que puede corresponder a la cabeza (cefálica), la porción baja del cuerpo (pélvica) o un hombro (en la situación transversa).[4-6]

Tacto vaginal

Si no hay contraindicaciones, como una placenta previa o la rotura de membranas antes del trabajo de parto, debe hacerse un tacto con guante estéril para determinar la dilatación y el borramiento del cérvix. Mediante los dedos índice y medio de una mano se puede determinar la dilatación como la distancia entre

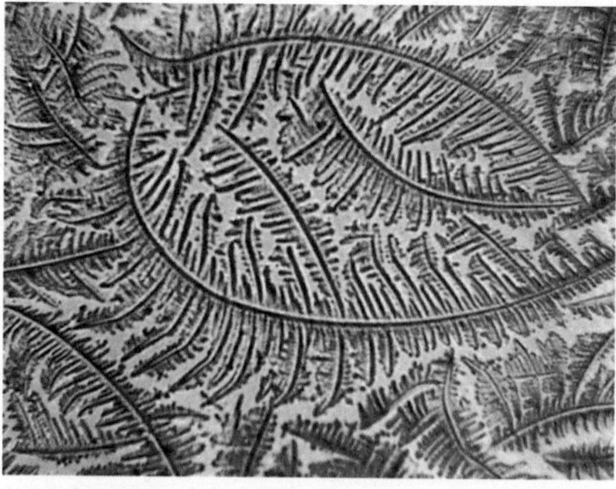

Figura 15-1. **Patrón de cristalización en helecho del líquido amniótico.** (Reproducida con autorización de Evans RJ, Evans MK, Brown YMR, Orshan SA, eds. *Canadian Maternity, Newborn, and Women's Health Nursing: Comprehensive Care Across the Lifespan*. Philadelphia, PA: Wolters Kluwer; 2015; 317-352.)

los bordes del cérvix (de 0 a 10 cm), donde esta última cifra representa la dilatación completa. El borramiento se refiere al adelgazamiento del cérvix, con decremento de su longitud, que va de 0 a 100%. Por el tacto vaginal también se puede precisar la consistencia del cérvix en un rango de blando a firme. La ubicación del feto con relación a las espinas ciáticas se conoce como estación o altura de la presentación, una clasificación que va de -5 a +5 con relación a los centímetros por arriba o debajo de las espinas ciáticas, donde la de 0 indica que la cabeza fetal está entre las espinas ciática y la de 5 cuando está a punto de coronar.[5,7]

PRUEBAS DE DIAGNÓSTICO

Las mujeres que acuden en trabajo de parto deben ser objeto de una biometría hemática, tipo sanguíneo y Rh, así como estudios de coagulación. Además, en aquellas sin atención prenatal se considerarán las pruebas de sífilis, hepatitis B y VIH.[5]

Determinación del trabajo de parto activo

El trabajo de parto se define por las contracciones uterinas que causan borramiento y dilatación del cérvix, con referencia a su forma activa ante una dilatación de 3 cm o más, acompañada por contracciones uterinas. El borramiento del cérvix se presenta con un acortamiento hasta alcanzar una estructura de pared delgada circular.

El trabajo de parto consta de tres periodos: (1) el primero, de contracciones uterinas crecientes que causan el borramiento y la dilatación del cérvix hasta los 10 cm; (2) el segundo, desde la dilatación de 10 cm hasta el nacimiento del feto; (3) y el tercero, desde el nacimiento hasta la expulsión de la placenta o alumbramiento.[7]

El primer periodo del trabajo de parto tiene una **fase latente**, que es relativamente lenta hasta los 3 a 5 cm de dilatación, y una **fase activa**, con dilatación cervical hasta 10 cm relativamente rápida. Las contracciones aumentan en frecuencia desde aproximadamente una cada 10 minutos hasta una por minuto en el segundo periodo del trabajo de parto, que dura de 50 minutos en las nulíparas a 20 minutos en las multíparas. Sin embargo, hay una gran variabilidad.[5]

Ecografía

Una ecografía portátil permite confirmar la presentación del feto junto con la exploración física y las maniobras de Leopold. La frecuencia cardiaca fetal puede también determinarse por ecografía, de preferencia con el modo M frente al Doppler pulsado, con respecto a los riesgos potenciales para el feto, dado su mayor índice térmico. Estos riesgos teóricos son mayores durante la organogénesis en el primer trimestre. La ecografía debería usarse con la mínima exposición posible para obtener la información necesaria; sin embargo, no hay efectos adversos demostrables durante el embarazo por su uso para el diagnóstico.[8]

Selección de las mujeres en trabajo de parto

En 1986, el Congreso estadounidense emitió la EMTALA para dar acceso público a los servicios médicos de urgencia, independientemente de la capacidad de pago.[9] Como en todos los pacientes que acuden a un departamento de urgencias, la EMTALA obliga a una exploración médica de detección de la embarazada y el feto, sin considerar el estado de su seguro de salud o la capacidad de pago.

En la EMTALA se define al trabajo de parto como el proceso del nacimiento, que se inicia en la fase latente y continua hasta nacer el feto y expulsarse la placenta, con estabilización después. Esto define a cualquier etapa del trabajo de parto real como una situación de urgencia médica e inestabilidad para el transporte. Si el profesional médico calificado, no obstante, puede determinar que la paciente se encuentra en trabajo de parto falso después del periodo de observación, se la considera estable y de transporte seguro desde el punto de vista del embarazo. Sin embargo, cuando la paciente se encuentra en trabajo de parto real y, por lo tanto, se considera inestable, su transporte es aceptable solo si los beneficios rebasan a los riesgos. Se considera inseguro un transporte cuando "hay tiempo inadecuado" para realizarlo hasta otro hospital antes del nacimiento o "puede conllevar una amenaza de la salud y seguridad de la mujer o el neonato".[10]

Después de esta exploración, debe tomarse la decisión de si la paciente se encuentra segura y razonablemente estable para transferirla cuando no se dispone de servicios de obstetricia o neonatales y los beneficios del transporte superan a los riesgos. Cualquier mujer con dilatación o borramiento completos o en coronamiento debe atenderse en el servicio de urgencias, dados los riesgos de su transporte y el nacimiento en la ambulancia,[2] lo que corresponde a la fase activa del trabajo de parto.[7]

Se han desarrollado métodos de selección obstétrica para ayudar a elegir opciones y transportar de manera segura a las embarazadas en trabajo de parto, incluidos algunos validados. Un ejemplo es Association of Women's Health, Obstetric and Neonatal Nurses' Maternal-Fetal Triage Index (figura 15-2).[11] Consta de 5 niveles con base en los signos vitales y otras características de alto riesgo maternas y fetales al acudir al servicio. Estos recursos se pueden usar en los hospitales y entre sistemas hospitalarios para desarrollar un plan de selección apropiado, dados los recursos disponibles para las embarazadas en varias etapas del trabajo de parto y con otras manifestaciones.[12]

En la última década, en muchos condados rurales ya no se cuenta con la atención obstétrica de base hospitalaria, lo que llevó a un aumento de los partos fuera del hospital, en hospitales sin servicio de obstetricia, y pretérmino,[13] datos que recalcan la necesidad de que los proveedores de atención sanitaria de urgencia mantengan sus destrezas de atención del parto precipitado y desarrollen planes de respaldo para la atención y transporte si se presenta una complicación inesperada.

TRATAMIENTO

Tratamiento materno durante el trabajo de parto

Inicialmente se deben obtener los signos vitales de la paciente embarazada y colocarlos en un monitor, establecer una venoclisis y la recepción de oxígeno complementario, según se requiera. Mientras en el servicio de urgencias, la madre deberá recibir solo pequeños tragos de agua y mantenerse hidratada con soluciones intravenosas. Las contracciones se valoran por cardiotocografía, si está disponible, de lo contrario se pueden evaluar cualitativamente colocando la palma de la mano sobre el útero y determinando su firmeza, así como el momento de su presentación. La paciente se puede colocar en una posición cómoda, más a menudo en decúbito lateral.[5] Debe asearse el perineo, idealmente con una solución de yodopovidona o con jabón y agua si no se dispone de ella.

Analgesia

Dada la naturaleza de un parto precipitado, es poco probable que haya tiempo o disponibilidad para administrar analgesia neuraxial a la paciente, que incluye a la raquídea y la epidural. Sin embargo, si no hay contraindicaciones, el American College of Obstetricians and Gynecologists (ACOG) respalda la provisión de analgesia para aliviar el dolor vinculado con el trabajo de parto. Se pueden usar opioides parenterales; sin embargo, el alivio que brindan es escaso y se relaciona con efectos secundarios maternos adversos, que incluyen náuseas, vómito y mareo, y ninguno es superior a otro.[14] Adicionalmente, los opiáceos cruzan la placenta y producen efectos adversos en el feto. En particular, la meperidina tiene una vida media prolongada de hasta 72 horas en el neonato. Si se administran opiáceos para el alivio del dolor, es imperativo valorar al neonato en cuanto a la depresión respiratoria. Los medicamentos analgésicos no opiáceos son todavía menos eficaces, incluidos los antiinflamatorios no esteroides, el paracetamol, los antihistamínicos, los antiespasmódicos y los sedantes. En contraste, se ha usado el óxido nitroso para tratar el dolor durante el trabajo de parto, y aunque menos eficaz que la analgesia neuraxial, tiene un inicio y una terminación de su efecto rápidos, por lo que se elimina con rapidez por la madre y el neonato. Se pueden usar anestésicos locales para un bloqueo de los nervios pudendos, así como la infiltración de los tejidos blandos para la reparación de laceraciones. Finalmente, rara vez se usa la anestesia general, pero si se requiere una cesárea de urgencia, debería considerarse.

La analgesia obstétrica conlleva pocos riesgos de morbilidad y mortalidad maternas, con rara ocurrencia de decesos, paros respiratorios o lesiones neurológicas graves. Sus efectos secundarios más frecuentes son hipotensión, prurito, cefalea por punción de duramadre, náusea y vómito. Hay efectos adversos neonatales que incluyen depresión respiratoria, así como del tono muscular y de la succión. Todos los opioides cruzan la placenta; sin embargo, sus efectos son más intensos con la administración intravenosa. Antes del nacimiento los opioides afectan la frecuencia cardiaca fetal y pueden disminuir su variabilidad, causar desaceleraciones y bradicardia, que tienen más relación con la velocidad de su administración. Es digno de mención que el dolor sin tratamiento también tiene efectos secundarios, que incluyen alcalosis respiratoria y aumento de la secreción de catecolaminas, por lo que deben sopesarse los beneficios y riesgos de la analgesia. La recomendación del ACOG es que la solicitud materna es una indicación significativa para la provisión de analgesia, en ausencia de contraindicaciones médicas.[6,15]

Tratamiento fetal durante el trabajo de parto

La frecuencia cardiaca fetal debe valorarse de inmediato después de las contracciones, cada 30 minutos en el primer periodo del trabajo de parto y cada 15 minutos durante el segundo. La vigilancia continua

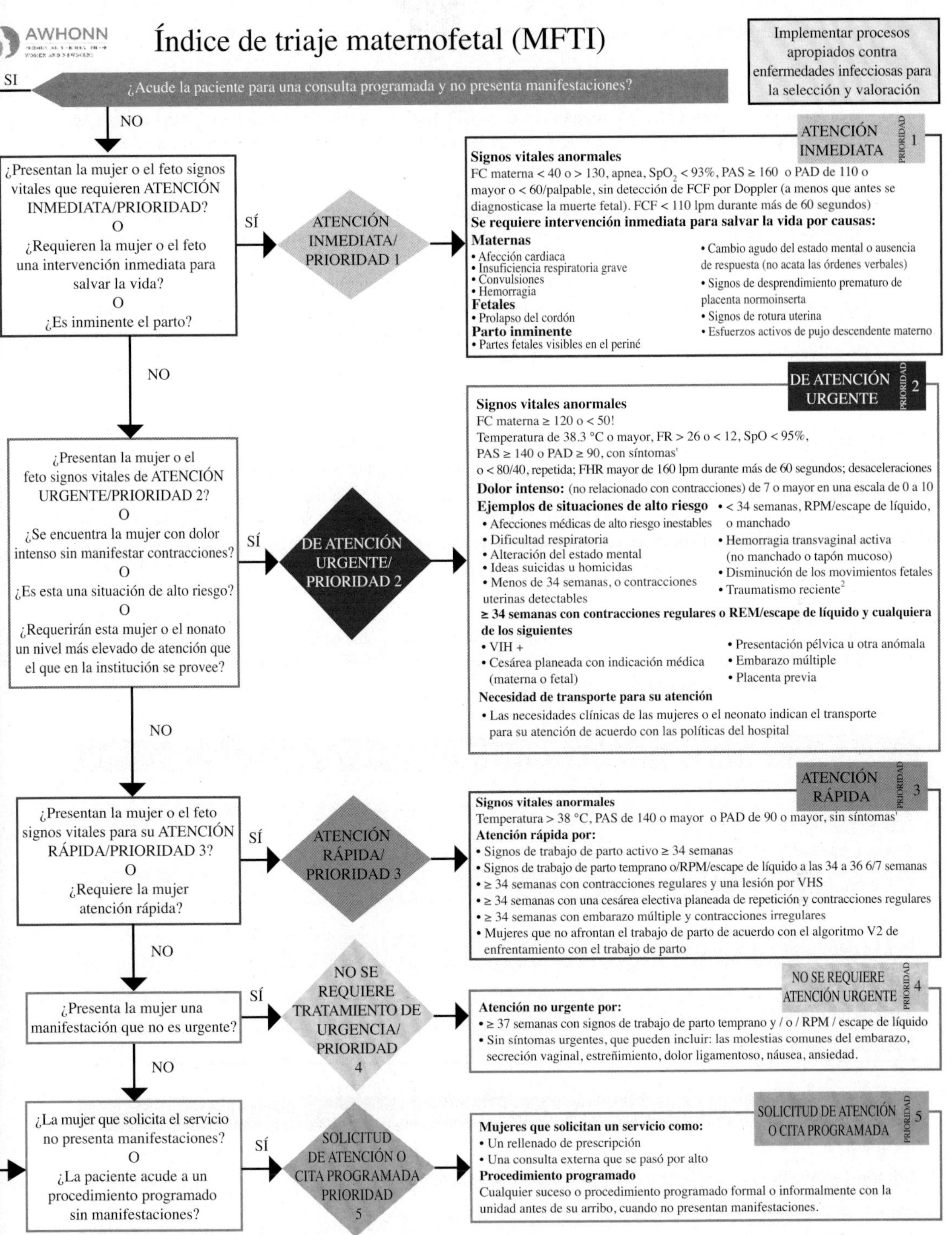

[1]Obstetricia de alto riesgo y cuidados críticos, 2013

[2]Trauma El traumatismo puede no incluir una agresión directa al abdomen. Los ejemplos de traumatismo son: de accidente por vehículo motriz, caídas y violencia por el compañero íntimo.

[3]Se usa con autorización el enfrentamiento del trabajo de parto con el algoritmo V2

El MFTI es ejemplar y no incluye todas las manifestaciones y afecciones de la paciente, que está diseñado para guiar la toma de decisiones clínicas, pero no sustituye al juicio clínico. Los signos vitales en el MFTI son valores sugeridos. Deben determinarse los valores apropiados para la población y región geográfica por cada equipo clínico, tomando en consideración las variables, como la altitud.

PAD, presión arterial diastólica; PAS, presión arterial sistólica; REM, rotura espontánea de membranas.

Figura 15-2. Association of Women's Health, Obstetric and Neonatal Nurses' Maternal-Fetal Triage Index. (Reproducida con autorización de Ruhl C, Schelch B, Onokpise B, Bingham D; Association of Women's Health, Obstetric and Neonatal Nurses, Content validity testing of the maternal fetal triage index. *J Obstet Gynecol Neonatal Nurs*. 2015;44(6):701-709) Copyright © 2015 AWHONN, the Association of Women´s Health, Obstetric and Neonatal Nurses. Publicada por Elsevier Inc. Derechos reservados.

de la frecuencia cardiaca fetal por medios electrónicos también se puede usar, con revisión del trazo a los mismos intervalos.[5] Sin embargo, requiere interpretación por personal apropiadamente entrenado.

Equipo médico

Idealmente, en cada departamento de urgencias se puede perfeccionar con antelación un equipo de recursos para atender el parto precipitado, que debería contener el instrumental médico necesario para el efecto, así como para la reanimación neonatal. Se almacenará en un espacio bien diseñado con acceso rápido, cuando sea requerido. Con base en los protocolos departamentales, se puede revisar y actualizar, según se requiera. Dichos equipos deben contener todas las provisiones necesarias, con excepción de los medicamentos, que se obtendrán por separado, pues necesitan almacenamiento y tienen requerimientos de caducidad específicos (tablas 15-1 y 15-2).[4,16]

Medicamentos

En preparación para un parto precipitado, es importante asegurar con antelación que se cuenta con los medicamentos correspondientes y para atender las complicaciones relacionadas. Algunos de ellos, como los analgésicos, son de uso frecuente y estarán fácilmente disponibles. No obstante, otros quizás requieran obtenerse de la farmacia, lo que deberá hacerse tempranamente y antes de que se necesite su administración. Los fármacos específicos para el trabajo de parto y parto entran en tres clases: uterotónicos, antihipertensivos y profilácticos de convulsiones. En la tabla 15-3 se detallan los tipos específicos, las dosis y el mecanismo de acción, en relación con el trabajo de parto y los índices del parto. Los analgésicos, incluidos los locales, como la lidocaína, deberían estar disponibles para la reparación local de los tejidos, y los opiáceos para tratar el dolor, como se describió antes. Los antieméticos se pueden usar para el vómito agudo durante el parto y la metoclopramida es el ideal, con otros adicionales cuando se requieran, incluyendo el ondansetrón y la prometazina, según sea necesario. Adicionalmente, quizás se requieran productos sanguíneos para tratar una hemorragia materna.[4,17]

TABLA 15-1 Equipo médico para atender un parto precipitado
Guantes y bata estériles
Compresas
Gasas estériles de 10 × 10 cm
Solución de yodopovidona o de limpieza
Tijeras
Pinzas hemostáticas o de cordón umbilical
Portaagujas
Suturas: catgut 3-0 y Vicryl 2-0
Recipiente para la placenta

TABLA 15-2 Equipo médico para la reanimación neonatal
Incubadora
Compresas, toallas o envoltura plástica para conservar el calor
Pera de aspiración
Tubos endotraqueales para neonatos (de 2.5 y 3, sin manguito)
Hojas de laringoscopio para neonato (de Miller 0 o 1)
Guía aérea de mascarilla laríngea 0
Monitor y detector de CO_2
Mascarilla con bolsa y válvula
Fuente de oxígeno
Monitor de la oximetría de pulso y electrocardiograma
Equipo para la cateterización umbilical

TABLA 15-3 Medicamentos específicos para el trabajo de parto y parto

Medicamentos	Dosis	Mecanismos e indicaciones
Uterotónicos		
Oxitocina	10 U IM después del alumbramiento 10 a 40 U IV añadidas a la solución	Estimula las contracciones uterinas Hemorragia uterina posparto
Misoprostol	600 a 1000 μg bucales/rectales/ sublinguales	Prostaglandina E1 sintética, induce contracciones uterinas Hemorragia posparto
Metilergonovina	0.2 mg IV/IM Se puede repetir cada 2 a 4 h	Aumenta el tono, la frecuencia y la amplitud de las contracciones Abrevia el tercer periodo del trabajo de parto Disminuye la pérdida sanguínea
Carboprost	250 μg IM Se puede repetir cada 15 a 90 min hasta un máximo de 2000 μg	Análogo de la prostaglandina F2 Estimula las contracciones uterinas Hemorragia posparto refractaria
Antihipertensivos		
Labetalol	20 mg IV Se puede repetir cada 10 minutos Dosis única máxima de 80 mg Dosis máxima total de 300 mg	Bloquea los receptores α, β_1 y β_2 Urgencia hipertensiva durante el embarazo (PAS/PAD de 160/110 o mayor)
Hidralacina	5 a 10 mg IV/IM Se puede repetir cada 20 a 40 min hasta un máximo de 20 mg IV o 30 mg IM	Vasodilatación arterial directa Urgencia hipertensiva durante el embarazo PAS/PAD de 160/110 o mayor)
Profilaxis de convulsiones		
Magnesio	4-5 g IM en cada nalga, con la administración de 4 g en solución inicialmente, o 4-6 g IV en carga Infusión continua de 1-2 mg /h Máximo 40 g/24 h	Disminuye la acetilcolina en las terminaciones nerviosas motoras; relaja el músculo liso Vigílense los reflejos tendinosos profundos y ECG Eclampsia o preeclampsia grave

ECG, electrocardiograma; PAD, presión arterial diastólica; PAS, presión arterial sistólica.

Personal necesario

El proveedor de atención sanitaria de urgencias es el principal encargado de tratar el trabajo de parto y parto si no se dispone de otro personal. Deberá disponerse de enfermeras para atender a la madre y el lactante después del parto. Aquellas con experiencia en pediatría o el amamantamiento serían de utilidad particular para la atención neonatal, si se requiere. Otro personal con que se debe contar incluye técnicos o enfermeras que puedan ayudar con las complicaciones, como la distocia de hombros, que requiere recursos humanos adicionales. También pueden apoyar a los proveedores de atención sanitaria para obtener provisiones y medicamentos adicionales, según se requiera.

Cuando esté disponible se puede recurrir a un proveedor de atención sanitaria de urgencia adicional para los cuidados neonatales y de reanimación, según se requiera. Sin embargo se recurrirá a obstetras, pediatras o neonatólogos, cuando estén disponibles. Se puede solicitar anestesia cuando esté asequible si se prevé un problema de vías respiratorias, en especial dados los factores fisiológicos que hacen a las vías aéreas inherentemente difíciles en las embarazadas y la destreza adicional que un equipo de anestesia puede proveer para tratar las vías aéreas de un recién nacido. También se puede llamar a cirujanos cuando no se dispone de obstetras y se requiere una cesárea, si bien, en general, está fuera del alcance de su práctica profesional.

De ser posible se utilizará un espacio privado, y si no se cuenta con él se usarán lienzos, según se requiera. Es ideal un cuarto con capacidad de calentamiento, como un pabellón de traumatología, y se prefiere una cama diseñada para permitir la posición de litotomía de la paciente.

Complicaciones maternas

Las complicaciones maternas del parto precipitado son mínimas si el cérvix ya estaba borrado, la vagina distendida y el periné relajado, para alojar al feto. Si no están presentes estos cambios fisiológicos, las contracciones intensas sin espacio para el feto por expulsar pueden causar el desprendimiento prematuro de placenta normoinserta, la rotura del útero y laceraciones extensas. El riesgo de la distocia de hombros también aumenta en un parto precipitado. Es más probable que las contracciones vigorosas culminen con una atonía uterina después del parto, con el potencial de una hemorragia materna.[1,18]

Complicaciones fetales

Las fuertes contracciones irrefrenables durante un parto precipitado pueden impedir el flujo sanguíneo hacia el feto, con hipoxia resultante. La presión excesiva de un conducto del parto no relajado durante el nacimiento puede causar traumatismo fetal, incluyendo el intracraneal y la parálisis braquial. Los partos precipitados también se vinculan con la expulsión de meconio y bajas calificaciones de Apgar. Finalmente, la rapidez del parto mismo puede aumentar el riesgo del neonato de sufrir traumatismos y quizás haya recursos disponibles insuficientes para la reanimación neonatal, dado el nacimiento no planeado.[1]

Prevención del parto precipitado

Es poco probable que la analgesia de cualquier tipo cambie de manera significativa la frecuencia y fuerza de las contracciones. No se ha estudiado el uso de agentes tocolíticos comunes, como el sulfato de magnesio y la terbutalina, para tratar el parto precipitado.[1]

RESUMEN

Los partos en el departamento de urgencias son, por definición, precipitados, y el proveedor de atención sanitaria de urgencias requiere preparación para estabilizar a una paciente y atender el nacimiento o determinar si los beneficios rebasan a los riesgos del transporte. La preparación de recursos para el parto y la reanimación del neonato, así como a la movilización de medicamentos obstétricos y generales y del personal, son de importancia capital para un proceso de parto tranquilo. Se recomienda enfáticamente contar con carritos para la atención del parto precipitado, preparados con los recursos necesarios para el nacimiento y la reanimación neonatal, ya que se trata de sucesos infrecuentes, pero potencialmente de alto riesgo.

PUNTOS CLAVE

1. Es indispensable para los proveedores de atención sanitaria de urgencias reconocer los periodos del trabajo de parto ante los partos precipitados, y las guías de selección pueden ayudar a determinar el transporte seguro de las mujeres en trabajo de parto.
2. La valoración materna y fetal incluye un interrogatorio dirigido de la madre acerca del inicio del trabajo de parto, la atención prenatal y el estado actual de la gestación, así como la exploración física dirigida que incluya una por tacto o con espejo vaginal en condiciones estériles, si no hay contraindicaciones, como una placenta previa o la rotura de membranas pretérmino antes del trabajo de parto.
3. Prepárense con antelación todos los recursos necesarios y el personal para atender el parto, así como para la reanimación neonatal.
4. Cuéntese con productos farmacéuticos listos para tratar el dolor del trabajo de parto, así como las complicaciones, como preeclampsia, eclampsia, atonía uterina y hemorragia posparto.

Referencias

1. Cunningham FG, Leveno KJ, Bloom SL, et al. Abnormal labor. In: *Williams Obstetrics*. 24th ed. New York, NY: McGraw-Hill Education; 2013.
2. Silver DW, Sabatino F. Precipitous and difficult deliveries. *Emerg Med Clin North Am*. 2012;30(4):961-975.
3. Suzuki S. Clinical significance of precipitous labor. *J Clin Med Res*. 2015;7(3):150-153.

4. Frasure SE. Emergency delivery. In: Tintinalli JE, Stapczynski JS, Ma OJ, Yealy DM, Meckler GD, Cline DM, eds. *Tintinalli's Emergency Medicine: A Comprehensive Study Guide*. 8th ed. New York, NY: McGraw-Hill Education; 2016.

5. Cunningham FG, Leveno KJ, Bloom SL, et al. Normal labor. In: *Williams Obstetrics*. 25th ed. New York, NY: McGraw-Hill Education; 2018.

6. Marshall B, Marshall K. Obstetric and gynecologic emergencies and sexual assault. In: Stone CK, Humphries RL, eds. *CURRENT Diagnosis & Treatment: Emergency Medicine*. 8th ed. New York, NY: McGraw-Hill Education; 2017.

7. Mercado J, Brea I, Mendez B, Quinones H, Rodriguez D. Critical obstetric and gynecologic procedures in the emergency department. *Emerg Med Clin North Am*. 2013;31(1):207-236.

8. Cunningham FG, Leveno KJ, Bloom SL, et al. Fetal imaging. In: *Williams Obstetrics*. 25th ed. New York, NY: McGraw-Hill Education; 2018.

9. Centers for Medicare and Medicaid Services. Emergency Medical Treatment & Labor Act (EMTALA). 2012. https://www.cms.gov/Regulations-and-Guidance/Legislation/EMTALA/. Accessed April 11, 2018.

10. Social Security Administration. Examination and treatment for emergency medical conditions and women in labor. 2012. https://www.ssa.gov/OP_Home/ssact/title18/1867.htm. Accessed April 10, 2018.

11. Ruhl C, Scheich B, Onokpise B, Bingham D. Content validity testing of the maternal fetal triage index. *J Obstet Gynecol Neonatal Nurs*. 2015;44(6):701-709.

12. American College of Obstetricians and Gynecologists' Committee on Obstetric Practice. Committee Opinion No. 667: hospital-based triage of obstetric patients. *Obstet Gynecol*. 2016;128(1):e16-e19.

13. Kozhimannil KB, Hung P, Henning-Smith C, Casey MM, Prasad S. Association between loss of hospital-based obstetric services and birth outcomes in rural counties in the united states. *JAMA*. 2018;319(12):1239-1247.

14. Ullman R, Smith LA, Burns E, Mori R, Dowswell T. Parenteral opioids for maternal pain relief in labour. *Cochrane Database Syst Rev*. 2010(9):Cd007396.

15. Practice Bulletin No. 177: obstetric analgesia and anesthesia. *Obstet Gynecol*. 2017;129(4):e73-e89.

16. Gupta AG, Adler MD. Management of an unexpected delivery in the emergency department. *Clin Pediatr Emerg Med*. 2016;17(2):89-98.

17. Lexicomp. 2018. https://online.lexi.com. Accessed April 15, 2018.

18. Sheiner E, Levy A, Mazor M. Precipitate labor: higher rates of maternal complications. *Eur J Obstet Gynecol Reprod Biol*. 2004;116(1):43-47.

CAPÍTULO 16

Trastornos hipertensivos

Ramu Kharel, Megan C. Henn y Michelle D. Lall

PANORAMA GENERAL

Las principales causas de mortalidad materna en el mundo son hemorragia, hipertensión e infección.[1] En Estados Unidos las afecciones hipertensivas durante el embarazo van en aumento, con la prevalencia de la hipertensión gestacional incrementándose a una tasa sustancialmente mayor que la hipertensión crónica.[2] Las afecciones hipertensivas constituyen las complicaciones médicas más frecuentes durante el embarazo y afectan de 5 a 10% de las pacientes.[3] La edad de gestación, el momento de aparición de la hipertensión y las anomalías de laboratorio específicas se usan todas para identificar los diversos tipos de afección hipertensiva gestacional. Hay cuatro categorías de afecciones hipertensivas durante el embarazo: hipertensión crónica, hipertensión gestacional, preeclampsia/eclampsia y el síndrome de hemólisis, elevación de enzimas hepáticas y plaquetopenia (HELLP, por sus siglas en inglés). Véase la tabla 16-1. Es esencial que los proveedores de atención médica de urgencias sean capaces de reconocer y tratar estas afecciones hipertensivas distintas durante el embarazo para disminuir la morbilidad y mortalidad maternofetales asociadas.

HIPERTENSIÓN CRÓNICA DURANTE EL EMBARAZO

Antecedentes

En las guías del American College of Cardiology/la American Heart Association (ACC/AHA) se define a la etapa 1 de la hipertensión con una presión arterial (PA) de 130-139 /80-89 mm Hg y la etapa 2 como cualquier PA de 140/90 mm Hg o mayor. Se trata de mediciones precisas de dos o más lecturas en dos o más ocasiones separadas. La prehipertensión (una definición anterior) fue sustituida por la "PA elevada", que corresponde a una cifra entre 120 y 129/< 80 mm Hg.[4] La hipertensión primaria es la responsable de la mayoría de los procesos hipertensivos en Estados Unidos. Alrededor de 6 a 8% de las pacientes con hipertensión presentan causas secundarias identificables, como enfermedad parenquimatosa renal (riñones poliquísticos, afección glomerular, enfermedad intersticial); nefropatía vascular (estenosis de la arteria renal, displasia fibromuscular); afecciones endocrinas (exceso de suprarrenocorticoides o mineralocorticoides, feocromocitoma, hipertiroidismo o hipotiroidismo, exceso de hormona de crecimiento, hiperparatiroidismo); coartación de la aorta, o hipertensión inducida por anticonceptivos orales.[5] Es importante considerar a estas causas de hipertensión que ocurren con menos frecuencia, ya que pueden tener un impacto significativo sobre el bienestar maternofetal y en su mayoría son tratables o curables.[5]

TABLA 16-1	Afecciones hipertensivas durante el embarazo			
Afección	**Cifras de PA**	**Manifestaciones clínicas**	**Pruebas de laboratorio**	**Tratamiento**
HAS crónica	Etapa 1: ≥ 130-139/80-89 Etapa 2: ≥ 140/90 (medida antes de las 20 semanas de gestación o después de las 12 semanas posparto en dos ocasiones)	Presencia de síntomas ante una urgencia hipertensiva; mortalidad materna por evento vascular cerebral e insuficiencia cardiaca congestiva	Sin anomalías, pero deben ordenarse BH, QS, PFH, AO, depuración de creatinina en orina de 24 horas y excreción de proteínas	• Ante una cifra < 140/90: modificación del estilo de vida • Ante una cifra de ≥ 160/100, el labetalol, el α-metildopa, la clonidina, el nifedipino, la hidroclorotiazida y la hidralazina
Hipertensión gestacional	PA ≥ 140/90 sin proteinuria (determinada después de las 20 semanas de gestación o en el periodo posparto inmediato)	Sin proteinuria o anomalías de laboratorio. Factores de riesgo: antecedente de preeclampsia, paciente primigesta, edad, antecedente familiar de hipertensión, obesidad, embarazo múltiple	Sin anomalías, pero deben ordenarse las mismas pruebas de laboratorio que en la hipertensión crónica durante el embarazo, para establecer los parámetros basales	Son opciones labetalol α-metildopa, clonidina, nifedipino, hidroclorotiazida e hidralazina
Preeclampsia sin manifestaciones graves	PA ≥ 140/90 (medida después de las 20 semanas o en el posparto inmediato), con proteinuria	Presencia de proteinuria, sin signos o síntomas sistémicos	Proteinuria de solo > 0.3 g en orina de 24 h; ninguna otra anomalía de laboratorio	Tratamiento externo con seguimiento frecuente; son opciones el labetalol, el α-metildopa, la clonidina, el nifedipino, la hidroclorotiazida y la hidralazina
Preeclampsia con manifestaciones graves	PA ≥ 160/110 (medida después de las 20 semanas o en el periodo posparto inmediato)	PA grave junto con cualquiera de los siguientes: alteración visual/mental; edema pulmonar o cianosis; dolor de CSD; dolor epigástrico, PFH anormales; trombocitopenia; oliguria o proteinuria de ≥ 5 g en orina de 24 h; o ≥ 3+ de proteínas en dos muestras aleatorias de orina	PFH anormales, trombocitopenia, aumento de la creatinina y del cociente proteínas/creatinina, proteinuria de ≥ 5 g en orina de 24 h o ≥ 3+ de proteínas en dos muestras urinarias aleatorias	De primera línea: labetalol IV, hidralazina y nifedipino oral de liberación inmediata; sulfato de magnesio IV para la profilaxis de convulsiones. Alternativas: nicardipino, esmolol, nitroprusiato de sodio
Eclampsia	Igual que en la preeclampsia leve (en ocasiones se puede presentar en el contexto de una PA normal o ausencia de proteinuria)	Aparición de una convulsión nueva, coma, o encefalopatía en el contexto de la preeclampsia	Cualquiera de las anomalías de laboratorio que se encuentran en la preeclampsia: PFH anormales, trombocitopenia, aumento de creatinina y el cociente proteínas/creatinina, proteinuria de ≥ 5 g en 24 h o ≥ 3+ de proteínas en dos muestras de orina aleatorias	Sulfato de magnesio IV para la profilaxis de convulsiones. Mismos antihipertensivos que antes para un tratamiento apropiado de la PA
Síndrome de HELLP	Sin criterio para la PA	Se define por hemolisis, elevación de enzimas hepáticas y plaquetopenia	Presencia de esquistocitos en el frotis de sangre periférica, trombocitopenia < 100 000, aumento de la bilirrubina total mayor de 1.2 mg/dL, NUS/creatinina normal o aumentado, estudios de coagulación anormales, aumento de LDH	Sulfato de magnesio IV para la profilaxis de convulsiones; control de la PA similar al de la preeclampsia, dependiendo del grado de hipertensión; corrección de la coagulopatía; estabilización intrahospitalaria

AO, análisis de orina; BH, biometría hemática; CSD, cuadrante superior derecho abdominal; HAS, hipertensión arterial sistémica; LDH, lactato deshidrogenasa; NUS, nitrógeno ureico en sangre; PA, presión arterial; PFH, pruebas de función hepática; QS, química sanguínea.

Epidemiología

La hipertensión crónica aumenta con la edad y muestra tasas más altas en los individuos afroestadounidenses. Su prevalencia es de 0.6 a 4.6% para las mujeres de raza blanca y de 2 a 22.3% en las de ascendencia afroestadounidense.[6] Se define a la hipertensión crónica durante el embarazo por una PA de 130/80 mm Hg o mayor, determinada en dos ocasiones separadas antes de las 20 semanas de gestación o que persiste después de 12 semanas posparto.[4,7] Las embarazadas con hipertensión crónica presentan un mayor riesgo de desprendimiento prematuro de placenta normoinserta, preeclampsia, bajo peso al nacer, cesárea, parto prematuro y muerte fetal.[7] Los riesgos maternofetales de la hipertensión crónica, en general, se asocian con complicaciones en la segunda mitad del embarazo e incluyen preeclampsia, eclampsia y el síndrome de HELLP. Estos procesos agudos pueden agregarse a la hipertensión crónica, y hasta 20% de las pacientes que la padecen sufre preeclampsia durante el embarazo.[6] En la hipertensión grave, la mortalidad materna se relaciona con insuficiencia cardiaca congestiva (ICC) y evento vascular cerebral.

Objetivos del tratamiento

La recomendación para el tratamiento de la hipertensión crónica de las pacientes no embarazadas es alcanzar una cifra menor de 130/80 mm Hg, pero en la hipertensión crónica durante el embarazo se puede tratar a aquellas con hipertensión en etapa 1 (< 140/90 mm Hg) mediante modificaciones del estilo de vida y observación, a menos de que se presente nefropatía.[4,7] Una PA diastólica mayor de 110 mm Hg se ha vinculado con un mayor riesgo de desprendimiento prematuro de placenta normoinserta y restricción del crecimiento intrauterino. Una PA sistólica mayor de 160 mm Hg aumenta el riesgo de hemorragia intracerebral materna. Por lo tanto, las pacientes con una PA diastólica mayor de 110 mm Hg o sistólica mayor de 160 mm Hg deben iniciar rápidamente el uso de medicamentos antihipertensivos.

Consideraciones de diagnóstico

El estudio diagnóstico de la hipertensión crónica durante el embarazo incluye una biometría hemática (BH), estudios metabólicos amplios (QS; electrólitos, pruebas de función renal y enzimas hepáticas), análisis de orina (EGO) y una recolección de orina de 24 horas para la determinación de la depuración de creatinina y la excreción de proteínas a fin de establecer las cifras basales, las cuales pueden ser útiles más adelante, cuando se valore la aparición de preeclampsia o el síndrome de HELLP.

Tratamiento

El tratamiento de la hipertensión crónica incluye labetalol, α-metildopa, clonidina y nifedipino[8] (tabla 16-2) y se considera al primero la opción de tratamiento de primera línea. Los inhibidores de la enzima convertidora de angiotensina (IECA) y los bloqueadores de receptores de angiotensina II (ARA II, por sus siglas en inglés) están contraindicados durante el embarazo, porque dañan los riñones fetales en el segundo y tercer trimestres. La hidralazina y la hidroclorotiazida se pueden agregar como adyuvantes del tratamiento en casos refractarios. Para las urgencias hipertensivas antes de las 20 semanas de gestación se pueden usar hidralazina, labetalol y nifedipino[8] (tabla 16-3).

HIPERTENSIÓN GESTACIONAL

La hipertensión gestacional es la causa más frecuente de aumento de la presión arterial durante el embarazo, con tasas de 6 a 17% en mujeres nulíparas sanas y 2 a 4% en las multíparas.[3] Se define a la hipertensión gestacional como un aumento de la presión arterial sin complicaciones, con cifras de PA de 140 /90 mm Hg o más altas después de las 20 semanas o en el periodo posparto inmediato, en ausencia de proteinuria. Los factores de riesgo de la hipertensión gestacional incluyen antecedentes de preeclampsia, paciente primigesta, edad menor de 20 años o mayor de 40, antecedente familiar de hipertensión, obesidad y embarazo múltiple.[9] El tratamiento de la hipertensión gestacional es igual que el de la hipertensión crónica. El labetalol es el fármaco de primera línea, junto con α-metildopa o nifedipino, según se requiera, para un control más estricto de la PA. Se puede usar hidralazina ante una urgencia hipertensiva. En ausencia de manifestaciones de preeclampsia, las complicaciones maternofetales de la hipertensión gestacional son semejantes a las de la hipertensión crónica durante el embarazo. El desprendimiento prematuro de placenta normoinserta y la restricción del crecimiento fetal tienen relación con PA diastólica mayor de 110 mm Hg. Todas las pacientes con hipertensión gestacional deben valorarse respecto de la preeclampsia y ser objeto de estudios de laboratorio basales que incluyan QS, BH, EGO y la recolección de orina de 24 horas. La preeclampsia es rara antes del tercer trimestre; por lo tanto, debe tenerse en mente la enfermedad trofoblástica gestacional y el embarazo molar en el contexto de la hipertensión grave o preeclampsia en el primer trimestre o a inicios del segundo.

TABLA 16-2 Opciones de tratamiento de la hipertensión durante el embarazo: no urgente

Medicamento	Dosis	Indicaciones	Efectos secundarios/ contraindicaciones
Labetalol	200-1 200 mg diarios por vía oral en 2-3 dosis divididas	De primera línea para la hipertensión existente	**Comunes:** cefalea, mareo, hipotensión ortostática **Graves:** ICC, bloqueo cardiaco, bradicardia, hepatotoxicidad, broncoespasmo **Contraindicaciones:** bloqueo cardiaco de segundo o tercer grados, bradicardia, insuficiencia cardiaca descompensada
α-**metildopa**	0.5-3.0 g por vía oral al día dividida en dos dosis	De primera línea para la hipertensión existente	**Comunes:** sedación, cefalea, debilidad **Graves:** anemia hemolítica, miocarditis, trombocitopenia, necrosis hepática **Contraindicaciones:** enfermedad hepática
Nifedipino	10-30 mg por vía oral al día, con la forma de liberación lenta	De segunda línea para la hipertensión existente	**Comunes:** cefalea, mareo, enrojecimiento, puede inhibir el trabajo de parto **Graves:** ICC, IAM, hipotensión grave, síndrome de Stevens-Johnson **Contraindicaciones:** téngase precaución ante las afecciones hepáticas
Hidroclorotiazida	12.5-25 mg por vía oral al día	Como adyuvante del tratamiento presente	**Comunes:** desequilibrio electrolítico, disminución de volumen, calambres musculares **Graves:** hipopotasemia grave, arritmias, ictericia colestática **Contraindicaciones:** anuria, hipersensibilidad a las sulfonamidas
Hidralazina	50-300 mg por vía oral al día en 2-4 dosis divididas	Como adyuvante del tratamiento presente	**Comunes:** cefalea, taquicardia, palpitaciones, vómito, diarrea **Graves:** IAM, hipotensión, lupus inducido por fármacos, neutropenia **Contraindicaciones:** arteriopatía coronaria, enfermedad cardiaca reumática de la válvula mitral, cardiomiopatía hipertrófica
Clonidina	0.1-0.6 mg por vía oral al día en dos dosis divididas	Como segunda alternativa	**Comunes:** cefalea, hipotensión, fatiga, pesadillas **Graves:** hipotensión, síncope, bradicardia **Contraindicaciones:** evitar su interrupción abrupta. Hay datos limitados sobre la seguridad fetal

ICC, insuficiencia cardiaca congestiva; EGE, edad de gestación estimada; IAM, infarto agudo de miocardio.

PREECLAMPSIA/ECLAMPSIA

Antecedentes

La preeclampsia (también llamada hipertensión gestacional con proteinuria) es la hipertensión que se presenta después de las 20 semanas de gestación o en las 4 posparto, con proteinuria de nuevo inicio o su incremento súbito. Ocurre en casi 4% de los embarazos después del primer trimestre,[6] y propicia casi 50% de las afecciones hipertensivas durante la gestación.[10] No se conocen bien las causas de la preeclampsia, pero se cree que tiene relación con una mala perfusión placentaria, que lleva a una respuesta inflamatoria que causa amplio daño endotelial materno. Se cree que la aterosis aguda y la trombosis de las arterias deciduales llevan a una mala perfusión placentaria.[7]

TABLA 16-3 Medicamentos para tratar la hipertensión grave en la preeclampsia

Medicamento	Dosis	Mecanismo de acción	Indicaciones	Efectos secundarios fetales o neonatales
Labetalol	20 mg IV; después, 40-80 mg cada 10 min (máximo 300 mg) (en solución IV: 1-2 mg/min, en infusión)	Antagonista α selectivo y β no selectivo	De primera línea para PA ≥ 160 /110	Bradicardia, depresión respiratoria e hipoglucemia neonatales
Hidralazina	5 o 10 mg IV iniciales; después, 10 mg en 20 minutos si la PA se encuentra por arriba del umbral. Considérese el uso de otros fármacos si no hay respuesta con una dosis total IV de 20 mg	Vasodilatador arterial	PA ≥ 160 /110	Sufrimiento fetal secundario a hipotensión materna
Nifedipino	10 mg por vía oral; después 20 mg por vía oral cada 20 min en 2 ocasiones. Considérese el uso de otros fármacos después de tres dosis totales	Antagonista de los conductos del calcio	PA ≥ 160/110	Sufrimiento fetal secundario a hipotensión y taquicardia maternas

PA, presión arterial.

Factores de riesgo

Los factores de riesgo de la preeclampsia incluyen: estado de primigesta, edad menor de 18 o mayor de 35 años, antecedente personal o familiar de preeclampsia, diabetes, nefropatía, enfermedad vascular de la colágena, triploidía, embarazo múltiple, raza afroamericana, índice de masa corporal (IMC) de 30 o más e intervalo intergestacional menor de 2 años o mayor de 10. El factor de riesgo de máxima importancia para la preeclampsia es la nuliparidad, ya que 66% de los casos se presenta en quienes no han tenido partos.[6] La preeclampsia complica 30% de los embarazos múltiples, 30% de aquellos en los que las pacientes padecen diabetes y 20% de los de quienes presentan hipertensión crónica.[5] La preeclampsia es la principal causa de morbilidad materna y perinatal, y se vincula con un aumento de 20 tantos en la mortalidad perinatal.[5]

Fisiopatología

La preeclampsia puede presentarse como un suceso nuevo o agregarse en el contexto de la hipertensión crónica. El espectro clínico de la preeclampsia puede variar desde su forma leve hasta la eclampsia convulsiva grave. Las anomalías pueden incluir proteinuria, hipertensión, disfunción plaquetaria, afección hepática y edema pulmonar; las dos primeras en un rango de leves a graves. La preeclampsia también puede manifestarse con una disfunción múltiple de órganos, aparatos o sistemas, que incluyen al sistema nervioso central (SNC), el hígado, los pulmones, los riñones y el sistema hematológico, como resultado del daño endotelial sistémico. Hay evidencia de que las mujeres con antecedentes de preeclampsia tienen mayor riesgo de hipertensión crónica posteriormente en su vida.[10] La aparición de convulsiones nuevas en el contexto de la preeclampsia corresponde a la **eclampsia**, que rara vez se presenta con una PA normal o en ausencia de proteinuria.

Clasificaciones

Se define a la **preeclampsia sin manifestaciones graves** como una PA de 140/90 mm Hg o más alta después de las 20 semanas de gestación y proteinuria mayor de 0.3 g en 24 h, sin otros signos o síntomas sistémicos. La **preeclampsia con manifestaciones graves** se define como una PA sistólica de 160 mm Hg o mayor o una diastólica de más de 110 mm Hg, medidas en dos ocasiones con al menos 6 horas de intervalo y cualquiera de los siguientes hallazgos: alteración del estado mental o visual, edema pulmonar o cianosis, dolor del cuadrante superior derecho abdominal, dolor epigástrico, pruebas de función hepática (PFH) anormales, trombocitopenia, oliguria (gasto urinario < 500 mL en 24 h) o proteinuria de 5 g o más en 24 h o 3+ de proteínas o más en dos muestras de orina aleatorias colectadas con al menos 4 horas de intervalo. Se define a la **eclampsia** por la presencia de convulsión, coma o encefalopatía, de nuevo inicio.

La preeclampsia sin manifestaciones graves no es una urgencia aguda y se puede tratar en forma externa con consultas de seguimiento frecuentes y vigilancia fetal estrecha por un obstetra. En contraste, la preeclampsia con manifestaciones graves constituye una urgencia. Se sabe que el tratamiento con antihipertensivos de primera línea en el transcurso de 30 a 60 minutos tras confirmar hipertensión grave disminuye el riesgo de un evento vascular cerebral materno.[11] El grado de hipertensión sistólica, más bien que la PA diastólica o la presión arterial media (PAM), es el factor de predicción más importante de lesión cerebral materna.[11] El propósito del tratamiento es alcanzar una PA en el rango de 140-150/90-100 mm Hg (figura 16-1).

Tratamiento

Los fármacos de primera línea para tratar la preeclampsia grave son el labetalol y la hidralazina intravenosos (IV) y el nifedipino oral de liberación inmediata. También se puede administrar labetalol por vía oral si no hay acceso intravenoso. Para la hipertensión resistente a los fármacos de primera línea deben considerarse alternativas como el nicardipino, el esmolol o el nitroprusiato de sodio (en casos raros), en coordinación con la interconsulta a medicina maternofetal[11] (tabla 16-3 y figura 16-1).

El tratamiento de la eclampsia incluye al sulfato de magnesio, administrado como carga de 4 a 6 g IV durante 20 a 30 minutos, seguida por 2 g/h durante 24 h y el nacimiento urgente, en interconsulta con un obstetra.[12] El sulfato de magnesio no constituye un tratamiento antihipertensivo, de manera que antes de su administración debe brindarse tratamiento para la PA alta con los antihipertensivos antes mencionados. El sulfato de magnesio se recomienda para la profilaxis de las convulsiones en la preeclampsia grave, pero no es un antiepiléptico. También se pueden usar benzodiacepinas para tratar las convulsiones agudas en la eclampsia. Aunque todos estos medicamentos tienen sus propios efectos secundarios, no requieren vigilancia cardiaca continua, solo el monitoreo frecuente de la PA. En el caso de la administración de benzodiacepinas, se recomienda vigilar la saturación de oxígeno. El nacimiento del feto es el principal recurso terapéutico y definitivo para resolver la forma grave de preeclampsia y las complicaciones previstas que ponen en riesgo la vida (eclampsia).[10]

Como las formas graves de la preeclampsia se suelen desarrollar antes del término del embarazo, la inducción del trabajo de parto bajo estas circunstancias suele dar lugar a un parto pretérmino, bajo peso al nacer y complicaciones neonatales relacionadas. Otras complicaciones son los trazos no alentadores de la frecuencia cardiaca fetal, la calificación baja del perfil biofísico, el oligohidramnios y la restricción del crecimiento fetal.[10] En una revisión sistemática se encontró que los resultados perinatales empeoran bastante cuando el nacimiento ocurre por preeclampsia antes de las 34 semanas de gestación, en comparación

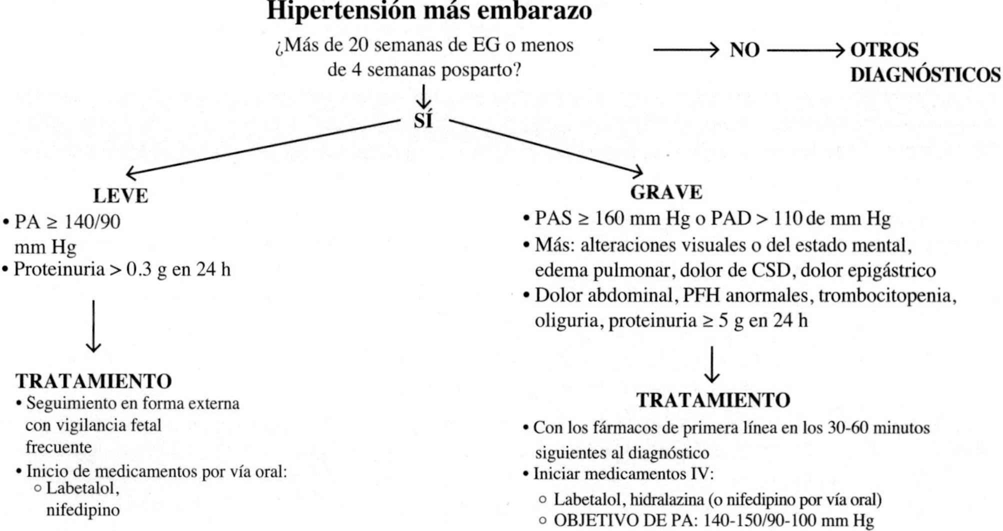

Figura 16-1. **Algoritmo para tratar la preeclampsia.** CSD, cuadrante superior derecho abdominal; EG, edad de gestación; PA, presión arterial; PAD, PA diastólica; PAS, PA sistólica; PFH, pruebas de función hepática.

a cuando sucede en etapas posteriores. Por lo tanto, cuando no haya evidencia de preeclampsia grave o alteración del bienestar fetal, debe posponerse el parto, manteniéndose vigilancia materna y fetal estrecha. El nacimiento es todavía el tratamiento definitivo y, cuando necesario, se pueden administrar corticoesteroides para favorecer la maduración pulmonar del feto, así como sulfato de magnesio para su neuroprotección[13] (tabla 16-4). Entre las 34 y 37 semanas de gestación, los obstetras o los especialistas en medicina maternofetal tomarán una decisión terapéutica compartida en conversación con la embarazada acerca de los resultados adversos y riesgos vinculados con la preeclampsia frente a los de la prematuridad.[14]

Prevención

No se ha mostrado que la normalización de la hipertensión crónica disminuya el riesgo de presentar una preeclampsia agregada. De hecho, el único tratamiento que ha mostrado prevenir o disminuir el riesgo de preeclampsia es el de ácido acetilsalicílico a dosis baja, pues en una revisión sistemática se encontró que administrado después del primer trimestre del embarazo a las mujeres con mayor riesgo, lo disminuyó de 10 a 24%.[15] El sulfato de magnesio previene la eclampsia, pero es importante vigilar su toxicidad, que se puede presentar como disminución de los reflejos rotulianos y de la frecuencia respiratoria[12] (tabla 16-4).

SÍNDROME DE HELLP

Antecedentes

El síndrome de HELLP es una afección rara, pero que pone en riesgo la vida y se presenta en 0.5 a 0.9% de los embarazos.[16] Su diagnóstico requiere la presencia de hemólisis en un frotis de sangre periférica, el aumento de la concentración de bilirrubina indirecta o cifras bajas de haptoglobina sérica, en asociación con una elevación significativa de las enzimas hepáticas y una cifra de plaquetas menor de 100 000/mm. Deben descartarse otras causas de hemólisis y trombocitopenia, porque el hígado graso agudo del embarazo (HGAE), la púrpura trombocitopénica trombótica (PTT) y el síndrome urémico hemolítico (SUH) pueden también causar estas anomalías de laboratorio.[16] La incidencia del síndrome de HELLP es mayor en las mujeres de ascendencia europea o raza blanca, y se caracteriza por aumentar el riesgo de parto pretérmino, la restricción del crecimiento intrauterino y el desprendimiento prematuro de placenta normoinserta en los embarazos futuros. Y lo que es más importante, hay una mortalidad materna y fetal aumentada en asociación con el síndrome de HELLP.

Consideraciones de diagnóstico

La valoración diagnóstica del síndrome de HELLP incluye lo siguiente: BH con frotis de sangre periférica, estudios de coagulación, química sanguínea (QS), concentración de haptoglobina y fibrinógeno, dímero D, y lactato deshidrogenasa (LDH), así como el tipo sanguíneo y Rh. Pueden visualizarse esquistocitos en el frotis de sangre periférica. Las PFH resultan elevadas, con aumento de la bilirrubina total

TABLA 16-4 Medicamentos adyuvantes para tratar las urgencias hipertensivas durante el embarazo

Medicamentos	Dosis	Indicación
Sulfato de magnesio	IV: dosis de carga de 4-6 g, seguida de la administración en solución de 2 g/h (durante al menos 24 h) Para neuroprotección fetal antes de las 32 semanas de gestación: dosis de carga de 6 g IV seguida por la administración de 2 g/h en solución (hasta por 12 h); tratamiento que se recomienda solo cuando el parto es inminente	Para la profilaxis de la eclampsia en la preeclampsia grave, y en el tratamiento de la eclampsia. Para neuroprotección fetal antes de las 32 semanas de gestación
Corticoesteroides	IAM: 12 mg de betametasona con repetición en 24 h y una vez por semana	En la preeclampsia grave con una edad de gestación de 26 a 34 semanas, para la maduración pulmonar fetal
Ácido acetilsalicílico en dosis baja	Oral: 60-150 mg	Iníciese después del primer trimestre de manera profiláctica en las mujeres con antecedente de preeclampsia o un mayor riesgo de presentarla

(> 1.2 mg/dL) debido a disfunción hepática y hemólisis, aumento del cociente nitrógeno ureico en sangre (NUS)/creatinina por insuficiencia renal aguda, estudios de coagulación anormales con un tiempo parcial de tromboplastina (TPT) prolongado y tiempo de protrombina (TP) normal, y aumento de la LDH indicativa de anemia hemolítica.[7]

Tratamiento

El tratamiento es similar al de la paciente con preeclampsia grave o eclampsia: control de la PA, sulfato de magnesio IV, corrección de la coagulopatía e ingreso al hospital para su estabilización. Aquellas con el síndrome de HELLP requieren tratarse en instalaciones obstétricas de alto riesgo. El parto es el único tratamiento definitivo.

RESUMEN

Se puede dividir a las afecciones hipertensivas durante el embarazo en cuatro categorías: hipertensión crónica, hipertensión gestacional, preeclampsia/eclampsia y síndrome de HELLP. De ellas, la urgencia hipertensiva, la preeclampsia/eclampsia grave y el síndrome de HELLP son verdaderas urgencias y deben detectarse por el proveedor de atención médica de urgencias. El tratamiento farmacológico inicial de todas estas afecciones es el mismo. El labetalol y la hidralazina intravenosos, así como el nifedipino por vía oral, son los fármacos de primera línea para tratar la hipertensión asociada. En caso de preeclampsia/eclampsia grave y el síndrome de HELLP, debe agregarse sulfato de magnesio IV para prevenir convulsiones. El único tratamiento definitivo de estas afecciones es el nacimiento del feto. Si no se puede controlar la preeclampsia/eclampsia grave, es imperativo el nacimiento del feto en forma urgente, para evitar la morbilidad y mortalidad maternas. Si la paciente tiene menos de 34 semanas de gestación y se encuentra estable, la preeclampsia leve se puede tratar de manera expectante, con monitoreo estrecho de la PA y pruebas de laboratorio. Se deben considerar los corticoesteroides para la maduración pulmonar del feto y el sulfato de magnesio para su neuroprotección cuando el nacimiento es inminente. Las causas secundarias y tratables de hipertensión, así como otras de hemólisis y disfunción hepática, deben tenerse en mente en las embarazadas con hipertensión o signos del síndrome de HELLP. Para todas ellas debe conseguirse la interconsulta oportuna con obstetras especializados en el embarazo de alto riesgo.

PUNTOS CLAVE

1. Las afecciones hipertensivas son las complicaciones médicas más frecuentes durante el embarazo y afectan de 5 a 10% de las mujeres en estado de gravidez.
2. El tratamiento de primera línea de la preeclampsia grave incluye labetalol, hidralazina IV y nifedipino oral.
3. El grado de hipertensión sistólica, más bien que la PA diastólica o la PAM, es el factor de predicción más importante de lesión cerebral materna.
4. Debe iniciarse sulfato de magnesio IV en la eclampsia o la preeclampsia grave, para la profilaxis de convulsiones.
5. Se hará un estudio amplio de laboratorio ante la sospecha del síndrome de HELLP y deben descartarse otras causas de hemólisis y aumento de transaminasas (incluyendo HGAE, TTP y SUH).
6. Se debe obtener una interconsulta obstétrica oportuna en caso de preeclampsia resistente, preeclampsia grave, eclampsia y síndrome de HELLP.

Referencias

1. World Health Organization. Global Health Observatory (GHO) data. Maternal and reproductive health. 2018. http://www.who.int/gho/maternal_health/en/. Accessed January 15, 2018.
2. Division of Reproductive Health, National Center for Chronic Disease Prevention and Health Promotion; Centers for Disease Control and Prevention. Data on pregnancy complications in the United States. 2017. https://www.cdc.gov/reproductivehealth/maternalinfanthealth/pregnancy-complications-data.htm. Accessed January 15, 2018.

3. Gibbs RS, Karlan GY, Haney AF, et al, eds. *Danforth's Obstetrics and Gynecology*. 9th ed. Philadelphia, PA: Lippincott Williams & Wilkins; 2008.

4. Whelton PK, Carey RM, Aronow WS, et al. Prevention, detection, evaluation, and management of high blood pressure in adults: synopsis of the 2017 American College of Cardiology/American Heart Association Hypertension Guideline. *Ann Intern Med*. 2018;168(5):351-358.

5. Cohen WR, ed. *Cherry and Merkatz's complications of pregnancy*. 5th ed. Philadelphia, PA: Lippincott Williams & Wilkins; 2000.

6. Resnik R, Creasy R, Iams J, Lockwood C, Moore T, Greene M, eds. *Creasy and Resnik's Maternal-Fetal Medicine: Principles and Practice*. 7th ed. Philadelphia, PA: Elsevier Saunders; 2014.

7. Tintinalli JE, Stapczynski JS, Ma OJ, Yealy DM, Meckler GD, Cline DM, *eds*. *Tintinalli's Emergency Medicine: A Comprehensive Study Guide*. 8th ed. New York, NY: McGraw-Hill; 2016.

8. Brown CM, Garovic VD. Drug treatment of hypertension in pregnancy. *Drugs*. 2014;74(3):283-296.

9. Ordas MA, Gomez RA, Benito HM, et al. Gestational hypertension: risk factors, clinical and laboratory findings. *J Hypertens*. 2010;28:e538.

10. Craici I, Wagner S, Garovic VD. Preeclampsia and future cardiovascular risk: formal risk factor or failed stress test? *Ther Adv Cardiovasc Dis*. 2008;2(4):249-259.

11. El-Sayed YY, Borders AE. Committee Opinion No. 692: emergent therapy for acute-onset, severe hypertension during pregnancy and the postpartum period. *Obstet Gynecol*. 2017;129(4):e90-e95.

12. Euser AG, Cipolla MJ. Magnesium sulfate treatment for the prevention of eclampsia: A brief review. *Stroke*. 2009;40(4):1169-1175.

13. Roberts D, Brown J, Medley N, Dalziel SR. Antenatal corticosteroids for accelerating fetal lung maturation for women at risk for preterm birth. *Cochrane Database Syst Rev*. 2017;21(3):CD004454.

14. Guida JPS, Surita FG, Parpinelli MA, Costa ML. Preterm preeclampsia and timing of delivery: a systematic literature review. *Rev Bras Ginecol Obstet*. 2017;39(11):622-631.

15. Henderson JT, Whitlock EP, O'Conner E, Senger CA, Thompson JH, Rowland MG. Low-dose aspirin for the prevention of morbidity and mortality from preeclampsia: a systemic evidence review for the U.S. Preventive Services Task Force. *Ann Intern Med*. 2014;160(10):695-703.

16. Haram K, Svendsen E, Abildgaard U. The HELLP syndrome: clinical issues and management. A review. *BMC Pregnancy Childbirth*. 2009;9:8. https://bmcpregnancychildbirth.biomedcentral.com/articles/10.1186/1471-2393-9-8. Accessed April 28, 2014.

CAPÍTULO 17

Cardiomiopatía periparto

Alisa Anderson, Eric J. Lee y Rebecca Barron

PANORAMA GENERAL

El diagnóstico de cardiomiopatía periparto (CMPP) puede ser elusivo, con un cuadro clínico similar a los signos y síntomas del embarazo normal. Si bien es una causa rara de insuficiencia cardiaca, es importante tenerlo en mente en el departamento de urgencias, puesto que un diagnóstico pasado por alto o tardío tiene el potencial de morbilidad y mortalidad significativas. La incidencia total varía geográficamente y en Estados Unidos se informa en un rango de un caso por 1 000 a 4 000 nacidos vivos.[1,2] Se cree que la fisiopatología es diferente de la de otras cardiomiopatías, pero aún se conoce poco.[1] El tratamiento es el médico estándar para la insuficiencia cardiaca, con exclusión de los fármacos contraindicados durante el embarazo y el amamantamiento.[1] Se requieren estudios adicionales para dilucidar la etiología de la insuficiencia cardiaca y desarrollar tratamientos dirigidos potenciales. La detección de esta entidad clínica es un desafío, pero es clave para proveer la atención óptima a este grupo de pacientes afectadas.

Antecedentes

Se define a la CMPP como un diagnóstico nuevo de cardiomiopatía sistólica, con datos ecocardiográficos de una fracción de eyección del ventrículo izquierdo (FEVI) menor de 45% sin una causa reversible en una mujer sin arteriopatía coronaria, en el último mes del embarazo o hasta 5 meses posparto.[2] Son causas reversibles de cardiomiopatía sistólica la infección, la hipertensión previa, la valvulopatía, las mediadas por sustancias tóxicas o fármacos y la isquemia. Si bien se define a la CMPP como que se presenta en el último mes del embarazo y los 5 meses posparto, también se ha diagnosticado fuera de ese intervalo. Dados los criterios de diagnóstico, el de CMPP se puede sospechar, pero no de manera definitiva, durante el cuadro clínico inicial en el servicio de urgencias.

FISIOPATOLOGÍA

No se ha definido el mecanismo de la enfermedad. El consenso inicial era que la CMPP correspondía a una variante idiopática de la cardiomiopatía dilatada, pero ahora se considera una entidad clínica diferente.[3] Dados los datos epidemiológicos conocidos acerca de la CMPP, incluida su predilección para los afroamericanos o la elevada prevalencia en regiones geográficas específicas, probablemente sea resultado de una combinación de factores genéticos, inmunológicos y ambientales. Se están investigando varias teorías de vías fisiopatológicas, que incluyen un desequilibrio de los factores de la angiogénesis, los efectos proapoptóticos mediados por fragmentos disfuncionales de la prolactina, una respuesta inflamatoria exagerada, la miocarditis infecciosa, la respuesta autoinmune materna y un remodelado cardiaco exagerado en respuesta al estado hiperdinámico del embarazo.

Causas infecciosas

El embarazo origina un estado relativo de inmunosupresión. Una hipótesis razonable acerca del desarrollo de la CMPP es que la disminución de la inmunidad humoral y celular predispone a la miocarditis. Se identificó a la infección como mecanismo causal potencial con base en pequeños estudios retrospectivos. En las pacientes con diagnóstico de CMPP, las biopsias cardiacas revelan datos histopatológicos de una infección viral. En un estudio de 26 pacientes con CMPP, 33% resultó positivo para diversos virus, aunque solo 66% de ese grupo mostró datos de miocarditis en la biopsia.[4] En otros estudios donde se hizo biopsia del miocardio se identificaron tasas variables de miocarditis.[5] En uno se encontraron pruebas de miocarditis viral en 14 de 18 pacientes,[6] mientras que en otro, en menos de 10%.[7] En conjunto, las pruebas de miocarditis en las pacientes con diagnóstico de CMPP varían de 0 a 100%.[5] Los análisis moleculares para cepas virales en la CMPP revelaron genomas de virus en 30%, que a su vez se vincularon con inflamación histopatológica.[4] Es interesante que en otro estudio se encontró aproximadamente 30% de genomas virales en las pruebas moleculares de embarazadas sanas.[5] No se ha definido la participación de un proceso subyacente o causal por virus en el desarrollo de la CMPP y las pruebas actualmente llevan a conclusiones controvertidas.[2,3]

Predisposición genética

Se sugirió una base genética de la enfermedad. En los informes de casos se detalla la incidencia en múltiples individuos de la misma familia con diagnóstico de CMPP. Se sugirió la predisposición genética para el desarrollo de la miocarditis por virus. Sin embargo no se sabe si la infección viral y la miocarditis subsiguiente constituyen el mecanismo de la enfermedad.[2] Aunque a la fecha no se describió asociación genética molecular alguna, en un estudio reciente se mostró que en la cardiomiopatía dilatada idiopática ciertas variantes genéticas son más frecuentes en las mujeres con CMPP y pueden incluso predecir la gravedad de la enfermedad.[8]

Prolactina

La producción excesiva de prolactina, una hormona endógena con múltiples funciones biológicas, es otro tema de investigación de la patogenia de la CMPP.[9] En teoría, una deficiencia de la proteína cardiaca STAT-3 lleva a la fragmentación de la prolactina en una isoforma que tiene propiedades antiangiogénicas y proapoptóticas. En los ratones con inactivación del gen de STAT-3, se señaló una mayor incidencia de CMPP. El tratamiento de los ratones con deficiencia de STAT-3 con bromocriptina, un inhibidor de la secreción de la prolactina, previno la CMPP.[3] Hay informes de casos acerca del tratamiento exitoso de la CMPP con bromocriptina.[10-13] En uno de mujeres con diagnóstico reciente de CMPP distribuidas en forma aleatoria para recibir el tratamiento usual de la insuficiencia cardiaca (SHFT, por sus siglas en inglés) o bromocriptina concomitante, dicho uso se vinculó con morbilidad y mortalidad menores.[14] En otro estudio retrospectivo de cohortes se encontraron mejores resultados en las mujeres con antecedente de CMPP tratadas con bromocriptina, y embarazos subsiguientes.[15] A la fecha no hay estudio aleatorio con testigos grande alguno que valide el uso de la bromocriptina en este contexto, por lo que sigue siendo motivo de investigación activa.

Proceso inflamatorio disregulado

Otra etiología fisiopatológica teórica es el proceso de inflamación disregulada que subyace a la CMPP.[3] La mayor carga de trabajo del corazón durante el embarazo potencialmente lleva a la secreción de citocinas proinflamatorias y la insuficiencia ventricular izquierda resultante. Se sabe que las citocinas tienen efectos directos sobre el aparato cardiovascular, que incluyen la promoción del estrés oxidativo, de cambios de la estructura cardiaca, de la función de los miocitos, la lesión endotelial y activación de las vías de apoptosis de los miocitos cardiacos. Se mostró que las citocinas inflamatorias causaban una menor inotropia y contractilidad cardiacas. Las cifras persistentemente elevadas de estos mediadores causadas por una mayor demanda cardiovascular durante el embarazo pueden producir un remodelado ventricular izquierdo y su disfunción en ciertos individuos. A semejanza de otros mecanismos de enfermedad propuestos, la participación de las citocinas no está bien definida.

De mediación inmunológica

Una etiología más probable es la de una respuesta inmune anormal. El sistema inmunológico se altera durante el embarazo y, en forma global, disminuye su actividad. Se han descubierto autoanticuerpos en las pacientes con diagnóstico de CMPP. En un estudio se encontraron autoanticuerpos en más de 50% de las pacientes.[16] Se han descubierto múltiples anticuerpos con objetivos que incluyen las cadenas pesadas y ligeras de miosina, la actina cardiaca, los receptores adrenérgicos β 1 y otras proteínas específicas de los tejidos cardiacos.[5] Un mecanismo propuesto es el de que las células fetales ingresan a la circulación materna, se depositan en el tejido cardiaco y desencadenan una respuesta autoinmune.[2] Aun no se define si los anticuerpos descubiertos en las pacientes de CMPP causan la enfermedad, pero se señala que pudiesen dar lugar a un potencial tratamiento dirigido.

MANIFESTACIONES CLÍNICAS

La CMPP se presenta con los signos y síntomas comunes de otras variantes de insuficiencia cardiaca (tabla 17-1). Sin embargo, la desventaja es que tales síntomas se pueden superponer con los esperados normales del embarazo.[17] En consecuencia, esto lleva a desafíos para el diagnóstico, diagnósticos pasados por alto y la posible subdetección de la enfermedad. Un interrogatorio exhaustivo y la exploración física, en conjunción con la sospecha clínica, deberían conducir a más estudios.

Manifestaciones

Los síntomas de frecuente informe incluyen disnea, ortopnea, disnea paroxística nocturna y edema periférico.[2] La disnea puede a menudo pasarse por alto como suceso normal, debido a los cambios fisiológicos del embarazo, en especial en términos de anemia relativa, los del volumen sanguíneo y su distribución, el aumento de la demanda metabólica y los anatómicos, como los efectos del útero grávido sobre la mecánica respiratoria, que incluyen modificaciones del volumen de ventilación pulmonar y la capacidad funcional residual. La ortopnea es una manifestación frecuente durante el embarazo, en especial en el tercer trimestre, cuando los efectos funcionales sobre la respiración tienen influencia de la posición de la paciente. El edema periférico es otro signo normal y común durante el embarazo, por los cambios vasculares y la disminución del retorno venoso por la compresión directa que ejerce el útero grávido. La disnea persistente, aquella que no es de ejercicio y la taquipnea, no están dentro de los límites de los cambios fisiológicos del embarazo. Además, para confundir aún más el cuadro clínico de la CMPP, los síntomas previos pueden ser normales en etapas avanzadas del embarazo, pero también coinciden con el espacio temporal en que el desarrollo de la cardiomiopatía es más frecuente.

TABLA 17-1 Manifestaciones clínicas de la cardiomiopatía periparto

Síntomas	Signos
• Disnea	• Aumento excesivo de peso
• Disnea paroxística nocturna	• Edema bimaleolar
• Ortopnea	• Taquipnea
• Tos	• Taquicardia
• Edema	• Distensión de las venas yugulares
• Fatiga	• Facies de ansiedad
• Dolor torácico	• Ritmo de galope
• Dolor abdominal (del cuadrante superior derecho)	• P2 fuerte
	• Soplo de regurgitación mitral
	• Estertores basales (bilaterales)
	• Ascitis
	• Hepatomegalia
	• Reflujo hepatoyugular

Tomado de Satpathy HK, Frey D, Satpathy R, et al. Peripartum cardiomyopathy. *Postgrad Med.* 2008;120(1):28-32

Los estudios retrospectivos muestran que la CMPP suele manifestarse en el último mes del embarazo; no obstante, se ha diagnosticado hasta los 5 meses posparto.[5] El periodo posparto ofrece un espacio clínico donde potencialmente puede ser más fácil hacer el diagnóstico. La fisiología materna debe regresar de manera progresiva al estado basal, donde no son de esperar la disnea, la ortopnea, la disnea paroxística nocturna y el edema periférico. Cualquier signo o síntoma de insuficiencia cardiaca no debería atribuirse fácilmente al embarazo normal y debería investigarse para llevar a su detección y diagnóstico más tempranos.

Exploración física

Cuando se valora a una paciente con sospecha de CMPP, se incluyen los datos de exploración física importantes que se presentan en aquellas con otras formas de insuficiencia cardiaca. Taquicardia, distensión venosa yugular, estertores y edema periférico son los datos de exploración física más frecuentes. Se puede encontrar un tercer ruido cardiaco y un desplazamiento del impulso apical, pero no son factores sensibles para diagnosticar la CMPP. En el cuadro clínico más grave se presentarán insuficiencia respiratoria y extremidades frías con mala perfusión.[18]

DIAGNÓSTICO DIFERENCIAL

Debe tenerse en mente la CMPP en las pacientes con signos de insuficiencia cardiaca que acuden en el periodo entre su último mes del embarazo y hasta los 5 meses posparto. El diagnóstico es de exclusión y deben considerarse otras causas de los síntomas, incluyendo la embolia pulmonar, las miocarditis, la arteriopatía coronaria y la eclampsia.

CONSIDERACIONES DE DIAGNÓSTICO

Cuando se valora a una embarazada o puérpera en el departamento de urgencias, puede haber claves sutiles para diferenciar los cambios fisiológicos normales del embarazo de una alteración patológica. El hacer el diagnóstico de CMPP en el servicio de urgencias, sin embargo, constituye un desafío, ya que no hay una prueba confirmatoria específica que se pueda hacer para obtenerlo. Para ayudar a confirmar el diagnóstico hay una combinación de criterios clínicos que pueden guiar a los médicos en su valoración.

- **El tiempo es importante.** En general, se acepta que la CMPP se presenta con el inicio de la insuficiencia cardiaca en una mujer antes sana en el último mes del embarazo o hasta los 5 meses posparto.[19]
- **No debe haber otra causa identificable de insuficiencia cardiaca.** Causas diversas pueden incluir afecciones previas que se exacerban por los cambios hemodinámicos del embarazo, cualquier proceso obstructivo que produzca tensión en las cavidades cardiacas derechas, o las infecciones virales.
- **Debe comprobarse que hay disfunción sistólica ventricular izquierda,** que con frecuencia máxima se valora por ecocardiografía. Una FE menor de 45% constituye un criterio de diagnóstico de este proceso patológico.[19]

Electrocardiograma

Todas las pacientes que actúen con dolor de tórax, disnea, fatiga o edema periférico, de quienes se tiene en mente la CMPP, deberían ser objeto de un electrocardiograma (ECG), pues la mayoría presenta datos anormales. Las anomalías más frecuentes del ECG son taquicardia sinusal mayor de 100 lpm, anomalías de las ondas ST-T, hipertrofia ventricular izquierda y prolongación de los segmentos QRS o QTc.[20] Un QRS prolongado es predictivo al máximo de la intensidad de la dilatación del ventrículo izquierdo y de mal pronóstico.[20]

Pruebas de laboratorio

Los estudios de laboratorio iniciales incluyen aquellos de valoración de la disfunción cardiaca, pero también pueden permitir descartar otros diagnósticos. Deben ordenarse un recuento hematológico completo, los estudios metabólicos básicos para valorar anomalías de electrólitos, el nitrógeno ureico en sangre y la creatinina, la troponina, el péptido natriurético cerebral (BNP), el dímero D, las pruebas de función hepática y la hormona estimulante de la tiroides (TSH), en cualquier paciente con sospecha de CMPP.

Estudios de imagen

Una radiografía de tórax puede ser útil para valorar las causas de disnea. Una ecografía portátil (POCUS) en la sala de urgencias es una prueba útil sin exposición a la radiación ionizante. Las imágenes ecográficas pueden mostrar fácilmente signos de edema pulmonar, derrames pleurales o consolidaciones pulmonares, cuando se valora a una paciente al lado de la cama. El POCUS puede también ser útil para valorar la función cardiaca. En la vista paraesternal cardiaca larga se puede valorar la función sistólica global. La vista paraesternal corta, o apical de 4 cámaras, puede mostrar signos de tensión cardiaca derecha que pueden ser índices de una embolia pulmonar. Finalmente, estas pacientes necesitarán una ecocardiografía exhaustiva para la cuantificación de la FE.

Una vez ingresada la paciente al hospital se usan otras modalidades de estudio para delinear el diagnóstico, si aún no está claro. Algunas pueden ser objeto de estudios de imágenes por resonancia magnética (MRI, por sus siglas en inglés) cardiaca, de utilidad cuando la ecocardiografía no es concluyente. En la MRI cardiaca se puede analizar la función ventricular izquierda global, así como identificar la inflamación, que es índice de un diagnóstico alternativo. Rara vez las pacientes pueden ser objeto de cateterización cardiaca para valorar cualquier defecto de perfusión de las arterias coronarias, si bien esto las expone a la radiación ionizante, por lo que a menudo se evita, a menos que la sospecha de isquemia sea alta. Además, rara vez se hace biopsia endomiocárdica para valorar otras causas de cardiomiopatía. No hay datos histopatológicos atribuidos directamente a la CMPP, por lo que esto, en general, no se recomienda como un paso para el diagnóstico.[21]

TRATAMIENTO

El tratamiento médico de la CMPP en la sala de urgencias es similar al de la insuficiencia cardiaca por otras causas, con la desventaja de saber el efecto que ciertos medicamentos pueden tener sobre la salud del feto o el neonato amamantado (figura 17-1). La selección de los medicamentos depende de la gravedad de los síntomas y los objetivos de la terapéutica, incluyendo el hacer óptimo el estado de volumen, abordar las respuestas neurohormonales lesivas ante la disminución del gasto cardiaco y prevenir las complicaciones comunes que pueden presentarse con un FE disminuida. Como regla general, todos los medicamentos deberían iniciarse a la dosis más baja posible y titularse en forma ascendente con precaución, dada la falta de datos acerca de sus efectos sobre el feto y el recién nacido amamantado.

Tratamiento de las pacientes estables

Cuando una paciente se encuentra estable, el tratamiento se dirige al disminuir los síntomas y prevenir el avance de la enfermedad. Las dietas bajas en sodio y el ejercicio leve han mostrado utilidad. Los inhibidores de la enzima convertidora de angiotensina, por lo común, se consideran el principal recurso terapéutico para la insuficiencia cardiaca, porque disminuyen eficazmente la poscarga, pero están contraindicados en el embarazo por su toxicidad fetal. Puede lograrse alternativamente la disminución de la poscarga al combinar la hidralacina y los nitratos. Deberían evitarse los bloqueadores del receptor de angiotensina, tanto durante el embarazo como en el amamantamiento. La espironolactona se ha considerado, por lo

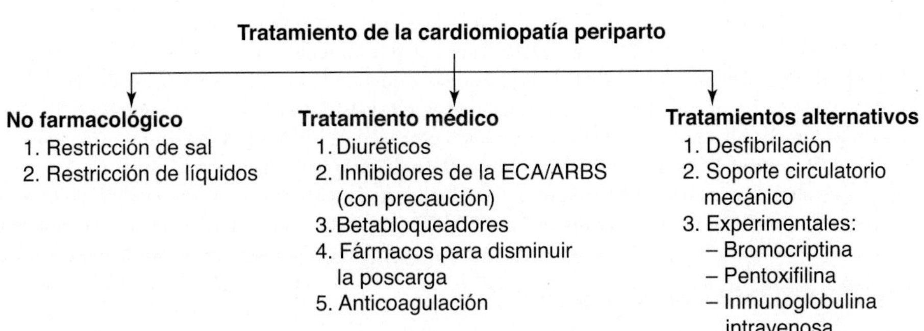

Figura 17-1. **Tratamiento de la cardiomiopatía periparto.** ECA, enzima convertidora de angiotensina; ARB, bloqueador del receptor de angiotensina. (Tomada de Balliga RR, Abraham WT. *Color Atlas and Synopsis of Heart Failure*. New York:McGraw-Hill Education;2019.)

común, un antagonista útil de la respuesta de mineralocorticoides en la insuficiencia cardiaca, que causa el remodelado del corazón; sin embargo, el fármaco está contraindicado tanto en el embarazo como en el amamantamiento.

El tratamiento a largo plazo de la paciente con CMPP estable debería también incluir un betabloqueador, ya que se ha mostrado que disminuye la mortalidad. Durante el embarazo se postula que deben usarse los antagonistas selectivos β-1 para prevenir los efectos adversos sobre el tono uterino, motivo por el que metoprolol y carvedilol son los fármacos preferidos durante el embarazo. Todos los medicamentos beta bloqueadores tienen el riesgo de cruzar hacia la circulación placentaria y causar bradicardia fetal, por lo que deberá vigilarse estrechamente al feto en el contexto del uso de beta bloqueadores y ante cualquier cambio de dosis. Las pacientes con CMPP, en general, se mantienen con medicamentos betabloqueadores durante al menos 6 meses después de la recuperación de la función cardiaca.

Si hay algún signo clínico de sobrecarga de volumen o congestión pulmonar, se pueden usar diuréticos, medicamentos que disminuyen la precarga y la presión en la vasculatura pulmonar y también pueden aminorar el flujo sanguíneo placentario, por lo que deberían usarse escasamente. Los diuréticos ideales durante el embarazo son los tiacídicos orales y pueden ser seguidos por los diuréticos de asa, si la respuesta es subóptima.

El tratamiento médico debe también considerar la prevención de complicaciones frecuentes que pueden surgir de la CMPP. El embarazo es un estado de hipercoagulabilidad en las pacientes con EF menor de 35% y conlleva un riesgo significativo de trombosis ventricular izquierda. Por lo tanto se recomienda la anticoagulación.[22] La heparina de bajo peso molecular constituye el tratamiento preferido durante el embarazo, pero se puede cambiar a warfarina después del parto. Las pacientes con EF bajo también tienen riesgo de arritmias ventriculares y hay datos que muestran beneficios de la colocación de un cardioversor /desfibrilador, que inicialmente puede ser un dispositivo portátil, cuya necesidad se puede revalorar a los 6 meses, y si la función cardiaca sigue deprimida, tiene utilidad el implante de un dispositivo al respecto.[23]

Tratamiento de las pacientes inestables

En la paciente con descompensación aguda se consideran diferentes tratamientos para abordar la fisiopatología subyacente (figura 17-2). Durante la valoración inicial, el propósito es hacer óptimas la vía aérea, la respiración y la circulación. La exploración física es útil para determinar si la paciente requiere intervenciones inmediatas simples, como el oxígeno complementario, o cuando hay insuficiencia respiratoria, una ventilación a presión positiva. Se aplican los mismos principios a cualquier otra paciente cuando se considera la ventilación incruenta con respecto a la intubación endotraqueal. Deberían usarse nitratos para la vasodilatación, con el propósito de disminuir la precarga. Se pueden usar fármacos inotrópicos, que incluyen digoxina, dobutamina y milrinona. En las pacientes con hipotensión intensa se considera a la dobutamina el inótropo ideal. Debido a que todos los vasopresores disminuyen la circulación maternofetal, debería de valorarse su necesidad y disminuir la dosis, según se tolere.

En las pacientes refractarias al tratamiento médico óptimo se pueden considerar otras modalidades terapéuticas. Quizás se requiera respaldo cardiovascular mecánico en forma de bomba de globo intraaórtico o la oxigenación por membrana extracorpórea. Otra opción es el dispositivo de asistencia ventricular izquierda cuando la recuperación ventricular es lenta. Todas estas intervenciones, en general, se consideran un puente hacia la recuperación o el trasplante cardiaco. La recuperación de la función se presenta hasta 6 meses del posparto, por lo que suele retrasarse la decisión de trasplante cardiaco, pero podría ser necesario para quienes no pueden desengancharse del respaldo inotrópico o mecánico.

Hay otros tratamientos de investigación que se han estudiado en años recientes, y pruebas de que la prolactina puede empeorar la CMPP. En estudios pequeños, la bromocriptina, además de ser el tratamiento estándar, se vincula con una recuperación mayor de la FEVI a largo plazo. También hay tratamientos dirigidos a la inflamación, dada su participación potencial en la CMPP. Los estudios con pentoxifilina, un fármaco contra el factor α de necrosis tumoral, sugieren que es de beneficio en las pacientes con las cifras más altas de marcadores inflamatorios. Hay un beneficio teórico de la inmunoglobulina intravenosa, si bien no hay estudios grandes al respecto en la CMPP específicamente. Tiene beneficios variables en muchas formas de cardiomiopatía dilatada y no se usa actualmente de manera sistemática en este contexto.

Consideraciones para el nacimiento

Las mujeres con diagnóstico de CMPP en el embarazo requieren consideraciones cuidadosas durante el parto. Si se encuentran estables, no hay indicación para la inducción de un parto temprano. El parto vaginal bajo anestesia regional es óptimo para la hemodinámica. El segundo periodo del trabajo de parto puede ser el de máximo ejercicio y debería contar con el auxilio del parto asistido por vacío, cuando esté disponible,

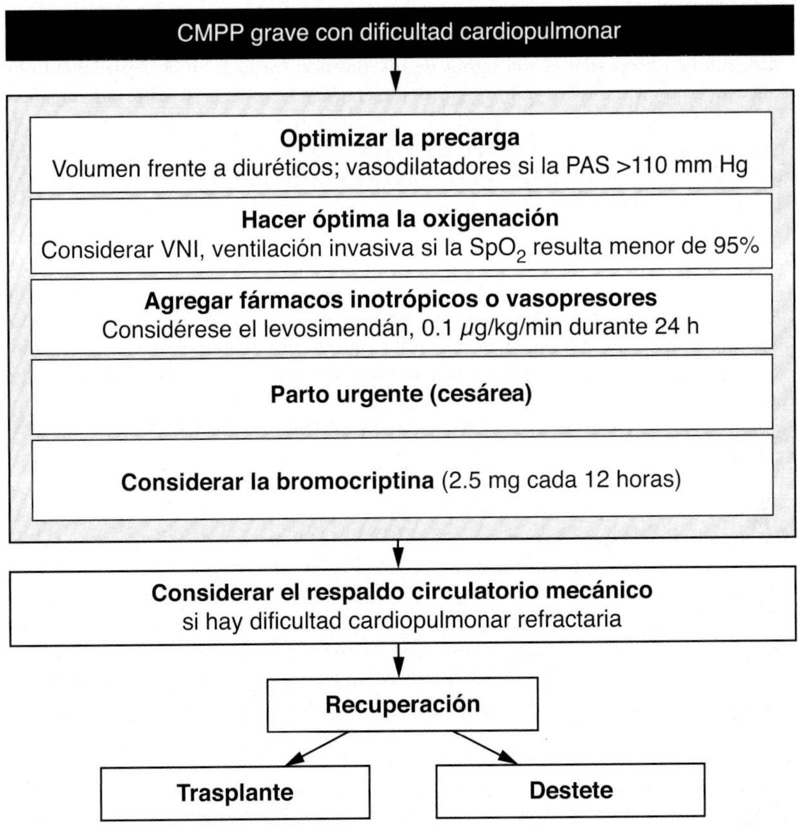

Figura 17-2. **Tratamiento de la cardiomiopatía periparto grave (CMPP) con dificultad cardiopulmonar.** VNI, ventilación no invasiva; PAS, presión arterial sistólica. (Tomada de Jackson AM, Dalzell JR, Walker NL, Coats CJ, Jhund PS, Petrie MC. Peripartum cardiomyopathy: diagnosis and management. *Heart*.2018:104:779-786)

ya que el pujo puede ser extenuante para el corazón. Si la paciente muestra afección hemodinámica o hay algún índice de sufrimiento fetal, debe hacerse una cesárea. Muchos aspectos del parto pueden empeorar la hemodinámica materna, incluidas la anestesia general, la posición supina, la pérdida sanguínea y la administración de soluciones IV. Después del parto hay una autotransfusión sanguínea significativa desde el útero contraído, que puede causar un aumento notorio de la precarga.[22] Deberá vigilarse estrechamente a las pacientes durante el parto debido a estos factores de estrés hemodinámico añadido.

Consideraciones de la lactancia

Puesto que hay efectos negativos potenciales de la prolactina sobre la función cardiaca en la CMPP, se puede recomendar a las mujeres con disfunción ventricular grave evitar el amamantamiento. En aquellas que reciben bromocriptina, puede haber un efecto negativo sobre el amamantamiento. Además, muchos de los medicamentos usados para tratar la insuficiencia cardiaca pasan a la leche materna.

Tratamiento posparto

Debería conversarse con la paciente acerca de la anticoncepción, en especial ante una disminución persistente de la FEVI, ya que las gestaciones subsiguientes pueden ser devastadoras para la función cardiaca. Deberían evitarse los productos que contienen estrógenos que aumentan el riesgo de tromboembolia venosa, en especial en el contexto de una EF disminuida. La anticoncepción y los medicamentos para el tratamiento médico de la insuficiencia cardiaca se continúan durante el menos 6 meses después del retorno de la función ventricular izquierda.

DESTINO DE LAS PACIENTES

Cuando se valora a las pacientes con signos de insuficiencia cardiaca en el departamento de urgencias, debe haber un bajo umbral para su hospitalización cuando se sospecha CMPP. A semejanza a otras pacientes con insuficiencia cardiaca, son signos objetivos importantes por considerar, el grado de saturación de oxígeno ambulatorio, el logro de la perfusión global y la necesidad de tratamiento medicamentoso. Si hay índices del choque cardiogénico, esas pacientes requerirán un nivel más alto de atención, como el de la unidad de cuidados intensivos.

Las pacientes con diagnóstico reciente no cuentan con el tratamiento médico usual de la insuficiencia cardiaca, por lo que se requiere su internamiento para hacer óptimo su estado médico. Es difícil determinar la velocidad de avance de la insuficiencia cardiaca cuando se valora a estas pacientes en una consulta de SU. Por todos esos motivos, las pacientes, en su mayoría embarazadas o posparto con insuficiencia cardiaca, se internan en el hospital. Si en la interconsulta con su obstetra parece apropiado que tengan un parto en casa, necesitarán seguimiento estrecho y observar las precauciones estrictas para retornar al departamento de urgencias.

PRONÓSTICO

Las tasas de mortalidad por CMPP varían ampliamente y se informan de hasta 50%, si bien más recientemente se ha considerado que son menores.[23] La FEVI en el momento del diagnóstico es el factor de predicción más sólido del resultado. Cincuenta por ciento de las mujeres con diagnóstico de CMPP recupera toda función en los 6 meses que siguen al parto.[24] Cualquier daño cardiaco pone a la paciente en riesgo de CMPP en embarazos posteriores, por la mayor carga de trabajo del corazón que se presenta durante la gestación. Las pacientes que recuperan una FEVI completa, tienen mejores resultados que aquellas con persistencia de su diminución. Se debería recomendar a aquellas con EF disminuida persistente no embarazarse más, ya que tienen un riesgo aumentado de muerte materna.

RESUMEN

La CMPP es una causa rara de insuficiencia cardiaca durante el embarazo y el periodo posparto, de etiología compleja, probablemente multifactorial, y hasta ahora no comprendida por completo. Suele presentarse en el último mes del embarazo y hasta los 5 meses posparto, y el cuadro clínico puede fácilmente confundirse con los signos y síntomas normales del embarazo. Se trata de un diagnóstico de exclusión y el estudio en el servicio de urgencias deberá centrarse en descartar otras causas de insuficiencia cardiaca. El tratamiento es similar al de la insuficiencia cardiaca en la paciente sin embarazo, excepto que deben hacerse algunas modificaciones de los medicamentos para abordar las necesidades únicas del feto y el lactante en amamantamiento. La CMPP conlleva mortalidad y morbilidad significativas, en particular en aquellas pacientes en las que no se recupera la fracción de eyección del ventrículo izquierdo.

PUNTOS CLAVE

1. La CMPP es una causa rara de insuficiencia cardiaca durante el embarazo y el periodo posparto.
2. Los síntomas se superponen con los del embarazo normal, por lo que puede ser un desafío el diagnóstico y con facilidad se pasa por alto.
3. Es un diagnóstico de exclusión y el estudio en el servicio de urgencias deberá centrarse en descartar otras causas de insuficiencia cardiaca.
4. El tratamiento es similar al de la insuficiencia cardiaca de otra causa, pero con especial atención a la salud del feto o el lactante en amamantamiento.
5. La CMPP se relaciona con morbilidad y mortalidad significativas.

Referencias

1. Asad ZU, Maiwand M, Farah F, et al. Peripartum cardiomyopathy: a systematic review of the literature. *Clin Cardiol*. 2018;41:1-5.
2. Bhattacharyya A, Basra SS, Sen P, et al. Peripartum cardiomyopathy: a review. *Tex Heart Inst J*. 2012;39:8-16.
3. Biteker M, Kayatas K, Durman D, et al. Peripartum cardiomyopathy: current state of knowledge, new developments and future directions. *Curr Cardiol Rev*. 2014;10:317-326.
4. Bültmann BD, Klingel K, Näbauer M, Wallwiener D, Kandolf R. High prevalence of viral genomes and inflammation in peripartum cardiomyopathy. *Am J Obstet Gynecol*. 2005;193:363-365.
5. Ntusi NB, Mayosi BM. Aetiology and risk factors of peripartum cardiomyopathy: a systematic review. *Int J Cardiol*. 2009;13:168-179.
6. Midei MG, Dement SH, Feldman AM, Hutchins GM, Baughman KL. Peripartum myocarditis and cardiomyopathy. *Circulation*. 1990;81:922-928.
7. Rizeq MN, Rickenbacher PR, Fowler MB, Billingham ME. Incidence of myocarditis in peripartum cardiomyopathy. *Am J Cardiol*. 1994;74:474-477.
8. Ware JS, Li J, Mazaika E, et al. Shared genetic predisposition in peripartum and dilated cardiomyopathies. *N Engl J Med*. 2016;374:233-241.
9. Hilfiker-Kleiner D, Sliwa K. Pathophysiology and epidemiology of peripartum cardiomyopathy. *Nat Rev Cardiol*. 2014;11:364-370.
10. Horn P, Saeed D, Akhyari P, Hilfiker-Kleiner D, Kelm M, Westenfeld R. Complete recovery of fulminant peripartum cardiomyopathy on mechanical circulatory support combined with high-dose bromocriptine therapy. *ESC Heart Fail*. 2017;4:641-644.
11. Hilfiker-Kleiner D, Meyer GP, Schieffer E, et al. Recovery from postpartum cardiomyopathy in 2 patients by blocking prolactin release with bromocriptine. *J Am Coll Cardiol*. 2007;50:2354-2355.
12. Habedank D, Kuhnle Y, Elgeti T, Dudenhausen JW, Haverkamp W, Dietz R. Recover from peripartum cardiomyopathy after treatment with bromocriptine. *Eur J Heart Fail*. 2008;10:1149-1151.
13. Jahns BG, Stein W, Hilfiker-Kleiner D, Pieske B, Emons G. Peripartum cardiomyopathy—a new treatment option by inhibition of prolactin secretion. *Am J Obstet Gynecol*. 2008;199:e5-e6.
14. Sliwa K, Blauwet L, Tivazarwa K, et al. Evaluation of bromocriptine in the treatment of acute severe peripartum cardiomyopathy: a proof-of-concept pilot study. *Circulation*. 2010;121:1465-1473.
15. Hilfiker-Kleiner D, Haghikia A, Masuko D, et al. Outcome of subsequent pregnancies in patients with a history of peripartum cardiomyopathy. *Eur J Heart Fail*. 2017;19:1723-1728.
16. Pearson GD, Velle JC, Rahimtoola S, et al. Peripartum cardiomyopathy: National Heart, Lung, and Blood Institute and Office of Rare Diseases (National Institutes of Health) workshop recommendations and review. *JAMA*. 2000;283:1183-1188.
17. Pfeffer TJ, Hilfiker-Kleiner D. Pregnancy and heart disease: pregnancy-associated hypertension and peripartum cardiomyopathy. *Curr Probl Cardiol*. 2017;43:364-388.
18. Arany Z, Elkayam U. Peripartum cardiomyopathy. *Circulation*. 2016;133:1397-1409.
19. Dinic V, Markovic D, Savic N, Kutlesic M, Jankovic RJ. Peripartum cardiomyopathy in intensive care unit: an update. *Front Med*. 2015;2:82.
20. Karaye KM, Karaye KM, Lindmark K, Henein MY, Lindmark K, Henein MY. Electrocardiographic predictors of peripartum cardiomyopathy. *Cardiovasc J Afr*. 2016;27:66-70.
21. Kim M, Shin M. Practical management of peripartum cardiomyopathy. *Korean J Intern Med*. 2017;32:393-403.

22. Sliwa K, Hilfiker-Kleiner D, Petrie MC, et al. Current state of knowledge on aetiology, diagnosis, management, and therapy of peripartum cardiomyopathy: a position statement from the Heart Failure Association of the European Society of Cardiology Working Group on peripartum cardiomyopathy. *Eur J Heart Fail*. 2014;12:767-778.

23. Brar SS, Khan SS, Sandhu GK, et al. Incidence, mortality, and racial differences in peripartum cardiomyopathy. *Am J Cardiol*. 2007;100:302-304.

24. Johnson-Coyle L, Jensen L, Sobey A. Peripartum cardiomyopathy: review and practice guidelines. *Am J Crit Care*. 2012;21:89-98.

CAPÍTULO 18

Trabajo de parto pretérmino

Luce A. Kassi, Samantha P. DeAndrade y Audra R. Meadows

PANORAMA GENERAL

El trabajo de parto pretérmino es una causa frecuente de hospitalización durante el embarazo y puede llevar al parto pretérmino, un reto significativo de salud pública difícil de predecir y la principal causa de morbilidad y mortalidad de lactantes en todo el mundo.[1-5] El **parto pretérmino** es el de un nacido vivo antes de las 37 semanas de gestación, y el **trabajo de parto pretérmino** se define por la presencia de contracciones regulares acompañadas de dilatación de 3 cm o más del cérvix, cuando este es corto o si presenta cambios en la exploración seriada, entre las 20 y 36 6/7 semanas de gestación[6] (tabla 18-1).

El principal propósito del tratamiento es disminuir la incidencia del parto pretérmino y prolongar el embarazo hasta alcanzar una edad de gestación mayor en los lactantes cuyo nacimiento prematuro no se puede prevenir. Debido a que más de la mitad de las embarazadas hospitalizadas por trabajo de parto pretérmino tiene un parto a término, es indispensable el diagnóstico apropiado y la selección de candidatas para el tratamiento. Es igualmente importante prevenir el tratamiento innecesario en las que no están en trabajo de parto pretérmino.[7,8] Las pacientes con parto pretérmino tienen mayor riesgo de experimentar la misma condición en un embarazo subsiguiente.[9]

EPIDEMIOLOGÍA

Cada año ocurren casi 15 millones de partos prematuros en el mundo, 400 000 de los cuales suceden en Estados Unidos.[1,5] La mayoría de los casos se presenta en el periodo pretérmino tardío (de 34 a 36 6/7 semanas de gestación); le siguen los ocurridos a las 28 a 32 semanas, mientras que la menor cantidad suceden antes de las 28 semanas[10] (figura 18-1). Existen desigualdades raciales y étnicas, las cuales persisten en relación con las tasas de parto pretérmino.[1] Los hijos de madres de raza afroamericana tienen una probabilidad más significativa de nacer antes del término (figura 18-2) y de morir en el primer año de la

TABLA 18-1 Criterios clínicos para el diagnóstico del trabajo de parto pretérmino

- Embarazo entre las 20 0/7 y 36 6/7 semanas de gestación
- Contracciones uterinas regulares (cada 5 min o cinco en 1 h), **MÁS**
  - Dilatación ≥ 3 cm O
  - Cambios del cérvix en la dilatación o borramiento, de acuerdo con las exploraciones seriadas, O
  - Cérvix corto o dilatación cervical < 20 mm (en embarazos únicos) y < 25 mm (en los gemelares) por ecografía transvaginal

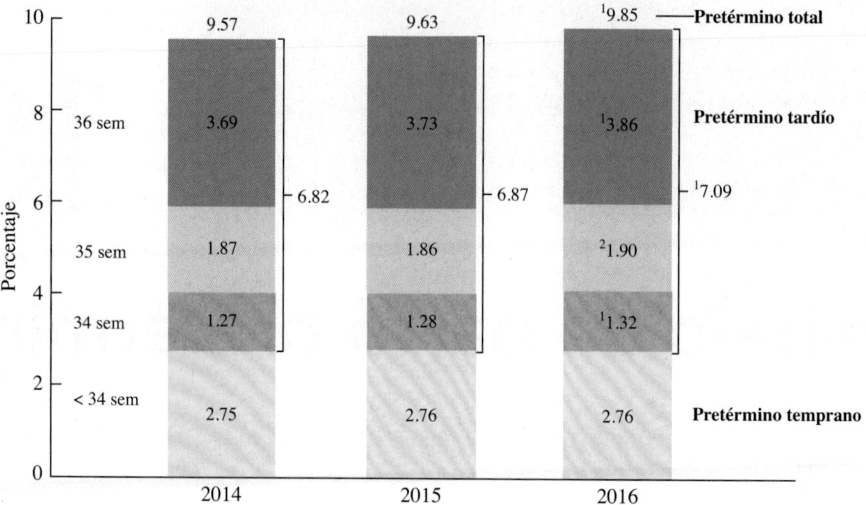

Figura 18-1. **Tasas de parto pretérmino: Estados Unidos, 2014-2016.** (Tomada de Martin JA and Osterman MJK. *Describing the Increase in Preterm Births in the United States, 2014-2016*. NCHS Data Brief, no 312. Hyattsville, MD: National Center for Health Statistics. 2018.
[1] Tendencia lineal con incremento significativo de 2014 a 2016 ($p < 0.05$).
[2] Aumento significativo en 2014 y 2015 ($p < 0.05$). Disponible en https://www.cdc.gov/nchs/products/databriefs/db312.htm.

vida. En la actualidad, las tasas de parto pretérmino continúan aumentando; en 2017, en EU era de 9.9%, con informe de su incremento por los 3 años consecutivos previos.[10]

Los lactantes prematuros tienen alto riesgo de complicaciones neonatales, discapacidades del desarrollo e intelectuales a largo plazo, así como de enfermedades crónicas. El riesgo de complicaciones a largo plazo asociadas con el parto pretérmino tiene correlación sólida con la edad de gestación.[11] Las complicaciones a corto y largo plazos incluyen: síndrome de dificultad respiratoria, hemorragia intraventricular, enterocolitis necrosante, discapacidad del neurodesarrollo (parálisis cerebral), anomalías respiratorias crónicas (asma, displasia broncopulmonar), infecciones, crecimiento deficiente, dificultad auditiva y pérdida de la visión por retinopatía de la prematuridad, todas con hospitalizaciones recurrentes resultantes.[2,11]

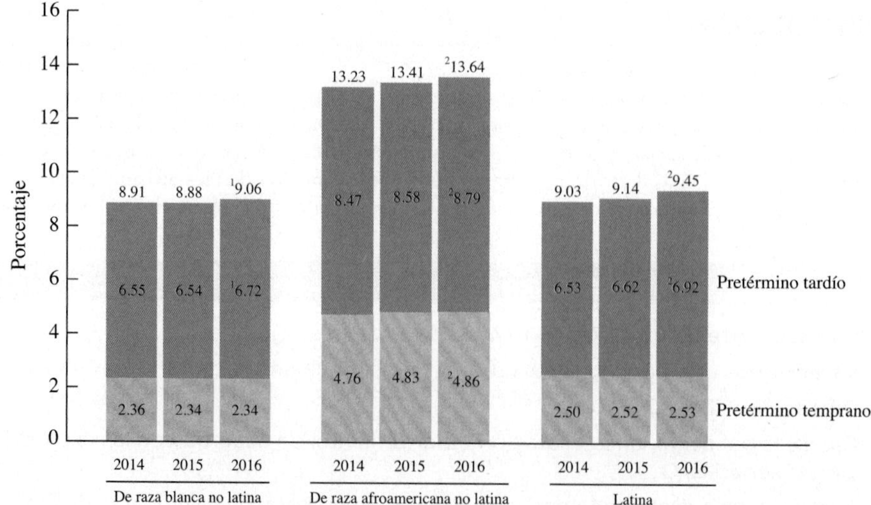

Figura 18-2. **Tasas de parto pretérmino por raza y origen latino de la madre: Estados Unidos, 2014-2016.** (Tomada de Martin JA and Osterman MJK. *Describing the Increase in Preterm Births in the United States, 2014-2016*. NCHS Data Brief, no 312. Hyattsville, MD: National Center for Health Statistics. 2018. Disponible en https://www.cdc.gov/nchs/products/databriefs/db312.htm.)

Más allá de sus implicaciones médicas, el parto pretérmino es costoso. Los cuidados de un lactante de término sano arrojan costos que van de 5 000 a 7 000 dólares estadounidenses, en tanto que el costo promedio de la atención de un lactante pretérmino es de aproximadamente 50 000 a 80 000 dólares, y los gastos aumentan conforme más corta es la edad al nacer.[12] En un reporte del Institute of Medicine se calcula que los costos médicos y para la sociedad del parto pretérmino en Estados Unidos son de 26 200 millones de dólares al año por la hospitalización y los cuidados médicos constantes de la madre y el bebé (hasta los 5 años), los servicios sociales y la pérdida de ingresos en la fuerza laboral; 16 900 millones solo de los costos de atención médica.[2] En un reporte de la organización March of Dimes se calcula que los planes de salud tienen considerado un gasto de 12 700 millones de dólares al año por el parto pretérmino.[13] En otro estudio se encontró que la cantidad estipulada en los planes sanitarios para el parto pretérmino con patrocinio de los empleadores en Estados Unidos es de 6 000 millones de dólares más para los lactantes pretérmino que para los de término.[12] En esos estudios, los cálculos de costos se abordan de manera diferente; sin embargo, lo que es claro es el gran gasto en los cuidados del recién nacido pretérmino.

DETECCIÓN Y PRIORIDADES TERAPÉUTICAS

La detección de las mujeres con mayor riesgo de parto pretérmino, así como de aquellas que experimentan trabajo de parto pretérmino, provee una oportunidad para que los médicos de urgencias prevengan este tipo de parto prematuro y prolonguen el embarazo mediante su intervención clínica. Los proveedores de atención médica del servicio de urgencias pueden constituir el primer punto de contacto entre una paciente que experimenta trabajo de parto pretérmino y el sistema. En consecuencia, es importante que los médicos de urgencias (1) detecten los signos y síntomas del trabajo de parto pretérmino, (2) traten de prolongar el embarazo y mejorar los resultados neonatales, y (3) envíen a las pacientes para su atención perinatal a una instalación apropiada, cuando sea necesario.

Puede requerirse el transporte de la paciente para igualar el nivel hospitalario con el de la atención materna y neonatal necesarias. El personal y los recursos disponibles tienen impacto en la morbilidad y mortalidad perinatales.[14] Los niveles de atención materna y neonatal tienen sistemas de clasificación separados por etapas, que van de los niveles I a IV para los centros de atención perinatal materna y I a IV para aquellos de atención perinatal neonatal, como lo describe el American College of Obstetricians and Gynecologists (ACOG), la Society for Maternal-Fetal Medicine (SMFM) y la American Academy of Pediatrics (AAP);[14,15] dichos niveles se mencionan en la tabla 18-2. Los centros hospitalarios del más alto nivel cuentan con sistemas e instalaciones, personal y equipo para atender apropiadamente a las pacientes con los problemas más agudos y dan soporte a las instalaciones de los diferentes niveles. Los hospitales participan en un sistema regional de cuidados perinatales para el traslado directo de las pacientes. Es necesario que los proveedores de atención médica de urgencia estén al tanto de este sistema, así como de los recursos maternos y neonatales de su institución para seleccionar apropiadamente a las pacientes.

FISIOPATOLOGÍA

Vías para el trabajo de parto y parto pretérmino

El parto pretérmino se puede clasificar como espontáneo o inducido por motivos obstétricos. El primero da cuenta de más de 66% de los partos pretérmino y puede presentarse con membranas amnióticas íntegras o como resultado de la rotura prematura de membranas pretérmino (RPMP) antes del trabajo de parto. En el capítulo 19 se describe en forma completa la RPMP. Los factores que desencadenan el parto pretérmino espontáneo se desconocen en gran parte. Las pruebas disponibles sobre los mecanismos sugieren que el trabajo de parto espontáneo, con o sin RPMP, es resultado de al menos 1 de 4 procesos patogénicos que llevan a la vía final común de contracciones uterinas y cambios del cérvix: (1) activación prematura del eje hipotálamo-hipófisis-suprarrenal (HHS) materno o fetal; (2) infección local o sistémica/respuesta inflamatoria; (3) hemorragia placentaria-vascular/decidual (desprendimiento prematuro de placenta normoinserta); y (4) sobredistensión patológica del útero[7] (figura 18-3). Son ejemplos de afecciones relacionadas con el trabajo de parto pretérmino espontáneo en cada vía: el estrés psicológico materno (activación del eje HHS materno-fetal), la infección urinaria (inflamación/infección), el desprendimiento prematuro de placenta normoinserta (hemorragia decidual) y el embarazo múltiple (distensión uterina). Los motivos para la inducción del parto pretérmino incluyen afecciones hipertensivas maternas (preeclampsia), RPMP (que lleva a la inducción del trabajo de parto a las 34 semanas, si no se presenta de manera espontánea) y la restricción del crecimiento fetal.

Factores de riesgo

Hay muchos factores que llevan a un aumento del riesgo de trabajo de parto y parto pretérmino. Las condiciones que conllevan un riesgo mayor de trabajo de parto y parto pretérmino en las embarazadas son: bajo

TABLA 18-2 Niveles de las instalaciones sanitarias maternas y neonatales

Niveles	Neonatales[14]	Maternas[15]
I	Sala de atención a recién nacidos sanos • Bebés de 35-37 semanas de gestación • Estabilización de los bebés < 35 semanas hasta su traslado	Centro obstétrico y • Embarazo de término, con producto único en presentación de vértice (cefálica), de bajo riesgo • Sin cesáreas o partos quirúrgicos Instalaciones de cuidados básicos • Centro obstétrico *plus* • Cesárea y parto quirúrgico
II	Sala de cuidados especiales para recién nacidos • Bebés con ≥ 32 semanas de gestación, con peso ≥ 1500 g • Lactantes convalecientes después de la atención de cuidados intensivos • Ventilación mecánica breve • Estabilización de los lactantes < 32 semanas/< 1500 g, hasta su traslado	Instalación de atención especial • Condiciones de alto riesgo • Recepción de pacientes trasladados desde instalaciones de nivel I
III	UCIN • Atención amplia para los nacidos a todas las edades de gestación y con cualquier peso	Instalación con cuidados de subespecialidad • Condiciones médicas maternas complejas, complicaciones obstétricas y afecciones fetales • Recepción de pacientes trasladadas desde instalaciones de nivel II • Portan el liderazgo del sistema perinatal cuando no se dispone del nivel IV
IV	UCIN regional • Atención amplia para lactantes nacidos a cualquier edad de gestación y con cualquier peso • Con capacidad para proveer la reparación quirúrgica de condiciones congénitas complejas o adquiridas	Centro perinatal regional • Atención de todas las condiciones médicas maternas complejas, complicaciones obstétricas y afecciones fetales • Líder del sistema perinatal

Obtenido del American Academy of Pediatrics Committee on Fetus and Newborn. Levels of neonatal care. *Pediatrics*. 2012;130:587; Zahn CM, Remick A, Catalano A, Goodman D, Kilpatrick SJ, Menard MK. Levels of maternal care verification pilot: translating guidance into practice. *Obstet Gynecol*. 2018;132(6):1401-1406.
UCIN, unidad de cuidados intensivos neonatales.

nivel socioeconómico, escaso o nulo respaldo social, eventos de vida estresantes (muerte, divorcio, violencia doméstica), raza afroamericana, cuidados prenatales inadecuados, edad materna < 18 y > 40 años, nutrición deficiente, comorbilidades médicas y obstétricas (en particular, el antecedente de parto pretérmino), cérvix corto, infecciones genitourinarias y embarazo múltiple.[16] Además se ha asociado con parto pretérmino a ciertos factores de riesgo conductuales, como el bajo peso materno pregestacional, el tabaquismo, el abuso de sustancias y el intervalo gestacional breve.[16]

Prevención

La prevención primaria del parto pretérmino puede incluir instrucción pública, cuidados preconcepcionales, complementos nutricionales antes y durante el embarazo, cese del tabaquismo, cuidados prenatales tempranos y adecuados, así como los periodontológicos.[16] Las estrategias de prevención iniciadas durante el embarazo que se basan en la detección de las vías causales se consideran de prevención secundaria. El objetivo final de la prevención secundaria del parto pretérmino es retrasar o prevenir el nacimiento prematuro. El paso inicial en la prevención secundaria es detectar a las mujeres con mayor riesgo, ya sea por sus antecedentes obstétricos o por los factores de riesgo actuales, que pudiesen calificar para el tratamiento

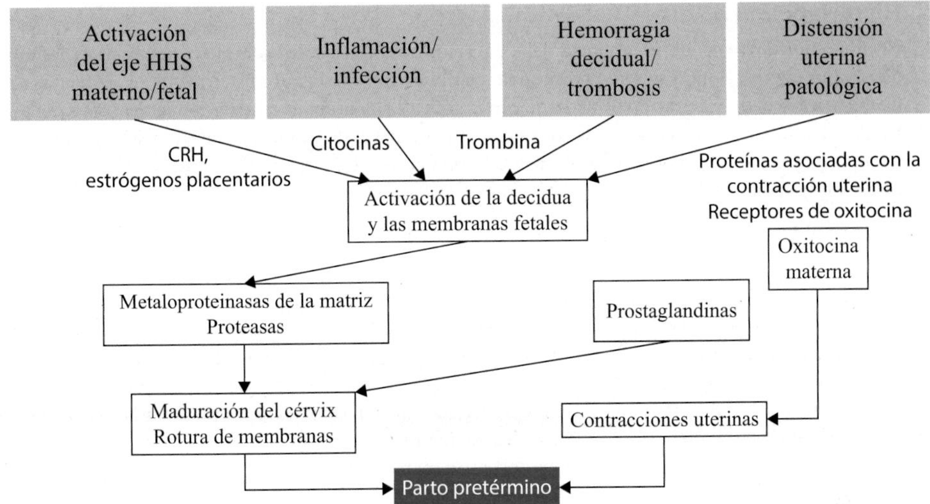

Figura 18-3. **Vías para el trabajo de parto y parto pretérmino.** CRH, hormona liberadora de corticotropina; HHS, eje hipotálamo-hipófisis-suprarrenal. (Tomada de Behrman RE, Butler AS, Institute of Medicine Committee on Understanding Premature Birth and Assuring Healthy Outcomes. *Preterm Birth: Causes, Consequences, and Prevention*. Washington, DC: National Academies Press; 2007.)

profiláctico externo con el fin de prevenir el parto pretérmino, como la administración de progesterona. Las pruebas demuestran resultados maternos y neonatales positivos en las mujeres del grupo con atención prenatal. Esto es particularmente válido en poblaciones vulnerables, como mujeres adolescentes, de bajos ingresos y de raza afroamericana.[17] Los resultados neonatales positivos del grupo con atención prenatal incluyen una disminución de los partos pretérmino, menos ingresos a la unidad de cuidados intensivos neonatales (UCIN) y un mayor peso al nacer de los lactantes de término y pretérmino.[17]

La prevención terciaria, o posterior a la detección, pretende mejorar los resultados neonatales e incluye el tratamiento después del diagnóstico de trabajo de parto pretérmino, cuyas manifestaciones usuales incluyen contracciones uterinas, membranas rotas y hemorragia vaginal. Después de confirmar el diagnóstico de trabajo de parto pretérmino (véase tabla 18-1), se inicia el tratamiento para detenerlo y procurar obtener resultados neonatales óptimos. Los tratamientos de prevención terciaria incluyen tocolíticos, corticoesteroides prenatales, antibióticos, sulfato de magnesio para la neuroprotección fetal y el traslado a un servicio perinatal cuando esté justificado.

CONSIDERACIONES DE DIAGNÓSTICO

Signos y síntomas

Como parte de un proceso normal de la gestación, las embarazadas pueden percibir contracciones con un patrón irregular, en particular después de las 24 semanas. Por lo general, las describen como la percepción de endurecimiento secuencial en su abdomen o una sensación comparable con los cólicos menstruales intensos. En el caso de las embarazadas que acudan al servicio de urgencias con contracciones uterinas regulares y frecuentes, por lo general cada 5 minutos durante 1 hora, debe surgir la sospecha clínica de trabajo de parto pretérmino. La detección y el diagnóstico rápidos del trabajo de parto pretérmino con o sin rotura de membranas antes del trabajo de parto (RPM, por sus siglas en inglés) mejoran los resultados neonatales. Dado que más de la mitad de las embarazadas con contracciones pretérmino no tendrá un parto pretérmino, un diagnóstico preciso evitará intervenciones y hospitalizaciones innecesarias.[6-8] Las pacientes que acuden con síntomas de trabajo de parto pretérmino reciben un mejor abordaje por parte de los obstetras. Sin embargo, todas las pacientes que se presenten al servicio de urgencias deben valorarse en cuanto a un parto inminente; si no lo es, está indicado su traslado a la unidad apropiada dentro del hospital o a una instalación externa con capacidades obstétricas y neonatales.

Valoración y diagnóstico

La valoración apropiada en el servicio de urgencias de estas pacientes incluye lo siguiente: un historial clínico y los antecedentes obstétricos, la valoración del bienestar materno y fetal, el tacto vaginal con técnica estéril y, de ser posible, una prueba de fibronectina fetal (FNF).

Historial clínico

El proveedor de atención de urgencia debe hacer un historial clínico completo, que incluya los antecedentes obstétricos, donde se señale cualquier complicación médica u obstétrica de la gestación actual. Confirmar la edad de gestación de acuerdo con la fecha de la última menstruación o una ecografía previa. Indagar los antecedentes sociales, incluyendo cualquier abuso de sustancias, información que ayudará en el caso de que ocurra el parto en el servicio de urgencias, ya que el uso actual de opiáceos por la madre puede provocar el nacimiento de un bebé con depresión.

Valoración del bienestar materno y fetal

Colóquese a la paciente en posición supina y decúbito lateral izquierdo. Acóplese un aparato de vigilancia electrónica de la frecuencia cardiaca fetal (si está disponible) y un tocodinamómetro en el abdomen. Valórense los signos vitales maternos, las contracciones uterinas (frecuencia, duración, intensidad) y la frecuencia cardiaca fetal (véase figura 18-4). Hacer una ecografía de rutina para confirmar la presentación y, de ser posible, determinar la edad de gestación. Localícese la placenta y confírmese que no haya datos de que sea previa. **Si se identifica una placenta previa, no deben hacerse tactos vaginales.** El médico debe confirmar que no haya signos o síntomas de rotura de membranas, como escape de líquido, desprendimiento prematuro de placenta normoinserta o compromiso materno y/o fetal.

Exploración vaginal con técnica estéril

Hágase una exploración vaginal con espejo estéril para valorar adicionalmente la rotura de membranas o el aspecto del cérvix. Si se dispone de pruebas de FNF, tómese una muestra de la secreción del fondo del saco vaginal posterior manteniendo el hisopo en su lugar durante 10 segundos (véase figura 18-5).[22] Evítese la prueba de FNF hasta que se obtenga la medición de la longitud del cérvix (LC) por ecografía, si está disponible.

Prueba de fibronectina fetal

Se usa la FNF para detectar la presencia de una proteína de la matriz extracelular placentaria de la interfaz decidua-membrana coriónica. La presencia de FNF se asocia con parto pretérmino. Las contracciones uterinas regulares y un cérvix corto también se vinculan con un mayor riesgo de parto pretérmino en los 7 días siguientes.[18] La FNF, en general, está ausente de las secreciones cervicovaginales entre las 22 y 34 semanas de gestación, periodo en el que la presencia de esta sustancia (resultado positivo) indica una posible rotura patológica de esa interfaz por contracciones uterinas prematuras, infección, o desprendimiento prematuro de placenta normoinserta.[19] La ausencia de esta sustancia (un resultado negativo) alienta en el sentido de que no es inminente un parto pretérmino con alta certidumbre. En las mujeres con síntomas de trabajo de parto pretérmino, el valor predictivo negativo de esta prueba es de 99.5% para parto pretérmino en los siguientes 7 días y de 99.2% en el transcurso de 14 días.[20] Por lo tanto, en la paciente apropiada, la prueba de FNF (tabla 18-3) puede facilitar la selección apropiada de embarazadas y disminuir las intervenciones innecesarias.[21]

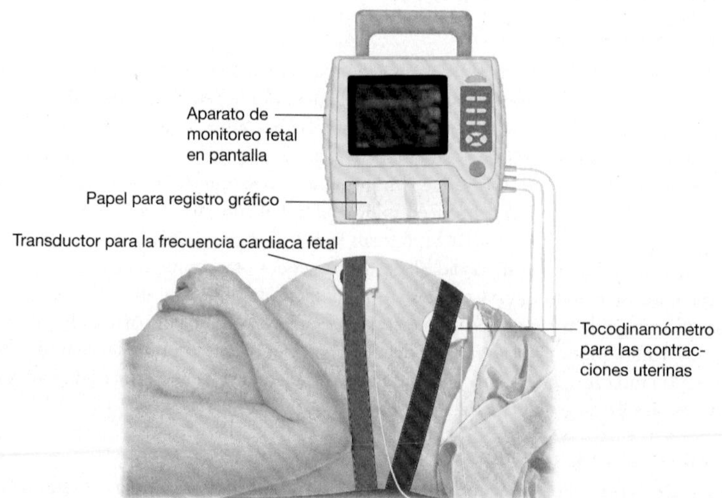

Figura 18-4. **Vigilancia de las contracciones uterinas y los patrones de la frecuencia cardiaca fetal.**

1 Colóctese la muestra antes del tacto o la manipulación del cérvix, para evitar la contaminación de la muestra.

2 Durante la exploración con espejo vaginal, rótese ligeramente un hisopo en el fondo del saco posterior de la vagina durante 10 segundos para la absorción de las secreciones cervicovaginales.

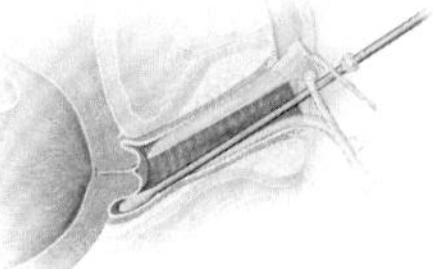

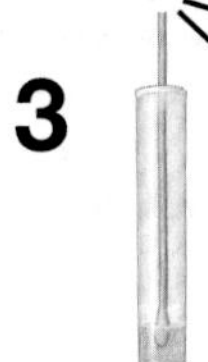

3 Retire el hisopo y sumerja la punta en un amortiguador. Rompa el tallo en la muesca, que corresponde a la parte alta del tubo.

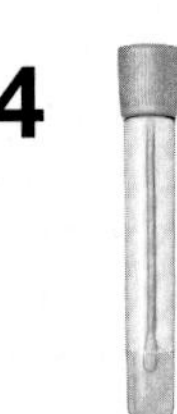

4 Inserte el cuerpo del hisopo en el orificio del interior de la tapa del tubo e impúlsela suavemente hacia abajo sobre el cuerpo para sellar el tubo con la percepción de un **clic**. Asegúrese de que se inserte el cuerpo del hisopo con seguridad para evitar escapes. Etiquétese y envíese la muestra de fibronectina fetal a un laboratorio cercano.

Figura 18-5. **Prueba de fibronectina fetal, paso por paso.** (Tomada de *The Hologic Specimen Collection Kit, Instructions for Use*. PI AW-04196-003. Marlborough, MA: Hologic, Inc.; 2015.)

Si las membranas están íntegras, hágase un tacto vaginal en forma estéril con mano enguantada para valorar en cuanto a dilatación y borramiento del cérvix. Debe hacerse una valoración repetida con un intervalo apropiado, por lo general de 1 hora, o tal vez antes si empeoran los síntomas dolorosos.

Prueba de estreptococos del grupo B

Obténgase una muestra de la secreción rectovaginal con hisopo para su estudio en cuanto a estreptococos del grupo B (EGB). Utilícese un aplicador de algodón (hisopo) con punta estéril y frótelo en el introito vaginal entre los pliegues labiales, deslizándolo en forma descendente hacia el recto con cepillado del esfínter anal (véase figura 18-6). Colóquese el hisopo en un medio de cultivo. Si la paciente es alérgica a

TABLA 18-3	Prueba de FNF
Se puede usar la prueba de FNF si se cumplen los siguientes criterios	• Embarazo entre 24 y 33 6/7 semanas de gestación • Dilatación < 3 cm del cérvix • Longitud del cérvix entre 20 y 30 mm por ecografía transvaginal (en un embarazo único) • Longitud de cérvix entre 25 y 35 mm por ecografía transvaginal (en el embarazo gemelar)
NO SE PUEDE realizar la prueba de FNF si se cumple lo siguiente	• Presencia de sangre en la cúpula vaginal • Coito vaginal reciente (en las últimas 24 h) • Rotura de membranas • Dilatación > 3 cm del cérvix • Manipulación del cérvix por una exploración vaginal reciente en las últimas 24 h (como un tacto cervical, la colección de una muestra para cultivo de secreción vaginal, o la ecografía transvaginal) • Edad de gestación < 24 semanas o > 34 • Sospecha/diagnóstico de un desprendimiento prematuro de placenta normoinserta o una placenta previa

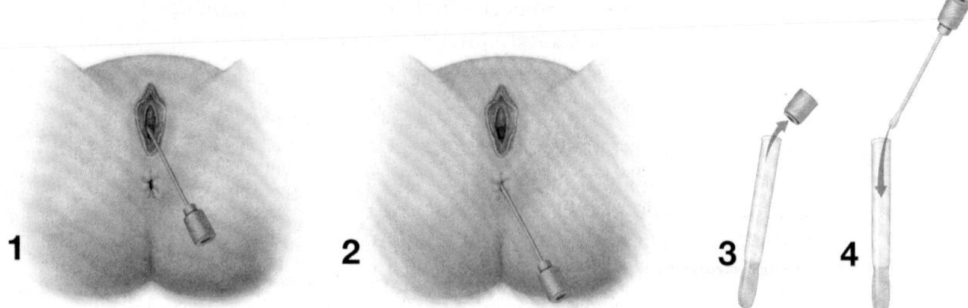

Figura 18-6. **Colección de una muestra de secreción rectovaginal para el estudio de estreptococos del grupo B.**

la penicilina, indíquese esto y ordénense pruebas de susceptibilidad a la clindamicina y eritromicina. Si la paciente está realmente en trabajo de parto pretérmino, debe iniciarse la profilaxis con antibióticos hasta obtener el resultado de la prueba.

Estudio ecográfico

Hágase un estudio ecográfico para valorar la posición del feto (véase figura 18-7), su peso (si se cuenta con ese entrenamiento), la posición de la placenta, el volumen del líquido amniótico y la longitud del cérvix (LC); para esta última se recomienda la vía transvaginal. Se puede obtener un entrenamiento apropiado para medir la LC por internet, por ejemplo, el entrenamiento de instrucción y revisión de la longitud del cérvix (CLEAR, por sus siglas en inglés) (https://clear.perinatalquality.org). Alternativamente, haga una ecografía abdominal de rutina para valorar el volumen de líquido amniótico y la presentación fetal, en el caso de un nacimiento inminente.

Las pacientes con LC menor de 20 mm (para el embarazo único) o de 25 mm (para el embarazo gemelar) deben ser objeto de inicio del tratamiento de prevención terciaria, ya que ello en una mujer embarazada con síntomas se relaciona con un mayor riesgo de parto pretérmino. Si el LC es de 20 a 30 mm, debe hacerse una prueba de FNF, si está disponible. En los casos en que la LC es mayor de 30 mm, continúese el monitoreo de estas embarazadas respecto del trabajo de parto pretérmino cada 4 a 6 horas, aunque este es poco probable.

Atención y pruebas adicionales

Durante este periodo de valoración, iníciese la hidratación oral (o parenteral). Es importante indagar otras causas de los síntomas, como una infección de vías urinarias, mediante la obtención de pruebas de laboratorio adicionales, según esté indicado en la clínica, incluyendo análisis de orina y urocultivo.

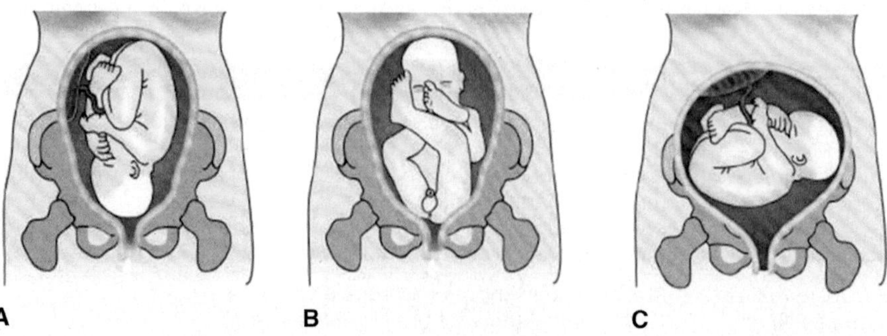

Figura 18-7. **Situaciones fetales. A.** Situación longitudinal (presentación de vértice). **B.** Situación longitudinal (presentación pélvica). **C.** Situación transversa (presentación de hombro). (Tomada de Labor Process. En: Hatfield NT, Kincheloe C, eds. *Introductory Maternity and Pediatric Nursing.* 4th ed. Philadelphia, PA: Wolters Kluwer; 2017:157; Care of the Obstetric Patient. En: Carter P, ed. *Lippincott Acute Care Skills for Advanced Nursing Assistants.* 1st ed. Philadelphia, PA: Wolters Kluwer; 2019:244.)

Pruebas de laboratorio

Si se hace el diagnóstico de trabajo de parto pretérmino, obténgase muestras de sangre de la paciente para precisar tipo y Rh, una biometría hemática y las cifras de electrólitos séricos. Ordénense pruebas al laboratorio si la detección de abuso de sustancias resulta positiva. Cuando estén disponibles, considérense las pruebas rápidas de infección por VIH si la paciente no tuvo atención prenatal.

ALGORITMOS/PROTOCOLOS

Para facilitar el diagnóstico del trabajo de parto pretérmino y eliminar la incertidumbre clínica, se puede usar un protocolo o algoritmo clínico en el contexto del servicio de urgencias. Son algoritmos útiles el SMFM Preterm Labor Algorithm (Algoritmo del trabajo de parto pretérmino de la SMFM) (véase figura 18-8)[23] y la Preterm Labor Triage Assessment (Valoración de la selección de las pacientes con trabajo de parto pretérmino) que se encuentra en el equipo de prevención de la prematuridad de la organización March of Dimes (véase figura 18-9).[24] El primero no incluye la prueba de FNF y es particularmente útil para aquellos centros que no cuentan con ella.

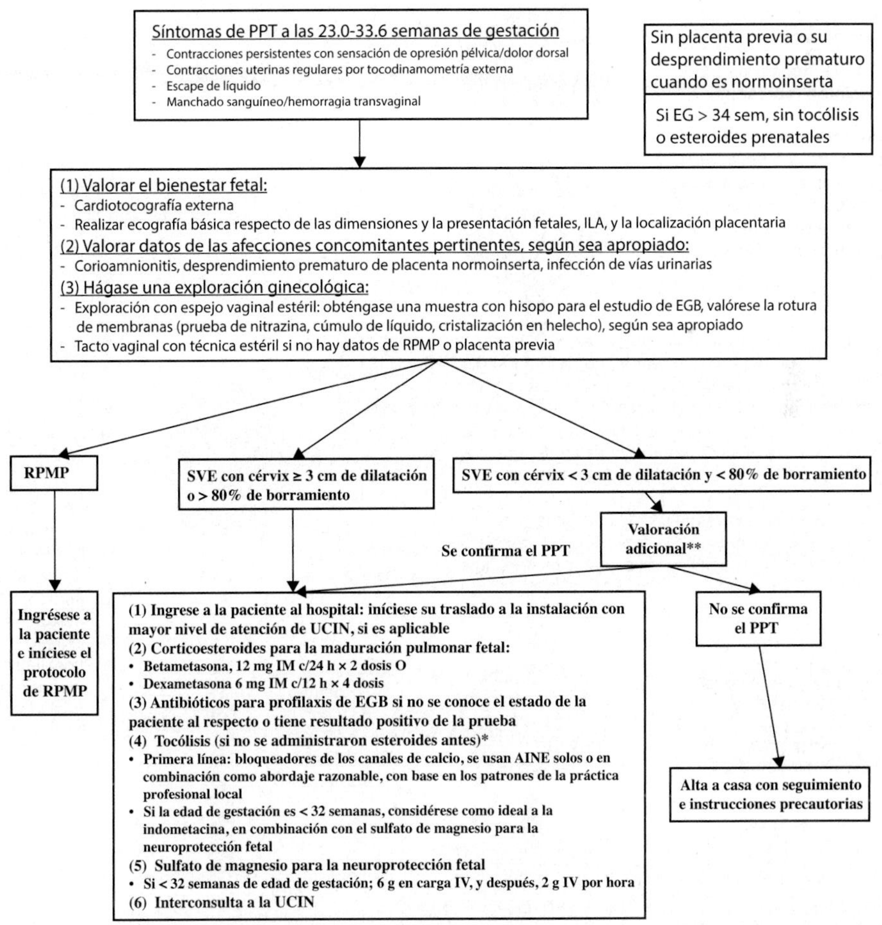

Figura 18-8. **Algoritmo con el equipo de atención del parto pretérmino de la Society for Maternal-Fetal Medicine**. AINE, fármaco antiinflamatorio no esteroide; EG, edad de gestación; EGB, estreptococos del grupo B; ILA, índice de líquido amniótico; IM, intramuscular; IV, intravenoso(a); RPMP, rotura de membranas pretérmino antes del trabajo de parto; SVE, exploración vaginal con técnica estéril; UCIN, unidad de cuidados intensivos neonatales. (Usada con autorización de The Society for Maternal-Fetal Medicine. Preterm Birth Algorithm. SMFM Preterm Birth Toolkit. Sitio de internet de la SMFM. Disponible en: https://www.smfm.org/publications/231-smfm-preterm-birth-toolkit.org. Con actualización en el 2016. Consultado el 13 de noviembre de 2019.) **Contraindicaciones de la tocólisis: muerte intrauterina o anomalía letal fetal, estado fetal no alentador, preeclampsia grave, hemorragia materna con inestabilidad hemodinámica, corioamnionitis.

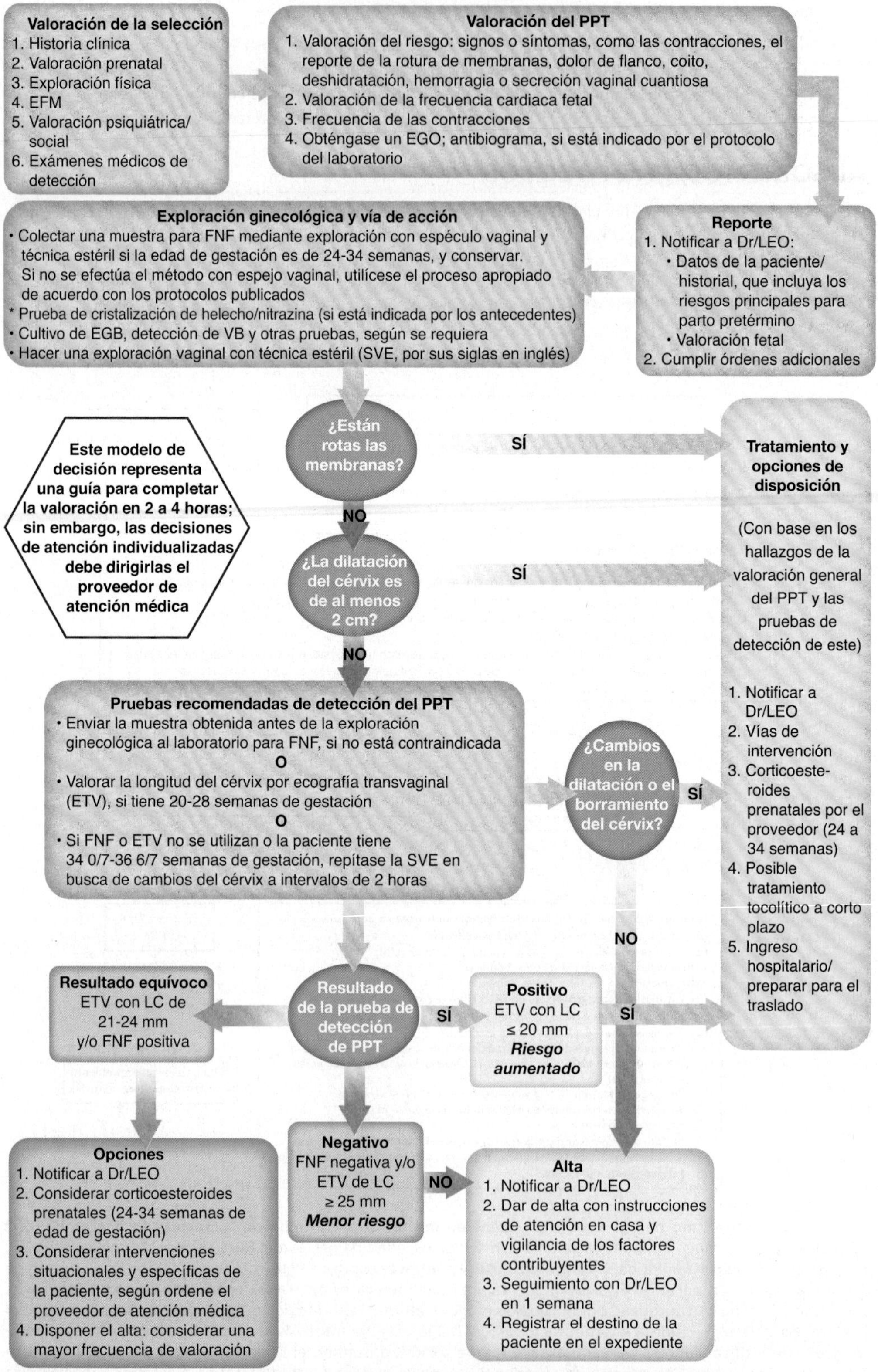

Valoración de la selección
1. Historia clínica
2. Valoración prenatal
3. Exploración física
4. EFM
5. Valoración psiquiátrica/social
6. Exámenes médicos de detección

Valoración del PPT
1. Valoración del riesgo: signos o síntomas, como las contracciones, el reporte de la rotura de membranas, dolor de flanco, coito, deshidratación, hemorragia o secreción vaginal cuantiosa
2. Valoración de la frecuencia cardiaca fetal
3. Frecuencia de las contracciones
4. Obténgase un EGO; antibiograma, si está indicado por el protocolo del laboratorio

Reporte
1. Notificar a Dr/LEO:
   - Datos de la paciente/historial, que incluya los riesgos principales para parto pretérmino
   - Valoración fetal
2. Cumplir órdenes adicionales

Exploración ginecológica y vía de acción
- Colectar una muestra para FNF mediante exploración con espéculo vaginal y técnica estéril si la edad de gestación es de 24-34 semanas, y conservar. Si no se efectúa el método con espejo vaginal, utilícese el proceso apropiado de acuerdo con los protocolos publicados
- * Prueba de cristalización de helecho/nitrazina (si está indicada por los antecedentes)
- Cultivo de EGB, detección de VB y otras pruebas, según se requiera
- Hacer una exploración vaginal con técnica estéril (SVE, por sus siglas en inglés)

Este modelo de decisión representa una guía para completar la valoración en 2 a 4 horas; sin embargo, las decisiones de atención individualizadas debe dirigirlas el proveedor de atención médica

¿Están rotas las membranas? — SÍ → Tratamiento y opciones de disposición; NO →

¿La dilatación del cérvix es de al menos 2 cm? — SÍ → Tratamiento y opciones de disposición; NO →

Pruebas recomendadas de detección del PPT
- Enviar la muestra obtenida antes de la exploración ginecológica al laboratorio para FNF, si no está contraindicada

O
- Valorar la longitud del cérvix por ecografía transvaginal (ETV), si tiene 20-28 semanas de gestación

O
- Si FNF o ETV no se utilizan o la paciente tiene 34 0/7-36 6/7 semanas de gestación, repítase la SVE en busca de cambios del cérvix a intervalos de 2 horas

¿Cambios en la dilatación o el borramiento del cérvix? — SÍ → Tratamiento y opciones de disposición; NO → Alta

Tratamiento y opciones de disposición

(Con base en los hallazgos de la valoración general del PPT y las pruebas de detección de este)
1. Notificar a Dr/LEO
2. Vías de intervención
3. Corticoesteroides prenatales por el proveedor (24 a 34 semanas)
4. Posible tratamiento tocolítico a corto plazo
5. Ingreso hospitalario/preparar para el traslado

Resultado de la prueba de detección de PPT

Resultado equívoco
ETV con LC de 21-24 mm y/o FNF positiva

SÍ → **Positivo**
ETV con LC ≤ 20 mm
Riesgo aumentado
SÍ → Tratamiento y opciones de disposición

Negativo
FNF negativa y/o ETV de LC ≥ 25 mm
Menor riesgo
NO → Alta

Opciones
1. Notificar a Dr/LEO
2. Considerar corticoesteroides prenatales (24-34 semanas de edad de gestación)
3. Considerar intervenciones situacionales y específicas de la paciente, según ordene el proveedor de atención médica
4. Disponer el alta: considerar una mayor frecuencia de valoración

Alta
1. Notificar a Dr/LEO
2. Dar de alta con instrucciones de atención en casa y vigilancia de los factores contribuyentes
3. Seguimiento con Dr/LEO en 1 semana
4. Registrar el destino de la paciente en el expediente

Figura 18-9. **Algoritmo para la valoración de la selección de pacientes respecto del PPT.** EFM, aparato de cardiotocografía externa (por sus siglas en inglés); EGB, estreptococos del grupo B; FNF, fibronectina fetal; LEO, Licenciada en Enfermería Obstétrica; PPT, parto pretérminoVB, vaginosis bacteriana. (Tomada de Hedriana H, Byrne J, Campbell Bliss M, et al. *March of Dimes Preterm Labor. Assessment Toolkit*. White Plains, NY: March of Dimes; 2013.)

Tratamiento

El objetivo del tratamiento del trabajo de parto pretérmino, una vez hecho el diagnóstico, es disminuir al mínimo la morbilidad y mortalidad neonatales asociadas con la prematuridad. La definición de trabajo de parto pretérmino incluye a las edades de gestación entre 20 0/7 y 36 6/7 semanas. Sin embargo, la intervención se inicia con la viabilidad, que en general se considera a las 24 semanas de gestación. Son cuatro los tratamientos importantes a considerar: tocólisis, corticoesteroides, sulfato de magnesio y antibióticos. El tratamiento tocolítico se usa para proveer una prolongación a corto plazo del embarazo y hacer óptimos los resultados neonatales mediante la administración de corticoesteroides prenatales para acelerar la maduración pulmonar; sulfato de magnesio para la neuroprotección fetal, y antibióticos profilácticos para prevenir la septicemia neonatal por EGB. Para obtener el máximo beneficio de estos tratamientos es importante administrar estas sustancias tan pronto como se haga el diagnóstico de trabajo de parto pretérmino.

Tocolíticos

Los fármacos tocolíticos inhiben las contracciones uterinas para prolongar el embarazo. Desafortunadamente no previenen el parto pretérmino. El propósito del tratamiento de tocólisis es retrasar el parto hasta 48 horas, cuando es seguro hacerlo. Se han usado muchas clases de fármacos para la tocólisis, incluyendo bloqueadores de los canales de calcio (BCC), inhibidores de prostaglandinas, antagonistas de oxitocina, antiarrítmicos/sulfato de magnesio y simpaticomiméticos β, los cuales han demostrado mayor eficacia que el placebo para prolongar el embarazo durante 48 horas, siendo los más eficaces, según reportes, los inhibidores de prostaglandinas y los BCC.[25] Dos fármacos suelen recomendarse como de primera línea para suprimir las contracciones uterinas: la indometacina (un inhibidor de prostaglandinas) y el nifedipino (BCC).

La **indometacina**, un fármaco antiinflamatorio no esteroide e inhibidor de la ciclooxigenasa, es la opción de primera línea para la tocólisis de las 24 a las 31 6/7 semanas de gestación, actúa por disminución de la producción de prostaglandinas y se administra como dosis de carga de 50 a 100 mg (por vía oral o rectal) seguida por 25 mg por vía oral cada 4 a 6 horas. La indometacina puede causar malestar gastrointestinal materno y disfunción plaquetaria, y está contraindicada en embarazadas con afecciones hemorrágicas subyacentes, disfunción hepática o renal, o enfermedad ulcerativa gastrointestinal. Los riesgos de la indometacina son mayores para el feto, pues puede causar el cierre prematuro del conducto arterioso, que depende de las prostaglandinas, y también oligohidramnios (por disminución del gasto urinario fetal), enterocolitis necrosante en el recién nacido pretérmino e hipertensión pulmonar e insuficiencia cardiaca neonatales. Debe tenerse precaución cuando se considere usar la indometacina después de las 32 semanas y en el contexto del oligohidramnios.

Se cree que el **nifedipino**, un BCC, bloquea de manera competitiva los conductos del calcio intracelulares en el músculo liso uterino, inhibiendo así la contractilidad. Se considera de primera línea para tratar el trabajo de parto pretérmino que ocurre entre las 32 y 34 semanas de gestación, y se administra con una dosis de carga inicial de 10 a 30 mg por vía oral, y la adición de 10 mg cada 15 a 20 minutos hasta un máximo de 40 mg en la primera hora. Las dosis subsiguientes son de 10 a 20 mg por vía oral cada 4 a 8 horas durante 48 horas (dosis máxima diaria de 180 mg). Son efectos secundarios comunes y bien tolerados, cefalea, mareo, hipotensión y taquicardia. El uso de nifedipino está contraindicado en las embarazadas con hipotensión actual. No se han documentado efectos fetales adversos.

Las contraindicaciones del tratamiento tocolítico incluyen hemorragia vaginal, corioamnionitis (infección intraamniótica), anomalías fetales incompatibles con la vida, RPMP, un estado fetal no alentador y las afecciones maternas que requieren el nacimiento inmediato. No deben usarse tocolíticos en combinación por sus efectos secundarios adversos potenciales.

CORTICOESTEROIDES PRENATALES

La administración prenatal materna de glucocorticoides disminuye la morbilidad y mortalidad neonatales por promoción del crecimiento y la maduración fetales. En particular, aumenta la producción de surfactante y la distensibilidad alveolar pulmonar. Los corticoesteroides prenatales disminuyen de manera significativa las tasas del síndrome de dificultad respiratoria, enterocolitis necrosante, hemorragia intraventricular, así como la morbilidad correspondiente y la muerte.[26] Se recomienda el tratamiento con corticoesteroides entre las 24 y 36 6/7 semanas de gestación y las opciones incluyen betametasona y dexametasona.[27] El uso de esteroides entre las semanas 34 y 36 6/7 es motivo de cierta controversia. En el ACOG se recomienda el uso de esteroides entre esas edades de gestación para disminuir la incidencia de la taquipnea transitoria del recién nacido. Los datos son más bien escasos, y en las prácticas médicas locales solo puede incluirse el uso de esteroides hasta las 34 semanas de gestación. La suspensión de betametasona, una combinación de fosfato sódico de betametasona y acetato de betametasona (nombre comercial Celestone Soluspan®), y el fosfato sódico de dexametasona se dosifican como sigue:

- Betametasona: 12 mg por inyección intramuscular (IM) con 24 horas de intervalo en 2 ocasiones
- Dexametasona: 6 mg IM cada 12 horas en 4 ocasiones

Se ofrece un ciclo de esteroides prenatales cuando se diagnostica trabajo de parto pretérmino y el nacimiento se puede retrasar 48 horas.

SULFATO DE MAGNESIO PARA LA NEUROPROTECCIÓN FETAL

El sulfato de magnesio ofrece neuroprotección fetal para prevenir la parálisis cerebral por prematuridad,[28] lo cual ha quedado sustentado por múltiples estudios grandes. El mecanismo de acción del sulfato de magnesio como neuroprotector no se conoce del todo en los bebés pretérmino. En el ACOG y en la SMFM se recomienda su uso con antelación al parto pretérmino para neuroprotección fetal.[29] En el boletín de práctica del ACOG no se dan recomendaciones específicas en función de la edad de gestación para el tratamiento o la dosis. Las guías clínicas comúnmente citadas se basan en el estudio clínico más grande y recomiendan la administración de 6 g por vía intravenosa (IV) en carga seguida por 2 g/h en solución IV. Está indicada de las 24 a 31 6/7 semanas de gestación, con inicio inmediato cuando se considera inminente el parto (por lo general, en el transcurso de 12 horas).[28] En otros protocolos se describe una dosis de 4 g IV en carga súbita, seguida por la administración en solución de 1 g/h IV, que también es razonable. Consúltese con el personal de obstetricia o la instalación a la que se enviará a la paciente para confirmar las guías específicas acerca de su esquema terapéutico (edad de gestación, dosis y momento de administración). El sulfato de magnesio está contraindicado en las embarazadas con miastenia grave.

PROFILAXIS NEONATAL DE LA INFECCIÓN POR ESTREPTOCOCOS DEL GRUPO B

La profilaxis con antibióticos se administra para prevenir la transmisión vertical de EGB (o *Streptococcus agalactiae*).[30,31] Todas las embarazadas que acuden con síntomas de trabajo de parto pretérmino deben ser objeto de detección de EGB por cultivo (véase figura 18-6), a menos que se hubiese hecho una prueba de detección de EGB en las 5 semanas previas. Iníciese el tratamiento con antibióticos IV una vez que se establezca el diagnóstico de trabajo de parto pretérmino, puesto que aquellos por vía oral no son suficientes para prevenir la infección. Entre los antibióticos se incluyen penicilina, ampicilina, cefazolina, clindamicina, eritromicina y vancomicina.

El estándar de oro del tratamiento es la penicilina G, un lactámico β inhibidor de la pared bacteriana, 5 millones de unidades como carga IV seguidas por 3 millones de unidades IV cada 4 horas hasta el nacimiento o el cese del trabajo de parto. También puede administrarse ampicilina a dosis de 2 g IV una vez, seguida por 1 g cada 4 horas hasta el parto. Si la embarazada es alérgica a la penicilina o las cefalosporinas, son alternativas adecuadas la cefazolina, la clindamicina, la eritromicina y la vancomicina. La opción apropiada debe basarse en la gravedad de la reacción alérgica y las pruebas de susceptibilidad aisladas (véase la figura 18-10). En el contexto de la anafilaxia, el angioedema, la dificultad respiratoria y la urticaria por exposición a penicilina o cefalosporinas, la opción más apropiada es vancomicina 1 g IV cada 12 horas. El proveedor de atención médica no contará con resultados de cultivo para confirmar la sensibilidad o resistencia del microorganismo a la clindamicina o eritromicina. Las tasas de infección por EGB neonatales han declinado de manera significativa desde la adopción de esta estrategia preventiva.[30,31] Cabe mencionar que deben discontinuarse los antibióticos cuando se descarta el diagnóstico de trabajo de parto pretérmino.

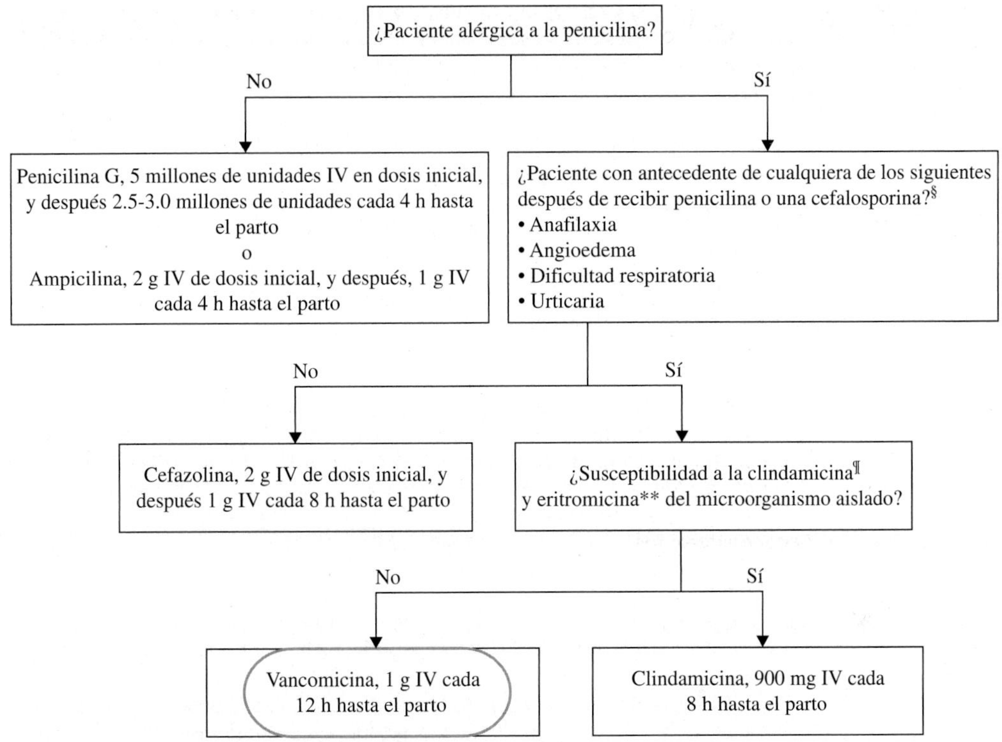

† Si a la paciente se le realizó cultivo vaginal-rectal para EGB en las 5 semanas precedentes, sus resultados deberán guiar el tratamiento. Las colonizadas por EGB deben recibir profilaxis intraparto con antibióticos; ello no está indicado si el resultado de la detección vaginal-rectal en las últimas 5 semanas fue negativo.
§ Véase la figura 8 para los esquemas de antibióticos recomendados.
¶ La paciente debe valorarse en forma regular respecto del avance al trabajo de parto real; si se considera que no está en esas condiciones, discontinúese la profilaxis para la infección por EGB.
** Si se dispone de los resultados del cultivo de EGB antes del parto y son negativos, discontinúese la profilaxis.
†† A menos que el cultivo subsiguiente de EGB antes del parto sea positivo.
§§ Una detección negativa de EGB se considera válida durante 5 semanas. Si una paciente con antecedente de PPT reingresa con signos y síntomas y tuvo una detección negativa de EGB hace más de 5 semanas, debe reexaminarse y tratarse de acuerdo con este algoritmo en ese momento.

Figura 18-10. **Esquemas recomendados en los Centers for Disease Control and Prevention para pacientes con trabajo de parto pretérmino y resultado positivo para estreptococos del grupo B (EGB) o que se desconoce.** IV, intravenosa. (Tomada de Verani JR, McGee L, Schrag SJ; Division of Bacterial Diseases, National Center for Immunization and Respiratory Diseases, Centers for Disease Control and Prevention (CDC). Prevention of perinatal group B streptococcal disease-revised guidelines from CDC, 2010. *MMWR Recomm Rep.* 2010;59(RR-10):21.)

TRATAMIENTO DE ACUERDO CON LA EDAD DE GESTACIÓN Y EL NIVEL DE ATENCIÓN MATERNA Y NEONATAL

La que sigue es una guía para el tratamiento del trabajo de parto pretérmino una vez que se confirma el diagnóstico. En aquellas embarazadas que no cumplen con los criterios del trabajo de parto pretérmino con un estado fetal alentador, se recomienda un periodo de observación de 4 a 6 horas antes del alta (tabla 18-4).

Recomendaciones para el traslado prenatal

El objetivo del tratamiento del trabajo de parto pretérmino es prolongar el embarazo para permitir las intervenciones clínicas de beneficio para el neonato y facilitar el traslado materno antes del parto. Las embarazadas y sus bebés necesitan atención en instalaciones con los recursos apropiados.

TABLA 18-4	Diagnóstico y tratamiento del trabajo de parto pretérmino
• Se confirma el diagnóstico de trabajo de parto pretérmino	• Presentación de contracciones uterinas regulares (casi cada 5 min durante 1 h) • **Y** confirmación de una edad de gestación de 24 a 36 6/7 semanas • **Y** ◦ Dilatación de ≥ 3 cm del cérvix **o** ◦ Cambio del cérvix en la exploración seriada **o** ◦ Longitud del cérvix < 20 mm (para el embarazo único) o ◦ Longitud del cérvix < 25 mm (para el embarazo gemelar) por ecografía transvaginal • Iniciar el tratamiento
• Opciones terapéuticas de acuerdo con la edad de gestación	***Menos de 34 semanas de gestación***
	• **Tocolítico durante 48 h para retrasar el progreso del trabajo de parto** ◦ De las 24 a 31 6/7 semanas de gestación: administrar 50 mg de indometacina por vía oral o rectal, seguidos por 25 mg cada 6 h durante 48 h ◦ De 32 a 33 6/7 semanas de gestación: administrar 20 mg de nifedipino por vía oral y añadir 10 mg adicionales cada 15-20 min hasta un máximo de 40 mg en la primera hora si las contracciones persisten después de los primeros 20 mg. Después, adminístrense 20 mg por vía oral cada 6 h durante 48. • **Corticoesteroides** ◦ Adminístrense 12 mg de betametasona IM cada 24 h por 2 dosis ◦ **o** 6 mg de dexametasona IM cada 12 h por 4 dosis • **Sulfato de magnesio** (si 24 0/7 a 31 6/7 semanas de gestación) ◦ Adminístrese una carga IV de 6 g, y después 2 g IV por hora en solución • **Antibióticos** ◦ Adminístrense 5 millones de unidades de penicilina G en carga IV, seguidas por una dosis de 3 millones de unidades cada 4 h hasta que se obtenga el resultado de la prueba de estreptococos del grupo B o cese el trabajo de parto pretérmino ◦ Si hay alergia a la penicilina, adminístrese vancomicina 2 g IV cada 12 h
	34 a 36 6/7 semanas de gestación
	• Adminístrense esteroides como se señaló antes (las prácticas locales pueden variar) • Hágase interconsulta a obstetricia • Realícese el ingreso de la paciente a la sala de trabajo de parto y parto • Considérese el traslado prenatal por condiciones maternas o neonatales de alto riesgo
• Destino	• Dispóngase el transporte materno/neonatal con base en la edad de gestación, afecciones comórbidas maternas o neonatales, y tipo de instalación hospitalaria

Nivel I

En los centros hospitalarios de nivel I se atienden los recién nacidos de bajo riesgo y aquellos pretérmino tardío estabilizados (35-37 semanas de gestación). Los médicos de urgencias en hospitales de nivel I deben consultar al personal de las instalaciones de obstetricia disponibles para transferir a las embarazadas en trabajo de parto pretérmino con menos de 35 semanas de gestación e iniciar un agente tocolítico (nifedipino o indometacina), betametasona, sulfato de magnesio (si < 32 semanas) y antibióticos mientras se espera el traslado.

Nivel II

Los centros hospitalarios de nivel II están equipados para proveer atención a los neonatos de 32 semanas o más (sin afecciones comórbidas) con peso mayor de 1 500 gramos. Los proveedores de atención de urgencias en hospitales de nivel II deben consultar al personal en las instalaciones de obstetricia disponibles para transferir a la embarazada en trabajo de parto pretérmino con menos de 32 semanas de gestación, e iniciar un tocolítico (nifedipino o indometacina), betametasona, sulfato de magnesio y antibióticos mientras se espera el traslado.

Nivel III/nivel IV

Los centros hospitalarios de niveles III y IV están equipados para proveer atención amplia a las madres de alto riesgo y recién nacidos prematuros de cualquier edad de gestación y peso. Los proveedores de atención médica de urgencias en centros hospitalarios perinatales de niveles III/IV deben consultar a los equipos de obstetricia y neonatología ahí disponibles tan pronto como sea posible.

RESUMEN

El trabajo de parto y parto pretérmino, definidos como los que se presentan antes de las 37 semanas de gestación, conllevan un riesgo significativo para la madre y el bebé. Los proveedores de atención de urgencias deben ser sagaces en la valoración de la embarazada que acude a su servicio, ya que en muchos casos el servicio de urgencias puede ser el punto de contacto inicial con el sistema médico, y el establecer la edad de gestación es clave para proveer su atención óptima. Una ecografía portátil es muy útil para la atención de estas pacientes. La valoración de la rotura de membranas requiere hacer una exploración con espejo vaginal bajo condiciones estériles y tomar muestras para cultivo de EGB, así como la prueba de FNF. Si no hay datos de RPM o placenta previa, debe hacerse un tacto vaginal bajo condiciones estériles para valorar en cuanto a dilatación y borramiento del cérvix.

Si se determina que la paciente está en trabajo de parto pretérmino y el feto tiene menos de 32 semanas de gestación, se recomienda administrar antibióticos contra el EGB, sulfato de magnesio para su neuroprotección, un tocolítico (como la indometacina) y esteroides. Entre las 32 y 34 semanas de gestación se debe cambiar ese tocolítico a BCC (nifedipino) por la preocupación del cierre prematuro del conducto arterioso. También deben administrarse esteroides y antibióticos a este grupo. Aquellas embarazadas entre 34 y 36 6/7 semanas de gestación deben recibir antibióticos y en el ACOG se recomienda la administración de esteroides. Debe transferirse a las pacientes a una unidad con capacidad para atender a recién nacidos pretérmino. Si bien estas pacientes rara vez llegan al servicio de urgencias, es importante que el proveedor de atención médica de urgencia conozca el tratamiento y la disposición apropiados para este grupo de alto riesgo.

PUNTOS CLAVE

1. El trabajo de parto y el parto pretérmino (antes de las 37 semanas de gestación) constituyen retos de salud pública significativos, pues 1 de cada 10 bebés nace prematuramente. El parto prematuro es la causa principal de morbilidad y mortalidad neonatales y contribuye a las inequidades raciales en los resultados del nacimiento.
2. Las condiciones que conllevan un riesgo mayor de trabajo de parto y parto pretérmino en las embarazadas son: bajo nivel socioeconómico, escaso o nulo respaldo social, eventos de vida estresantes (muerte, divorcio, violencia doméstica), raza afroamericana, cuidados prenatales inadecuados, edad materna < 18 años y > 40, nutrición deficiente, comorbilidades médicas y obstétricas (en particular el antecedente de parto pretérmino), cérvix corto, infecciones genitourinarias y embarazo múltiple.
3. La principal prioridad terapéutica es prevenir el parto pretérmino o extender la edad de gestación de los bebés nacidos debido a un parto pretérmino inevitable.
4. El trabajo de parto pretérmino se define por contracciones regulares y cambios del cérvix entre las 20 0/7 y 36 6/7 semanas de gestación. Se puede diagnosticar el trabajo de parto pretérmino en el servicio de urgencias y la detección y diagnóstico tempranos mejoran los resultados tanto de la embarazada como del neonato.
5. La LC obtenida por ecografía transvaginal y las pruebas de FNF puede ayudar al diagnóstico del trabajo de parto pretérmino. Una LC menor de 20 mm con contracciones uterinas regulares justifica el tratamiento del trabajo de parto pretérmino.
6. El tratamiento del trabajo de parto pretérmino implica la utilización de cuatro recursos con base en la edad de gestación: tocolítico para prolongar el embarazo, corticoesteroides, sulfato de magnesio para la protección fetal y profilaxis con antibióticos para prevenir la infección neonatal por EGB.
7. Se administran tocolíticos para el trabajo de parto pretérmino diagnosticado antes de las 34 semanas de gestación. Los esteroides se proporcionan a todas las embarazadas con trabajo de parto pretérmino hasta las 36 6/7 semanas (pero las prácticas locales pueden variar). El sulfato de magnesio para la neuroprotección fetal se administra a las 24 a 31 6/7 semanas de gestación. Y los antibióticos se dan a todas las mujeres con trabajo de parto pretérmino que no cuentan aún con el resultado de una prueba de EGB.
8. Una embarazada en trabajo de parto pretérmino puede requerir su traslado a una instalación de atención apropiada con base en la edad de gestación y el grado del cuidado materno y neonatal requerido.

Referencias

1. Martin JA, Hamilton BE, Osterman MJK, Driscoll AK, Drake P. Births: Final data for 2017. *Natl Vital Stat Rep*. 2018;67(8):1-50.
2. Behrman RE, Butler AS, Institute of Medicine Committee on Understanding Premature Birth and Assuring Healthy Outcomes. *Preterm Birth: Causes, Consequences, and Prevention*. Washington, DC: National Academies Press; 2007.
3. March of Dimes, The Partnership for Maternal, Newborn & Child Health, Save the Children. *Born Too Soon: The Global Action Report on Preterm Birth*. Geneva: World Health Organization; 2012.
4. World Health Organization. WHO recommendations on interventions to improve preterm birth outcomes. 2015. https://www.who.int/reproductivehealth/publications/maternal_perinatal_health/preterm-birth-guideline/en/.
5. World Health Organization. Factsheet: preterm birth. 2019. https://www.who.int/news-room/fact-sheets/detail/preterm-birth.
6. American College of Obstetricians and Gynecologists' Committee on Practice Bulletins—Obstetrics. Practice Bulletin No. 171: management of preterm labor. *Obstet Gynecol*. 2016;128:e155-e164.
7. Goldenberg RL, Culhane JF, Iams JD, Romero R. Epidemiology and causes of preterm birth. *Lancet*. 2008;371:75-84.
8. McPheeters ML, Miller WC, Hartmann KE, et al. The epidemiology of threatened preterm labor: a prospective cohort study. *Am J Obstet Gynecol*. 2005;192:1325-1329.
9. Cho GJ, Cho SJ, Lee KM, et al. Women with threatened preterm labor followed by term delivery have an increased risk of spontaneous preterm birth in subsequent pregnancies: a population-based cohort study. *BJOG*. 2019;126(7):901-905.
10. Martin JA, Osterman MJK. *Describing the Increase in Preterm Births in the United States, 2014–2016*. NCHS Data Brief, no. 312. Hyattsville, MD: National Center for Health Statistics; 2018.
11. Boyle EM, Poulsen G, Field DJ, et al. Effects of gestational age at birth on health outcomes at 3 and 5 years of age: population based cohort study. *BMJ*. 2012;344:e896.
12. Grosse SD, Waitzman NJ, Yang N, Abe K, Barfield WD. Employer-sponsored plan expenditures for Infants born preterm. *Pediatrics*. 2017;140(4): e20171078.
13. March of Dimes. Premature babies cost employers $12.7 billion annually. 2014. https://www.marchofdimes.org/news/premature-babies-cost-employers-127-billion-annually.aspx.
14. American Academy of Pediatrics Committee on Fetus and Newborn. Levels of neonatal care. *Pediatrics*. 2012;130:587.
15. Zahn CM, Remick A, Catalano A, Goodman D, Kilpatrick SJ, Menard MK. Levels of maternal care verification pilot: translating guidance into practice. *Obstet Gynecol*. 2018;132(6):1401-1406.
16. American College of Obstetricians and Gynecologists. Practice Bulletin Number 130: prediction and prevention of preterm birth. *Obstet Gynecol*. 2012;120(4):964-973.
17. ACOG Committee Opinion No. 731 Summary: group prenatal care. *Obstet Gynecol*. 2018; 131(3):616-618.
18. Sotiriadis A, Papatheodorou S, Kavvadias A, Makrydimas G. Transvaginal cervical length measurement for prediction of preterm birth in women with threatened preterm labor: a meta-analysis. *Ultrasound Obstet Gynecol*. 2010;35(1):54-64.
19. Lockwood CJ, Senvei AE, Dische MR, et al. Fetal fibronectin in cervical and vaginal secretions as a predictor of preterm delivery. *N Engl J Med*. 1991;325:669-674.
20. Iams JD, Casal D, McGregor JA, et al. Fetal fibronectin improves the accuracy of diagnosis of preterm labor. *Am J Obstet Gynecol*. 1995;173:141-145.
21. Rose CH, McWeeney DT, Brost BC, Davies NP, Watson WJ. Cost-effective standardization of preterm labor evaluation. *Am J Obstet Gynecol*. 2010;203:250.e1-e5.

22. *The Hologic Specimen Collection Kit, Instructions for Use*. PI AW-04196-003. Marlborough, MA: Hologic, Inc.; 2015.
23. SMFM Preterm Birth Toolkit. Preterm birth algorithm. 2016. https://s3.amazonaws.com/cdn.smfm.org/attachments/284/78fc4364395e03d4de2ac8af6ff10017.pdf?AWSAccessKeyId=02RKZKZD2RMKZXHB38R2&Expires=1550714133&Signature=0wG16EjaJ3l6%2BwPUBa1Zd%2FxdHSI%3D.
24. Hedriana H, Byrne J, Campbell Bliss M, et al. *March of Dimes Preterm Labor. Assessment Toolkit*. White Plains, NY: March of Dimes; 2013.
25. Haas DM, Caldwell DM, Kirkpatrick P, et al. Tocolytic therapy for preterm delivery: systematic review and network meta-analysis. *BMJ*. 2012;345:e6226.
26. Roberts D, Brown J, Medley N, Dalziel SR. Antenatal corticosteroids for accelerating fetal lung maturation for women at risk of preterm birth. *Cochrane Database Syst Rev*. 2017;3:CD004454.
27. American College of Obstetricians and Gynecologists' Committee on Obstetric Practice; Society for Maternal-Fetal Medicine. Committee Opinion No. 677: antenatal corticosteroid therapy for fetal maturation. *Obstet Gynecol*. 2016;128(4):e187-e194.
28. Rouse DJ, Hirtz DG, Thom E, et al. A randomized, controlled trial of magnesium sulfate for the prevention of cerebral palsy. *N Engl J Med*. 2008;359(9):895-905.
29. American College of Obstetricians and Gynecologists Committee on Obstetric Practice; Society for Maternal-Fetal Medicine. Committee Opinion Number 455: magnesium sulfate before anticipated preterm birth for neuroprotection. *Obstet Gynecol*. 2010;115(3):669-671.
30. Verani JR, McGee L, Schrag SJ; Division of Bacterial Diseases, National Center for Immunization and Respiratory Diseases, Centers for Disease Control and Prevention (CDC). Prevention of perinatal group B streptococcal disease-revised guidelines from CDC, 2010. *MMWR Recomm Rep*. 2010;59(RR-10):1-36.
31. American College of Obstetricians and Gynecologists Committee on Obstetric Practice. ACOG Committee Opinion No. 485: prevention of early-onset group B streptococcal disease in newborns. *Obstet Gynecol*. 2011;117(4):1019-1027.

CAPÍTULO 19

Rotura de membranas antes del trabajo de parto

Motunrayo Mobolaji-Lawal y Karen J. Jubanyik

PANORAMA GENERAL

Antecedentes

La rotura de membranas antes del trabajo de parto (RPM) es la pérdida de continuidad espontánea de las membranas fetales antes del inicio del trabajo de parto a cualquier edad de gestación, antes conocida como "rotura prematura de membranas". En el American College of Obstetricians y Gynecologists (ACOG) y otras numerosas organizaciones profesionales, de acuerdo con los esfuerzos de reVITALize por desarrollar definiciones de datos estandarizadas en el campo de la obstetricia y ginecología, se acordó la nueva denominación, *rotura de membranas pretérmino antes del trabajo de parto (RPMP),* para la pérdida de continuidad espontánea de las membranas fetales antes del inicio del trabajo de parto en fecha previa a las 37 semanas de gestación. Cuando el tiempo transcurrido entre la RPM y el inicio del trabajo de parto es mayor de 24 horas, se la conoce como prolongada. La RPM a cualquier edad de gestación es una causa importante de morbilidad y mortalidad perinatales y maternas. Por lo tanto, los médicos de atención médica de urgencia deberían estar bien versados en la detección temprana y el tratamiento inicial de RPM y RPMP para mejorar los resultados maternos y perinatales.

Epidemiología

En Estados Unidos, la incidencia de RPM de término, pretérmino y antes de la viabilidad, es de aproximadamente 8 a 10%, 2 a 4% y menos de 1%, respectivamente.[1,2] La RPM es la causa más frecuente de parto pretérmino y una significativa de las muertes perinatales, a la que se atribuyen aproximadamente de 18 a 20%.[2]

Factores de riesgo

El factor de riesgo más sólido para la RPMP es su antecedente o el de trabajo de parto pretérmino. En el tabla 19-1 se enlistan otros factores de riesgo.[1,3-5] Además, los procedimientos como el cerclaje y la amniocentesis se han vinculado con la RPMP,[6] y debería señalarse que aunque se han identificado como factores de riesgo que predisponen a ésta, la mayoría de los casos no presenta ninguno.[1]

TABLA 19-1 Factores de riesgo vinculados con la RPMP*

Antecedente de RPMP	Índice de masa corporal bajo, menor de 19.8 kg/m^2
Infección intraamniótica	Por desnutrición, anemia
Desprendimiento prematuro de placenta normoinserta	Uso materno de fármacos ilícitos y de tabaco
Longitud corta del cérvix (25 mm)	Intervalo breve entre embarazos (< 12 meses)
Hemorragia vaginal en el segundo o tercer trimestres	Oligohidramnios o polihidramnios
Bajo estado socioeconómico	Embarazo múltiple
Uso materno crónico de esteroides	Traumatismo abdominal directo
Anomalías uterinas (como los tabiques)	Enfermedades vasculares de la colágena (síndrome de Ehlers-Danlos, lupus eritematoso sistémico)

*RPMP, rotura de membranas pretérmino antes del trabajo de parto.
Datos de American College of Obstetricians and Gynecologists. Prelabor rupture of membranes: ACOG practice bulletin no. 188. *Obstet Gynecol*. 2018;131(1):e1-e14; Waters TP, Mercer B. Preterm RPM: prediction, prevention, principles. *Clin Obstet Gynecol*. 2011;54(2):307-312; Verbruggen SW, Oyen ML, Phillips ATM, Nowlan NC. Function and failure of the fetal membrane: modelling the mechanics of the chorion and amnion. *PLoS One*. 2017;12(3):e0171588; y Waters TP, Mercer BM. The management of preterm premature rupture of the membranes near the limit of fetal viability. *Am J Obstet Gynecol*. 2009;201(3):230-240.*

PATOGENIA

Las membranas fetales constan de una capa celular gruesa externa llamada corion y una interna delgada, colagenosa, con alta fortaleza de distensión, el amnios (figura 19-1).[4] El corion actúa como una barrera inmunitaria, en tanto el amnios lo hace como barrera estructural.[4] Esta estructura en dos capas rodea al feto y tiene una función crucial para su protección y mantenimiento fisiológico durante el embarazo.[7] La patogenia de la RPM en los ámbitos molecular y celular es multifacética. Se cree que ocurre como resultado de un aumento de los mediadores locales (citocinas, prostaglandinas y hormonas proteínicas) y un decremento del contenido y la función de la colágena en el amnios,[8] que finalmente causa la disminución de la fortaleza de tensión de esta membrana.

MANIFESTACIONES CLÍNICAS

Interrogatorio

Las pacientes que acuden con RPM, por lo general, informan de la expulsión súbita de líquido o su escape constante a través de la vagina, o una percepción de humedad perineal.[9] Deberá hacerse un interrogatorio detallado, pero dirigido, que incluya el número de embarazos y partos, la edad de gestación calculada, la presencia de contracciones o pérdida sanguínea transvaginal, el antecedente de enfermedades de transmisión sexual o vulvovaginitis, la evolución del embarazo, cualquier complicación materna o fetal, los signos o síntomas de infección y un coito reciente.

Exploración física

Se recomienda que la exploración ginecológica de una paciente con sospecha de RPMP se realice con cuidado para no introducir una infección a la cavidad uterina,[10] que deberá hacerse con espéculo vaginal estéril y en presencia de RPM revelará el flujo de líquido amniótico desde el orificio externo del cérvix y su acumulación en el fondo del saco vaginal posterior.[1] Si no se visualiza de inmediato la expulsión de líquido a través del orificio externo del cérvix, se puede pedir a la paciente hacer la maniobra de Valsalva, como al toser, o se puede aplicar compresión al fondo uterino para facilitar la expulsión, cuando está presente.[6] Durante la exploración con espéculo vaginal estéril se valorará el cérvix en cuanto a dilatación y borramiento, así como signos de inflamación o infección.[1] Se toman especímenes de cérvix y vagina con hisopo para la búsqueda de especies de *Clamidia y Neisseria gonorrhoea*e por cultivo cuando hay sospecha de infección durante la exploración con espéculo vaginal estéril. También debería hacerse el cultivo de un

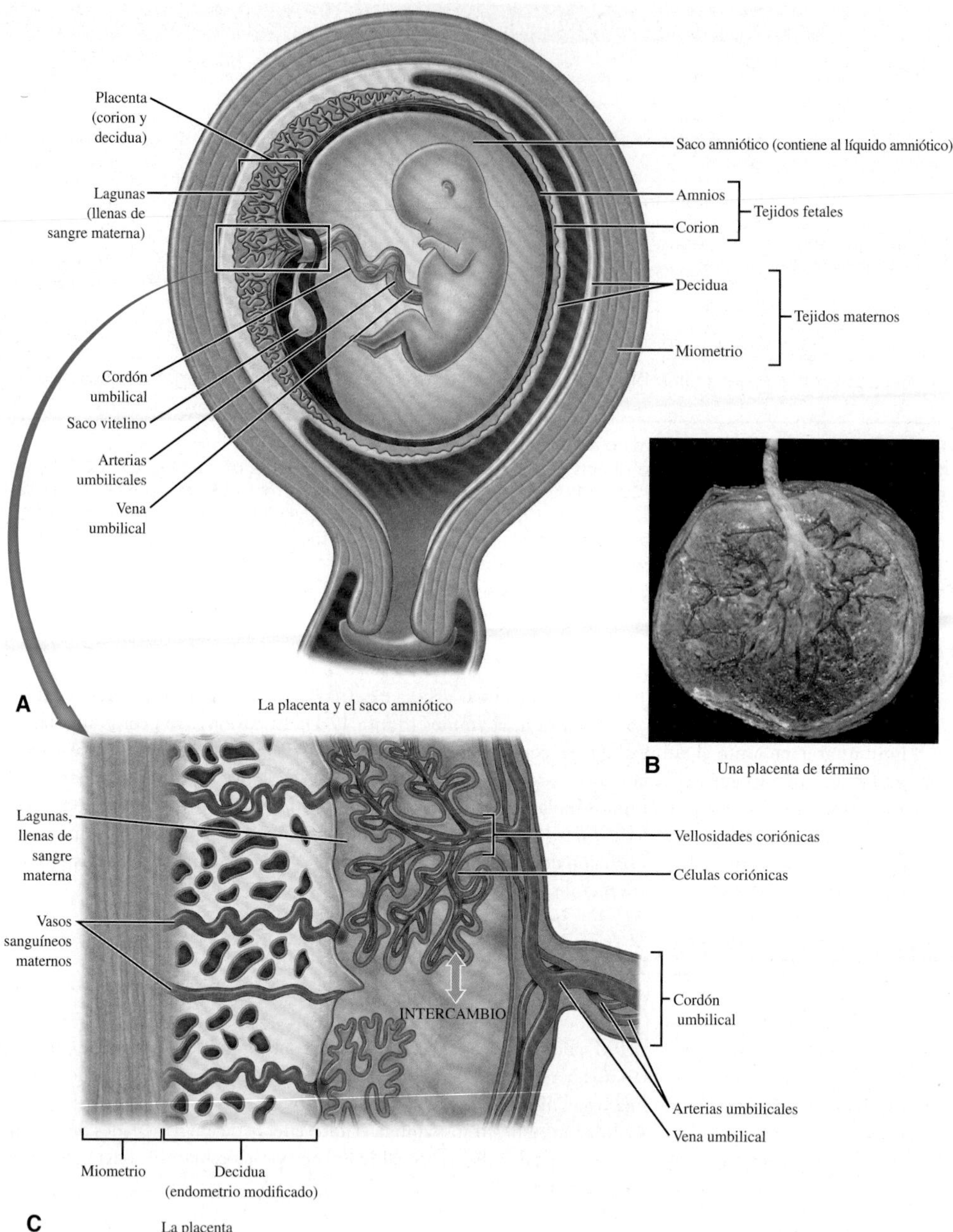

Figura 19-1. **La placenta y las membranas fetales. A**. La placenta y el saco amniótico. **B.** Una placenta de término. **C.** La placenta (Tomada de McConnell TH, Hull KL, eds. The reproductive system. En *Human Form, Human Function: Essentials of Anatomy & Physiology*. Philadelphia, PA: Lippincott Williams & Wilkins; 2010:698).

espécimen perineal para detectar estreptococos del grupo B (EGB) si se desconoce el estado de la paciente al respecto. *No se recomienda un tacto vaginal del cérvix y debería evitarse, pues puede aumentar el riesgo de introducir una infección y abreviar el periodo de latencia.*[1] Además, dicho tacto rara vez aporta información adicional a la provista por una exploración con espéculo vaginal estéril.[10]

Historia natural de los embarazos complicados por la rotura de las membranas antes del trabajo de parto

Por periodo de latencia se hace referencia al intervalo entre la rotura de membranas y el inicio del trabajo de parto,[11] que mientras más prolongado, conlleva un mayor riesgo del desarrollo de una coriomnionitis.[12] Diversos factores modifican la duración del periodo de latencia, relacionado de manera inversa con la edad de gestación en el momento de la rotura de membranas.[11] En ausencia de intervenciones obstétricas, la mitad de las pacientes que experimenta RPM a término presentará el inicio espontáneo del trabajo de parto en 12 horas y 95% en 72.[2] Por el contrario, de las pacientes que experimentan una RPMP, 50% iniciará el trabajo de parto en 24 a 48 horas y de 70 a 90% lo hará en 7 días.[2] La duración del periodo de latencia también tiene relación inversa con la gravedad del oligohidramnios.[2] Además de la presencia de un adelgazamiento miometrial excesivo (< 12 mm), la dilatación mayor de 1 cm del cérvix en el momento de acudir el médico, la multiparidad, el embarazo gemelar y la restricción del crecimiento fetal, la infección intraamniótica, el desprendimiento prematuro de placenta normoinserta y un trazo no alentador de la frecuencia cardiaca fetal, tienen todos un vínculo independiente con un periodo de latencia más breve.[2,11,12]

DIAGNÓSTICO DIFERENCIAL

El diagnóstico diferencial de la RPM incluye, pero sin limitarse a, cualquier proceso que pueda causar escape de líquidos genitourinarios durante el embarazo, que incluyen la secreción vaginal, ya sea fisiológica o infecciosa, el escape de orina por incontinencia urinaria, la hemorragia vaginal, un tapón mucoso del cérvix que señala su borramiento y dilatación, o la perspiración excesiva.[2,13]

CONSIDERACIONES DE DIAGNÓSTICO

El diagnóstico oportuno y preciso de la RPM es clave para asegurar el inicio de las intervenciones apropiadas para disminuir la morbilidad y mortalidad perinatales.[9] El diferenciar la RPM de los resultados falsos positivos también es importante para prevenir ingresos hospitalarios e intervenciones innecesarios.[13] A menudo el solo interrogatorio y la exploración física de la paciente son suficientes para hacer el diagnóstico de RPM. Sin embargo, se puede confirmar con el uso de las pruebas de nitrazina y de cristalización en helecho. Históricamente el estándar ideal de invasión mínima para el diagnóstico de la RPM es la presencia de los tres factores siguientes: acumulación de líquido amniótico en el fondo de saco vaginal posterior detectado durante la exploración con espéculo vaginal estéril, un resultado positivo de la prueba de nitrazina y de la de cristalización en helecho.[2] Si el diagnóstico no se define después de hacer esta valoración, pueden ser útiles pruebas adicionales, como la ecografía, el análisis de biomarcadores del líquido cervicovaginal y la prueba de colorante amniótico (estándar ideal invasivo).

Prueba de nitrazina

Las secreciones vaginales normalmente son ácidas, con un pH que va 4.5 a 6. Sin embargo, el líquido amniótico es más alcalino, con un pH que va 7.1 a 7.3,[1] por lo que el determinar el pH del líquido cervicovaginal provee información adicional acerca de su origen. Esto suele hacerse al observar el cambio de color cuando se aplica un espécimen del líquido a una tira de papel de nitrazina, que en presencia de líquido amniótico pasará de amarillo a azul.[9] La sensibilidad de la prueba de nitrazina para el diagnóstico de RPM es de 90 a 97%, con especificidad de 16 a 70%.[2] La presencia de sangre, semen, orina, moco del cérvix, antisépticos alcalinos, vaginosis bacteriana o tricomoniasis puede causar un resultado falso positivo.[1] La toma inapropiada del espécimen de líquido, su volumen bajo restante en el momento de la exploración y la rotura prolongada de las membranas pueden causar un resultado falso negativo.[1]

Prueba de cristalización en helecho

La prueba de cristalización en helecho se hace colocando un espécimen de líquido cervicovaginal sobre una laminilla de vidrio limpia, que se deja secar al aire y se visualiza al microscopio respecto de su arborización.[6] El líquido amniótico al secar adopta un patrón característico de cristalización en hojas de helecho delgadas (figura 19-2). La sensibilidad de esta prueba para el diagnóstico de la RPM es de 91%, con especificad de 95%.[14] Pueden ocurrir resultados falsos positivos en presencia de semen, moco del cérvix y huellas

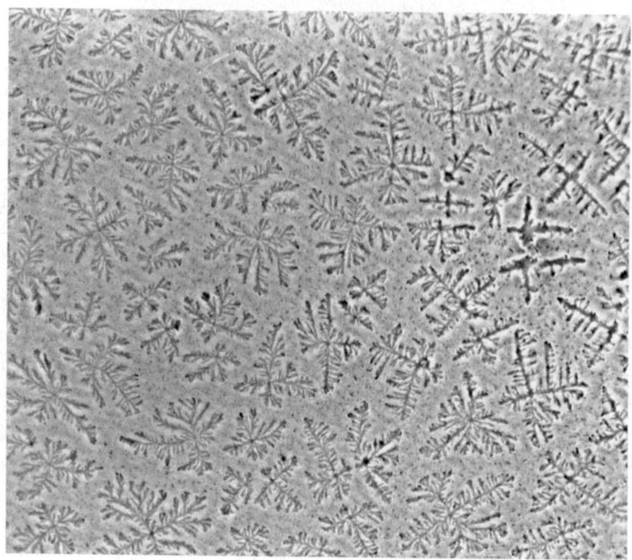

Figura 19-2. **La cristalización en helecho de un frotis de la secreción vaginal sugiere la presencia de líquido amniótico** (Tomada de McClatchey KD, Alkan S, Hackel E, et al. *Clinical Laboratory Medicine*. 2nd ed. Philadelphia, PA: Lippincott Williams & Wilkins; 2002.)

dactilares en la laminilla, y falsos negativos en presencia de sangre o una técnica deficiente, como el uso de un hisopillo seco, para obtener el espécimen de líquido cervicovaginal.[2]

Ecografía

La utilidad de la ecografía en la valoración de la RPM es como adyuvante, no como recurso de diagnóstico definitivo.[1] Se puede usar la ecografía para valorar el volumen del líquido amniótico. La presencia de oligohidramnios (figura 19-3) o anhidramnios, en ausencia de otras causas potenciales (como una malformación de las vías urinarias o la restricción del crecimiento del feto), puede sugerir la ROM.[8,15]

Prueba de colorante amniótico

La prueba de colorante amniótico es el estándar ideal para el diagnóstico de la RPM. Debido a su naturaleza muy invasiva, se reserva para casos en que las pruebas de diagnóstico no invasivas son inconcluyentes y el embarazo está lejos del término.[2] Esta prueba la realizan los obstetras, para la que se coloca un tapón en el interior de la vagina y se introduce una mezcla diluida (1 mL de colorante índigo carmín en 9 mL de solución salina estéril) por vía transabdominal a la cavidad amniótica, bajo guía ecográfica.[6] El resultado es positivo cuando hay escape del colorante (líquido azul) hacia la vagina y tiñe el tapón 20 a 30 minutos después de su inyección,[2] y se considera un diagnóstico definitivo de RPM. Debería señalarse que el hacer una prueba de colorante amniótico puede causar discoloración azul de la orina, fuente de un resultado falso positivo.[15] Las complicaciones que pueden resultar de la prueba de colorante amniótico incluyen hemorragia, desprendimiento prematuro de placenta normoinserta, infección, rotura yatrógena de las membranas, trabajo de parto pretérmino y pérdida gestacional.[2,14]

Análisis de biomarcadores en la secreción cervicovaginal

Con el transcurso de los años, los investigadores han pretendido identificar marcadores biológicos presentes en altas concentraciones en el líquido amniótico y así dar utilidad al diagnóstico de RPM. Hay muchos de tales marcadores biológicos, que incluyen la microglobulina α-1 placentaria (PAMG-1), la fibronectina fetal, la prolactina, la fetoproteína α (AFP), la oxidasa de diaminas, la fracción β de la gonadotropina coriónica humana (hCG), el lactato, la creatinina, la urea y la proteína de unión del factor de crecimiento similar a la insulina.[9,14] Hay muchas pruebas disponibles en el comercio que incorporan la detección de

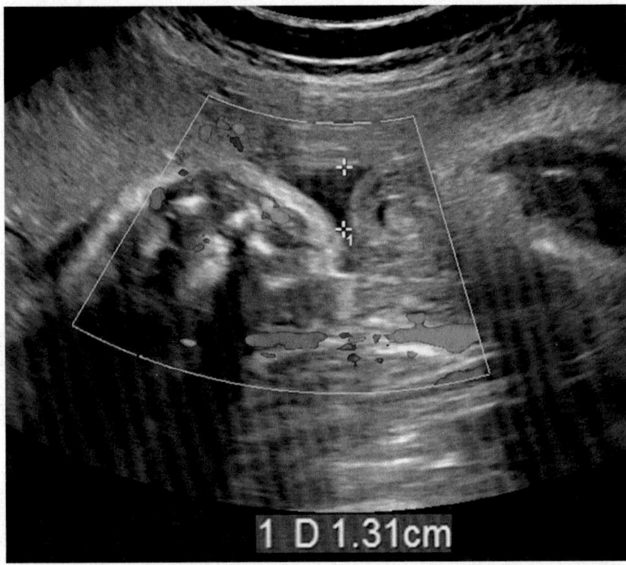

Figura 19-3. **Oligohidramnios en el tercer trimestre diagnosticado por la presencia de solo un cúmulo de líquido amniótico.** El cúmulo más grande de líquido amniótico es de 1.31 cm (calibradores) que indica oligohidramnios. (Tomada de Doubilet PM, Benson CVV, Benacerraf BR, eds. Amniotic fluid. En *Atlas of Ultrasound in Obstetrics and Gynecology*. 3rd ed. Philadelphia, PA: Wolters Kluwer I Lippincott Williams & Wilkins; 2018:329.)

cada uno de estos biomarcadores. La precisión de los resultados con su uso ha sido variable, por lo que siempre debería hacerse la interpretación de positividad o negatividad con el conocimiento de la sensibilidad y especificidad de cada una.

TRATAMIENTO

Inicial

Independientemente de la edad de gestación, cualquier paciente que acuda con el antecedente de la sospecha de rotura de membranas deberá primero ser objeto de la confirmación del diagnóstico (figura 19-4). A continuación, se determinará la edad de gestación y la presentación del feto y, en aquellos viables o casi, se determinará su bienestar mediante cardiotocografía.[1] Además, se valorará a todas las pacientes en cuanto a complicaciones potenciales de la RPM, que incluyen la infección intraamniótica y el desprendimiento prematuro de placenta normoinserta. Las indicaciones de nacimiento inmediato incluyen un estado no alentador del feto, la corioamnionitis clínica y el desprendimiento prematuro de placenta normoinserta,[1,2,6] en cuya ausencia el tratamiento se guía por la edad de gestación.

Para todas las embarazadas con producto viable (edad de gestación mayor de 24 semanas 0/7 días) debería considerarse la quimioprofilaxis apropiada para EGB con el fin de prevenir su transmisión vertical durante el parto, que ha demostrado disminuir significativamente la incidencia de septicemia neonatal temprana y la mortalidad por EGB.[2] En la tabla 19-2 se enlistan las indicaciones de quimioprofilaxis para la infección por EGB y se recomienda un mínimo de 4 horas de administración de penicilina intravenosa antes del parto como tratamiento.[2] La ampicilina es una alternativa aceptable. Las pacientes con antecedente de una reacción alérgica grave a la penicilina o a una cefalosporina, que va de la urticaria a la anafilaxia, deberán tratarse con clindamicina o vancomicina intravenosas hasta el parto. La selección del fármaco para estas mujeres depende de los resultados de sensibilidad del EGB aislado, cuando estén disponibles; se elegirá la vancomicina para aquellas de las que no se dispone de aislamientos o con un resultado de resistencia a clindamicina o la eritromicina.[16]

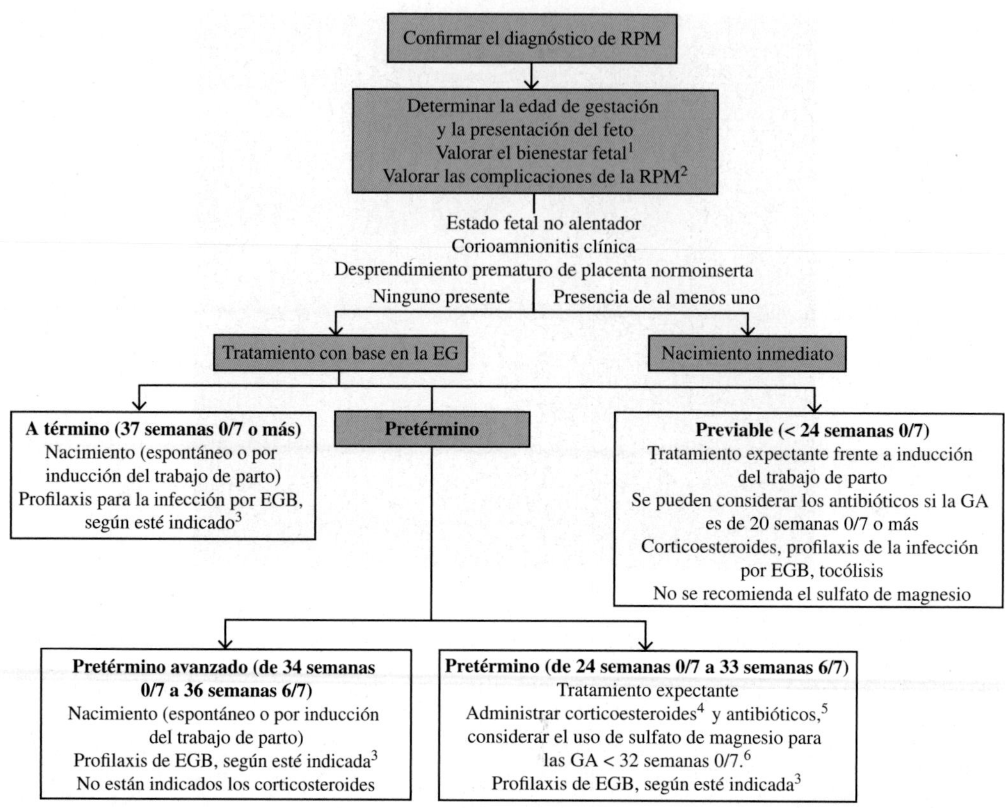

Figura 19-4. **Tratamiento de la rotura de membrana antes del trabajo de parto (RPM).** EG, edad de gestación; EGB, estreptococos del grupo B. (Modificada de American of College of Obstetricians and Gynecologists. Prelabor rupture of membranes: ACOG practice bulletin no. 188 Obstet Gynecol. 2018:131(1):e1-e14.)

TABLA 19-2 Indicaciones de profilaxis para la infección por EGB

Cualquiera de estas circunstancias	Y cualquiera de estas afecciones
Antecedente de un lactante con infección invasiva por EGB	Rotura de membranas de más de 18 horas
Bacteriuria por EGB en el embarazo actual	Temperatura mayor de 38°C intraparto
Cultivo positivo de EGB en el embarazo actual	Prueba intraparto de amplificación de ácidos nucleicos positiva para EGB
Desconocimiento del estado de la embarazada respecto de EGB	Parto antes de las 37 semanas de gestación

EGB, estreptococos del grupo B.

Finalmente, deberán hacerse los arreglos para el transporte o ingreso hospitalario de las pacientes a una unidad de obstetricia tan pronto como sea posible. En el contexto de la RPMP se harán los arreglos para el transporte de la paciente a instalaciones con experiencia en la atención de neonatos prematuros, si la actual no la tiene.[6]

Tratamiento con base en la edad de gestación

A término (≥ 37 semanas 0/7)

En las guías de práctica más recientes del American College of Obstetricians and Gynecologists se recomienda la inducción del trabajo de parto con oxitocina para las pacientes con RPM a las 37 semanas 0/7 o más, que no lo inician espontáneamente poco después de acudir al médico y no presentan contraindicaciones.[1] En una revisión sistemática y un metaanálisis reciente de más de 8 600 mujeres en 23 estudios, se encontraron menos riesgos de infección materna y fetal en aquellas con parto planeado temprano mediante inducción, en comparación con las de tratamiento expectante.[17] Si el estado clínico de la paciente y el feto es alentador, ella tal vez decida tener un tratamiento expectante, en tanto comprenda los riesgos de la RPM prolongada.[1]

De pretérmino avanzado (34 semanas 0/7 a 36 semanas 6/7)

El tratamiento de la RPMP tardía es el mismo que aquel de la RPM a término. A esta edad de gestación el riesgo de presentar complicaciones por la prematuridad es relativamente bajo y no rebasa al de una infección intraamniótica.[18] Por lo tanto, se recomienda el nacimiento. Después de las 36 semanas 6/7 días no están indicados los corticosteroides prenatales para mejorar la madurez pulmonar fetal.[18]

Pretérmino (de 24 semanas 0/7 a 33 semanas 6/7)

Se recomienda el tratamiento expectante de la RPMP, que incluye el ingreso a una unidad de obstetricia con vigilancia frecuente y estrecha respecto de la aparición de las complicaciones relacionadas. No se recomienda el tratamiento expectante en casa por la carencia de la vigilancia estrecha requerida para la detección temprana de las complicaciones.[1]

Se recomienda la administración de corticosteroides, ya que se demostró que disminuye la incidencia de complicaciones de la prematuridad, que incluyen el síndrome de dificultad respiratoria, la hemorragia intraventricular, la enterocolitis necrosante y la mortalidad neonatal.[1] Los esquemas de corticoesteroides recomendados incluyen betametasona, 12 mg IM una vez al día por un total de 2 dosis, o dexametasona, 6 mg IM cada 12 horas por un total de 4 dosis.[2]

Se recomienda la administración de antibióticos de amplio espectro, ya que prolongan el periodo de latencia y disminuyen la incidencia de infecciones maternas y neonatales, así como la morbilidad infecciosa.[1,2] Hay diversos esquemas de antibióticos que han mostrado beneficio. En Estados Unidos, el tratamiento recomendado es con ampicilina y eritromicina intravenosas durante 15 días, seguido por amoxicilina y eritromicina durante 5 días por vía oral.[1]

No se recomienda la tocólisis, porque aporta limitados beneficios maternos y neonatales. También puede vincularse con un periodo de latencia más prolongado, que después aumenta el riesgo de infección intraamniótica.[1,2] Debería considerarse el uso de sulfato de magnesio para la neuroprotección fetal en las pacientes con RPMP antes de las 32 semanas 0/7 y riesgo de un parto inminente.[1]

Previable (< 24 semanas 0/7)

Si ocurre RPM antes de la viabilidad neonatal, deberá informarse a la paciente en cuanto a los riesgos y beneficios del tratamiento conservador frente al parto inmediato. Se deben solicitar interconsultas obstétricas. Si la paciente requiere seguir un tratamiento conservador y no hay indicaciones de un parto inmediato, se puede considerar la vigilancia externa con precauciones estrictas de retorno al servicio y una vez que se alcance la viabilidad. Se pueden ofrecer antibióticos en la fase latente, con inicio a las 20 semanas 0/7 de edad de gestación.[1] Sin embargo, no se recomiendan los corticoesteroides, la profilaxis de la infección por EGB, la tocólisis ni el sulfato de magnesio (para neuroprotección fetal).[1]

COMPLICACIONES (FETALES, NEONATALES Y MATERNAS)

Dentro del útero, la RPM puede causar compresión del cordón umbilical (secundaria a oligohidramnios), prolapso del cordón umbilical (en especial en el contexto de una presentación fetal anómala) y desprendimiento prematuro de placenta normoinserta,[14] complicaciones que a su vez pueden llevar a sufrimiento fetal con una frecuencia cardiaca no alentadora. Como resultado, en la RPM hay una mayor tasa de cesáreas por sufrimiento fetal.[8] Finalmente, si bien rara, puede ocurrir la muerte fetal como resultado de la RPM.

La mayoría de las complicaciones de la RPM que experimenta el neonato se deben a la prematuridad. La más frecuente y riesgosa para la vida es el síndrome de dificultad respiratoria. Otras complicaciones vinculadas con la prematuridad (y RPMP) incluyen la displasia broncopulmonar, la enterocolitis necrosante, la hemorragia intraventricular, la parálisis cerebral, la retinopatía de la prematuridad y la septicemia.[5,14,19]

Las complicaciones maternas de la RPM se deben en su mayoría a un riesgo más alto de infección intraamniótica después de la rotura de membranas,[18] e incluyen corioamnionitis, endometritis y septicemia materna.[14] La probabilidad de infección intraamniótica es mayor en las pacientes con RPMP frente a las de RPM a término.[19] Además, la incidencia de infección aumenta conforme lo hace el periodo de latencia entre la rotura de membranas y el nacimiento.[14]

RESUMEN

Debido a que la RPM, ya sea a término o pretérmino, puede llevar a complicaciones significativas de las pacientes y sus fetos, es crítico que los médicos de atención de urgencias cuenten con el conocimiento y las destrezas clínicas para atenderlas. Los recursos de diagnóstico de la RPM continúan evolucionando. Los proveedores de atención médica de urgencia deberían familiarizarse con la sensibilidad y especificidad de las nuevas pruebas, conforme se dispone de ellas. Cuando se diagnostica RPM, estos profesionales deben estar preparados para determinar la edad de gestación, el bienestar fetal y la presencia de corioamnionitis o desprendimiento prematuro de placenta normoinserta, ya que estos factores dictan el tratamiento de la paciente, que incluye el momento del nacimiento.

PUNTOS CLAVE

1. La RPM a cualquier edad de gestación es causa importante de morbilidad materna y perinatal y de mortalidad perinatal.
2. El método preferido de exploración de las pacientes con sospecha de RPM es aquel con espéculo vaginal estéril.
3. No se recomienda el tacto vaginal del cérvix y debería evitarse.
4. El estándar ideal mínimamente invasivo para el diagnóstico de la RPM es la presencia de los tres siguientes factores: cúmulo de líquido amniótico en el fondo del saco vaginal posterior durante la exploración con espéculo vaginal estéril, el resultado positivo de la prueba de nitrazina y de la de cristalización en helecho.
5. El tratamiento inicial de cualquier paciente que acude con el antecedente de sospecha de RPM incluye la confirmación del diagnóstico, la determinación de la edad de gestación del feto, su presentación y bienestar, así como la valoración de las complicaciones potenciales.
6. Son indicaciones de nacimiento inmediato en presencia de RPM un trazo no alentador del estado fetal, la corioamnionitis clínica y el desprendimiento prematuro de placenta normoinserta.
7. Si no hay indicaciones para el parto inmediato, el tratamiento se guía por la edad de gestación.

Referencias

1. American College of Obstetricians and Gynecologists. Prelabor rupture of membranes: ACOG practice bulletin no. 188. *Obstet Gynecol.* 2018;131(1):e1-e14.
2. Caughey AB, Robinson JN, Norwitz ER. Contemporary diagnosis and management of preterm premature rupture of membranes. *Rev Obstet Gynecol*. 2008;1:11-22.
3. Waters TP, Mercer B. Preterm RPM: prediction, prevention, principles. *Clin Obstet Gynecol*. 2011;54(2):307-312.
4. Verbruggen SW, Oyen ML, Phillips ATM, Nowlan NC. Function and failure of the fetal membrane: modelling the mechanics of the chorion and amnion. *PLoS One*. 2017;12(3):e0171588.
5. Waters TP, Mercer BM. The management of preterm premature rupture of the membranes near the limit of fetal viability. *Am J Obstet Gynecol*. 2009;201(3):230-240.

6. Medina TM, Hill DA. Preterm premature rupture of membranes: diagnosis and management. *Am Fam Physician* 2006;73:659-664.
7. Hafez S. Comparative placental anatomy: divergent structures serving a common purpose. In: Huckle WR, ed. *Progress in Molecular and Translational Science. Volume 145: Molecular Biology of Placental Development and Disease*. 1st ed. Cambridge, MA: Academic Press; 2017:1-26.
8. Mercer BM. Premature rupture of the membranes. In: Gabbe SG, Niebyl JR, Simpson JL, et al, eds. *Obstetrics: Normal and Problem Pregnancies*. 7th ed. Philadelphia, PA: Elsevier; 2017:chap 30.
9. Di Renzo GC, Roura LC, Facchinetti F, et al. Guidelines for the management of spontaneous preterm labor: identification of spontaneous preterm labor, diagnosis of preterm premature rupture of membranes, and preventive tools for preterm birth. *J Matern Fetal Neonatal Med*. 2011;24(5):659-667.
10. Meguerdichian D. Complication in late pregnancy. *Emerg Med Clin North Am*. 2012;30:919-936.
11. Test G, Levy A, Wiznitzer A, et al. Factors affecting the latency period in patients with preterm premature rupture of membranes. *Arch Gynecol Obstet*. 2011;283:707-710.
12. Melamed N, Hadar E, Ben-Haroush A, Kaplan B, Yogev Y. Factors affecting the duration of the latency period in preterm premature rupture of membranes. *J Matern Fetal Neonatal Med*. 2009;22(11):1051-1056.
13. Ng BK, Lim PS, Shafiee MN, et al. Comparison between AmniSure placental alpha microglobulin-1 rapid immunoassay and standard diagnostic methods for detection of rupture of membranes. *BioMed Res Int*. 2013;2013:587438.
14. El-Messidi A, Cameron A. Diagnosis of premature rupture of membranes: inspiration from the past and insights for the future. *J Obstet Gynaecol Can*. 2010;32(6):561-569.
15. Tchirikov M, Schlabritz-Loutsevitch N, Maher J, et al. Mid-trimester preterm premature rupture of membranes (RPMP): etiology, diagnosis, classification, international recommendations of treatment options and outcome. *J Perinat Med*. 2018;46:465-488.
16. American College of Obstetrics and Gynecology. Prevention of early-onset group B streptococcal disease in newborns: ACOG Committee Opinion. No. 485. *Obstet Gynecol*. 2019;134:e19-e40.
17. Middleton P, Shepherd E, Flenady V, McBain RD, Crowther CA. Planned early birth versus expectant management (waiting) for prelabour rupture of membranes at term (37 weeks or more). *Cochrane Database Syst Rev*. 2017;(1):CD005302.
18. Packard RE, Mackeen AD. Labor induction in the patient with preterm premature rupture of membranes. *Semin Perinatol*. 2015;39:495-500.
19. American College of Obstetrics and Gynecology. Premature rupture of membranes: practice bulletin no.139. *Obstet Gynecol*. 2013;122(4):918–930.

CAPÍTULO 20

Anomalías placentarias

James Wong III, Megan C. Henn y Michelle D. Lall

PANORAMA GENERAL

La placenta es la vía vital para el feto en crecimiento. La sangre materna ingresa a ella a través de casi 120 arterias espirales y se acumula en el espacio intervelloso, donde intercambia oxígeno y nutrimentos con las vellosidades fetales. Un total de 600 a 700 mL de sangre materna pasan por la placenta cada minuto, lo que equivale al recorrido del volumen circulatorio materno completo por el útero cada 10 minutos. Cualquier compromiso con este sistema puede causar una exanguinación rápida y llevar a la muerte materna o fetal. Los proveedores de atención sanitaria deben ser capaces de diagnosticar y tratar las anomalías placentarias más frecuentes, así como las no tan comunes pero que ponen potencialmente en peligro la vida.

DESPRENDIMIENTO PREMATURO DE PLACENTA NORMOINSERTA ATRAUMÁTICO

El desprendimiento prematuro de placenta normoinserta es la separación prematura del órgano con implantación normal. Se trata de una complicación obstétrica grave vinculada con 12% de las muertes perinatales. Se presenta en 1% de los embarazos, pero su incidencia total varía.[1] Un desprendimiento de la placenta se inicia con hemorragia hacia la decidua basal, zona adyacente a la pared uterina, causando una disgregación en la decidua y forma un hematoma. La hemorragia puede ser autolimitada y asintomática. Un hematoma en expansión continúa aumentando de volumen y causa la separación de la decidua basal, que lleva al desprendimiento parcial o completo de la placenta respecto de la pared uterina (figura 20-1). Dependiendo del grado de desprendimiento, este puede causar tanto una hemorragia que ponga en riesgo la vida de la madre como un intercambio inadecuado de gases para el feto que lo lleve a la muerte.

Factores de riesgo y etiología

La etiología del desprendimiento prematuro de placenta normoinserta no se conoce por completo, pero se cree que es principalmente un proceso vascular coriónico que se inicia en etapas tempranas del embarazo.[2] Los estudios histopatológicos revelan datos de infartos crónicos de la interfaz placenta-decidua, que en un momento dado llevan al desprendimiento en etapas más avanzadas del embarazo. Se cree que un proceso inflamatorio agudo o crónico es otra causa potencial, con base en el hallazgo histopatológico de infiltración de la interfaz del desprendimiento placentario por macrófagos y neutrófilos. El antecedente de un desprendimiento prematuro de placenta normoinserta está mayormente asociado con un aumento de 15 a 20 tantos en el riesgo. La hipertensión materna es otro factor de riesgo que lo triplica. Son factores de riesgo adicionales el uso de cocaína, el tabaquismo, la edad materna avanzada, la multiparidad, las enfermedades autoinmunitarias, las trombofilias, el útero bicornio y los leiomiomas.[3,4]

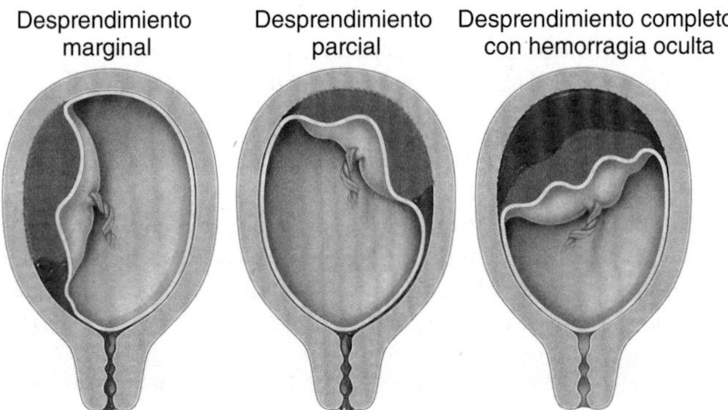

Figura 20-1. **Tipos de desprendimiento prematuro de placenta normoinserta.** (Tomada de Casanova R, Beckmann CRB, Ling FW, et al. *Beckmann and Ling's Obstetrics and Gynecology*. 8th ed. Philadelphia, PA: Wolters Kluwer; 2018.)

Manifestaciones clínicas

El desprendimiento prematuro de placenta normoinserta se presenta por lo común con hemorragia transvaginal, dolor abdominal (o dorsal si su implantación es en la pared posterior del útero) e hipersensibilidad uterina. En un estudio, 78% de las pacientes acudió con hemorragia transvaginal, 66% con dolor uterino o dorsal y 60% con un estado fetal no alentador.[5] La exploración física puede revelar datos de hipovolemia materna, bradicardia fetal, hipertonicidad o hipersensibilidad uterina o contracciones;[6] estas últimas son por lo común de alta frecuencia y baja amplitud, pero varían considerablemente.[7]

Debe tenerse en cuenta el cuadro clínico general, ya que ninguno de estos hallazgos se encuentra de manera fidedigna en todos los desprendimientos prematuros de placenta normoinserta. La hemorragia gestacional tardía derivada de dicho desprendimiento suele presentarse con hemorragia **dolorosa**, en tanto, la placenta previa conlleva una hemorragia **indolora**; sin embargo, ambas pueden tener una presentación atípica. La hemorragia uterina se puede mantener dentro de los bordes placentarios, lo que se denomina un desprendimiento prematuro de placenta normoinserta oculto, y tal vez no haya hemorragia transvaginal alguna. En cambio, la placenta previa en ocasiones ocurre durante el trabajo de parto y, por lo tanto, puede también acompañarse de dolor abdominal.

El grado de hemorragia transvaginal puede no corresponder a la gravedad del desprendimiento o el bienestar del feto. Una paciente puede acudir con hemorragia vaginal profusa y tener únicamente un pequeño desprendimiento parcial, sin efecto sobre el feto, o por el contrario, presentar hemorragia escasa pero un desprendimiento prematuro de placenta normoinserta completo y un óbito fetal. El pronóstico del feto se correlaciona más directamente con el grado de desprendimiento de la placenta. Hay un incremento de 5.5 veces en el riesgo de parto pretérmino con un desprendimiento de 25%, un riesgo 4 veces más grande de óbito fetal con un desprendimiento de 50%, y un aumento en el riesgo de 31.5 tantos con uno de 75%.[8] La gravedad del desprendimiento se basa no solo en qué tan severos sean los síntomas, sino también en datos objetivos, como los signos vitales y las manifestaciones de sufrimiento fetal.

Sistema de clasificación

El sistema de clasificación de Page para el desprendimiento prematuro de placenta normoinserta es uno de los más ampliamente usados y ayuda a ponderar su gravedad en el contexto agudo:[9]

- Clase 0: sin síntomas, pero con diagnóstico retroactivo posparto
- Clase 1: hemorragia transvaginal de nula a mínima, sin sufrimiento materno o fetal, sin anomalías de los signos vitales, con un útero ligeramente hipersensible
- Clase 2: hemorragia transvaginal nula a moderada, hipersensibilidad uterina de moderada a grave con contracciones, taquicardia materna, cambios ortostáticos de la presión arterial (PA) y la frecuencia cardiaca (FC), sufrimiento fetal e hipofibrinogenemia de entre 50 y 250 mg/decilitro
- Clase 3: hemorragia vaginal de nula a cuantiosa, contracciones muy dolorosas, estado de choque materno, fibrinógeno menor de 150 mL/dL, coagulopatía, muerte fetal

Pruebas de diagnóstico

El diagnóstico del desprendimiento prematuro de placenta normoinserta es sobre todo clínico, ya que no hay pruebas que permitan descartarlo de manera definitiva. Además, su diagnóstico se confunde por los cambios fisiológicos gestacionales, que incluyen disminución de la PA, aumento de volumen sanguíneo y mayor gasto cardiaco. Estos cambios fisiológicos pueden enmascarar un diagnóstico, de otra manera obvio, de hipotensión hipovolémica o inestabilidad hemodinámica a través de un aumento de la reserva circulatoria.

Pruebas de laboratorio

Los estudios de laboratorio deben incluir biometría hemática (BH), tipo sanguíneo y Rh, estudios de coagulación, química sanguínea (QS) con pruebas de función hepática para valorar en cuanto a síndrome de HELLP (hemólisis, elevación de enzimas hepáticas y plaquetopenia), detección de fármacos en orina (para valorar las causas del desprendimiento) y la prueba de Kleihauer-Betke para precisar una hemorragia maternofetal. Ciertas cifras de laboratorio respaldan un diagnóstico de desprendimiento prematuro de placenta normoinserta cuando resultan anormales. Es probable que el dímero D se encuentre elevado en presencia de tal desprendimiento. Los estudios sugieren que la concentración sérica de fetoproteína α mayor de 280 µg/L tiene una fuerte asociación con el desprendimiento de placenta.[10] Una prueba de Kleihauer-Betke tiene utilidad diagnóstica limitada, pero puede respaldar un diagnóstico de desprendimiento prematuro de placenta normoinserta cuando es positiva.[7,11] Sin embargo, ningún estudio de laboratorio descarta con seguridad tal desprendimiento de la placenta.

Ecografía

Los hematomas de un desprendimiento tienen aspecto variable, que incluye hipo-, hiper- o isoecogenicidad en comparación con la placenta, y pueden ser de consistencia homogénea o heterogénea. El aspecto de un hematoma por ecografía depende de la cantidad de sangre acumulada, la cronicidad de la hemorragia y hasta qué grado escapó sangre del útero. Si hay hemorragia transvaginal o rotura uterina, la sangre tal vez no se acumule en el útero y, por lo tanto, no será detectable por ecografía. La ubicación de la placenta dentro del útero tiene participación en la probabilidad de detectar un acúmulo intrauterino de sangre. La ecografía es insensible para el diagnóstico de desprendimiento prematuro de placenta normoinserta, con tasas de falsos negativos de 50 a 80%. En un estudio, la ecografía tuvo solo 24% de sensibilidad para detectar un desprendimiento prematuro de placenta normoinserta. A pesar de esa mala sensibilidad, la ecografía tiene un valor predictivo positivo confiable de aproximadamente 90%[12]; por lo tanto, el hallazgo ecográfico de un gran hematoma que separa a la placenta y el útero con los síntomas correspondientes probablemente señale un desprendimiento prematuro de la placenta. El hallazgo de un hematoma tiene relación con un peor resultado materno y fetal; sin embargo, puede ocurrir un desprendimiento prematuro de placenta normoinserta grave a pesar de la ausencia de datos en la ecografía.

A pesar de su mala sensibilidad para el desprendimiento prematuro de placenta normoinserta, en la práctica clínica la ecografía es útil ante la hemorragia vaginal no diferenciada de una embarazada para buscar otras causas, como placenta previa, vasa previa o embarazo molar, todos los cuales se pueden diagnosticar por medio de ella. Adicionalmente, debido a su elevado valor predictivo positivo, el hallazgo de un hematoma retroplacentario con síntomas compatibles con el desprendimiento de la placenta debe asumirse como debe asumirse como desprendimiento de placenta o incluso *abruptio placentae*.

Resonancia magnética

La imagen por resonancia magnética (MRI) tiene alta sensibilidad para un desprendimiento prematuro de placenta normoinserta, pero no es un estudio apropiado en las embarazadas inestables. Se recomienda la MRI para cualquier paciente que pueda tolerar la exploración y cuando su resultado cambiará el tratamiento.[13] Aunque la MRI no parece lesiva para el feto, hay preocupaciones en cuanto al depósito de energía que lleve al calentamiento de los tejidos fetales, así como a potenciales efectos del ruido acústico. En el American College of Radiology (ACR) se recomienda realizar MRI a las embarazadas con potencias magnéticas por campo menores de 1.5 tesla y utilizando solo el numero de cortes mínimo necesario.[14,15] El gadolinio intravenoso (IV) para la MRI está relativamente contraindicado, pues produce efectos adversos en modelos animales a dosis mayores de las usadas en los seres humanos. A la fecha, no hay informes de sucesos adversos para los fetos por el uso del gadolinio. Sin embargo, el riesgo teórico es tal que solo debe usarse en las circunstancias raras de absoluta necesidad.

Monitoreo fetal por medios electrónicos

El sufrimiento fetal es uno de los hallazgos más preocupantes en el contexto del desprendimiento prematuro de placenta normoinserta; es de máxima utilidad para determinar el tratamiento, y también puede ser el primer indicativo de dificultad materna. La hemodinámica fetal es más sensible a las disminuciones del flujo sanguíneo materno y, por lo tanto, puede mostrar signos precautorios antes de cualquier inestabilidad hemodinámica de la madre. El monitoreo pronto de la FC fetal y las contracciones por medios electrónicos debe iniciarse poco después del ingreso de la paciente. Son signos de sufrimiento fetal una FC anormal con disminución de la variabilidad y desaceleraciones tardías.[16] Hay una asociación estrecha entre las lecturas anormales y la morbilidad fetal, de manera que se requiere un monitoreo cuidadoso y una intervención rápida.

La frecuencia cardiaca fetal (FCF) normal varía entre 120 y 160 latidos/min; cuando se encuentra fuera de este rango o con tendencia a los extremos es causa de preocupación. La variabilidad de la FCF

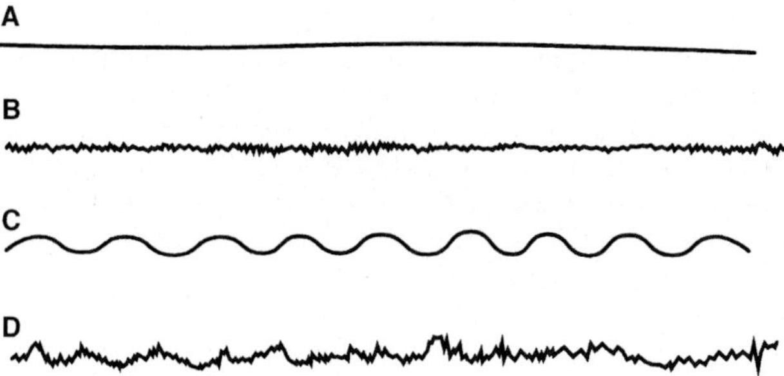

Figura 20-2. Variabilidad de la frecuencia cardiaca fetal. A. Variabilidad a corto plazo anormal, variabilidad a largo plazo ausente-anormal. **B.** Variabilidad a corto plazo presente, variabilidad a largo plazo ausente-anormal. **C.** Variabilidad a corto plazo presente, variabilidad a largo plazo presente-anormal. **D.** Variabilidad a corto plazo presente, variabilidad a largo plazo presente-normal. (Tomada de Gibbs RS, Karlan BY, Haney AF, Nygaard IE. *Danforth's Obstetrics and Gynecology*. 10th ed. Philadelphia, PA: Wolters Kluwer; 2008.)

es importante, ya que la variabilidad de un latido a otro puede ser un indicador de la función del sistema nervioso autónomo del feto y de su actividad, y cualquier disminución genera preocupación respecto al sufrimiento (figura 20-2). Las desaceleraciones tardías son disminuciones de la amplitud de la FCF que se presentan inmediatamente después de una contracción uterina e indican hipoxia fetal. Difieren de las desaceleraciones tempranas que ocurren en forma simultánea con la contracción (por una respuesta vagal a la compresión cefálica del feto) y las desaceleraciones variables (por compresiones del cordón umbilical) que son de gran magnitud y se presentan en cualquier momento (figura 20-3).

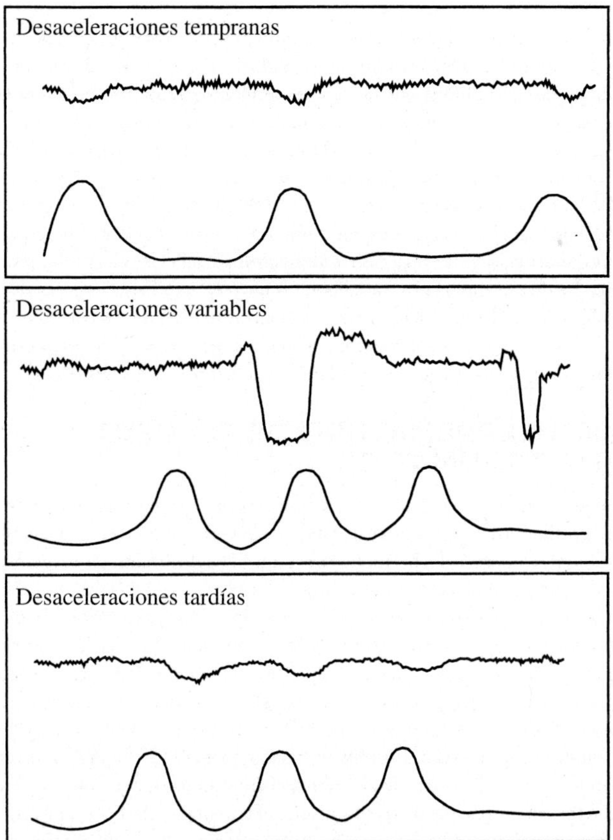

Figura 20-3. Desaceleraciones de la frecuencia cardiaca fetal. Las desaceleraciones tardías son indicativas de sufrimiento fetal y pueden justificar una cesárea inmediata. (Tomada de Gibbs RS, Karlan BY, Haney AF, Nygaard IE. *Danforth's Obstetrics and Gynecology*. 10th ed. Philadelphia, PA: Wolters Kluwer; 2008.)

Tratamiento

La prioridad terapéutica ante cualquier desprendimiento prematuro de placenta normoinserta es brindar asistencia a la madre. Debe emplearse tempranamente el monitoreo continuo por medios electrónicos y por tocodinamometría de la FCF en todos los embarazos viables (> 24 semanas o de acuerdo con las guías del hospital). La estrategia terapéutica inicial incluye asegurar el acceso IV con catéteres de gran calibre, soluciones cristaloides para mantener un gasto uterino mayor de 30 mL/h, productos sanguíneos según se requiera, desplazamiento del útero lejos de la aorta y la vena cava inferior, interconsulta obstétrica temprana y monitoreo fetal cercano y estrecho, ya que pudiera haber un tiempo limitado entre el sufrimiento fetal y la necesidad de una cesárea urgente.

Proveer a las madres con Rh negativo inmunoglobulina anti-D en las 72 horas que siguen a su ingreso, independientemente de los resultados de la prueba de Kleihauer-Betke, ya que esta no es sensible para detectar pequeñas cantidades de pérdida sanguínea. Sin embargo, dicha prueba pudiese revelar una hemorragia fetal significativa y quizá esté indicada una dosis adicional de la inmunoglobulina. Adminístrense los medicamentos apropiados a las pacientes en quienes es probable un parto, incluyendo: profilaxis contra estreptococos del grupo B, corticoesteroides para embarazos con menos de 34 semanas de gestación y dosis neuroprotectoras de sulfato de magnesio para aquellos menores de 32. No se administren tocolíticos, a menos que así lo instruya un interconsultante obstetra.

La decisión entre el tratamiento expectante y el nacimiento se basa en gran parte en la edad de gestación, el estado fetal y el materno. En cualquier momento durante el embarazo, el tratamiento conservador puede ser apropiado, en tanto madre y feto se encuentren estables. Antes de las 24 semanas de gestación, la estabilidad se refiere principalmente a la madre. Después se monitorea tanto la estabilidad de esta como la del feto en forma estrecha, se indican medicamentos para la prematuridad fetal y se trata a la embarazada de forma conservadora hasta el nacimiento temprano programado a las 37 a 38 semanas. Está justificada la cesárea urgente ante datos de inestabilidad fetal o materna.[7]

Complicaciones

Las complicaciones relacionadas con el desprendimiento prematuro de placenta normoinserta incluyen choque hipovolémico, coagulación intravascular diseminada (CID), lesión renal aguda y síndrome de Sheehan. La cantidad de la pérdida sanguínea por un desprendimiento prematuro de placenta normoinserta puede ser significativa; por lo tanto, es esencial la reanimación con soluciones cristaloides y sangre para obtener resultados maternos y fetales favorables. La CID tiene una fuerte asociación con el desprendimiento prematuro de placenta normoinserta, cuya probabilidad se correlaciona directamente con la gravedad del desprendimiento. En hasta 33% de las pacientes cuyo feto falleció, la cifra de fibrinógeno fue menor de 150 mg/dL. La CID también se vincula con un desprendimiento de placenta oculto y se especula que se debe a una mayor presión intrauterina, que fuerza más tromboplastina hacia las venas.[17] La lesión renal aguda es otra complicación que puede estar asociada con choque hipovolémico. Este riesgo es mayor si hay preeclampsia, síndrome de Sheehan o insuficiencia hipofisaria concomitantes, que deben considerarse después de una hemorragia grave. La insuficiencia corticosuprarrenal, la amenorrea, el hipotiroidismo, el fracaso de la lactancia, la atrofia mamaria y la pérdida de vello púbico y axilar son todos índices del síndrome de Sheehan.

DESPRENDIMIENTO PREMATURO DE PLACENTA NORMOINSERTA TRAUMÁTICO

El desprendimiento prematuro de placenta normoinserta de origen traumático es una causa menos frecuente, y puede ser difícil de diagnosticar y tratar porque es factible que la paciente sufra una multitud de otras lesiones concomitantes. Debe mantenerse un elevado índice de sospecha de desprendimiento prematuro de placenta normoinserta ante cualquier traumatismo durante el embarazo, porque puede ocurrir con un trauma leve, como la caída desde la bipedestación y, a menudo, sin datos externos de lesión. El riesgo de daño placentario aumenta después de las 16 semanas, conforme se expande el útero y asciende más allá de la protección de la pelvis hacia el abdomen, exponiéndose más a los golpes directos. El desprendimiento prematuro de placenta normoinserta es la causa más frecuente de pérdida fetal ante traumatismos contusos (50-70%) y de manera avasalladora es causa de morbilidad y mortalidad maternas y fetales ante los traumatismos con mecanismos de baja intensidad.[16,18] Ocurre desprendimiento prematuro de placenta normoinserta en 40 a 50% de los traumatismos importantes y en 3 a 6% de los menores.[6,16] De todos los traumatismo menores que ocurren durante el embarazo, de 1 a 3% producirán la muerte fetal.[16]

Fisiopatología

Durante el embarazo, el miometrio se mantiene elástico para alojar al feto en expansión, en tanto la placenta es relativamente inelástica.[16] Durante la deformidad del útero por un traumatismo contuso se rompen los vasos maternos (con menos frecuencia los fetoplacentarios) en la decidua basal y se fragmentan las vellosidades de anclaje de la placenta. En el caso de accidentes en vehículo automotor o cualquier otro suceso de aceleración-desaceleración súbita, la distensión elástica del útero adyacente a una placenta inelástica y fija, crea un efecto de cizallamiento que lleva a la rotura de los vasos sanguíneos maternos. A semejanza de los desprendimientos prematuros de placenta normoinserta atraumáticos, se forma un pequeño hematoma en el espacio entre la placenta y la decidua. Esta pérdida sanguínea puede ser pequeña y autolimitada, pero tiene también el potencial de disecar a través de la interfaz placenta-decidua y causar un desprendimiento parcial o completo de la placenta respecto de la pared uterina.

Pruebas de diagnóstico

El desprendimiento prematuro de placenta normoinserta traumático es un diagnóstico clínico que se basa en el cuadro que presenta la paciente, la ecografía, la MRI cuando está indicada y el monitoreo fetal por medios electrónicos. Hay algunas diferencias notorias en el diagnóstico y el tratamiento en comparación con los desprendimientos atraumáticos. No se recomienda en la actualidad el uso de tomografía computarizada (TC) solo para el diagnóstico de un desprendimiento prematuro de placenta normoinserta traumático; sin embargo, a menudo se indica como parte del estudio estándar de traumatología. Debido a ello pueden estar disponibles imágenes del útero por TC. La sensibilidad de la TC para el diagnóstico de desprendimiento prematuro de placenta normoinserta se desconoce. En un estudio se demostró que en las interpretaciones iniciales se encontraron solo 43% de los desprendimientos prematuros de placenta normoinserta; sin embargo, la revisión retrospectiva de las mismas imágenes mostró que con entrenamiento la sensibilidad de la TC para detectar el desprendimiento de la placenta alcanzó el 100%.[19] No hay suficiente evidencia para respaldar el uso de la TC sola en el diagnóstico del desprendimiento prematuro de placenta normoinserta, pero puede ser útil si está indicada por otros motivos.

Tratamiento

En un contexto comunitario, considérese como apropiado el traslado temprano a un centro de atención terciaria. Una paciente de traumatología embarazada es, por definición, una politraumatizada y requiere un abordaje multidisciplinario que incluya a obstetras, neonatólogos, anestesiólogos y cirujanos de traumatología. Como ante todo traumatismo durante el embarazo, en el American College of Obstetricians and Gynecologists se recomienda hacer un monitoreo electrónico fetal a las pacientes durante al menos 4 horas después del traumatismo, incluso cuando se encuentren asintomáticas. Si hay preocupación por un compromiso fetal o materno, el periodo de observación se extiende hasta al menos 24 horas.[7]

HEMATOMA/HEMORRAGIA DE LA PLACENTA

En la interfaz maternofetal se pueden desarrollar hematomas o hemorragias en diversos sitios, en general se conocen como hematomas placentarios, y se diferencian de acuerdo con la localización de la pérdida sanguínea. Ocurre un hematoma retroplacentario entre la decidua y la placenta. El hematoma subcoriónico (también conocido como hematoma marginal) se presenta en la periferia de la placenta entre el corion y la decidua. Un "hematoma preplacentario" corresponde a una denominación que describe la hemorragia en uno de dos sitios anatómicos adyacentes: entre la placa coriónica y el espacio intervelloso, que se conoce como hematoma subcorial, y entre el amnios y la placa coriónica, que se conoce como hematoma subamniótico[7] (figura 20-4).

A menudo se encuentran pequeños hematomas en la ecografía que por lo general carecen de importancia clínica. Los hematomas más grandes, sin embargo, se vinculan con tasas mayores de pérdida gestacional, parto pretérmino, restricción del crecimiento fetal y placenta adherente.[20-23] Mientras más grande y temprano es un hematoma, mayor es la probabilidad de que ocurra un aborto espontáneo.[23]

Diagnóstico diferencial

Se encuentran hematomas placentarios durante la gestación, pero se consideran dentro de dos diagnósticos diferenciales. Antes de las 20 semanas se encuentra en el diferencial de hemorragia transvaginal en el embarazo temprano, como con el aborto espontáneo, el embarazo ectópico, la enfermedad trofoblástica gestacional. Después de las 20 semanas, se considera una hemorragia transvaginal del embarazo avanzado como trabajo de parto, desprendimiento prematuro de placenta normoinserta, placenta previa, vasos previos y rotura uterina. En etapas tempranas de la gestación puede ser causa de un aborto espontáneo. En el embarazo avanzado, un hematoma retroplacentario o marginal puede causar síntomas clínicos como dolor abdominal, hemorragia transvaginal e hipersensibilidad uterina compatible con el desprendimiento prematuro de placenta normoinserta.

Pruebas de diagnóstico

Se hace el diagnóstico de hematoma placentario por ecografía, visualizándose como una colección de líquido en forma de luna creciente de hiperecoica a isoecoica en la primera semana, hipoecoica entre 1 y 2 semanas, y anecoica después de 2. El porcentaje de las dimensiones del hematoma en relación con el tamaño del saco gestacional tiene correlación directa con la probabilidad de un fracaso de la gestación.[23]

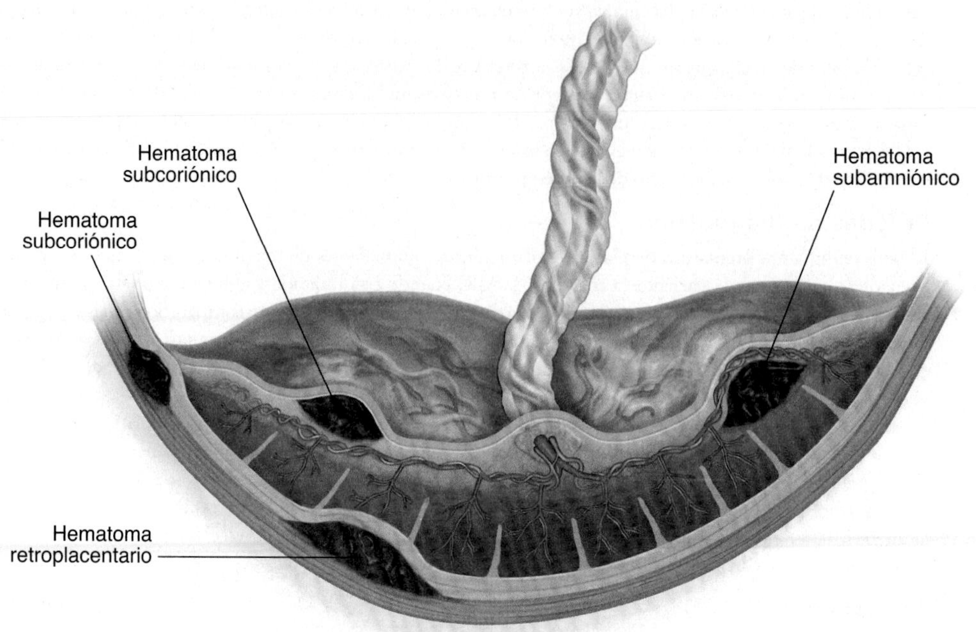

Figura 20-4. **Hematomas/hemorragia placentarios.**

Tratamiento

El tratamiento de una paciente asintomática con un hematoma pequeño, sin datos de sufrimiento fetal, consiste en seguimiento obstétrico estrecho como externa. Sin embargo, un hematoma significativo en la clínica con datos de dificultad materna, sufrimiento fetal o hemorragia transvaginal requiere interconsulta urgente a obstetricia, monitoreo fetal por medios electrónicos, estudios de laboratorio y la reanimación apropiada con soluciones o sangre.

PLACENTA PREVIA

La placenta previa corresponde a la implantación de dicho órgano sobre el orificio interno del cérvix, lo cual ocurre en 1 de cada 300 a 400 nacimientos (figura 20-5). No solo se vincula con el parto pretérmino y la necesidad de cesárea, sino también con el potencial de hemorragia grave que lleva a la muerte materna, fetal o de ambos. El diagnóstico debe considerarse en cualquier paciente que acude con hemorragia transvaginal después de las 20 semanas de gestación, ya que contribuye con 20% de las crisis de hemorragia en ese periodo.[24] Hay una triplicación del riesgo de muerte fetal en presencia de placenta previa a pesar de los numerosos avances terapéuticos.[25,26]

Factores de riesgo

Los principales factores de riesgo son: antecedente de placenta previa, edad materna avanzada, cesárea previa, multiparidad, embarazo múltiple y tabaquismo de cigarrillos. Son factores de riesgo menores el tratamiento de reproducción asistida (TRA), el antecedente de aborto o intervención uterina quirúrgicos y el uso de drogas. La fisiopatología general de estos factores de riesgo es que la parte superior del útero contiene una decidua con vascularización subóptima, lo que aumenta la probabilidad de que se forme la placenta en un sitio más bajo y rebase al orificio interno del cérvix.

Manifestaciones clínicas

La placenta previa, por lo general, se presenta con hemorragia transvaginal rojo brillante indolora. En una minoría de los casos ocurre con contracciones uterinas y, por lo tanto, debe considerarse en el diagnóstico diferencial de desprendimiento prematuro de placenta normoinserta. En la placenta previa la sangre es,

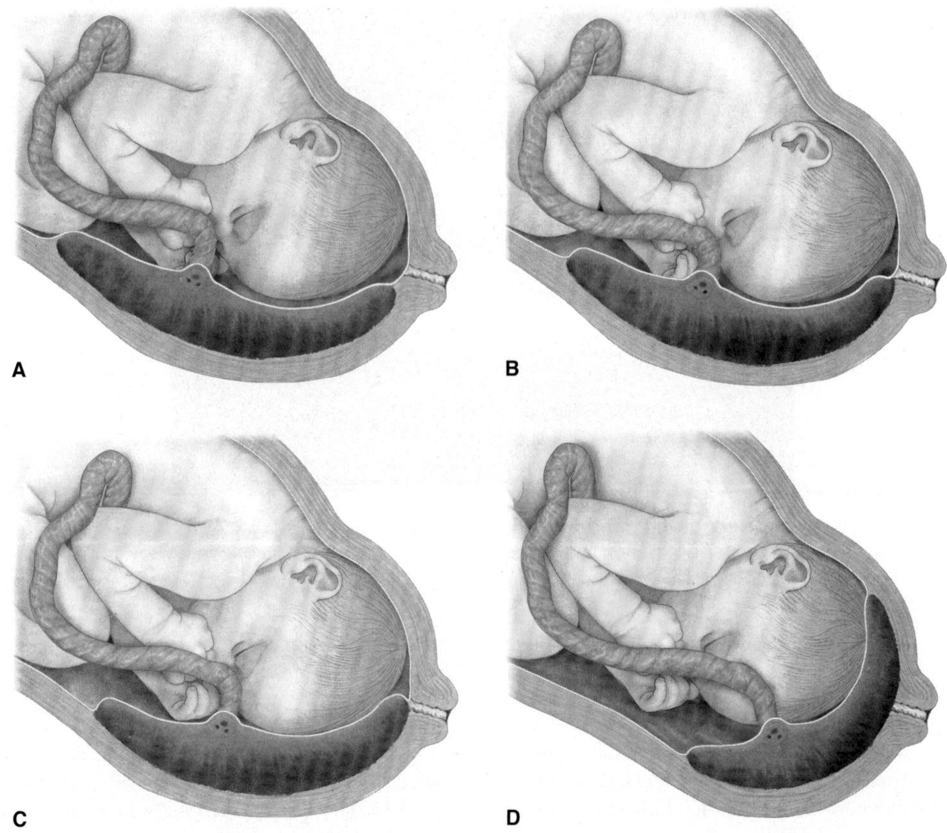

Figura 20-5. **Clasificación de la placenta previa. A.** Placenta de inserción baja. **B.** Placenta previa marginal. **C.** Placenta previa parcial. **D.** Placenta previa central completa. (Tomada de Stephenson S, Dmitrieva J. Diagnostic Medical Sonography: Obstetrics & Gynecology. 3rd ed. Philadelphia, PA: Wolters Kluwer; 2015.)

por lo general, de color rojo brillante, lo cual no se debe confundir con "la expulsión del tapón mucoso" del trabajo de parto, que corresponde a una pequeña cantidad de sangre de color rojo brillante mezclada con moco. Se diagnostica con mayor frecuencia durante ecografías prenatales sistemáticas realizadas a las 16 a 20 semanas y en 1 a 6% de los embarazos. De estos casos, 90% se habrá resuelto para el momento del parto; por lo tanto, la placenta previa puede ser un hallazgo incidental de la ecografía realizada en el servicio de urgencias. No constituye una urgencia obstétrica, a menos que se presente como fuente de hemorragia.

Consideraciones de diagnóstico

La ecografía transabdominal es el método de detección ideal de una placenta previa porque la visualización clara de la ubicación alta del órgano descarta dicha condición. Los hallazgos ecográficos de la placenta previa revelan la presencia de tejido ecógeno homogéneo que cubre el orificio interno del cérvix (véase la figura 20-6). En el tercer trimestre del embarazo, el hallazgo de un borde placentario a 2 cm del orificio interno del cérvix es diagnóstico de placenta previa. Un borde que se encuentra entre 2 y 3.5 cm del orificio interno del cérvix señala a una placenta de inserción baja.[27] Si la visualización de la placenta es difícil, el vaciamiento parcial de la vejiga y la posición de Trendelenburg pueden mejorar la calidad de las imágenes. La tasa total de falsos positivos es de hasta 25%, aunque la visualización clara de la placenta lejos del orificio interno del cérvix tiene un valor predictivo negativo muy alto.

Si la localización de la placenta es incierta después de una ecografía transabdominal, un técnico experimentado puede hacer una transvaginal. Se considera segura porque la posición ideal del transductor para la visualización es de 2 a 3 cm antes del cérvix y su ángulo con respecto a este es suficiente para evitar su deslizamiento inadvertido.[28] Está contraindicada la exploración con espejo vaginal o por tacto en las pacientes en las que la placenta previa se encuentra en el diagnóstico diferencial, ya que se puede exacerbar

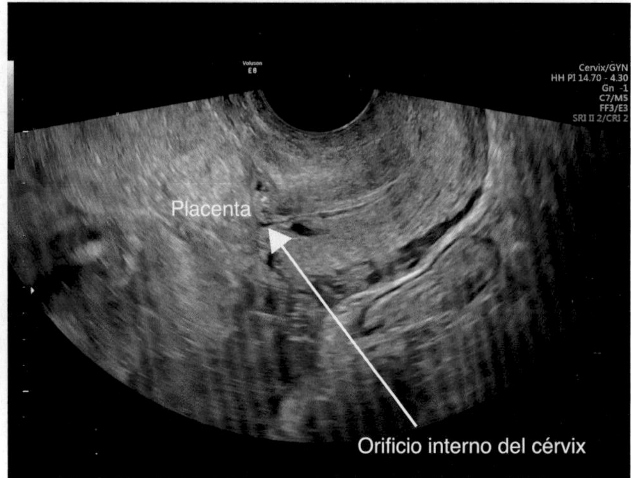

Figura 20-6. **Imagen de ecografía transvaginal de una placenta previa:** la placenta cubre el orificio interno del cérvix. (Imagen cortesía de Iris Krishna, MD, MPH, Emory University Department of Gynecology and Obstetrics.)

mucho la hemorragia y causar tanto la muerte fetal como la materna. Para la valoración de una placenta previa se recomienda iniciar con una ecografía transabdominal siempre que se sospeche de ello.

Tratamiento

El tratamiento inicial incluye establecer un acceso IV con catéteres de gran calibre y cargas de solución cristaloide para mantener cifras objetivo mayores de 30 mL/h del gasto urinario, así como los estudios de laboratorio como BH, tipo sanguíneo y Rh/pruebas cruzadas, y los de coagulación. Se hace una prueba de Kleihauer-Betke en la sangre acumulada en la vagina para valorar una hemorragia fetal; sin embargo, son raros los hallazgos positivos y se asocian con un mal pronóstico para el feto. El médico debe cuantificar y continuar vigilando la pérdida sanguínea, transfundir según se indique para el choque hemorrágico y discurrir con el obstetra de guardia acerca de administrar tocolíticos o esteroides.

En la mayoría de los casos se usa el tratamiento conservador para la hemorragia aguda indolora por placenta previa. Los factores que determinan el tratamiento son: edad fetal, trabajo de parto e intensidad de la pérdida sanguínea. En el caso de un feto pretérmino sin hemorragia activa, es apropiada la sola observación en una unidad de obstetricia, por lo general, durante al menos 48 horas. En los estudios de comparación del tratamiento externo e interno de las pacientes no se demostró que alguno aportara mayor beneficio en cuanto a la mortalidad;[29] sin embargo, la decisión final del destino de la paciente debe tomarse en interconsulta con el servicio de obstetricia.

En las pacientes cerca del término y sin hemorragia activa, el curso de acción usual es una cesárea programada. Sin embargo, si se llega a presentar hemorragia activa, se continúa el tratamiento de reanimación antes señalado y se hace interconsulta a obstetricia respecto de una cesárea urgente. Una complicación frecuente relacionada con la placenta previa en una paciente con antecedente de cesárea es la placenta acreta, que puede ser causa de hemorragia masiva durante el parto.

PLACENTA CIRCUNVALADA

En la placenta normal, las placas basal y coriónica son parte del disco placentario, con diámetro similar y extensión hacia la periferia. En la placenta circunvalada, la placa coriónica es más pequeña de lo usual, lo que causa un doble pliegue de corion y amnios cerca del borde, que se puede observar por ecografía como un anillo blanco opaco sobre la superficie fetal. En el segundo trimestre se visualiza en hasta 10% de los embarazos y suele ser un hallazgo transitorio y benigno.[30] Sin embargo, la placenta circunvalada se asocia con hemorragia preparto, parto pretérmino, desprendimiento prematuro de placenta normoinserta y malos resultados fetales.[31,32]

En el contexto de los servicios sanitarios de urgencia probablemente se presente con hemorragia indolora. Si bien se puede visualizar por ecografía transvaginal como un anillo opaco, suele ser difícil de localizar. Como con todos los estudios de una hemorragia indolora, la estrategia terapéutica inicial debe incluir: interconsulta a obstetricia, monitoreo fetal por medios electrónicos, prueba de Kleihauer-Betke, estudios de laboratorio que incluyan BH, panel metabólico básico (PMB), pruebas de coagulación, tipo sanguíneo y Rh/pruebas cruzadas, reanimación con soluciones, según sea necesario, y discurrir con el obstetra acerca del inicio de esteroides.

COMPLICACIONES PLACENTARIAS DEL TRABAJO DE PARTO

En el tercer periodo del trabajo de parto, durante el alumbramiento es frecuente la hemorragia posparto y potencialmente pone en riesgo la vida. Si bien la atonía uterina es la causa más frecuente de hemorragia posparto, la placenta puede también ser fuente de una hemorragia rápida, tal vez difícil de controlar hasta que se extraigan todos los productos placentarios. Si hay hemorragia continua y cualquier duda respecto de la retención de los productos de la concepción, está indicada su extracción manual.

Variedades de la placenta acreta

Ciertas anomalías placentarias pueden exacerbar la probabilidad e intensidad de una hemorragia posparto. El más notorio es el **espectro de placenta acreta** (EPA), denominación general para las placentas acreta, increta y percreta, que se caracterizan por la invasión del miometrio adyacente. La causa es el daño subyacente de la interfaz endometrio-miometrio. El riesgo de que la placenta se implante en el miometrio aumenta si se encuentra sobre una zona comprometida, como la de una incisión uterina previa, una perforación o ante una placenta previa.

Las placentas acreta, increta y percreta difieren en su grado de invasión del miometrio (figura 20-7). En una placenta normal, las vellosidades de anclaje se adosan a la decidua. En la acreta las vellosidades se adosan al miometrio y en la increta lo penetran, en tanto que en la placenta percreta las vellosidades penetran a través del miometrio hasta la serosa del útero y los órganos adyacentes.

Factores de riesgo

Los principales factores de riesgo de EPA son el antecedente de cesárea, la placenta previa y una combinación de ambas. El riesgo de EPA aumenta conforme lo hace el número de cesáreas previas. Son factores de riesgo adicionales el antecedente de intervenciones quirúrgicas, dilatación y legrado uterinos, endometritis posparto, TRA, o de cualquier daño físico al endometrio.

Manifestaciones clínicas

El EPA se pueden encontrar en el servicio de urgencias como una entidad clínica no diagnosticada en el primero o segundo trimestres con placenta previa o como hemorragia posparto grave. Deben considerarse en cualquier paciente con hemorragia grave que pone en riesgo la vida después del intento de una extracción manual de la placenta y, con mayor razón, cuando hay factores de riesgo aplicables.

Pruebas de diagnóstico

Se pueden diagnosticar el EPA en el contexto preparto por ecografía en las pacientes con placenta previa y antecedente de cesárea; los hallazgos incluyen lagunas placentarias o un "aspecto de raído por polillas", pérdida del miometrio retroplacentario hipoecoico normal en la zona, adelgazamiento del miometrio o anomalías de la pared vesical[27] (figura 20-8). El American College of Obstetricians and Gynecologists

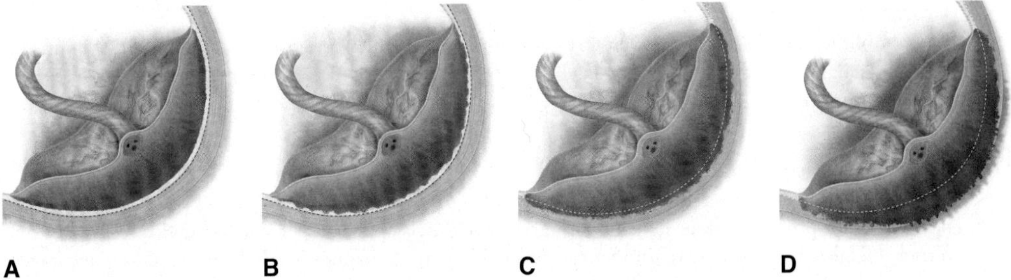

Figura 20-7. Clasificación de las variedades de la placenta acreta. A. Placentación normal. **B.** Placenta acreta. **C.** Placenta increta. **D.** Placenta percreta. (Tomada de Stephenson S, Dmitrieva J. *Diagnostic Medical Sonography: Obstetrics and Gynecology*. 4th ed. Philadelphia, PA: Wolters Kluwer; 2017.)

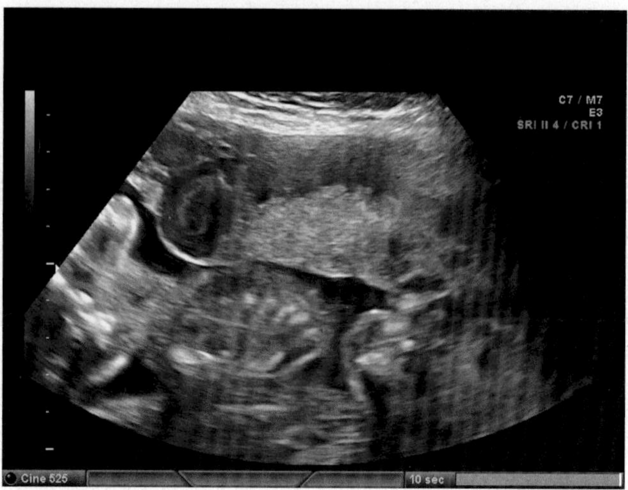

Figura 20-8. **Imagen ecográfica de la placenta acreta.** Aspecto de raído por polillas de la placenta acreta conforme se embebe en la pared uterina. (Imagen cortesía de Iris Krishna, MD, MPH, Emory University Department of Gynecology and Obstetrics.)

(ACOG) reporta una sensibilidad de 77 a 87% de la ecografía para el diagnóstico del EPA. Si la paciente se encuentra estable o se trata de un diagnóstico preparto, puede ser de utilidad la MRI para la caracterización del proceso.

Tratamiento

El tratamiento del EPA que se diagnostican antes del parto es una cesárea electiva pretérmino, programada cerca de las 36 semanas, y el de quienes se presentan con hemorragia posparto es una intervención quirúrgica que requiere interconsulta inmediata de obstetricia. El tratamiento inicial de una hemorragia masiva que pone en riesgo la vida por retención de los productos de la concepción (con o sin acretismo) incluye la reanimación con volumen mediante soluciones cristaloides y sangre, así como el considerar una cateterización intraarterial con globo.

En casos de retención de productos placentarios no complicada, se recomienda su extracción manual. Bajo condiciones estériles se coloca una mano sobre la parte baja del abdomen sujetando el fondo y aplicando presión, mientras se inserta la otra en la cavidad uterina con deslizamiento de un lado a otro y avance. También se puede usar gasa estéril. En la placenta acreta, no obstante, **tal vez no esté indicada la extracción de los fragmentos placentarios** y se justifica la interconsulta con un obstetra. Los estudios muestran que el retiro de la placenta antes de la histerectomía puede causar una pérdida doble del volumen de sangre.[33] El tratamiento de la hemorragia posparto y la retención de productos también incluye la administración de oxitocina y otros uterotónicos, además de la reanimación con soluciones cristaloides y productos sanguíneos, según se requiera. Es útil la compresión bimanual uterina, en la que el médico hace presión sobre el fondo uterino en forma externa en tanto simultáneamente cierra el puño y aplica compresión ascendente intravaginal.

Complicaciones

Las complicaciones del EPA incluyen CID, síndrome de dificultad respiratoria aguda (SDRA) e insuficiencia renal; por lo tanto, se recomienda el monitoreo estrecho de estas afecciones después de una hemorragia significativa.

RESUMEN

Las anomalías placentarias pueden presentarse como urgencias obstétricas y la detección y tratamiento oportunos por proveedores de atención sanitaria de urgencias puede tener impacto en los resultados maternos y fetales. La ecografía es un recurso invaluable para el diagnóstico de las anomalías placentarias, ya que el cuadro clínico varía considerablemente. El tratamiento óptimo de las pacientes que acuden con urgencias placentarias incluye el monitoreo estrecho de los signos vitales fetales y maternos, la reanimación intensiva con volumen y el reconocimiento de que el tratamiento definitivo a menudo es quirúrgico; de manera que es imperativa la interconsulta temprana con un obstetra.

PUNTOS CLAVE

1. El desprendimiento prematuro de placenta normoinserta es, por lo común, de hemorragia transvaginal **dolorosa**; sin embargo, la intensidad del desprendimiento de la placenta no tiene correlación con el grado de la hemorragia. El porcentaje de desprendimiento placentario, que se caracteriza de mejor forma por ecografía o MRI, tiene una mejor correlación con el pronóstico.
2. La placenta previa, por lo general, se presenta con hemorragia transvaginal rojo brillante **indolora**. Está indicada la ecografía (transabdominal seguida por la transvaginal, si es necesario) al presentarse la paciente, para establecer la localización de la placenta, ya que no debe hacerse tacto vaginal o exploración con espejo en caso de sospecha de placenta previa debido al riesgo de hemorragia.
3. El espectro de placenta acreta (EPA) es potencial riesgo para la vida de hemorragia posparto que aumenta en las pacientes con cesárea previa, placenta previa o ambas. En contraste con el tratamiento de la hemorragia posparto por la simple retención de productos de la concepción, el EPA no deben extraerse de manera manual, ya que pudiese empeorar la hemorragia.

Referencias

1. Ananth CV, Wilcox AJ. Placental abruption and perinatal mortality in the United States. *Am J Epidemiol*. 2001;153:332-337.
2. Ananth CV, Oyelese Y, Prasad V, Getahun D, Smulian JC. Evidence of placental abruption as a chronic process: associations with vaginal bleeding early in pregnancy and placental lesions. *Eur J Obstet Gynecol Reprod Biol*. 2006;128(1-2):15-21.
3. Nath CA, Ananth CV, Smulian JC, Shen-Schwarz S, Kaminsky L; New Jersey-Placental Abruption Study Investigators. Histologic evidence of inflammation and risk of placental abruption. *Am J Obstet Gynecol*. 2007;197(3):319.e1-319.e6.
4. Schlabritz-Loutsevitch N, Hubbard G, Zhang J, Gupta S, Dick E. Recurrent abruptio placentae in a cynomolgus monkey (Macaca fascicularis). *Placenta*. 2013;34(4):388-390.
5. Hurd WW, Miodovnik M, Hertzberg V. Selective management of abruptio placentae: a prospective study. *Obstet Gynecol*. 1983;61(4):467-473.
6. Oxford C, Ludmir J. Trauma in pregnancy. *Clin Obstet Gynecol*. 2009;52:611-629.
7. Oyelese Y. Placental abruption. *Obstet Gynecol*. 2006;108:1005-1016.
8. Marx JA, Rosen P. *Rosen's Emergency Medicine: Concepts and Clinical Practice*. 8th ed. Philadelphia, PA: Elsevier/Saunders; 2014:299.
9. Schmidt P, Raines DA. Placental abruption (abruptio placentae). In: *StatPearls* [Internet]. Treasure Island, FL: StatPearls Publishing; 2018.
10. Ngai I, Bernstein P, Chazotte C, Merkatz I, Garry D. Maternal serum alpha fetoprotein (MSAFP) and placental abruption. *Am J Obstet Gynecol*. 2012;206(1);S66-S67.
11. Emery CL, Morway LF, Chung-Park M, et al. The Kleihauer-Betke test. Clinical utility, indication, and correlation in patients with placental abruption and cocaine use. *Arch Pathol Lab Med*. 1995;119:1032-1037.
12. Glantz C, Purnell L. Clinical utility of sonography in the diagnosis and treatment of placental abruption. *J Ultrasound Med*. 2002;21(8):837-840.
13. Masselli G, Brunelli R, Di Tola M, et al. MR imaging in the evaluation of placental abruption: correlation with sonographic findings. *Radiology*. 2011;259(1):222-230.
14. Raptis CA, Mellnick VM, Raptis DA, et al. Imaging of trauma in the pregnant patient. *RadioGraphics*. 2014;34(3):748-763.

15. Kanal E, Barkovich AJ, Bell C, et al; Expert panel on MR safety. ACR guidance document on MR safe practices: 2013. *J Magn Reson Imaging*. 2013;37(3):501-530.

16. Brown S, Mozurkewich E. Trauma during pregnancy. *Obstet Gynecol Clin North Am*. 2013;40(1):47-57.

17. Cunningham FG, Leveno KJ, Bloom SL, eds. *Williams Obstetrics*. Chapter 41. 24th ed. New York, NY: McGraw-Hill Education; 2014.

18. Sugrue M, Kolkman K. Trauma during pregnancy. *Austr J Rural Health*. 2002;7(2):82-84.

19. Wei SH, Helmy M, Cohen AJ. CT evaluation of placental abruption in pregnant trauma patients. *Emerg Radiol*. 2009;16(5):365-373.

20. Ball RH, Ade CM, Schoenborn JA, et al. The clinical significance of ultrasonographically detected subchorionic hemorrhages. *Am J Obstet Gynecol*. 1996;174:996-1002.

21. Nagy S, Bush M, Stone J, et al. Clinical significance of subchorionic and retroplacental hematomas detected in the first trimester of pregnancy. *Obstet Gynecol*. 2003;102:94-100.

22. Xiang L, Wei Z, Cao Y. Symptoms of an intrauterine hematoma associated with pregnancy complications: a systematic review. *PLoS One*. 2014;9(11):e111676.

23. Heller HT, Asch EA, Durfee SM, et al. Subchorionic hematoma: correlation of grading techniques with first-trimester pregnancy outcome. *J Ultrasound Med*. 2018;203:399.

24. Sabourin JN, Lee T, Magee LA, et al. Indications for, timing of, and modes of delivery in a national cohort of women admitted with antepartum hemorrhage at 22+0 to 28+6 weeks' gestation. *J Obstet Gynaecol Can*. 2012;34(11):1043.

25. Salihu HM, Li Q, Rouse DJ, et al. Placenta previa: neonatal death after live births in the United States. *Am J Obstet Gynecol*. 2003;188:1305.

26. Faiz AS, Ananth CV. Etiology and risk factors for placenta previa: an overview and meta-analysis of observational studies. *J Matern Fetal Neonatal Med*. 2003;13(3):175-190.

27. D'Antonio F, Bhide A. Ultrasound in placental disorders. *Best Pract Res Clin Obstet Gynaecol*. 2014;28(3):429-442.

28. Pauzner D, Barrett J, Farine D. Transvaginal scanning in the management of placenta previa. *J SOGC*. 1995;17:231-235.

29. Wing DA, Paul RH, Millar LK. Management of the symptomatic placenta previa: a randomized, controlled trial of inpatient versus outpatient expectant management. *Am J Obstet Gynecol*. 1996; 175(4 pt 1):806-811.

30. Shen O, Golomb E, Lavie O. Placental shelf—a common, typically transient and benign finding on early second-trimester sonography. *Ultrasound Obstet Gynecol*. 2007;29(2):192-194.

31. Taniguchi H, Aoki S, Sakamaki K, et al. Circumvallate placenta: associated clinical manifestations and complications—a retrospective study. *Obstet Gynecol Int*. 2014;(1):1-5.

32. Suzuki S. Clinical significance of pregnancies with circumvallate placenta. *J Obstet Gynaecol Res*. 2007;34(1):51-54.

33. Fitzpatrick KE, Sellers S, Spark P, et al. The management and outcomes of placenta accreta, increta, and percreta in the UK: a population-based descriptive study. *BJOG*. 2014;121(1):62-71.

Sección 5

Parto

21. Partos vaginales normales
22. Partos en presentación pélvica
23. Partos gemelares
24. Histerotomía de emergencia
25. Anomalías del cordón umbilical
26. Distocia de hombros

CAPÍTULO 21

Partos vaginales normales

Liza G. Smith

PANORAMA GENERAL

La mayoría de las mujeres en trabajo de parto se presenta directamente o es enviada a una unidad de obstetricia, de modo que son escasos los partos que ocurren en un ámbito prehospitalario o una sala de urgencias, y se asocian con un mayor riesgo de morbilidad y mortalidad neonatales y maternas.[1] La tasa de mortalidad perinatal total en Estados Unidos en los nacimientos de 28 semanas de gestación o más, se ha mantenido estable en 0.6% (6 muertes por mil nacidos vivos) por casi una década.[2] Los datos sobre partos prehospitalarios y en sala de urgencias son limitados; sin embargo, se comunican tasas de mortalidad perinatal tan altas como de 8 a 10%.[3] En un estudio de partos accidentales en el contexto prehospitalario se muestra que es más probable que los neonatos requieran ingreso a la unidad neonatal de atención y presenten una tasa de mortalidad perinatal mayor que los testigos (51.7 *vs*. 8.6/1 000 nacidos vivos, respectivamente).[4]

La epidemiología de alto riesgo de los partos en salas de urgencias es multifactorial, pero principalmente debida a factores psicosociales. Los datos indican que las mujeres con partos no planeados en el ámbito hospitalario o de sala de urgencias tienen más probabilidad de un estado socioeconómico bajo.[5] También hay evidencia de que estas madres presentan tasas más altas de tabaquismo, uso de drogas y atención prenatal inadecuada o ausente.[6] Las mujeres con el trastorno de uso de sustancias ilícitas, las víctimas de violencia por el compañero íntimo, las indocumentadas o aquellas desde otros puntos de vista sin acceso a la atención médica sistemática están representadas con exceso en la población de aquellas que paren en contextos prehospitalarios y de sala de urgencias.

Los proveedores de atención de emergencias médicas deben tener la capacidad de identificar cuando una mujer se encuentra en trabajo de parto, así como determinar si es inminente el nacimiento y estar preparados para atender el parto, anticipándose a una miríada de posibles complicaciones. También deben contar con la capacidad de atender partos normales y complicados, así como de realizar la reanimación materna y neonatal, si se requiere. Es crítico que la sala de urgencias cuente con todo el equipo necesario para el nacimiento (tabla 21-1), la reanimación del neonato y el cuidado posterior de la madre. Idealmente, este equipo se incluye en uno preensamblado de parto vaginal precipitado, listo para usarse cuando necesario.

MANIFESTACIONES CLÍNICAS

Cuando una paciente acude a la sala de urgencias con sospecha de trabajo de parto, el proveedor de atención sanitaria debería hacer un interrogatorio y una exploración física dirigidos para determinar la etapa del trabajo de parto y si el nacimiento es inminente, así como identificar cualquier factor de riesgo de posibles complicaciones.

Interrogatorio

El interrogatorio inicial debería incluir la paridad materna, la edad de gestación, la fecha probable de parto, el que haya habido o no atención prenatal, la duración y frecuencia de las contracciones y si la paciente siente

TABLA 21-1 Lista del equipo básico para el parto vaginal[a]
Guantes y bata estériles
Toallas y un lienzo grande, estériles
Gasas de 10 × 10 cm
Perilla de goma para aspiración
Dos pinzas para cordón umbilical
Tijeras estériles
Toallas o sábanas limpias para arropar al neonato
Un tubo de ensayo de tapa roja para colectar sangre fetal del extremo placentario del cordón umbilical cortado
Un cuenco para la placenta
Dos pinzas de Kelly estériles
Agujas de calibres 18 y 20 (para inyectar lidocaína, si es necesario)
Jeringuillas de 5 y 10 mL (para inyectar lidocaína, si es necesario)
Bolsas para materiales de riesgo biológico con cintas para su cierre (para ropas y sábanas húmedas/sanguinolentas)

[a]También debería estar disponible el equipo de reanimación neonatal estándar que incluya una cuna de calor radiante.

urgencia de pujar. La determinación de la edad de gestación aproximada es de importancia capital, tanto para valorar la viabilidad fetal potencial como para prever la necesidad de una posible reanimación neonatal en el caso de un parto pretérmino (que se define como el que ocurre antes de las 37 semanas de gestación). Deberá interrogarse a la paciente acerca de la presencia y el momento de la rotura de membranas, pérdida sanguínea transvaginal, antecedentes de partos complicados y precipitados, así como de cualquier síntoma de infección. Los proveedores de atención sanitaria también harán un interrogatorio médico y quirúrgico básico, obtendrán una lista de medicamentos de uso actual y alergias e inquirirán acerca del abuso de sustancias.

EXPLORACIÓN FÍSICA

Edad de gestación

Si la paciente no sabe su edad de gestación, el médico puede valorar la altura del fondo uterino para hacer un cálculo rápido; sin embargo, tal medición es precisa solo después de las 20 semanas de gestación y se hace en centímetros desde la sínfisis del pubis hasta la parte alta del fondo (cm = semanas de gestación ± 2), que alcanza el nivel del ombligo casi a las 20 semanas, por lo que si se encuentra por arriba es un índice aproximado de la viabilidad fetal. La obesidad materna puede interferir con la precisión de esta medición. Si se dispone de ecografía portátil, el médico puede medir el diámetro biparietal o la longitud del fémur para hacer una valoración alternativa de la edad de gestación.

Signos vitales maternos y fetales

La valoración de la sospecha de trabajo de parto en una paciente con más de 20 semanas de gestación deberá iniciarse obteniendo ambos, los signos vitales maternos (temperatura, frecuencia cardiaca, presión arterial, frecuencia respiratoria y saturación de oxígeno) y la frecuencia cardiaca fetal (FCF), normal en el rango de 110 a 160 lpm,[7,8] que se puede obtener por ecografía Doppler fetal o portátil, y las medidas fuera del rango normal en un feto viable deberían dar lugar a una valoración obstétrica urgente.

El médico debe hacer una exploración física general, tomando nota de la presencia de fiebre materna, taquicardia o anomalías de la presión arterial. El decúbito supino puede disminuir el retorno venoso al corazón de la embarazada por compresión aortocava, que le causa hipotensión y disminución del flujo sanguíneo fetal. Deben hacerse esfuerzos por minimizar el tiempo que la paciente permanece en esta posición, con el mantenimiento preferencial de una de decúbito lateral izquierdo o el desplazamiento manual del útero, en particular si se encuentra hipotensa o hay signos de sufrimiento fetal. El proveedor de atención sanitaria también debe valorar la hipersensibilidad abdominal y uterina, además de determinar la situación del feto, que se valora de manera ideal por ecografía de rutina.

Situación fetal

La situación se refiere a la orientación del feto en relación con el eje longitudinal de la madre (figura 21-1) y la más frecuente es la longitudinal, en la que ese eje está en la misma orientación que el correspondiente

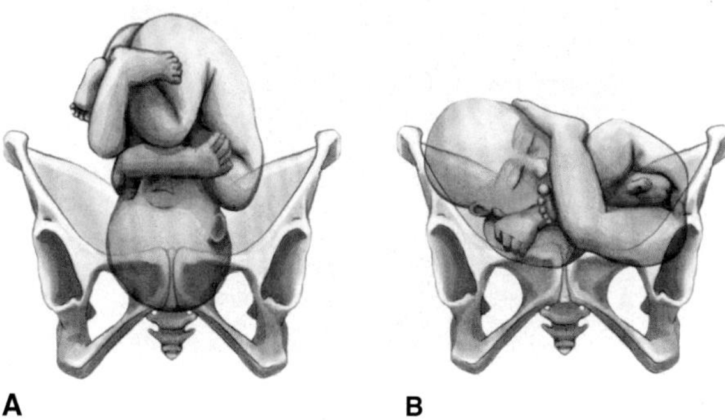

Figura 21-1. **Situación fetal.** A, longitudinal. B, transversa. (Tomada de Snelgrove-Clarke E, Budin W. Labour and childbirth. En: Evans RJ, Brown YM, Evans MK, eds. *Canadian Maternity, Newborn & Women's Health Nursing*. 2nd ed. Philadelphia, PA: Wolters Kluwer; 2014:586.)

del cuerpo materno.[9] En una situación longitudinal, el feto se puede encontrar en presentación cefálica (cabeza abajo) o pélvica (pelvis abajo). También puede estar en situación transversa, con orientación perpendicular al eje longitudinal materno, u oblicua, en cualquier punto entre las situaciones transversa y longitudinal. En un embarazo con producto único, solo el feto en situación longitudinal puede nacer con seguridad por vía vaginal.[9]

Exploración ginecológica

La exploración ginecológica se inicia con la inspección visual de los genitales externos. El médico registrará cualquier lesión, como las activas sugerentes de la infección por herpes simple, que contraindican el parto vaginal. El trabajo de parto puede iniciarse con la expulsión del tapón de moco cervical, que quizá contenga algo de sangre, una pequeña cantidad que se mezcla con una cantidad copiosa de moco. Los signos de una hemorragia más significativa deberían llevar a la preocupación por una placenta previa y requieren de un estudio ecográfico para determinar la localización de la placenta antes de una exploración vaginal mediante tacto o con espéculo.

En ausencia de hemorragia debe hacerse la exploración ginecológica con un espéculo vaginal estéril para valorar si se rompieron ya las membranas, sin lubricar el instrumento porque el gel usado puede interferir con las pruebas tanto de nitrazina como de fibronectina fetal. El pH vaginal suele ser de 4.5 a 5.5 y el papel de nitrazina no mostrará cambio de color cuando sea expuesto a secreciones vaginales normales. El pH del líquido amniótico es de 7.0 a 7.4 y cambiará el color del papel de nitrazina a uno azul oscuro. La presencia de lubricante, sangre, *Trichomonas vaginalis* o semen puede originar un resultado falso positivo de ambas pruebas, de nitrazina y fibronectina fetal.[10,11] La presencia de cristalización en helecho, visualización de cristales de cloruro de sodio al secarse el líquido amniótico en una laminilla para estudio al microscopio con bajo aumento, es otra prueba que se usa para confirmar la rotura de membranas (figura 21-2).[12] El hallazgo de líquido verdoso o pardo en la cúpula vaginal indica la presencia de meconio, a menudo índice de sufrimiento fetal.

La rotura de membranas antes del trabajo de parto (RPM) es aquella previa al inicio del trabajo de parto, en la mayoría de los casos cerca del término, pero cuando es antes de las 37 semanas de gestación se conoce como RPM pretérmino. Los médicos no deben hacer un tacto para exploración del cérvix en las pacientes con RPM pretérmino, porque esto puede aumentar el avance al trabajo de parto activo e incrementa el riesgo de infección.[10]

Tacto vaginal

Ante un embarazo de término, el proveedor de atención sanitaria debería a continuación hacer una exploración por tacto vaginal para valorar adicionalmente la etapa y el avance del trabajo de parto. Si se sospecha o confirma la rotura de membranas durante el trabajo de parto, el médico puede aun hacer un tacto vaginal, pero adquiere importancia minimizar las exploraciones subsiguientes de este tipo porque aumentan el riesgo de infección. El procedimiento se hace con uso de un guante estéril y la inserción de los dedos índice y medio en el conducto vaginal. El médico valora la dilatación del cérvix, que se refiere al diámetro de abertura en centímetros (desde cerrado o "que acepta la punta del dedo" hasta 10 cm, cuando presenta dilatación completa). Esta medición se obtiene determinando la distancia entre los dedos índice y medio de quien hace la exploración, cada uno sobresaliendo el borde el cérvix en su punto más amplio. El

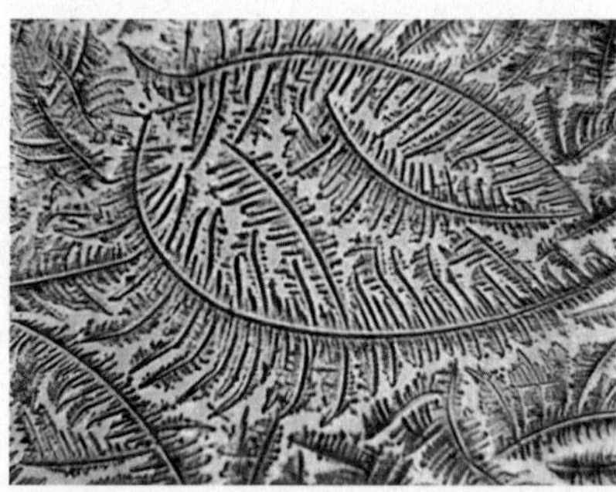

Figura 21-2. **Patrón de cristalización en helecho del líquido amniótico seco en una laminilla para estudio al microscopio.** (Tomada de Haase J, Ogglesby E, Lewis JA, Black JJ. Fertility challenges. En: Evans RJ, Brown YM, Evans MK, eds. *Canadian Maternity, Newborn & Women's Health Nursing*. 2nd ed. Philadelphia, PA: Wolters Kluwer; 2014:339.)

grado de dilación del cérvix ayuda al proveedor de atención sanitaria a determinar la etapa y el progreso del trabajo de parto.

Borramiento

Con el avance del trabajo de parto, el cérvix se reblandece y adelgaza, proceso conocido como borramiento, que se describe como porcentaje de su longitud, donde 0% corresponde a 2 cm o más de grosor y 100% cuando este es mínimo o esencialmente nulo. El cálculo del borramiento del cérvix es menos reproducible entre quienes hacen la exploración, pero, en general, se requiere que sea de 80% o más para el diagnóstico del trabajo de parto activo.[9]

Presentación fetal

El médico también debe valorar la presentación del feto, que se refiere a aquella parte de su cuerpo directamente palpable a través del cérvix (figura 21-3). Para aquel en situación longitudinal, la presentación puede ser cefálica (cabeza abajo) o pélvica (pelvis abajo). Ante su orientación cefálica, la presentación se clasifica adicionalmente respecto de cuál parte ósea del cráneo es directamente palpable. Si corresponde al occipucio, se conoce como presentación de "vértice", en la que el proveedor de atención sanitaria palpará una superficie lisa con sus contornos óseos y líneas de sutura subyacentes. La orientación de las líneas de sutura permite al proveedor de atención sanitaria determinar la dirección de la cara fetal, que se conoce como "actitud" o flexión del cuello y se describe con relación al occipucio, con la mayoría en orientación occipito anterior (OA) o con rotación a la izquierda (LOA) o derecha (ROA) (figura 21-3).[9]

Son presentaciones cefálicas alternativas la "mentoniana", si la parte más avanzada es el mentón, "de frente" si corresponde al hueso frontal, o "de cara", si se palpan nariz o boca a través del orificio del cérvix. Se habla de una presentación compuesta cuando más de una parte fetal yace arriba del plano de entrada pélvica, como en la de mano y cabeza fetales concomitantes. Cualquier presentación diferente a la de vértice se conoce como **anómala**, se presenta en casi 5% de los trabajos de parto a término,[9] y debe dar lugar a preocupaciones respecto de un parto complicado, ya que a menudo se vincula con factores como anomalías uterinas, obstrucción del plano de entrada a la pelvis, desproporción cefalopélvica, malformación fetal y parto pretérmino.[13] Una presentación anómala se vincula con un mayor riesgo de sucesos adversos para la madre y el feto; por lo tanto, la cesárea es la forma de nacimiento que se recomienda ante una presentación anómala.[13] En el caso de un feto con presentación anómala, deberá hacerse una interconsulta urgente a obstetricia, si no se hizo antes.

Altura de la presentación

La altura de la presentación o estación se refiere a la localización del feto con respecto a las espinas ciáticas maternas, palpables aproximadamente a las 4 y 8 del cuadrante a cada lado del conducto vaginal. Cuando la presentación del feto se palpa a nivel de las espinas ciáticas, la altura o estación es de 0 (figura 21-4) y progresa centímetro a centímetro hasta la +5, cuando la cabeza es visible en la abertura vaginal.[9]

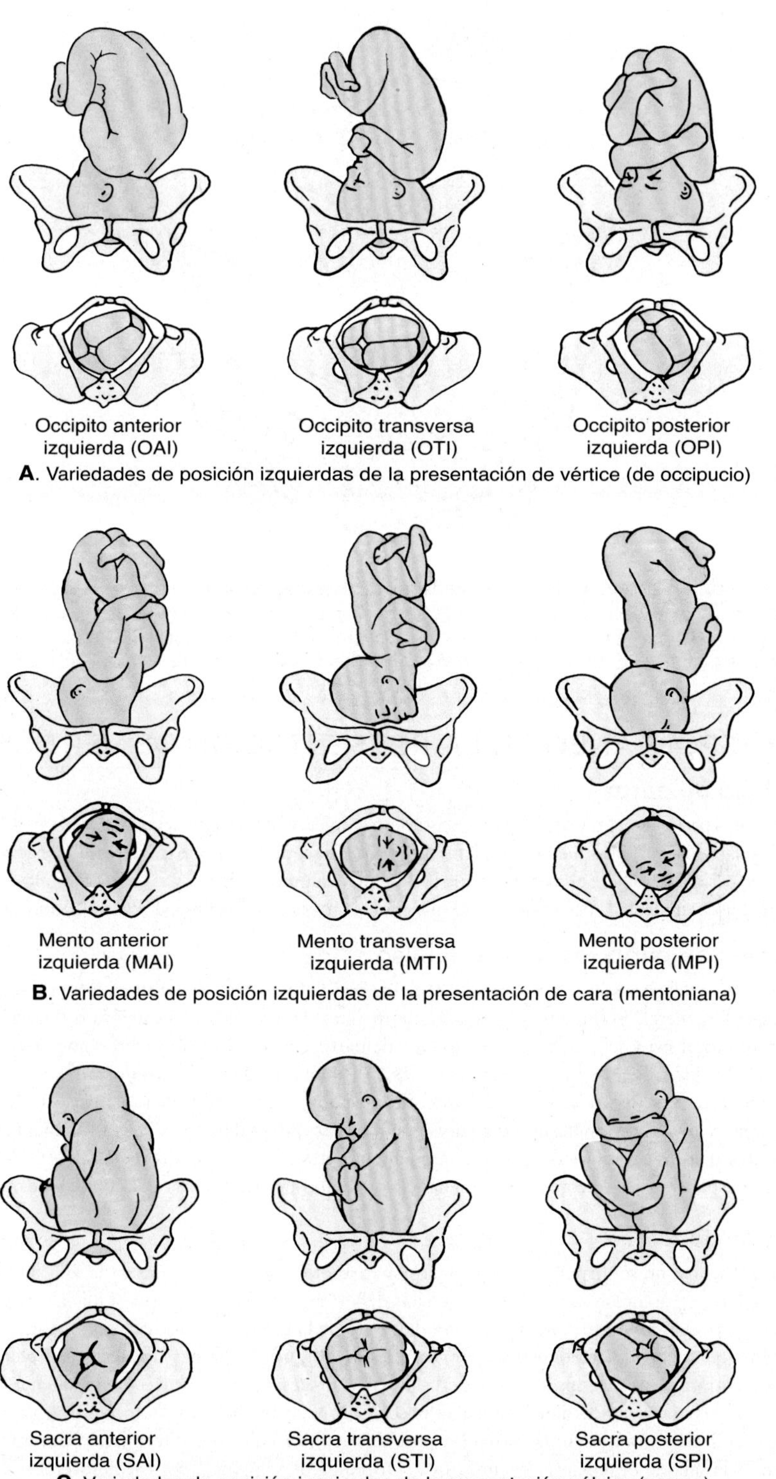

Figura 21-3. **Presentaciones fetales. A,** de vértice. **B**, de cara. **C**, pélvica. (Tomada de Normal, Labor Delivery y Postpartum Care. En: Rosdahl CV, Kowalski MT. *Textbook of Basic Nursing*. 11th edition. Wolters Kluwer: Philadelphia, PA:2016:1045.)

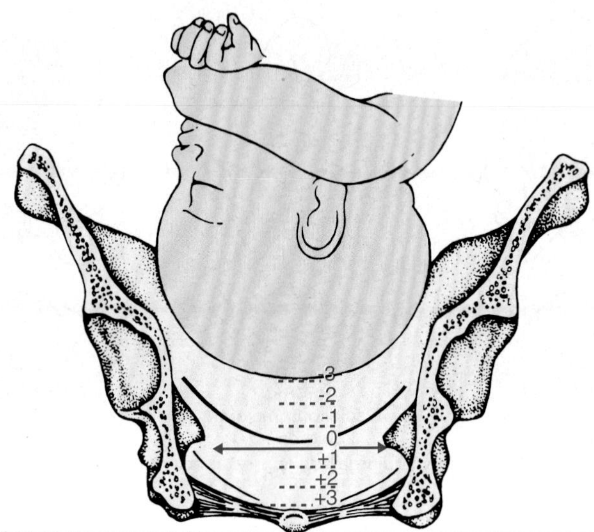

Figura 21-4. **Altura o estación de la cabeza fetal.** En este diagrama se muestra la relación de la cabeza fetal con los huesos pélvicos, específicamente con las espinas ciáticas, durante el proceso de trabajo de parto y parto. La estación o altura 0 (O) representa el nivel de las espinas ciáticas. (Tomada de Rosdahl CB, Kowalski MT. Normal, labor, delivery, and postpartum care. En: *Textbook of Basic Nursing*. 11th ed. Philadelphia, PA: Wolters Kluwer; 2016:1046.)

PARTO ESPONTÁNEO EN LA PRESENTACIÓN DE VÉRTICE

Trabajo de parto

Hay cuatro periodos del trabajo de parto: el primero se inicia con las contracciones uterinas regulares y termina con la dilatación y el borramiento completos del cérvix. El segundo periodo corresponde al nacimiento del feto; el tercer periodo se refiere al nacimiento de la placenta o alumbramiento, y el cuarto periodo corresponde a la primera hora siguiente al parto, lapso en el que existe la máxima probabilidad de una hemorragia posparto.

Trabajo de parto real frente al falso

Los médicos deben distinguir un trabajo de parto real del falso. En este último, las contracciones uterinas son, por lo general, irregulares y breves, no aumentan de intensidad, frecuencia o duración o producen cambios progresivos del cérvix. El falso trabajo de parto, conocido comúnmente como de contracciones de Braxton Hicks, suele presentarse después de las 30 semanas de gestación, conforme la actividad uterina se coordina cada vez más, y se trata mediante hidratación y reposo. El trabajo de parto real, por otro lado, comprende contracciones uterinas regulares que causan cambios del cérvix[9] y, por lo general, se tornan más intensas y dolorosas a intervalos progresivamente más breves. Si hay alguna duda respecto de si comenzó el trabajo de parto real, se recomienda la vigilancia cardiotocográfica externa en la unidad de obstetricia.

Vigilancia fetal

Con frecuencia no se dispone de vigilancia por cardiotocometría continua en la sala de urgencias y los proveedores de atención sanitaria de urgencias deberían tener en mente que si inician tal vigilancia continua son responsables de la interpretación del trazo de la frecuencia cardiaca fetal. Aunque hay algunos patrones que deben ser reconocibles para los médicos (figura 21-5), hay detalles y complejidades que no se encuentran dentro de los alcances de la práctica profesional del proveedor de atención sanitaria de urgencia. Hay poca concordancia entre los observadores acerca de la cardiotocografía, así sean obstetras.[7] En general, deberá iniciarse la vigilancia periódica por auscultación intermitente durante el trabajo de parto en la sala de urgencias, a menos que se disponga de vigilancia por cardiotocometría continua y la

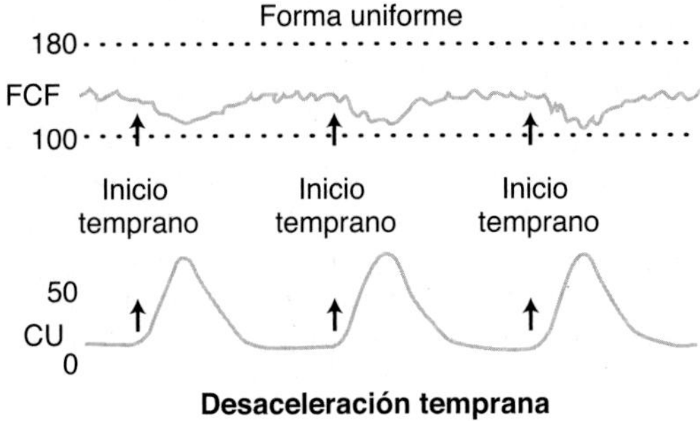

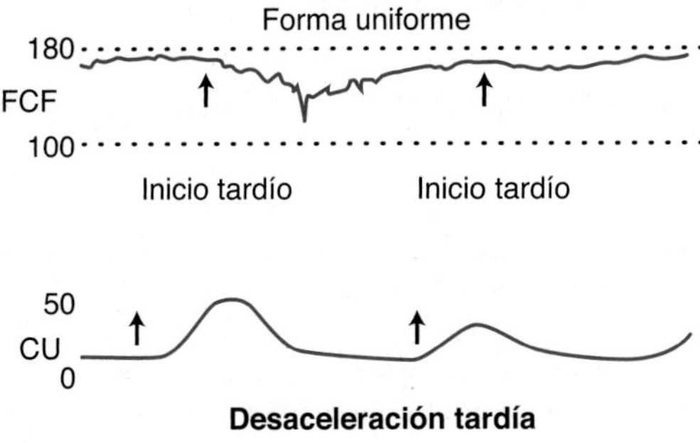

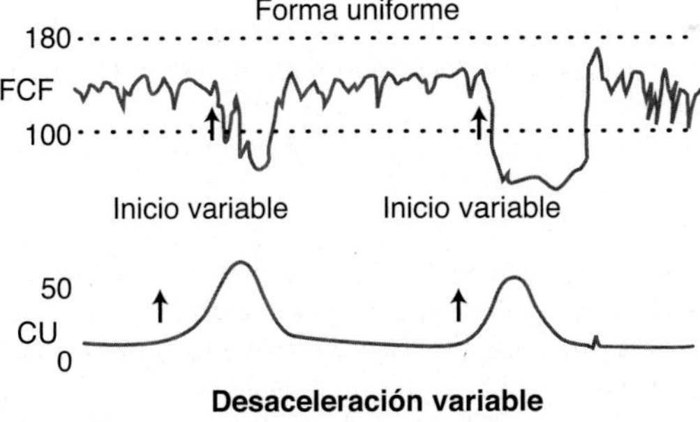

Figura 21-5. **Ejemplos de trazos de la frecuencia cardiaca fetal y el tono uterino, y desaceleraciones tempranas, tardías y variables de la frecuencia cardiaca fetal (FCF) con relación a una contracción uterina (CU).** (Modificada de Hon E. *An Introduction to Fetal Heart Rate Monitoring*. Los Angeles, CA: University of Southern California; 1973.)

administre un miembro del equipo obstétrico, como una enfermera especialista en obstetricia con experiencia o capacitación en la monitorización cardiaca fetal intraparto.

Una vez que se hizo la valoración inicial para determinar la FCF basal y la etapa del trabajo de parto, deberá hacerse vigilancia fetal seriada a intervalos específicos. Durante el primer periodo del trabajo de parto la FCF debería determinarse después de una contracción uterina durante 30 a 60 segundos cada 15 a 30 minutos. Esta frecuencia aumentará hasta cada 5 minutos durante la etapa de pujo activo del segundo periodo del trabajo de parto.[14] Si la FCF se encuentra en algún momento fuera del rango normal de 110 a 160 lpm, es señal de posible sufrimiento fetal y deberá solicitarse una interconsulta urgente a obstetricia. Deberían iniciarse el posicionamiento de la madre en decúbito lateral izquierdo, la administración de oxígeno complementario, soluciones intravenosas y la exploración por vía vaginal en cuanto a un prolapso del cordón.[15]

Primer periodo del trabajo de parto

El primer periodo del trabajo de parto se subdivide en las **fases latente** y **activa**. La primera suele concluir cuando el cérvix tiene 80% de borramiento y 4 a 6 cm de dilatación, momento en el que se inicia la fase activa, con aumento de la regularidad e intensidad de las contracciones y aceleración de la velocidad de cambios del cérvix. Históricamente, durante la fase activa la dilatación del cérvix progresa a razón de 1.2 cm/hora en las nulíparas y 1.5 cm/hora en las multíparas, pero la realidad es que la velocidad de cambio probablemente sea mucho menos lineal o predecible.[9] Los estudios más recientes muestran que pueden requerirse hasta 6 horas para pasar de 4 a 5 cm y más de 3 para avanzar de 5 a 6 cm, pero tan poco como 1 a 2 horas para hacerlo de 6 cm hasta la dilatación completa, incluso en las nulíparas.[16] Los datos muestran que a los 4 cm de dilatación casi la mitad de las mujeres está en trabajo de parto activo, a los 5 cm esto aumenta a 75% y a los 6, a 89%.[17] Una vez que se determina que la embarazada se encuentra en la fase activa del primer periodo del trabajo de parto, deberá evitarse cualquier transporte, excepto a una distancia breve, como otro servicio dentro del mismo hospital.

Segundo periodo del trabajo de parto

En el segundo periodo del trabajo de parto el cérvix se encuentra por completo dilatado y borrado y la paciente presenta urgencia por pujar y con cada contracción lo hace. La duración media del segundo periodo del trabajo de parto es de alrededor de 50 minutos en las nulíparas y 20 en las multíparas,[9] con avance más rápido de los fetos de bajo peso o prematuros. Si se determina que una paciente se encuentre en el segundo periodo del trabajo de parto es casi universalmente preferible que el parto ocurra en la sala de urgencias más bien que arriesgarla a un parto precipitado en camino a la unidad de obstetricia o durante su transporte. Solicite respaldo de obstetricia y pediatría neonatal (si está disponible) para el servicio de urgencias y dispóngase de todo equipo necesario (tabla 21-1). Debe estar disponible un equipo de reanimación neonatal, incluido el de vías aéreas (oxígeno, dispositivo con mascarilla y bolsa con válvula, de dimensiones apropiadas, y todo lo necesario para la intubación endotraqueal) así como una cuna de calor radiante.

La paciente debería colocarse en una camilla o mesa apropiada para exploraciones ginecológicas en la posición de litotomía dorsal, con las caderas y rodillas parcialmente flexionadas y los muslos en abducción. Si el tiempo lo permite, se colocan lienzos estériles sobre la paciente, en tanto el personal médico que la atiende debería portar mascarilla, guantes estériles y bata.

La forma de la cabeza fetal en relación con la pelvis ósea materna requiere que el feto rote mediante un cierto conjunto de desplazamientos conocidos como "movimientos cardinales", para trasladarse a través del conducto del parto cuando en presentación de vértice, que son siete: (1) encajamiento, (2) descenso, (3) flexión, (4) rotación interna, (5) extensión, (6) rotación externa/restitución, (7) expulsión (figura 21-6).

Nacimiento de la cabeza

La intervención del proveedor de atención médica en el parto normal es de brindar una regulación suave y gradual al proceso del nacimiento para evitar la expulsión forzada y súbita, con lesión resultante del feto o la madre. Conforme la cabeza emerge de la vagina es útil colocar una mano enguantada cubierta por una toalla para sostener el periné materno y con la otra mano aplicar presión contraria suave a la cabeza del feto para su extensión regulada, con el fin de evitar la expulsión rápida y prevenir el desgarro del periné. Con base en la falta de pruebas consistentes que respalden su uso, no hay lugar para la episiotomía sistemática durante el trabajo de parto y parto normales.[9] Una vez que la cabeza ha nacido por completo, pálpese el cuello del neonato para valorar la presencia de una circular de cordón, en cuyo caso, de ser posible, se desplazará el cordón sobre la cabeza del neonato para desenredarlo. Si se encuentra fuertemente apretado alrededor del cuello y no se puede desplazar, el médico aplicará dos pinzas en la zona más accesible y lo cortará entre ellas, con desalojo del cordón cortado del cuello del neonato. Una circular de cordón en la nuca debería cortarse solo después de que ha nacido el hombro anterior, para evitar resultados fetales adversos.[9,18] Ya no se recomienda la aspiración bucofaríngea o nasofaríngea del feto en esta etapa.[19]

Nacimiento de los hombros

Después de que nace la cabeza, rotará de manera natural a un lado o el otro (rotación externa/restitución), punto en el que el médico deberá colocar sus manos a cada lado. Los hombros a menudo nacen de manera espontánea, pero una tracción descendente muy suave de la cabeza puede ayudar al nacimiento del anterior, seguida por una ascendente para el del posterior. Recuerde que los neonatos son resbalosos, por lo que

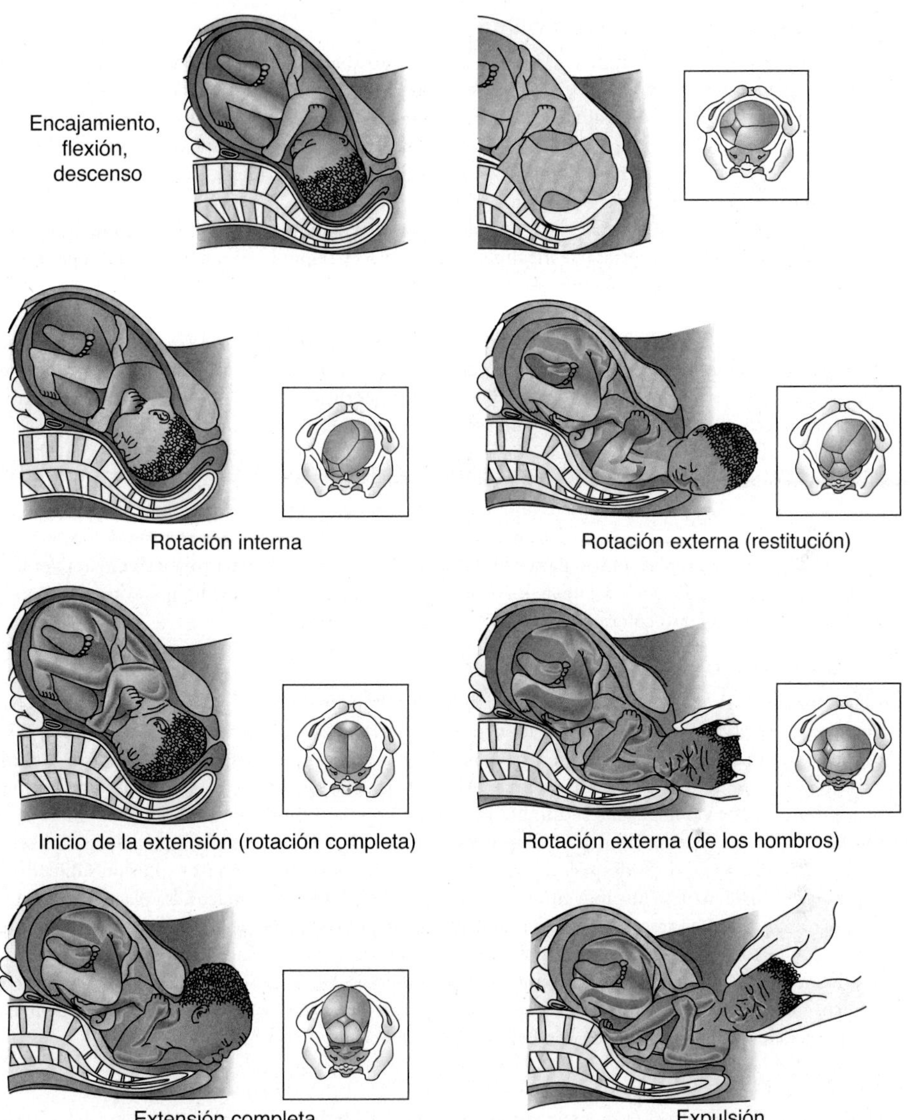

Figura 21-6. Los siete movimientos cardinales fetales durante el trabajo de parto (en presentación de vértice). (Tomada de Nettina SM. Nursing management during labor and delivery. In: *Lippincott Manual of Nursing Practice*. 11th ed. Philadelphia, PA: Wolters Kluwer; 2018:994. Modified from Pillitteri A. *Maternal and Child Health Nursing: Care of the Childbearing and Childrearing Family*. 7th ed. Philadelphia, PA: Lippincott Williams & Wilkins; 2013.)

una vez que nacen los hombros, el médico requerirá ajustar rápidamente su sujeción colocando una mano bajo el cuerpo del feto y usar la otra para asir firmemente los tobillos con el fin de que no ocurra su caída.

Tan pronto como nace el bebé, lo mejor es colocarlo sobre el tórax o la porción superior del abdomen desnudos de la madre, en contacto "piel con piel". Se le puede secar y estimular mientras la madre lo sujeta. Los estudios muestran que este contacto temprano piel con piel se vincula con una cifra más alta de glucemia del neonato, menos llanto y mejor inicio del amamantamiento, con un periodo más breve hasta la primera tetada y un mayor éxito total.[20] Estudios adicionales sugieren que el contacto temprano piel con piel evita la hipotermia neonatal y puede aminorar la duración del tercer periodo del trabajo de parto.[21] Déjese el cordón umbilical sin pinzar en el periodo posparto inmediato.

Pinzamiento del cordón umbilical

El neonato debe secarse y estimularse suavemente de inmediato, con aspiración de nariz y boca con una perilla de goma solo si hay una obstrucción obvia por las secreciones.[19] Si el parto no es complicado y el lactante respondió bien a la estimulación inicial con un buen esfuerzo respiratorio, puede mantenerse su contacto piel con piel con la madre. Ante cualquier preocupación respecto del bienestar del neonato, se justifica el pinzamiento y corte rápido del cordón umbilical y su transporte a una cuna de calor radiante precalentada para las maniobras de reanimación adicionales.

En un neonato de buen aspecto con respuesta vigorosa a la estimulación, **el pinzamiento y corte del cordón umbilical deberían retrasarse idealmente hasta 30 a 60 segundos después del nacimiento o cuando ya no sean evidentes sus pulsaciones.** Este retraso ofrece beneficios neonatales que incluyen cifras más altas de hemoglobina al nacer y un aumento de las reservas de hierro en los primeros meses de la vida.[22] Para cortar el cordón umbilical, colóquese una pinza aproximadamente a 3 cm de distancia de su sitio de inserción en el lactante y una segunda pinza proximal por unos cuantos centímetros en dirección de la placenta. Corte el cordón entre las pinzas con tijeras estériles y revísese para asegurar que contiene el número correcto de vasos, dos arterias y una sola vena umbilicales, para un total de tres. La presencia de una sola arteria umbilical en un cordón con dos vasos se vincula con anomalías congénitas, por lo general, cromosómicas, renales o cardiacas, en 27% de las ocasiones.[23] También se asocia con el parto pretérmino y los lactantes de bajo peso al nacer, las anomalías placentarias, mortalidad perinatal y la necesidad de ingreso a la unidad de cuidados intensivos neonatales (UCIN).[24,25] Una vez que se corta el cordón, despince brevemente el extremo placentario para colectar sangre en un tubo de tapa roja y su envío para la determinación de grupo ABO y Rh del neonato. Continúe el mantenimiento de la temperatura del neonato por contacto piel con piel o su colocación en una cuna de calor radiante.

Tercer periodo del trabajo de parto

El tercer periodo del trabajo de parto corresponde al nacimiento de la placenta o alumbramiento. Se recomienda que los médicos lo atiendan de manera activa mediante la administración de oxitocina, el masaje uterino y la tracción suave del cordón para prevenir la hemorragia posparto.[26] Una dosis estándar de oxitocina es de 10 unidades intramusculares (IM) o 20 disueltas en 500 mL de solución salina normal, que se administran por vía intravenosa durante una hora. No se recomiendan las dosis de carga de oxitocina intravenosa porque pueden causar una hipotensión materna intensa.[26] La placenta empezará a separarse del útero de 10 a 30 minutos después del parto. Los médicos pueden notar una expulsión súbita de sangre o que el cordón de manera abrupta aumenta su longitud por 5 a 10 centímetros. La placenta debería nacer fácilmente con solo una tracción suave y posiblemente un pujo pequeño de la madre. La tracción intensiva del cordón puede llevar a la inversión del útero, su desgarro o el de la placenta, todo lo cual puede causar una hemorragia posparto grave. Obténgase la placenta con las membranas adheridas y viértase en un cuenco, con revisión en cuanto a su compleción. El nacimiento incompleto de la placenta puede llevar a complicaciones posparto, que incluyen hemorragia e infección.

Cuarto periodo del trabajo de parto

Una vez que nace la placenta se inicia el cuarto periodo del trabajo de parto, que abarca 1 o 2 horas después del nacimiento y es el lapso más importante para vigilar una hemorragia posparto. Deberán hacerse esfuerzos por el médico para promover la recuperación del tono del útero, que se puede lograr por masaje suave del abdomen a nivel de fondo así como la administración de uterotónicos, como la oxitocina, preferentemente apenas después del nacimiento del bebé y antes del de la placenta. El inicio del amamantamiento también alienta las contracciones uterinas.

Durante este periodo el médico puede hacer la inspección de lesiones vaginales y perineales. Se presentan desgarros perineales en casi 36% de las mujeres durante el parto vaginal y se califican con una escala del primero a cuarto grados (figura 21-7).[27] Los desgarros de primer grado son superficiales y afectan solo la capa de tejido epitelial y quizás no requieran reparación, a menos que haya hemorragia significativa. En el 36% de las mujeres que experimentan desgarros perineales como parte de su parto, la mitad será de primer grado.[27] Los desgarros de segundo grado son ligeramente menos frecuentes que los del primero, afectan al periné pero no se extienden hasta el esfínter anal externo. Los desgarros del tercer grado implican una lesión del esfínter anal externo, y los del cuarto grado de la totalidad del esfínter y hasta la mucosa rectal. Estos desgarros graves afectan solo a casi 3% de las mujeres, predominantemente a las primíparas que expulsan fetos grandes.[27]

Si hay una hemorragia brusca de cualquier tipo de desgarro, el médico puede aplicar presión firme o hacer un empaquetamiento con gasa estéril hasta que se pueda reparar la lesión. Todos los desgarros de

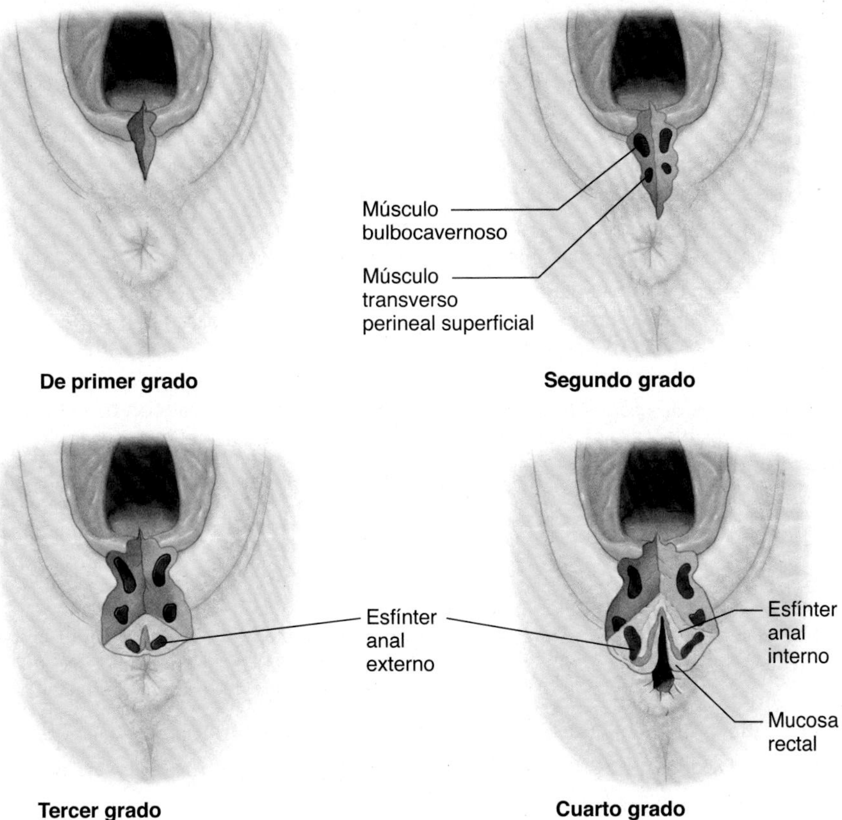

Figura 21-7. **Clasificación de las laceraciones perineales.** (Tomada de Mellano EM. Rectovaginal fistula and perineal lacerations. En: Tarnay CM, Berek JS, eds. *Operative Techniques in Gynecologic Surgery: Urogynecology*. Philadelphia, PA: Wolters Kluwer; 2018:126.)

segundo, tercero y cuarto grados deberían idealmente ser objeto de reparación por un obstetra o un cirujano general, pero si no se dispone de ellos, el médico de urgencias puede hacerla, con revisión obstétrica cuando sea necesaria. Si el desgarro se extiende hasta el esfínter anal o la mucosa rectal, adminístrense antibióticos profilácticos, el ideal, la ampicilina. Limpie la zona alrededor de la laceración o episiotomía con solución antiséptica e infíltrese un anestésico local. El material de cierre preferido es el de suturas de ácido poliglicólico como Vicryl®, pero el catgut crómico es una alternativa aceptable. El médico iniciará el cierre de la mucosa vaginal con un surgete continuo con material de calibre 2-0 aproximadamente 1 cm por arriba del ápice de la lesión vaginal y continuación hasta el introito, conjuntando los bordes de la abertura. Los músculos perineales se cierran con puntos separados de material calibre 2-0 y después, de la misma forma la piel suprayacente.[28]

RESUMEN

Los partos en la sala de urgencias son sucesos escasos, pero de alto riesgo. Los proveedores de atención sanitaria de urgencia necesitan ser capaces de detectar y atender los periodos del trabajo de parto, prepararse para abordar sus complicaciones y ser aptos para la reanimación materna y neonatal. Deben ser capaces de valorar con rapidez a una mujer que presenta un posible trabajo de parto, determinar si es inminente el nacimiento o si se la puede transportar con seguridad, y potencialmente atender un parto precipitado o complicado en la sala de urgencias. El conocimiento de los recursos disponibles y la comprensión amplia de los periodos del trabajo de parto, en especial la determinación de cuándo se puede transportar con seguridad a una paciente para su atención definitiva o si la situación requiere su atención en la sala de urgencias, son destrezas críticas para los proveedores de atención médica de urgencia.

PUNTOS CLAVE

1. Los partos en la sala de urgencias son sucesos raros, pero de alto riesgo para ambos, madre y el neonato.
2. La valoración rápida incluye un interrogatorio y una exploración física básicos de la madre, además de valorarla respecto de la rotura de membranas, determinar el periodo del trabajo de parto, la situación y la presentación fetales.
3. La FCF normal se encuentra en el rango de 110 a 160 lpm y sus mediciones fuera de estos límites requieren pedir una interconsulta obstétrica urgente.
4. Las pacientes en el primer periodo del trabajo de parto deben transportarse con gran precaución, tomando en consideración con antelación el tiempo requerido para el efecto. Las pacientes en el segundo periodo del trabajo de parto casi de manera universal tendrán su parto en la sala de urgencias.
5. Los proveedores de atención sanitaria de urgencia deberían contar con todo el equipo necesario accesible para el nacimiento del feto, la reanimación del recién nacido y el cuidado posterior de la madre.

Referencias

1. McLelland G, McKenna L, Morgans A, Smith K. Epidemiology of unplanned out-of-hospital births attended by paramedics. *BMC Pregnancy Childbirth*. 2018;18(1):15. doi:10.1186/s12884-017-1638-4.
2. Gregory ECW, Drake P, Martin JA. Lack of change in perinatal mortality in the United States, 2014–2016. NCHS Data Brief. No. 316. 2018. https://www.cdc.gov/nchs/data/databriefs/db316.pdf.
3. Brunette DD, Sterner SP. Prehospital and emergency department delivery: a review of eight years experience. *Ann Emerg Med*. 1989;18(10);1116-1118.
4. Rodie VA, Thomson AJ, Norman, JE. Accidental out-of-hospital deliveries: an obstetric and neonatal case control study. *Acta Obstet Gynecol Scand*. 2002;81(1):50-54.
5. Thornton CE, Dahlen HG. Born before arrival in NSW, Australia (2000-2011): a linked population data study of incidence, location, associated factors and maternal and neonatal outcomes. *BMJ Open*. 2018;8(3):e019328. doi:10.1136/bmjopen-2017-019328.
6. Moscovitz HC, Magriples U, Keissling M, Schriver JA. Care and outcome of out-of-hospital deliveries. *Acad Emerg Med*. 2000;7(7):757-761.
7. American College of Obstetricians and Gynecologists. ACOG Practice Bulletin No. 106: intrapartum fetal heart rate monitoring: nomenclature, interpretation, and general management principles. 2009;114(1):192-202.
8. Miller DA. Intrapartum fetal evaluation. In: Gabbe S, Niebyl J, Simpson J, eds. *Obstetrics: Normal and Problem Pregnancies*. 7th ed. Philadelphia, PA: Elsevier; 2012:308-343.
9. Kilpatrick S, Garrison E. Normal labor and delivery. In: Gabbe S, Niebyl J, Simpson J, eds. *Obstetrics: Normal and Problem Pregnancies*. 7th ed. Philadelphia, PA: Elsevier; 2012:246-270.
10. Medina TM, Hill DA. Preterm premature rupture of membranes: diagnosis and management. *Am Fam Physician*. 2006;73(4):659-664.
11. Hezelgrave NL, Shennan AH. Quantitative fetal fibronectin to predict spontaneous preterm birth: a review. *Womens Health (Lond)*. 2016;12(1):121-128.
12. Caughey AB, Robinson JN, Norwitz ER. Contemporary diagnosis and management of preterm premature rupture of membranes. *Rev Obstet Gynecol*. 2008;1(1):11-22.
13. Lanni SM, Seeds JW. Malpresentations. In: Gabbe S, Niebyl J, Simpson J, eds. *Obstetrics: Normal and Problem Pregnancies*. 7th ed. Philadelphia, PA: *Elsevier*; 2012:368-394.

14. American College of Nurse-Midwives. Intermittent auscultation for intrapartum fetal heart rate surveillance (replaces ACNM Clinical Bulletin #9, March 2007). *J Midwifery Womens Health.* 2010;55(4):397-403.
15. Sweha A, Hacker TW, Nuovo J. Interpretation of the electronic fetal heart rate during labor. *Am Fam Physician.* 1999;59(9):2487-2500.
16. Zhang J, Landy HJ, Branch DW, et al.; Consortium on Safe Labor. Contemporary patterns of spontaneous labor with normal neonatal outcomes. *Obstet Gynecol.* 2010;116(6):1281-1287.
17. Peisner DB, Rosen MG. Transition from latent to active labor. *Obstet Gynecol.* 1986;68:441.
18. Dresang LT, Yonke N. Management of spontaneous vaginal delivery. *Am Fam Physician.* 2015;92(3):202-208.
19. Committee Opinion No. 689 Summary: delivery of a newborn with meconium-stained amniotic fluid. *Obstet Gynecol.* 2017;129(3):593-594.
20. Moore ER, Bergman N, Anderson GC, Medley N. Early skin-to-skin contact for mothers and their healthy newborn infants. *Cochrane Database Syst Rev.* 2016;11:CD003519.
21. Safari K, Saeed AA, Hasan SS, Moghaddam-Banaem L. The effect of mother and newborn early skin-to-skin contact on initiation of breastfeeding, newborn temperature and duration of third stage of labor. *Int Breastfeed J.* 2018;13:32.
22. Committee on Obstetric Practice. Committee Opinion No. 684: delayed umbilical cord clamping after birth. *Obstet Gynecol.* 2017;129:e5-e10.
23. Thummala MR, Raju TN, Langenberg P. Isolated single umbilical artery anomaly and the risk for congenital malformations: a meta-analysis. *J Pediatr Surg.* 1998;33:580-585.
24. Kim HJ, Kim JH, Chay DB, Park JH, Kim MA. Association of isolated single umbilical artery with perinatal outcomes: systemic review and meta-analysis. *Obstet Gynecol Sci.* 2017;60(3):266-273.
25. Khalil MI, Sagr ER, Elrifaei RM, Abdelbasit OB, Halouly TA. Outcomes of an isolated single umbilical artery in singleton pregnancy: a large study from the Middle East and Gulf region. *Eur J Obstet Gynecol Reprod Biol.* 2013;171(2):277-280.
26. Committee on Practice Bulletins-Obstetrics. Practice Bulletin No. 183: postpartum hemorrhage. *Obstet Gynecol.* 2017;130(4):e168-e186.
27. Bodner K, Bodner-Adler B, Wagenbichler P. Perineal lacerations during spontaneous vaginal delivery. *Wien Klin Wochenschr.* 2001;113(19):743-746.
28. World Health Organization. *Managing Complications in Pregnancy and Childbirth: A Guide for Midwives and Doctors.* 2nd ed. Geneva, Switzerland: World Health Organization; 2017.

CAPÍTULO 22

Partos en presentación pélvica

Cindy Chang, Michael Ghermezi y Nuriya D. Robinson

INTRODUCCIÓN

Se define a la presentación pélvica como la del feto en situación longitudinal con nalgas, rodillas o pies adyacentes al cérvix; su prevalencia es inversamente proporcional a la edad de gestación, pues se presenta en 25 a 30% a las 28 semanas o menos, 7% a las 32 y 3 a 4% a término.[1] Esta es la presentación anómala fetal más frecuente que requiere que los proveedores de atención médica de urgencia adquieran y mantengan las destrezas necesarias para atender un parto vaginal en presentación pélvica. La complicación más grave de ese tipo de parto, en especial con un feto pretérmino, es el atrapamiento de la cabeza. En el trabajo de parto normal, la cabeza, que es la parte más voluminosa del feto, se presenta en primer término y dilata el cérvix, pero en una presentación pélvica puede atraparse debido a una dilatación incompleta del cérvix.

La mayoría de las presentaciones pélvicas ocurre por azar; sin embargo, es más probable en presencia de anomalías maternas, fetales o placentarias. Las alteraciones patológicas más frecuentes que originan una presentación pélvica son las que alteran los movimientos fetales o la polaridad de la cavidad uterina. Son factores de riesgo de la presentación pélvica, el embarazo pretérmino, el antecedente de parto en presentación pélvica, las anomalías uterinas (p. ej., leiomiomas, tabiques), las anomalías placentarias (p. ej., placenta previa), la multiparidad, las aneuploidías, poli- y oligohidramnios, anomalías fetales (p. ej., bocio, hidrocefalia), embarazo múltiple, extremidades inferiores fetales extendidas, pelvis materna contraída, restricción del crecimiento fetal, cordón umbilical corto y edad materna avanzada.[2]

CLASIFICACIÓN DE LAS PRESENTACIONES PÉLVICAS

Hay tres tipos principales de la presentación pélvica. La **franca de nalgas** es la más común y contribuye con 50 a 70% de los casos. En esta posición las caderas están flexionadas y las rodillas extendidas, de modo que los pies se encuentran al lado de la cabeza fetal con el lactante en posición de lanza. La **presentación de pies** es la segunda más común y constituye de 10 a 40% de los casos. Una o ambas caderas o rodillas **no** están por completo flexionadas, lo que da lugar a que uno o ambos pies se presenten antes de las nalgas. Finalmente, en la variedad **pélvica completa**, caderas y rodillas están flexionadas; es la menos común al ocurrir en 5 a 10% de los casos (véase figura 22-1).[3]

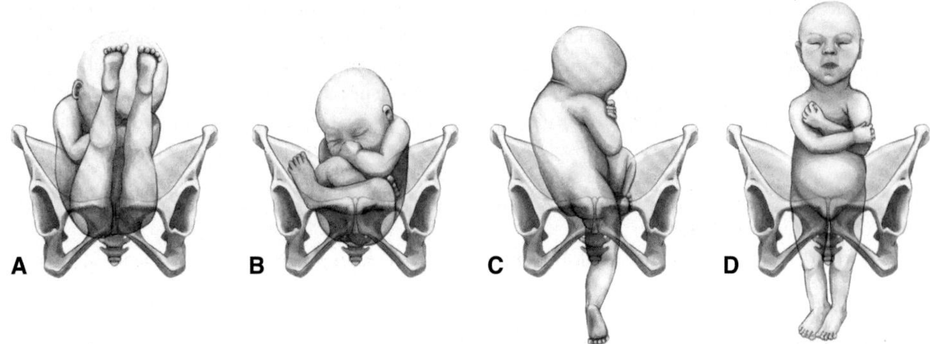

Figura 22-1. Presentación franca de nalgas **(A)**; pélvica incompleta **(B)**; pélvica de un pie **(C)**; pélvica de ambos pies **(D)**. (Reimpresa con autorización de Labor and Birth Process. En: Ricci S, Kyle T, Carman S, eds. *Maternity and Pediatric Nursing*. 3rd ed. Philadelphia, PA: Wolters Kluwer; 2016:463.)

RIESGOS DEL PARTO EN PRESENTACIÓN PÉLVICA

Las publicaciones sugieren que los partos vaginales en presentación pélvica conllevan un mayor riesgo de mortalidad perinatal, así como de morbilidad grave (como lesiones traumáticas e hipoxia) y mortalidad neonatal, en comparación con el parto por cesárea planeado.[4] Sin embargo, en la paciente apropiadamente seleccionada y con protocolos terapéuticos específicos los resultados del parto en presentación pélvica y por cesárea son idénticos.

Los siguientes criterios presagian una mayor probabilidad de un parto vaginal exitoso y seguro en presentación pélvica:[5]

1. Sin contraindicación para parto vaginal (p. ej., placenta previa, procidencia del cordón)
2. Edad de gestación de 36 semanas o más
3. Sin el antecedente de cesárea
4. Presentación franca de nalgas o pélvica completa
5. Peso fetal calculado entre los 2 000 y 4 000 g
6. Sin hiperextensión de la cabeza fetal
7. Ausencia de anomalías fetales

Por otro lado, hay varios ejemplos en los que está contraindicado un parto vaginal en presentación pélvica, excepto en circunstancias urgentes, y en los que la madre se beneficiaría de una cesárea.[6-8]

1. ***Feto pretérmino:*** por lo general, se considera a un feto menor de 36 semanas de gestación como una contraindicación para el parto vaginal por el mayor riesgo de mortalidad neonatal y complicaciones del parto.[9] Una parte pequeña del cuerpo fetal puede deslizarse a través del cérvix con dilatación incompleta y causar atrapamiento de la cabeza o compresión del cordón, conllevando cualquiera de las dos complicaciones la posibilidad de causar asfixia y compromiso fetales. Sin embargo, si el parto es inminente y no hay tiempo para los arreglos de una cesárea, debe retrasarse la rotura de las membranas hasta que el feto haya pasado a través de la vagina, lo que disminuye el riesgo de atrapamiento de su cabeza por una dilatación insuficiente del cérvix, lo protege de traumatismo e impide el colapso del cordón.[10]
2. ***Pélvica incompleta:*** idealmente el parto vaginal solo debe intentarse ante una presentación franca de nalgas o pélvica completa. En esa última, cuando el parto es a término, las piernas, los muslos y el tronco fetales constituyen la presentación y son suficientemente grandes para producir dilatación del cérvix, lo que hace menos probable el atrapamiento de la cabeza. De manera similar, en la presentación franca de nalgas los muslos y el tronco hacen esta función. Sin embargo, en las presentaciones de pies su volumen es más pequeño y pueden pasar a través de un cérvix con dilatación incompleta o una pelvis estrecha, lo que quizá lleve al atrapamiento de la cabeza. Por lo tanto, los partos en presentación pélvica de pies por lo general se limitan al nacimiento del segundo gemelo.[5]

3. ***Restricción del crecimiento o macrosomía:*** un feto con restricción del crecimiento tiene mayor probabilidad de acidemia metabólica durante el trabajo de parto por una función ya comprometida de la placenta que disminuye su tolerancia a la compresión del cordón durante la expulsión. En contraste, un feto normal está bien oxigenado y puede tolerar algunos minutos de compresión intrínseca del cordón.[6] La mitad de las muertes perinatales en el Term Breech Trial (un estudio multicéntrico aleatorizado grande con grupo control que compara el resultado de parto vaginal programado con presentación pélvica *vs*. la cesárea planeada para este tipo de presentación) correspondió a fetos que tenían restricción del crecimiento,[8] por lo que en estos casos debe practicarse la cesárea.
4. ***Prolapso del cordón:*** un prolapso del cordón constituye una contraindicación general del parto vaginal por la preocupación de una rotura del cordón y la asfixia fetal. La detección de un prolapso del cordón con el acceso oportuno a la cesárea se vincula con un buen resultado fetal.[11,12]
5. ***Malformación congénita:*** si se conoce la presencia de alguna malformación congénita o variante anatómica, es más seguro que la paciente se someta a cesárea para evitar la probabilidad de una distocia o el atrapamiento del feto en el conducto vaginal.
6. ***Parto vaginal prolongado:*** el fracaso del nacimiento de un feto en presentación pélvica con pujo materno adecuado pasados 60 minutos es indicación de cesárea, dado el mayor riesgo de morbilidad neonatal.[8]

Con base en la evidencia disponible, la mejor forma de nacimiento del feto en presentación pélvica sigue siendo controvertida. En el American College of Obstetricians and Gynecologists se recomienda que la vía del parto dependa de la competencia/experiencia de los proveedores de atención médica individuales, en conjunción con los criterios de inclusión hospitalaria.[13] Sin embargo, en el contexto de un departamento de urgencias una embarazada puede acudir con trabajo de parto activo y un feto en presentación pélvica; en estas circunstancias la decisión respecto de la vía de nacimiento dependerá de si este sea inminente o de si hay tiempo para hacer los arreglos para una cesárea. Adicionalmente, el proveedor de atención de urgencia quizá requiera tomar en cuenta situaciones agudas, como el sufrimiento fetal o la carencia de recursos (p. ej., especialidades quirúrgicas), en cuyo caso puede estar indicado un parto vaginal en presentación pélvica. La familiaridad con la detección de la presentación pélvica, así como las técnicas de la atención del parto en estas condiciones promueve el éxito en esas situaciones de urgencias.

DIAGNÓSTICO

La valoración diagnóstica de la sospecha de una presentación pélvica se inicia con la exploración física. La palpación de la cabeza fetal redondeada en el fondo del útero o la incapacidad de palpar una presentación en la parte baja del abdomen (p. ej., por arriba del pubis) sugeriría una presentación pélvica. Para fines de exactitud diagnóstica debe hacerse una exploración abdominal junto con un tacto vaginal. Los hallazgos sugerentes de una presentación pélvica por tacto vaginal incluyen la palpación de las nalgas, una extremidad inferior o la completa ausencia de presentación palpable. Esta exploración clínica tiene resultados imperfectos, ya que pudiese verse obstaculizada por el hábito materno, las anomalías uterinas o la variabilidad fetal/placentaria.[14] La exploración más rápida y precisa al lado de la cama por el proveedor de atención médica de urgencia es por ecografía portátil que por vía transabdominal permite identificar fácilmente ya sea la cabeza del feto en el fondo o las nalgas/extremidades inferiores en el segmento uterino inferior. También es importante obtener información específica por ecografía respecto del tipo de presentación pélvica y la localización de la placenta, si el tiempo lo permite.

Una vez que se identifica el feto en presentación pélvica por exploración, ya sea ecográfica o por tacto vaginal y palpación de las nalgas o extremidades, es crítico determinar si el parto es inminente y entrar en contacto con proveedores de atención obstétrica y pediátrica de inmediato, pues el nacimiento requiere la atención de dos pacientes, el feto y la madre. Idealmente debe contarse con un médico diestro en la reanimación neonatal para el momento del nacimiento. Dispóngase los recursos apropiados en el sitio laboral.

ATENCIÓN DEL PARTO EN PRESENTACIÓN PÉLVICA

El servicio de urgencias debe contar con el equipo apropiado y necesario para un parto inminente, idealmente organizado en un carrito de obstetricia designado para ello,[15] que incluya suministros de protección personal, los necesarios para el parto, la atención neonatal y la reanimación tanto de la embarazada como del neonato (véase capítulo 15). También debe estar fácilmente disponible una cuna de calor radiante.

Antes del parto, de ser posible, debe hacerse una valoración rápida por un obstetra. Deben precisarse los antecedentes obstétricos y médicos, las complicaciones de partos previos, los sucesos que rodean al embarazo actual y el trabajo de parto en proceso. Si las membranas no se han roto ante presentaciones pélvicas francas de nalgas o incompletas, deben dejarse íntegras, por el mayor riesgo de prolapso del cordón secundario a la presentación anómala fetal.[16] Si las membranas se rompieron es necesaria una exploración vaginal inmediata para indagar si hay prolapso del cordón, cuyo riesgo es de 1% ante la presentación pélvica franca de nalgas y de 10% o mayor en la de ambos pies.[17] Si la presentación fetal no está aún emergiendo de la vagina y la paciente se encuentra en el periodo activo temprano del trabajo de parto, se le debe instruir para no pujar y administrar 0.25 mg de terbutalina subcutánea o en solución a razón de 2.5 a 10 µg/minuto IV, para disminuir la fortaleza y frecuencia de las contracciones si no hay contraindicaciones, pues esto pudiese ayudar a retrasar el parto hasta que arribe el obstetra o se pueda transferir a la paciente con seguridad a una unidad de trabajo de parto y parto mejor equipada.

Sin embargo, cuando el transporte no es posible y no se dispone de servicios quirúrgicos inmediatos, la paciente debe ingresar a una zona del servicio de urgencias donde se disponga del carrito de urgencias obstétricas y se pueda atender el parto. Colóquese a la paciente un aparato electrónico para vigilar sus signos vitales en cuanto a hipertensión o signos de infección y establézcase un acceso intravenoso. Puede usarse ecografía para monitorizar la frecuencia cardiaca fetal. Coloque a la paciente en posición de litotomía. Las publicaciones sugieren que una posición erecta brinda mejores resultados con menos intervenciones, un segundo periodo del trabajo de parto más breve y menos lesiones neonatales.[18] Dado el tiempo limitado de que se dispone y la probabilidad de no contar con analgesia epidural con seguridad antes del parto, se puede tener en mente un bloqueo de pudendos para mejor alivio del dolor si se necesita una episiotomía para el nacimiento. Cabe mencionar que no se hace episiotomía de manera sistemática para el nacimiento en fetos en presentación pélvica, pero puede requerirse para facilitar el parto. Solo debe hacerse después de que se observa el ano fetal en la vulva. En la actualidad no hay datos de estudios aleatorios para guiar esta práctica.[5]

Nacimiento de las extremidades inferiores

El aspecto más crítico a recordar para la atención del parto pélvico en presentación pélvica es que se recomienda un **abordaje sin meter las manos** hasta que el feto avance a nivel del ombligo como mínimo para nacer. Los esfuerzos maternos eficaces son esenciales para un parto en presentación pélvica seguro y deben ser adecuados para la expulsión de las "nalgas del feto" y las extremidades inferiores si no están extendidas. Debe evitarse la tracción del feto para prevenir lesiones de la médula espinal, las extremidades o sus órganos intraabdominales. Entonces, primero ínstese a la madre a pujar con las contracciones, lo que permitirá que el cérvix se dilate por completo conforme se expulse al feto del útero. Una vez que son visibles las nalgas, las piernas o el tronco a nivel del ombligo del feto, debe cubrirse su cuerpo con una toalla y sujetarlo en el plano horizontal o por debajo respecto del conducto del parto, con rotación hacia la variedad de posición sacra anterior con el dorso a las 12 del cuadrante.[5] En el caso de que las extremidades inferiores estén extendidas, puede requerirse asistencia. Se recomienda la maniobra de Pinard para el nacimiento de cada extremidad pélvica haciendo presión sobre la cara posterior de la rodilla, con flexión de la pierna y su deslizamiento hacia afuera a un lado al mover el muslo alejándolo del tronco, lo que se puede hacer a ambos lados para el nacimiento de piernas y pies. Es entonces cuando se puede extraer de 10 a 15 cm de un asa de cordón umbilical cuidadosamente para obtener más espacio para la maniobra (véase figura 22-2).[19]

Nacimiento de los brazos y la cabeza

Los hombros y los brazos deben nacer a continuación con solo el esfuerzo materno. Sin embargo, si los brazos no nacen de manera espontánea, mientras se sujeta al feto con una toalla alrededor de las caderas para mayor sujeción y para mantenerlo en posición vertical, se le hace rotar 180° para el nacimiento del primer hombro y brazo, y después en dirección opuesta para que salga el brazo contralateral. Nuevamente, el feto no debe sujetarse por el abdomen ya que esto puede lesionar los órganos intraabdominales. Si los brazos no nacen espontáneamente por la rotación del tronco, puede proveerse ayuda para el nacimiento de uno o ambos. En este caso el médico colocará un dedo índice sobre el hombro fetal y en dirección de la fosa antecubital, deslizará el brazo hacia la cara y en forma descendente hacia el tórax conforme este nace (véase figura 22-3 A, B).

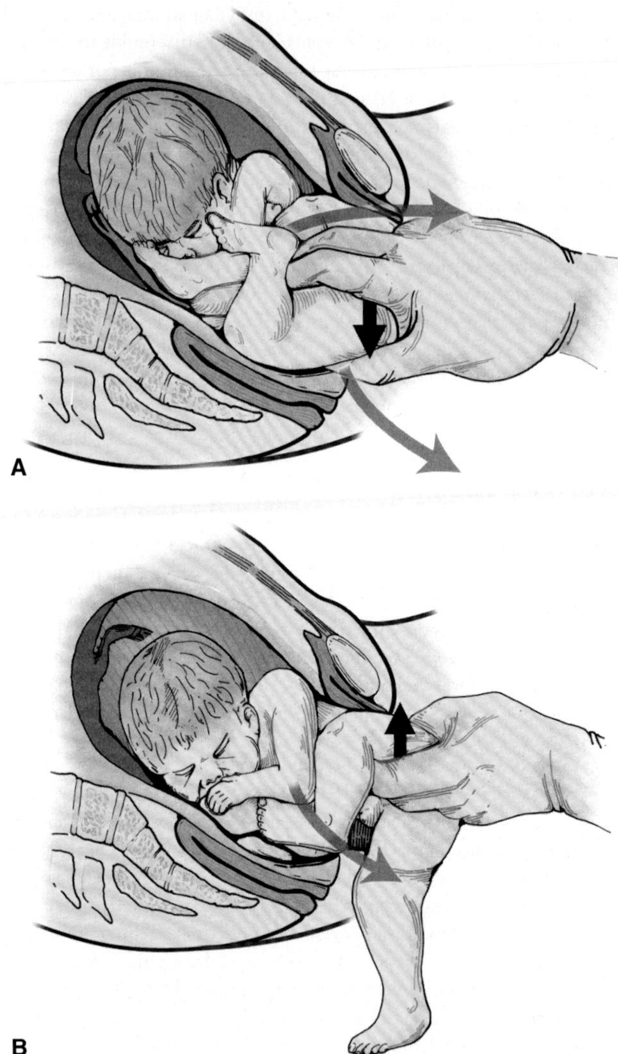

Figura 22-2. Después de la expulsión espontánea hasta el ombligo, hágase rotación externa de cada muslo **(A)** que, en combinación con la rotación opuesta de la pelvis fetal, causa flexión de la rodilla y el nacimiento de cada una de las extremidades inferiores **(B)**. (Reimpresa con autorización de Sani F. Vaginal Breech Delivery. En: Shah KH, Mason C, eds. *Essential Emergency Procedures*. 2nd ed. Philadelphia, PA. Wolters Kluwer; 2015:194.)

La extracción del brazo no carece de complicaciones. Es posible causar fracturas o dislocaciones durante el proceso; sin embargo, los beneficios de limitar la deficiencia prolongada de la oxigenación rebasan a los riesgos. También es posible la distocia de hombros en la presentación pélvica y suele deberse a la extensión de los brazos, por lo general, causada por la tracción del feto en el proceso del nacimiento. Para disminuir al mínimo el riesgo de distocia de hombros, evítese hacer **tracción sobre el feto**.

La cabeza del feto puede nacer espontáneamente o con ciertas maniobras para facilitarlo. Para el nacimiento de la cabeza se puede aplicar presión suprapúbica para flexionarla e impulsarla hacia abajo, maniobra conocida como de Bracht, que ha demostrado disminuir la mortalidad perinatal (de 3.2 a 0%) por medio de alentar el esfuerzo materno durante el segundo periodo del trabajo de parto (de tal manera

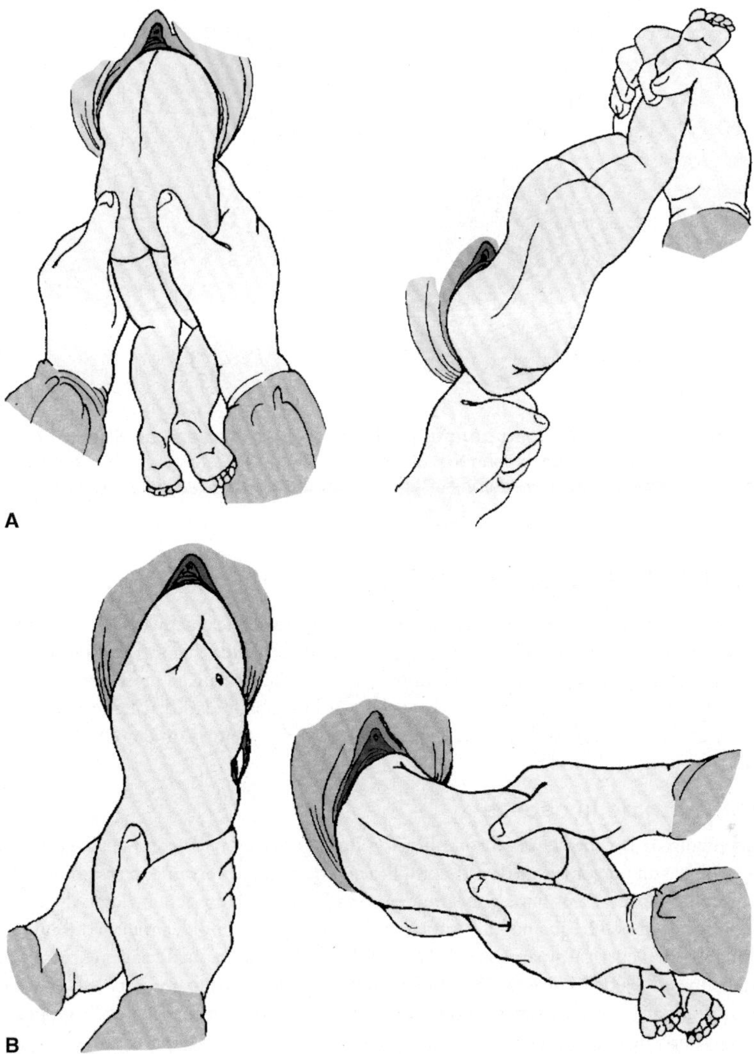

Figura 22-3. **Tracción suave sobre la pelvis**. Nótese que no se aplica tracción por arriba de la pelvis, sino que la misma se continúa con rotación de las escápulas conforme se hacen visibles, deslizando el brazo posterior y después el anterior para liberarlos durante el proceso. (Reimpresa con autorización de Abnormal Labor. En: Beckmann RB, W Ling FW, Smith RP, Barzansky BM, Herbert WN, Laube DW. *Obstetrics and Gynecology.* 5th ed. Philadelphia, PA: Lippincott Williams & Wilkins; 2006:106.)

que se evite la tracción del feto desde abajo) y aplicar presión suprapúbica para prevenir una fase expulsiva prolongada.[6] Otra opción para el nacimiento de la cabeza fetal es la aplicación de la maniobra de Mauriceau-Smellie-Veit, en la que se coloca el antebrazo del médico bajo el cuerpo fetal para sostenerlo y se palpa la mandíbula con el dedo medio mientras el índice y el anular se aplican a las eminencias malares (pómulos) para aplicar un grado pequeño de presión descendente a fin de flexionar la cabeza fetal. Al mismo tiempo, se puede usar la mano opuesta para proveer presión contraria sobre el occipucio. Debe tenerse cuidado de evitar hacer tracción sobre la mandíbula para no causar una lesión de la articulación temporomandibular.[20] Un ayudante puede aplicar la compresión suprapúbica desde arriba para el proceso de nacimiento de la cabeza. En contraste con un parto vaginal en presentación de vértice, en el que el lactante nace en dirección descendente, en una presentación pélvica lo hace hacia arriba (véase figura 22-4).

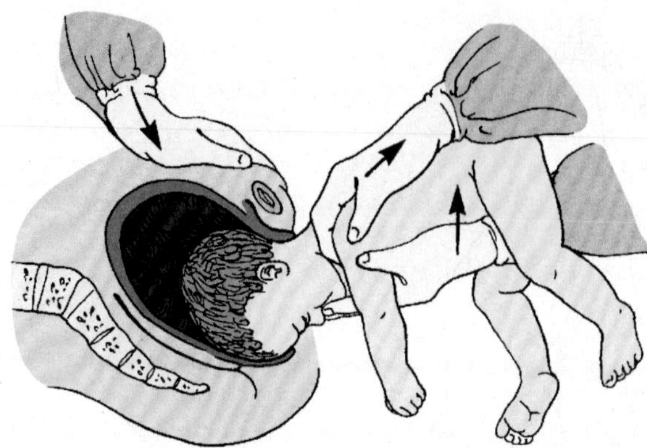

Figura 22-4. **Maniobra de Mauriceau para el nacimiento de la cabeza al último.** (Reimpresa con autorización de Abnormal Labor. En: Beckmann RB, W Ling FW, Smith RP, Barzansky BM, Herbert WN, Laube DW. *Obstetrics and Gynecology*. 5th ed. Philadelphia, PA: Lippincott Williams & Wilkins; 2006:106.)

COMPLICACIONES OBSTÉTRICAS

Los sucesos adversos durante el parto vaginal en presentación pélvica incluyen asfixia/hipoxia fetales, traumatismos relacionados con el nacimiento (p. ej., fractura de clavícula, hemorragia intraventricular, atrapamiento de la cabeza y prolapso del cordón umbilical). Específicamente, la presentación pélvica incompleta o de pies aumenta el riesgo de estas consecuencias por la probabilidad de que uno o ambos pies/rodillas pasen a través de un cérvix parcialmente dilatado, lo que lleva al atrapamiento de la cabeza al último o al prolapso del cordón umbilical.[21]

Atrapamiento de la cabeza

El **atrapamiento de la cabeza** es una complicación urgente relacionada con el parto pélvico. Un feto pretérmino conlleva un mayor riesgo de esta complicación que uno de término, por su mayor cociente circunferencia cefálica/cintura. Los fetos más grandes o maduros también tienen riesgo de atrapamiento de la cabeza, ya que es probable que no haya suficiente tiempo para su moldeamiento durante el parto en presentación pélvica. Ocurre atrapamiento de la cabeza cuando esta no puede nacer con uso de las maniobras usuales, incluyendo la de **Mauriceau-Smellie-Veit.** Para aliviar el atrapamiento de la cabeza, procédase en una forma gradual: (1) adminístrese un relajante uterino, como la terbutalina (0.25 mg por vía subcutánea o 2.5 a 10 µg/min en solución IV) o nitroglicerina (50 a 200 µg IV) para permitir el nacimiento fácil de la cabeza;[5] (2) realícense incisiones de Dührssen con tijeras estériles en toda la longitud del cérvix restante a las 2, 6 y 10 del cuadrante. Finalmente, si estos métodos no tienen éxito, (3) se puede hacer una sinfisiotomía púbica bajo anestesia local como procedimiento salvavidas,[22-24] que consta de la disección cortante a través de la piel y los tejidos subcutáneos hasta la sínfisis del pubis, identificación de la sección cartilaginosa y su corte con un bisturí, procedimiento que puede ensancharla hasta 2.5 cm y permitir el nacimiento de la cabeza atrapada al último. En este caso se debe colocar una sonda Foley para evitar la lesión de la vejiga. Como alternativa, si se dispone de instalaciones quirúrgicas, se puede hacer la maniobra de Zavanelli, que implica que el médico coloque el cuerpo del feto dentro del útero por impulso en retroceso de la cabeza, y proceda a una cesárea en el quirófano.[25] Cabe mencionar que la sinfisiotomía y la maniobra de Zavanelli deben considerarse de último recurso.

Prolapso del cordón umbilical

Además del atrapamiento de la cabeza, el **prolapso del cordón umbilical** es la otra urgencia obstétrica real que puede presentarse durante el nacimiento en un servicio de urgencias. Su detección temprana es indispensable para la atención de la mujer en trabajo de parto, dada la morbilidad y la mortalidad neonatales devastadoras y el riesgo significativo de asfixia/hipoxia fetal, puesto que el cordón es proclive a la compresión. El prolapso del cordón umbilical por lo general ocurre después de la rotura de membranas. Suele diagnosticarse por tacto vaginal, en el que se palpa directamente o se visualiza el cordón que pasa a través del introito. Si está disponible, la monitorización electrónica de la frecuencia cardiaca fetal puede mostrar un inicio súbito de bradicardia fetal prolongada o deceleraciones variables significativas. La ecografía portátil puede mostrar disminución de los movimientos cardiacos fetales. Por lo general, el prolapso del cordón es indoloro y no hay hemorragia vaginal significativa, lo que ayuda a diferenciarlo de otras urgencias obstétricas, como la rotura uterina y el desprendimiento prematuro de placenta normoinserta.[26] El tratamiento del prolapso del cordón en el servicio de urgencias se inicia pidiendo ayuda y preparando todo para una cesárea urgente. A continuación, el médico debe aliviar la compresión del cordón y ejecutar cuatro maniobras para la reanimación intrauterina: (1) colocar a la paciente en posición de Trendelenburg intensa o en la genupectoral; (2) introducir una mano enguantada en la vagina y elevar la presentación alejándola del cordón con prolapso; (3) insertar una sonda Foley, llenar la vejiga con 500 mL de solución salina y después pinzarla, para mantener la elevación de la presentación y descomprimir el cordón; (4) administrar tocolíticos (p. ej., terbutalina o nitroglicerina) para disminuir al mínimo las contracciones uterinas y aumentar la perfusión fetal.[27] Estas medidas de reanimación por el médico de urgencias pueden ayudar a disminuir la morbilidad y la mortalidad neonatales en camino a una cesárea urgente (véase capítulo 25).

DESAFÍOS DEL PARTO

Los partos que ocurren en el servicio de urgencias son menos que ideales y a menudo de mayor riesgo para la madre y el bebé. Una vez que se detecta un embarazo de alto riesgo, como aquel con el feto en presentación pélvica, es indispensable que el proveedor de atención médica mantenga la calma y se comunique eficazmente tanto con el equipo hospitalario como con la paciente. La comunicación eficaz entre el equipo mejora la atención y seguridad tanto de la madre como del feto. De igual importancia es que el proveedor de atención médica de urgencia se gane la confianza de la madre en una forma rápida para guiarla por lo que puede ser una experiencia difícil y terrorífica. En los partos pélvicos en particular, el esfuerzo materno es indispensable para el nacimiento seguro del feto. Los médicos deben comunicarse en todo momento con la madre y conducirla por cada paso de lo que está sucediendo, lo que se espera y qué hacer. El contar con un miembro de la familia como respaldo también puede ayudar a alentar a la madre durante el proceso del alumbramiento.

PUERPERIO INMEDIATO

Atención materna: después del nacimiento del feto se administran 10 unidades de oxitocina IM o 20 diluidas en un litro de solución salina normal o de Ringer lactato a razón de 500 a 1 000 mL/h para ayudar con las contracciones uterinas, la expulsión placentaria y la prevención de la hemorragia posparto. Como en cualquier parto, debe aplicarse tracción descendente suave al cordón placentario y tener precaución para asegurar que la placenta nazca completa. El periné también debe explorarse para identificar cualquier laceración, que se reparará con material de sutura absorbible. Si la paciente se encuentra hemodinámicamente estable y las laceraciones no pueden repararse, se empaquetará la vagina con compresas húmedas mientras se prepara a la paciente para su traslado.

Atención neonatal: el recién nacido requiere una exploración exhaustiva y debe ser valorado de inmediato por un médico entrenado en la reanimación neonatal. Se hará una exploración neurológica y se valorará en cuanto a anomalías corporales. Además, debe definirse la probabilidad de lesiones del plexo braquial, fracturas y dislocaciones.

RESUMEN

Los partos en presentación pélvica son raros y corresponden a embarazos de alto riesgo que deben tratarse en una unidad de trabajo de parto y parto bien regulada con obstetras diestros. Sin embargo, la realidad es que las embarazadas pueden acudir al servicio de urgencias en cualquier momento y existe la posibilidad de que el feto se encuentre en presentación pélvica. Durante la valoración de la paciente, el proveedor de atención de urgencias debe determinar qué tan inminente es el parto y tomar la decisión respecto a si la paciente está estable para su traslado, asumiendo que no hay obstetras en el lugar, o si el parto debe atenderse en el servicio de urgencias. Si bien este tipo de nacimiento puede constituir un reto, los médicos de urgencias deben estar preparados para atender un parto vaginal en presentación pélvica si surge la necesidad.

PUNTOS CLAVE

1. El parto en presentación pélvica es la situación anómala más frecuente durante el embarazo.
2. Los fetos pretérmino tienen más probabilidad de una presentación pélvica.
3. Las presentaciones pélvicas francas de nalgas e incompleta se asocian a un alto riesgo de prolapso del cordón y atrapamiento de la cabeza, por lo que deben resolverse mediante cesárea.
4. Permítase que los fetos en presentación pélvica franca de nalgas nazcan de manera espontánea sin intervención hasta que alcancen el nivel de expulsión de su cuerpo hasta el ombligo.
5. El atrapamiento de la cabeza y el prolapso del cordón son los máximos riesgos de morbilidad y mortalidad neonatales.
6. Solicítese ayuda tempranamente y manténgase una comunicación frecuente con los proveedores de atención obstétrica y pediátrica para lograr óptimos resultados en lo que respecta a la paciente y el neonato.

Referencias

1. Georg M, Gissler M, Rahkonen L, et al. Breech presentation at term and associated obstetric risk factors—a Nationwide Population Based Cohort Study. *Archiv Gynecol Obstet*. 2017;295:833-838.
2. Zsirai L, Csakany G, Vargha P, Fülöp V, Tabák ÁG. Breech presentation: its predictors and consequences. An analysis of the Hungarian Tauffer Obstetric Database (1996-2011). *Acta Obstet Gynecol Scand*. 2015;95;347-354.
3. Reichman EF. *Emergency Medicine Procedures*. 2nd ed. New York, NY: McGraw Hill; 2013.
4. Hannah ME, Hannah WJ, Hewson SA, Hodnett ED, Saigal S, Willan AR. Planned caesarean section versus planned vaginal birth for breech presentation at term: a randomized multicenter trial. Term Beech Trial Collaborative Group. *Lancet*. 2000;356(9239):1375.
5. Delivery of the Fetus in Breech Presentation. 2017. https://www.uptodate.com/contents/delivery-of-the-fetus-in-breech-presentation. Accessed May 5, 2018.
6. Kotaska A, Menticoglou S, Gagnon R; Maternal Fetal Medicine Committee. Vaginal delivery of breech presentation. *J Obstet Gynaecol Can*. 2009;31:557-566.
7. Goffinet F, Carayol M, Foidart JM, et al. Is planned vaginal delivery for breech presentation at term still an option? Results of an observational prospective survey in France and Belgium. *Am J Obstet Gynecol*. 2006;194:1002-1011.
8. Su M, McLeod L, Ross S, et al. Factors associated with adverse perinatal outcome in the Term Breech Trial. *Am J Obstet Gynecol*. 2003;189:740-745.
9. Bergenhenegouwen LA, Meertens L, Schaaf J, et al. Vaginal delivery versus caesarean section in preterm breech delivery: a systematic review. *Eur J Obstet Gynecol Reprod Biol*. 2014;172:1-6.
10. Richmond JR, Morin L, Benjamin A. Extremely preterm vaginal breech delivery en caul. *Obstet Gynecol*. 2002;99:1025-1030.
11. Hellsten C, Lindqvist P, Olofsson P. Vaginal breech delivery: is it still an option? *Eur J Obstet Gynecol Reprod Biol*. 2003;111:122-128.
12. Murphy DJ, MacKenzie I. The mortality and morbidity associated with umbilical cord prolapse. *Br J Obstet Gynaecol*. 1995;102:826-830.
13. Mode of term singleton breech delivery. ACOG Committee Opinion No. 745. American College of Obstetricians and Gynecologists. *Obstet Gynecol*. 2018;132:e60-e63.

14. Nassar N, Robers CL, Cameron CA, Olive EC. Diagnostic accuracy of clinical examination for detection of non-cephalic presentation in late pregnancy: cross sectional analytic study. *BMJ.* 2006;333:578-580.
15. Precipitous birth not occurring on a labor and delivery unit. 2017. https://www.uptodate.com/contents/precipitous-birth-not-occurring-on-a-labor-and-delivery-unit. Accessed May 6, 2018.
16. Uygur D, Kiş S, Tuncer R, Ozcan FS, Erkaya S. Risk factors and infant outcomes associated with umbilical cord prolapse. *Int J Gynaecol Obstet*. 2002;78:127-130.
17. Cheng M, Hannah M. Breech delivery at term: a critical review of the literature. *Obstet Gynecol.* 1993;82:605-618.
18. Louwen F, Daviss BA, Johnson KC, Reitter A. Does breech delivery in an upright position instead of on the back improve outcomes and avoid cesareans? *Int J Gynaecol Obstet*. 2017;136:151-161.
19. Walls RM, Hockberger RS, Gausche-Hill M, eds. *Rosen's Emergency Medicine: Concepts and Clinical Practice*. 9th ed. Philadelphia, PA: Elsevier; 2018.
20. Grosfeld O, Kretowicz J, Brokowski J. The temporomandibular joint in children after breech delivery. *J Oral Rehabil*. 1980;7:65-72.
21. Fonseca A, Silva R, Rato I, et al. Breech presentation: vaginal versus cesarean delivery, which intervention leads to the best outcomes? *Acta Med Port*. 2017;30(6):479-484.
22. Krause M. Techniques for vaginal breech delivery. *Geburtsh Frauenheilk*. 2008;68:25-48.
23. Menticoglou S. Symphysiotomy for the trapped aftercoming parts of the breech: a review of the literature and plea for its use. *Aust NZ J Obstet Gynaecol*. 1990;30:1-9.
24. Pust RE, Hirschler R, Lennox CE. Emergency symphysiotomy for the trapped head in breech delivery: indications, limitations, and method. *Trop Doc*. 1992;22:71-75.
25. Robertson JF, Braude DA, Stonehocker J, Moreno J. Prehospital breech delivery with fetal head entrapment-a case report and review. *Prehosp Emerg Care*. 2015;19(3):451-456.
26. Holdbrook BD, Phelan ST. Umbilical cord prolapse. *Obstet Gynecol Clin*. 2013;40(1):1-14.
27. Lew GH, Pulia MS. Emergency childbirth. In: Roberts JR, ed. *Roberts and Hedges' Clinical Procedures in Emergency Medicine*. 6th ed. Philadelphia, PA: Elsevier; 2014:1155-1179.

CAPÍTULO 23

Partos gemelares

Nuriya D. Robinson

PANORAMA GENERAL

Los partos de embarazos múltiples pueden ser desafiantes incluso para el obstetra más experimentado.[1] La situación fetal, la vigilancia de los retos por la presencia de más de un feto y la necesidad potencial de una cesárea para extraer uno o ambos, puede complicar el que desde otros puntos de vista sería un parto normal. Sin embargo, una mujer en trabajo de parto de un embarazo gemelar puede acudir a la sala de urgencias sin tiempo suficiente para su transporte a instalaciones mejor equipadas para atender lo intrincado del proceso del trabajo de parto y parto; por lo tanto, el médico de atención de urgencias debe estar preparado para resolver esta circunstancia única.

EPIDEMIOLOGÍA

Los embarazos gemelares son cada vez más frecuentes en Estados Unidos, con un aumento de casi 50% en la última década.[2] Varios factores que incluyen la edad materna más avanzada, que aumenta de manera natural la probabilidad de embarazos gemelares, así como el uso de tecnologías de reproducción asistida, han llevado a una mayor incidencia de los embarazos múltiples, de los que el gemelar es el más frecuente.[3-5] Los embarazos gemelares se asocian con morbilidad y mortalidad maternas más altas durante la gestación, el parto y el puerperio. Las mujeres con embarazos gemelares tienen una mayor probabilidad de presentar complicaciones relacionadas, como la diabetes gestacional y las afecciones hipertensivas gestacionales.[3] En el periodo posparto son más frecuentes las complicaciones, como la atonía uterina, la hemorragia posparto y la depresión posparto en las madres con embarazos múltiples.[3] En términos de riesgos, los fetos de embarazos gemelares tienen uno mayor de mortalidad perinatal y neonatal, en comparación con los fetos del mismo peso al nacer.[1] Además, los gemelos tienden a nacer a edades gestacionales más tempranas por una diversidad de motivos, con morbilidad y mortalidad resultantes del estado pretérmino.[2,3]

CONSIDERACIONES DE DIAGNÓSTICO

El momento óptimo para el diagnóstico de un embarazo gemelar es durante el primer trimestre, cuando el número de placentas y la presencia o ausencia de membranas divisorias de los sacos amnióticos se identifican con mayor facilidad.[3] Conforme el embarazo continúa, quizás disminuya lo claro de estos marcadores. El conocer la corionicidad de los gemelos durante el trabajo de parto no es vital para un parto exitoso, aunque pudiese ayudar a asegurar que se ha expulsado el número correcto de placentas. La presencia de una membrana divisoria es alentadora en el sentido de que hay dos sacos gestacionales separados, lo que excluye el diagnóstico de gemelos monocoriónicos (figura 23-1).

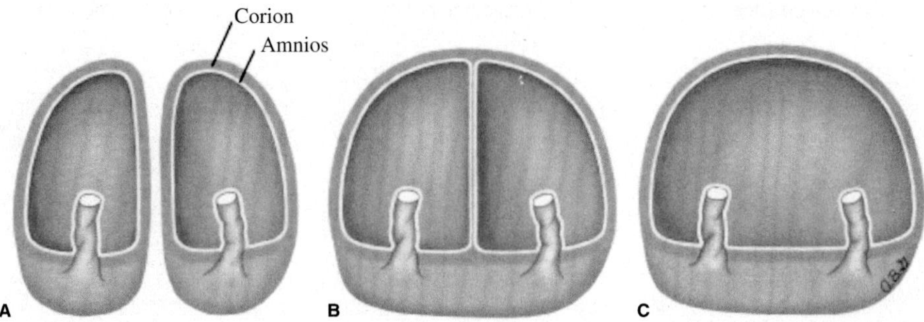

Figura 23-1. **Corioamnionicidad placentaria: (A)** dicoriónica/diamniótica, **(B)** monocoriónica/diamniótica, **(C)** monocoriónica/monoamniótica (Reimpresa con autorización de Chasen ST, Chervenak FA. Twin pregnancy: labor and delivery. En: Post TW, ed. UpToDate. Waltham, MA: *UpToDate*; 2019. www.uptodate.com.)

TRATAMIENTO

Valoración inicial

Como con cualquier circunstancia en el departamento de urgencias, el primer paso ante un embarazo gemelar es valorar a la paciente. Se tomarán los signos vitales iniciales, se instalará una venoclisis con catéter y se hará una exploración del cérvix para valorar su dilatación y determinar la urgencia de un parto. Una ecografía portátil es útil para establecer la viabilidad de ambos fetos e identificar la presentación del primero. Si se llega a la determinación de que la paciente está estable y la dilatación del cérvix no es avanzada, se la puede transportar a instalaciones con una unidad de trabajo de parto y parto. En el caso de que la paciente no esté estable para su transporte debido a factores maternos o fetales, se harán los arreglos necesarios para atender un parto gemelar en la sala de urgencias.

Preparación

La preparación es esencial para todos los partos, pero en especial para uno gemelar. Deberá hacerse una solicitud oportuna de asistencia pediátrica con fines de la reanimación neonatal y los cuidados de los recién nacidos. El número de integrantes del personal que ayuda al parto idealmente necesita duplicarse para proveer el mejor cuidado posible a la madre y ambos neonatos. Esto es importante en particular si se espera un parto pretérmino. Después del nacimiento cada bebé requerirá una cuna de calor radiante, un equipo de reanimación, así como un conjunto especializado de equipo para esta. Cuando sea posible, deberá disponerse de una charola de parto o de urgencia obstétrica e incluir pinzas adicionales para usar en el segundo cordón umbilical. Si se dispone de un aparato de vigilancia fetal por medios electrónicos también se puede usar para uno de los fetos, a menos de que se disponga de uno para ambos gemelos. Un equipo portátil de ecografía al lado de la cama y un miembro especializado del personal asignado para su uso son de gran beneficio, pues se puede utilizar en ausencia de aparatos de vigilancia fetal electrónica para determinar el estado del feto, principalmente la frecuencia cardiaca y su presentación durante el parto y en particular la del segundo gemelo después de que ha nacido el primero. No es raro que el segundo gemelo cambie de presentación después del nacimiento del primero.

Presentaciones fetales en los embarazos gemelares

Los gemelos se orientan principalmente dentro del útero en cuatro formas: cefálica/cefálica, no cefálica/diferente, no cefálica/no cefálica y no cefálica/cefálica (figura 23-2). Aproximadamente 42% de los gemelos se encuentra en presentación cefálica/cefálica, con tanto el primero como el segundo cabeza abajo.[6] La presentación cefálica/no cefálica incluye a 38% de los gemelos. El 20% restante corresponde a aquellos en presentaciones no cefálicas, ya sea pélvica/pélvica, pélvica/cefálica, pélvica/transversa, transversa/transversa, u otras menos frecuentes.[6]

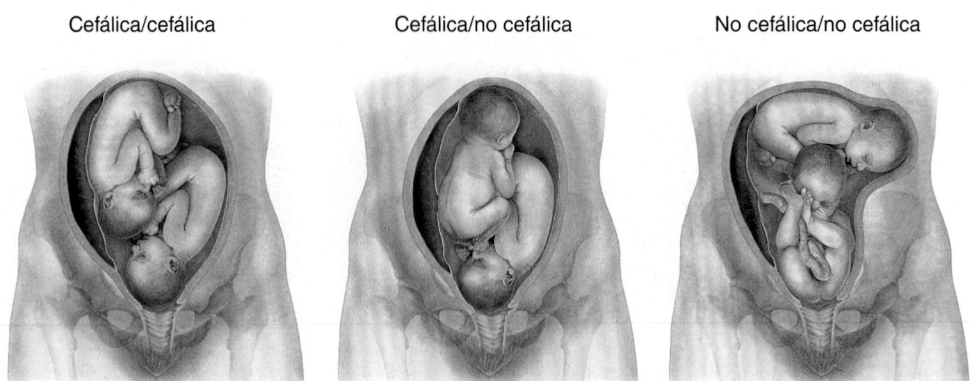

Figura 23-2. **Presentaciones cefálica/cefálica, cefálica/no cefálica, no cefálica/no cefálica.**

VÍA DEL NACIMIENTO

La vía más apropiada para el nacimiento de los gemelos ha sido motivo de controversia durante años.[7] Aunque la presentación del primer gemelo normalmente dicta si hay opción para un parto vaginal, en ocasiones la situación del segundo gemelo también participa en la vía del nacimiento.[8] Esto explica en forma parcial por qué es en extremo frecuente la cesárea para atender embarazos gemelares y contribuye con hasta 68% de los nacimientos.[7,9] Sin embargo, en un estudio aleatorizado con testigos se comparó la muerte fetal y neonatal así como la morbilidad neonatal grave entre el parto vaginal y la cesárea, planeados, en mujeres con embarazos de 32 0/7 a 38 6/7 semanas y el primer gemelo en presentación cefálica.[4] Sus resultados muestran que no hay diferencia en la morbilidad o mortalidad neonatales entre los dos grupos y, de hecho, son mejores los del nacimiento por vía vaginal. Dicho estudio sugirió que la cesárea no ofrece ventaja alguna en términos de los resultados estudiados. Si el primer gemelo se encuentra en presentación de vértice, la recomendación es proceder con el parto vaginal, y cuando en pélvica, se planea una cesárea.[1,4] El riesgo con el nacimiento del primer gemelo en presentación pélvica es el de atrapamiento de la cabeza última o la extensión del cuello, que dificultan más el parto y potencialmente llevan a una lesión de la médula espinal cervical del feto. Históricamente la enseñanza era de preocupación por los “gemelos engatillados por el mentón” (figura 23-3), lo que hoy es un suceso muy raro.

En casos en los que los gemelos son monocoriónicos y monoamnióticos, ambos en el mismo saco amniótico, también se recomienda una cesárea por el riesgo de accidentes funiculares durante el nacimiento.[1,10] Los cordones umbilicales se pueden enrollar y causar así hipoxia fetal o incluso la ausencia completa de flujo sanguíneo, con lesión fetal resultante o incluso la muerte.

Idealmente siempre debería disponerse del acceso para una cesárea en el contexto de los embarazos gemelares, así como de un obstetra experto. También se ha mostrado que estos dos recursos, junto con la anestesia neuroaxial llevan a mejores resultados, en especial del segundo gemelo en el caso de un parto quirúrgico o una cesárea, la extracción en presentación pélvica o la versión podálica interna del segundo gemelo (maniobra en la que se usa una mano dentro del útero para la tracción de uno o ambos pies a través de un cérvix por completo dilatado), si se requieren.[1,11]

No obstante, en el contexto del departamento de urgencias, donde quizás no se disponga de servicios quirúrgicos o un obstetra experto, la vía del parto casi siempre será vaginal, independientemente de la presentación de los gemelos. Las maniobras avanzadas, la extracción en presentación pélvica y la versión podálica interna deberían reservarse para aquellos proveedores de atención médica con el grado de entrenamiento correspondiente. Un estudio retrospectivo de cohortes de la frecuencia del parto vaginal exitoso cuando el segundo gemelo estaba en presentación diferente a la cefálica ayudó a dilucidar la dinámica del trabajo de parto gemelar. En 30% de las mujeres en trabajo de parto de un segundo gemelo en presentación diferente a la cefálica, este cambió a la de vértice para el momento del nacimiento, con el resultado de un parto vaginal exitoso de ambos.[8] Por el contrario, 12% de los segundos gemelos que se encontraban en presentación cefálica cambió a la pélvica.[12] En el caso de que un segundo gemelo esté en presentación no cefálica, necesitará atenderse en presentación pélvica.

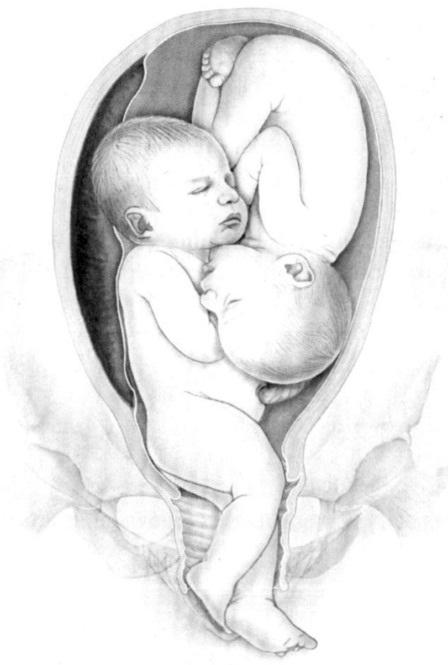

Figura 23-3. **Engatillamiento de los mentones en un embarazo gemelar con presentaciones pélvica/de vértice.**

NACIMIENTO DEL SEGUNDO GEMELO

Después del nacimiento del primer gemelo se utiliza la ecografía portátil para determinar la presentación del segundo y valorar su frecuencia cardiaca. El momento del nacimiento del segundo gemelo varió de manera significativa en múltiples estudios y no se ha recomendado un intervalo definitivo entre ambos.[1,13] Es aceptable el tratamiento expectante del segundo gemelo si su estado es alentador.[13] **Es crítico recordar pinzar el cordón del primer gemelo después de que nace, pero no tratar de extraer la(s) placenta(s), hasta después del nacimiento del segundo.** Los gemelos monocoriónicos no son apropiados para el pinzamiento retrasado del cordón, ya que pudiese dar como resultado una transfusión intergemelar. En el suceso infortunado del parto de un gemelo monocoriónico en el departamento de urgencias, se recomienda precaución al cortar una circular de cordón en la nuca, ya que pudiese ser imposible definir si se trata del cordón umbilical de segundo gemelo.[6] En la sala de urgencias, donde es una opción poco probable la manipulación del segundo gemelo y el parto quirúrgico vaginal o la cesárea, será imperativo para el proveedor de atención médica definir si después de que nazca el primer gemelo se puede transportar con seguridad a la paciente para el nacimiento del segundo y la atención materna y neonatal subsiguientes, o si se requerirá un nacimiento más inmediato del segundo gemelo y, por lo tanto, se considera que su transporte es inseguro. El intervalo puede ser altamente impredecible entre los nacimientos de gemelos.

COMPLICACIONES

Son raras las complicaciones fetales y maternas durante los partos gemelares vaginales.[9] La máxima complicación materna es la hemorragia posparto por atonía uterina y la necesidad posterior de transfusión sanguínea.[9,14] Las complicaciones fetales más frecuentes incluyen prolapso del cordón, traumatismo obstétrico y calificaciones de Apgar más bajas.[9,15]

El manejo activo del tercer estadio del parto (MATEP) disminuye la hemorragia posparto y debería aplicarse después del nacimiento de ambos gemelos.[1,15,16] El MATEP es un conjunto de intervenciones que se demostró disminuyen la morbilidad y mortalidad maternas secundarias a hemorragia, cuyos componentes son los siguientes: (a) administrar un uterotónico profiláctico, de preferencia 10 unidades de oxitocina intramusculares, en el momento del nacimiento del hombro anterior del segundo gemelo, o de inmediato después de su expulsión; (b) pinzamiento y corte del cordón; (c) aplicación de una tracción suave y regulada del cordón, y (d) masaje del fondo uterino. De los cuatro elementos del MATEP, el más importante es la administración de un uterotónico.[17] Puede no hacerse el masaje uterino si se administra el uterotónico, así como no hacer tracción del cordón si el proveedor de atención médica no tiene entrenamiento en las técnicas de la tracción regulada.[16,17] Sin embargo, sin la tracción del cordón umbilical hay una mayor probabilidad de retención de placenta y la necesidad de hacer su extracción manual.[16]

Para disminuir el riesgo de morbilidad y mortalidad maternas por hemorragia posparto, además del MATEP después del nacimiento, deberán seguirse los siguientes pasos de manera sistemática cuando una mujer acude para la atención del parto:[1,15]

1. Instalar una venoclisis suficiente para la reanimación con sangre y soluciones intravenosas.
2. Administrar soluciones cristaloides intravenosas a una velocidad de mantenimiento durante el trabajo de parto y parto.
3. Ordenar un recuento hematológico completo y enviar una muestra de sangre para su tipificación y la determinación de anticuerpos. Considérense las pruebas cruzadas de dos unidades de sangre.
4. Alistar 10 unidades de oxitocina intramuscular o 20 a 40 en un litro de solución de Ringer lactato o salina normal para su uso después del nacimiento.
5. Solicítense uterotónicos adicionales en caso de atonía y hemorragia, como 800 a 1 000 μg de misoprostol por vía rectal, 200 μg de metilergonovina intramuscular o 250 μg de carboprost intramuscular.

RESUMEN

Los embarazos gemelares constituyen retos únicos para los obstetras en las mejores circunstancias y, sin duda, serán todavía más desafiantes para los proveedores de atención médica de urgencias, con menos experiencia en obstetricia. Los embarazos gemelares no complicados pueden dificultarse rápidamente y, por lo tanto, el médico debe ser capaz de prever las complicaciones y tratarlas en el caso de que aparezcan. La preparación en términos del número de personal y equipos suficientes es indispensable para minimizar los malos resultados maternos y fetales, así como el obtener asistencia obstétrica tan pronto como sea posible. El uso de ecografía portátil es invaluable en estas pacientes para vigilar el estado fetal (frecuencia cardiaca y presentación de ambos gemelos durante el parto).

PUNTOS CLAVE

1. La incidencia de embarazos múltiples, incluyendo los gemelares, aumentó durante la última década.
2. Los gemelos tienen más probabilidad de nacer pretérmino, en comparación con los fetos de embarazos únicos.
3. Casi 50% de los gemelos adopta las presentaciones cefálica/cefálica, aunque el segundo puede cambiarla de manera espontánea después del parto del primero.
4. El estado fetal de ambos gemelos deberá valorarse tan frecuentemente como sea posible mediante la vigilancia continua de la frecuencia cardiaca por medios electrónicos o ecografía con un equipo portátil.
5. El manejo activo de la tercera etapa del parto (MATEP) debería aplicarse sistemáticamente en los partos gemelares.
6. Los proveedores de atención médica deberían estar preparados para atender una hemorragia posparto, que es más frecuente en los embarazos gemelares.

Referencias

1. Barrett JF. Twin delivery: method, timing and conduct. *Best Pract Res Clin Obstet Gynaecol.* 2014;28(2):327-338.
2. Martin JA, Hamilton BE, Ventura SJ, et al. Births: final data for 2009. *Natl Vital Rep*. 2011;60:1-70.

3. Committee on Practice Bulletins—Obstetrics; Society for Maternal–Fetal Medicine. Practice Bulletin No. 169: multifetal gestations: twin, triplet and higher-order multifetal pregnancies. *Obstet Gynecol*. 2016;128:e131-e146.
4. Barrett JF, Hannah ME, Hutton EK, et al. A randomized trial of planned cesarean section or vaginal delivery for twin pregnancy. *N Engl J Med*. 2013;369:1295-1305.
5. Fell DB, Joseph K. Temporal trends in the frequency of twins and higher-order multiple births in Canada and the United States. *BMC Pregnancy Childbirth*. 2012;12:103.
6. Chasen ST, Chervenak FA, Barss VA. *Twin Pregnancy: Labor and Delivery*. Waltham, MA: UpToDate; 2018.
7. Breathnach FM, McAuliffe FM, Geary M, et al. Prediction of safe and successful vaginal twin birth. *Am J Obstet Gynecol*. 2011;205:237.e1-e7.
8. Easter SR, Lieberman E, Carusi D. Fetal presentation and successful twin vaginal delivery. *Am J Obstet Gynecol*. 2016;214:116.e1-e10.
9. Wenckus DJ, Gao W, Kominiarek MA, Wilkins I. The effects of labor and delivery on maternal and neonatal outcomes in term twins: a retrospective cohort study. *BJOG*. 2014;121:1137-1144.
10. Baxi LV, Walsh CA. Monoamniotic twins in contemporary practice: a single-center study of perinatal outcomes. *J Matern Fetal Neonatal Med*. 2010;23:506-510.
11. Crawford JS. A prospective study of 200 consecutive twin deliveries. *Anaesthesia*. 1987;42:33-43.
12. Panelli DM, Easter SR, Bibbo C, Robinson JN, Carusi DA. Clinical factors associated with presentation change of the second twin after vaginal delivery of the first twin. *Obstet Gynecol*. 2017;130(5):1104.
13. Rayburn WF, Lavin JP, Miodovnik M, et al. Multiple gestation: time interval between delivery of the first and second twins. *Obstet Gynecol*. 1984;63:502.
14. Easter SR, Robinson JN, Lieberman E, Carusi D. Association of intended route of delivery and maternal morbidity in twin pregnancy. *Obstet Gynecol*. 2017;129(2):305-310.
15. Melka S, Miller J, Fox N. Labor and delivery of twin pregnancies. *Obstet Gynecol Clin North Am*. 2017;44(4):645-654.
16. Hofmeyr GJ, Mshweshwe NT, Gülmezoglu AM. Controlled cord traction for the third stage of labour. *Cochrane Database Syst Rev*. 2015;1:CD008020.
17. World Health Organization. *Active Management of the Third Stage of Labor: New WHO Recommendations Help to Focus Implementation*. Geneva, Switzerland: WHO; 2014.

CAPÍTULO 24

Histerotomía de emergencia

Megan E. Healy y Efrat R. Kean

PANORAMA GENERAL

La histerotomía de reanimación es la extracción de un feto potencialmente viable mediante una cesárea rápida en el contexto de un paro cardiopulmonar materno. Es una operación rara, pero que potencialmente salva la vida tanto de la madre como del neonato. El procedimiento se puede hacer por obstetras, cirujanos generales o médicos de urgencias, dependiendo de las circunstancias del paro cardiorrespiratorio. La conclusión rápida y oportuna del procedimiento se asocia con resultados maternos y fetales óptimos. La histerotomía de urgencia y la extracción del feto producen tasas mayores de retorno de la circulación espontánea (RCE) de la madre y su supervivencia hasta el alta hospitalaria. El propósito de la histerotomía de reanimación es extraer rápidamente al feto para aliviar la compresión aortocava, optimizar la hemodinámica y favorecer al máximo la supervivencia materna y fetal.

ANTECEDENTES

En un artículo de 2015 en el *American Journal of Obstetrics and Gynecology* se hizo un llamamiento para un cambio de nomenclatura de las denominaciones de amplio uso "cesárea perimortem" (CPM o PMCD en inglés) y "nacimiento por cesárea perimortem" (PMCS, por sus siglas en inglés)" a la de "histerotomía de reanimación".[1] El motivo de este cambio es enfocarse en la reanimación potencial materna, en comparación con la terminología antigua que implicaba "un esfuerzo de última trinchera" para salvar al feto ante el tratamiento fallido del paro cardiorrespiratorio materno. Los autores reconocen las barreras cognitivas que requieren superarse para iniciar el procedimiento y centrarse en un algoritmo simplificado para tratar el paro cardiorrespiratorio materno: determinación rápida de la edad de gestación y preparación para la histerotomía y el nacimiento esperados.[1] En la mayoría de las publicaciones anteriores sobre la histerotomía de reanimación, incluyendo la declaración científica sobre el paro cardiorrespiratorio durante el embarazo de la American Heart Association (AHA), se utilizan las siglas PMCD o PMCS.

Los datos sobre la incidencia y los resultados maternos y neonatales son limitados, dada la rareza del paro cardiorrespiratorio materno y la histerotomía de reanimación resultante. Las recomendaciones se basan principalmente en series de casos y consensos de expertos. Los datos más sólidos en Estados Unidos sobre el paro cardiaco materno provienen de la Nationwide Inpatient Sample (Muestra nacional de pacientes hospitalizadas), que señala una tasa de 1 por 12 000 ingresos.[2] Sin embargo, esta fuente de datos no incluye a las pacientes externas, como las de paros cardiorrespiratorios prehospitalarios o las del servicio de urgencias que no sobreviven para su ingreso. Cabe destacar que la tasa de supervivencias hasta el alta hospitalaria es de casi 60%, mucho mayor que en otras poblaciones con paro cardiorrespiratorio.[3] Hay, no obstante, una tendencia preocupante de tasas de muerte materna crecientes en Estados Unidos, que pudiesen reflejar a una población de mayor edad y más compleja desde el punto de vista médico que llega a término, pero es notoriamente mayor que en los países de altos ingresos comparables.[4]

CAMBIOS FISIOLÓGICOS DURANTE EL EMBARAZO AVANZADO

Fisiología cardiovascular

Durante el embarazo, el gasto cardiaco, el volumen sistólico y la frecuencia cardiaca aumentan, con un inicio tan temprano como en la sexta semana de gestación; estos cambios alcanzan su máximo a las 16 a 20 semanas y después se estabilizan.[5] En etapas posteriores del embarazo, conforme el útero aumenta de dimensiones, la compresión aortocava empieza a afectar la hemodinámica materna, en particular en la posición supina. Se ha detectado algo de compresión aortocava tan tempranamente como a las 12 a 14 semanas de gestación; sin embargo, se considera que tiene un impacto significativo sobre la hemodinámica materna a partir de las 20 semanas. El volumen sistólico materno declina progresivamente conforme aumenta el tamaño del útero. El gasto cardiaco se mantiene casi igual por el incremento gradual de la frecuencia cardiaca de 20 a 25% respecto de la cifra basal a las 20 semanas.[6]

A pesar el aumento del volumen plasmático, así como del gasto y la frecuencia cardiacos, la presión arterial media declina en forma gradual durante el embarazo, antes de estabilizarse a las 20 semanas de gestación. La resistencia vascular sistémica disminuye mucho para mantener el flujo sanguíneo de la placenta, posiblemente debido a la mayor producción de relaxina y óxido nítrico, que se inicia en etapas muy tempranas de la gestación. Por lo tanto, una embarazada puede estar relativamente hipotensa y taquicárdica al inicio, y en caso de un estado de choque se ve comprometida su capacidad de compensar por aumento de la resistencia vascular periférica. La placenta misma tiene una alta sensibilidad a los efectos de las catecolaminas secretadas durante el estrés. El flujo sanguíneo puede desviarse rápidamente lejos de la placenta y causar sufrimiento fetal significativo por disminución de la disponibilidad de oxígeno en etapas muy tempranas de la reanimación materna.[7]

Fisiología pulmonar

Los cambios hemodinámicos cardiovasculares se exacerban por la modificación significativa de la fisiología pulmonar materna en las etapas avanzadas del embarazo. La capacidad funcional residual materna disminuye mucho por la elevación del diafragma, desplazado por el útero grávido. La demanda materna de oxígeno también aumenta 20%. Estos cambios causan una rápida desaturación durante el estado de choque materno. La difusión de oxígeno a través de la placenta depende de una presión parcial materna de oxígeno relativamente alta en los alveolos (PaO_2) para crear un gradiente de oxígeno. Si la PaO_2 materna es menor de 60 mm Hg, este gradiente desaparece y el feto ya no puede extraer oxígeno de la corriente sanguínea materna, lo que le causa un sufrimiento significativo.[8]

Además, el manejo de las vías aéreas en las embarazadas se convierte en un desafío por el aumento del edema de la mucosa, fragilidad, congestión capilar y la disminución del tono del esfínter esofágico, lo que aumenta la probabilidad de aspiración durante la intubación.[9] La intubación fallida es ocho veces más probable en embarazadas que en las pacientes no gestantes,[10] y hay menos tiempo disponible para la intubación debido a la disminución de la reserva de oxígeno materna, así como a una mala tolerancia de la hipoxia y la acidosis respiratoria. Por lo tanto, la intubación debe realizarla el médico más experimentado del cual se disponga, con equipo para vías aéreas difíciles disponible al lado de la cama.

Compresión aortocava

El tratamiento de una paciente inestable o en paro cardiorrespiratorio durante el embarazo se complica más por los efectos del útero grávido sobre los vasos sanguíneos principales. La compresión aortocava disminuye de manera significativa la precarga y aumenta la poscarga, lo cual aminora el gasto cardiaco en gran medida cuando la paciente se encuentra en decúbito supino[11] (figura 24-1). A las 20 semanas, el volumen sistólico aumenta 27% cuando la paciente se coloca en decúbito lateral izquierdo, y a las 32 semanas lo hace por 35%.[12] Los cambios en la precarga y poscarga ante la compresión aortocava pueden causar que las compresiones del tórax sean significativamente menos efectivas, ya que hay un menor volumen sanguíneo circulante disponible y una mayor resistencia al gasto cardiaco.

La mejoría notoria del gasto cardiaco observada en la posición de decúbito lateral izquierdo sugiere que el alivio de la compresión aortocava es un paso crucial para la reanimación cardiopulmonar (RCP) en las etapas avanzadas del embarazo; sin embargo, hay limitaciones obvias para la posición de una paciente en decúbito lateral izquierdo durante las compresiones activas del tórax, y no hay estudios fisiológicos que demuestren que las compresiones del tórax son eficaces en esa posición; en aquellos con los que se cuenta hay una variabilidad significativa en el grado de inclinación provisto. Los intentos de los proveedores de atención médica para colocar a la paciente en una posición apropiada pueden causar retrasos innecesarios en la reanimación.[13] Ante esta variabilidad y la importancia de las compresiones de tórax de alta calidad, la

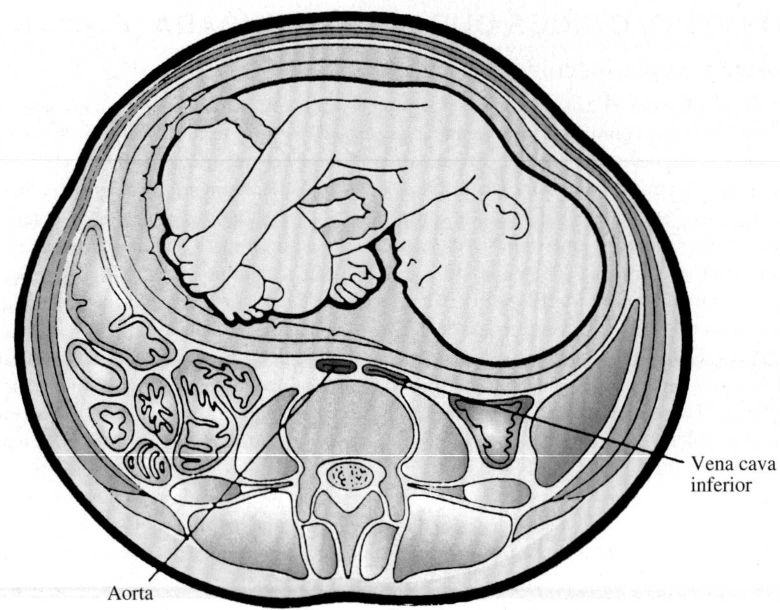

Figura 24-1. **Útero gestante que comprime la aorta y la vena cava inferior (compresión aortocava) en la posición supina.** (Adaptada de Ostheimer GW. *Regional anesthesia techniques in obstetrics.* New York, NY: Breon Laboratories; 1980.)

RCP debe hacerse con la paciente en decúbito supino. Debido a los efectos hemodinámicos de la compresión aortocava, en las guías de la AHA se recomienda el desplazamiento continuo del útero a la izquierda (DUL) en forma manual cuando su fondo se encuentra a nivel del ombligo o por arriba.[2] Sin embargo, el único método de alivio completo de la compresión aortocava es el nacimiento del feto.

ABORDAJE GENERAL PARA LA REANIMACIÓN DE LA EMBARAZADA INESTABLE

Aunque hay cambios significativos de la fisiología materna durante el embarazo avanzado, todas las reanimaciones deben iniciarse en la misma forma que en una paciente no gestante, con la valoración de la vía aérea, la ventilación y la circulación. Debe obtenerse el acceso intravenoso (IV) por venoclisis por arriba del diafragma, para considerar la compresión de la vena cava inferior por el útero grávido que pudiese hacer más lento el flujo sanguíneo desde abajo. Se administra oxígeno por mascarilla facial y cánulas nasales y, si es necesario, se realiza una intubación en secuencia rápida por parte del proveedor de atención médica más experimentado disponible. Asimismo, debe hacerse el DUL manual continuo.

Diagnóstico diferencial

En el caso de paro cardiorrespiratorio materno deben considerarse las causas relacionadas con la gestación. Las cardiopatías son la causa más frecuente de muerte en las embarazadas. El embarazo es un estado de hipercoagulabilidad que incrementa el riesgo de tromboembolia venosa. Siempre debe tenerse en mente una embolia pulmonar masiva como causa potencial de un paro cardiorrespiratorio durante el embarazo. Otros posibles detonantes específicos durante la gestación incluyen eclampsia, embolia del líquido amniótico, hemorragia y cardiomiopatía periparto.[14] Las embarazadas tienen también un alto riesgo de violencia por parte del compañero íntimo, y deben tenerse en mente traumatismos ocultos en el diagnóstico diferencial de cualquiera que se muestre inestable.[15]

Tratamiento del paro cardiorrespiratorio

Las pacientes en paro cardiorrespiratorio deben tratarse de acuerdo con los protocolos de soporte vital básico (SVB) y de soporte vital cardiovascular avanzado (SVCA), con compresiones de tórax en el mismo lugar que en mujeres sin embarazo.[2] La evidencia no respalda el hacer compresiones más altas, como se recomendaba antes. Debe hacerse el DUL manual durante las compresiones de tórax para aliviar la compresión aortocava. Las compresiones de tórax son menos eficaces ante la inclinación lateral del cuerpo, y la paciente debe mantenerse en posición supina durante el paro cardiopulmonar. En aquellas con ritmos proclives al estado de choque se mostró que la desfibrilación es segura durante el embarazo para la madre y el feto.[16,17] Sin embargo, cuando el feto es viable y se dispone de equipo, debe monitorizarse su frecuencia cardiaca durante la desfibrilación, ya que hay reportes de casos de bradicardia o sufrimiento que requieren una cesárea de urgencia.[18,19] Los medicamentos antiarrítmicos de uso frecuente en pacientes inestables, incluidos la amiodarona, adenosina, atropina y epinefrina, se pueden administrar a aquellas en etapas avanzadas del embarazo a las dosis usuales. Si bien la amiodarona no conlleva teratogenicidad significativa en el primer trimestre, las dosis únicas administradas en etapas avanzadas del embarazo tienen poca probabilidad de afectar de manera adversa al feto y se pueden usar con seguridad.[20]

Tromboembolia venosa

Ocurre tromboembolia venosa en aproximadamente 1 de 1 000 embarazos, 10 veces más a menudo que en la población no gestante. Las embarazadas con sospecha de embolia pulmonar masiva pueden recibir trombolíticos con seguridad.[21] Aunque los estudios de trombolíticos en las embarazadas son limitados, las publicaciones presentes muestran que las tasas de complicación resultantes de la administración de trombolíticos en las embarazadas son similares a las de pacientes no gestantes y que, en general, hay un mal resultado fetal en las madres con mal pronóstico, sin haber un vínculo directo con la administración de trombolíticos.[22]

Lesiones traumáticas

Las embarazadas tienen un mayor riesgo de lesiones traumáticas. Los traumatismos afectan de 6 a 8% de los embarazos, siendo la causa más frecuente de trauma la colisión de vehículos motrices, seguida por asaltos y caídas. Las embarazadas deben reanimarse de acuerdo con los protocolos del soporte vital avanzado en trauma (SVAT) con una exploración primaria y secundaria. Cabe resaltar que las embarazadas pueden perder hasta 35% de su volumen sanguíneo antes de mostrar un cambio de signos vitales debido al incremento en el volumen plasmático, lo que puede crear un retraso del tratamiento si no se sospecha una hemorragia significativa tempranamente durante su reanimación.[23] Además, hay diferencias anatómicas para tener en mente en las etapas avanzadas del embarazo, que incluyen el desplazamiento ascendente del intestino, la elevación del diafragma y la hipertrofia de la vasculatura uterina. En los traumatismos penetrantes de abdomen, el útero grávido protege a los órganos internos; sin embargo, son frecuentes el desprendimiento prematuro de placenta normoinserta y la pérdida fetal ante las lesiones penetrantes que afectan al útero y pueden causar una pérdida sanguínea grave.[24] Debido a la elevación del diafragma, se deben sospechar lesiones abdominales en las pacientes con daño torácico significativo. En aquellas con neumotórax debe hacerse una toracostomía con sonda en un espacio intercostal más alto que el de la no embarazada, el cuarto o quinto.[25]

Estudios de imagen

En las pacientes con hemodinámica lo suficientemente estable para los estudios de imagen, la valoración inicial debe hacerse con valoración dirigida de ecografía por un traumatismo (FAST, por sus siglas en inglés) y una ecografía pélvica. Las pacientes que requieren tomografía computarizada (TC) para valorar un traumatismo significativo deben ser objeto de todos los estudios de imagen necesarios. Los de TC de tórax, abdomen o pelvis conllevan una dosis < 35 mGy de radiación fetal. Para las etapas avanzadas del embarazo, la organogénesis ya concluyó y el riesgo de malformaciones no es significativo, pero el de cáncer futuro es mayor, y con dosis de 5 a 50 mGy alcanza de 1 a 6%.[26] El medio de contraste yodado es de uso seguro durante el embarazo y es preferible hacer un solo estudio adecuado con medio de contraste en vez de múltiples subóptimos sin reforzamiento.[27] En las pacientes inestables o con afecciones que se sospecha requieren tratamiento quirúrgico urgente, el beneficio de la TC parecería rebasar al futuro riesgo de cáncer. En las pacientes estables con sospecha de lesiones no urgentes, la resonancia magnética es segura durante el embarazo y no se ha vinculado con resultados adversos; sin embargo, debe evitarse el medio de contraste con gadolinio, ya que su seguridad durante el embarazo no está bien establecida.[28]

INDICACIONES PARA LA HISTEROTOMÍA DE REANIMACIÓN

La principal indicación de la histerotomía de reanimación es el paro cardiopulmonar de una embarazada con un feto potencialmente viable. Un fondo palpable a nivel del ombligo corresponde a una edad de gestación de 20 semanas, que también es causa de compresión aortocava significativa. El motivo del beneficio materno de la histerotomía de reanimación es que el alivio de la compresión aortocava aumenta el retorno venoso y el gasto cardiaco de 25 a 30%, por lo que es una acción crítica la determinación rápida de la edad de gestación para la reanimación de la embarazada inestable o aquella en paro cardiorrespiratorio. Puede considerarse una ecografía portátil en casos donde la exploración física es incierta, pero puede retrasar el procedimiento y debe evitarse cuando dicha exploración es inequívoca.[3]

Se recomienda que la histerotomía de reanimación se inicie **4 minutos** después del paro cardiorrespiratorio materno.[3] Para no retrasar el procedimiento, los preparativos deben empezar en el momento de la pérdida del pulso; esto puede incluir la preparación del abdomen con una solución antiséptica y asegurar la disponibilidad del equipo necesario. En las guías actuales se recomienda no movilizar a la madre a un quirófano para el nacimiento, y el procedimiento debe hacerse en el sitio en que ocurrió el paro.[3] Se obtienen resultados fetales y maternos óptimos cuando se lleva al feto al nacimiento en los **5 minutos** que siguen al paro cardiorrespiratorio.[5] Hay reportes de casos de fetos vivos extraídos hasta 25 minutos después del paro cardiorrespiratorio materno. Sin embargo, pasado este periodo probablemente haya poco beneficio para la madre y el feto.

PROCEDIMIENTO

No se requiere un equipo especial para la histerotomía de reanimación, solo deben estar disponibles fácilmente los implementos básicos que conforman cualquier equipo de parto o traumatología. El instrumento de máxima importancia es el bisturí. Otros artículos útiles incluyen el equipo de protección personal, las tijeras de punta roma, las pinzas para cordón, suturas, gasas, una aspiración adecuada y las provisiones para la reanimación neonatal. Para una lista completa del equipo recomendable, ver la tabla 24-1.

Los esfuerzos de RCP para la madre y el DUL manual deben mantenerse durante el procedimiento, hasta que se extraiga al feto. De ser posible, en la AHA se recomienda contar con equipos especializados de reanimación materna, histerotomía de reanimación y reanimación neonatal.[3] El procedimiento no debe retrasarse para esperar al obstetra o cirujano; los médicos de urgencias tienen experiencia para hacer una histerotomía de reanimación.

El primer paso en la histerotomía de reanimación es una incisión media vertical larga a través de las paredes abdominales desde el apéndice xifoides hasta la sínfisis del pubis, para asegurar un ingreso rápido a la cavidad abdominal y la visualización adecuada. Se debe identificar la vejiga y evitarla. Puede ser útil el uso de separadores para desplazar la vejiga, si se dispone de ellos con facilidad. El siguiente paso es hacer una incisión vertical media en el segmento uterino inferior, que puede extenderse hacia arriba con tijeras de punta roma utilizando los dedos de la mano opuesta para elevar la pared uterina lejos del feto subyacente. Es de esperar una hemorragia significativa si se hace una incisión a la placenta. El feto debe entonces extraerse, aspirar su nariz y boca, y pinzar el cordón umbilical doblemente para su corte (figura 24-2).

TABLA 24-1 Equipo recomendado para la histerotomía de reanimación
Bisturí con hoja # 10
Equipo de protección personal: bata, guantes, mascarilla, botas
Solución antiséptica
Tijeras de punta roma
Sondas de aspiración
Pinzas de cordón umbilical
Pinzas hemostáticas
Gasas
Pera de goma
Material de sutura
Cuna de calor radiante
Equipo de reanimación neonatal

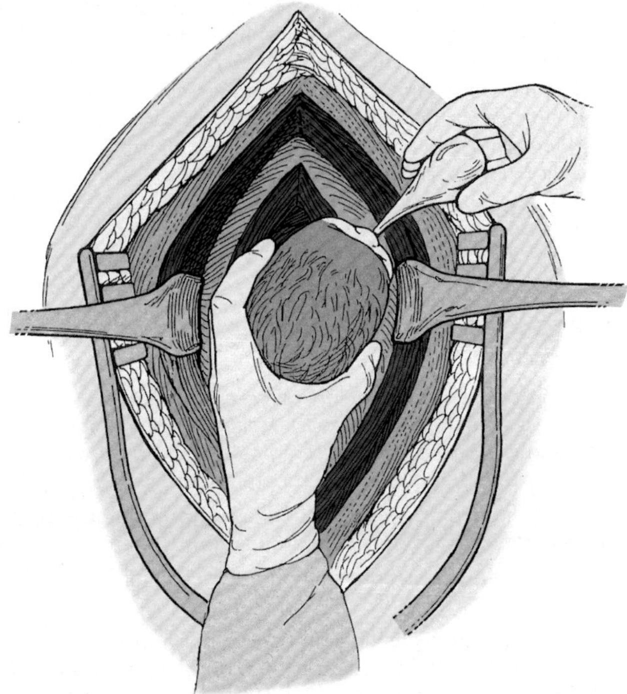

Figura 24-2. **Nacimiento por histerotomía de reanimación.** (Reimpresa con autorización de Shah KH, Egan D, Quaas J. *Essential emergency trauma. Philadelphia*, PA: Lippincott, Williams & Wilkins; 2011:443.)

Puede entonces procederse a la reanimación neonatal. La placenta se extrae después por su separación manual de la pared uterina. Se puede limpiar la cavidad uterina con gasas o una compresa abdominal. Se administran 20 a 40 unidades de oxitocina en 1 000 mL de solución salina normal por vía IV. Si persiste hemorragia significativa, tal vez estén indicados medicamentos adicionales (véase capítulo 27, Hemorragia posparto). El útero se puede empaquetar o cerrar, dependiendo de las circunstancias y los médicos de que se disponga. En las guías de la AHA se recomienda un cierre de la pared uterina en surgete continuo con material absorbible, seguido por el cierre estándar de la pared abdominal.[3]

RESUMEN

La reanimación de las pacientes inestables en el embarazo de término avanzado debe guiarse por los cambios fisiológicos de la gestación. Las embarazadas tienen un aumento del volumen plasmático y un decremento de la resistencia vascular sistémica que llevan a una hipotensión basal y taquicardia relativa. Presentan una menor capacidad de compensación de lesiones cardiopulmonares, pero por otro lado consiguen tolerar más la pérdida sanguínea, lo que modifica los signos y síntomas de un choque inminente. Debe considerarse que las embarazadas tienen una vía aérea difícil, ya que presentan una menor capacidad funcional residual y un aumento de la demanda de oxígeno, así como edema y estenosis de las vías aéreas altas.

Las causas más frecuentes de paro cardiorrespiratorio durante el embarazo son: síndrome coronario agudo, embolia pulmonar masiva, traumatismos y complicaciones obstétricas como la eclampsia, la hemorragia uterina y la embolia de líquido amniótico, de manera que deben considerarse en toda embarazada inestable. La reanimación debe seguir de inicio los protocolos de SVCA o de soporte vital avanzado en trauma (SVAT), más la administración de oxígeno al 100 por ciento y crear un acceso IV por arriba del diafragma, considerando la compresión aortocava por el útero grávido. Es seguro usar en las embarazadas la cardioversión, los medicamentos antiarrítmicos y los trombolíticos, así que deben administrarse cuando estén indicados.

La histerotomía de reanimación es un procedimiento que potencialmente salva la vida de la madre y el feto. En el caso de una paciente embarazada inestable, la determinación de la edad de gestación es una acción crítica. Aquella con 20 semanas de gestación o más tiene el beneficio potencial de disminución de la morbilidad y mortalidad por el alivio de la compresión aortocava. Por lo tanto, debe hacerse el DUL manual continuo en cualquier embarazada inestable con fondo uterino palpable por arriba del ombligo hasta el momento del nacimiento. En el caso de un paro cardiorrespiratorio materno, se iniciará la histerotomía de reanimación y la extracción del feto pasados 4 minutos de SVCA sin RCE, y concluirse en los 5 minutos posteriores, o tan pronto como sea posible después del pàro para alcanzar resultados maternos y fetales óptimos.

PUNTOS CLAVE

1. Las condiciones asociadas con la gestación, como el síndrome coronario agudo, la embolia pulmonar masiva, los traumatismos, la eclampsia, la hemorragia uterina y la embolia de líquido amniótico, deben tenerse en mente como causas importantes de inestabilidad o paro cardiorrespiratorio en embarazadas.
2. La histerotomía de reanimación provee un beneficio fetal y materno de supervivencia cuando se realiza con rapidez después del paro cardiorrespiratorio materno.
3. Es una acción crítica la determinación de la edad de gestación para la reanimación de la embarazada inestable.
4. La palpación del fondo uterino a nivel del ombligo o por arriba corresponde a una edad de gestación de 20 semanas o más y es un criterio para realizar el DUL manual durante la reanimación de una paciente inestable o la histerotomía de reanimación en el contexto del paro cardiorrespiratorio.
5. La histerotomía de reanimación debe iniciarse idealmente en el minuto 4 después del inicio del paro cardiorrespiratorio materno, con el propósito de la extracción del feto para el minuto 5 posterior.
6. La única pieza esencial del equipo para iniciar la histerotomía de reanimación es un bisturí.
7. Siempre que sea posible, deben asignarse equipos de proveedores de atención médica para la reanimación materna, la histerotomía de reanimación y la reanimación neonatal, para asegurar que se mantengan las mejores prácticas profesionales.

Referencias

1. Rose C, Faksh A, Traynor K, Cabrera D, Arendt KW, Brost BC. Challenging the 4-to 5-minute rule: from perimortem cesarean to resuscitative hysterotomy. *Am J Obstet Gynecol*. 2015;213(5):653-656.
2. Mhyre JM, Tsen LC, Einav S, Kuklina EV, Leffert LR, Bateman MT. Cardiac arrest during hospitalization for delivery in the United States, 1998-2011. *Anesthesiology*. 2014;120:810-818.
3. Jeejeebhoy F, Zelop CM, Lipman S, et al. Cardiac arrest in pregnancy: a scientific statement from the American Heart Association. *Circulation*. 2015;132:1747-1773.
4. Kassebaum NJ, Bertozzi-Villa A, Coggeshall MS, et al. Global, regional and national levels and causes of maternal mortality during 1990-2013: as systemic analysis for the Global Burden of Disease Study 2013. *Lancet*. 2014;384(9947):980-1004.
5. Jeejeebhoy FM, Zelop CM, Windrim R, Carvalho JC, Dorian P, Morrison LJ. Management of cardiac arrest in pregnancy: a systematic review. *Resuscitation*. 2011;82(7):801-809.
6. Sanghavi MD, Rutherford J. Cardiovascular physiology of pregnancy. *Circulation*. 2014;130(12): 1003-1008.
7. Corsi PR, Rasslan S, de Oliveira LB, Kronfly FS, Marinho VP. Trauma in pregnant women: analysis of maternal and fetal mortality. *Injury*. 1999;30(4):239-243.

8. Bobrowski RA. Pulmonary physiology in pregnancy. *Clin Obstet Gynecol.* 2010;53(2):85-300.
9. Schwaiberger D, Karcz M, Menk M, Papadakos PJ, Dantoni SE. Respiratory failure and mechanical ventilation in the pregnant patient. *Crit Care Clin.* 2016;32(1):85-95.
10. Munnur US, De Boisblanc B, Suresh M. Airway problems in pregnancy. *Crit Care Med.* 2005;33(10 Suppl):S259-S268.
11. Hall ME, George EM, Granger JP. The heart during pregnancy. *Rev Esp Cardiol.* 2011; 64(11):1045-10513.
12. Archer TL, Suresh P, Shapiro AE. Cardiac output measurement, by means of electrical velocimetry, may be able to determine optimum maternal position during gestation, labour and caesarean delivery, by preventing vena caval compression and maximising cardiac output and placental perfusion pressure. (Correspondence). *Anaesth Intensive Care*. 2011;39(2):308-311.
13. Kim S, You JS, Lee HS, et al. Quality of chest compressions performed by inexperienced rescuers in simulated cardiac arrest associated with pregnancy. *Resuscitation*. 2013;84(1):98-102.
14. Lewis G. The Confidential Enquiry into Maternal and Child Health (CEMACH). Saving Mothers' Lives: Reviewing Maternal Deaths to make Motherhood Safer 2003-2005. The Seventh Confidential Enquiry into Maternal Deaths in the United Kingdom. RCOG Press, 2007.
15. CDC. Intimate partner violence during pregnancy: a guide for clinicians. https://www.cdc.gov/violenceprevention/pdf/cdc_nisvs_ipv_report_2013_v17_single_a.pdf
16. Rotmensch H, Rotmensch S, Elkayam U. Management of cardiac arrhythmia's during pregnancy. *Drugs*. 1987;33:623-633.
17. Ueland K, McAnaulty J, Ueland F, et al. Special considerations in the use of cardiovascular drugs. *Clin Obstet Gynecol*. 1981;24(3):809-823.
18. Barnes E, Eben F, Patterson D. Direct current cardioversion during pregnancy should be performed with facilities available for fetal monitoring and emergency caesarean section. *BJOG.* 2002;109(12):1406-1407.
19. Tromp C, Nanne H, Pernet N, Tukkie A, Bolte M. Electrical cardioversion during pregnancy: safe or not? *Neth Heart J.* 2011;19(3):134-136.
20. Newstead-Angel J, Gibson P. Cardiac drug use in pregnancy: safety, effectiveness and obstetric implications. *Expert Rev Cardiovasc Ther*. 2009;7(12):1569-1580.
21. Gartman E. The use of thrombolytic therapy in pregnancy. *Obstet Med.* 2013;6(3):105-111.
22. Sousa Gomes M, Guimarães M, Montenegro N. Thrombolysis in pregnancy: a literature review. *J Matern Fetal Neonatal Med.* 2019;32(14):1-11.
23. Petrone P, Asensio J. Trauma in pregnancy: assessment and treatment. *Scand J Surg.* 2006;95(1):4-10.
24. Brown S, Mozurkewich E. Trauma during pregnancy. *Obstet Gynecol Clin North Am*. 2012; 40(1):47-57.
25. Raja AS, Zabbo CP. Trauma in pregnancy. *Emerg Med Clin North Am*. 2012;30(4):937-948.
26. CDC radiation emergencies and prenatal radiation exposure: a fact sheet for physicians. https://www.cdc.gov/nceh/radiation/emergencies/prenatalphysician.htm.
27. Lee I, Chew F. Use of IV iodinated and gadolinium contrast media in the pregnant or lactating patient: self-assessment module. *AJR Am J Roentgenol*. 2009;193(6 Suppl):S70-S73.
28. Chen MM, Coakley FV, Kaimal AK, Laros R. Guidelines for computed tomography and magnetic resonance imaging use during pregnancy and lactation. *Obstet Gynecol*. 2008;112(2, Part 1):333-340.

CAPÍTULO 25

Anomalías del cordón umbilical

Sara M. Seifert

PANORAMA GENERAL

El manejo periparto del cordón umbilical puede tener importantes efectos maternos y fetales, desde la prevención de asfixia, hemorragia y morbilidad a largo plazo, hasta la promoción del bienestar neonatal y materno. Es imperativo que el proveedor de atención médica de urgencia conozca el manejo del cordón umbilical normal, así como de las posibles anomalías y urgencias, como la circular de cordón en la nuca u otros sitios del cuerpo fetal, los desgarros, el prolapso, la cortedad, la inserción velamentosa y los vasos previos (vasa previa). Hay afecciones adicionales del cordón umbilical que se pueden encontrar, e incluyen anomalías vasculares (como la arteria única o el aneurisma), quistes, hematomas, teratomas y nudos, pero, en general, no se tratan en el servicio de urgencias.[1]

ANATOMÍA

El cordón umbilical normal contiene dos arterias y una vena, rodeadas y sostenidas por la gelatina de Wharton, un tejido blanco/translúcido gelatinoso (figura 25-1).[2] La longitud del cordón umbilical puede ser muy variable, con una media de 32 cm a las 20 semanas de gestación y 60 cm a las 40, y un rango de 35 a 80 cm a término.[3] Los cordones umbilicales más largos conllevan un riesgo aumentado de formación de nudos, circulares de cordón en la nuca u otro sitio del cuerpo fetal, así como su prolapso a través del cérvix. Los cordones umbilicales de menos de 35 cm de longitud se relacionan con el desprendimiento prematuro de placenta normoinserta, el retraso del crecimiento fetal, la menor actividad fetal intrauterina y las anomalías del desarrollo. El grosor del cordón umbilical varía de 1.5 a 3.6 cm, y los más delgados tienen mayor proclividad al desgarro o la oclusión. Hay una sola arteria umbilical en el cordón de casi 2 a 6 por 1 000 nacidos vivos. Se trata de un dato aislado de 70 a 80% de los neonatos; sin embargo, en 20 a 30% se vincula con anomalías congénitas cardiovasculares, gastrointestinales, renales y del sistema nervioso central, así como cromosómicas.[4] En la tabla 25-1 se muestra la frecuencia de diversas anomalías del cordón umbilical que se detectan en el nacimiento.

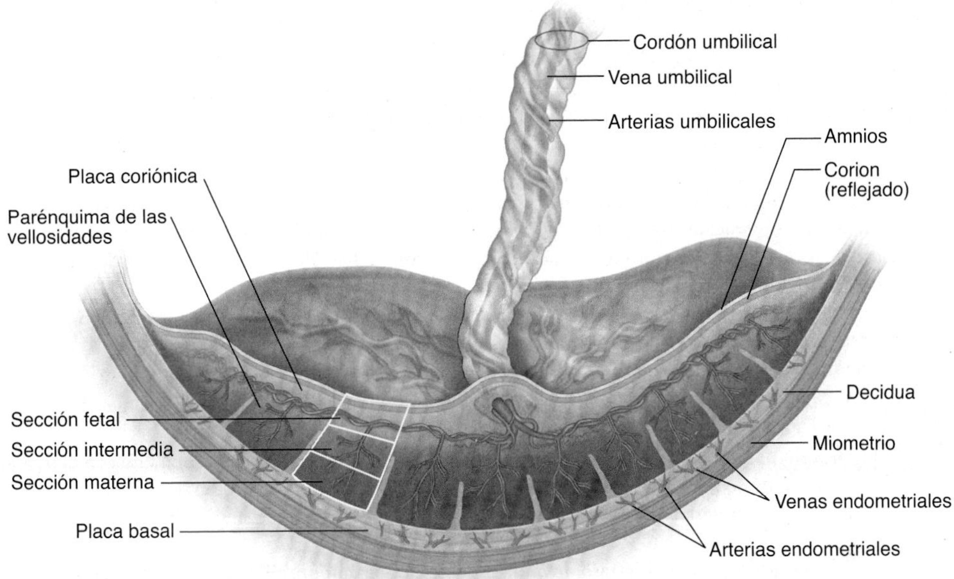

Figura 25-1. **Anatomía del cordón umbilical normal.**

TABLA 25-1 Frecuencia de las anomalías del cordón umbilical

Anomalías	Frecuencia
Circular en la nuca/otro sitio del cuerpo fetal	15 a 34%[5]
Prolapso del cordón	16 a 18 en 10 000 nacidos vivos[6-10]
Vasos previos	En 2500 partos[11]
Inserción velamentosa	En 1% de los embarazos únicos y en hasta 15% de los gemelares monocoriónicos[12]
Nudos	1.3%[1,10]

MANEJO DEL CORDÓN UMBILICAL NORMAL EN EL PARTO DE TÉRMINO

Después del nacimiento de la cabeza del feto deberá instruirse a la madre para dejar de pujar durante un momento con el fin de permitir su rotación externa y restitución, para la valoración de una circular del cordón umbilical (cuando se enrolla) por palpación del cuello. Si la madre no fue objeto de bloqueo epidural o si percibe una cantidad significativa de presión pélvica, puede no ser capaz de dejar de pujar y continuará haciéndolo.

En ausencia de complicaciones maternas o neonatales, después del nacimiento de un bebé de término saludable, el médico deberá valorar visualmente la longitud del cordón umbilical y si lo percibe corto, lo que significa que el neonato no puede alejarse del periné sin tensarlo, debe tenerse el cuidado de llevarlo cerca de este mientras se pinza y corta. Si hay suficiente longitud del cordón umbilical, el neonato deberá colocarse en contacto piel con piel sobre el abdomen y el tórax maternos para promover la vinculación y disminuir al mínimo la pérdida de calor antes de pinzar el cordón. Si parece que el neonato necesita mayor reanimación, se puede pinzar y cortar el cordón umbilical para facilitar la valoración.

Pinzamiento tardío del cordón

La decisión de retrasar el pinzamiento del cordón a término ha sido tema de investigación activa, con cambios recientes en las guías terapéuticas. Después del nacimiento se presentan respiraciones espontáneas del neonato pasados de 10 a 15 segundos, con la transición subsiguiente de la circulación fetal a la neonatal. Aproximadamente 75% de la sangre disponible para la transfusión de la placenta al neonato se transfiere en el primer minuto que sigue al nacimiento.[13]

En un metaanálisis con distribución aleatoria de los neonatos para el pinzamiento inmediato o diferido del cordón (definido como aquel 2 a 3 minutos después del nacimiento), se encontró que este último da como resultado mayores cifras de hemoglobina, por una media de 1.49 g/dL de 24 a 48 horas después del nacimiento y 8% presentó deficiencia de hierro a los 3 a 6 meses, en comparación con 14% de aquellos con pinzamiento inmediato. El pinzamiento retrasado del cordón lleva a que más neonatos requieran fototerapia, en comparación con aquellos con el pinzamiento temprano. En otro estudio se hizo seguimiento de los bebés con el pinzamiento temprano frente al tardío del cordón durante 4 años y se encontraron mejores resultados del desarrollo, en particular en los varones, sin efectos lesivos.[2,13,14]

En el American College of Obstetricians and Gynecologists (ACOG) y la American Academy of Pediatrics (AAP) se recomendó **retrasar el pinzamiento del cordón umbilical por 60 segundos después del nacimiento de los neonatos vigorosos que no requieren reanimación desde otros puntos de vista.**

- **Ventajas del retraso del pinzamiento del cordón umbilical:** mayores reservas de hierro del lactante a los 6 meses y posiblemente mejores resultados del neurodesarrollo[2,13,14]
- **Desventajas del retraso del pinzamiento del cordón umbilical:** hiperbilirrubinemia en el periodo neonatal inmediato, que requiere fototerapia o una exanguinotransfusión. Es de notar que si se van a tomar muestras de sangre del cordón umbilical, el retraso de su pinzamiento no permite obtener una buena.[14]
- **Contraindicaciones del retraso del pinzamiento del cordón umbilical:** desprendimiento prematuro de placenta normoinserta, placenta previa, así como avulsión del cordón, ya que pueden causar pérdida de sangre y anemia grave del feto.[14]

En general, en los neonatos de término no se exprime el cordón umbilical, donde el médico utiliza su mano para impulsar sangre desde este hacia el bebé, aunque pudiera ser una alternativa del retraso del cordón umbilical si se debe pinzar rápido para la reanimación materna o neonatal, pues tal expresión aumentará la precarga y la concentración de hemoglobina del neonato; sin embargo, no se ha visto que disminuya la hipotensión, la necesidad de transfusión sanguínea, el requerimiento de uso de inotrópicos o la tasa de enterocolitis necrosante.

El cordón umbilical debería pinzarse en ambos lados, materno y fetal, con un mínimo de 2 a 3 cm de distancia de la pared abdominal del bebé, y después cortarse con tijeras estériles o un bisturí entre las pinzas, preferentemente con uso de guantes estériles y la técnica aséptica para evitar una onfalitis (figura 25-2). Después del nacimiento, debe revisare el cordón umbilical pinzado del neonato en cuanto a su aspecto general y el número de vasos sanguíneos.

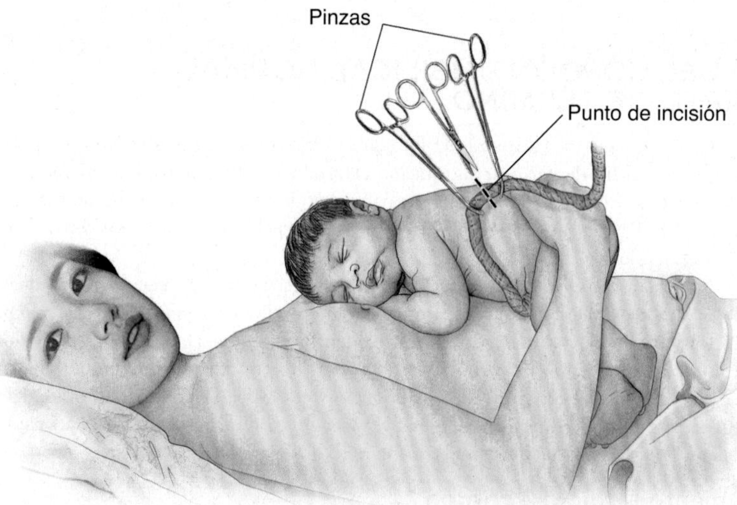

Figura 25-2. **Pinzamiento y corte del cordón umbilical.**

Circular de cordón en la nuca/otro sitio del cuerpo del feto

El cordón umbilical puede enredarse sobre cualquier parte el feto, la más frecuente es en el cuello. Una circular de cordón en la nuca es aquella que rodea al cuello fetal y es un hallazgo frecuente en 15 a 34% de los partos, vinculado con el movimiento excesivo o un cordón umbilical largo (> 70 a 80 cm), así como la edad de gestación creciente.[3] Las circulares de cordón únicas en el cuello son más frecuentes que las múltiples (11 a 28% *vs.* 2 a 7%).

En la mayoría de los casos no se vincula con un resultado fetal adverso y complicaciones intraparto; sin embargo, su efecto sobre el embarazo aún es motivo de controversia. Cuando la circular de cordón está apretada (en 6.6% de los nacidos vivos) puede causar asfixia al feto, o desgarrar el cordón, lo que potencialmente conduce a una hemorragia fetal. Las circulares de cordón pueden también vincularse con la alteración del crecimiento fetal (aunque en los estudios se presentan datos discordantes), la tinción meconial del líquido amniótico, la vasculopatía placentaria trombótica fetal, anomalías de la frecuencia cardiaca fetal intraparto, parto quirúrgico, calificaciones bajas de Apgar a los 5 minutos y acidemia neonatales.[5] Una ecografía del cuello fetal, con o sin sistema Doppler, puede mostrar una circular de cordón, si bien aquel que atraviesa el cuello, una masa cervical o pliegues cutáneos fetales pueden tener aspecto similar. En general, no se hace detección de la presencia de circulares antes del parto, ya que en sí no cambia la vía del nacimiento o la atención del trabajo de parto.

Conforme la cabeza fetal desciende y rota a través de la pelvis, lo apretado de la circular de cordón puede cambiar y posteriormente dar lugar a una menor variabilidad de la frecuencia cardiaca fetal o desaceleraciones prolongadas, que deberían tratarse de manera acorde. Después del nacimiento de la cabeza, se instruirá a la madre para que deje de pujar durante un momento para permitir la rotación externa/restitución de la cabeza del bebé y la valoración de una circular de cordón por palpación del cuello.

Circular de cordón laxa en la nuca

El médico puede deslizar suavemente una circular de cordón laxa en la nuca sobre la cabeza fetal.

Tratamiento

Deslícese suavemente el cordón umbilical sobre la cabeza fetal, con cuidado de no tensarlo, porque podría causar su desgarro (figura 25-3). Una vez que se reduce la circular, la madre puede empezar a pujar nuevamente, con el nacimiento a continuación, que es lo usual.[5]

Circular de cordón apretada en el cuello

Es una circular de cordón muy apretada en el cuello que impide deslizarlo con suavidad sobre la cabeza.

Tratamiento

El cordón se puede pinzar doblemente y cortarse para permitir el nacimiento, o se puede atender el parto sin reducir el cordón umbilical (lo que se conoce como "parto a través del cordón"). Dado el riesgo de avulsión del cordón, la mayoría de los médicos prefiere pinzarlo y cortarlo. Se pueden colocar dos pinzas de Kelly sobre el cordón y cortarlo entre ambas (figura 25-4), lo que, por lo general, causará la liberación del neonato para su nacimiento.[5] Si hay preocupación respecto de una distocia de hombros, es razonable esperar hasta después de que nace el hombro anterior para el pinzamiento y corte del cordón umbilical, de ser posible, para hacer máxima la perfusión del neonato en caso de un retraso del parto.

Si el cordón está muy apretado para reducirlo o pinzarlo o si el neonato nace con rapidez, el médico puede atender el parto con la circular en su sitio. Se recomienda evitar la tracción excesiva del cordón para no causar su avulsión o desgarro, lo que se puede lograr manteniendo la cabeza fetal cerca del pubis o la cara interna del muslo maternos, lo que permite que los hombros y a continuación el cuerpo, nazcan en un movimiento de voltereta (figura 25-5).[5] Después del nacimiento se puede entonces desenredar el cordón.

Lesiones del cordón umbilical

Se llama así a los desgarros parciales o completos del cordón umbilical, circunstancia en que ocurre hemorragia del lado fetal. Dado que los neonatos tienen un volumen sanguíneo relativamente pequeño (80 a 90 mL/kg a término y 90 a 100 mL/kg en uno pretérmino) se pueden desangrar con rapidez.

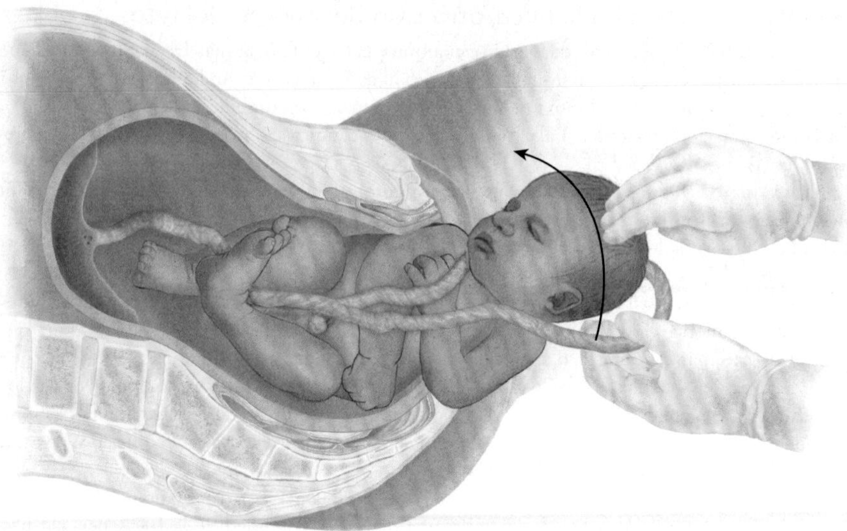

Figura 25-3. **Liberación de una circular de cordón laxa en la nuca a nivel perineal.**

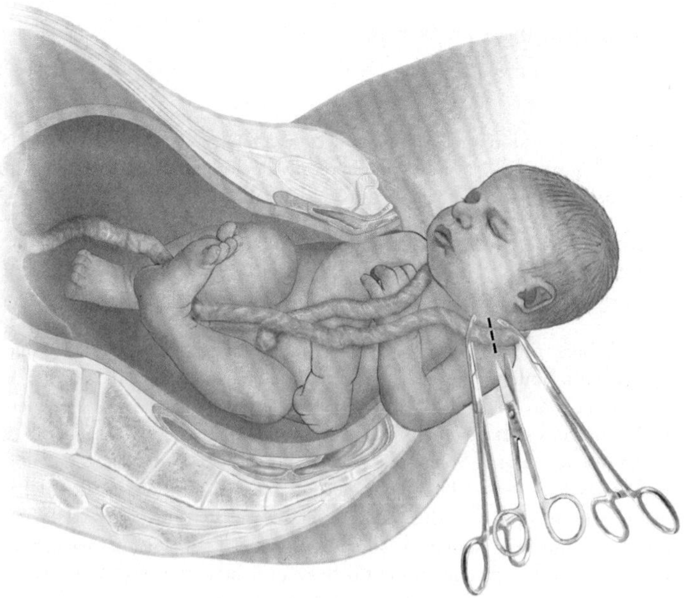

Figura 25-4. **Pinzamiento y corte de una circular de cordón apretada en la nuca.**

Tratamiento

En esta circunstancia es imperativo el nacimiento rápido del neonato y el aseguramiento de la porción neonatal del cordón umbilical en primer término con una pinza, y después la materna. Tal vez el recién nacido requiera reanimación si hubo una hemorragia significativa.

Prolapso del cordón umbilical

En el prolapso del cordón umbilical manifiesto este se desliza por delante de la presentación durante el trabajo de parto y desciende a través del cérvix. El cordón umbilical puede comprimirse con oclusión

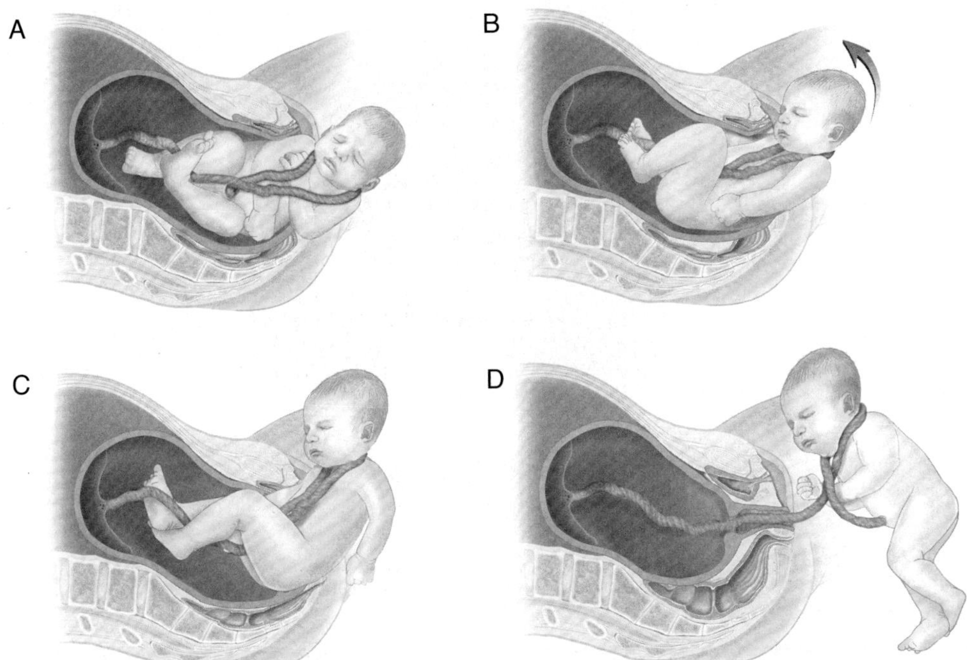

Figura 25-5. **Nacimiento de un feto con una circular de cordón apretada en la nuca.** (Tomada de Ramasethu J, Seo S. *MacDonald's Atlas of Procedures in Neonatology*. 6th ed. Philadelphia, PA: Wolters Kluwer; 2020.)

resultante de los vasos sanguíneos (por lo general, la vena, más bien que las arterias), que causa vasoespasmo.[6,7] Se trata de una urgencia obstétrica, ya que puede originar asfixia fetal y requiere el nacimiento rápido.[7,15] Ocurre prolapso oculto de cordón umbilical cuando este se desliza por un lado de la presentación y se comprime contra el útero y la pared pélvica lateral.[6] Por el contrario, una presentación funicular es un hallazgo incidental preparto, en el que una asa del cordón umbilical yace sobre el orificio interno del cérvix como la parte más avanzada (figura 25-6). La incidencia de prolapso del cordón umbilical es de 10 a 60 por 10 000 nacidos vivos con una tasa de morbilidad de 3 a 10%.[16]

Factores de riesgo

Ocurre el prolapso del cordón umbilical cuando la presentación no está encajada en el plano de entrada de la pelvis, lo que deja espacio para que el cordón se deslice alrededor del feto durante la rotura de las membranas (tabla 25-2). Si hay suficiente líquido amniótico este puede permitir el paso del cordón umbilical más allá de la presentación. En 50% de los casos de prolapso del cordón la etiología se atribuye al desencajamiento manual (por ejemplo, cuando un médico realiza una maniobra de rotación cefálica de occipitoposterior u occipitoanterior para ayudar al nacimiento). En la que el cordón tiene la oportunidad de deslizarse en dirección descendente.[6,7,16] La dilatación cervical media es de 5 a 6 cm cuando se presenta el prolapso.[9,16]

Diagnóstico

A menudo hay un inicio abrupto de bradicardia fetal intensa y prolongada o desaceleraciones repetitivas variables, por lo general, poco después de la rotura de membranas o de una intervención obstétrica.[9,10,15] El diagnóstico se hace cuando se visualiza el cordón umbilical que desciende hacia la vagina o al palparlo por delante de la presentación. Suele diagnosticarse un prolapso oculto por un cambio abrupto de la frecuencia cardiaca fetal, en particular en presencia de contracciones o por visualización ecográfica.[7,16]

Tratamiento

Una vez que se identifica un prolapso del cordón umbilical, el médico debe pedir la ayuda de obstetras, enfermeras, personal de quirófano y pediatras.[7,9,10] Deberán vigilarse la frecuencia cardiaca fetal, así como los signos vitales maternos, y administrar soluciones intravenosas para mantener una presión de perfusión

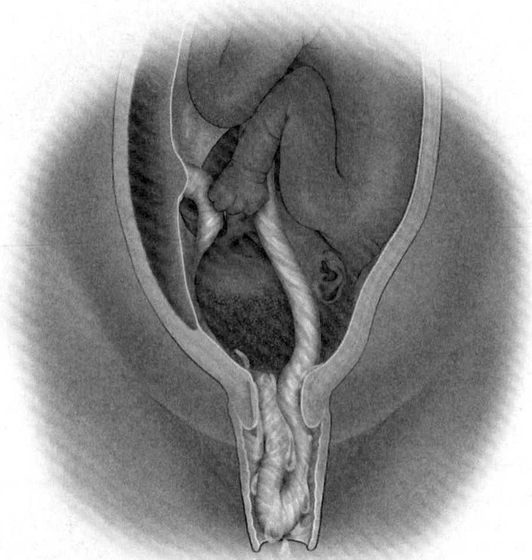

Figura 25-6. **Prolapso del cordón umbilical.** (Cortesía de la Anatomical Chart Company. *Conditions for Cesarean Section Anatomical Chart*. Philadelphia, PA: Wolters Kluwer, 2003.)

TABLA 25-2	Factores de riesgo para el prolapso del cordón umbilical
Maternos y fetales[6,7,15,16]	• Presentación anómala • Prematuridad • Restricción del crecimiento intrauterino o feto pequeño para la edad de gestación • Multiparidad (es más probable la rotura de membranas antes del encajamiento en la pelvis) • Polihidramnios • Presentación no encajada • Segundo gemelo • Placenta de inserción baja • Cordón umbilical con longitud mayor de 80 cm • Deformidades pélvicas • Malformaciones uterinas (incluidos los fibromas) • Anomalías fetales
Intervenciones obstétricas[6,7,15,16]	• Rotura artificial de las membranas con una presentación no encajada • Inducción del trabajo de parto • Colocación de un catéter de presión intrauterina • Rotación manual de la cabeza fetal • Inyección amniótica • Versión cefálica externa

adecuada. Disminúyase la manipulación del cordón, que puede causar vasoespasmo. De ser posible, eleve manualmente con suavidad la presentación para descomprimir el cordón umbilical mientras se hacen los preparativos para el nacimiento (figura 25-7).

Colóquese a la paciente en decúbito lateral izquierdo con una posición de Trendelenburg intensa, sobre manos y rodillas o en la genupectoral, para ayudar a aliviar la compresión del cordón. Se informa de la mortalidad perinatal de 1 a 1.5% con el uso de estas maniobras.[6] Cuando esté disponible, administre un tocolítico, como la terbutalina, para disminuir las contracciones uterinas. Considere el llenado retrógrado de la vejiga con 500 mL de solución salina para elevar la presentación. En un estudio, después de realizar estas maniobras hubo mejoría de las calificaciones de Apgar y disminución de las desaceleraciones, con informe de una muerte perinatal.

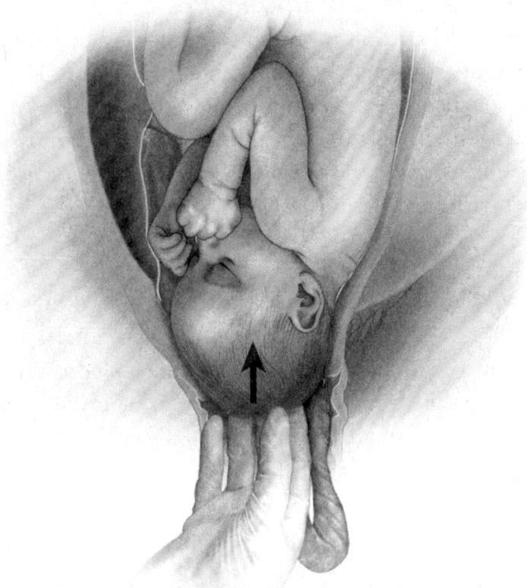

Figura 25-7. **Elevación manual de la presentación fetal de vértice para descomprimir el cordón umbilical.**

Si el feto está cerca de la viabilidad, pueden emplearse las maniobras del tratamiento conservador previas, en tanto los médicos de múltiples disciplinas (idealmente obstetras y neonatólogos) discurren sobre los riesgos y beneficios para la madre. El nacimiento urgente del feto por la vía más rápida y segura, por lo general, la cesárea, debería ocurrir idealmente en 30 minutos. Puede considerarse el parto vaginal si el juicio clínico señala que el feto nacerá más rápidamente por vía vaginal que por cesárea (como en una multípara con dilatación completa o durante la expulsión del segundo gemelo).

Complicaciones

Se informa de una mortalidad perinatal de hasta 3% para el prolapso del cordón umbilical que se presenta en el contexto del trabajo de parto y parto. En aquellos prolapsos que ocurren fuera del hospital se informa de una mortalidad perinatal de 38 a 44% y en los sobrevivientes hay comunicados de discapacidad a largo plazo en 0.8% y parálisis cerebral en 0.6%.[6]

Cordón umbilical corto

Los cordones umbilicales cortos son aquellos de menos de 35 cm de longitud a término y se han vinculado con el desprendimiento prematuro de placenta normoinserta, el crecimiento fetal deficiente, la disminución de la actividad fetal intrauterina y las anomalías del desarrollo.[3]

Tratamiento

En ausencia de complicaciones maternas o neonatales después del nacimiento de un feto de término saludable, el médico debe valorar visualmente la longitud del cordón umbilical y si percibe que es breve, es señal de que no puede alejarse al neonato del periné sin tensarlo, debe tener el cuidado de mantenerlo cerca del periné mientras lo pinza y corta (véase la figura 25-5 para la maniobra de voltereta).[3]

Inserción velamentosa del cordón y vasos previos

El cordón umbilical puede insertarse en el centro de la placenta, en forma excéntrica o marginal (< 2 cm respecto del borde, con incidencia de 6 a 8%), o de manera velamentosa. Más de 90% de las inserciones del cordón son centrales o excéntricas y se tratan normalmente durante el parto.[11,12,17]

Inserción velamentosa del cordón umbilical

En una inserción velamentosa del cordón umbilical, su porción normal termina a varios centímetros de la placenta y sus vasos sanguíneos se separan, ahora sin el respaldo de la gelatina de Wharton, y aquellos divergentes están rodeados solo por las membranas fetales (figura 25-8). La distancia entre el sitio de inserción placentaria y la porción normal del cordón umbilical puede ser muy variable, con una incidencia de 1 a 1.5% en los embarazos únicos y hasta 15% en los gemelares monocoriónicos.[12] Se asocia con la arteria umbilical única en 12% y el parto pretérmino en 37.5%.[12]

Vasos previos

Por vasos previos se hace referencia a aquellos del cordón umbilical presentes en las membranas que cubren al orificio interno del cérvix o se encuentran en los 2 cm proximales a este y pueden vincularse con un cordón umbilical de inserción velamentosa o conectar lóbulos placentarios (figura 25-9).[11] Su incidencia es de 1 en 2 500 partos; sin embargo, es mayor ante placentas de inserción baja o previas, multilobuladas, así como en embarazos múltiples, y tan alta como de 1 en 200 cuando se recurrió a la tecnología de reproducción asistida.[11]

Diagnóstico

El diagnóstico se puede hacer en etapa prenatal por ecografía anatómica sistemática en busca del sitio de inserción del cordón (sensibilidad de 69 a 100%) cuando es visible, dependiendo de la posición fetal. La paciente con frecuencia está al tanto de este diagnóstico y puede revelar la información en el contexto de un departamento de urgencias. La inserción anormal del cordón se asocia con lactantes pequeños para su edad de gestación, proclives al parto pretérmino y la muerte perinatal;[17] por lo tanto, se hacen valoraciones ecográficas seriadas del crecimiento fetal cada 4 a 6 semanas, así como pruebas sin estrés cada semana con inicio a las 32. Los vasos previos pueden resolverse conforme avanza la edad de gestación, lo que ocurre en 9 a 25% de los casos.[17]

Tratamiento

Los vasos sanguíneos sin protección son proclives a la compresión o rotura, en especial cuando ocurren en el orificio cervical interno. La rotura de membranas puede precipitar el desgarro de los vasos, por lo que en minutos el feto se desangra y muere.[11,12,18]

- **Inserción velamentosa del cordón:** las mujeres pueden iniciar el trabajo de parto espontáneo y parir por vía vaginal con la vigilancia continua de la frecuencia cardiaca fetal intraparto por medios electrónicos, ya que no hay datos de que la inducción en una etapa pretérmino avanzada o la cesárea programada mejoren los resultados.[17,18]
- **Vasos previos:** en contraste, en las pacientes con vasos previos se extraen los fetos a las 34 a 37 semanas de gestación por cesárea programada. Si una mujer con vasos previos acude en trabajo de parto, presenta un trazo no alentador de la frecuencia cardiaca fetal refractario a la tocólisis o hemorragia vaginal acompañada por un estado fetal no alentador, requerirá una cesárea urgente.[11,17,18]

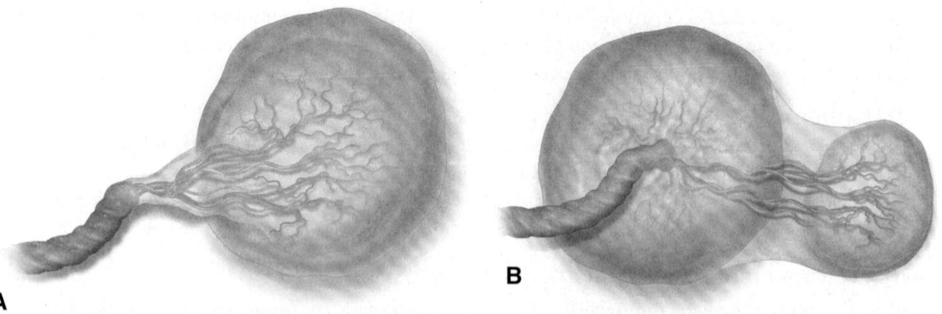

Figura 25-8. **Anomalías de la inserción del cordón umbilical o de las membranas al interior de la placenta. A.** Inserción velamentosa del cordón. El cordón umbilical se inserta en las membranas a alguna distancia de la masa placentaria y transcurre por estas hasta el disco placentario. **B.** Placenta succenturiada. Hay un lóbulo accesorio de placenta a cierta distancia del disco placentario principal y los vasos umbilicales transcurren a través de las membranas que conectan las dos estructuras. (Tomada de Stephenson S, Dmitrieva J. *Diagnostic Medical Sonography: Obstetrics & Gynecology*. 4th ed. Philadelphia, PA: Wolters Kluwer; 2017.)

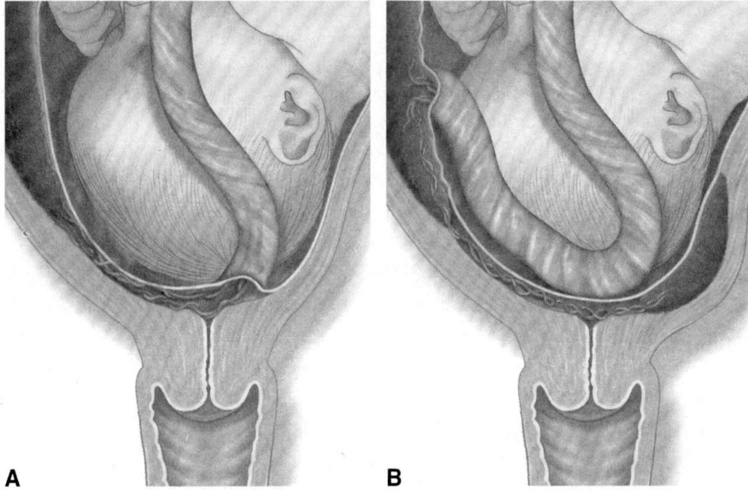

Figura 25-9. **Vasos previos.** Los vasos sanguíneos fetales de la placenta o el cordón umbilical atraviesan el orificio interno bajo la presentación. (Alta mortalidad fetal [50 a 70%].) **A.** Vasos previos asociados con una inserción velamentosa del cordón en la placenta. **B.** Pueden ocurrir también vasos previos en casos en donde hay un lóbulo succenturiado de la placenta. (Tomada de Stephenson S, Dmitrieva J. *Diagnostic Medical Sonography: Obstetrics & Gynecology*. 4th ed. Philadelphia, PA: Wolters Kluwer; 2017.)

Ante ambos, inserción velamentosa del cordón y vasos previos, una vez que nace el bebé y se pinza y corta el cordón, debe evitarse su tracción excesiva. Se puede aplicar tracción descendente suave sobre el cordón y si el médico percibe que el tejido se desgarra deberá liberarla. Hay un aumento triple de hemorragia posparto y quíntuple de la necesidad de extracción manual de la placenta en estos casos.[12,17-19]

TRATAMIENTO DEL CORDÓN UMBILICAL EN LOS EMBARAZOS PRETÉRMINO

En los lactantes pretérmino (< 37 semanas de gestación) el retraso del pinzamiento del cordón da más tiempo para la transición de la vida fetal a la neonatal, por aumento del volumen sanguíneo transferido desde la placenta. Las revisiones sistemáticas y los metaanálisis muestran que el pinzamiento retrasado del cordón umbilical puede mejorar la presión arterial y disminuir la incidencia de transfusiones sanguíneas, hemorragia intraventricular y enterocolitis necrosante neonatales.[20,21] En un metaanálisis de lactantes pretérmino de menos de 32 semanas de gestación se informó de un riesgo relativo de mortalidad de 0.71%, con intervalo de confianza del 95% (IC): de 0.53 a 0.95.[21] En otra revisión sistemática y metaanálisis se encontró que el pinzamiento retrasado (de 60 segundos o más) del cordón, a diferencia del temprano (de 10 segundos o menos), disminuyó la mortalidad hospitalaria neonatal por 30%, aumentó el hematocrito por 2.7%, disminuyó el número de neonatos que requirieron transfusiones sanguíneas por 10%, aumentó la bilirrubina sérica 4 µmol/L sin incremento de la morbilidad y no conllevó cambios en la hemorragia intraventricular grave, la enterocolitis necrosante, la necesidad de intubación, la persistencia del conducto arterioso permeable y la septicemia de inicio tardío.[20]

Las recomendaciones actuales son de retrasar el pinzamiento del cordón si la madre y el neonato se encuentran estables y no requieren reanimación inmediata o presentan contraindicaciones. Se examinó el tiempo transcurrido hasta el pinzamiento del cordón desde al menos 30 segundos hasta 2 a 5 minutos o más. Los cordones umbilicales de los embarazos pretérmino probablemente sean más delgados y susceptibles al desgarro o la avulsión. Se puede aplicar tracción suave descendente al cordón umbilical durante la separación de la placenta y si el médico percibe que el tejido se desgarra durante esta debe interrumpirla. En el **ACOG y la AAP se recomendó retrasar el pinzamiento del cordón de 30 a 60 segundos.**[14,20,21]

RESUMEN

El tratamiento del cordón umbilical durante el parto puede tener un impacto significativo en la salud del neonato. Los proveedores de atención médica en el contexto de un departamento de urgencias deberían conocer la anatomía normal del cordón umbilical y estar preparados para atender una variedad de sus anomalías y urgencias. El retraso del pinzamiento del cordón umbilical en los neonatos vigorosos permite la transfusión de suficiente sangre para ayudar a prevenir la anemia durante unos meses y probablemente provea beneficios para el neurodesarrollo más adelante en la vida. Las circulares de cordón en la nuca son frecuentes y a menudo no afectan de manera adversa al neonato. Dependiendo de lo apretado del cordón, su tratamiento apropiado incluye su deslizamiento, el parto sin modificarlo o su pinzamiento doble y corte. La inserción velamentosa del cordón y los vasos previos son cuadros clínicos raros de anomalías del cordón umbilical proclives a la compresión o la rotura.

PUNTOS CLAVE

1. El cordón umbilical de desarrollo normal contiene dos arterias y una vena, rodeados y sostenidos por la gelatina de Wharton, un tejido gelatinoso blanco/translúcido.[2]
2. En el ACOG y la AAP se recomienda retrasar el pinzamiento del cordón de 30 a 60 segundos en los neonatos pretérmino y de término, cuando no se requiere reanimación materna o neonatal y no hay contraindicaciones.[14,20]
3. Las circulares del cordón umbilical en el cuello u otra parte del cuerpo pueden liberarse cuando son laxas, con pinzamiento y corte cuando son apretadas (idealmente, una vez que nace el hombro anterior), o se puede atender al neonato con la circular de cordón en su lugar mientras se le mantenga cerca del periné.
4. Las contraindicaciones del pinzamiento retrasado del cordón incluyen desprendimiento prematuro de placenta normoinserta, placenta previa, avulsión funicular y el requerimiento de reanimación materna o neonatal.[14,20]
5. El prolapso del cordón umbilical es una urgencia obstétrica y debería extraerse al feto por la vía más rápida y segura mientras se hacen maniobras para elevar la presentación, ya sea en forma manual y al colocar a la paciente en decúbito lateral izquierdo con posición de Trendelenburg intensa, sobre manos y pies o en la genupectoral, para aliviar la compresión del cordón.[6,7]
6. Los vasos sanguíneos no protegidos en la inserción velamentosa del cordón y los vasos previos, son proclives a la compresión o a rotura, en especial cuando ocurren en el orificio cervical interno.[10,11]

Referencias

1. Hasegawa J. Ultrasound screening of umbilical cord abnormalities and delivery management. *Placenta*. 2018;62:66-78.
2. Hooper SB, Te Pas AB, Lang J, et al. Cardiovascular transition at birth: a physiological sequence. *Pediatr Res*. 2015;77(5):608-614.
3. Lindle LE, Rasmussen S, Kessler J, Ebbing C. Extreme umbilical cord lengths, cord knot and entanglement: Risk factors and risk of adverse outcomes, a population-based study. *PLoS One*. 2018;13(3):e0194814.
4. Kim HJ, Kim JH, Chay DB, Park JH, Kim MA. Association of isolated single umbilical artery with perinatal outcomes: systematic review and meta-analysis. *Obstet Gynecol Sci*. 2017;60(3):266-273.
5. Peesay M. Nuchal cord and its implications. *Matern Health Neonatol Perinatol*. 2017;3:28.
6. Gibbons C, O'Herlihy C, Murphy JF. Umbilical cord prolapse—changing patterns and improved outcomes: a retrospective cohort study. *BJOG*. 2014;121:1705-1708.
7. Behbehani S, Patenaude V, Abenhaim HA. Maternal risk factors and outcomes of umbilical cord prolapse: A population-based study. *J Obstet Gynaecol Can*. 2016;38:23.
8. Gabbay-Benziv R, Maman M, Wiznitzer A, et al. Umbilical cord prolapse during delivery—risk factors and pregnancy outcome: a single center experience. *J Matern Fetal Neonatal Med*. 2014;27:14.

9. Rajakumar C, Garber A, Rao PM, et al. Umbilical cord prolapse in a labouring patient: A multidisciplinary and interprofessional simulation scenario. *Cureus*. 2017;9(9):e1692.
10. Weiner E, Fainstein N, Schreiber L, Sagiv R, Bar J, Kovo M. The association between umbilical cord abnormalities and the development of non-reassuring fetal heart rate leading to emergent cesarean deliveries. *J Perinatol*. 2015;35(11):919-923.
11. Gagnon R; Diagnostic Imaging Committee; Maternal Fetal Medicine committee. Guidelines for the management of vasa previa. *J Obstet Gynaecol Can*. 2009;31(8):748-753.
12. Ebbing, C, Kiserud T, Johnsen SL, et al. Third stage of labor risks in velamentous and marginal cord insertion: a population-based study. *Acta Obstet Gynecol Scand*. 2015;94(8):878-883.
13. Rabe H, Diaz-Rossello JL, Duley L, Downswell T. Effect of timing of umbilical cord clamping and other strategies to influence placental transfusion at preterm birth on maternal and infant outcomes. *Cochrane Database Syst Rev*. 2012;15(8).
14. Committee on Obstetric Practice. Committee Opinion No. 684: Delayed umbilical cord clamping after birth. *Obstet Gynecol*. 2017;129:e5-e10.
15. Holbrook BD, Phelan ST. Umbilical cord prolapse. *Obstet Gynecol Clin North Am*. 2013;40(1):1-14.
16. Lin MG. Umbilical cord prolapse. *Obstet Gynecol Surv*. 2006;61(4):269-277.
17. Ismail KI, Hannigan A, O'Donoghue K, Cotter A. Abnormal placental cord insertion and adverse pregnancy outcomes: a systematic review and meta-analysis. *Syst Rev*. 2017;6(1):242.
18. Bohîlţea RE, Cîrstoiu MM, Ciuvica AI, et al. Velamentous insertion of umbilical cord with vasa praevia: case series and literature review. *J Med Live*. 2016;9(2):126-129.
19. Silver RM. Abnormal placentation: placenta previa, vasa previa, and placenta accreta. *Obstet Gynecol*. 2015;126(3):654-668.
20. Fogarty M, Osborn DA, Askie L, et al. Delayed vs early umbilical cord clamping for preterm infants: a systematic review and meta-analysis. *Am J Obstet Gynecol*. 2018;218(1):1-18.
21. Chapman J, Marfurt S, Reid J. Effectiveness of delayed cord clamping in reducing postdelivery complications in preterm infants: a systematic review. *J Perinat Neonatal Nurs*. 2016;30(4):372-378.

CAPÍTULO 26

Distocia de hombros

Samreen Vora

PANORAMA GENERAL

La distocia de hombros es una complicación impredecible del parto vaginal que se define como el fracaso del nacimiento de los hombros del feto con una tracción suave descendente, por lo que requiere maniobras adicionales para resolverse.[1] La distocia de hombros es una urgencia obstétrica que puede causar morbilidad materna, así como morbilidad y mortalidad fetales. Su incidencia varía de 0.2 a 3%, con 1 en cada 22 000 partos vaginales a término que culmina con un neonato con encefalopatía hipóxica isquémica secundaria a distocia de hombros.[2-4] La probabilidad de enfrentar una distocia de hombros durante un parto precipitado en el servicio de urgencias es baja, pero el impacto potencial en los dos pacientes es sustancial; de ahí la necesidad de que los proveedores de atención médica estén preparados para atender esta urgencia.

Factores de riesgo

La distocia de hombros ocurre de manera impredecible y no es posible prevenirla, pero hay varios factores de riesgo conocidos. El primero identificado es un peso al nacer mayor de 4 000 g, cuyo cálculo constituye un desafío notorio que se agrega a la dificultad de predecir una distocia de hombros.[5,6] La mayoría de los casos de distocia de hombros se presenta en mujeres con fetos de tamaño normal, en tanto el nacimiento en la mayoría de aquellos con peso excesivo no da como resultado esta distocia.[7,8] El antecedente de una distocia de hombros es un factor de riesgo independiente de su recurrencia.[9,10] Otros factores de riesgo señalados incluyen diabetes materna, obesidad, edad avanzada en el primer parto, multiparidad, parto vaginal quirúrgico, prolongación del segundo periodo del trabajo de parto y macrosomía fetal. No hay datos definitivos para respaldar esos factores de riesgo independientes y, de hecho, es posible que en tal situación intervenga una combinación de muchos.[5,11-13] No hay factores de riesgo identificados en hasta 50% de los partos vaginales en los que ocurre la distocia de hombros.[11]

MANIFESTACIONES CLÍNICAS

La distocia de hombros es una urgencia obstétrica que, aunque no puede predecirse o prevenirse, es indispensable detectar y diagnosticar para iniciar el tratamiento oportuno y prevenir la morbilidad y mortalidad tanto fetal como materna. Los estudios indican que hay un mayor riesgo de asfixia fetal en un lactante de término después de 5 minutos de la impacción de sus hombros.[14,15] Las publicaciones muestran una identificación y un diagnóstico inconsistentes de la distocia de hombros con una amplia variación de su incidencia.[1-3] Esta variabilidad puede ser secundaria a una diversidad de factores, que incluyen por un lado definiciones inconsistentes y por otro la subjetividad de su valoración e identificación por el proveedor de atención médica.[1]

Se diagnostica una distocia de hombros cuando la sínfisis púbica materna obstruye el descenso del hombro fetal anterior, o menos común, cuando hay impacción del hombro fetal posterior sobre el promontorio sacro materno. Puede haber una retracción notoria de la cabeza fetal nacida hacia el periné materno, lo que se conoce como "signo de la tortuga", y puede ser un índice sutil de una distocia de hombros.[1] El diagnóstico se aclara cuando la tracción suave no es suficiente para ayudar al nacimiento.

TRATAMIENTO

Una vez que se identifica la distocia de hombros debe hacerse una solicitud inmediata de ayuda. El propósito del tratamiento es realizar maniobras que aumentan el diámetro funcional de la cintura pélvica, disminuyen el ancho de los hombros fetales o cambian su relación dentro de la pelvis. Tan pronto como se identifica una distocia de hombros en una embarazada, debe instruírsele para dejar de pujar; también se anuncia para crear un modelo mental compartido en el equipo que la atiende. De manera simultánea con el inicio de maniobra para resolver la impacción, debe pedirse ayuda que incluya personal de enfermería, obstetricia, anestesia y neonatología/pediatría.

Es preciso seguir un abordaje sistemático para resolver una distocia de hombros, de ser posible (véase figura 26-1), pero el tratamiento variará con base en la situación clínica y su dominio por el proveedor de

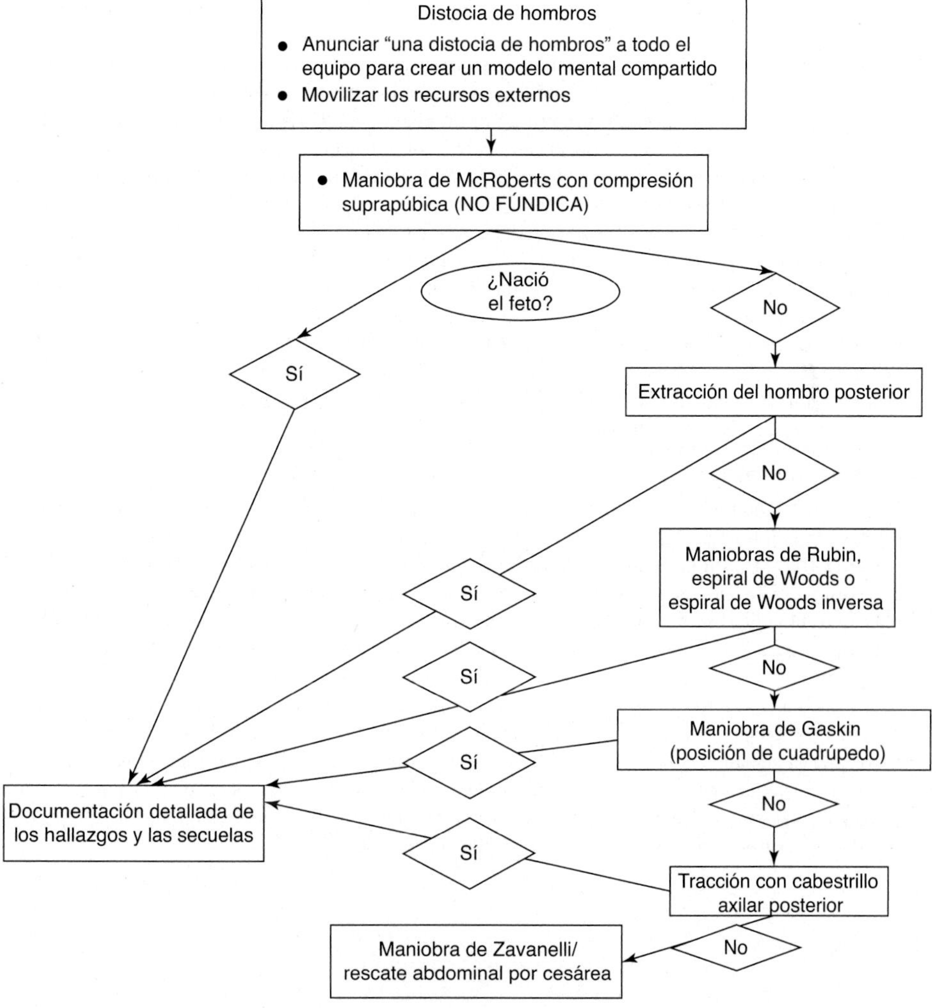

Figura 26-1. **Algoritmo para el tratamiento de la distocia de hombros.**

atención médica. No hay estudios aleatorizados con grupo testigo que indiquen la superioridad de una maniobra con respecto a otra. Por lo tanto es razonable un abordaje variado. Los modelos computarizados indican que el nacimiento del hombro posterior ejerce menos fuerza sobre el feto. Como el tiempo es esencial en esta urgencia obstétrica, cada maniobra se intenta solo unas cuantas ocasiones antes de pasar rápidamente a la siguiente. Las publicaciones indican que independientemente de la maniobra, persiste el riesgo de complicaciones maternas y neonatales, y cuantas más se requieran para el nacimiento, mayor es el riesgo de daño fetal.[1] El proveedor de atención médica debe evitar cualquier tracción descendente forzada durante el nacimiento, ya que la necesidad de aplicar esta en mayor medida es indicativa para la utilización de maniobras adicionales que ayuden a liberar una probable distocia de hombros.

Maniobra de McRoberts y compresión suprapúbica

La primera maniobra que se recomienda intentar cuando se sospecha una distocia de hombros es la de McRoberts, ya que es simple, la menos invasiva y muestra hasta 42% de efectividad.[4] Para esta maniobra, dos ayudantes a cada lado de la paciente sujetan sus extremidades inferiores y las flexionan contra el abdomen, lo que permite la rotación de la sínfisis del pubis y el aplanamiento de la lordosis lumbar materna, que finalmente desalojan el hombro impactado. Al mismo tiempo, un ayudante puede usar la palma de la mano o el puño para aplicar presión descendente sobre el pubis materno (figura 26-2). Debe evitarse la compresión del fondo del útero para prevenir su ruptura y una mayor impacción fetal.[1]

Nacimiento del hombro y brazo posteriores

Si la maniobra de McRoberts y la compresión suprapúbica no tienen éxito, el siguiente paso es intentar el parto del hombro y brazo posteriores, que muestra una mayor tasa de éxito, y en combinación con las antes mencionadas tiene probabilidad de resolver 95% de los casos de distocia de hombros en 4 minutos.[1,16] Para el nacimiento del hombro posterior el médico necesitará insertar su mano en la vagina. Si no hay espacio adecuado para ello, debe hacerse una episiotomía amplia. El médico insertará su mano en la porción posterior y seguirá el brazo del feto hasta el codo para a continuación sujetar el antebrazo y la mano y hacer tracción hacia el exterior por su deslizamiento a través del tórax, procedimiento también conocido como **maniobra de Jacquemier**. Si el codo no se flexiona, se puede aplicar presión suave en la fosa cubital para logarlo, y después proceder con la sujeción del antebrazo (figura 26-3).

Si el hombro posterior es encuentra por arriba del borde pélvico, puede ser posible la **maniobra de Menticoglou** para lograr el nacimiento de dicho hombro. Se requiere que un ayudante flexione suavemente la cabeza del feto hacia adelante mientras el médico rodea la cara posterior de su axila con los dedos medios y tracciona el hombro en dirección de la curva del sacro. El llevar el hombro posterior al espacio pélvico posterior puede ser suficiente para liberar el hombro anterior; de lo contrario, el médico puede proceder con el nacimiento del hombro posterior.[17] Aunque esta maniobra se describe en las publicaciones, rara vez se realiza en la clínica.

Maniobras rotativas

Hay varias maniobras rotativas que se pueden usar en una diversidad de combinaciones para aliviar la distocia de hombros cuando la de McRoberts, la compresión suprapúbica y el nacimiento del hombro posterior fracasan. En la **maniobra de Rubin,** el médico coloca su mano en el dorso del hombro fetal posterior y lo rota hacia adelante en dirección del tórax (figura 26-4). La **maniobra espiral de Woods** implica que el médico use su mano para ejercer presión sobre la cara anterior (clavicular) del hombro fetal posterior (figura 26-5). Estas dos maniobras pueden también usarse en combinación cuando se impulsa un hombro desde el frente y el otro desde el dorso para crear una fuerza de rotación. Si la combinación de las maniobras de Rubin y la espiral de Woods no tiene éxito, se puede usar la **maniobra espiral de Woods invertida,** en la que el médico coloca su mano en el dorso del hombro fetal anterior e intenta rotarlo hacia adelante, en dirección del tórax. Si hay espacio insuficiente para que el médico inserte su mano en la vagina, debe hacerse una episiotomía para facilitar estas maniobras de rotación.[1] El concepto principal con estos procedimientos es maniobrar al feto hacia un eje o plano diferente, lo que permite su nacimiento exitoso, y no necesariamente recordar sus nombres.

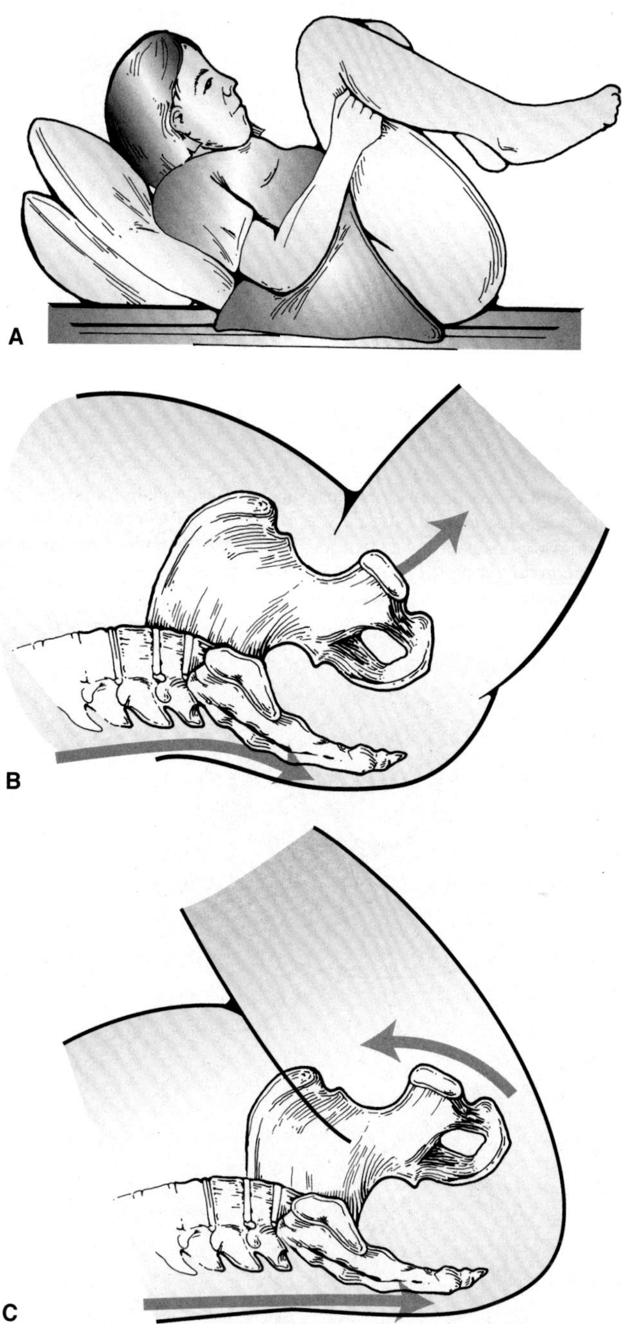

Figura 26-2. **Maniobra de McRoberts y compresión suprapúbica. A.** Dos ayudantes a cada lado de la paciente sujetan sus extremidades inferiores y las flexionan contra el abdomen. **B.** Posición de la sínfisis del pubis antes de la maniobra. **C.** Rotación de la sínfisis del pubis y aplanamiento de la lordosis lumbar materna, que ayudan a desalojar el hombro impactado. (Tomada de Shah KH, Mason C. *Essential Emergency Procedures*. 2nd ed. Philadelphia, PA: Wolters Kluwer; 2015.)

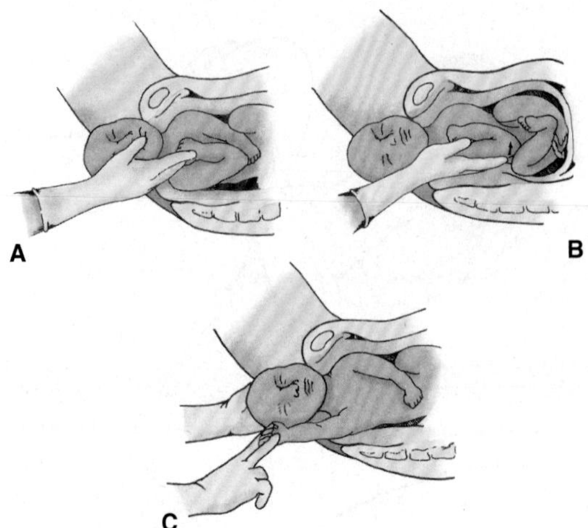

Figura 26-3. **Nacimiento del brazo posterior. A.** Insertar la mano en la cara posterior de la vagina y seguir el brazo fetal hasta el codo. **B.** Sujetar el antebrazo y la mano y hacer tracción hacia el exterior deslizándolo a través del tórax. **C.** Después de desplazar el brazo por el tórax fetal y hacer tracción al exterior, se procede al nacimiento del feto. (Tomada de Simon RR, Brenner BE. *Emergency Procedures and Techniques*. 4th ed. Philadelphia, PA: Lippincott Williams & Wilkins; 2002:214.)

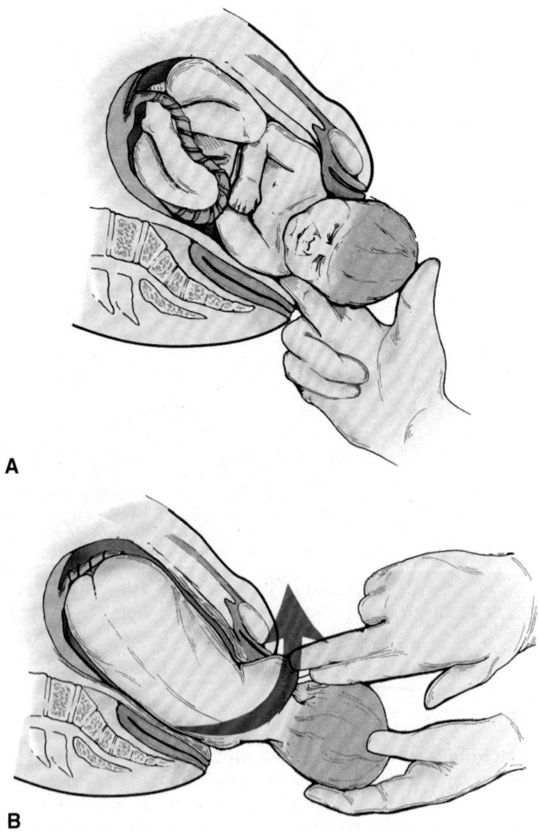

Figura 26-4. **Maniobra de Rubin. A.** Colocar una mano o dos dedos sobre el dorso del hombro posterior fetal. **B.** Rotar en dirección anterior hacia el tórax. (Tomada de Shah KH, Mason C. *Essential Emergency Procedures*. 2nd ed. Philadelphia, PA: Wolters Kluwer; 2015.)

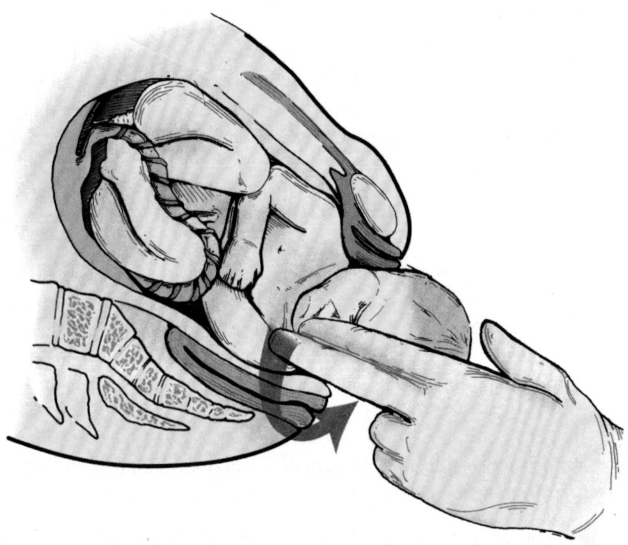

Figura 26-5. **Maniobra espiral de Woods.** Colocar una mano o dos dedos sobre la cara anterior (clavicular) del hombro posterior fetal y ejercer presión hacia atrás para crear una fuerza de rotación. (Tomada de Shah KH, Mason C. *Essential Emergency Procedures*. 2nd ed. Philadelphia, PA: Wolters Kluwer; 2015.)

Tracción de la axila posterior con un cabestrillo

El método de tracción de la axila posterior con un cabestrillo (PAST, por sus siglas en inglés) es otra opción descrita para el nacimiento del hombro posterior (figura 26-6). Se hace pasar una sonda de aspiración infantil, una sonda urinaria firme o un catéter blando de calibre 12 o 14 French sobre el hombro posterior utilizando los dos dedos índices para actuar como cabestrillo; a continuación se aplica una tracción moderada o rotación al cabestrillo, lo que permite el nacimiento del hombro.[16,18,19] Hay datos limitados respecto de la seguridad de este abordaje, por lo que debe reservarse para casos en los que se han agotado ya técnicas más comunes.

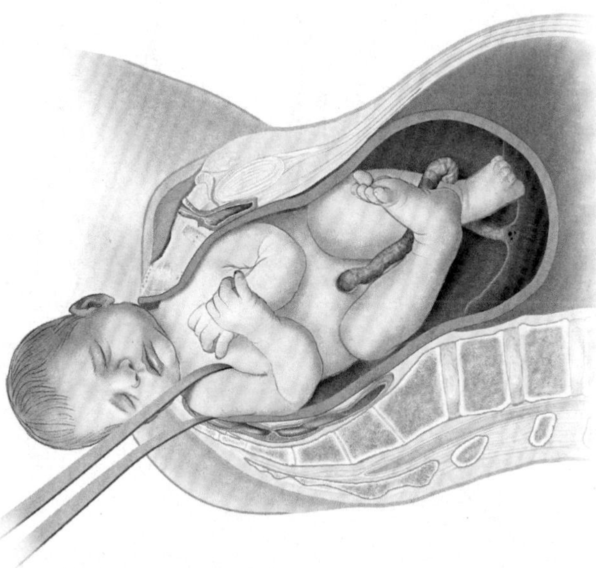

Figura 26-6. **Método de tracción de la axila posterior con cabestrillo (PAST).**

Posición de Gaskin de cuadrúpedo

Otra opción es cambiar la posición de la madre para aliviar una distocia de hombros. Se la debe dirigir a una posición con las manos y las rodillas plantadas sobre una superficie plana, en la que el médico hace una tracción suave descendente sobre el hombro posterior o una ascendente sobre el anterior[19,20] (figura 26-7). La lógica de esta maniobra particular es que la gravedad ejercerá un efecto benéfico y aumentará el plano de la salida pélvica.

Maniobra de Zavanelli y rescate abdominal

En lugares donde se dispone de un quirófano se puede usar la maniobra de Zavanelli, o procedimiento de rescate abdominal, como último recurso; suelen realizarla obstetras, no médicos de urgencias. En la maniobra de Zavanelli se reintroduce la cabeza fetal en la pelvis materna y el médico procede con una cesárea. En la tabla 26-1 se describen los pasos detallados de esta maniobra.[1,21] El rescate abdominal implica que el médico haga una histerotomía transversa baja para rotar manualmente el hombro anterior fetal, lo que permite el nacimiento por la vía vaginal.[21]

Sinfisiotomía

La sinfisiotomía es un procedimiento raro que puede ser necesario en una situación de distocia de hombros cuando los recursos son limitados. Actualmente se considera como de último recurso después de que

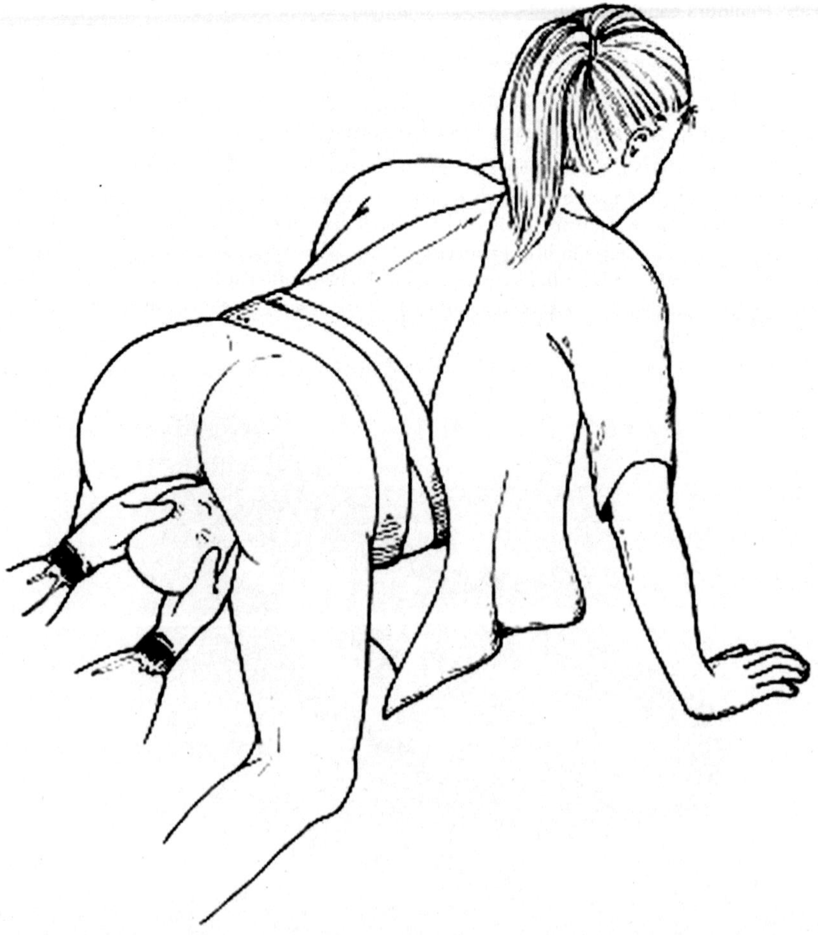

Figura 26-7. **Posición de Gaskin de cuadrúpedo.** (Tomada de Bennett BB. Shoulder dystocia: an obstetric emergency. *Obstet Gynecol Clin North Am.* 1999;26(3):445-458, viii.)

TABLA 26-1 Pasos de la maniobra de Zavanelli

1. Administrar un relajante uterino (terbutalina o nitroglicerina).
2. Colocar un electrodo en el cuero cabelludo fetal.
3. Rotar la cabeza hacia una posición anterior del occipucio.
4. Flexionar la cabeza y acto seguido aplicar presión firme con la palma de la mano para impulsar la cabeza fetal al interior de la pelvis materna tan lejos como sea posible.
5. Preparar a la paciente para una cesárea urgente.

todas las otras maniobras fracasaron y no es posible una intervención quirúrgica.[22] El médico administra anestesia local sobre la sínfisis del pubis. Para proteger la uretra debe insertarse una sonda vesical. El médico entonces coloca los dedos índice y medio de una mano bajo la cara posterior de la sínfisis para desplazar lateralmente la uretra y procede con una incisión a través de su porción cartilaginosa. De igual forma es importante el sostén lateral de las extremidades inferiores maternas, procedimiento que dará como resultado una pequeña separación permanente de los huesos púbicos.[23] También puede causar muchas complicaciones maternas a largo plazo (laceraciones de la vejiga o la uretra, fístula vesicovaginal e inestabilidad pélvica), pero se puede usar como medida que salva vidas.[22]

COMPLICACIONES

Los médicos deben estar preparados para resolver las complicaciones maternas y fetales que pueden resultar de sus intervenciones. Las maternas incluyen el riesgo de hemorragia posparto, separación de la sínfisis púbica, neuropatía femorocutánea lateral, laceración perineal de alto grado y lesiones del esfínter anal y obstétricas. Cabe mencionar que las maniobras de último recurso (la de Zavanelli y la sinfisiotomía) se asocian con morbilidad materna significativa por complicaciones como la rotura uterina, la lesión uretral, laceraciones vesicales y cervicovaginales.[24,25] Se han reportado complicaciones fetales en hasta 24.9% de los casos, que incluyen una parálisis transitoria o permanente del plexo braquial, fracturas de clavícula y húmero, encefalopatía isquémica hipóxica y, rara vez, la muerte.[2,4]

RESUMEN

La distocia de hombros es una complicación rara e impredecible pero potencialmente devastadora del parto vaginal. El proveedor de atención médica debe estar preparado para resolver esta complicación ante cualquier parto vaginal precipitado, ya que el tiempo disponible para el tratamiento es crítico para prevenir las complicaciones maternas y fetales. Debido a que el parto vaginal, y todavía más aquel complicado por la distocia de hombros, rara vez lo atiende un proveedor de atención médica de urgencias, es indispensable contar con la referencia oportuna con un obstetra y la documentación detallada. La United States Joint Commission (Comisión Conjunta de Estados Unidos) recomienda que el servicio de obstetricia realice simulacros y entrenamientos regulares para mejorar el tratamiento de la distocia de hombros. También se recomienda mucho que los proveedores de atención de urgencias cuenten con un entrenamiento periódico que incluya la participación en todas las maniobras comunes simuladas para estos sucesos de alto riesgo y baja frecuencia.

PUNTOS CLAVE

1. La distocia de hombros, definida como el fracaso del nacimiento de los hombros del feto después de la cabeza, es una urgencia obstétrica no predecible o prevenible y que requiere su identificación y tratamiento rápidos.
2. Hay varias maniobras disponibles para aliviar una distocia de hombros y todas se vinculan con un mayor riesgo de lesión del plexo braquial fetal.
3. Debe usarse un algoritmo de tratamiento para aplicar rápida y sistemáticamente las maniobras más frecuentes. No hay evidencia de que una maniobra sea mejor que otra, por lo que el proveedor de atención médica debe utilizar los métodos más frecuentemente recomendados y con el menor potencial de resultados adversos.

Referencias

1. Committee on Practice Bulletins—Obstetrics. Practice bulletin number 178: shoulder dystocia. *Obstet Gynecol.* 2017;129(5):e123–e133.
2. Gherman RB, Chauhan S, Ouzounian JG, Lerner H, Gonik B, Goodwin TM. Shoulder dystocia: the unpreventable obstetric emergency with empiric management guidelines. *Am J Obstetrics Gynecol.* 2006;195(3):657–672.
3. Gherman RB, Chauhan SP, Clark SL, et al. Neonatal brachial plexus palsy. *Obstet Gynecol.* 2014;123(4):902–904.
4. Hoffman MK, Bailit JL, Branch DW, et al. A comparison of obstetric maneuvers for the acute management of shoulder dystocia. *Obstet Gynecol.* 2011;117(6):1272.
5. Revicky V, Mukhopadhyay S, Morris EP, Nieto JJ. Can we predict shoulder dystocia? *Arch Gynecol Obstet.* 2012;285(2):291–295.
6. Dodd JM, Catcheside B, Scheil W. Can shoulder dystocia be reliably predicted? *Aust N Z J Obstet Gynaecol.* 2012;52(3):248–252.
7. Ouzounian JG, Korst LM, Miller DA, Lee RH. Brachial plexus palsy and shoulder dystocia: obstetric risk factors remain elusive. *Am J Perinatol.* 2013;30(04):303–308.
8. Øverland EA, Vatten L, Eskild A. Pregnancy week at delivery and the risk of shoulder dystocia: a population study of 2,014,956 deliveries. *BJOG.* 2014;121(1):34–42.
9. Ouzounian JG, Gherman RB, Chauhan S, Battista LR, Lee RH. Recurrent shoulder dystocia: analysis of incidence and risk factors. *Am J Perinatol.* 2012;29(07):515–518.
10. Bingham J, Chauhan SP, Hayes E, Gherman R, Lewis D. Recurrent shoulder dystocia: a review. *Obstet Gynecol Surv.* 2010;65(3):183–188.
11. Ouzounian JG, Gherman RB. Shoulder dystocia: are historic risk factors reliable predictors? *Am J Obstet Gynecol.* 2005;192(6):1933–1935.
12. MacKenzie IZ, Shah M, Lean K, Dutton S, Newdick H, Tucker DE. Management of shoulder dystocia: trends in incidence and maternal and neonatal morbidity. *Obstet Gynecol.* 2007;110(5): 1059–1068.
13. Dandolu V, Lawrence L, Gaughan JP, et al. Trends in the rate of shoulder dystocia over two decades. *J Matern Fetal Neonatal Med.* 2005;18(5):305–310.
14. Leung T, Stuart O, Sahota DS, Suen SS, Lau TK, Lao TT. Head-to-body delivery interval and risk of fetal acidosis and hypoxic ischaemic encephalopathy in shoulder dystocia: a retrospective review. *BJOG.* 2011;118(4):474–479.
15. Lerner H, Durlacher K, Smith S, Hamilton E. Relationship between head-to-body delivery interval in shoulder dystocia and neonatal depression. *Obstet Gynecol.* 2011;118(2, Part 1):318–322.
16. Leung T, Stuart O, Suen SS, Sahota DS, Lau TK, Lao TT. Comparison of perinatal outcomes of shoulder dystocia alleviated by different type and sequence of manoeuvres: a retrospective review. *BJOG.* 2011;118(8):985–990.
17. Menticoglou SM. A modified technique to deliver the posterior arm in severe shoulder dystocia. *Obstet Gynecol.* 2006;108(3, Part 2):755–757.
18. Cluver CA, Hofmeyr GJ. Posterior axilla sling traction for shoulder dystocia: case review and a new method of shoulder rotation with the sling. *Am J Obstet Gynecol.* 2015;212(6):784.e1–e7.
19. Kovavisarach E. The "all-fours" maneuver for the management of shoulder dystocia. *Int J Gynecol Obstet.* 2006;95(2):153–154.
20. Kallianidis AF, Smit M, Van Roosmalen J. Shoulder dystocia in primary midwifery care in the Netherlands. *Acta Obstet Gynecol Scand.* 2016;95(2):203–209.
21. Baxley EG, Gobbo RW. Shoulder dystocia. *Am Fam Physician.* 2004;69(7):1707–1714.
22. Wilson A, Truchanowicz EG, Elmoghazy D, MacArthur C, Coomarasamy A. Symphysiotomy for obstructed labour: a systematic review and meta-analysis. *BJOG.* 2016;123(9):1453–1461.

23. Ersdal HL, Verkuyl DA, Björklund K, Bergström S. Symphysiotomy in Zimbabwe; postoperative outcome, width of the symphysis joint, and knowledge, attitudes and practice among doctors and midwives. *PloS One*. 2008;3(10):e3317.

24. Gachon B, Desseauve D, Fritel X, Pierre F. Is fetal manipulation during shoulder dystocia management associated with severe maternal and neonatal morbidities? *Arch Gynecol Obstet*. 2016;294(3):505–509.

25. Gauthaman N, Walters S, Tribe IA, Goldsmith L, Doumouchtsis SK. Shoulder dystocia and associated manoeuvres as risk factors for perineal trauma. *Int Urogynecol J*. 2016;27(4):571–577.

Sección 6

Emergencias después del parto

CAPÍTULO 27

Hemorragia posparto

Julianna Divya Dethier y Schantz-Dunn

PANORAMA GENERAL

La hemorragia posparto (HPP) es una causa importante de mortalidad materna que ocurre en 1 a 5% de los partos, aunque la incidencia varía ampliamente. La HPP es la principal causa de mortalidad materna en los países de bajos ingresos, e incluye 25% de todas las muertes maternas en el mundo.[1] En Estados Unidos la HPP contribuye con más de 10% de la mortalidad materna y es la principal contribuyente de la morbilidad correspondiente.[2] La causa más frecuente de HPP es la atonía uterina.[3] La HPP es un diagnóstico clínico y son claves su detección oportuna y tratamiento activo en el tercer periodo del trabajo de parto, para tener éxito y disminuir la morbilidad y mortalidad maternas.

Definición

La HPP se diagnostica por los proveedores de atención médica en la clínica usando la valoración de la pérdida sanguínea conocida como "pérdida sanguínea calculada" (PSC), de la que hay varias definiciones, que van desde aquella mayor de 500 mL (HPP menor) hasta la mayor de 1 000 mL (HPP grave) o la que se acompaña de signos o síntomas de hipovolemia. En el 2017, en el American College of Obstetricians and Gynecologists (ACOG), se cambió la definición de la HPP para una pérdida sanguínea mayor de 1 000 mL acompañada por signos o síntomas de hipovolemia, independientemente de la vía del nacimiento.[4]

DIAGNÓSTICO

Hay varios recursos para ayudar al diagnóstico de HPP, que incluyen las valoraciones de la pérdida sanguínea, los cambios hemodinámicos y los estudios de laboratorio.

Métodos de valoración de la pérdida sanguínea

En el departamento de urgencias se colocan cojinetes (Chux®) absorbentes desechables bajo las pacientes para el momento del nacimiento; un estimado burdo de la pérdida sanguínea es el que se hace pesando el cojinete absorbente (1 g = ~ 1 mL de sangre). Por lo tanto, una forma simple de ayudar a cuantificar la pérdida sanguínea durante o después de un parto es la de pesar todos los cojinetes desechables en una báscula cercana a la paciente. De ser posible, téngase en cuenta que puede haber líquidos diferentes a la sangre que se absorbieron, como el amniótico, el de irrigación o la orina.

Un lienzo bajo las nalgas (idealmente uno con graduación) que colecta la sangre conforme se pierde por vía vaginal es otro recurso para cuantificar la pérdida sanguínea. Si el lienzo no está graduado o si no hay acceso a uno de plástico se puede usar una bolsa para basura bajo la paciente, dirigida hacia una cubeta para colectar la sangre. A continuación se puede transferir la sangre a un sombrerito de colección de orina u otro recipiente con graduación volumétrica. El comprender cuánto retienen de sangre las compresas de laparotomía o los cojinetes vaginales puede ayudar a calcular cualquier pérdida sanguínea adicional, si bien no se utilizan a menudo en el contexto de un servicio de urgencias (figura 27-1).[5]

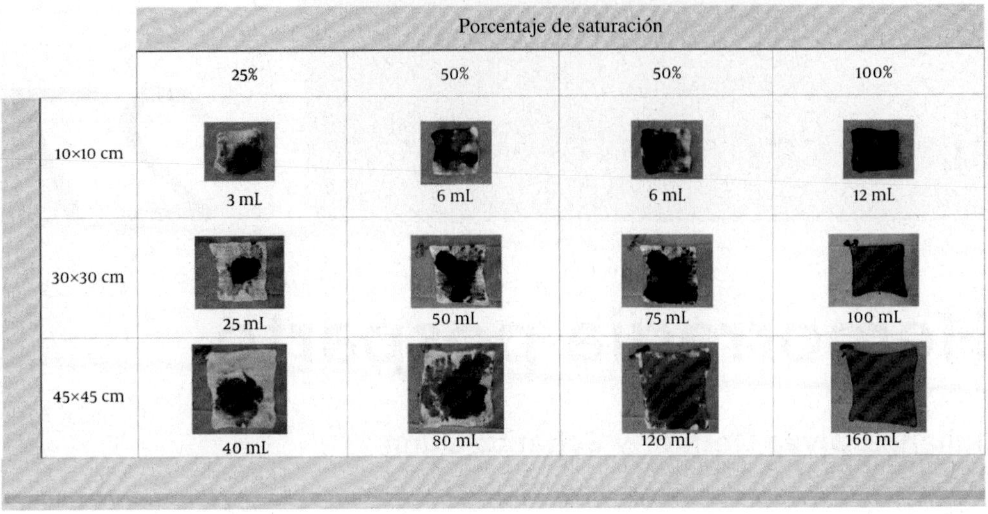

	Porcentaje de saturación			
	25%	50%	50%	100%
10×10 cm	3 mL	6 mL	6 mL	12 mL
30×30 cm	25 mL	50 mL	75 mL	100 mL
45×45 cm	40 mL	80 mL	120 mL	160 mL

Figura 27-1. **Guía visual para determinar la pérdida sanguínea a partir de tres diferentes tamaños de gasa.** (Tomada de Ali Algadiem E, Aleisa AA, Alsubaie HI, Buhlaiqah NR, Algadeeb JB, Alsneini HA. Blood loss estimation using gauze visual analogue. Trauma Mon. 2016; 21(2):e34131.)

Cambios hemodinámicos

La HPP se caracteriza por una pérdida sanguínea excesiva, que puede conducir a la aparición de signos de hipovolemia, que incluyen taquicardia e hipotensión. Los signos y síntomas de la inestabilidad hemodinámica guían el diagnóstico y tratamiento de la HPP. La pérdida sanguínea de 10 a 15% (500 a 1 000 mL) puede causar taquicardia leve en una paciente, pero con una presión arterial dentro de límites normales. Ante la pérdida sanguínea de 15 a 25% (1 000 a 1 500 mL) las pacientes, por lo general, muestran taquicardia (100 a 120 lpm), se sentirán mal y probablemente estén hipotensas. En muchas jóvenes saludables, no obstante, no es sino hasta que la pérdida sanguínea corresponde a 25 a 35% (1 500 a 2 000 mL) que los signos vitales pueden alertar de un problema a un proveedor de atención médica, con taquicardia entre 120 y 140 latidos por minutos (lpm) y presión arterial menor de 90 mm de Hg sistólica.[6]

Los cambios fisiológicos maternos que ocurren durante la gestación son de adaptación y protección contra la pérdida sanguínea en el momento del parto. El volumen sanguíneo circulante promedio de una embarazada a término es de 6 litros. Debido a la gran expansión del volumen plasmático durante el embarazo (que rebasa a la correspondiente del volumen eritrocítico), las embarazadas presentan una "anemia fisiológica", aumento del gasto cardiaco y disminución de la resistencia vascular sistémica y la presión arterial. Para el tercer trimestre el útero recibe 15% del gasto cardiaco materno, equivalente a 500 mililitros por minuto y, como resultado, la pérdida activa en la HPP se puede tornar significativa en un periodo breve.

La clave para reconocer la HPP es que puede evolucionar muy rápido. Además, las pacientes varían en la cantidad de pérdida sanguínea que pueden tolerar antes de mostrar signos de hipovolemia. Una embarazada con una afección hipertensiva gestacional que muestra presión arterial sistólica de 100 a 110 mm de Hg puede haber perdido ya 30% de su volumen sanguíneo, en tanto mantiene una presión arterial "normal". Las pacientes que desde otros puntos de vista son jóvenes y se encuentran saludables, pueden compensarse bien y mostrar signos de inestabilidad hemodinámica solo después de una pérdida sanguínea significativa. Muchas presentan anemia en el momento del parto y aquellas con una hemoglobina de inicio baja pueden mostrar signos de inestabilidad hemodinámica con una pérdida sanguínea menos cuantiosa.

ETIOLOGÍA

Las principales causas de la HPP se representan por las siglas de las "cuatro T": atonía uterina (**Tono**), laceraciones (**Traumatismos**), retención de los productos de la concepción o alteraciones placentarias (**Tejidos**) y defectos de la coagulación (**Trombina**) (tabla 27-1).[3,7]

TABLA 27-1 Las siglas mnemotécnicas "cuatro T" de las causas de hemorragia posparto		
T	Causa	Incidencia (%)
Tono	Útero atónico	70
Traumatismo	Laceraciones, hematomas, inversión o rotura uterinas	20
Tejidos	Tejidos retenidos, placenta invasiva	10
Trombina	Coagulopatías	1

Datos de Evensen A, Anderson JM, Fontaine P. Postpartum hemorrhage: prevention and treatment. *AFP*. 2017; 95:442-449.

Tono

La atonía uterina es la causa más frecuente de HPP y significa que el útero no se contrae eficazmente después del parto y se siente blando o "pastoso". El diagnóstico se hace al palpar el útero y percibir su falta de firmeza a pesar del masaje y la administración de oxitocina (si se administra en el tercer periodo del trabajo de parto, cuando se está expulsando la placenta). Los factores de riesgo de atonía uterina incluyen las afecciones que impiden que el útero se contraiga o llevan a su sobredistensión (tabla 27-2).

Después del parto se palpa el fondo uterino para valorar su firmeza. Si se confirma, no necesariamente significa que se encuentre así en su totalidad. A menudo el segmento uterino inferior puede ser pastoso o mal contraído, en tanto el fondo se encuentra firme, lo que pudiese ser causado por un coágulo sanguíneo que impide que la parte inferior del útero se contraiga. Es útil una exploración bimanual para valorar el tono del segmento uterino inferior y la presencia de coágulos retenidos.

Traumatismos

La HPP puede ser resultado de traumatismos uterinos o del aparato genital, ya sea por laceraciones o por incisiones quirúrgicas. Entre 60 y 90% de las mujeres con parto vaginal presenta una laceración perineal.[8,9] Las laceraciones de cérvix y vagina pueden llevar a una hemorragia transvaginal excesiva; por lo tanto, debería hacerse una inspección detallada de la porción inferior del aparato genital a simple vista si no se identifica con facilidad un origen. Los desgarros visibles en forma externa incluyen laceraciones perineales o labiales.

Las laceraciones vaginales o de sus pliegues (desgarros que transcurren profundamente hacia la pared posterior de la vagina) así como las del cérvix, a menudo pueden sangrar en forma cuantiosa por el abundante flujo sanguíneo de ambas estructuras anatómicas en los embarazos de término y requieren una buena visualización para identificar cualquier retracción de las paredes vaginales.

Tejidos

Los productos de la concepción retenidos (placenta o membranas) o una placenta anormalmente adherente (acreta) pueden causar hemorragia. La inspección de la placenta después del parto para asegurar que su lado materno esta íntegro es un buen paso inicial para reconocer la retención de algún fragmento. Se puede usar ecografía portátil con flujo Doppler en color para identificar productos retenidos o coágulos sanguíneos en la cavidad endometrial. Si hay preocupación respecto de la retención de productos de la

TABLA 27-2 "Factores de riesgo de atonía uterina"	
• Factores que impiden que el útero se contraiga	• Farmacológicos, como el uso prolongado de oxitocina, sulfato de magnesio (administrado por preeclampsia), terbutalina (usada para producir relajación del útero), anestesia general • Infecciones, como una corioamnionitis • Anatómicas, como fibromas e inversión uterinos
• Factores que llevan a la sobredistensión uterina	• Embarazo múltiple (gemelar) • Polihidramnios • Macrosomía

gestación hágase un barrido manual del interior del útero para eliminar cualquier coágulo o producto que pudiera quedar ahí. Si la placenta no se desprende con facilidad, pida ayuda, porque aquella anormalmente adherente tal vez requiera una histerectomía de urgencia.

Trombina

Los defectos heredados o adquiridos de la coagulación son otra causa potencial de HPP. Los heredados incluyen la trombocitopenia y las deficiencias de factores de coagulación (como el de von Willebrand) y las hemofilias. La anticoagulación terapéutica puede también ser causa de hemorragia. Son defectos de coagulación adquiridos los de la preeclampsia, el síndrome de hemólisis, elevación de enzimas hepáticas y plaquetopenia (HELLP); el hígado graso agudo del embarazo, la septicemia, la embolia de líquido amniótico, el desprendimiento prematuro de placenta normoinserta y la muerte fetal intrauterina, afecciones todas que pueden causar un desequilibrio en los sistemas hemostático y fibrinolítico, que llevan a la coagulación intravascular diseminada (CID), que corresponde a una activación amplia de la cascada de coagulación con consumo de sus factores y de plaquetas que origina una hemorragia incoercible.[10,11] En las coagulopatías gestacionales por consumo se degrada más rápido el fibrinógeno que otros factores y es crítico preverlo, ya que la falta de restitución de los factores de coagulación antes de administrar otros productos sanguíneos o soluciones puede empeorar la coagulopatía subyacente.

MANIFESTACIONES CLÍNICAS

La valoración clínica de la HPP se basa en la exploración física y la determinación cuidadosa de los signos y síntomas sugerentes de hipovolemia. La taquicardia será el primer signo de un estado de choque compensado, seguido por la disminución de la presión arterial y debe considerarse en el contexto de los signos vitales basales de la paciente.

Exploración física

Exploración bimanual

El primer paso en cualquier paciente que presenta una hemorragia posparto es la exploración bimanual (figura 27-2), que puede ser incómoda para la paciente, en especial si no cuenta con forma alguna de anestesia. El médico debe colocar la mano no dominante sobre el abdomen de la mujer e iniciar un masaje externo del útero con presión descendente. Se introduce la mano dominante enguantada en la vagina y a través de la abertura del cérvix para eliminar cualquier coágulo vaginal o tejido de la cavidad uterina, en particular si se encuentran en el segmento inferior y previenen la contracción uterina. Valórese el tono

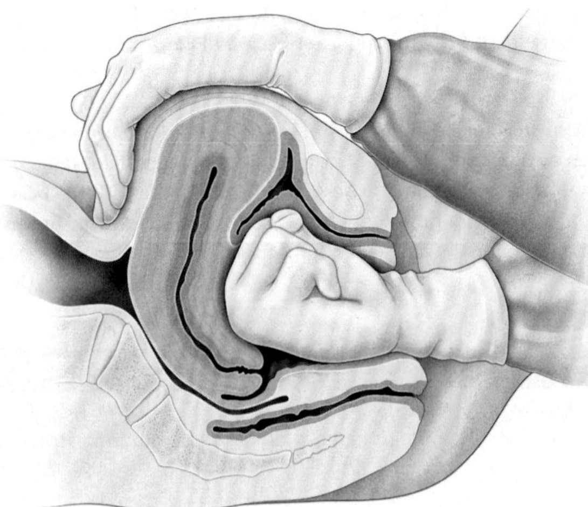

Figura 27-2. Técnica de masaje bimanual para tratar la atonía uterina. El masaje por compresión uterina bimanual se hace colocando una mano en la vagina e impulsándola contra el cuerpo del útero, mientras con la otra se comprime el fondo desde arriba a través de la pared abdominal. Se da masaje a la cara posterior del útero con la mano en el abdomen y a la cara anterior con la vaginal. (Tomada de Casanova R, Beckmann C, Ling FW, et al. *Beckmann and Ling's Obstetrics and Gynecology.* 8th ed. Philadelphia, PA: Wolters Kluwer; 2018.)

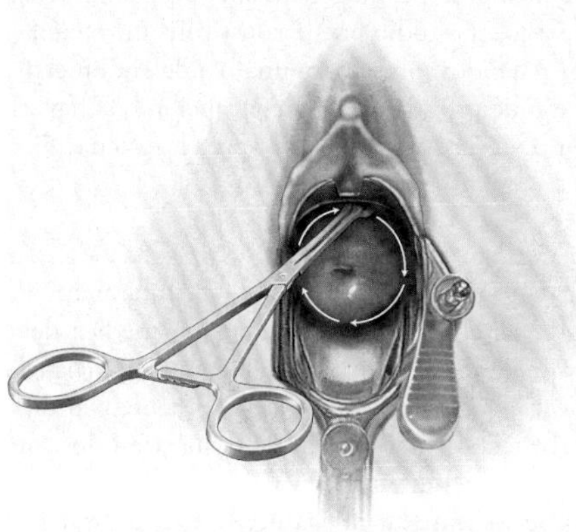

Figura 27-3. **Reparación de una laceración del cérvix.** Se explora el cérvix en busca de laceraciones con uso de dos pinzas de anillos que se desplazan lenta y suavemente por toda su circunferencia para asegurar su integridad. (Tomada de Posner GD, Dy J, Black A, Jones GD. *Oxorn-Foote Human Labor and Birth*. 6th ed. New York, NY: McGraw-Hill Medical; 2013.)

del útero, incluyendo el segmento inferior, mediante el uso de la mano no dominante para masajearlo en forma externa y percibir el tono entre ambas manos. La eliminación de coágulos del segmento inferior del útero y el masaje ayudan a su contracción y a detener la hemorragia. Una vejiga llena puede evitar que el segmento uterino inferior se contraiga y desviarlo a un lado u otro. La colocación de una sonda de Foley ayuda para la vigilancia constante del estado hemodinámico materno y puede promover la contracción uterina adecuada.[7,12]

Exploración vaginal

El médico debe hacer una exploración exhaustiva de la vagina para valorar cualquier laceración o traumatismo (perineal o vaginal) que pueda ser origen de la hemorragia. Puede requerirse un separador o un espéculo vaginal para ayudar a la visualización de la totalidad de vagina y cérvix. Es crítica una fuente de luz adecuada. Considérese revisar el cérvix en cuanto a laceraciones mediante pinzas de anillos que se desplazan lenta y suavemente alrededor de su circunferencia para asegurar su integridad (figura 27-3). A veces se requiere un tacto rectal para identificar un hematoma vaginal, que puede percibirse como una masa firme dentro del recto.

PRUEBAS DE DIAGNÓSTICO

Los cambios en las cifras de laboratorio, como hemoglobina, hematocrito, plaquetas, tiempo de protrombina (TP), razón normalizada internacional (INR, por sus siglas en inglés), tiempo parcial de tromboplastina (TPT) y fibrinógeno, pueden proveer claves adicionales de la gravedad de la HPP. Es importante vigilar las tendencias en estos parámetros para el tratamiento, así como el diagnóstico de otras causas potenciales de HPP, como una coagulopatía o CID. El médico debería saber que los estudios de laboratorio ordenados en un momento de la HPP probablemente no reflejen la cantidad real de pérdida sanguínea aguda por el retraso en el tiempo para alcanzar el equilibrio.

Asegúrese de que la paciente cuente con un estudio de tipo sanguíneo y Rh vigente, de lo contrario, inclúyalo en las órdenes de laboratorio iniciales en preparación de una posible transfusión. Es necesario el tipo sanguíneo y Rh para asegurar que la paciente no presente anticuerpos previos que pudiesen dificultar una prueba cruzada. El conocimiento de los valores de laboratorio basales de la paciente es útil para dirigir el tratamiento una vez que cede la hemorragia; sin embargo, el médico nunca deberá esperar los resultados de laboratorio o depender de ellos para determinar el tratamiento de la forma activa de una HPP. Si la paciente se encuentra inestable y requiere sangre, se utiliza la de tipo O Rh negativo mientras espera la tipificación y las pruebas cruzadas.

Los estudios de diagnóstico no suelen ser parte del de la HPP. Sin embargo, si hay preocupación acerca de una retención de los productos de la concepción como causa, puede ser útil una ecografía portátil como adyuvante de la exploración física, y se puede hacer con equipo de flujo Doppler en color para la valoración de cualquier retención de productos de la concepción o coágulos sanguíneos dentro de la cavidad endometrial; sin embargo, el estudio puede constituir un reto en el periodo posparto inmediato. Un útero vacío (sin productos retenidos) presentará una banda endometrial gruesa pero bien definida. Si se identifica cualquier retención de productos de la concepción o si hay esa sospecha clínica, la paciente necesitará traslado al quirófano con el equipo obstétrico para la evacuación de tejidos retenidos o coágulos.

TRATAMIENTO

El juicio clínico debería guiar la toma de decisiones para el tratamiento de la HPP. Una vez que se sospecha o se diagnostica por clínica, el proveedor de atención médica debería de pedir ayuda, en tanto simultáneamente coloca un cojinete absorbente desechable, un lienzo bajo las nalgas o una bolsa de basura bajo la paciente para cuantificar la pérdida sanguínea, si no se hizo antes. Deberá instalarse a la paciente un aparato electrónico de vigilancia cardíaca mientras se insertan dos catéteres intravenosos periféricos de gran calibre (IV). Deberá hacerse el intento de vaciar la vejiga con una sonda de hule o de Foley, ya que la vejiga sobredistendida puede impedir que el útero se contraiga. Debería hacerse una exploración física que incluya la bimanual para valorar el tono uterino y retirar cualquier producto o coágulo retenido.

Prioridades terapéuticas iniciales

1. **Iniciar medicamentos uterotónicos.** Debería administrarse rápido oxitocina en solución o por vía intramuscular (IM), si no se dispone aún de venoclisis (tabla 27-3).
2. **Pedir ayuda.** Alértese a los equipos de obstetricia, anestesia y cirugía si disponibles. Como las pacientes en el departamento de urgencias es poco probable que tengan una anestesia adecuada, se debe estar preparado para trasladarla al quirófano donde se puede hacer una exploración completa con grados apropiados de anestesia. Asegúrese un acceso adecuado IV y que se inicie la administración de soluciones cristaloides. Coordínese el traslado de la paciente para su atención dentro de la institución o fuera.
3. **Entrar en contacto con el banco de sangre.** Debería disponerse de productos sanguíneos para transfusión, con un mínimo de dos unidades de paquete globular (PG), que pueden ser O negativo o someterse a pruebas cruzadas hasta que se obtenga la compatible exacta.
4. **Repetir la exploración física.** Revalórese continuamente la pérdida sanguínea que continúa y los cambios en el estado hemodinámico.
5. **Ordenar estudios de laboratorio de INMEDIATO.** No deje que los resultados de laboratorio retrasen el tratamiento. Las pruebas de laboratorio al lado de la cama pueden ser de utilidad, si están disponibles. Una valoración rápida de la coagulación al lado de la cama

TABLA 27-3 Medicamentos para usar en la hemorragia posparto

Nombre	Dosis/vía	Notas
Oxitocina	IV: 10 a 40 unidades/ 500 a 1000 mL de solución salina normal en forma continua IM: 10 unidades	Iniciar durante el tercer periodo del trabajo de parto
Metilergonovina	IM: 0.2 mg Cada 2 a 4 h hasta 5 dosis	Evitar si hay hipertensión (HTN; HTN esencial o preeclampsia)
Prostaglandina F2 α	IM: 0.25 µg Intramiometrial: 0.25 µg Cada 15 a 90 min, hasta 8 dosis	Evitar en presencia de asma
Misoprostol	600 a 1 000 µg VO, VR o SL, dosis única	
Ácido tranexámico (ATX)	IV: 1 g en 10 mL, a razón de 1 mL/min (durante 10) Repetir la dosis en 30 min si continúa la hemorragia	No administrarlo si ya pasaron más de 3 h desde el parto/inicio de la hemorragia No inyectar en solución junto con productos sanguíneos o penicilina

se puede hacer colectando sangre en un tubo de tapón rojo (no heparinizado), que debería coagularse en 5 minutos. Si no se forma un coágulo pasados 5 minutos, surge la sospecha de CID u otra coagulopatía.

Abordar la fuente de la hemorragia

Tratamiento médico

Están indicados los fármacos uterotónicos para tratar la atonía uterina, la causa más frecuente de HPP. La oxitocina es el ideal y se administra en solución a razón de 10 a 40 unidades/ 500 a 1 000 mL de solución salina normal o 10 unidades IM si no hay acceso IV. En general estos medicamentos tienen un inicio rápido de acción; por lo tanto, si no hay mejora del tono o la cantidad de pérdida sanguínea después de su administración, úsese otro (tabla 27.3). Los datos sugieren que la adición de más de un uterotónico a la oxitocina no modifica los resultados; sin embargo, es práctica común administrar un segundo uterotónico adicional en 5 minutos si no hay un cambio significativo en el tono uterino pasados 5 minutos de la administración de oxitocina. En la (OMS) se recomienda el uso sistemático de ácido tranexámico (ATX) en todas las pacientes con HPP si se administra en las 3 horas que siguen a su inicio.

Tratamiento de las lesiones traumáticas

Las laceraciones perineales pequeñas superficiales pueden repararse con material absorbible de calibre 2-0 o 3-0, como el Vicryl. Las laceraciones perineales que incluyen músculo probablemente requieran una reparación más compleja. Las laceraciones muy profundas vaginales, de pliegues o cérvix, a menudo requieren de reparación en el quirófano para su visualización óptima. En el contexto del departamento de urgencias se puede hacer un empaquetamiento vaginal para ayudar al taponamiento de la hemorragia hasta que se pueda hacer la reparación apropiada por un obstetra, lo que se puede lograr con un paquete vaginal si está disponible, o de lo contrario una gasa de Kerlix ligeramente humedecida que se introduce con buena compresión dentro de la vagina. Se colocará una sonda de Foley con cualquier empaquetamiento vaginal dado que la compresión del meato uretral por este conlleva el riesgo de retención urinaria. También es importante documentar que se colocó un empaquetamiento.

Los hematomas vulvares y vaginales pueden ser causados por traumatismos y llevar a la inestabilidad hemodinámica. Los hematomas vulvares suelen ser resultado de lesiones de una rama de la arteria pudenda y presentarse como una equimosis o edema grandes. Los hematomas vaginales pueden acumular sangre en el espacio isquiorrectal y paravaginal y ocultar una gran cantidad antes de su detección. Las mujeres con hematomas vaginales a menudo se quejan de dolor o presión rectales. Si se sospecha un hematoma vaginal como causa de una pérdida sanguínea de gran volumen, deberá hacerse un empaquetamiento y consultar a un radiólogo intervencionista (IR), si está disponible, para una embolización vascular potencial.

La rotura e inversión uterinas son otras causas de traumatismos que pueden causar HPP. Se sospecha la rotura en las mujeres con antecedente de cesárea o intervención quirúrgica, como la miomectomía. La inversión uterina (cuando el fondo se colapsa a través del cuerpo y lo voltea al revés) se trata por interrupción de los uterotónicos y relajación temporal del útero con nitroglicerina, 50 µg IV, y la reducción del órgano a su ubicación normal empujando el fondo con una mano en la vagina hasta que este se revierta a su posición anatómica normal (véase capítulo 28). Durante este periodo no deberá haber intento alguno de retirar la placenta, ya que puede empeorar la inversión; más bien debería hacerse retroceder al interior del útero mediante presión transvaginal. Si estas medidas no tienen éxito, será necesario llevar a la paciente al quirófano urgentemente para una laparotomía.

Taponamiento uterino

En el contexto de la hemorragia que continúa o si no se dispone de recursos para una intervención quirúrgica, el siguiente paso es colocar un taponamiento intrauterino con globo, por lo general uno de Bakri. Se trata de una medida temporal hasta que se disponga del tratamiento definitivo. En el departamento de urgencias o en un contexto de bajos recursos se puede usar una sonda de Foley (idealmente de calibre 24 con globo de 30 mL), el empaquetamiento con gasa o Kerlix o una sonda con condón a manera de globo inflado (figura 27-4).[13]

Todos los dispositivos de taponamiento con globo o sondas deberán colocarse bajo guía ecográfica, de ser posible. Una vez que el globo se encuentra dentro del útero, colóquense empaquetamientos vaginales o compresas de laparotomía para taponar la vagina y proveer respaldo adicional para evitar que el globo se expulse a través del cérvix. A menudo la aplicación de abundante lubricante sobre las compresas es más cómodo para la paciente. Nótese que en el contexto de obstetricia se usa un globo de Bakri (figura 27-5) o uno de Ebb. Si se dispone del primero, colóquese el globo dentro del útero y continúese inflándolo hasta que disminuya la hemorragia. El globo de Bakri puede contener casi 600 mL de líquido; sin embargo, suelen ser suficientes de 180 a 240 mL para yugular la hemorragia. El dispositivo de taponamiento con globo de Ebb es uno con dos globos, ligeramente más complicado de uso que el Bakri de solo uno. Utilice ecografía para asegurar que el globo se

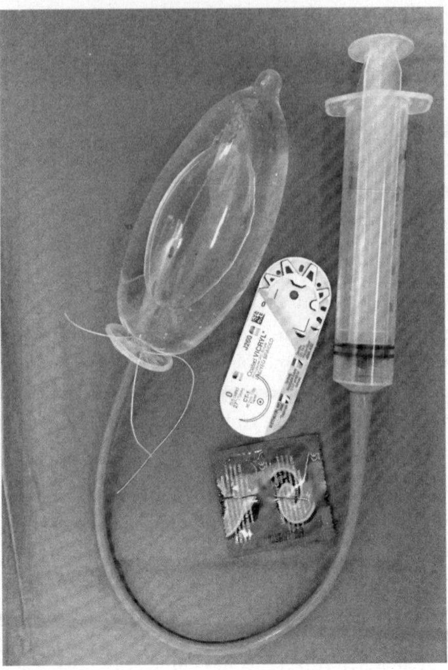

Figura 27-4. **Sonda con condón a manera de globo inflado.** Cuando no se dispone de un globo de Bakri, como en el departamento de emergencias o en contextos de recursos escasos, se puede utilizar una sonda de Foley (idealmente de calibre 24 French) con un condón acoplado a manera de globo e inflado con 30 mL de líquido. Imagen cortesía de la Dra. Julianna Schantz-Dunn.

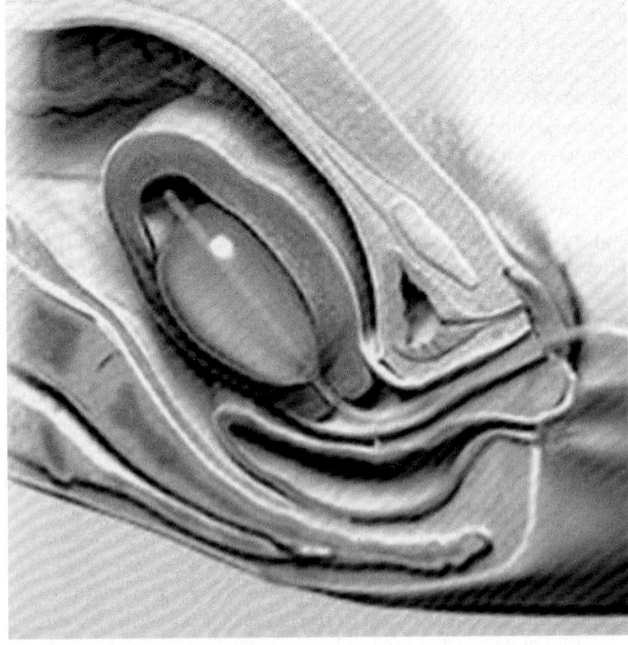

Figura 27-5. **Taponamiento con globo de Bakri.** (Tomada de Nettina SM. *Lippincott Manual of Nursing Practice.* 11th ed. Philadelphia, PA: Wolters Kluwer; 2018.)

distienda lo suficiente para taponar las paredes uterinas. El propósito del globo es proveer un taponamiento en la misma forma que una sonda de Sengstaken-Blakemore que se usa ante las hemorragias gástricas.

Restitución de productos sanguíneos

Si las pacientes requieren reanimación por volumen, es más importante la restitución de productos sanguíneos que las soluciones cristaloides. Si hay preocupación por una transfusión masiva, adminístrese una de paquete globular (PG) con un cociente 1:1 respecto del plasma fresco congelado (PFC) en combinación.[14] En la hemorragia obstétrica a menudo se usan factores de coagulación más rápido, el fibrinógeno en particular, que en otras formas de hemorragia.[13] Durante una hemorragia masiva es crucial la reanimación con productos sanguíneos. Por lo tanto, es crítica la notificación temprana al banco de sangre y el inicio de un "protocolo de transfusión masiva" para tratar la hemorragia obstétrica.

Idealmente, cuéntese con los siguientes productos:

- **Paquete eritrocítico:** 6 unidades
  - Una unidad debería aumentar el hematocrito por 3% (aunque el incremento esperado puede ser ligeramente menor por la expansión del volumen sanguíneo durante el embarazo)
  - Inicialmente sangre O negativo o específica del tipo de la paciente, hasta que se cuente con unidades a las que se hicieron pruebas cruzadas
  - Mantener el hematocrito mayor de 21%
- **Plasma fresco congelado:** 4 unidades
  - Se requieren 30 minutos para que se descongele el PFC; por lo tanto, es ideal la activación del protocolo de transfusión masiva y contar con PFC fácilmente y disponible cuando se requiera.
  - Mantener el INR < 1.5 a 1.7
- **Plaquetas:** una unidad
  - Una unidad (paquete de 6) debería elevar las plaquetas por 40 000
  - Mantener las plaquetas arriba de 50 000
- **Fibrinógeno:** concentrado de fibrinógeno humano o de 10 paquetes de crioprecipitados, hasta 75 mg/dL
  - Mantener concentraciones de fibrinógeno mayores de 100 a 150 mg/dL[15]

Se recomienda contar con dos unidades de PG provenientes del banco de sangre si hay hemorragia continua después de iniciar las medidas (masaje uterino y uterotónicos). En el contexto de una hemorragia que continúa, deberían administrarse de 4 a 6 unidades adicionales de PG, así como PFC, plaquetas y fibrinógeno, de acuerdo con el protocolo de transfusión masiva. Se sabe que el uso de un cociente elevado de PG respecto de PFC (1:1) mejora significativamente la supervivencia después de una hemorragia por traumatismo.[16] No se rebase un cociente de 3:2 de PG:PFC.

El fibrinógeno se consume más rápido en ciertas situaciones obstétricas, como el desprendimiento prematuro de placenta normoinserta o la CID, que en otros contextos, como los traumatismos. Como se señaló en la tabla 27-4, el fibrinógeno es necesario para una cascada de coagulación funcional y la investigación muestra que su concentración predice la gravedad de la hemorragia.[17]

El concentrado de fibrinógeno es termoestable, inactivado con respecto a virus y rápidamente disponible en polvo. Se puede preparar al lado de la cama mezclando 50 mL de agua estéril en el frasco ámpula e inyectándolo IV lentamente durante 5 a 10 minutos. Cada frasco ámpula contiene 900 a 1300 mg de fibrinógeno y aumenta su concentración por 50 a 75 mg/dL. Si se desconoce la concentración de fibrinógeno, úsese una dosis de 70 mg/kg de peso corporal. Hay varios tipos comerciales de fibrinógeno (los nombres comerciales incluyen RiaSTAP, Fibryga) y un beneficio de su uso es que no se requiere compatibilidad ABO.

TABLA 27-4 Asociación del fibrinógeno con la HPP

Concentración de fibrinógeno en el momento del diagnóstico	Razon de momios (OR) del HPP grave
> 300 mg/dL	1.00
200 a 300 mg/dL	1.90 (1.16 a 3.09)
< 200 mg/dL	11.99 (2.56 a 56.06)

HPP, hemorragia posparto.

Datos de Cortet, M. et al. Association between fibrinogen level and severity of postpartum haemorrhage: secondary analysis of a prospective trial. *Br J Anaesth.*2012; 108:984-989.

El ATX es ahora integrante estándar en muchos protocolos de HPP, antifibrinolítico de bajo costo y seguro que se mostró que disminuye la pérdida sanguínea y los requerimientos de transfusión, así como aumenta la supervivencia, de acuerdo con datos quirúrgicos/de traumatología.[18] Tiene aprobación por la Food and Drug Administration (FDA) para el tratamiento de la menorragia y muchos protocolos de obstetricia respaldan su uso temprano ante una hemorragia obstétrica.[19] En el estudio WOMAN, aleatorizado con testigos y más de 20 000 participantes, se mostró una disminución de 20 a 30% de la mortalidad por hemorragia en quienes lo recibieron en las 3 horas posparto respecto del placebo.[20] La dosis es de 1 g IV tan pronto como sea posible en el momento de la hemorragia.

Medidas de sostén

- Mantener la temperatura de la paciente (sábanas tibias o un sistema de calentamiento forzado por aire, como el Bair Hugger, si se tiene disponible; asegúrese de que la paciente no se encuentre sobre un colchón húmedo).
- Si se transporta, manténgala en la posición de Trendelenburg con las piernas elevadas. En contextos de bajos recursos pueden usarse trajes neumáticos contra el estado de choque o la envoltura secuencial de las extremidades inferiores.
- El acceso adecuado IV incluye como mínimo dos grandes catéteres. Puede requerirse un catéter arterial para ayudar a las tomas constantes de muestras de laboratorio y la vigilancia de la presión arterial. Puede estar indicado el acceso por un catéter central en la paciente críticamente enferma.
- Vigilar el gasto urinario como parámetro del estado hemodinámico.
- Vigilar el estado de los electrólitos y el acidobásico.

DESTINO DE LAS PACIENTES

En el contexto de una HPP que continúa a pesar de todas las intervenciones antes descritas, se recomienda consultar a IR, si está disponible, para una embolización de las arterias uterinas (EAU). Dependiendo del contexto hospitalario tal vez no se disponga de inmediato de IR, por lo que si hay alguna preocupación clínica de que pueda requerirse una EAU, consulte a un IR tempranamente. El IR se reserva para mujeres hemodinámicamente estables. Cuando todas las opciones quirúrgicas se han agotado y la hemorragia persiste, el equipo quirúrgico necesitará proceder a una histerectomía. Por último, el evitar los retrasos para llegar al quirófano salvará la vida de mujeres en quienes fracasan las medidas anteriores.

RESUMEN

La HPP es la principal causa de muerte materna en todo el mundo, que afecta de 1 a 5% de los partos. Es un diagnóstico clínico basado en la valoración de la PSC y el estado hemodinámico de la paciente.

PUNTOS CLAVE

1. La principal causa de la HPP es la atonía uterina, con otras que incluyen traumatismos, retención de tejidos y defectos de coagulación, como la CID. Recuérdense las causas con las cuatro T: tono, tejidos, traumatismo y trombina.
2. La valoración de la HPP debería iniciarse con una exploración bimanual para dar masaje al útero, precisar su tono y retirar cualquier coágulo o tejido retenido que impida su contracción.
3. La oxitocina es el uterotónico ideal para la atonía uterina con otros (metilergonovina y prostaglandina F2α, misoprostol), así como ATX disponibles para la HPP persistente.
4. Reanimar de inmediato a la paciente con soluciones cristaloides y cambiar a productos sanguíneos tempranamente ante cualquier signo de inestabilidad hemodinámica. Entrar en contacto con el banco de sangre para la disponibilidad de productos sanguíneos y transfundir con un cociente de 1:1 PG:PFC. En una hemorragia masiva cuéntese con sangre disponible con un cociente 6:4:2:1 de PG, PFC, plaquetas y fibrinógeno/crioprecipitados.
5. Si no se logra la resolución de la HPP con el masaje uterino y uterotónicos, empaquete el útero con una sonda de Foley, gasa o un dispositivo de taponamiento con globo, mientras se pide ayuda o se hacen los arreglos para el transporte de la paciente para su tratamiento definitivo.

Debe identificarse la causa subyacente mientras se trata simultáneamente a la paciente en el contexto del departamento de urgencias, para proveerle los cuidados óptimos y disminuir la morbilidad y mortalidad maternas. La atonía uterina es la causa más frecuente de la HPP, seguida por traumatismos, retención de tejidos o anomalías placentarias y las coagulopatías. La reanimación temprana con productos sanguíneos salva la vida y debe iniciarse rápido ante todas las HPP refractarias que continúan.

Referencias

1. World Health Organization. *WHO Recommendations for the Prevention and Treatment of Postpartum Hemorrhage*. Geneva, Switzerland: WHO; 2012.
2. Committee on Practice Bulletins-Obstetrics. ACOG Practice Bulletin No. 183: postpartum hemorrhage. *Obstet Gynecol*. 2017;130:e168-e186.
3. Anderson J, Etches D. Prevention and management of postpartum hemorrhage. *Am Fam Physician*. 2007;75:875-882.
4. Menard M, Main E, Currigan S. Executive summary of the reVITALize initiative: standardizing obstetric data definitions. *Obstet Gynecol*. 2014;124:150-153.
5. Ali Algadiem E, Aleisa AA, Alsubaie HI, Buhlaiqah NR, Algadeeb JB, Alsneini HA. Blood loss estimation using gauze visual analogue. *Trauma Mon*. 2016;21(2):e34131.
6. Bonnar J. Massive obstetric hemorrhage. *Baillieres Best Pract Res Clin Obstet Gynaecol*. 2000;14(1):1-18.
7. Evensen A, Anderson JM, Fontaine P. Postpartum hemorrhage: prevention and treatment. *AFP*. 2017;95:442-449.
8. Smith LA, Price N, Simonite V, Burns EE. Incidence of and risk factors for perineal trauma: a prospective observational study. *BMC Pregnancy Childbirth*. 2013;13:59.
9. Committee on Practice Bulletins-Obstetrics. ACOG Practice Bulletin No. 198: prevention and management of obstetric lacerations at vaginal delivery. *Obstet Gynecol*. 2018;132:e87-e102.
10. Thachil J, Toh C. Disseminated intravascular coagulation in obstetric disorders and its acute haematological management. *Blood Rev*. 2009;23:167.
11. Erez O, Mastrolia S, Thachil J. Disseminated intravascular coagulation in pregnancy: insights in pathophysiology, diagnosis and management. *Am J Obstet Gynecol*. 2015;213:452.
12. Krames C. *Technique of bimanual massage for uterine atony*. 2007. https://www.aafp.org/afp/2007/0315/p875.html
13. Mishra N, Agrawal S, Gulabani K, Shrivastava C. Use of an innovative condom balloon tamponade in postpartum haemorrhage: a report. *J Obstet Gynaecol India*. 2016;66:63-67.
14. Holcomb J, Jenkins D, Rhee P, et al. Damage control resuscitation: directly addressing the early coagulopathy of trauma. *J Trauma*. 2007;62:307.
15. Shields L, Lee R, Druzin M, McNulty J, Mason H; California Maternal Quality Care Collaborative. Blood product replacement: obstetric hemorrhage. *CMQCC Obstet Hemorrhage Toolkit*. 2009:1-10.
16. Borgman M, Spinella PC, Perkins JG, et al. The ratio of blood products transfused affects mortality in patients receiving massive transfusions at a combat support hospital. *J Trauma*. 2007;63:805-813.
17. Cortet M, Deneux-Tharaux C, Dupont C, et al. Association between fibrinogen level and severity of postpartum haemorrhage: secondary analysis of a prospective trial. *Br J Anaesth*. 2012;108:984-989.
18. Roberts I, Shakur H, Coats T, et al. The CRASH-2 trial: a randomised controlled trial and economic evaluation of the effects of tranexamic acid on death, vascular occlusive events and transfusion requirement in bleeding trauma patients. *Health Technol Assess*. 2013;17:1-79.
19. Tranexamic Acid (TXA) for Obstetric Hemorrhage. California maternal quality care collaborative. 2017. https://www.cmqcc.org/qi-initiatives/obstetric-hemorrhage
20. WOMAN Trial Collaborators. Effect of early tranexamic acid administration on mortality, hysterectomy, and other morbidities in women with post-partum haemorrhage (WOMAN): an international, randomised, double-blind, placebo-controlled trial. *Lancet*. 2017;389:2105-2116.

CAPÍTULO 28

Inversión y rotura uterinas

Amanda Sue Shorette

PANORAMA GENERAL

La inversión y la rotura uterinas son complicaciones obstétricas raras, pero que ponen en riesgo la vida. Hay escasez de datos disponibles acerca de la epidemiología, los factores de riesgo y la patogenia de estas afecciones. Sin embargo, ambas justifican una especial atención dado su potencial de morbilidad grave y mortalidad maternas. Es indispensable su detección y tratamiento rápidos, ya que cualquier retraso del diagnóstico o un tratamiento inapropiado pueden causar hemorragia intensa, estado de choque e incluso la muerte materna.

INVERSIÓN UTERINA

Repaso y antecedentes

La inversión uterina es una urgencia obstétrica que se presenta cuando se colapsa el fondo del útero hacia la cavidad endometrial, proceso a menudo vinculado con hemorragia materna intensa y el colapso cardiovascular subsiguiente.[1] Los datos epidemiológicos acerca de la inversión uterina son limitados, constituidos por reportes de casos, series de casos de centros hospitalarios pequeños y unos cuantos estudios en el ámbito nacional de Estados Unidos.[2-4] Como resultado, es difícil definir la incidencia, con estimados que se encuentran en un rango amplio de 1 en 1200 a 1 en 57000, siendo el rango de 1 en 20000 el que se ha reportado más frecuentemente.[1,2,4-7] La inversión uterina se suele presentar más en el tercer periodo del trabajo de parto durante el parto vaginal, pero también se ha descrito en la cesáea.[1,2,4-6] Aproximadamente 5% de los casos corresponde a inversiones uterinas no-puerperales espontáneas, que casi siempre se asocian con un tumor del útero, como leiomioma, teratoma o sarcoma.[3,4]

Pronóstico

Cuando se detecta y trata de inmediato la inversión uterina, la mortalidad total es bastante baja, con tasas que varían de 15 a 41% en series de hace varios años, pero se carece de cifras recientes en países de altos ingresos. Desafortunadamente, en los países de escasos recursos aún se informa de muertes maternas por inversión uterina.[2,3] Sin embargo, muchos casos se vinculan con hemorragia inmediata que pone en riesgo la vida, y estado de choque, con casi la mitad de las pacientes requiriendo restitución sanguínea.[3,5,8] En una serie de 2 427 casos con inversión uterina puerperal en Estados Unidos entre 2004 y 2013, se mostró que ocurrió hemorragia posparto en 37.7%, se requirió transfusión sanguínea en 22.4%, laparotomía en 6% e histerectomía en 2.8%; también se describió hipotensión y estado de choque en 3.4% de los casos, con una muerte materna.[2] En otro estudio realizado en Holanda se citó una incidencia mucho mayor de morbilidad, donde 60% de las pacientes requirió productos sanguíneos para su reanimación por anemia intensa (hemoglobina < 5) y a 47% se les identificó estado de choque.[3]

No está bien definido el riesgo de recurrencia en embarazos futuros. En el American College of Obstetricians and Gynecologists (ACOG) se informa que la inversión uterina en un embarazo previo aumenta el riesgo hasta 1 en 26 en los siguientes.[1] En una serie de 40 casos no se mostraron recurrencias en 26 partos subsiguientes.[4] En general, la incidencia de las inversiones uterinas parece muy baja.

Fisiopatología y factores de riesgo

La patogenia de la inversión uterina todavía no se ha comprendido en su totalidad, pero se han identificado varios factores contribuyentes. La tracción excesiva del cordón umbilical antes del desprendimiento de la placenta y la compresión de fondo (maniobra de Credé) durante el tercer periodo del trabajo de parto son las causas más frecuentes citadas de inversión.[2,4,5] Sin embargo, no se ha establecido una relación de causa directa. Es probable que sean varios factores los que intervengan, dado que hay reportes de inversiones espontáneas sin que esté ninguna de estas condiciones presente además de la ejecución común de la tracción del cordón y la maniobra de Credé no complicada por la inversión uterina.[4,7] Las anomalías placentarias, incluyendo su implantación en el fondo del útero y una adherencia anormal, como en los síndromes de acretismo, también se identificaron como factores de riesgo.[4-8] Los factores de riesgo adicional incluyen útero atónico, macrosomía fetal, trabajo de parto y parto rápidos o prolongados, cordón umbilical corto, uso de relajantes uterinos, nuliparidad, anomalías o tumores del útero y retención de la placenta.[3,4,7] No obstante, se identifican factores de riesgo en menos de 50% de los casos.[2] Además, en un estudio se muestra que a pesar de conocer esos factores de riesgo, la vasta mayoría de mujeres identificada como con inversión uterina parecía de bajo riesgo antes del trabajo de parto y parto.[3]

Clasificación

La inversión uterina se describe con base en el grado de inversión, así como el tiempo.[4,6-8] Lo extenso de la protrusión del útero, que a menudo tiene correlación con su gravedad, se clasifica en cuatro grados (figura 28-1). Ocurre inversión uterina de primer grado o incompleta cuando el fondo se proyecta hacia la cavidad endometrial. En la inversión de segundo grado o completa, el fondo protruye a través del orificio externo del cérvix. La inversión de tercer grado (prolapso) se refiere a la presencia del fondo del útero a nivel del introito o por fuera. El útero y la vagina se incluyen en la inversión de cuarto grado (uterina y vaginal total), la cual puede ser catastrófica con hemorragia grave. La inversión uterina se clasifica adicionalmente como aguda (con inicio en las 24 horas que siguen al parto), subaguda (entre 24 horas y 4 semanas posparto) o crónica (> 1 mes posparto). La vasta mayoría es aguda, en 83% de los casos, crónica en 14% y en 3% subaguda.[4]

Manifestaciones clínicas

Historia clínica y exploración física

El cuadro clínico de la inversión uterina varía según el momento y la gravedad del proceso.[4,6] El diagnóstico es clínico por exploración bimanual, con el hallazgo de una masa firme a nivel del cérvix o debajo, y la imposibilidad de palpar el útero por vía transabdominal.[1,4,6] La exploración vaginal puede revelar la presencia de una masa redonda lisa que protruye del cérvix o la vagina; en casos de prolapso grave (de cuarto grado), el útero alcanza el periné. Debido a que la hemorragia posparto puede limitar la visualización de un útero invertido, la ausencia de fondo uterino en su posición periumbilical esperada a la exploración transabdominal es una característica clave de la inversión.[1,4]

La vasta mayoría de los casos consisten en inversión aguda y completa, que se presenta con hemorragia posparto grave y estado de choque durante o inmediatamente después del tercer periodo del trabajo de parto. De manera tradicional se ha señalado que el estado de choque asociado con la inversión uterina es desproporcionado con respecto a la pérdida de sangre debido a un aumento del tono vagal por la distensión del útero. Sin embargo, este concepto no se demostró y se cree que en realidad el estado de choque se debe a una pérdida sanguínea no detectada.[4-8]

La hemorragia vaginal puede variar de leve a grave con los diversos grados de inversión; por lo tanto, el médico debe tener un elevado índice de sospecha en cualquier paciente con hemorragia posparto relacionada con el tercer periodo del trabajo de parto. Diez por ciento de los casos se debe a una inversión incompleta, que puede tener un cuadro clínico más leve con dolor y hemorragia menores. Además, las inversiones menos graves pueden no detectarse tan fácilmente por exploración vaginal, por lo que es importante hacer una exploración cuidadosa posparto del fondo uterino. La inversión se puede detectar al apreciar un defecto cupuliforme o "muesca fúndica" a la exploración abdominal, además de la

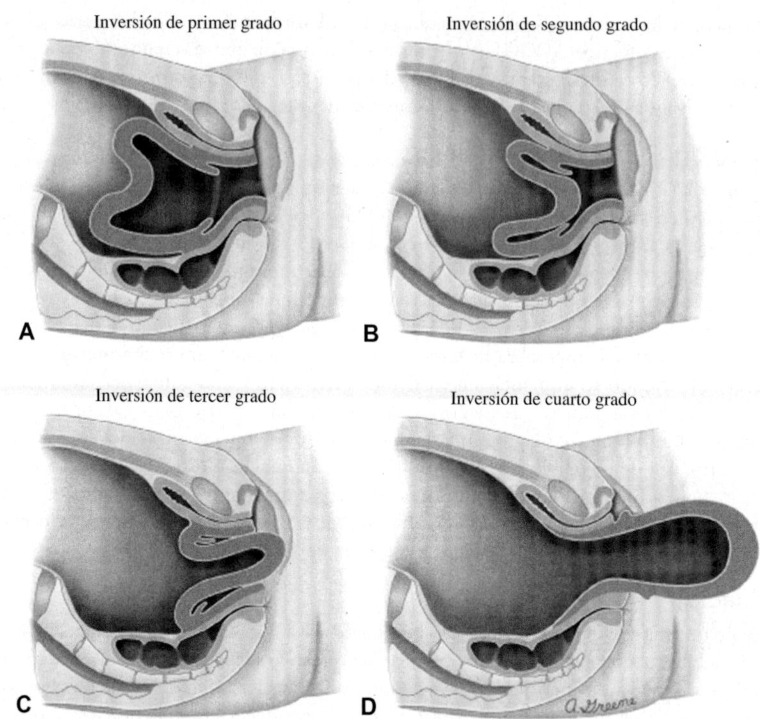

Figura 28-1. **La inversión uterina se clasifica en cuatro categorías. A.** De primer grado (incompleta): el fondo del útero se proyecta hacia la cavidad endometrial. **B.** De segundo grado (completa): el fondo uterino protruye a través del orificio externo del cérvix. **C.** De tercer grado (prolapso uterino): el fondo del útero protruye hasta el introito o lo rebasa. **D.** De cuarto grado (uterino y vaginal total): se invierten tanto el útero como la vagina. (Reproducida con autorización de Repke JT. Classification of puerperal uterine inversion. En: Post TW, ed. *UpToDate*. Consultado el 24 de septiembre de 2019. Copyright © 2018 UpToDate, Inc. Para mayor información visite www.uptodate.com.)

visualización directa de una masa en la cavidad uterina a través del cérvix dilatado. Son factores clínicos adicionales que pueden llevar al médico a hacer una exploración posparto más amplia el malestar abdominal bajo o dorsal persistente después del trabajo de parto y, en algunos casos, la retención urinaria.[4]

Un retraso en el diagnóstico puede tener consecuencias significativas, más notablemente la incapacidad para corregir la causa subyacente de una hemorragia posparto grave, con estado de choque subsiguiente e incluso la muerte. Ante cuadros clínicos más sutiles e inversiones menos graves, puede tornarse más difícil detectar el proceso con el transcurso del tiempo, por la constricción del cérvix. Los retrasos en el diagnóstico se asocian con una mayor necesidad de intervención quirúrgica para restituir el fondo uterino a su lugar debido al desarrollo de un anillo cervical apretado por la contracción del segmento uterino inferior después del parto. El útero se puede tornar edematoso, lo que predispone a la infección si la inversión se prolonga.[4,7,8]

Estudios de imagen

Rara vez se requieren estudios de imagen, ya que el diagnóstico se hace en forma clínica, en el contexto de una hemorragia vaginal, dolor, visualización o palpación de un útero invertido, y ausencia de fondo del útero a la exploración abdominal. Sin embargo, se puede usar ecografía y resonancia magnética (MRI, por sus siglas en inglés) cuando el diagnóstico es incierto y la paciente se encuentra hemodinámicamente estable.[4,9] Los estudios de imagen nunca deben retrasar la atención de la paciente con hemorragia significativa y estado de choque. La ecografía puede hacerse al lado de la cama de la paciente y, por lo tanto, debe ser la modalidad de estudio de imagen de elección en el contexto de un servicio de urgencias. La ecografía mostrará un contorno anormal del fondo uterino con una masa globular homogénea (útero invertido) en su cavidad o la vagina.[4,9-11]

Diagnóstico diferencial

Es imperativo diferenciar la inversión uterina de otras causas de hemorragia posparto primaria, como atonía uterina, traumatismos (laceraciones, rotura uterina), retención o adherencia anormal de la placenta, y coagulopatía.[4-8] Un fibroma uterino con prolapso se visualiza en el estudio vaginal y se puede confundir con un útero invertido.[1] Debido a que las inversiones uterinas subagudas pueden causar retraso del diagnóstico o hemorragia y dolor constantes, deben considerarse también otras afecciones como la subinvolución del sitio placentario, la retención de productos de la concepción, la infección y los defectos de coagulación heredados (como la enfermedad de von Willebrand).[1,4] Se puede diferenciar la inversión uterina de estas otras condiciones con base en la exploración clínica y, de ser necesario, el estudio ecográfico.

Tratamiento

Cuadro clínico inicial

Las guías de tratamiento de la inversión uterina se basan en la mejor evidencia disponible de reportes de casos, pequeñas series retrospectivas de casos en las que se describen opciones terapéuticas eficaces y la opinión de expertos.[4] Deben hacerse las siguientes intervenciones primarias de inmediato y en forma simultánea, porque cualquier retraso del tratamiento puede causar morbilidad materna significativa y mortalidad (figura 28-2).[4-8]

- **Discontinuación de los uterotónicos.** Se interrumpe de inmediato la administración de uterotónicos, como la oxitocina, ya que se requiere relajación del útero para su restitución. Con el transcurso del tiempo el segmento uterino inferior y el cérvix comenzarán a contraerse, lo que origina un anillo que dificulta todavía más la restitución manual del útero. El uso de uterotónicos solo exacerbará este proceso.[1,4-8]
- **Solicitar asistencia inmediata.** Búsquese ayuda adicional del equipo de obstetricia de urgencia. Movilícese al personal de anestesiología y quirófano tempranamente, ya que es probable que la paciente requiera tratamiento quirúrgico si la restitución manual no tiene éxito.
- **Establecer el ingreso intravenoso adecuado (IV) e iniciar la reanimación intensiva con soluciones.** Deben obtenerse dos accesos IV de gran calibre e iniciarse la administración de soluciones cristaloides para el sostén de la presión arterial. Es posible que se requiera administrar productos sanguíneos para prevenir el colapso cardiovascular en el contexto de la hemorragia y estado de choque maternos o para la corrección de la coagulopatía. Tal vez se requiera administrar atropina para tratar la bradicardia por un aumento del tono vagal o un paro cardiaco inminente. Deben ordenarse estudios de laboratorio para determinar la hemoglobina y el hematocrito, por la pérdida sanguínea, y estudios de coagulación.[4,8,12]
- **No intentar extraer la placenta.** Si el útero se invierte antes de que la placenta se separe no debe hacerse su desprendimiento o extirpación, pues puede empeorar la hemorragia. En reportes de casos se describe la presencia de hemorragia grave cuando la placenta se retira antes de restituir manualmente el útero a su posición normal.[6,7] La presencia de la placenta no debe interferir con la capacidad del médico de restituir el útero a su posición normal. Una vez que se reubica manualmente el útero, el médico debe esperar la separación espontánea de la placenta respecto de la pared uterina, o se puede hacer su extracción manual, si está indicado, en el quirófano.[3-6]
- **Intentar restituir de inmediato manualmente el útero invertido a su posición normal.** Esto debe hacerse tan rápidamente como sea posible antes de que se forme un anillo de constricción del cérvix. La restitución manual se logra mediante la **maniobra de Johnson** (figura 28-3), en la que se inserta una mano enguantada en la vagina y se impulsa el fondo uterino en su eje longitudinal en dirección del ombligo, con uso de la palma (que sostiene el fondo del útero como una pelota de tenis) o el puño. Debe tenerse precaución de no perforar el útero con los dedos al aplicar presión circunferencial ascendente.[1,4] Si se palpa un anillo de constricción, debe aplicarse presión sobre la parte del fondo uterino más cercana. Esto facilita que el fondo del útero atraviese la abertura del cérvix desde el segmento uterino inferior hasta el fondo, lo que permite que pase primero el diámetro más estrecho.

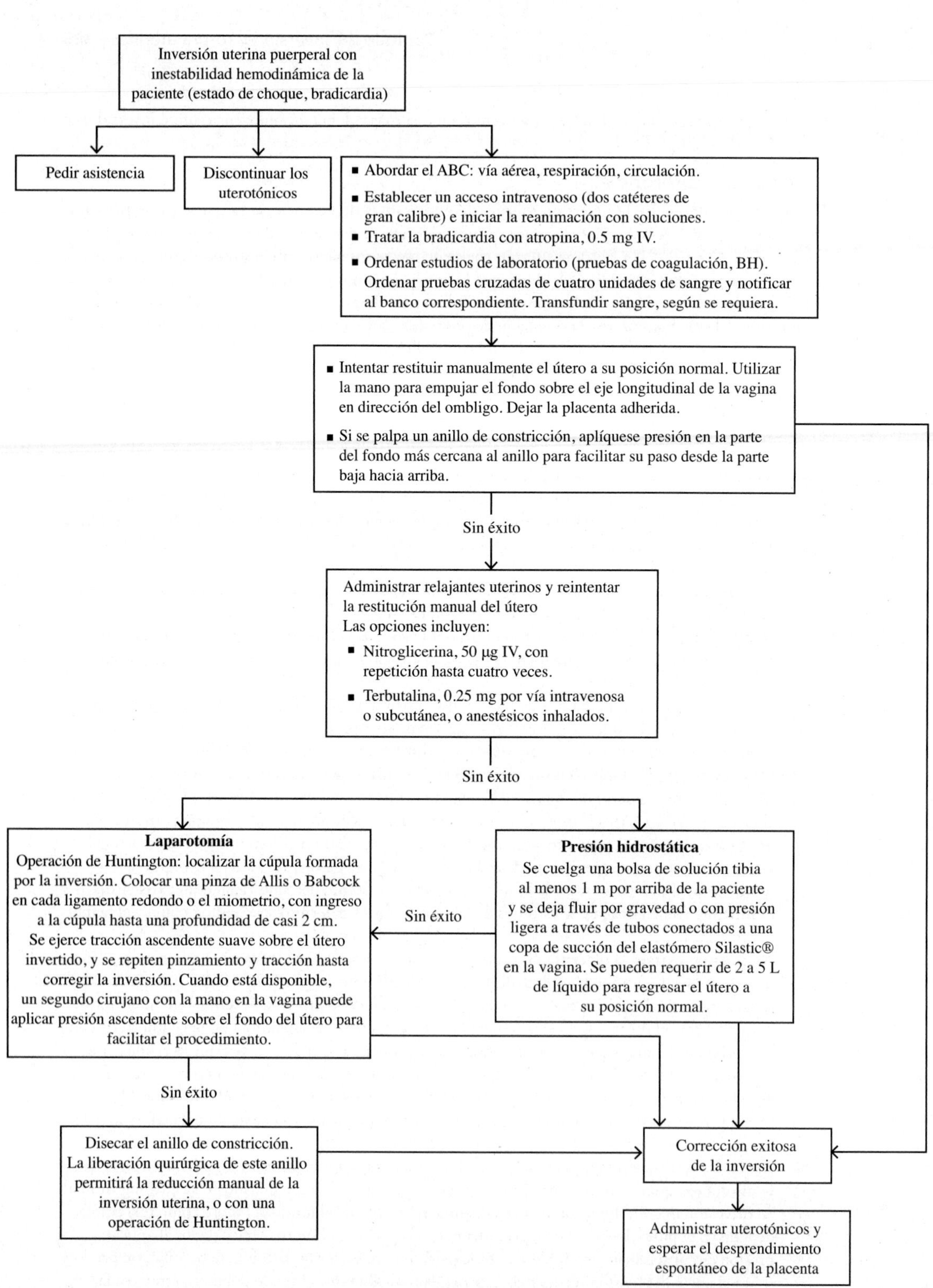

Figura 28-2. **Algoritmo para el tratamiento de la inversión uterina en la paciente con inestabilidad hemodinámica.** El recurso terapéutico más importante para la inversión uterina es la restitución manual inmediata del órgano con la asistencia de relajantes uterinos. Los uterotónicos como la oxitocina deben discontinuarse de inmediato cuando se identifica la inversión, para luego reiniciarse después de la restitución del útero, tanto para mantener la involución como para tratar la atonía uterina asociada. Debe iniciarse tempranamente la reanimación con soluciones intravenosas (IV) o productos sanguíneos, así como la movilización del equipo de quirófano. BH, biometría hemática. (Reproducida con autorización de Repke JT. Algorithm for management of puerperal uterine inversion in a hemodynamically unstable patient. En: Post TW, ed. *UpToDate*. Consultado el 24 de septiembre de 2019. Copyright © 2018 UpToDate, Inc. Para mayor información visite www.uptodate.com.)

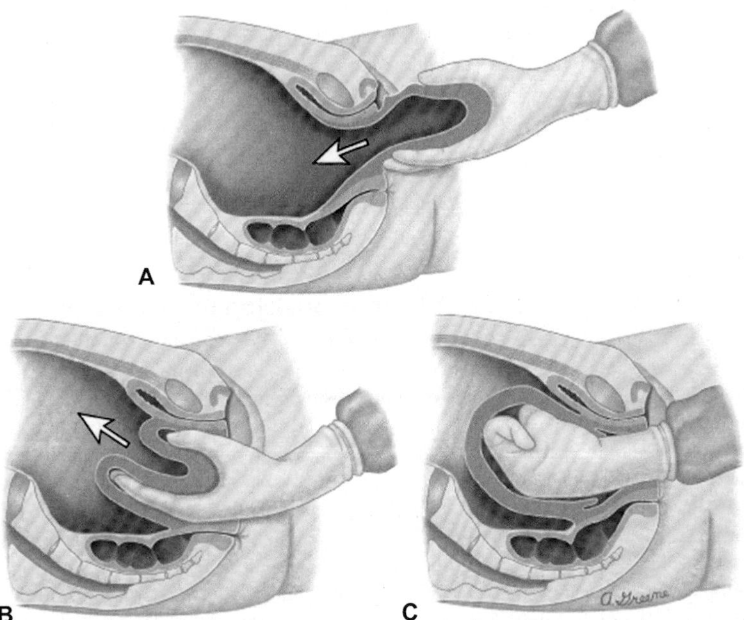

Figura 28-3. **Se puede lograr la reducción manual del útero invertido con la maniobra de Johnson. A.** Sosténgase el fondo del útero en la palma de la mano, evitando cualquier presión directa de los dedos que pueda causar su perforación. **B.** Colóquese la mano en la vagina y empújese el fondo del útero sobre su eje longitudinal en dirección del ombligo. Debe aplicarse presión circunferencial a la parte del útero más cercana al anillo de constricción, lo que permite el ascenso de la parte más angosta del órgano en primer término, seguida por el de la más amplia. **C.** Puede también colocarse un puño dentro de la vagina y empujar el útero invertido de retorno a su posición normal. (Reproducida con autorización de Repke JT. Manual replacement of puerperal uterine inversion. En: Post TW, ed. *UpToDate*. Consultado el 24 de septiembre de 2019. Copyright © 2018 UpToDate, Inc. Para mayor información visite www.uptodate.com.)

- **Administrar relajantes uterinos.**[4,5,7] Puede ser necesario el uso de relajantes uterinos, en particular cuando el intento inicial de restitución no tiene éxito o cuando se presenta un anillo de constricción apretado en el cérvix. La nitroglicerina es un relajante uterino excelente con rápido inicio de acción y una vida media muy breve (duración de efecto de 3-5 minutos), que la hace ventajosa en el contexto de la hemorragia y potencial inestabilidad hemodinámica. Se dosifica a razón de 50 µg por vía intravenosa, seguidos por cuatro dosis adicionales iguales hasta obtener la relajación uterina adecuada para la restitución del órgano. La terbutalina es otro relajante uterino conocido, que se administra a una dosis de 0.25 mg por vía intravenosa o subcutánea. Su inicio de acción se presenta en aproximadamente 6 a 15 minutos, con una vida media más prolongada (2-14 horas). Se administra sulfato de magnesio a razón de 4 a 6 g IV durante 15 a 20 minutos; tiene una acción más leve sobre el miometrio, pero es seguro y aceptable si no se dispone de otros fármacos, o si este es un agente con el que el médico tiene mayor experiencia de uso. Los anestésicos por inhalación (sevoflurano, desflurano, isoflurano) son también relajantes uterinos eficaces y se pueden usar en el quirófano después de la intubación materna, como último recurso para la relajación y restitución del útero, pudiendo evitar la necesidad de una intervención quirúrgica.

La restitución manual del útero con las medidas mencionadas suele tener éxito en la mayoría de las pacientes.[1] Sin embargo, si no se logra la reducción pronta del útero, en particular en la paciente inestable, se le debe llevar de inmediato al quirófano para su tratamiento definitivo.[4] A menudo el fracaso de la restitución manual del útero se debe a un anillo de constricción miometrial denso. Durante la laparotomía se puede visualizar un anillo denso de constricción en el útero con un descenso central o cupular y las estructuras anexiales dirigidas hacia esta depresión.[4] El anillo de constricción se puede liberar quirúrgicamente con una incisión en la cara posterior del útero con la restitución digital subsiguiente del útero y su reparación (operación de Haultain), o a través de un abordaje quirúrgico vaginal, que rara vez se utiliza.

Sin embargo, suelen preferirse abordajes menos invasivos que evitan la incisión del útero.[4,5,7] En la operación de Huntington se emplea tracción ascendente sobre los ligamentos redondos mediante pinzas de Babcock o Allis, con tracción creciente del útero hacia su posición normal. De manera simultánea se puede aplicar presión interna desde abajo para ayudar a la reducción.[1,4]

En reportes de casos se describió la reducción hidrostática cuando todas las otras intervenciones fallaron y no se disponía de intervención quirúrgica. El útero invertido se reduce utilizando agua y la fuerza de gravedad para crear presión hidrostática en la vagina, que se logra insertando una copa de succión del elastómero Silastic® en la vagina, que se acopla a un líquido tibio mediante tubos. La paciente idealmente debe encontrarse en posición inversa de Trendelenburg y litotomía con el líquido colgante al menos 1 m por arriba, pudiéndose requerir de 2 a 5 litros.[4,13]

Tratamiento después de restablecer la posición uterina normal

Es frecuente la atonía uterina después de la inversión del órgano y su reducción subsiguiente.[1,4,12] Además, hasta que el útero se contraiga, persiste el riesgo de una nueva inversión. Debe iniciarse masaje bimanual y uterotónicos después de restituir el útero a su ubicación normal y extraer la placenta. Suele ser suficiente una solución de 20 a 40 U de **oxitocina** (Pitocin®) en 1 L de solución cristaloide (administrada a razón de 150/200 mL/h) para mantener el útero contraído. Nunca se administren cargas súbitas de oxitocina sin diluir, por el riesgo de hipotensión grave o arritmias cardiacas.[5] Se pueden administrar uterotónicos adicionales en conjunción con oxitocina o de manera independiente: el **carboprost trometamina** a razón de 250 µg intramusculares cada 15 a 90 minutos hasta un máximo de 8 dosis (la enfermedad reactiva de vías aéreas es una contraindicación); 800 µg de **misoprostol** como dosis única por vía intravaginal o rectal; la **dinoprostona**, 20 mg por vía vaginal o rectal, o la **metilergonovina** 200 µg por vía intramuscular hasta cada 6 horas por un máximo de 4 dosis (contraindicada en la hipertensión mal controlada y la preeclampsia). Estos fármacos inducen la contracción miometrial, que disminuye el riesgo de hemorragia, mantiene la involución uterina e impide la reinversión. Hasta que el útero se haya contraído adecuadamente, se debe mantener el fondo en su lugar con las manos del médico que explora, y monitorizarse hasta que haya seguridad de que se encuentre en un posición firme y estable.

Se puede usar un taponamiento con globo para la atonía uterina persistente o hemorragia después de la reducción uterina; también se ha usado como abordaje terapéutico tanto para el tratamiento como para la prevención de la reinversión.[3,4,8,12] Hay dispositivos disponibles comercialmente, como el globo de Bakri y el sistema de taponamiento uterino de ebb®. Si no están disponibles, el médico puede insertar una o más sondas Foley con globo de 60 mL e inflarlas con solución salina, asegurándose de mantener un conteo cuidadoso de cuántas se colocan para evitar dejar alguna dentro del útero.[1] Los estudios demuestran que 75 a 86% de las pacientes no necesitan más tratamiento o procedimientos cuando se utiliza un taponamiento con globo intrauterino.[1]

El tratamiento de la reinversión es similar al de la inversión inicial, pero pueden necesitarse medidas adicionales para mantener la posición uterina normal. Se usa una variedad de técnicas para prevenir la recurrencia de la inversión; entre ellas, cerclaje abdominal, uso de un dispositivo de globo intrauterino y suturas de compresión uterina.[4] Varias técnicas quirúrgicas de aplicación de suturas de compresión, como las de B-Lynch, Hayman y Matsubara-Yano, se han descrito como exitosas para tratar la atonía uterina y la inversión refractarias, con o sin taponamiento intrauterino con globo, pero las realiza un especialista en el quirófano.[1,12,14,28]

Finalmente, puede considerarse la profilaxis de la endometritis. Se han descrito infecciones graves en las publicaciones y hay datos inconsistentes sobre la eficacia de la profilaxis con antibióticos en el contexto de la inversión uterina.[4,6] Si se toma la decisión de administrar profilaxis contra la infección, la cobertura por antibióticos debe ser adecuada para grampositivos, gramnegativos y anaerobios. El fármaco de primera línea recomendado es una cefalosporina de primera generación en dosis única, como la cefazolina. Si la paciente presenta una alergia real a la penicilina, se puede administrar una dosis única de clindamicina y gentamicina como opción alternativa.[4]

Resumen

La inversión uterina es una causa rara, pero importante, de hemorragia posparto, que requiere detección y tratamiento inmediatos para prevenir la morbilidad significativa y la mortalidad maternas. El diagnóstico se hace en el contexto de una hemorragia posparto durante o inmediatamente después del tercer periodo del trabajo de parto, mediante visualización de un útero parcial o por completo colapsado durante la exploración vaginal, en conjunción con la capacidad de palpar el fondo del útero por vía transabdominal. Se recomienda pedir tempranamente la asistencia de un obstetra/ginecólogo y movilizar al personal de quirófano. Los principales recursos terapéuticos incluyen el inicio simultáneo de medidas de reanimación con soluciones IV y productos sanguíneos, la discontinuación de uterotónicos, la restitución inmediata y rápida del útero a su lugar normal, el masaje bimanual y el reinicio subsiguiente de uterotónicos para mantener la involución uterina. Si la restitución manual no tiene éxito, puede ser necesario un taponamiento con globo intrauterino o una intervención quirúrgica.

ROTURA UTERINA

Repaso y antecedentes

La rotura uterina es una urgencia obstétrica catastrófica que puede poner en riesgo la vida de la madre y el feto. La mayoría de los casos se presenta en mujeres con una incisión quirúrgica transmiometrial previa, pero también puede ocurrir por traumatismo, manipulación intrauterina y malformaciones congénitas.[1,15] La incidencia reportada varía significativamente dada la baja prevalencia de esta condición. La rotura uterina después de una cesárea previa tiene una incidencia reportada de 1 en 1 235-4 366.[16] En la Organización Mundial de la Salud se informa de una incidencia total de 5.3 por 10 000 nacimientos.[17] En otro estudio se reportó una incidencia mucho mayor, de 21.1 roturas uterinas poscesárea por 1 000 partos, que representa una tendencia ascendente significativa durante los últimos 40 años.[18] Dicha incidencia es desproporcionadamente mayor en países de bajos y medianos ingresos, en particular en las naciones africanas, por el mayor riesgo de trabajo de parto obstruido.[19] La frecuencia de la rotura uterina aumentó en la última década y se cree que es debido a incrementos en el ensayo de trabajo de parto después de una cesárea (TOLAC, del inglés Trial Of Labor After Cesarean) y el aumento del uso de uterotónicos para la inducción del trabajo de parto.[18]

Puede también ocurrir rotura del útero de manera espontánea o en uno sin cicatriz; sin embargo, este es un suceso raro, con una incidencia que va de 1 en 5 700 a 22 000 embarazos, de acuerdo con los datos epidemiológicos recopilados en Estados Unidos.[20] Se reportó una incidencia de 0.7 por 10 000 partos en Holanda y 0.38 por 10 000 en Noruega.[15,20] Aún se habla de que esta incidencia, incluso en presencia de factores de riesgo múltiples, es bastante menor que en las mujeres con cesárea previa.[18]

Pronóstico

La rotura uterina puede causar múltiples resultados maternos adversos, incluidos las secuelas de hemorragia grave, lesión de la vejiga y otras estructuras adyacentes, histerectomía e incluso la muerte.[17,20] Las afecciones mórbidas predominantes requieren transfusión sanguínea e histerectomía.[15] Son complicaciones adicionales la lesión de las estructuras pélvicas adyacentes (vasos parametriales, ligamento ancho, uréter y vejiga), la lesión quirúrgica de estructuras de vías urinarias o el intestino y la infección posoperatoria.[1,15] Las tasas de mortalidad van desde cero hasta 1 por 500 roturas.[15] La localización de la rotura tiene efectos sobre los resultados maternos, donde las laterales presentan mayor morbilidad que las anteriores.[20] El feto también se encuentra en riesgo de resultados adversos, con complicaciones perinatales que incluyen la muerte o morbilidad grave por hipoxia intrauterina prolongada.[17,20,21] El pronóstico fetal se afecta mucho por el grado de desprendimiento de la placenta y la gravedad de la hemorragia o inestabilidad hemodinámica.[22] Se reportan tasas de mortalidad perinatal de 5 a 6%, con una incidencia de 6% de encefalopatía hipóxica neonatal.[15] Otros autores informan de un pronóstico mucho peor con respecto a los resultados neurológicos fetales.[21,22] En una revisión se informó de tasas de mortalidad fetal de hasta 83%.[23]

Las roturas que ocurren en casos de úteros sin cicatriz previa, o primarias, tienden a relacionarse con mayor morbilidad y mortalidad.[20] En comparación con la rotura de un útero con cicatriz, hay mayor morbilidad materna total (65 *vs.* 20%), una pérdida sanguínea media más cuantiosa (2 644 *vs.* 981 mL) y mayor frecuencia de transfusiones sanguíneas (68 *vs.* 17%) y de histerectomía periparto (35 *vs.* 2.4%). También se describen tasas más altas de resultados neurológicos neonatales adversos y muerte (40 *vs.* 12%), riesgo de histerectomía materna de 20 a 31% y mortalidad perinatal de 12 a 35%.[17]

El riesgo de rotura recurrente en embarazos futuros es difícil de predecir. En reportes de pequeños estudios de casos se comunica un riesgo que va de 22 a 100%.[20] La naturaleza de la rotura parece influir en el riesgo de recurrencia, que es máximo cuando se involucra el fondo uterino. Un estudio reportó una tasa de recurrencia de 22% con la rotura transversa previa *versus* una de 100% después de una rotura vertical.[24] Se ha asociado a un intervalo intergestacional breve después de cesárea, con un riesgo mucho mayor de rotura cuando se lleva a cabo la TOLAC. Es posible que ocurra una rotura recurrente durante una TOLAC, pero puede presentarse de manera súbita sin trabajo de parto y tan tempranamente como en el segundo trimestre.[17]

Clasificación

La rotura uterina se clasifica como **completa** o **parcial**. La primera se define como la pérdida de continuidad completa o lesión que afecta a todas las capas del útero, incluyendo la serosa, con comunicación directa entre la cavidad uterina y el peritoneo.[15,21,22] La rotura uterina parcial, también conocida como dehiscencia incompleta, es una pérdida de continuidad parcial del miometrio que implica su rotura sin afección del peritoneo visceral; no hay participación de las membranas fetales y tampoco hemorragia intraabdominal, dado que el miometrio lesionado aún está cubierto por el peritoneo visceral. La rotura parcial suele ser un dato incidental en las cesáreas electivas y, por lo general, sin complicación médica.[21]

Fisiopatología

La rotura uterina por lo general se presenta en el sitio de un miometrio ya lesionado por una cesárea previa u otras operaciones uterinas, con el resultado de la formación de una cicatriz inherentemente más delgada que el miometrio circundante. La rotura de un útero sin cicatriz o previamente intacto por lo común se presenta en el segmento uterino inferior adelgazado.[22] Más de 90% ocurre en el segmento uterino inferior anterior; sin embargo, también puede ocurrir en el cuerpo, el cérvix, la pared vaginal, la cara posterior o el parametrio. Si el defecto es suficientemente grande, puede haber herniación del contenido uterino hacia el peritoneo, lo cual causa hemorragia materna grave y sufrimiento fetal. Pueden ocurrir laceraciones de estructuras adyacentes, como la vejiga. En estudios de casos se describe una hemorragia grave hacia el ligamento ancho que causa un gran hematoma retroperitoneal, con inestabilidad hemodinámica significativa resultante.[15,22]

Factores de riesgo

Se identifican varios factores de riesgo de una rotura uterina. En los países de altos ingresos se señala a la cesárea previa en la mayoría de los casos. El tipo de histerotomía realizado modifica significativamente el riesgo de la paciente. Una incisión previa fúndica o vertical conlleva un riesgo de rotura de 1 a 12%, una incisión vertical baja previa, uno de 2%, mientras que en el caso de una incisión transversa baja previa es de 0.7%.[15,23] Específicamente, la TOLAC conlleva un mayor riesgo, y la cesárea repetida electiva tiene uno mucho menor. Otros procedimientos que causan traumatismo miometrial y una cicatriz resultante pueden también aumentar el riesgo de rotura del útero, incluyendo la miomectomía laparoscópica, la dilatación y legrado, la perforación uterina instrumental, la ablación endometrial y la histeroscopia previas.[19,21,25] El antecedente de rotura uterina es un factor de riesgo independiente.

La inducción y conducción del trabajo de parto son factores de riesgo bien reconocidos de la rotura uterina.[15,20,25,26] El uso de fármacos de inducción en las mujeres con cesárea previa conlleva un riesgo de 1.5% de rotura uterina *versus* 0.8% con el trabajo de parto espontáneo. En el ACOG se recomienda no usar prostaglandinas, en particular el misoprostol, para la inducción del trabajo de parto en las mujeres con cesárea previa, debido a un riesgo suficientemente alto, de 2.45%, de rotura uterina. El uso de oxitocina tiene un riesgo ligeramente menor de rotura (1.1%) y no está contraindicada de manera absoluta.[15]

Puede ocurrir debilidad miometrial adquirida, en particular en el útero sin cicatriz, por la prolongación del trabajo de parto o el uso de uterotónicos fuertes, en especial en el contexto de la inducción secuencial con prostaglandinas y el uso de oxitocina para la conducción del trabajo de parto.[20,26] Una causa importante de rotura uterina en zonas con limitación de recursos es la obstrucción del trabajo de parto, probablemente por incapacidad de contar con atención quirúrgica rápida o dispositivos de asistencia instrumental del parto vaginal. La obstrucción del trabajo de parto puede ocurrir en el contexto de presentaciones fetales anómalas, distocias, desproporción cefalopélvica, gran multiparidad, embarazo mayor de 40 semanas, macrosomía y antecedente de cerclaje uterino.[17,19-26] Son causas adicionales importantes de rotura uterina los traumatismos (colisiones de vehículos motrices, maniobras obstétricas), la debilidad inherente por afecciones congénitas (síndrome de Ehlers-Danlos de Tipo IV, síndrome de Marfan), la edad materna avanzada, las anomalías uterinas (embarazo en un cuerno uterino subdesarrollado), el embarazo múltiple, la placentación anormal y un intervalo intergestacional breve, de menos de 18 a 24 meses. Los reportes de casos mostraron que las mujeres con útero antes íntegro o sin cicatriz tienen mayor riesgo de rotura ante factores de riesgo compuestos.[15,19-21,25,26]

Se han usado modelos predictivos y estudios de ecografía para determinar el riesgo de rotura uterina, en particular en las mujeres con cesárea previa. A pesar de los diversos modelos propuestos con base en factores de riesgo, en la actualidad ningún método basado en la evidencia para predecir la rotura uterina ha mostrado confiabilidad o utilidad clínica. El uso de ecografía para valorar la localización y grosor de la cicatriz uterina, así como para medir el segmento uterino inferior, ha sido motivo de investigación, pero no es predictivo.[15]

Manifestaciones clínicas

El cuadro clínico de la rotura uterina varía mucho según el sitio de la rotura, y constituye un reto identificarla como causa de un dolor que empeora o la descompensación maternofetal. Las mujeres con parto vaginal posterior a una cesárea (PVPC) tienen un avance del trabajo de parto que no difiere del usual; tampoco muestran un patrón específico de signos clínicos que definan de manera confiable la presencia de una rotura. Además, la rotura de un útero antes intacto suele ocurrir de manera impredecible y sin factor de riesgo conocido alguno.[15,20,22] Los signos clásicos de dolor abdominal intenso con inestabilidad hemodinámica materna, las anomalías del trazo de la frecuencia cardiaca fetal y los cambios en el tono uterino o las contracciones rara vez están presentes. Además, la investigación ha desacreditado la instrucción convencional de que la monitorización electrónico estrecho de la frecuencia cardiaca fetal y los dispositivos de registro de la presión uterina pueden mostrar una rotura inminente o presente. Debe mantenerse un alto índice de sospecha y considerar la rotura uterina ante cualquier combinación de los siguientes signos o síntomas:[15,19,25-27]

- **Anomalías de los signos vitales maternos:** el deterioro hemodinámico súbito que incluye taquicardia e hipotensión puede ocurrir en forma secundaria a la hemorragia intraabdominal, o si esta se presenta en el ligamento ancho y causa hemorragia retroperitoneal. Se puede apreciar un aumento de cintura abdominal por el hemoperitoneo en expansión. El grado de inestabilidad hemodinámica no necesariamente se relaciona con el dolor de la paciente o el grado de hemorragia vaginal. A menudo la hemorragia es oculta y pasa desapercibida mientras se consideran otros diagnósticos diferenciales.[1,15,19,24,27]
- **Dolor abdominal súbito o creciente:** se han mostrado casos en que un número sorprendente de mujeres experimenta poco o ningún dolor, a pesar de una rotura catastrófica uterina.[24] La mayoría de quienes se encuentran en trabajo de parto recibe analgesia mediante narcóticos o la técnica raquídea, que puede enmascarar el dolor vinculado con la rotura uterina. Téngase sospecha en especial cuando una paciente presenta dolor con cambios de los signos vitales, o que antes lo toleraba bien con la analgesia neuroaxial. La rotura también debe considerarse en las mujeres que desarrollan dolor dorsal o torácico súbito, ya que el hemoperitoneo puede causar dolor referido.[22,27]
- **Anomalías de la frecuencia cardiaca fetal (FCF):** un patrón no alentador de la FCF con bradicardia es el signo más frecuente de una rotura uterina (figura 28-4). Desafortunadamente, no hay trazo de FCF patognomónico de la rotura uterina. Son frecuentes las desaceleraciones variables, que evolucionan a una bradicardia cada vez peor.[15,20,22,24,27]
- **Pérdida de la altura de la presentación fetal:** puede ocurrir una pérdida de la altura de la presentación fetal en forma secundaria a que todo o parte del feto atraviesa el defecto miometrial hacia la cavidad peritoneal. A la palpación transabdominal, el médico puede apreciar un cambio en la forma del útero o incluso palpar partes anatómicas fetales. Si la presentación está profundamente encajada, tal vez no se aprecie una pérdida notoria de la altura de la presentación, ya que solo una porción del feto puede salir del útero.[20,22]
- **Anomalías de la contracción uterina:** la vigilancia de las contracciones uterinas por tocodinamometría externa o un catéter de presión intrauterina puede mostrar disminución del tono uterino en reposo o debilitamiento de las contracciones intraparto, lo que se aprecia en el trazo como un decremento gradual de la amplitud, o lo que se ha llamado el "signo de la escalera". Rara vez se reportó el cese de las contracciones uterinas, y los reportes de casos mostraron que el uso de un

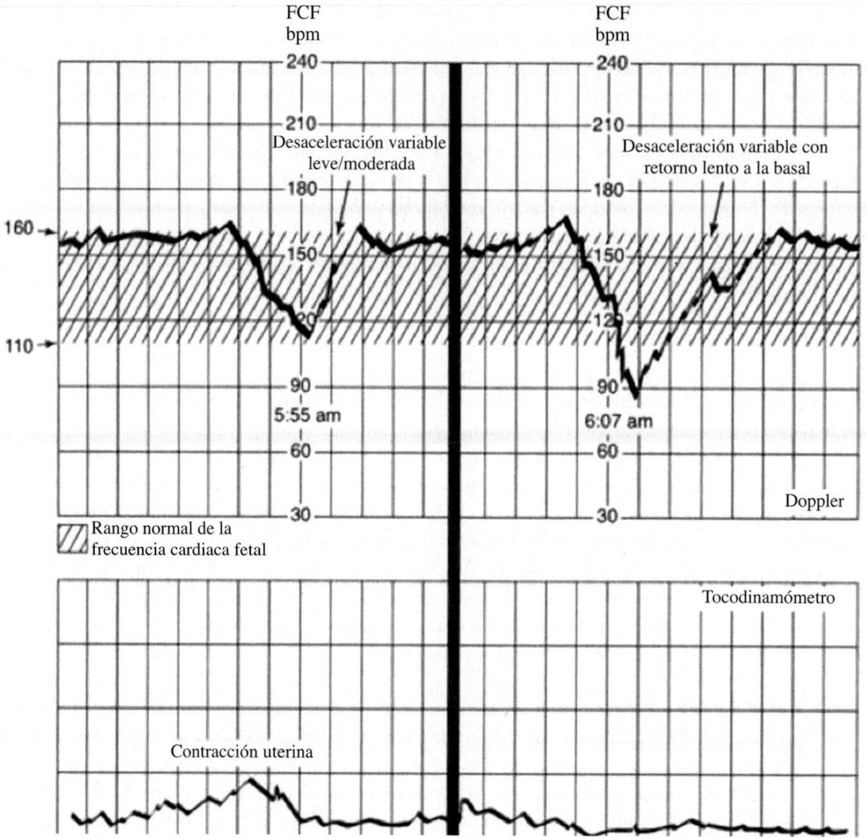

Figura 28-4. **El trazo de la frecuencia cardiaca fetal más frecuente ante la rotura uterina es el de bradicardia fetal (de categorías II o III).** La tocodinamometría concomitante puede mostrar disminución del tono uterino en reposo o debilitamiento de las contracciones durante el trabajo de parto.

dispositivo de medición de la presión intrauterina es poco confiable. Las mujeres pueden continuar con amplitudes de aspecto normal de la contracción o incluso mostrar taquisistolia y aumento del tono uterino. De manera contraintuitiva, ha habido reportes de aumento de la presión intrauterina en el contexto de la rotura.[24] Aunque el tono uterino disminuido o la disminución creciente de la amplitud de las contracciones pueden ser índices de una rotura uterina, no se pueden usar las lecturas normales para descartar su presencia.[20,22]

- **Hemorragia transvaginal:** la hemorragia transvaginal no es un signo cardinal de la rotura uterina. Puede variar de leve a moderada y no es reflejo de una hemorragia intraabdominal.[15,20] La hemorragia transvaginal tiende a ser más cuantiosa cuando la rotura incluye el cérvix o la pared vaginal superior, pero leve incluso en el contexto de un hemoperitoneo grave, dependiendo de la localización de la lesión.
- **Hematuria:** puede ocurrir hematuria si la rotura se extiende a la vejiga.[15,20,27]

Tal vez no se diagnostique la rotura uterina oculta hasta después del parto. Se caracteriza por dolor y hemorragia transvaginal que persiste a pesar del uso de uterotónicos y ninguna otra fuente clara de hemorragia posparto durante la valoración sistemática por el médico. También debe considerarse si la paciente presenta hematuria posparto persistente.

Estudios de imagen

Los estudios de imagen no deben retrasar el tratamiento definitivo de la paciente con inestabilidad hemodinámica. Por lo general, cualquiera en trabajo de parto con dolor abdominal intenso, un trazo no alentador de la FCF, e inestabilidad hemodinámica debe pasar al quirófano para estudio adicional y el tratamiento definitivo.[1,20,22] La rotura se detectará de inmediato en el transoperatorio como hemoperitoneo y la visualización de partes fetales y membranas en la laparotomía. Si el diagnóstico no se ha definido y la paciente se encuentra relativamente estable, la ecografía sería la modalidad de imagen ideal, dado que puede realizarse rápido y al lado de la cama de la paciente. Los datos ecográficos pueden incluir un útero vacío, anomalías de la pared uterina, visualización de partes fetales en el abdomen fuera del útero y hemoperitoneo[23] (figura 28-5). Las embarazadas sin trabajo de parto activo que presentan dolor abdominal o signos más sutiles, como en el contexto de un traumatismo, se pueden valorar por ecografía, MRI o tomografía computarizada (TC), que pueden revelar rotura del miometrio, hematoma adyacente a la cicatriz de histerotomía, líquido libre intraperitoneal, aire intraperitoneal, anhidramnios, útero vacío, partes fetales fuera del útero o la muerte fetal.[20,23]

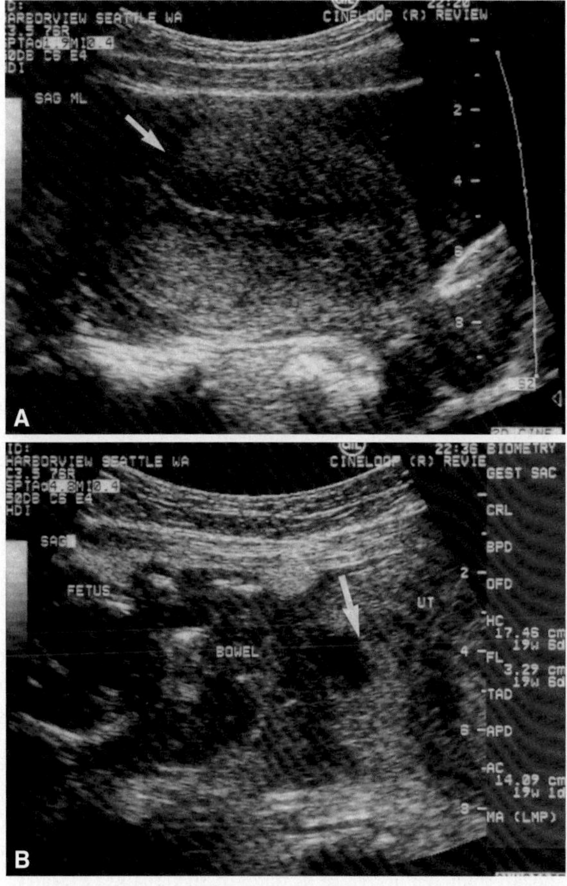

Figura 28-5. **Rotura uterina en la ecografía transabdominal. A.** Corte sagital a través del útero que muestra discontinuidad del miometrio normal (flecha), lo cual indica el sitio de rotura uterina. **B.** Corte sagital a la mitad del abdomen materno que confirma que un feto de 19 semanas se expulsó del útero. La cabeza fetal (FETUS) se puede visualizar en la cavidad peritoneal materna, junto con la presencia de asas de intestino delgado (BOWEL) y la placenta expulsada (flecha) entre el feto y el fondo uterino (FU). (Reimpresa de Scott D, Hanh V, Kirk S. Uterine rupture with fetal death following blunt trauma. *Am J Roentgenol.* 1995;165:1452, con autorización.)

Diagnóstico diferencial

Debe diferenciarse la rotura uterina de otras causas de hemorragia posparto, como la atonía uterina, los traumatismos del cérvix o las vías genitales inferiores, la inversión uterina, la retención de placenta, una placenta anormalmente adherente y una coagulopatía. El desprendimiento prematuro de placenta normoinserta también puede presentarse con dolor abdominal agudo, hemorragia transvaginal y trazos anormales de la FCF. Puede no ser distinguible de la rotura antes de la laparotomía, aunque por tocodinamometría el desprendimiento prematuro de placenta normoinserta tiende a mostrar contracciones uterinas tetánicas, en contraste con la rotura.[15,20] También es necesario distinguir la rotura de otras formas de hemorragia intraabdominal, en especial en el contexto de los traumatismos. Las pacientes con preeclampsia grave o el síndrome de hemólisis, elevación de enzimas hepáticas y plaquetopenia (HELLP) pueden sufrir rotura del hígado. La pérdida de continuidad de estructuras vasculares mayores, como los aneurismas de la arteria esplénica, es más frecuente durante el embarazo.[20] Una exploración bimanual y vaginal exhaustiva ayudará a diferenciar muchas de estas causas, al igual que los estudios de imagen como la ecografía, si el tiempo y la estabilidad de la paciente lo permiten.

Tratamiento

Una vez que se sospecha o identifica una rotura uterina, se justifica la intervención rápida dado el potencial de morbilidad maternofetal grave y mortalidad. Ya sea preparto o intraparto, en general cualquier embarazada que muestre dolor abdominal intenso, inestabilidad hemodinámica y anomalías del trazo de la frecuencia cardiaca fetal requerirá tratamiento quirúrgico urgente, independientemente de la causa, por lo que no debe retrasarse la reanimación o el paso al quirófano para estudios de diagnóstico por imagen. Las pacientes inestables requerirán establecer dos venoclisis periféricas de gran calibre y la reanimación con soluciones cristaloides y productos sanguíneos en preparación para una cesárea. Deben ordenarse pruebas de laboratorio que incluyan una biometría hemática y las de coagulación para ayudar a determinar lo apropiado de los productos sanguíneos, ya que las pérdidas de factores de hemostasia secundaria a la hemorragia masiva pueden llevar a una coagulopatía grave. El médico debe pedir el respaldo de un ginecoobstetra, así como la movilización del personal de anestesia y quirúrgico.

Una vez en el quirófano, el tipo de incisión que se haga dependerá del diagnóstico diferencial. En Estados Unidos, una incisión transversa baja o de Pfannenstiel es estándar para la cesárea; sin embargo, una incisión vertical permitirá una mejor exposición y la exploración abdominal, en vez de solo la vista limitada del segmento uterino inferior y la pelvis.[15,20,22] Una incisión vertical permite la exposición adecuada para identificar condiciones patológicas potenciales del abdomen, el útero completo y la pelvis, lo que la hace el abordaje quirúrgico ideal en la paciente con rotura uterina o una situación en la que se identificó un hemoperitoneo. Se ha demostrado que la incisión vertical en línea media disminuye el tiempo entre su ejecución y el nacimiento (3 *vs.* 4 minutos), lo que puede salvar la vida de la paciente con hemorragia. Además, el resultado neurocognitivo fetal depende en gran medida del tiempo en el contexto de la inestabilidad hemodinámica materna y de si la placenta se separa de manera parcial o completa del útero antes del parto.[20] Una vez que se logra la exposición se extrae al feto por los métodos convencionales.

Después del nacimiento del feto y la placenta, debe tomarse una decisión difícil en cuanto a si conservar el útero o no. La elección de proceder con la reparación uterina *versus* una histerectomía es compleja y deben tenerse en consideración la edad y los propósitos reproductivos de la paciente.[1,15,22] No obstante, las medidas para salvar la vida requieren tomar precedencia, y si no se logra una hemostasia adecuada o el defecto es irreparable, el cirujano procederá con la histerectomía. Incluso con la reparación del útero, la localización y extensión del defecto pueden impedir la fertilidad futura y poner a la paciente en alto riesgo de rotura en un embarazo futuro (figura 28-6). Si el grado de comodidad de médico y la estabilidad de la paciente lo permiten, el cirujano debe proceder a la reparación uterina, así como a la exploración cuidadosa para identificar el daño de estructuras adyacentes, como las vías urinarias. No se tiene establecida una técnica óptima de reparación por la rareza de la rotura uterina, la variabilidad de su localización y la extensión del daño, así como por la escasez de datos de su vigilancia a largo plazo.[20] Hay publicaciones donde se describen técnicas de reparación innovadoras; sin embargo, el cierre primario en uno o dos planos con sutura absorbible puede realizarse con rapidez y permite la reparación y oclusión del defecto, así como la hemostasia.[15,20,22] Puede justificarse la interconsulta con especialidades apropiadas, que incluyen urología, uroginecología y cirugía vascular, si se identifican otras lesiones. El clínico debe estar al tanto de que la rotura uterina puede complicarse más por una atonía asociada, que necesitará tratarse con las medidas estándar, como uterotónicos y suturas hemostáticas.

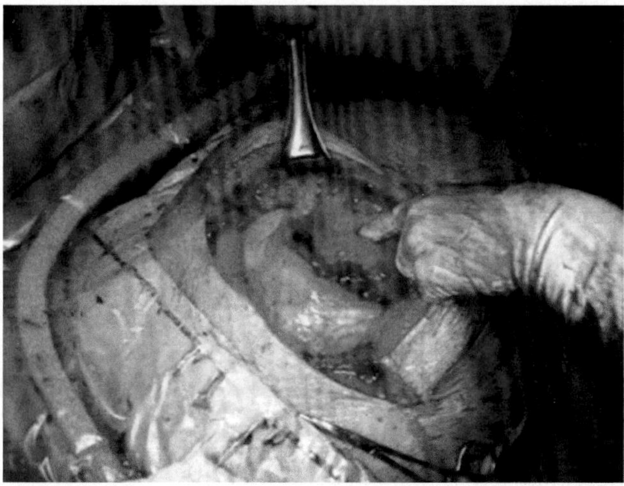

Figura 28-6. **Un defecto uterino grande, con reparación que requiere hemostasia.**

RESUMEN

La rotura uterina es una urgencia obstétrica rara, pero que pone en riesgo la vida, que se define como la pérdida de continuidad completa de las capas uterinas. Los factores de riesgo de rotura uterina difieren dependiendo de la presencia o ausencia de una cicatriz previa (por una cesárea o intervención quirúrgica anterior), pero los factores principales por considerar son la rotura uterina previa, una histerotomía fúndica o vertical previa, y la inducción del trabajo de parto. El proveedor de atención médica debe tener una elevada sospecha clínica de rotura uterina con empeoramiento agudo o súbito del dolor abdominal, inestabilidad hemodinámica materna, hemorragia vaginal, trazos anormales de la FCF (como bradicardia), y anomalías de la contracción uterina, en particular durante la TOLAC. El principal recurso terapéutico incluye la reanimación materna con soluciones y productos sanguíneos, el nacimiento quirúrgico de urgencia, la hemostasia y la reparación uterina *versus* la histerectomía. No debe retrasarse la coordinación del tratamiento quirúrgico, incluso si el diagnóstico es incierto, ya que cualquier mujer en trabajo de parto hemodinámicamente inestable o con anomalías del trazo de la FCF justifica un nacimiento quirúrgico urgente.

PUNTOS CLAVE

1. La inversión y rotura uterinas son urgencias obstétricas que requieren un elevado índice de sospecha dada su rareza y cuadro clínico variable.
2. Ambas afecciones son causas importantes de hemorragia materna y requieren el diagnóstico rápido y el tratamiento intensivo para disminuir la morbilidad y mortalidad maternas.
3. Establézcase de inmediato un acceso IV de gran calibre, iníciese la reanimación con soluciones y productos sanguíneos, acelérese la interconsulta obstétrica y movilícese al personal de quirófano.
4. El principal recurso terapéutico para la inversión uterina es la restitución manual inmediata del útero a su posición normal con la ayuda de relajantes uterinos. Se deben discontinuar de inmediato los uterotónicos, como la oxitocina, cuando se identifique la inversión, y reiniciarse después de la reducción uterina para mantener la involución y tratar la atonía uterina vinculada.
5. Suele ser difícil diagnosticar la rotura uterina por clínica, por lo que a menudo se identifica en el quirófano durante una cesárea urgente o laparotomía exploradora, pero debe sospecharse en el contexto de dolor abdominal, inestabilidad hemodinámica, bradicardia fetal y anomalías de la contracción uterina en mujeres después de una cesárea.

Referencias

1. Shields LE, Goffman D, Caughey AB. ACOG Practice Bulletin Number 183: Postpartum hemorrhage. *Obstet Gynecol*. 2017;130:e168-e186.
2. Coad SL, Dahlgren LS, Hutcheon JA. Risks and consequences of puerperal uterine inversion in the United States, 2004 through 2013. *Am J Obstet Gynecol*. 2017;217:377e1-e6.
3. Witteveen T, Stralen GV, Zwart J. Puerperal uterine inversion in the Netherlands: a nationwide cohort study. *Acta Obstet Gynecol Scand*. 2013;92:334-337.
4. Repke, JT. (2017). *Puerperal uterine inversion*. In: Berghella V, Barss VA, eds. *UptoDate*. https://www l.uptodate.com/contents/puerperal-uterine inversion?search=puerperal%20uterine%20inversion&-source=search_result &selectedTitle=1~44&usage_type=default&display_rank=1. Accessed January 1, 2018
5. Cunningham FG, Leveno K, Bloom SL, et al. Chapter 41: Obstetrical Hemorrhage. In: Fried A, Boyle PJ, eds. *Williams Obstetrics*. 24th ed. New York, NY: McGraw-Hill Education; 2014.
6. You WB, Zahn CM. Postpartum hemorrhage: abnormally adherent placenta, uterine inversion, and puerperal hematomas. *Clin Obstet Gynecol*. 2006;49:184-197.
7. Leal RF, Luz RM, de Almeida JP, Duarte V, Matos I. Total and acute uterine inversion after delivery: a case report. *J Med Case Rep*. 2014;8:347.
8. Poon SS, Chean CS, Barclay P, Soltan A. Acute complete uterine inversion after controlled cord traction of placental following vaginal delivery: a case report. *Clin Case Rep*. 2016;4(7):699-702.
9. Pauleta JR, Rodrigues R, Melo MA, Graca LM. Ultrasonographic diagnosis of incomplete uterine inversion. *Ultrasound Obstet Gynecol*. 2010;36:260-261.
10. Kawano H, Hasegawa J, Nakamura M, et al. Upside-down and inside-out signs in uterine inversion. *J Clin Med Res*. 2016;8(7):548-549.
11. Smulian JC, DeFulvio JD, Liany D, Terrazas JL. Sonographic findings in acute uterine inversion. *J Clin Ultrasound*. 2013;41(7):453-456.
12. Leduc D, Senikas V, Lalonde AB. Active management of the third state of labour: prevention and treatment of postpartum hemorrhage. *Int J Gynecol Obstet*. 2009;235:258-267.
13. Tan KH, Luddin NY. Hydrostatic reduction of acute uterine inversion. *Int J Gynecol Obstet*. 2005;91:63-64.
14. Mondal PC, Ghosh D, Santra D, Majhi AK, Mondal A, Dasgupta S. Role of Hayman technique and its modification in recurrent puerperal uterine inversion. *J Obstet Gynaecol Res*. 2012;38(2):438-441.
15. Landon MB, Frey H. (2017). Uterine rupture after previous cesarean delivery. In Berghella V, Barss VA, eds. *UpToDate*. https://www.uptodate.com/contents/uterine-rupture-after-previous-cesarean -delivery?search=rupture-of-the-unscarred-&source=search_result&selectedTitle=2~150&usage _type=default&display_rank=2. Accessed January 1, 2018.
16. Gibbons KJ, Weber T, Holmgren CM, Porter TF, Varner MW, Manuck TA. Maternal and fetal morbidity associated with uterine rupture of the unscarred uterus. *Am J Obstet Gynecol*. 2015;213:382e1-e6.
17. Zwart JJ, Richters JM, Ory F, de Vries JI, Bloemenkamp KW, van Roosmalen J. Uterine rupture in the Netherlands: a nationwide population-based cohort study. *BJOG*. 2009;116:1069-1080.
18. Al-Zirqi I, Stray-Pedersen B, Forsen L, Daltveit AK, Vangen S. Uterine rupture: trends over 40 years. *BJOG*. 2016;123:780-787.
19. Murphy, DJ. Uterine rupture. *Curr Opin Obstet Gynecol*. 2006;18:135-140.
20. Smith JF, Wax JR. (2017). Rupture of the unscarred uterus. In Lockwood CJ, Barss VA, eds. *UpToDate*. https://www.uptodate.com /contents/rupture-of-the-unscarred uterus?search=Rupture%20 of%20the%20unscarred %20uterus&source=search_result&selectedTitle=1~137&usage_type=default&display_rank=1. Accessed January 1, 2018.
21. Thisted DL, Mortensen LH, Krebs L. Uterine rupture without previous cesarean delivery: a population-based cohort study. *Eur J Obstet Gynecol Reprod Biol*. 2015;195:151-155.

22. Cunningham FG, Leveno K, Bloom SL, et al. Chapter 31: Prior Cesarean Delivery. In: Fried A, Boyle PJ, eds. *Williams Obstetrics*. 24th ed. New York, NY: McGraw-Hill Education, 2014.

23. Spain JA, Shaikh S, Sandberg SA. Sonographic findings and diagnostic pitfalls in evaluation for uterine rupture in a case of fetal demise and prior cesarean delivery of unknown type. *Ultrasound Q*. 2017;33:69-73.

24. Dow M, Wax JR, Pinette MG, Blackstone J, Cartin A. Third-trimester uterine rupture without previous cesarean: a case series and review of the literature. *Am J Perinatol*. 2009;26(10):739-744.

25. Vilchez G, Nazeer S, Kumar K, Warren M, Dai J, Sokol RJ. Contemporary epidemiology and novel predictors of uterine rupture: a nationwide population-based study. *Arch Gynecol Obstet*. 2017;296:869-875.

26. Al-Zirqi I, Daltveit AK, Forsen L, Stray-Pedersen B, Vangen S. Risk factors for complete uterine rupture. *Am J Obstet Gynecol*. 2017;216:165e1-e8.

27. Guiliano M, Closset E, Therby D, LeGoueff F, Deruelle P, Subtil D. Signs, symptoms and complications of complete and partial uterine ruptures during pregnancy and delivery. *Eur J Obstet Gynecol Reprod Biol*. 2014;179:130-134.

28. Matsubara S, Yano H, Baba Y. MY (Matsubara-Yano) uterine compression suture to prevent acute recurrence of uterine inversion. *Acta Obstet Gynecol Scand*. 2013;92:734-735.

CAPÍTULO 29

Embolia de líquido amniótico

Ashley Deutsch

PANORAMA GENERAL

La embolia de líquido amniótico (ELA) es una complicación del embarazo rara, pero devastadora, que se caracteriza por el colapso cardiorrespiratorio súbito y la coagulación intravascular diseminada (CID), cuya incidencia comunicada varía ampliamente de 1.9 a 6.1 por 100 000 embarazos con base en informes de casos y datos de necropsias.[1] Las tasas de mortalidad varían de 24 a 80% en los países desarrollados[2], afección que se presenta de manera súbita con síntomas que van desde una disfunción orgánica leve hasta el colapso cardiovascular completo, CID y la muerte. Debido a su rareza y la limitada investigación basada en la evidencia, no hay criterios diagnósticos de aceptación universal. El cuadro clínico clásico es de inicio súbito de hipoxia, hipotensión y coagulopatía o hemorragia cerca del parto.

Comunicada por primera vez en 1926, originalmente se pensó que las secuelas clínicas de la ELA eran obstructivas, muy similares a la embolia pulmonar. La comprensión de la fisiopatología evolucionó con el reconocimiento y estudio de los casos subsiguientes. Hoy se cree que la patogenia de la ELA es una respuesta de mediación inmune. Se estableció el National Amniotic Fluid Embolus Registry de Estados Unidos con el propósito de colectar datos de todos los casos diagnosticados de ELA para contribuir a la comprensión de esta rara enfermedad por las comunidades médicas, pues por su naturaleza, los proveedores de atención médica y las instituciones cuentan con experiencia limitada para el diagnóstico y tratamiento de las pacientes afectadas. Aunque no se comprende por completo, el conocimiento de la fisiopatología propuesta puede ayudar a los proveedores de atención médica a guiar los cuidados de estas pacientes gravemente enfermas.

FISIOPATOLOGÍA

La fisiopatología de la ELA no se ha dilucidado por completo. Ingresan células fetales a la circulación materna siempre que hay una pérdida de continuidad de la barrera maternofetal. Históricamente se creyó que las células fetales pasaban a la circulación pulmonar materna por embolia y obstruían el flujo sanguíneo. Datos más recientes revelan que este mecanismo es poco probable como causa. Parece que una respuesta de mediación inmune a los antígenos fetales causa cifras crecientes de vasoconstrictores pulmonares, como la endotelina, que producen vasoespasmo pulmonar[2], que da lugar a hipoxia, insuficiencia ventricular derecha cardiaca aguda, como ocurre en las embolias pulmonares grandes.[1] La insuficiencia ventricular derecha causa el colapso hemodinámico por disminución del gasto cardiaco izquierdo, que lleva al edema pulmonar cardiógeno y la hipotensión sistémica.

La ELA también causa una respuesta inmune materna que puede contribuir a la inestabilidad hemodinámica. La activación de las células cebadas causa la producción de histamina, bradicinina, citocinas inflamatorias y sustancias procoagulantes, respuesta inmune que lleva a una reacción anafilactoide materna conocida como "síndrome anafilactoide del embarazo".[3] La mayor producción de sustancias procoagulantes, como el factor VII y las plaquetas, puede también llevar a la CID, que culmina con hemorragia e insuficiencia orgánica múltiple. Además, por motivos no comprendidos bien, la CID puede contribuir a la atonía uterina, que quizás empeore la hemorragia posparto.[2]

FACTORES DE RIESGO

Los datos del registro nacional de Estados Unidos muestran que la mayoría de las ELA (casi 70%) ocurre durante el trabajo de parto. Alrededor de 19% se presenta durante la cesárea y 11% después de un parto vaginal. Se han comunicado casos raros durante el primer y segundo trimestres del embarazo, en el momento de un aborto o una pérdida gestacional, así como de procedimientos de diagnóstico, como la amniocentesis. La placenta previa, la placenta acreta y el desprendimiento prematuro de la placenta normoinserta, todos aumentan el riesgo de ELA,[4] que puede ocurrir hasta 48 horas después del parto y debería considerarse en todas las pacientes puérperas que muestran signos de inestabilidad hemodinámica. Otros factores de riesgo comunicados de ELA incluyen multiparidad, rotura uterina, eclampsia, edad materna avanzada y polihidramnios.

MANIFESTACIONES CLÍNICAS

La ELA se presenta con máxima frecuencia durante el trabajo de parto y parto. Sin embargo, puede ocurrir en cualquier momento de riesgo de pérdida de continuidad de la barrera maternofetal. Los traumatismos uterinos y las maniobras para cambiar la posición fetal dentro del útero, como la versión cefálica externa, conllevan el riesgo de esa pérdida de continuidad.[1] El cuadro clínico clásico es de hipoxia, hipotensión, hemorragia, y no siempre se presentan convulsiones. Las pacientes con ELA pueden manifestar muchos síntomas inespecíficos, que incluyen hipotensión, hipoxia, disnea, tos, dolor abdominal, dolor de tórax, convulsiones y hemorragia, e inicialmente pueden acudir con alteración del estado mental o la sensación de una catástrofe inminente. En el contexto de un servicio de urgencias, la manifestación de presentación de una paciente puede ser el paro cardiopulmonar.

Clasificación

Se puede clasificar la ELA en dos tipos: de colapso cardiopulmonar o CID.[2] La CID se presenta en 83% de los casos, con hemorragia, que incluye la de los sitios de venopunción, vaginal o digestiva (GI), así como hematuria.[4] En las pacientes periparto con ELA, la frecuencia cardiaca fetal a menudo muestra signos de hipoxia, que incluyen desaceleraciones tardías o prolongadas. Conforme se manifiesta el colapso cardiovascular materno, se deriva sangre de la circulación periférica a la central materna, que causa hipoperfusión fetal.[3]

DIAGNÓSTICO

Los síntomas de la ELA simulan los de otras afecciones críticas durante el embarazo, que incluyen embolia pulmonar, anafilaxia, infarto miocárdico agudo y choque séptico. Por ello, el de ELA es un diagnóstico de exclusión en el contexto clínico.[1,3] Los proveedores de atención médica deben tener un elevado índice de sospecha ante cualquier embarazada que se torne gravemente enferma.

La presencia de células escamosas fetales en la circulación pulmonar materna en las pruebas de histopatología se utilizó clásicamente para el diagnóstico; sin embargo, se pueden detectar en embarazadas sin embolia de líquido amniótico, lo que las hace poco confiables como evidencia.[2] En fechas recientes se sugirieron pruebas de la proteína I de unión del factor del crecimiento similar a la insulina en concentraciones altas como confirmación del diagnóstico de ELA en pacientes gravemente enfermas; sin embargo, aún no se hacen estudios de validación.[5,6] Finamente, la combinación de signos de embolia pulmonar con los de una reacción anafilactoide materna es sugerente al máximo de la ELA.[2] Por lo tanto, no se recomiendan pruebas específicas para el diagnóstico clínico de la ELA.[4]

Los estudios diagnósticos básicos ante las manifestaciones de una paciente deberían incluir la biometría hemática (BH) para valorar anemia y trombocitopenia, los metabólicos, de alteraciones electrolíticas, pruebas de función hepática, así como la razón normalizado internacional (INR) y el tiempo parcial de tromboplastina (TPT) en cuanto a coagulopatías. También son útiles las concentraciones del dímero D y el fibrinógeno para valorar el estado de la coagulación. Deberá obtenerse un electrocardiograma (ECG) para valorar arritmias o signos de isquemia. Con una radiografía de tórax se valoran neumonía, neumotórax, insuficiencia cardiaca congestiva y cardiomegalia. Se puede usar una angiografía pulmonar por tomografía computarizada (TC) o una gammagrafía de ventilación-perfusión (VQ) para el diagnóstico de la embolia pulmonar. Deberán obtenerse tempranamente el tipo sanguíneo y Rh y notificar al banco de sangre que hay una paciente con posible ELA para prever la necesidad de productos sanguíneos. Mientras se atiende y reanima a madres con colapso vascular, deberá instituirse la vigilancia de la frecuencia cardiaca fetal por medios electrónicos siempre que sea posible. Además de indicar sufrimiento del feto, las anomalías de su frecuencia cardiaca pueden manifestarse antes de que ocurran signos maternos de inestabilidad hemodinámica.[3]

TRATAMIENTO

El tratamiento de las pacientes con ELA se centra en los cuidados de sostén maternos. De inicio, debería pretender revertir la hipoxia, el colapso cardiovascular y la CID.[2] Se colocará a las pacientes en posición de decúbito lateral izquierdo para evitar la compresión de la vena cava inferior. Aquellas con hipoxia que no responden al oxígeno por cánula nasal o mascarilla con reservorio, deberían iniciar la ventilación no invasiva a presión positiva mientras se preparan para la intubación, que se recomienda tempranamente para hacer óptima la oxigenación. En las pacientes con hipoxia e hipotensión, en las que es una consideración la ELA, la ketamina es el fármaco ideal para la inducción.[7] La hiperoxia puede empeorar la lesión de reperfusión del cerebro; por lo tanto, una vez que se revierta deberá disminuirse la fracción de oxígeno inspirada (FiO_2) para mantener una saturación de oxígeno entre 94 y 98%.

Las pacientes con hemorragia posparto por CID precipitada por una ELA deben contar con el inicio del protocolo de transfusión masiva mientras se coordina el tratamiento quirúrgico. Deben administrarse paquetes eritrocíticos, plasma fresco y congelado y plaquetas, con un cociente 1:1:1 para tratar la hemorragia. La oxitocina y el masaje uterino mejoran la contractilidad del útero y pueden disminuir la hemorragia. Si se identifica atonía uterina refractaria a estas medidas, debería iniciarse el taponamiento con globo intrauterino o empaquetado y discurrir respecto de la embolización uterina con los servicios de obstetricia y radiología intervencionista. El tratamiento inicial de la hipotensión con 2 a 3 L de soluciones cristaloides intravenosas (IV) debería iniciarse tempranamente a través de al menos 2 catéteres IV de gran calibre; sin embargo, cuando la hipotensión es refractaria y se sospecha hemorragia, debería principiar de inmediato la transfusión sanguínea. Siempre que sea posible, los dispositivos de tromboelastografía de cabecera permiten determinar la alteración precisa de la coagulación y pueden ayudar a los proveedores de atención médica a identificar aquellas pacientes que se beneficiarán de los antifibrinolíticos, como el ácido tranexámico.

Están indicados los vasopresores tempranamente en la paciente inestable con posible ELA, que tiene riesgo de insuficiencia cardiaca derecha inicial y que después progresa a la insuficiencia cardiaca izquierda en minutos a horas. Las pacientes con insuficiencia cardiaca izquierda deben tratarse con diuresis intensiva y se tendrá cuidado de prevenir el uso inicial exagerado de soluciones.[4] Estas pacientes también pueden requerir fármacos inotrópicos, como dobutamina y milrinona. Aquellas con insuficiencia cardiaca grave o colapso pulmonar pueden ser candidatas de la oxigenación con membrana extracorpórea (OMEC) o la derivación cardiopulmonar, si están disponibles. Sin embargo, ambas de estas intervenciones heroicas se pueden complicar por la presencia de CID.

Una vez que se inician los cuidados de reanimación los proveedores de atención médica deberían hacer todo esfuerzo por descartar otros diagnósticos, como la embolia pulmonar, el choque séptico, la anafilaxis y el infarto del miocardio.[1,8] No hay acuerdo respecto de tratamientos específicos amplios o aprobados para la ELA. Los tratamientos teóricos propuestos con base en la fisiopatología de la afección incluyen hemofiltrado, recambios de plasma, corticosteroides en dosis alta y el concentrado de un inhibidor de C1,[2] que no se han estudiado o validado.

El nacimiento temprano del feto ha mostrado mejorar la mortalidad materna y fetal. Es de capital importancia coordinar la valoración urgente de la paciente por el servicio de obstetricia para un posible parto. En aquellas con paro cardiopulmonar el nacimiento inmediato del feto por histerotomía de reanimación mostró mejores resultados para ambos, madre y neonato. Una vez que se hace el diagnóstico de ELA, deberá comunicarse al National Amniotic Fluid Embolus Registry (www.AFE.support .org).

DESTINO DE LAS PACIENTES

Todas las pacientes con diagnóstico de ELA requieren atención en una unidad de cuidados intensivos con recursos obstétricos.[3] Si no se dispone de estos servicios, deberá iniciarse el transporte de la paciente tan pronto como sea posible a un hospital con servicios de cuidados críticos, obstetricia y cuidados intensivos neonatales. Incluso una paciente con buen aspecto y sospecha de ELA deberá ser objeto de arreglos del transporte para recibir cuidados críticos, ya que se puede descompensar con rapidez.

RESUMEN

Las tasas de mortalidad son altas para la ELA, pero su detección temprana, la reanimación eficaz y el parto inmediato de los fetos viables (mayores de 23 semanas) pueden mejorar los resultados. Las tasas totales de supervivencia de la ELA parecen mejorar por una mayor comprensión de la fisiopatología así como los mayores esfuerzos de detección temprana y tratamiento de sostén intensivo. Hay investigación en proceso para pruebas de diagnóstico por laboratorio que confirmen la presencia de ELA, pero en la actualidad no existen. Los médicos de atención de urgencias deben mantener una elevada sospecha clínica en la embarazada y puérpera críticamente enferma; sin embargo, el de ELA sigue siendo un diagnóstico de exclusión. Aunque no siempre se presenta el cuadro clínico clásico, la hipoxia reciente, la hipotensión no explicada, la disnea y la sensación de una catástrofe inminente deberían alentar a los proveedores de atención médica de la probabilidad de una ELA.

PUNTOS CLAVE

1. La ELA es una complicación rara del embarazo, pero a menudo es fatal.
2. No se conoce bien la fisiopatología de la ELA, pero posiblemente sea una repuesta anafilactoide inmune a los antígenos fetales en la circulación materna, que se conoce como "síndrome anafilactoide del embarazo"
3. La ELA es un diagnóstico de exclusión y deberían considerarse otras afecciones relacionadas con el embarazo que amenazan la vida, como la embolia pulmonar, la anafilaxia, el infarto miocárdico agudo y el choque séptico.
4. La combinación de los síntomas de una embolia pulmonar con los de una reacción anafilactoide materna es altamente sugerente de ELA.
5. El tratamiento es de sostén y se centra en la detección y la estabilización hemodinámica y pulmonar tempranas.
6. El nacimiento temprano mejora los resultados tanto de la madre como del feto.
7. La CID es una complicación de la ELA y se vincula con atonía uterina y hemorragia posparto.

Referencias

1. Ito F, Akasaka J, Koike N, Uekuri C, Shigemitsu A, Kobayashi H. Incidence, diagnosis, and pathophysiology of amniotic fluid embolism. *J Obstet Gynaecol Res*. 2014;34:580-584.
2. Tamura N, Farhana M, Oda T, Itoh H, Kanayama N. Amniotic fluid embolism: pathophysiology from the perspective of pathology. *J Obstet Gynaecol Res*. 2017;43(4):627-632.
3. Shamshirsaz AA, Clark SL. Amniotic fluid embolism. *Obstet Gynecol Clin North Am*. 2016;43:779-790.
4. Pacheco L, Saade G, Hankins G, Clark SL. Amniotic fluid embolism: diagnosis and management. *Am J Obstet Gynecol*. 2016;215(2):B16-B24.
5. Benson M. What is new in amniotic fluid embolism? *Obstet Gynecol*. 2017;129:941-942.
6. Legrand M, Rossingol M, Dreux S, et al. Diagnostic accuracy of insulin-like growth factor binding protein-1 for amniotic fluid embolism. *Crit Care Med*. 2012;40:2059-2063.
7. Devroe S, Van de Velde M, Rex S. General anesthesia for cesarean section. *Curr Opin Anaesthesiol*. 2015;28(3):240-246.
8. Pantaleo G, Luigi N, Federica T, Paola S, Margherita N, Tahir M. (2013). Amniotic fluid embolism: review. *Curr Pharm Biotechnol*. 14:1163-1167.

CAPÍTULO 30

Infecciones posparto

Samsiya Ona y Khady Diouf

PANORAMA GENERAL

Antecedentes

De acuerdo con el Pregnancy Mortality Surveillance System, se ha registrado un aumento constante de muertes relacionadas con el embarazo en Estados Unidos, de 7.2 por 100 000 nacidos vivos en 1987 a tanto como 17.8 por 100 000 nacidos vivos en 2011.[1] De las muertes comunicadas en el año que sigue a la conclusión de un embarazo, 12.7% se relacionaron con infecciones o septicemia, con la distribución de las causas relativamente estable durante los años recientes. La infección sigue siendo la cuarta causa de muerte materna en Estados Unidos.[1] Varios estudios de países con altos ingresos informan de una tasa de mortalidad materna por septicemia de 0.1 a 0.6 por 1 000 partos, que en los países de bajos ingresos causa 75 000 muertes maternas anuales.[2]

Las causas más frecuentes de infección posparto incluyen las del aparato genital (como endometritis, tromboflebitis pélvica séptica [TPS] y absceso pélvico), las de vías urinarias (IVU), mastitis, absceso mamario, el absceso epidural y la meningitis, estos dos últimos ocurren en raras ocasiones (figura 30-1).[3] Los factores de riesgo incluyen la vía del parto, el parto urgente, el estado de inmunosupresión y el nivel

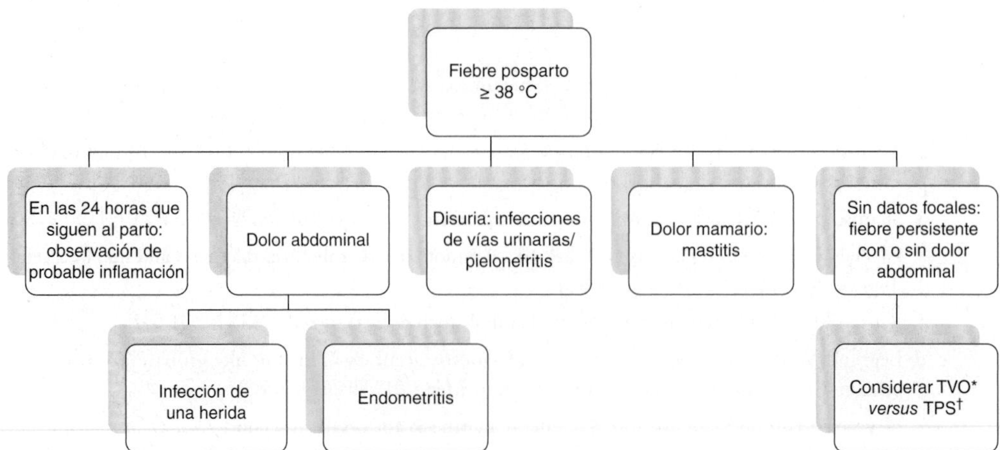

Figura 30-1. Causas comunes de fiebre posparto. TVO, trombosis de venas ováricas; TPS, tromboflebitis pélvica infecciosa.

socioeconómico.[3] La anemia es un factor de riesgo y se cree relacionada con la desnutrición o el nivel socioeconómico bajo.[3] La edad materna avanzada y el índice de masa corporal (IMC) alto se relacionan con una mayor prevalencia de infecciones posparto.[4] Otros factores de riesgo incluyen la diabetes y el trabajo de parto antes de una cesárea.[3] El riesgo de infección es mayor en contextos de menores recursos, donde también son prevalentes otras infecciones, como el paludismo, la tifoidea y el tétanos.

Fiebre posparto

El periodo posparto, también conocido como **puerperio**, se define por consenso como aquel después del nacimiento de la placenta (final del tercer periodo del trabajo de parto) hasta un mínimo de 6 a 12 semanas posparto, en las que se espera que las características fisiológicas maternas retornen por completo al estado pregestacional. Algunos expertos definen a este periodo como de hasta 12 semanas posparto, porque los cambios fisiológicos pueden persistir.[5] En la US Joint Commission on Maternal Welfare (Comisión conjunta del bienestar materno de EU) se define a la fiebre posparto como una temperatura oral ≥ 38.0 °C en 2 días cualquiera de los primeros 10 posparto. En las primeras 24 horas posteriores al parto, la fiebre de bajo grado puede ser común y posiblemente de naturaleza inflamatoria, con probabilidad de resolverse en forma espontánea, en especial después de un parto vaginal o con el uso de misoprostol. En la práctica clínica, cualquier fiebre posparto materna justifica una exploración física exhaustiva, y aquella que persiste después de 24 horas requiere una valoración amplia, que incluye exploración física exhaustiva, biometría hemática (BH), hemocultivo, análisis de orina, urocultivo y el inicio de antibióticos con base en el diagnóstico diferencial principal. Las pruebas de laboratorio adicionales se individualizan con base en el cuadro clínico específico de la paciente y los hallazgos de la exploración física. Las infecciones posparto son diferenciadas por los antecedentes, así como por la exploración física, y se respaldan por medio de estudios de laboratorio y de imagen, según se indique.

Causa más común

La endometritis es la causa más frecuente de infección posparto. Las mujeres que se someten a cesárea tienen un riesgo 5 a 20 veces mayor de infección posparto, en comparación con las de parto vaginal.[6] Se informa de una incidencia de endometritis de 1 a 3% después de un parto vaginal y de hasta 27% después de una cesárea, incluso con antibióticos profilácticos.[3,7]

Cuadro clínico

Las pacientes, por lo general, acuden con fiebre en el periodo posparto. Las manifestaciones adicionales pueden incluir dolor abdominal o mamario, secreción maloliente de la vagina o de una herida quirúrgica, hemorragia vaginal, malestar general, náusea y vómito, o signos sistémicos de infección. Las pacientes también pueden reportar disuria, hematuria, dolor de flanco, disnea o tos. El estudio y tratamiento se guían por los antecedentes y los hallazgos de la exploración física.

ENDOMETRITIS

Se define la endometritis posparto como una infección que afecta a la decidua en el periodo posterior al nacimiento; si se extiende al miometrio, se denomina endomiometritis, y si afecta al parametrio, parametritis.[8]

Etiología

La endometritis es una infección polimicrobiana ascendente que se presenta con mayor frecuencia en la semana siguiente al parto y es la causa más frecuente de infección posparto. En un estudio de pacientes puérperas que no recibieron antibióticos profilácticos, los microorganismos de más frecuente aislamiento fueron *Gardnerella vaginalis*, especies de *Peptococcus* y *Bacteroides*, *Staphylococcus epidermidis*, estreptococos del grupo B y *Ureaplasma urealyticum*.[9] Puede ocurrir una presentación tardía entre la 1ª y la 6ª semanas, y los datos sugieren que en la endometritis posparto de inicio tardío, como a las 2 a 3 semanas posparto, el microorganismo más prevalente es la *Chlamydia trachomatis*.[10,11]

En las pacientes con inmunosupresión, como aquellas con infección por VIH, se pueden aislar otros microorganismos patógenos menos frecuentes, que incluyen virus del herpes simple y citomegalovirus.[8] Los microorganismos patógenos raros que pueden causar morbilidad grave y mortalidad deben incluirse en el diagnóstico diferencial de las pacientes con fiebre persistente o un curso agresivo de la afección; entre ellos están *Clostridium sordellii* (*C. sordellii*), *Clostridium perfringens* o estreptococos (a saber, los del grupo A). Debe también considerarse el síndrome de choque tóxico por estafilococos. Se informó de varios casos de endometritis posparto por *C. sordellii*, con una tasa de mortalidad de casi 70%.[12,13] Los signos y síntomas reportados incluyen inicio súbito de síntomas similares a los gripales en una mujer antes sana, hipotensión progresiva refractaria, edema tisular local y en expansión, y la ausencia de fiebre pero con hallazgos de leucocitosis notoria y aumento del hematocrito en los estudios de laboratorio, por lo general debido a choque tóxico.[12]

En el caso de la infección por estreptococos, los aislamientos frecuentes en orden de prevalencia decreciente son los del grupo B, enterococos del grupo D, no enterococos del grupo D, *Streptococcus pneumoniae* y *Streptococcus viridans*.[14] El cuadro clínico incluye fiebre de inicio temprano, a menudo con pocos signos locales, y buena correlación entre los aislamientos genitales y en sangre.[14]

Factores de riesgo

El factor de riesgo aislado más frecuente de endometritis es la cesárea, en particular cuando se realiza en el segundo periodo del trabajo de parto. Sin profilaxis con antibióticos, el riesgo de endometritis se calcula de 3.5% en las pacientes con cesárea electiva, y tan alto como de 28% en aquellas con cesárea después del inicio del trabajo de parto; con la profilaxis con antibióticos disminuyó a 1.7 y 11%, respectivamente.[6,15] En la tabla 30-1 se listan factores de riesgo adicionales.

Consideraciones de diagnóstico

El diagnóstico de endometritis se basa en los antecedentes de la paciente, en correlación con la exploración física y los hallazgos de laboratorio. Las pacientes pueden reportar fiebre, con o sin escalofríos, malestar general, aumento del dolor abdominal, secreción maloliente o hemorragia vaginal. La fiebre y la taquicardia originan la sospecha de infección. A la exploración, la hipersensibilidad del fondo uterino genera alerta respecto a endometritis. Deben descartarse otras fuentes de infección. Los estudios de laboratorio pueden mostrar leucocitosis. Se recomiendan hemocultivos generales a todas las pacientes febriles intraparto y posparto, a pesar de que estos no suelen cambiar el tratamiento en cuanto a la selección de antibióticos, sino que se ajusta al tratamiento antipolimicrobiano. En las pacientes con un cuadro clínico abrupto o inusual, los hemocultivos pueden revelar las causas más virulentas de infección posparto; entre ellas, las causadas por estreptococos del grupo A y *C. perfringens*.

En las pacientes que acuden con endometritis posparto tardía o aquellas con hemorragia vaginal cuantiosa, la ecografía es útil para valorar una retención de productos de la gestación, que a menudo requiere un procedimiento de evacuación (dilatación y legrado). También se indican estudios de imagen en las pacientes que no muestran mejoría clínica en las 48 horas siguientes al inicio del tratamiento.

TABLA 30-1 Factores de riesgo de endometritis
Cesárea, en especial durante el segundo periodo del trabajo de parto
Corioamnionitis
Trabajo de parto prolongado
Rotura prolongada de las membranas (en particular cuando es > 18 horas)
Exploraciones múltiples del cérvix, en particular después de la rotura de membranas
Extracción manual de la placenta
Uso de un catéter de presión intrauterino
Estado de inmunosupresión (infección por VIH, uso crónico de esteroides, diabetes mellitus mal controlada)
Parto pretérmino
Parto instrumentado
Embarazo postérmino
Colonización por estreptococos del grupo B
Nivel socioeconómico bajo

Obtenido de Chen KT. Postpartum endometritis. En: UpToDate, Post TW (Ed), UpToDate, Waltham, MA. (Consultado en junio de 2018.) Copyright © 2018 UpToDate, Inc. Para mayor información, visite www.uptodate.com.

El diagnóstico histopatológico de la endometritis es muy inespecífico y no siempre se correlaciona con la endometritis clínica.[16] Rara vez se hace cultivo endometrial por el alto riesgo de contaminación a través del conducto del cérvix. Además, la causa suele ser polimicrobiana y no se recomienda el tratamiento diferido mientras se esperan los resultados del cultivo, que rara vez lo cambia.

Tratamiento

La antibioticoterapia empírica se ajusta para cubrir una infección polimicrobiana. Se recomiendan los antibióticos de amplio espectro intravenosos como tratamiento inicial y se debe intentar cubrir a los microorganismos patógenos más frecuentes, incluidas las especies facultativas y anaerobias. En general, una buena opción es la combinación de ampicilina, gentamicina y clindamicina para la cobertura polimicrobiana. En las pacientes con signos de infección grave, una opción alternativa razonable es la de piperacilina/tazobactam.

Complicaciones

La endometritis puede llevar a la bacteriemia, septicemia y la muerte. En algunas pacientes puede también causar hemorragia posparto diferida, que requiere histerectomía. El tratamiento deficiente o diferido de la endometritis puede llevar al síndrome de Asherman (adherencias intrauterinas) y la infertilidad secundaria subsiguiente.

Si una paciente no responde al tratamiento en el transcurso de 24 a 48 horas con un esquema antibiótico apropiado, se deben considerar otros diagnósticos, como:[3]

- Una masa pélvica infectada, como un absceso, un hematoma infectado, TPS o la retención de placenta infectada.
- Microorganismos resistentes a los antibióticos (p. ej., cefalosporinas, clindamicina y gentamicina), como los enterococos.
- Pielonefritis, neumonía o flebitis por catéter intravenoso.
- Dosificación inadecuada de antibióticos.

INFECCIONES DE HERIDAS

Repaso

Se informa de infecciones de heridas en 2.5 a 16% de las pacientes y tienden a presentarse entre los 4 y 7 días poscesárea. Sin embargo se pueden retrasar de 2 a 3 semanas después de un parto. Las infecciones perineales suelen afectar a laceraciones o episiotomías antes reparadas, que causan su dehiscencia y suelen involucrar a la flora cutánea o digestiva, dependiendo de su localización. Por lo general, las infecciones se limitan a la laceración; sin embargo, pueden progresar hasta incluir la piel circundante, causar celulitis, abscesos y, en algunos casos raros, fascitis necrosante.[17] Las infecciones que empeoran pueden dirigirse a la fosa isquiorrectal y manifestarse como dolor de nalga.[18]

Con relación al parto vaginal, la cesárea conlleva un riesgo 5 a 20 veces mayor de infección de la herida;[2] ello ha disminuido significativamente por el uso de antibióticos profilácticos. Un metaanálisis reciente demostró que la adición preoperatoria de limpieza vaginal con yodopovidona disminuye el riesgo de infección de la herida.[19] Además, en un estudio aleatorizado con testigos se muestra que la adición de azitromicina puede ser superior al placebo para disminuir las infecciones en las cesáreas no electivas.[20]

Etiología

Se cree que las infecciones de herida poscesárea son polimicrobianas e incluyen microorganismos aerobios, anaerobios y especies de *Ureaplasma* (o *Mycoplasma*). Los de más frecuente aislamiento de infecciones de heridas incluyen especies de *Ureaplasma*, estafilococos y enterococos. Las especies de *Ureaplasma* constituyen el aislamiento más frecuente del líquido amniótico y el corioamnios durante la cesárea.[19] Los factores de riesgo incluyen un estado de inmunosupresión subyacente, la desnutrición y la anemia. Entre los factores que aumentan el riesgo de infecciones posparto de heridas están la cesárea programada o de urgencia, las laceraciones perineales de orden elevado, como los desgarros de tercer y cuarto grados, las episiotomías, los partos quirúrgicos (que probablemente aumenten el riesgo de laceraciones de alto grado) y la extracción manual de placenta.[4]

Consideraciones de diagnóstico

Las pacientes suelen acudir con dolor, con o sin secreción, en el sitio infectado (de la incisión o el periné) y pueden presentar signos sistémicos de infección. La exploración física en ocasiones muestra eritema y una colección de líquido hipersensible y palpable en el sitio afectado. Pueden estar indicados los estudios de imagen (ecografía pélvica o tomografía computarizada [TC]) si hay preocupación por una colección en extensión, ya que ayudan a determinar la intervención óptima, como un desbridamiento.

Tratamiento

La celulitis sin signos de infección sistémica se puede tratar con antibióticos orales. La causa más frecuente es la flora cutánea, por lo que debería ser suficiente la administración de cefalosporinas (como la cefazolina) o clindamicina.[18] Debe reservarse la cobertura de *Staphylococcus aureus* resistente a meticilina (SARM) para las pacientes con factores de riesgo de colonización, como aquellas con hospitalización reciente antes del parto, residencia en una instalación de cuidados a largo plazo, la hemodiálisis, infección por VIH y otras enfermedades con inmunosupresión. La duración del tratamiento depende de la gravedad de la infección y la respuesta a este, que va de 5 días para una infección leve a 14 en las pacientes que responden lentamente o presentan inmunosupresión.[21]

Si se identifica una colección de líquido se recomienda la incisión y el drenaje con irrigación copiosa bajo anestesia local si la paciente la tolera. De lo contrario, este procedimiento debe hacerse bajo anestesia regional o general. La cicatrización es por segunda intensión. Quizá se requiera un empaquetamiento de húmedo a seco con uso de Kerlix® para las infecciones profundas hasta que se observe tejido de granulación saludable. De manera alternativa, se ha informado que el tratamiento de la herida por presión negativa mediante un instrumento de vacío mejora la cicatrización porque elimina el edema de la herida, disminuye las cifras de bacterias, aumenta el flujo sanguíneo local y promueve la angiogénesis y reepitelización.[3] La herida puede requerir de 1 a 2 semanas o más para cicatrizar, dependiendo de su tamaño. En algunos casos seleccionados, si se presenta tejido saludable significativo se puede considerar el cierre con puntos separados. Si hay preocupación por una aponeurotitis necrosante, con base en la extensión rápida de la superficie afectada con un estado clínico que empeora, dolor fuera de proporción con la exploración física o la presencia de gas en los tejidos, se recomienda la interconsulta urgente a cirugía general para la debridación y exéresis amplias. También se indica la cobertura ampliada con antibióticos como vancomicina, piperacilina-tazobactam y clindamicina.

Complicaciones

Las complicaciones de las infecciones perineales sin tratamiento o con terapéutica deficiente pueden incluir vaginismo o incontinencia fecal intermitente o permanente. En casos de diagnóstico tardío, en particular de la aponeurotitis necrosante, hay un riesgo vinculado de mortalidad.

MASTITIS/ABSCESO MAMARIO DURANTE LA LACTANCIA

Fisiopatología

La mastitis es causada por microorganismos patógenos de la flora cutánea o la oral neonatal (levaduras). Los microorganismos patógenos más frecuentemente aislados de la obtención de hemocultivos son *Staphylococcus aureus* (*S. aureus*), e incluyen a los SARM. Se puede presentar en cualquier momento durante la lactancia, pero ocurre con más frecuencia en las primeras 6 semanas posparto. La posible patogenia incluye proliferación de bacterias en la leche estancada por periodos prolongados sin el amamantamiento o la extracción con bomba.[22]

Etiología

Las causas usuales incluyen grietas del pezón, amamantamiento o extracción infrecuentes que causan taponamiento de conductos, infección de lactantes que afecta a la mucosa oral, destete rápido, desnutrición materna, estrés y fatiga maternos, y la compresión de las mamas (p. ej., por ropa apretada).

Consideraciones de diagnóstico

Los síntomas de presentación incluyen dolor, fiebre, escalofríos, mialgias, malestar general y los gripales. El diagnóstico se confirma, por lo general, por exploración física. La mastitis por lactancia se presenta como una zona firme roja e hipersensible en una mama, con irregularidad superficial en la ecografía (figuras 30-2 y 30-3). La temperatura materna puede rebasar los 38.5 °C, lo que contrasta con la ingurgitación mamaria, que no se vincula con fiebre de grado alto o mialgias. Puede haber eritema cutáneo. Es probable encontrar una masa fluctuante hipersensible que representa un absceso y el diagnóstico se confirma por ecografía. No suelen requerirse pruebas de laboratorio para el diagnóstico. En raras ocasiones se obtendrá un cultivo de la leche cuando hay infección persistente que no responde al esquema de antibióticos recomendado. Debe limpiarse el pezón antes de la colección de un espécimen para cultivo con el propósito de prevenir la contaminación y descartarse la primera expresión de leche materna.

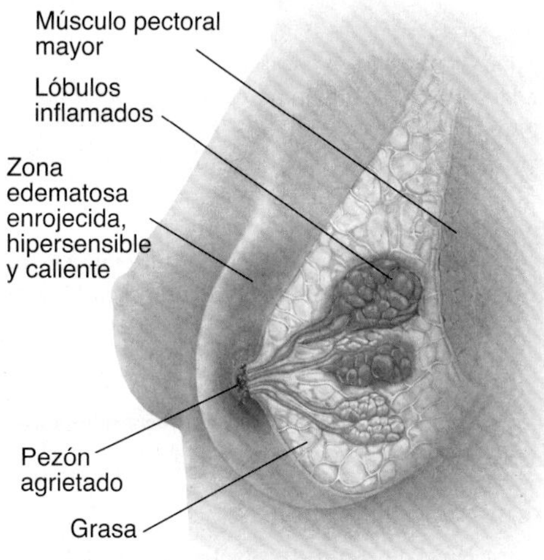

Figura 30-2. **Mastitis aguda.**

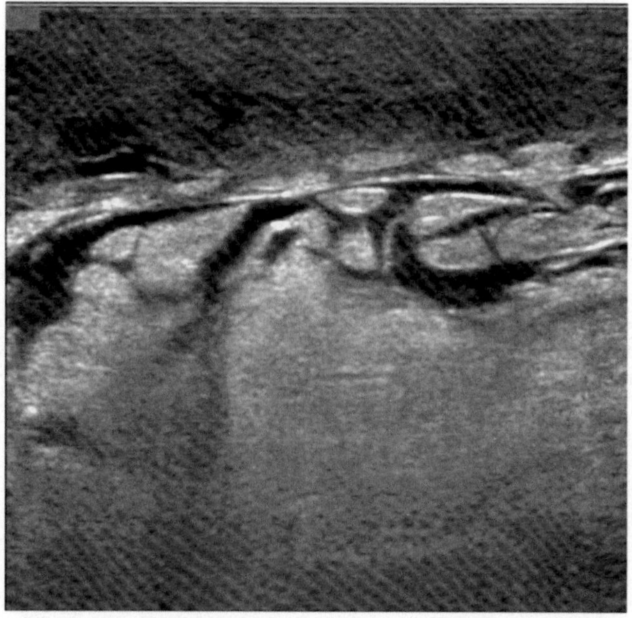

Figura 30-3. **Hallazgos ecográficos de mastitis.**

TRATAMIENTO

Antibióticos

Las opciones de primera línea respecto a los antibióticos proveen cobertura para *S. aureus* y deben limitarse a aquellas compatibles con el amamantamiento en caso de que la madre esté lactando. La mastitis no es una indicación para discontinuar el amamantamiento.

Si no hay preocupación por SARM, el tratamiento antibiótico externo recomendado incluye lo siguiente:

- Dicloxacilina, 500 mg por vía oral cada 6 horas, o
- Cefalexina, 500 mg por vía oral cada 6 horas, o
- En caso de alergia a lactámicos β, clindamicina, 300 mg por vía oral cada 6 horas

Para la infección no grave por SARM:

- Se prefiere trimetoprim-sulfametoxazol, 1 a 2 comprimidos por vía oral cada 12 horas (después del periodo neonatal) o clindamicina, 300 mg por vía oral cada 6 horas.
- No debe usarse trimetoprim-sulfametoxazol en madres que amamantan o bebés recién nacidos o comprometidos, por el mayor riesgo de elevación de bilirrubina y querníctero.
- Es aceptable el linezolid, a dosis de 600 mg por vía oral cada 12 horas, pero hay hallazgos limitados sobre su excreción en la leche materna.

Duración del tratamiento

Se desconoce la duración óptima del tratamiento, pero se recomienda de 10 a 14 días. También puede abreviarse hasta 5 a 7 días en el contexto de una respuesta rápida.

Prevención de las recurrencias

El amamantamiento o la extracción con bomba frecuentes disminuyen el riesgo de recurrencias. Se recomienda hacer una interconsulta respecto de la lactancia, en caso de grietas del pezón, para asegurar una práctica óptima de amamantamiento.

Complicaciones

En casos de mastitis recurrente que reaparece en el mismo lugar o no responde a los antibióticos a pesar de cambiar el esquema, debe considerarse el carcinoma inflamatorio de la mama.

INFECCIONES DE VÍAS URINARIAS/PIELONEFRITIS

Fisiopatología

Una IVU en el periodo posparto tiene un cuadro clínico similar al de la paciente sin embarazo. El factor de riesgo principal es el uso de sonda Foley durante el trabajo de parto o puerperio, frecuente cuando la paciente es objeto de un bloqueo epidural o se somete a cesárea. Se cree que la patogenia involucra a los microorganismos uropatógenos que ascienden desde el meato urinario o el introito vaginal, o el sembrado de los riñones o de los ganglios linfáticos por bacteriemia.[23]

Etiología

El microorganismo uropatógeno de más frecuente aislamiento es la *Escherichia coli*, con casi 6% de las cepas que producen betalactamasa de espectro ampliado (ESBL).[24] Otros microorganismos patógenos menos frecuentes incluyen especies de Enterobacteriaceae (como las de *Klebsiella* y *Proteus*), *Pseudomonas*, enterococos y estafilococos (*S. aureus* sensible a meticilina [SASM] y SARM). También hay informes de IVU por especies de *Candida*.

Consideraciones de diagnóstico

El cuadro clínico típico de la cistitis aguda incluye uno o más de los siguientes: disuria, frecuencia y urgencia urinarias, dolor suprapúbico y hematuria. La presencia de cualquiera de las siguientes manifestaciones es sugerente de pielonefritis: fiebre (> 38 °C), escalofríos, dolor de flanco, hipersensibilidad del ángulo costovertebral, así como náusea y vómito. Los síntomas atípicos incluyen dolor epigástrico o abdominal bajo. Las pacientes se encuentran en riesgo de síndrome de dificultad respiratoria aguda (SDRA) y deben valorarse rápido cuando se quejan de inicio agudo de disnea.

El diagnóstico de una IVU aguda complicada se hace con base en las siguientes manifestaciones: temperatura > 38.0 °C; signos sistémicos de infección, como escalofríos, rigidez o malestar general, e hipersensibilidad del ángulo costovertebral, que sugieren que la infección probablemente se extienda más allá de la vejiga y requiera una duración más prolongada del tratamiento.

Tratamiento

La valoración inicial debe determinar si se lleva a cabo el tratamiento de manera externa o si hay necesidad de que sea intrahospitalario. Las pacientes seleccionadas con una IVU complicada deben ingresar al

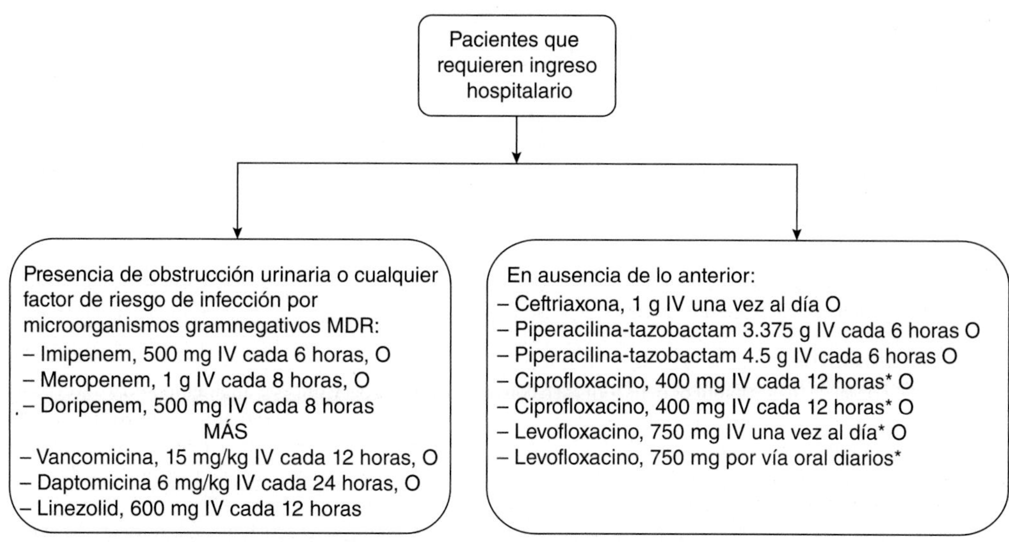

Figura 30-4. **Tratamiento intrahospitalario de la infección de vías urinarias complicada.** *Evitar si es posible en la madre que amamanta. MDR (siglas en inglés), resistencia a múltiples fármacos

hospital, incluyendo aquellas con signos de septicemia, clínicamente enfermas con incapacidad de tolerar medicamentos por vía oral por la presencia de náusea y vómito y aquellas con fiebre mayor de 38.4 °C. También se justifica el ingreso hospitalario si hay signos preocupantes de obstrucción urinaria, con o sin hidronefrosis grave, que requiere tratamiento quirúrgico.

La selección de antibióticos es la misma que en las pacientes sin embarazo; sin embargo, no son compatibles con el amamantamiento aquellos como las fluoroquinolonas y tetraciclinas, y deben evitarse en las pacientes que amamantan. Son fármacos de uso frecuente para el tratamiento de la cistitis no complicada aguda:

- Cefalexina, 500 mg por vía oral cada 12 horas durante 5 a 7 días, o
- Fosfomicina, 3 g por vía oral en dosis única, o
- Cefpodoxima, 100 mg por vía oral cada 12 horas por 5 a 7 días, o
- Amoxicilina-clavulanato, 500 mg por vía oral cada 12 horas durante 5 a 7 días, o
- Nitrofurantoína, 100 mg por vía oral cada 12 horas por 5 días, o
- Trimetoprim-sulfametoxazol DS, 160/800 mg por vía oral, cada 12 horas durante 3 días

En la figura 30-4 se muestra el tratamiento de la IVU complicada.

Complicaciones

El progreso de la infección puede incluir bacteriemia, septicemia, disfunción de múltiples órganos aparatos y sistemas, y estado de choque con o sin insuficiencia renal. La pielonefritis aguda puede también progresar a absceso corticomedular renal, absceso perinéfrico, pielonefritis enfisematosa o necrosis papilar. Las complicaciones de los cálculos renales infectados incluyen pielonefritis xantogranulomatosa, variante rara de la pielonefritis, y el SDRA vinculado principalmente con el embarazo, pero que también puede afectar a las pacientes en el periodo periparto.

INFECCIÓN DE VÍAS RESPIRATORIAS/NEUMONÍA

Fisiopatología

Las infecciones de las vías respiratorias altas posparto no suelen relacionarse con el proceso del nacimiento. El riesgo de neumonía es mayor en las pacientes que se sometieron a anestesia general por un parto de urgencia, dado el mayor riesgo de aspiración. La fisiopatología en el posoperatorio no es diferente de la que se presenta en la paciente sin embarazo.[25] Las mujeres en el periodo posparto son más susceptibles que las no embarazadas a la gripe hasta 2 semanas después del parto, con mayor riesgo de complicaciones.

Etiología

El factor de riesgo más frecuente es la anestesia general. El alivio deficiente del dolor con decremento resultante en la inspiración profunda puede también contribuir.

Diagnóstico

Las pacientes, por lo general, acuden con uno o más de los siguientes síntomas: fiebre, tos productiva, escurrimiento nasal y faringitis. La enfermedad similar a la gripe (fiebre, tos y faringitis) debe sospecharse y tratarse con rapidez con antivirales en todas las mujeres durante la temporada de influenza. Las pruebas rápidas de antígenos tienen una mala especificidad y no debería confiarse en ellas para guiar el tratamiento con antivirales. Puede ser de utilidad una radiografía de tórax y es posible que se visualice un infiltrado. Debe ordenarse BH y hemocultivos.

Tratamiento

La selección de los antibióticos debe tomar en consideración si la paciente está amamantando. Como principio general, los antibióticos como la penicilina, las cefalosporinas y los macrólidos son compatibles con el amamantamiento. Deben evitarse las quinolonas y las tetraciclinas. La consulta en internet de LactMed, https://toxnet.nlm.nih.gov/newtoxnet/lactmed.htm, es un gran recurso para la selección de la medicación para las madres que amamantan.

Cuando se sospecha influenza deben iniciarse antivirales rápido en la paciente. Las mujeres con hasta 2 semanas posparto son tan susceptibles como las embarazadas a las complicaciones graves de la gripe; por lo tanto, debe seguirse el algoritmo de publicación conjunta del American College of Obstetricians and Gynecologists (ACOG) y la Society for Maternal Fetal Medicine (SMFM) para la selección de pacientes con enfermedad similar a la gripe (figura 30-5).[26]

Las mujeres que necesitan tratamiento por una infección respiratoria rara vez requieren separarse de sus bebés, pero se revisará la buena higiene de las manos. La tuberculosis activa es una excepción que requiere una separación temporal de la madre y el neonato. No se desalienta el amamantamiento, pero se promueve una buena higiene de manos para limitar la transmisión. Además, el amamantamiento proveerá de inmunidad pasiva al recién nacido.

TROMBOFLEBITIS PÉLVICA SÉPTICA

Fisiopatología

La TPS es una causa menos frecuente de fiebre posparto; con incidencia de 1 en 9 000 partos vaginales y 1 en 800 cesáreas. Las mujeres en el periodo posparto tienen alto riesgo de trombosis por su estado de daño endotelial, estasis venosa e hipercoagulabilidad (la triada de Virchow), que aumenta el riesgo de TPS.[27] El daño endotelial puede ser secundario a sucesos de traumatismos durante el parto, que incluyen los intraparto de estructuras vasculares, infección uterina o la intervención quirúrgica misma. La dilatación venosa ovárica inducida por el embarazo y las presiones venosas posparto bajas llevan a la estasis venosa que puede progresar a un flujo sanguíneo retrógrado de las venas ováricas de derecha a izquierda, con el resultado de TPS derecha frecuente (figura 30-6).

Los factores de riesgo incluyen endometritis posparto o parametritis poscesárea complicadas por corioamnionitis. La cesárea y la corioamnionitis constituyen factores de riesgo independientes con una razón de momios (OR, por sus siglas en inglés) de 6.3 y 4.8, respectivamente.[28] Otros factores de riesgo incluyen edad materna menor de 20 años, embarazo múltiple y preeclampsia, aunque todos en sí son factores de riesgo de cesárea.

Etiología

Por lo general no hay aislamientos de microorganismos patógenos de cultivos tisulares o hemocultivos de las pacientes afectadas por TPS. Sin embargo, se cree que los involucrados en otras infecciones pélvicas posiblemente también se relacionen con la TPS, e incluyen estreptococos, especies de Enterobacteriaceae y anaerobios. Se han reportado otros microorganismos, entre ellos SARM.

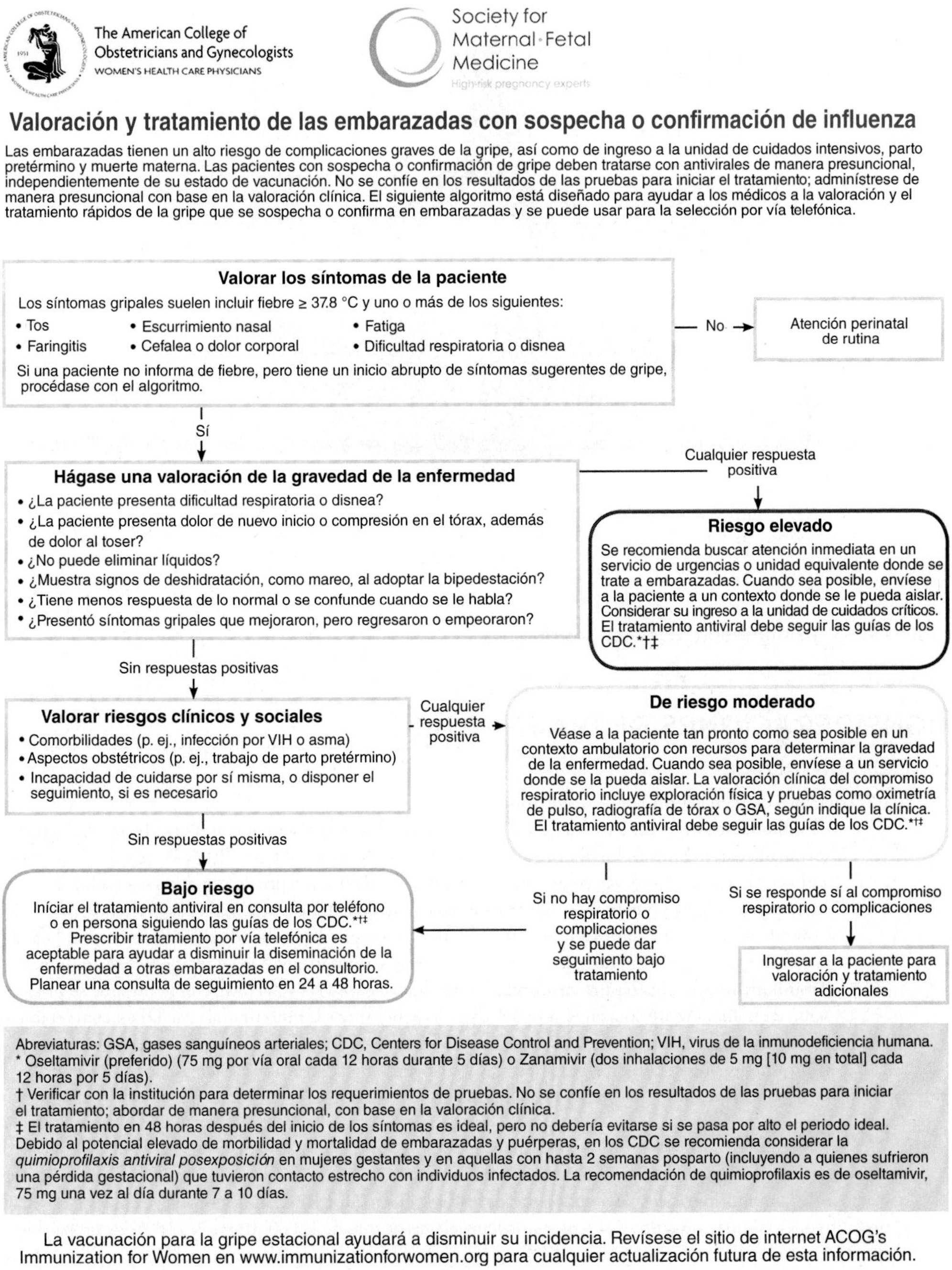

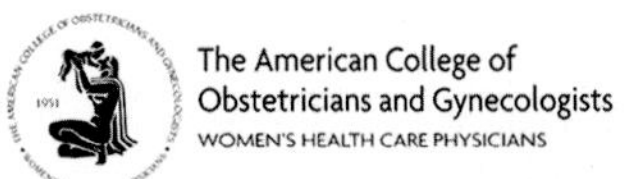

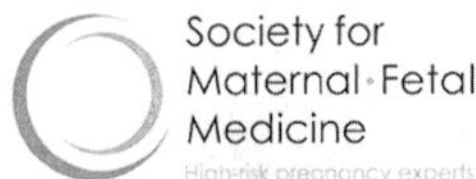

Valoración y tratamiento de las embarazadas con sospecha o confirmación de influenza

Las embarazadas tienen un alto riesgo de complicaciones graves de la gripe, así como de ingreso a la unidad de cuidados intensivos, parto pretérmino y muerte materna. Las pacientes con sospecha o confirmación de gripe deben tratarse con antivirales de manera presuncional, independientemente de su estado de vacunación. No se confíe en los resultados de las pruebas para iniciar el tratamiento; adminístrese de manera presuncional con base en la valoración clínica. El siguiente algoritmo está diseñado para ayudar a los médicos a la valoración y el tratamiento rápidos de la gripe que se sospecha o confirma en embarazadas y se puede usar para la selección por vía telefónica.

Valorar los síntomas de la paciente

Los síntomas gripales suelen incluir fiebre ≥ 37.8 °C y uno o más de los siguientes:

- Tos
- Escurrimiento nasal
- Fatiga
- Faringitis
- Cefalea o dolor corporal
- Dificultad respiratoria o disnea

Si una paciente no informa de fiebre, pero tiene un inicio abrupto de síntomas sugerentes de gripe, procédase con el algoritmo.

No → **Atención perinatal de rutina**

Sí ↓

Hágase una valoración de la gravedad de la enfermedad

- ¿La paciente presenta dificultad respiratoria o disnea?
- ¿La paciente presenta dolor de nuevo inicio o compresión en el tórax, además de dolor al toser?
- ¿No puede eliminar líquidos?
- ¿Muestra signos de deshidratación, como mareo, al adoptar la bipedestación?
- ¿Tiene menos respuesta de lo normal o se confunde cuando se le habla?
- ¿Presentó síntomas gripales que mejoraron, pero regresaron o empeoraron?

Cualquier respuesta positiva ↓

Riesgo elevado

Se recomienda buscar atención inmediata en un servicio de urgencias o unidad equivalente donde se trate a embarazadas. Cuando sea posible, envíese a la paciente a un contexto donde se le pueda aislar. Considerar su ingreso a la unidad de cuidados críticos. El tratamiento antiviral debe seguir las guías de los CDC.*†‡

Sin respuestas positivas ↓

Valorar riesgos clínicos y sociales

- Comorbilidades (p. ej., infección por VIH o asma)
- Aspectos obstétricos (p. ej., trabajo de parto pretérmino)
- Incapacidad de cuidarse por sí misma, o disponer el seguimiento, si es necesario

Cualquier respuesta positiva →

De riesgo moderado

Véase a la paciente tan pronto como sea posible en un contexto ambulatorio con recursos para determinar la gravedad de la enfermedad. Cuando sea posible, envíese a un servicio donde se la pueda aislar. La valoración clínica del compromiso respiratorio incluye exploración física y pruebas como oximetría de pulso, radiografía de tórax o GSA, según indique la clínica. El tratamiento antiviral debe seguir las guías de los CDC.*†‡

Si se responde sí al compromiso respiratorio o complicaciones ↓

Ingresar a la paciente para valoración y tratamiento adicionales

Si no hay compromiso respiratorio o complicaciones y se puede dar seguimiento bajo tratamiento → Bajo riesgo

Sin respuestas positivas ↓

Bajo riesgo

Iníciar el tratamiento antiviral en consulta por teléfono o en persona siguiendo las guías de los CDC.*†‡
Prescribir tratamiento por vía telefónica es aceptable para ayudar a disminuir la diseminación de la enfermedad a otras embarazadas en el consultorio.
Planear una consulta de seguimiento en 24 a 48 horas.

Abreviaturas: GSA, gases sanguíneos arteriales; CDC, Centers for Disease Control and Prevention; VIH, virus de la inmunodeficiencia humana.
* Oseltamivir (preferido) (75 mg por vía oral cada 12 horas durante 5 días) o Zanamivir (dos inhalaciones de 5 mg [10 mg en total] cada 12 horas por 5 días).
† Verificar con la institución para determinar los requerimientos de pruebas. No se confíe en los resultados de las pruebas para iniciar el tratamiento; abordar de manera presuncional, con base en la valoración clínica.
‡ El tratamiento en 48 horas después del inicio de los síntomas es ideal, pero no debería evitarse si se pasa por alto el periodo ideal.
Debido al potencial elevado de morbilidad y mortalidad de embarazadas y puérperas, en los CDC se recomienda considerar la *quimioprofilaxis antiviral posexposición* en mujeres gestantes y en aquellas con hasta 2 semanas posparto (incluyendo a quienes sufrieron una pérdida gestacional) que tuvieron contacto estrecho con individuos infectados. La recomendación de quimioprofilaxis es de oseltamivir, 75 mg una vez al día durante 7 a 10 días.

La vacunación para la gripe estacional ayudará a disminuir su incidencia. Revísese el sitio de internet ACOG's Immunization for Women en www.immunizationforwomen.org para cualquier actualización futura de esta información.

Figura 30-5. **Este algoritmo muestra los pasos que los ginecoobstetras y otros proveedores de atención obstétrica deben seguir en la valoración y determinación del tratamiento apropiado de las embarazadas que acuden con sospecha o confirmación de gripe.** (Tomada de ACOG Committee Opinion No. 753: Assessment and treatment of pregnant women with suspected or confirmed influenza. *Obstet Gynecol.* 2018;132:e169-e173.)

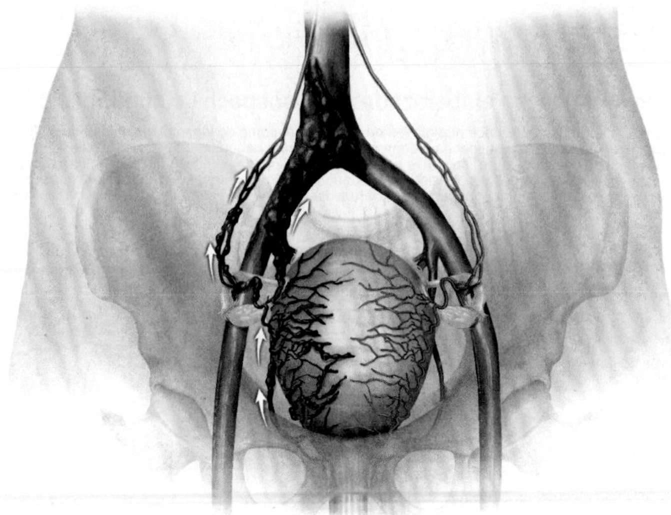

Figura 30-6. **Tromboflebitis pélvica séptica.**

CONSIDERACIONES DE DIAGNÓSTICO

Cuadro clínico

Las pacientes pueden acudir con dos síndromes distintivos:

- **Tromboflebitis de la vena ovárica (TVO):**[27] las pacientes se presentan con una enfermedad aguda vinculada con fiebre y dolor abdominal en la semana que sigue al parto. El dolor puede ser localizado en el lado afectado, por lo general el derecho, pero también puede presentarse en el flanco correspondiente o el dorso. A la exploración física puede palparse una masa como cordón que se extiende del centro del útero a la porción alta del abdomen, dependiendo del hábito corporal de la paciente, quien también puede presentar síntomas gastrointestinales leves, como náusea o un íleo.
- **Tromboflebitis pélvica séptica profunda:**[27] este cuadro clínico es más sutil, con fiebre que se presenta de manera temprana en el posparto, por lo general en el transcurso de 3 a 5 días, pero el inicio de las manifestaciones puede retrasarse hasta 3 semanas. Las pacientes pueden tener un aspecto clínicamente bueno entre los picos febriles y solo presentar fiebre o escalofríos, con ausencia de otros síntomas, como dolor abdominal y pélvico.

Pruebas de diagnóstico

La valoración inicial debe incluir una exploración física exhaustiva, centrada en el abdomen y la pelvis. Las pruebas de laboratorio básicas pueden ser inespecíficas, pero incluir BH con diferencial, análisis de orina y urocultivo, así como hemocultivos. Ocurre una leucocitosis de más de 12 000/µL en 70 a 100% de las pacientes con TPS, pero sigue siendo inespecífica. El diagnóstico de TPS suele sospecharse cuando las pruebas de laboratorio resultan negativas en el contexto de síntomas persistentes. Deben obtenerse imágenes abdominopélvicas en todas las pacientes con sospecha de TPS. La modalidad de imagen de uso más frecuente es la TC con medio de contraste y una fase venosa especial. La resonancia magnética (MRI) es una alternativa, idealmente con uso de venografía por resonancia magnética (RMV) reforzada por gadolinio, que es más específica de la TVO. Una ecografía pélvica tiene una sensibilidad mucho menor. Los hallazgos negativos de los estudios de imagen no descartan la TPS, que entonces se convierte en un diagnóstico de exclusión.

Tratamiento

La exéresis quirúrgica o ligadura de la vena trombosada era el anterior tratamiento de elección. Sin embargo, la antibioticoterapia con anticoagulación terapéutica sistémica se ha convertido en la modalidad terapéutica más frecuentemente recomendada en el contexto intrahospitalario.

Antibióticos

La selección de antibióticos se ajusta a las infecciones intraabdominales.

- Piperacilina-tazobactam (Zosyn®), 4.5 g cada 8 horas, o
- Un carbapenemo (como el ertapenem, 1 g cada 24 horas; imipenem, 500 mg cada 6 horas; o meropenem, 1 g cada 8 horas), o
- Ceftriaxona, 1 g cada 24 horas más metronidazol, 500 mg cada 8 horas, o
- Cefepima, 2 g cada 8 horas más metronidazol, 500 mg cada 8 horas, o
- En el caso de alergia grave a lactámicos β: una fluoroquinolona (como el ciprofloxacino, 400 mg cada 12 horas, o levofloxacino, 500 mg cada 24 horas) MÁS metronidazol, 500 mg cada 8 horas

Nótese que deben evitarse las fluoroquinolonas en las madres que amamantan, si se dispone de alternativas razonables.

La duración ideal del tratamiento no se ha determinado de manera específica. Se continúa hasta que la paciente está afebril durante al menos 48 horas o hasta 1 semana. Está justificado el tratamiento más prolongado en casos de hemocultivos positivos o émbolos sépticos.

Anticoagulación

Se recomienda la anticoagulación terapéutica además de los antibióticos para prevenir trombosis adicionales y disminuir la diseminación de émbolos sépticos. Tampoco ha habido estudios de comparación de la heparina no fraccionada con la de bajo peso molecular. Las dosis sugeridas incluyen:

- Heparina no fraccionada: carga inicial de 5 000 unidades, seguida por su administración continua de 16 a 18 unidades/kg, o
- Heparina de bajo peso molecular: dosis estándar de enoxaparina de 1 mg/kg por vía subcutánea cada 12 horas

La duración del tratamiento se extiende desde 48 horas en casos de trombosis muy leve no documentada, 2 semanas ante la evidencia de trombosis de venas de ramas pélvicas, hasta 6 semanas para trombosis más extensas o casos de émbolos sépticos.

Complicaciones

Las complicaciones de la TPS incluyen embolias pulmonares, que pueden presentarse en hasta 2% de los casos; tienden a ser pequeñas y raras vez conducen a síntomas de hipoxia. Existen reportes de casos de trombosis de flotación libre en la vena cava, trombosis de vena renal y obstrucción ureteral.[27] Sin embargo, la mortalidad por TPS es muy baja, y es atribuible a una infección grave complicada por embolias sépticas.

OTRAS CAUSAS DE FIEBRE: ABSCESO EPIDURAL, MENINGITIS, INFECCIÓN POR *CLOSTRIDIUM DIFFICILE* Y FIEBRE POR FÁRMACOS

Complicaciones de la anestesia

Los abscesos epidurales y la meningitis en el periodo posparto por la anestesia raquídea o epidural son en extremo raros, pero pueden presentarse en pacientes que recibieron anestesia epidural o raquídea durante el trabajo de parto. El cuadro clínico es similar al de una paciente sin embarazo y el tratamiento es igual, con consideración del amamantamiento cuando es apropiado. Pueden ocurrir infecciones respiratorias con la anestesia general y presentarse como infección posparto. Actualmente son raras las ocasiones en que se realizan bloqueos pudendos; sus posibles complicaciones incluyen infección debajo del músculo glúteo mayor o detrás del psoas mayor.

Clostridium difficile

La diarrea vinculada con *C. difficile* se suele reportar más a menudo en las mujeres posparto, con síntomas que incluyen una diarrea acuosa de al menos 3 veces al día y hasta 10 a 15 veces, con dolor cólico abdominal bajo vinculado, fiebre de bajo grado y leucocitosis. Esto usualmente ocurre en el contexto de la administración reciente de antibióticos, como la profilaxis para la transmisión de estreptococos del grupo B. El diagnóstico y tratamiento son similares a los de las pacientes sin embarazo.

Fiebre por fármacos

Se trata de un diagnóstico de exclusión, donde los fármacos más frecuentes incluyen, pero no se limitan a, anticonvulsivos, minociclina y heparina.

CONSIDERACIONES INFECCIOSAS EN CONTEXTOS TROPICALES: TÉTANOS, PALUDISMO Y FIEBRE TIFOIDEA

Tétanos

No un hay cuadro clínico específico diferente del de la paciente sin embarazo. Se recomienda la vacuna contra tétanos, difteria y tosferina (Tdap, por sus siglas en inglés) durante el embarazo, la cual se administra de manera rutinaria durante la atención prenatal. Con respecto al tratamiento, se recomienda hacerlo en una unidad con nivel de cuidados intensivos. El tratamiento de la herida quirúrgica incluye antibióticos, según esté indicado, y deben evitarse las fluoroquinolonas y la tetraciclina, cuando es apropiado.[29]

Paludismo

En los estudios se informa que el riesgo de paludismo en el periodo posparto no regresa a las cifras pregestacionales de inmediato.[30] En la iniciativa Roll Back Malaria de la Organización Mundial de la Salud se recomiendan varias estrategias para el control del paludismo causado por *Plasmodium falciparum* durante el embarazo:[30] (1) protección personal con mosquiteros impregnados de insecticida (MII), (2) tratamiento preventivo intermitente durante el embarazo (IPTp, por sus siglas en inglés) con uso de al menos 3 dosis de sulfadoxina-pirimetamina en las consultas prenatales del segundo y tercer trimestres, y (3) tratamiento de la anemia y el paludismo con fármacos antipalúdicos eficaces. Se hace mucho menos énfasis en el uso de MII en el periodo posparto, y no hay recomendaciones específicas de prevención para el periodo posparto.

Se sabe poco de la epidemiología y la fisiopatología del paludismo en el periodo posparto. En teoría, el mayor riesgo de paludismo durante el embarazo debe normalizarse después del alumbramiento, y no hay riesgo de adherencia de parásitos a la placenta; sin embargo, el riesgo de adquirir una infección y desarrollar su forma grave persiste durante hasta 60 a 70 días posparto.[30,31] Esta infección puede ser originada por parásitos concomitantes embebidos en la placenta, que después se liberan hacia el flujo sanguíneo, o por una nueva infección.[31]

El tratamiento del paludismo en el periodo posparto inmediato debe ser similar al de una embarazada en su tercer trimestre.[31]

- Para el paludismo no complicado: tratamiento combinado con artemisinina (TCA) en un curso de 3 días. Alternativamente, artesunato más clindamicina por vía oral (durante 7 días), o quinina más clindamicina (7 días).
- Paludismo grave: por lo general, causado por especies diferentes a la *falciparum*. El tratamiento debe ser con cloroquina o TCA.

Tifoidea

Esta fiebre intestinal se caracteriza por enfermedad sistémica grave, con fiebre y dolor abdominal causados más comúnmente por el serotipo Typhi de *Salmonella enterica*. Cada vez son más prevalentes en el mundo las cepas resistentes a fármacos múltiples, las resistentes a ampicilina, trimetoprim-sulfametoxazol, cloranfenicol y fluoroquinolonas, lo que hace al tratamiento un desafío en todo el mundo. El tratamiento es similar al de mujeres sin embarazo, teniendo cuidado de evitar las fluoroquinolonas, cuando es apropiado.[30]

RESUMEN

El periodo posparto se refiere a aquel inmediatamente después del nacimiento y hasta un mínimo de 6 semanas, pero puede alcanzar las 12 después del parto, cuando se espera que las características fisiológicas maternas retornen al estado pregestacional. Es un periodo vulnerable durante el cual los cambios fisiológicos del embarazo aún están presentes. La causa de fiebre más frecuente en el posparto es la endometritis. Todas las pacientes con fiebre posparto deben valorarse con un interrogatorio exhaustivo, exploración física y estudios de laboratorio e imagen, de ser necesario. En general, los medicamentos seguros durante el embarazo lo son también en el amamantamiento.

PUNTOS CLAVE

1. Se define a la fiebre posparto como una temperatura oral ≥38.0 °C que se presenta después del nacimiento de la placenta y hasta 6 semanas a 12 después del parto, con la endometritis como la causa más frecuente.
2. Se informa del diagnóstico diferencial por un interrogatorio exhaustivo, la exploración física y el respaldo de resultados de laboratorio y estudios de imagen, de ser necesario.
3. Como principio general, la elección de antibióticos durante el embarazo es similar en el periodo posparto.
4. Otras infecciones comunes, como el paludismo y la tifoidea, deben considerarse en contextos tropicales.
5. LactMed es un recurso útil para determinar la compatibilidad de los fármacos con el amamantamiento.

Referencias

1. Creanga AA, Syverson C, Seed K, Callaghan WM. Pregnancy-related mortality in the United States, 2011–2013. *Obstet Gynecol*. 2017;130(2):366-373. doi:10.1097/AOG.0000000000002114.
2. Morton A. Postpartum fever and shortness of breath. *BMJ*. 2013;346:f391. http://www.ncbi.nlm.nih.gov/pubmed/23349408.
3. Sweet RL, Gibbs RS. *Infectious Diseases of the Female Genital Tract.* 5th ed. Philadelphia, PA: Lippincott Williams & Wilkins; 2009.
4. Axelsson D, Brynhildsen J, Blomberg M. Postpartum infection in relation to maternal characteristics, obstetric interventions and complications. *J Perinat Med*. 2018;46(3):271-278. doi:10.1515/jpm-2016-0389.
5. Kamel H, Navi BB, Sriram N, Hovsepian DA, Devereux RB, Elkind MS. Risk of a thrombotic event after the 6-week postpartum period. *N Engl J Med*. 2014;370(14):1307-1315. doi:10.1056/NEJMoa1311485.
6. Smaill FM, Grivell RM. Antibiotic prophylaxis versus no prophylaxis for preventing infection after cesarean section. *Cochrane Database Syst Rev*. 2014;(10):CD007482. doi:10.1002/14651858.CD007482.pub3.
7. Mackeen AD, Packard RE, Ota E, Speer L. Antibiotic regimens for postpartum endometritis. *Cochrane Database Syst Rev*. 2015;2(2):CD001067.
8. UpToDate. Postpartum endometritis. https://www.uptodate.com/contents/postpartum-endometritis?search=endometritis&source=search_result&selectedTitle=1~127&usage_type=default&display_rank=1. Accessed June 1, 2018.
9. Rosene K, Eschenbach DA, Tompkins LS, Kenny GE, Watkins H. Polymicrobial early postpartum endometritis with facultative and anaerobic bacteria, genital mycoplasmas, and *Chlamydia trachomatis*: treatment with piperacillin or cefoxitin. *J Infect Dis*. 1986;153(6):1028-1037. doi:10.1093/infdis/153.6.1028.
10. Ismail MA, Moawad AH, Poon E, Henderson C. Role of *Chlamydia trachomatis* in postpartum endometritis. *J Reprod Med*. 1987;32(4):280-284. http://www.ncbi.nlm.nih.gov/pubmed/3585872.
11. Hoyme UB, Kiviat N, Eschenbach DA. Microbiology and treatment of late postpartum endometritis. *Obstet Gynecol*. 1986;68(2):226-232. http://www.ncbi.nlm.nih.gov/pubmed/3737039.
12. Rørbye C, Petersen IS, Nilas L. Postpartum *Clostridium sordellii* infection associated with fatal toxic shock syndrome. *Acta Obstet Gynecol Scand*. 2000;79(12):1134-1135. http://www.ncbi.nlm.nih.gov/pubmed/11130102.
13. Aldape MJ, Bryant AE, Stevens DL. *Clostridium sordellii* infection: epidemiology, clinical findings, and current perspectives on diagnosis and treatment. *Clin Infect Dis*. 2006;43(11):1436-1446. doi:10.1086/508866.
14. Gibbs RS, Blanco JD. Streptococcal infections in pregnancy. A study of 48 bacteremias. *Am J Obstet Gynecol*. 1981;140(4):405-411. http://www.ncbi.nlm.nih.gov/pubmed/6787924.
15. Roberts DJ, Celi AC, Riley LE, et al. Acute histologic chorioamnionitis at term: nearly always noninfectious. *PloS One*. 2012;7(3):e31819. doi:10.1371/journal.pone.0031819.
16. Rai S, Medhi R, Das A, Ahmed M, Das B. Necrotizing fasciitis—a rare complication following common obstetric operative procedures: report of two cases. *Int J Womens Health*. 2015;7:357. doi:10.2147/IJWH.S76516.

17. UpToDate. Postpartum perineal care and management of complications. https://www.uptodate.com/contents/postpartum-perineal-care-and-management-of-complications?search=perineal%20infection§ionRank=1&usage_type=default&anchor=H3158626647&source=machineLearning&selectedTitle=1~150&display_rank=1#H3158626647. Accessed June 1, 2018.

18. Haas DM, Morgan S, Contreras K. Vaginal preparation with antiseptic solution before cesarean section for preventing postoperative infections. *Cochrane Database Syst Rev*. 2014;(12):CD007892. doi:10.1002/14651858.CD007892.pub5.

19. Tita AT, Rouse DJ, Blackwell S, Saade GR, Spong CY, Andrews WW. Emerging concepts in antibiotic prophylaxis for cesarean delivery: a systematic review. *Obstet Gynecol*. 2009;113(3):675-682. doi:10.1097/AOG.0b013e318197c3b6.

20. UpToDate. Clinical approach. https://www.uptodate.com/contents/cellulitis-and-skin-abscess-in-adults-treatment?sectionname=clinical%20approach&topicref=111631&anchor=h1936863535&source=see_link#h1936863535. Accessed June 3, 2018.

21. UpToDate. Common problems of breastfeeding and weaning. https://www.uptodate.com/contents/common-problems-of-breastfeeding-and-weaning?search=common%20problem%20of%20breastfeeding&source=search_result&selectedTitle=1~150&usage_type=default&display_rank=1#H11. Accessed June 3, 2018.

22. UpToDate. Acute complicated urinary tract infection (including pyelonephritis) in adults. https://www.uptodate.com/contents/acute-complicated-urinary-tract-infection-including-pyelonephritis-in-adults?topicRef=6711&source=see_link. Accessed June 4, 2018.

23. Talan DA, Takhar SS, Krishnadasan A, Abrahamian FM, Mower WR, Moran GJ; EMERGEncy ID Net Study Group. Fluoroquinolone-resistant and extended-spectrum β-lactamase-producing *Escherichia coli* infections in patients with pyelonephritis, United States. *Emerg Infect Dis*. 2016;22(9). doi:10.3201/eid2209.160148.

24. UpToDate. Treatment of respiratory infections in pregnant women. https://www.uptodate.com/contents/treatment-of-respiratory-infections-in-pregnant-women?search=upper%20respiratory%20infection%20postpartum§ionRank=1&usage_type=default&anchor=H14&source=machineLearning&selectedTitle=4~150&display_rank=4#H14. Accessed June 4, 2018.

25. UpToDate. Septic pelvic thrombophlebitis. https://www.uptodate.com/contents/septic-pelvic-thrombophlebitis?search=septic%20thrombophlebitis&source=search_result&selectedTitle=2~100&usage_type=default&display_rank=2. Accessed June 5, 2018.

26. Dotters-Katz SK, Smid MC, Grace MR, Thompson JL, Heine RP, Manuck T. Risk factors for postpartum septic pelvic thrombophlebitis: a multicenter cohort. *Am J Perinatol*. 2017;34(11):1148-1151. doi:10.1055/s-0037-1604245.

27. UpToDate. Tetanus. https://www.uptodate.com/contents/tetanus?search=tetanus&source=search_result&selectedTitle=1~150&usage_type=default&display_rank=1. Accessed June 6, 2018.

28. UpToDate. Treatment and prevention of enteric (typhoid and paratyphoid) fever. https://www.uptodate.com/contents/treatment-and-prevention-of-enteric-typhoid-and-paratyphoid-fever?search=typhoid%20in%20pregnancy&source=search_result&selectedTitle=1~108&usage_type=default&display_rank=1. Accessed June 7, 2018.

29. UpTodate. Malaria in pregnancy: prevention and treatment. https://www.uptodate.com/contents/prevention-and-treatment-of-malaria-in-pregnant-women?topicRef=4795&source=see_link#H3. Accessed June 6, 2018.

30. Immunization for Women. ACOG's assessment and treatment for pregnant women with suspected or confirmed influenza. http://immunizationforwomen.org/providers/resources/acog-resources/algorithim.php. Accessed June 15, 2018.

31. Meaney-Delman D, Bartlett LA, Gravett MG, Jamieson DJ. Oral and intramuscular treatment options for early postpartum endometritis in low-resource settings: a systematic review. *Obstet Gynecol*. 2015;125(4):789-800. doi:10.1097/AOG.0000000000000732.

32. Wysokinska EM, Hodge D, McBane RD 2nd. Ovarian vein thrombosis: incidence of recurrent venous thromboembolism and survival. *Thromb Haemost*. 2006;96(2):126-131. http://www.ncbi.nlm.nih.gov/pubmed/16894453.

Sección 7

Cuidados de la madre y el recién nacido

CAPÍTULO 31

Reanimación del recién nacido

Seema Awatramani y Patrick Dolan

PANORAMA GENERAL

Cada año nacen aproximadamente cuatro millones de bebés en Estados Unidos,[1] la mayoría sin complicaciones en el parto; sin embargo, 10% requiere alguna asistencia para respirar y 1% reanimación amplia.[2] Se desconoce la incidencia de partos en departamentos de urgencias, pero son sucesos escasos. La preparación y la planeación avanzada ayudan al proveedor de atención médica de urgencias a la conclusión exitosa de estas circunstancias. Su preparación incluye contar con el equipo apropiado, personal auxiliar, así como el conocimiento de las guías de la American Heart Association (AHA) para la reanimación neonatal.[3] Se necesita de personal entrenado, ya que los partos en el departamento de urgencias son de alto riesgo y pueden relacionarse con traumatismos, prematuridad o la carencia de cuidados prenatales de las pacientes. Un interrogatorio enfocado puede precisar rápidamente el grado de reanimación esperado. En las guías actuales de la AHA se recomienda contar inicialmente en el departamento de urgencias con al menos tres proveedores de atención médica diestros para cualquier parto.[2]

PREPARACIÓN ANTES DEL PARTO

Interrogatorio

Varios factores de riesgo maternos predisponen al neonato para requerir reanimación (tabla 31-1). Debe hacerse un interrogatorio materno que incluya la edad de gestación, el último periodo menstrual, la paridad y el antecedente de muerte fetal o neonatal. Las complicaciones preparto, como la diabetes gestacional o la preeclampsia, aumentan el riesgo de complicaciones del parto. En el interrogatorio periparto se indagará si hubo un trabajo de parto prolongado, rotura prolongada de las membranas, tinción meconial del líquido amniótico, prolapso del cordón, fiebre materna o si la madre recientemente usó narcóticos.

En las guías de la AHA para la reanimación neonatal se recomienda formular las siguientes interrogantes para ayudar a los proveedores a prever las necesidades de reanimación del neonato de manera rápida:[3]

- ¿Cuál es la edad de gestación?
- ¿Es transparente el líquido amniótico?
- ¿Cuántos bebés se esperan?
- ¿Hay factores de riesgo adicionales?

El conocimiento de las respuestas a estas preguntas ayuda a la preparación del equipo y al personal para el parto por acontecer.

TABLA 31-1 Factores de riesgo perinatales para las complicaciones del parto	
Factores de riesgo preparto	**Factores de riesgo intraparto**
Edad de gestación menor de 36 0/7 semanas Edad de gestación de 41 0/7 semanas o mayor Preeclampsia o eclampsia Hipertensión materna Embarazo múltiple Anemia fetal Polihidramnios Oligohidramnios Hidropesía fetal Macrosomía fetal Restricción del crecimiento intrauterino Malformaciones o anomalías fetales significativas Carencia de atención prenatal	Cesárea de urgencia Parto asistido por fórceps o extractor por vacío Presentación pélvica u otra anómala Patrón de categorías II o III de la frecuencia cardiaca fetal Anestesia general materna Tratamiento materno con sulfato de magnesio Desprendimiento prematuro de placenta normoinserta Hemorragia intraparto Corioamnionitis Administración de narcóticos a la madre en las 4 horas previas al parto Distocia de hombros Tinción meconial del líquido amniótico Prolapso del cordón umbilical

Tomado de Kattwinkel, J. *Textbook of Neonatal Resuscitation.* 7th ed. Dallas, TX: American Heart Association and American Academy of Pediatrics; 2016: 18, Table 2-1.

Equipo

En la tabla 31-2 se enlistan las provisiones indispensables para la reanimación neonatal. Deberá hacerse una revisión periódica del equipo así como antes de cada parto.[4]

TABLA 31-2	Lista de revisión del equipo para la reanimación neonatal
Mantenimiento de la temperatura	Cuna de calor radiante precalentada Lienzos y sábanas tibios Sensor de temperatura y su cubierta para una reanimación prolongada Bolsa o envoltura de plástico (< 32 semanas de gestación) Colchón térmico (< 32 semanas de gestación)
Vía aérea permeable	Perilla de goma Catéter de aspiración 10 Fr o 12 Fr acoplado al sistema de aspiración de pared y con ajuste a 80 a 100 mm Hg Aspirador de meconio
Auscultación	Estetoscopio
Ventilación	Ajuste del flujo a 10 L/min Ajuste del combinador de oxígeno al 21% (21 a 30% si < 35 semanas de gestación) Dispositivo de ventilación a presión positiva Mascarillas para recién nacidos de término y pretérmino Tubo de alimentación 8F y jeringa asepto
Oxigenación	Equipo para administrar oxígeno a flujo libre Oxímetro de pulso con sensor y cubierta Mesa de oxigenación objetivo
Intubación	Laringoscopio con hojas rectas de tamaños 0 y 1 (opcional la 00) Estilete (opcional) Tubos endotraqueales (de dimensiones 2.5, 3.0, 3.5) Detector de dióxido de carbono (CO_2) Cinta métrica y tabla de profundidad de inserción del tubo endotraqueal Cinta hermética o dispositivo de fijación del tubo Tijeras Mascarilla laríngea (de tamaño 1) y jeringa de 5 mL
Medicaciones	Epinefrina al 1:10 000 (0.1 mg/mL) Solución salina normal Provisiones para colocar un catéter venoso umbilical y administrar medicamentos Derivaciones del aparato electrónico de vigilancia cardiaca (ECG) y pantalla

Tomado de Kattwinkel, J. *Textbook of Neonatal Resuscitation.* 7th ed. Dallas, TX: American Heart Association and American Academy of Pediatrics; 2016: 25, Appendix 1.

Personal

En las guías actuales de la AHA se recomienda la presencia de al menos dos, pero idealmente tres, proveedores de atención médica diestros para partos en el departamento de urgencias, ya que se consideran de alto riesgo. Esto contrasta con la recomendación de al menos un proveedor de atención médica diestro en el contexto de una sala de trabajo de parto y parto.[3] Dichos médicos deberían conocer la presión positiva a la inspiración (PPI) y se identificará a un equipo calificado con destrezas de reanimación completas que incluyen la intubación endotraqueal (ET) y el acceso vascular de urgencia, disponible de inmediato si se requiere.

Un parto precipitado quizás no dé al equipo el tiempo adecuado para prepararse; sin embargo, si el tiempo lo permite, una reunión informativa ayuda a que la reanimación transcurra más suavemente. Se identifica a un líder del equipo y se asignan participaciones como para valoración, estimulación, PPI (cuando necesaria) y documentación.

VALORACIÓN RÁPIDA DEL NEONATO

En la valoración rápida del neonato se identifican las necesidades de reanimación y se deberá responder a las siguientes tres preguntas críticas en los primeros 30 segundos de la vida:[2]

- ¿Parece el neonato de término completo?
- ¿Tiene buen tono muscular?
- ¿Está respirando o llorando?

Si la respuesta es "sí" a las tres preguntas, el neonato puede permanecer con la madre para su transición continua si no hay otras preocupaciones. Si la respuesta es "no" a cualquiera de las preguntas, deberá colocarse al neonato en la cuna de calor radiante para su mayor valoración.

Edad de gestación

Se define a la edad de gestación total como de 37 semanas o más. Los neonatos pretérmino tienen más probabilidad de requerir respaldo durante el proceso de transición, ya que están predispuestos a dificultades con la respiración, la regulación térmica y la expansión del tórax. Tal vez no se conozca la edad de gestación del neonato en el momento de su nacimiento. Si parece de término, procédase con la valoración rápida; sin embargo, cuando parezca pretérmino se colocará en una cuna de calor radiante para su respaldo continuo.

Aspecto y tono

El siguiente paso en la valoración rápida del recién nacido es determinar su actividad y tono. Se lo valora visualmente para determinar el tono. **¿Está activo y se mueve?** Si el neonato se encuentra en una posición normal de término completo y flexión, entonces puede continuarse su valoración sistemática. Un neonato flácido que no se mueve o con extensión de las extremidades debería llevarse a una cuna de calor radiante para su respaldo continuo.

Esfuerzo respiratorio/llanto

Los neonatos que lloran vigorosamente tienen un esfuerzo respiratorio apropiado. Si no lloran, se debe valorar su esfuerzo respiratorio por inspección de los desplazamientos del tórax y su brío. Los neonatos que boquean o no respiran bien necesitan pasarse a una cuna de calor radiante para su respaldo continuo. Si su aspecto es de término completo, con tono y esfuerzo respiratorio buenos, se le puede entregar a la madre para el contacto piel con piel, donde continuarán sus cuidados y observación.[5]

NEONATOS QUE REQUIEREN MÍNIMOS PROCEDIMIENTOS DE REANIMACIÓN

El tratamiento del recién nacido que no requiere procedimientos de reanimación sostenidos significativos deberán seguir un esquema preestablecido (figura 31-1).

Neonatos de término vigorosos

Los neonatos de un embarazo de término con respiración o llanto espontáneos y buen tono requieren mínimos esfuerzos de reanimación. En ellos, el secado y el retiro de las secreciones son las únicas acciones requeridas antes de entregarlo a la madre (figuras 31-2 y 31-3). Los pasos iniciales pueden también llevarse a cabo sobre el tórax o abdomen de la madre. De ser necesario, las secreciones de boca y nariz se pueden eliminar suavemente con un lienzo. Se reserva la aspiración suave con una pera de goma para los neonatos con dificultad para eliminar las secreciones o cuando el líquido amniótico estaba teñido de meconio.[3] Debe tenerse cuidado de continuar la observación de la respiración, el tono, el color, la actividad y la temperatura del neonato en los minutos que siguen a la conclusión de los pasos antes mencionados.

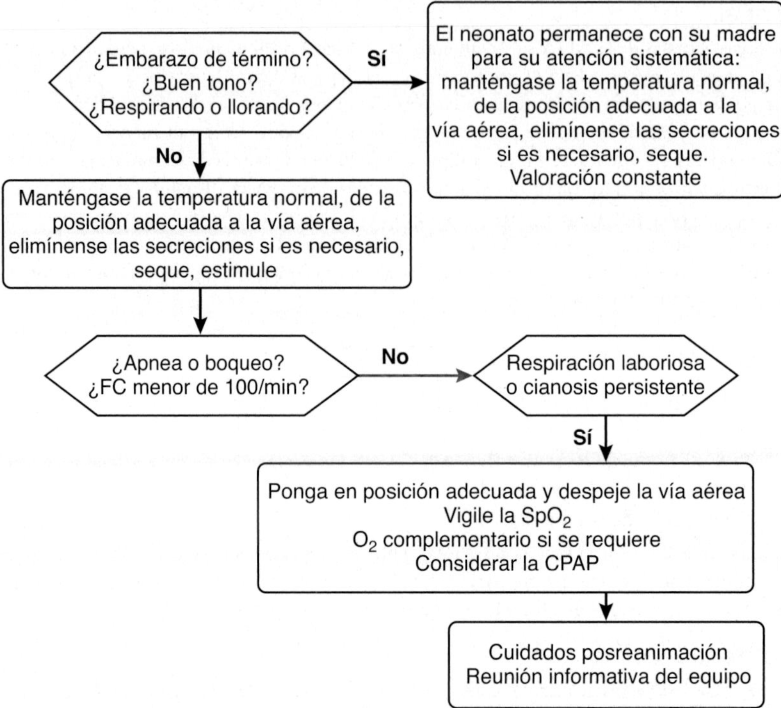

Figura 31-1. **Zona destacada para la reanimación mínima.** CPAP, presión positiva continua de vías respiratorias; FC, frecuencia cardiaca. (Tomada de Wyckoff MH, Aziz K, Escobedo MB, et al. Part 13: neonatal resuscitation: 2015 American Heart Association Guidelines Update for Cardiopulmonary Resuscitation and Emergency Cardiovascular Care. *Circulation.* 2015; 132 (suppl 2):S543-S560.)

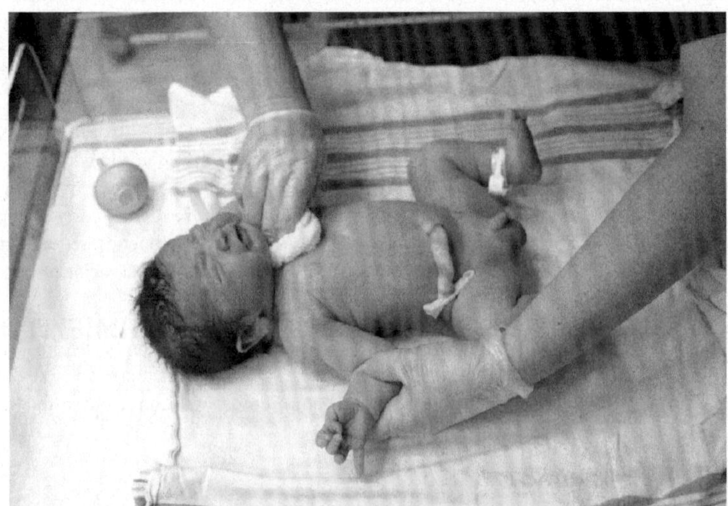

Figura 31-2. **Imagen de un recién nacido de término vigoroso.** (Tomada de Ricci S. *Essentials of Maternity, Newborn, and Women's Health Nursing.* 4th ed. Philadelphia, PA: Wolters Kluwer; 2016.)

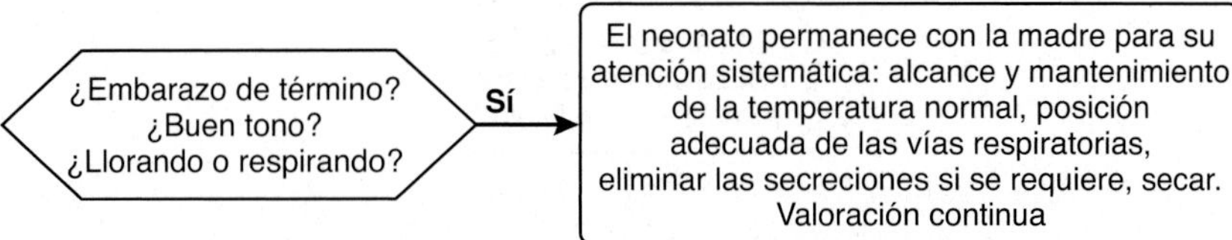

Figura 31-3. **Zona destacada para el paso del neonato a la madre.** (Tomada de Wyckoff MH, Aziz K, Escobedo MB, et al. Part 13: neonatal resuscitation: 2015 American Heart Association Guidelines Update for Cardiopulmonary Resuscitation and Emergency Cardiovascular Care. *Circulation.* 2015; 132 (suppl 2):S543-S560.)

Pinzamiento del cordón umbilical

El momento oportuno para el pinzamiento del cordón umbilical es tema de investigación constante,[6] pero la evidencia sugiere que debe retrasarse al menos 30 a 60 segundos después del nacimiento, para la mayoría de los neonatos de término y pretérmino vigorosos.[3] El pinzamiento retrasado permite la continuación del flujo sanguíneo placentario que transfunde al neonato mientras continúa el intercambio de gases en la placenta, antes de que se desprenda del útero. El pinzamiento retrasado se vincula con una menor mortalidad neonatal, un riesgo más bajo de hemorragia cerebral y enterocolitis necrotizante, presión arterial y volumen sanguíneo mayores, y un mejor resultado del neurodesarrollo.[3] Antes del pinzamiento del cordón deberá mantenerse la temperatura del neonato, lo que puede lograrse con el contacto piel con piel con la madre, su colocación en una toalla o sábana tibia ante un parto no complicado desde otros puntos de vista, o en una bolsa de polietileno para el neonato pretérmino, de acuerdo con las guías de la AHA. Si la circulación de la placenta no está integra, como ante un desprendimiento prematuro de la normoinserta, una previa, vasos previos o la avulsión del cordón, deberá hacerse el pinzamiento del cordón de inmediato. Si el neonato está flácido o no respira, el retraso del pinzamiento del cordón no supera a los esfuerzos de reanimación inmediatos.

Neonatos no vigorosos y pretérmino

Los recién nacidos que no son de término, no respiran bien o presentan hipotonía deberían trasladarse a una cuna de calor radiante para reanimación continua y evaluación (figura 31-4). Deberían iniciarse los

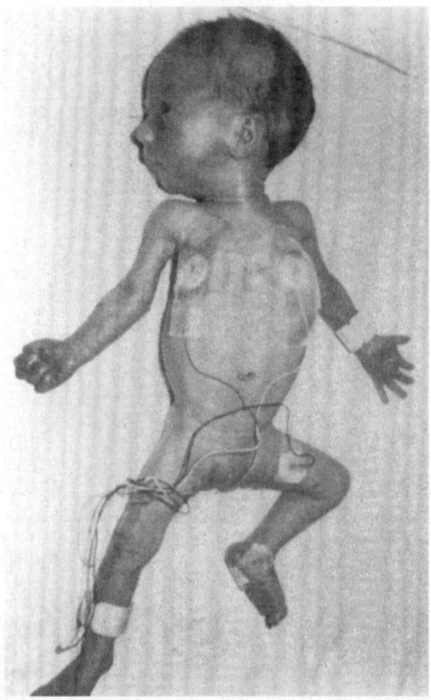

Figura 31-4. **Imagen de una recién nacida pretérmino con hipotonía.** (Tomada de MacDonald MG, Seshia MM. *Avery's Neonatology.* 7th ed. Philadelphia, PA: Wolters Kluwer; 2015.)

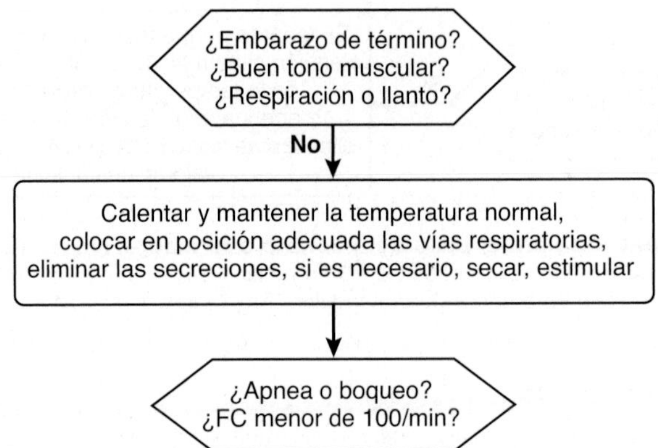

Figura 31-5. **Zona destacada para los cinco pasos iniciales.** FC, frecuencia cardiaca. (Tomada de Wyckoff MH, Aziz K, Escobedo MB, et al. Part 13: neonatal resuscitation: 2015 American Heart Association Guidelines Update for Cardiopulmonary Resuscitation and Emergency Cardiovascular Care. *Circulation.* 2015; 132 (suppl 2):S543-S560.)

cinco primeros pasos de la atención del neonato: proveer calor, dar posición a cabeza y cuello para abrir la vía aérea, limpiar las secreciones de las vías respiratorias, de ser necesario, secar y estimular (figura 31-5).

Proveer calor

Se coloca al neonato en una cuna de calor radiante para permitir la continuación de la reanimación sin arriesgarlo a la disminución de su temperatura corporal (figura 31-6). Se deja al neonato desnudo para permitir que el calor lo alcance y para su visualización sin obstáculos. Se puede colocar un gorro en la cabeza del neonato para disminuir la pérdida de calor. Idealmente, la temperatura de la sala de reanimación

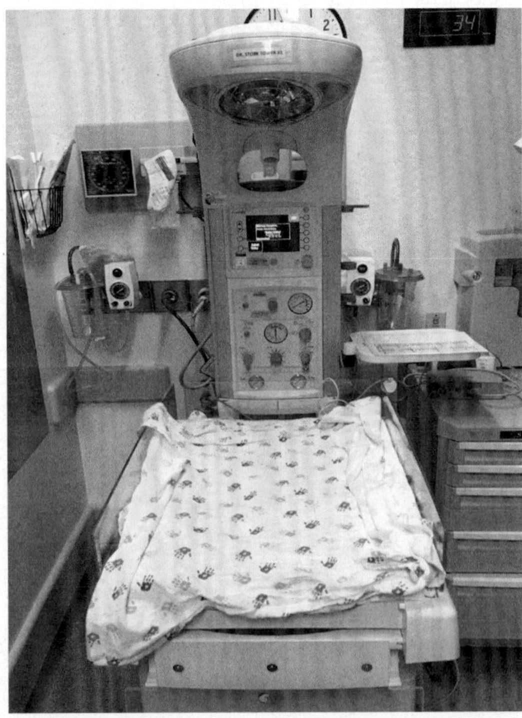

Figura 31-6. **Imagen de una incubadora de calor radiante en el departamento de urgencias.**

se mantendrá de 23 a 25 °C y la del recién nacido entre 36.5 y 37.5.[7] Se puede aplicar un sensor servorregulado para vigilar la temperatura de la piel. Se requiere respaldo adicional para retener el calor en los neonatos prematuros, como una bolsa o cubierta de polietileno y un colchón térmico.[8]

Posición

Se debe colocar al neonato en una posición de olfateo para permitir el ingreso irrestricto de aire (figura 31-7). Si tiene un occipucio grande, se utiliza un lienzo enrollado bajo los hombros para facilitar el darle una posición apropiada (figura 31-8).

Retiro de las secreciones

Se retiran con cuidado las secreciones de las vías respiratorias con una pera de goma o un catéter de aspiración en aquellos neonatos con tono deficiente, que no boquean ni respiran, tienen sospecha de presentar secreciones abundantes o su líquido amniótico estaba teñido de meconio. Si se detectan secreciones orales significativas se gira la cabeza del neonato para permitir que se acumulen en el carrillo. Siempre debería aspirarse la boca antes de la nariz, para prevenir la aspiración de secreciones orales a causa de una inhalación súbita por la estimulación. Siempre se debe de recordar que **"la B va antes que la N"** en el alfabeto.[3] No deberían aspirarse boca y bucofaringe de manera muy vigorosa o intensa, ya que esto puede causar apnea y bradicardia.[3] Si se usa una sonda de aspiración debe mantenerse entre 80 y 100 mm Hg su presión.[3]

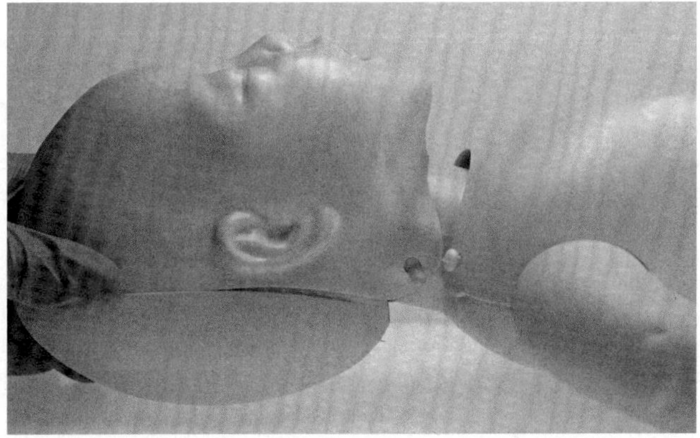

Figura 31-7. **Imagen de un neonato en la posición de olfateo.**

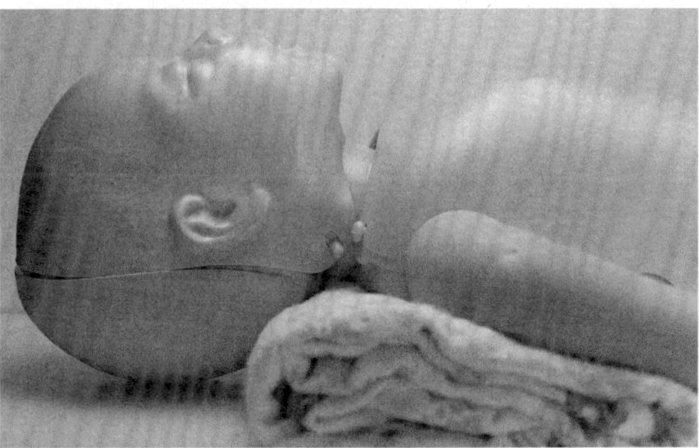

Figura 31-8. **Imagen de un neonato con un lienzo enrollado bajo los hombros.**

Secar

La piel húmeda promueve la pérdida rápida de calor, por lo que deben secar rápido a los recién nacidos. Es necesario cambiar las toallas húmedas con unas secas o sábanas. El secado se puede pasar por alto en los menores de 32 semanas, y en su lugar deberían cubrirse de inmediato con polietileno.

Estimular

En la mayoría de los casos los principales pasos de posición, eliminación de secreciones y secado proveerán la estimulación adecuada para iniciar la respiración. En ocasiones se puede usar una estimulación táctil adicional breve, como el frotamiento de dorso, tronco o extremidades, si hubo un periodo breve de alteración del intercambio gaseoso. Si el periodo de alteración ha sido más prolongado, por lo común se requerirán esfuerzos adicionales, como la PPI, para estimular la respiración, y no deberían retrasarse.

Respuesta a la reanimación inicial

Se verifican tanto las respiraciones como la frecuencia cardiaca para confirmar que el neonato responde a los pasos iniciales de reanimación, valoración que no debería consumir más de 30 segundos.[3] **La ventilación es la actividad de máxima importancia y eficacia durante la reanimación del neonato.** Por lo tanto, si este no muestra mejoría después de la reanimación inicial o presenta apnea o respiraciones jadeantes, debería iniciarse de inmediato la presión positiva a la inspiración.

Si el neonato respira eficazmente, confírmese que la frecuencia cardiaca es mayor de 100 latidos por minuto (lpm). La forma más confiable de registrar la frecuencia cardiaca es por auscultación del tórax con un estetoscopio.[9] Es menos confiable palpar las pulsaciones del cordón umbilical en su base. La verificación de la frecuencia cardiaca por oximetría de pulso puede ser imprecisa, ya que hay una mala perfusión, y cuando es obtenida por un aparato de ECG, también puede ser incorrecta si hay actividad eléctrica sin pulso. Si el neonato no mejoró con los pasos iniciales de la reanimación, debería continuarse.

En casos donde el esfuerzo respiratorio del neonato mejora y la frecuencia cardiaca es mayor de 100 lpm, pero con respiración laboriosa o cianosis, se puede administrar oxígeno complementario o aplicar ventilación continua de la vía aérea a presión positiva (CPAP) (figura 31-9). La PPI se inicia de inmediato en caso de un esfuerzo respiratorio deficiente que continúa o si la frecuencia cardiaca es menor de 100 lpm.

Cianosis

El proveedor de atención médica debe distinguir entre acrocianosis y cianosis central. La primera se refiere a la que se limita a las manos y los pies, un dato frecuente en los neonatos que no indica oxigenación deficiente. Ocurre cianosis central cuando la oxigenación sanguínea es baja y se manifiesta por una coloración azul de labios, lengua y tronco. En el momento de nacer, los neonatos saludables cambian de un

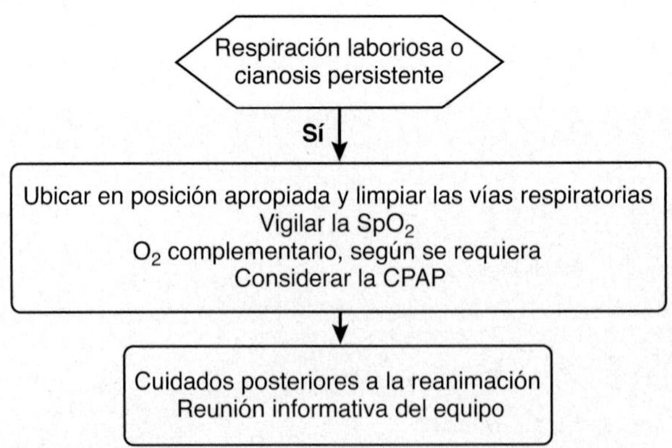

Figura 31-9. **Zona destinada para la administración de oxígeno complementario.** CPAP, presión positiva continua de la vía aérea. (Tomada de Wyckoff MH, Aziz K, Escobedo MB, et al. Part 13: neonatal resuscitation: 2015 American Heart Association Guidelines Update for Cardiopulmonary Resuscitation and Emergency Cardiovascular Care. *Circulation.* 2015; 132 (suppl 2):S543-S560.)

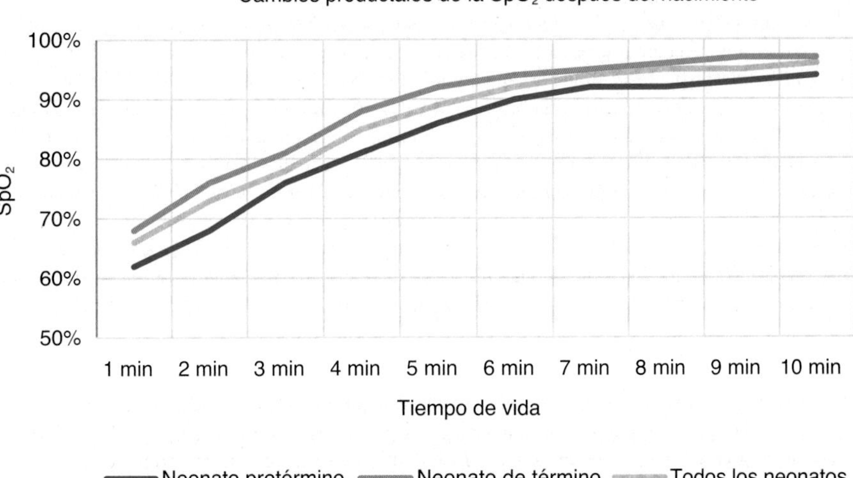

Figura 31-10. **Cambios preductales de la SpO_2 después del nacimiento.** (Tomada de Dawson JA, C. Kamlin OF, Vento M, et al. Defining the reference range for oxygen saturation for infants after birth. *Pediatrics.* 2010; 125(6): e1340-e1347.)

estado intrauterino con oxigenación sanguínea de 60% a una mayor de 90%,[10] transición que puede consumir varios minutos (figura 31-10). Si se sospecha persistencia de la cianosis, deberá usarse un oxímetro de pulso para vigilar la oxigenación del neonato.

Oximetría de pulso

Se coloca una sonda de oximetría de pulso en la mano o muñeca derecha del neonato (figura 31-11).[2] La extremidad superior derecha en la mayoría de los casos presenta flujo sanguíneo antes de mezclarse con la sangre menos oxigenada que fluye desde el conducto arterioso. La extremidad superior izquierda y ambas inferiores reciben sangre mezclada con la menos oxigenada del conducto arterioso y muestran una menor saturación de oxígeno. El corazón y el cerebro reciben también un flujo sanguíneo preductal. Una frecuencia cardiaca baja o la mala perfusión impedirán la oximetría de pulso precisa.

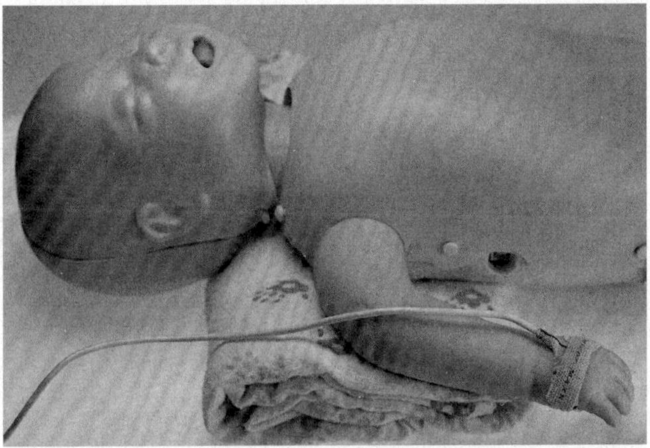

Figura 31-11. **Imagen de un neonato con un oxímetro de pulso en la extremidad superior derecha.**

Oxígeno complementario

Si persiste más de lo esperado la oxigenación deficiente, se puede administrar oxígeno (O_2) complementario de flujo libre a un neonato que respira solo de manera espontánea, ya que es ineficaz en el que no lo hace. Se puede administrar oxígeno de flujo libre sujetando el tubo con que se aplica cerca de nariz y boca del neonato, a una velocidad de 10 L/minuto. Alternativamente se puede proveer O_2 por mascarilla o un equipo de bolsa y mascarilla de flujo por inflado, un reanimador y mascarilla con pieza T o un reservorio abierto ("cola") con una bolsa de autoinflado. Para evitar cualquier riesgo potencial de hiperoxia se puede ajustar la concentración de oxígeno con un mezclador que combina la concentración de aire ambiental (21%) con oxígeno al 100%. Se puede iniciar con oxígeno de flujo libre a una concentración de mezcla de 30% titulada para alcanzar la SaO_2 objetivo.[3] Se usa oxígeno humidificado y calentado si se requiere su administración prolongada, para proteger contra el secado excesivo de las membranas mucosas. Si no se puede mantener la saturación de O_2 con oxígeno complementario o si persiste la respiración laboriosa, deberán considerarse la PPI o la CPAP.

Presión positiva continua de la vía aérea

Se usa la CPAP para neonatos con buena función cardiaca que requieren respaldo respiratorio por respiración laboriosa o baja saturación de oxígeno, intervención que puede ayudar a detener el avance hasta el requerimiento de un respaldo respiratorio más intensivo y se mostró que disminuye las complicaciones vinculadas con la intubación en los neonatos prematuros. La CPAP provee una presión constante a los pulmones durante todo el ciclo respiratorio. La CPAP se inicia a una presión de 5 cm de H_2O y se aumenta hasta 8 cm de H_2O, según se requiera.[3]

NEONATOS QUE REQUIEREN ESFUERZOS DE REANIMACIÓN ADICIONALES

La piedra angular del tratamiento de los neonatos que requieren esfuerzos más avanzados de reanimación es la de intervenciones ventilatorias, principalmente el uso de PPI (figura 31-12).

Ventilación a presión positiva

Está indicada la PPI en los pacientes con apnea o un esfuerzo respiratorio deficiente, así como con frecuencia cardiaca menor de 100 lpm, y debería iniciarse en el minuto que sigue al nacimiento. La PPI también es útil en pacientes que no muestran mejoría o capacidad de mantener las saturaciones de oxígeno con su administración de flujo libre o por CPAP (figura 31-13).

Posición apropiada

Colocar al neonato en la posición de olfateo y aspirar, según sea necesario, en preparación para PPI. Seleccionar una mascarilla que se acople a la nariz y boca del neonato sin cubrir otras estructuras faciales, como los ojos. Hay disponibilidad de mascarillas, como las anatómicas, donde la parte punteada se ajusta sobre la nariz, o mascarillas redondas (figura 31-14). Independientemente del tipo de mascarilla usado, es importante para la ventilación eficaz un sello hermético alrededor de la boca y la nariz. Algunas mascarillas redondas están diseñadas para sostenerse por el tallo (figura 31-15) y perderán su sellado si se comprime el borde. Para todas las demás mascarillas debe usarse una de dos técnicas para su sostén: la de 1 mano o la de dos manos con impulso mandibular (figura 31-16). Estas técnicas de posición son las mismas para neonatos, niños y adultos; sin embargo, el proveedor de atención médica debe estar atento para prevenir la compresión excesiva del cuello y los ojos del neonato por la mascarilla, que puede ocurrir de manera inadvertida, dado el tamaño anatómico de esas estructuras.

Ajustes

Se administra PPI con oxígeno a 10 L/min a una frecuencia de 40 a 60 ventilaciones por minuto (tabla 31-3).[3] A semejanza de la administración de oxígeno de flujo libre, se puede usar un mezclador para proveerlo a concentraciones variables. La reanimación inicial de los neonatos mayores de 35 semanas de gestación puede incluir un mezclador ajustado a 21%. Para los neonatos de menos de 35 semanas de gestación la concentración de O_2 pueden inicialmente variar entre 21 y 30%.[3] Se seleccionan ajustes de presión de la PPI para proveer adecuadamente el inflado pulmonar, pero sin exagerarlo con riesgo de un neumotórax. Se inicia con una presión inspiratoria máxima (PIMax) de 20 a 25 cm de H_2O; sin embargo, los neonatos de término pueden requerir presiones mayores (30 a 40 cm de H_2O) para inflar inicialmente los pulmones.[3] La presión positiva al final de la espiración (PEEP, por sus siglas en inglés) inflará más rápidamente los pulmones y prevendrá el colapso alveolar durante la espiración y se inicia con un ajuste de 5 cm de H_2O.[3] Después del inflado pulmonar se nota un ascenso y descenso de la pared del tórax. Si el neonato efectúa ventilaciones muy profundas, hay probabilidad de un sobreinflado y riesgo de neumotórax.

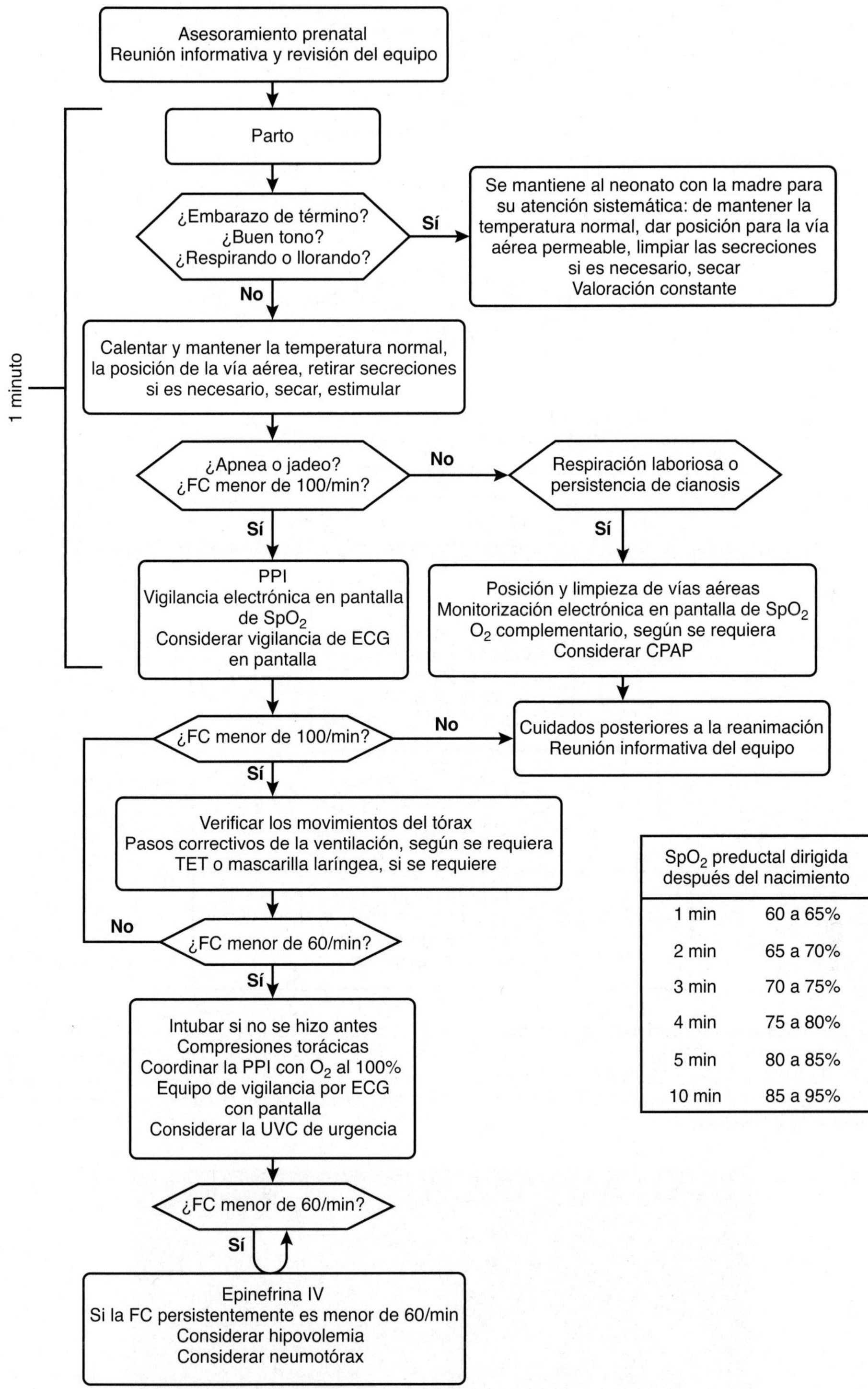

SpO_2 preductal dirigida después del nacimiento	
1 min	60 a 65%
2 min	65 a 70%
3 min	70 a 75%
4 min	75 a 80%
5 min	80 a 85%
10 min	85 a 95%

Figura 31-12. **Algoritmo del programa de reanimación neonatal (2015).** CPAP, presión positiva continua de la vía aérea; FC, frecuencia cardiaca; IV, intravenoso; TET, tubo endotraqueal; UVC, catéter de vena umbilical; PPI, presión positiva a la inspiración. (Tomada de Wyckoff MH, Aziz K, Escobedo MB, et al. Part 13: neonatal resuscitation: 2015 American Heart Association Guidelines Update for Cardiopulmonary Resuscitation and Emergency Cardiovascular Care. *Circulation.* 2015; 132 (suppl 2):S543-S560.)

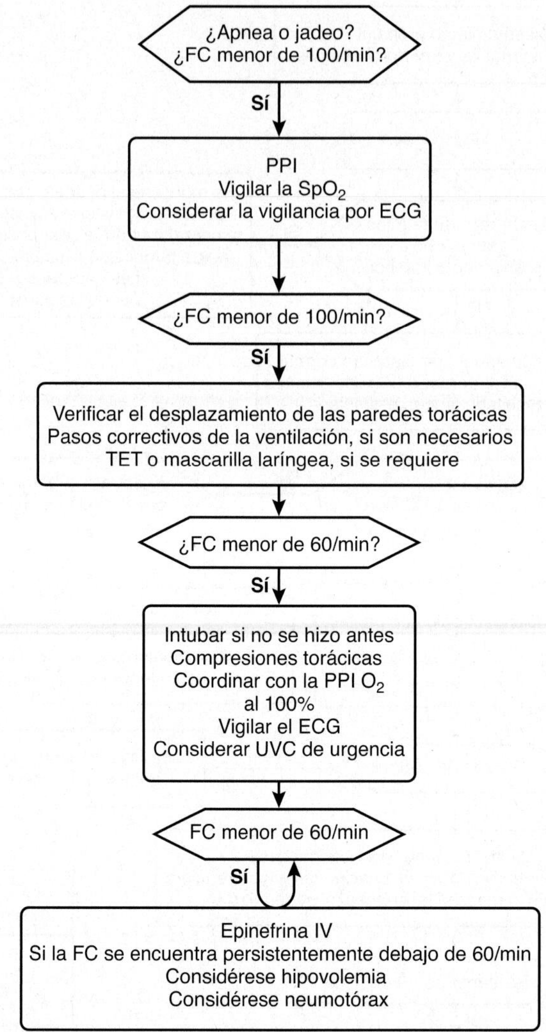

Figura 31-13. **Zona destacada de intervención significativa.** TET, tubo endotraqueal; FC, frecuencia cardiaca; IV, intravenosa(o); PPI, presión positiva a la inspiración; UVC, catéter umbilical frente a venoso. (Tomada de Wyckoff MH, Aziz K, Escobedo MB, et al. Part 13: neonatal resuscitation: 2015 American Heart Association Guidelines Update for Cardiopulmonary Resuscitation and Emergency Cardiovascular Care. *Circulation.* 2015; 132 (suppl 2):S543-S560.)

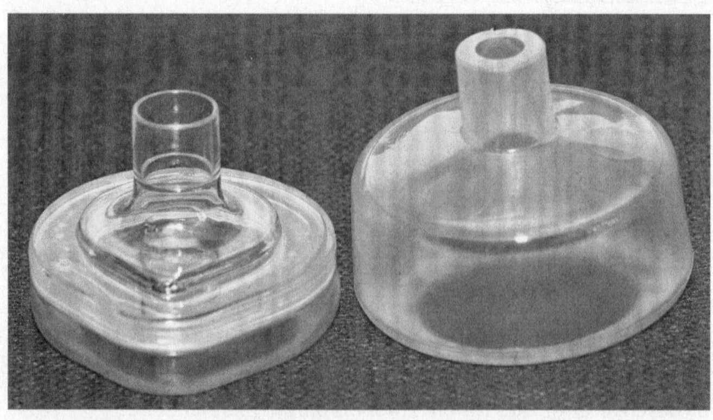

Figura 31-14. **Imágenes de formas de mascarillas (mascarilla anatómica, mascarilla redonda).**

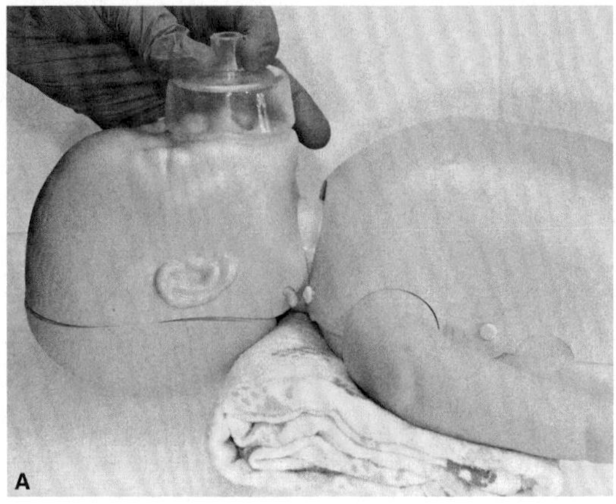

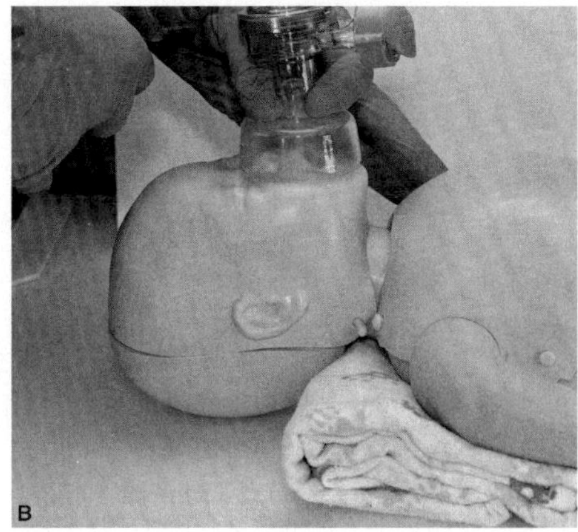

Figura 31-15. **Imagen de la colocación de la mascarilla redonda (A) y su sujeción (B).**

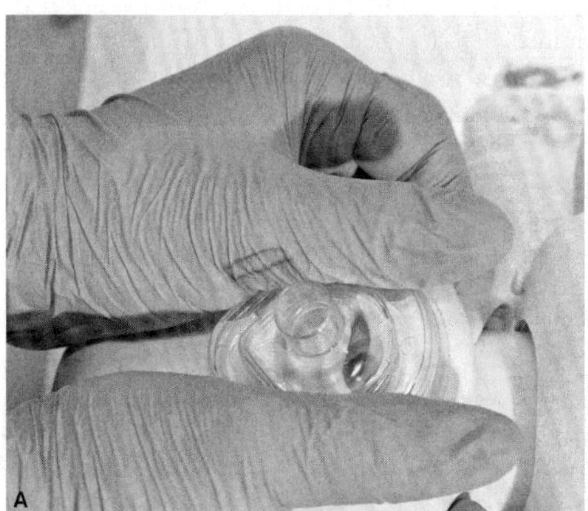

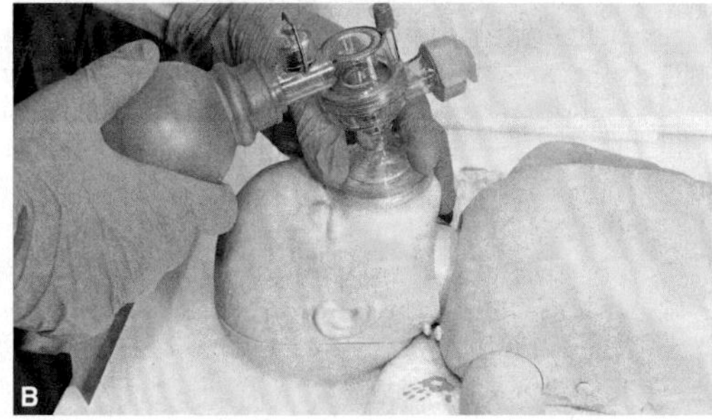

Figura 31-16. **Imagen de la posición de la mascarilla anatómica (A) y su sujeción (B).**

TABLA 31-3 Ajustes del ventilador

Peso	< 1.5 kg	1.5 a 2.5 kg	> 2.5 kg
Frecuencia cardiaca (lpm)	30 a 45	20 a 40	20 a 40
IT (tiempo inspiratorio) (segundos)	0.3 a 0.35	0.3 a 0.35	0.35 a 0.4
PIMax (presión inspiratoria máxima) (cm de H_2O)	16 a 22	18 a 24	20 a 28
PEEP (presión positiva al final de la espiración) (cm de H_2O)	4 a 7	4 a 7	4 a 7

lpm, latidos por minuto.

Tipos de dispositivos

Se logra la PPI con tres tipos diferentes de dispositivos de reanimación: una bolsa de autoinflado, una bolsa de inflado por flujo y un reanimador con pieza T (figura 31-17). Una bolsa de autoinflado se llena automáticamente con gas después que se comprime y es el único dispositivo que se puede usar con aire ambiental. Una bolsa de inflado por flujo, a veces conocida como bolsa de anestesia, solo se llenará cuando la salida está sellada y fluye gas comprimido a su interior. Un reanimador con pieza T requiere ocluir la abertura en la parte alta para dirigir el gas comprimido hacia el neonato. Se usa un manómetro con bolsas de autoinflado por flujo para asegurar que no se utilice presión excesiva para inflar los pulmones. Los proveedores de atención médica deberían familiarizarse con el tipo de equipo con que se cuenta en sus instalaciones y sus características (tabla 31-4).

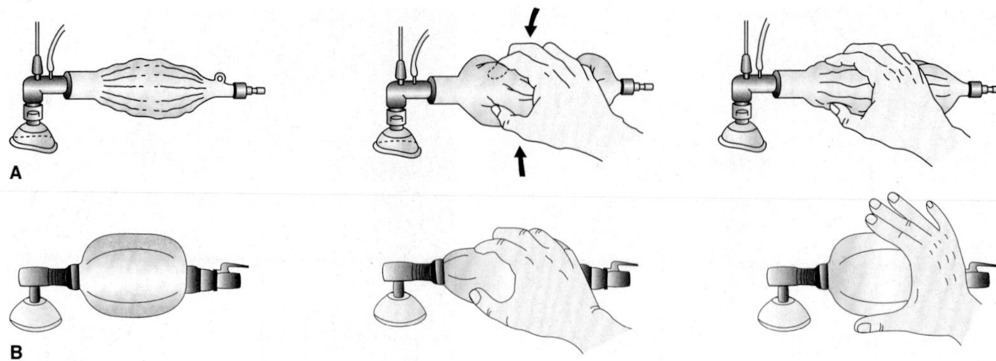

Figura 31-17. **Imagen de un conector en T, una bolsa de autoinflado y una de inflado por flujo.** **A:** Bolsa de inflado por flujo; **B:** Bolsa de autoinflado (Tomada de Silbert-Flagg J, Pillitteri A. *Maternal and Child Health Nursing.* 8th ed. Philadelphia, PA: Wolters Kluwer; 2017.)

Vigilancia

La oximetría de pulso y la frecuencia cardiaca se vigilan durante la PPI. Se mide la saturación preductal aplicando el sensor del oxímetro pulso en la mano o muñeca derecha y comparando las mediciones con las esperadas objetivo, con base en el tiempo transcurrido desde el nacimiento, ya que el neonato presenta la transición de la circulación fetal. Una cantidad significativa de gas ingresará al estómago si se mantiene la PPI durante varios minutos y puede alterar la ventilación. Si se usó CPAP o PPI por mascarilla en forma prolongada o si se prevé, se coloca un tubo orogástrico para retirar el aire excesivo, para lo que se mide la distancia desde el puente nasal hasta el lóbulo de la oreja y desde este hasta la mitad del trayecto entre el apéndice xifoides y el ombligo (figura 31-18), distancia total que corresponde a la longitud del tubo insertado. Se inserta el tubo a través de la boca y se retira el contenido gástrico con una jeringa. Una vez concluido el procedimiento se puede retirar la jeringa y dejar abierto el extremo libre del tubo para continuar eliminando el aire gástrico.

TABLA 31-4 Comparación de las características y ajustes que se alcanzan con los dispositivos ventilatorios

	De autoinflado	De inflado por flujo	Pieza T
PEEP	Valor fijado en el dispositivo	Valor fijado en el dispositivo	Ajustar la tapa sobre la pieza T
PIMax	Grado de compresión	Grado de compresión	Marcado en el interior del dispositivo
IT	Duración de la compresión	Duración de la compresión	Duración de la oclusión
FR	Compresiones/minuto	Compresiones/minuto	Oclusiones/minuto

FR, frecuencia respiratoria; IT, tiempo inspiratorio; PEEP, presión positiva al final de la espiración; PIMax, presión inspiratoria máxima.

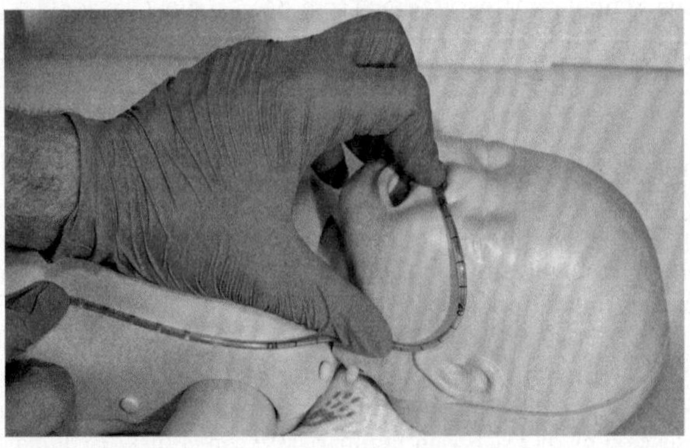

Figura 31-18. **Imagen de la medición del tubo bucogástrico.**

Respuesta a la ventilación a presión positiva

Se usan ambos, la elevación de la pared torácica y la frecuencia cardiaca, para vigilar el progreso de la reanimación (figura 31-19). Un aumento de la frecuencia cardiaca es el índice más importante de una PPI exitosa.[3] La frecuencia cardiaca debería empezar a aumentar en los 15 segundos siguientes al inicio de la PPI. La frecuencia cardiaca debería revisarse en al menos dos intervalos.

Si la frecuencia cardiaca no aumenta después de 15 segundos de PPI deberá revisarse la pared torácica y si no presenta movimiento se pueden aplicar seis pasos de corrección de la ventilación. Úsense las siglas **MR. SOPA** para la resolución de los problemas (tabla 31-5). Si los esfuerzos de corrección no causan elevación de la pared torácica y la frecuencia cardiaca se encuentra todavía debajo de 60 lpm, deberá revalorarse la ventilación para pasos de corrección adicionales o una vía alternativa (están indicados el tubo ET o vía aérea de mascarilla laríngea [ML]).

Vías aéreas alternativas

El intento de intubación durante la reanimación idealmente se debería concluir en 30 segundos, ya que no hay ventilación durante el procedimiento.[11] Se selecciona la hoja del laringoscopio tomando en cuenta las dimensiones del neonato (tabla 31-6). Se hace la selección de un tubo ET sin manguito con base en la edad de gestación del neonato o su peso (tabla 31-6). La mayoría de los tubos ET neonatales tiene una marca que señala la porción que debería estar adyacente a las cuerdas vocales (figura 31-20); sin embargo, la profundidad de inserción también puede calcularse utilizando el método de la longitud nariz-trago (NTL) o la edad de gestación (tabla 31-7). La NTL se mide como la distancia en centímetros desde el tabique nasal hasta el trago (figura 31-21). La profundidad de inserción del tubo ET a nivel de los labios es igual a **NTL + 1 centímetro.**

Se puede usar una ML cuando los intentos de ventilación con mascarilla y la intubación ET no tienen éxito. No se recomienda la ML en los neonatos muy pequeños, ya que el tamaño 1 se pretende usar

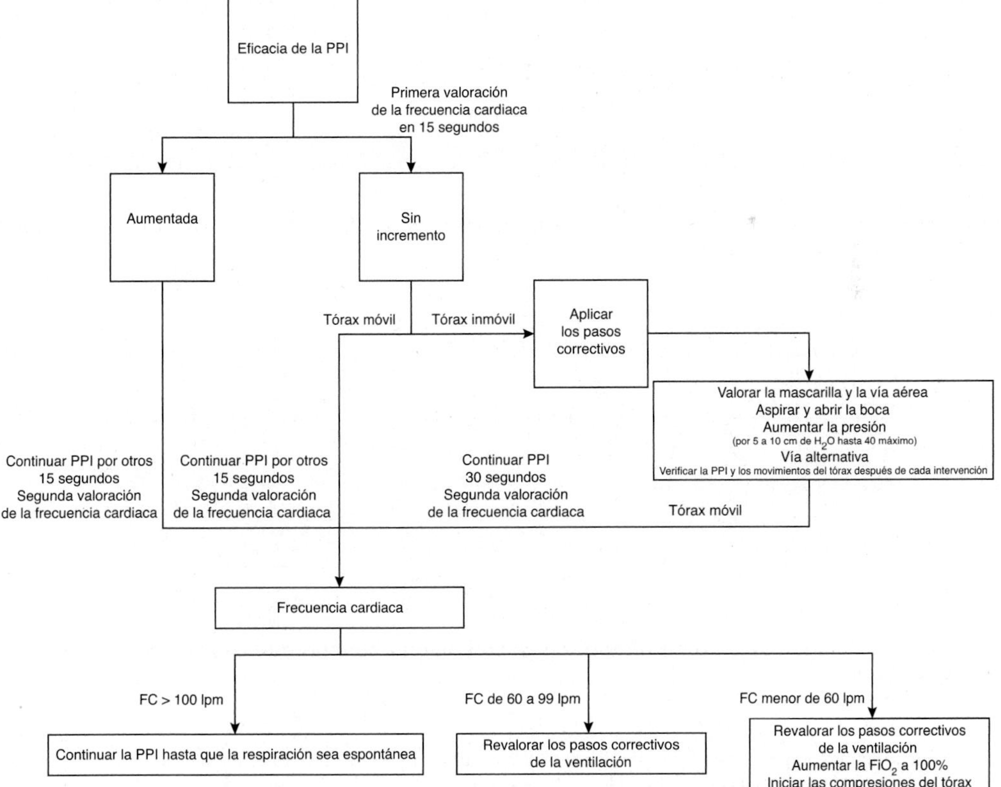

Figura 31-19. **Algoritmo para la eficacia de la presión positiva a la inspiración (PPI).** FC, frecuencia cardiaca. (Cortesía del Dr. Patrick Dolan.)

TABLA 31-5 Pasos de corrección de la ventilación

M	Ajuste de la **m**ascarilla
R.	**R**eposición de la vía aérea
S	A**s**piración de boca y nariz
O	Boca abierta (del inglés **O**pen)
P	Aumento de la **p**resión
A	Vía **a**lternativa

Tomada de Kattwinkel, J. *Textbook of Neonatal Resuscitation*. 7th ed. Dallas, TX: American Heart Association and American Academy of Pediatrics; 2016, Table 4-2.

TABLA 31-6 Tamaños de hojas de laringoscopio y tubos endotraqueales[a]

Hojas de laringoscopio[a]

Tamaños	Edad
00	Muy pretérmino
0	Pretérmino
1	De término

Tamaños de los tubos endotraqueales[b]

Edad de gestación	Peso	Tamaño del tubo
< 28	Menor de 1000 g	2.5
28 a 34	1000 a 2000 g	3.0
34 a 48	2000 a 3000 g	3.5
> 38	Mayor de 3000 g	4.0

[a]Nota: Se prefiere la de Miller que la de Macintosh.
[b]Tomada de Kattwinkel, J. *Textbook of Neonatal Resuscitation*. 7th ed. Dallas, TX: American Heart Association and American Academy of Pediatrics; 2016, Table 5-1.

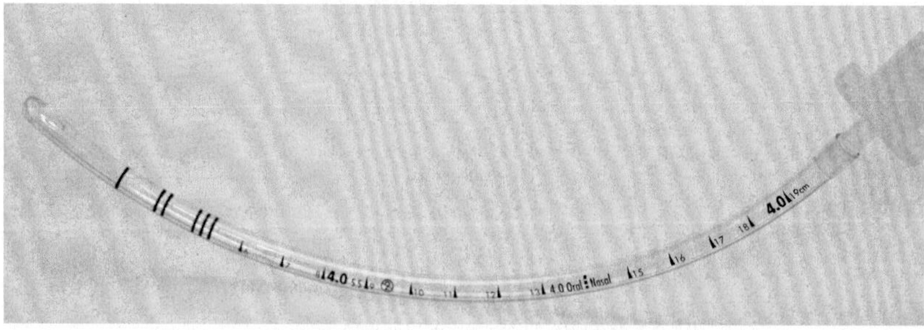

Figura 31-20. **Imagen de un tubo endotraqueal con marcas para las cuerdas vocales.** (Cortesía del Dr. Patrick Dolan.)

en aquellos con peso mayor de 2 000 gramos. La aspiración de las secreciones de las vías respiratorias con uso de la ML no se ha estudiado. Hay evidencia insuficiente para respaldar su uso para administrar tanto medicamentos como el surfactante.[12]

Se logra una intubación exitosa con ascenso bilateral de la pared torácica así como mejoría de la frecuencia cardiaca, el tono y el color del neonato. Se utiliza el CO_2 de ventilación pulmonar terminal para

TABLA 31-7 Profundidad de inserción del tubo endotraqueal respecto de los labios		
Edad de gestación	**Profundidad de inserción del tubo endotraqueal respecto de los labios**	**Peso del bebé (gramos)**
23 a 24	5.5	500 a 600
25 a 26	6.0	700 a 800
27 a 29	6.5	900 a 1000
30 a 32	7.0	1100 a 1400
33 a 34	7.5	1500 a 1800
35 a 37	8.0	1900 a 2400
38 a 40	8.5	2500 a 3100
41 a 43	9.0	3200 a 4200

Tomada de Kattwinkel, J. *Textbook of Neonatal Resuscitation*. 7th ed. Dallas, TX: American Heart Association and American Academy of Pediatrics; 2016, Table 5-4.

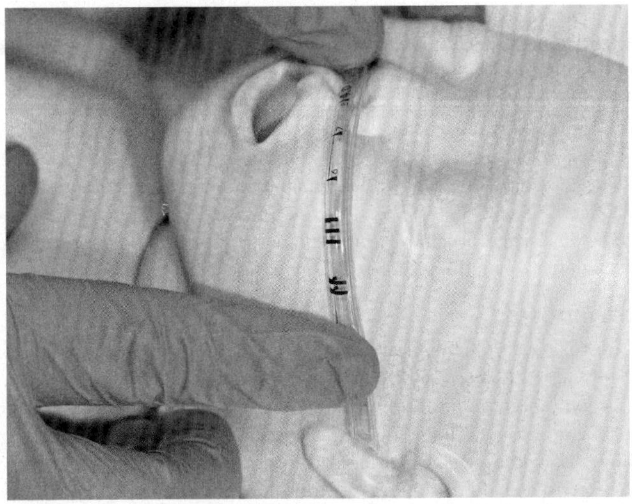

Figura 31-21. **Imagen de la medición de la longitud desde la nariz hasta el trago.**

confirmar la colocación exitosa del tubo ET, incluso en neonatos de muy bajo peso al nacer; sin embargo, en presencia de neumotórax bilateral, secreciones obstructivas de la vía aérea o un bajo gasto cardiaco, no se puede detectar el CO_2 a pesar de la colocación correcta del tubo.

Si aún no hay mejoría del neonato a pesar de la PPI por mascarilla o una vía alternativa, debería aumentarse el oxígeno al 100% y comenzar las compresiones del tórax.

Compresiones del tórax

Están indicadas las compresiones del tórax si la frecuencia cardiaca del bebé se mantiene debajo de 60 lpm después de al menos 30 segundos de PPI eficaz que infla los pulmones. Rara vez se necesitan hacer compresiones torácicas, ya que la mayoría de los neonatos que requiere reanimación presenta compromiso ventilatorio. El proveedor de atención médica, por lo tanto, debería asegurarse de que se intentó una ventilación adecuada con una vía aérea no obstruida, antes de comenzar las compresiones.

Las compresiones se efectúan utilizando la técnica de rodear entre dos pulgares.[13] Se colocan los dos pulgares en el tercio inferior del esternón al nivel de la línea entre los pezones y con los otros dedos se rodea el dorso del neonato. Considérese permitir que el compresor se detenga en la cabecera de la cama una vez que el tubo ET o ML se asegura, para permitir la colocación del catéter umbilical y continuar con otros esfuerzos de reanimación. Esta posición también es menos agobiante para el compresor. Aplicar suficiente

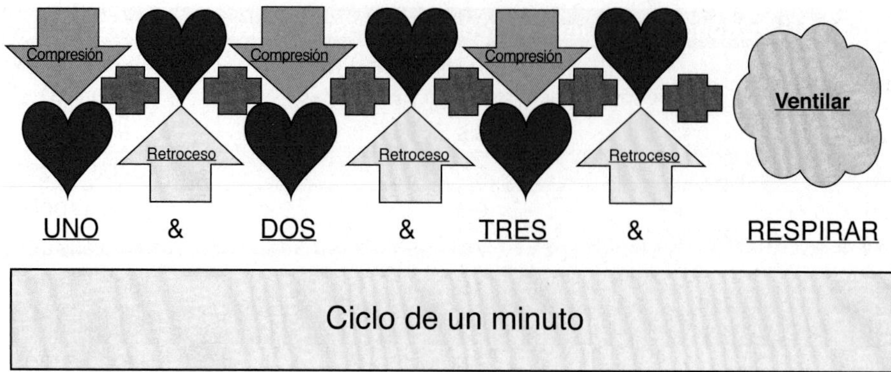

Figura 31-22. Ciclo de compresión y ventilación de un minuto.

presión para hacer descender el esternón por 33% del diámetro anteroposterior del tórax, y después liberar para permitir el retroceso adecuado de la pared torácica. La frecuencia de compresión debería ser de 90 por minuto, combinadas una de ventilación de 30 respiraciones por minuto. En conjunto, el proceso es de tres compresiones y una ventilación en 2 segundos. Para mantener la cadencia correcta de la reanimación cardiopulmonar, utilícese el ritmo de: **"uno, dos y tres y respirar y..."** (figura 31-22).

Se vigila la frecuencia cardiaca cada 60 segundos por ECG (la técnica preferida) o con el estetoscopio.[4] Si la frecuencia cardiaca es mayor de 60 lpm, se discontinúan las compresiones y se puede reiniciar la PPI a una mayor frecuencia, de 40 a 60 latidos por minuto.[3] Si la frecuencia cardiaca no aumenta, debe valorarse la calidad de las ventilaciones y compresiones, y si se están aplicando correctamente, está indicada la administración de epinefrina como siguiente paso.

Acceso intravenoso

Los neonatos rara vez requerirán medicamentos de urgencia, como epinefrina o expansores de volumen. Si se prevé su administración, se establece un acceso intravenoso (IV) con la vena umbilical como vía preferida.[3] El cordón umbilical, por lo general, tiene una vena y dos arterias; sin embargo, en ocasiones presentará solo una arteria. La vena se identifica como una estructura de pared delgada localizada cerca de las 12 en punto del cuadrante en el cordón. Utilizando técnica estéril, se corta el cordón a una distancia de 1 a 2 cm respecto de la línea cutánea y se introduce el catéter aproximadamente de 2 a 4 cm hasta aspirar fácilmente sangre. Debería tenerse cuidado de no avanzar demasiado el catéter para evitar inyectar líquidos hipertónicos al hígado.

El acceso intraóseo es una opción razonable, en especial en el contexto prehospitalario o del departamento de urgencias, donde los proveedores de atención médica pueden tener menos experiencia en cuidados intensivos neonatales y más familiaridad con este procedimiento. Insértese la aguja intraósea a lo largo de la cara anteromedial plana de la tibia.

Medicamentos

La eficacia de las ventilaciones y compresiones deberá confirmarse antes de cambiar a la administración de medicamentos, como epinefrina y expansores de volumen.

Epinefrina

La epinefrina está indicada cuando la frecuencia cardiaca del recién nacido permanece debajo de 60 lpm después de al menos 30 segundos de PPI y 60 segundos adicionales de compresiones torácicas coordinadas con oxígeno al 100% sin éxito (figura 31-23). Es necesario que la epinefrina alcance la circulación venosa central con rapidez; por lo tanto, su administración logra el mejor ajuste por la vena umbilical o por vía intraósea, ya que la periférica IV y por ET es menos eficaz.[3] Se usa epinefrina con una concentración 1:10 000 (0.1 mg/mL) para la reanimación neonatal a dosis de 0.1 a 0.3 mL/kg por vía intravenosa o intraósea.[3] Si se tiene que administrar por tubo ET, deberá usarse una dosis mayor, de 0.5 a 1 mL/kg, **dosis alta que debería reservarse para usarse solo con un ET, ya que puede causar daño si se administra IV o por vía intraósea.**[3]

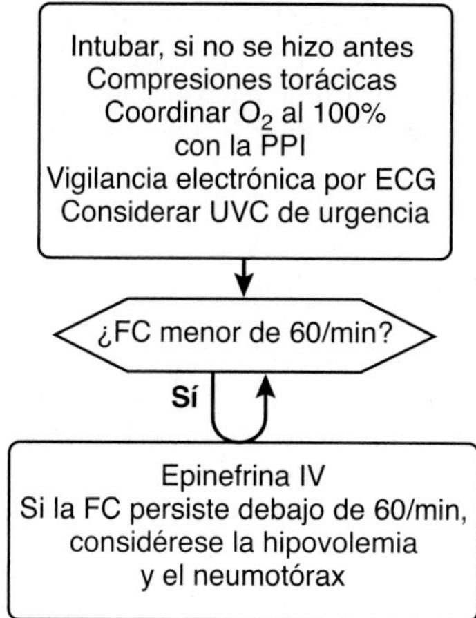

Figura 31-23. **Zona destacada de uso de epinefrina.** FC, frecuencia cardiaca; IV, intravenosa(o); PPI, presión positiva a la inspiración; UVC, catéter de vena umbilical. (Tomada de Wyckoff MH, Aziz K, Escobedo MB, et al. Part 13: neonatal resuscitation: 2015 American Heart Association Guidelines Update for Cardiopulmonary Resuscitation and Emergency Cardiovascular Care. *Circulation.* 2015; 132(suppl 2):S543-S560.)

Se verifica la frecuencia cardiaca 1 minuto después de la administración de epinefrina y se repite la dosis cada 3 a 5 minutos si no aumenta. La revaloración debería continuar después de cada dosis. Si no hay un aumento significativo de la frecuencia cardiaca, confírmese que la compresión torácica y la ventilación se están ejecutando adecuadamente y ténganse en mente afecciones como la hipovolemia o el neumotórax a tensión.

Expansores de volumen

Está indicada la expansión de volumen en los neonatos que no responden a la reanimación con una frecuencia cardiaca baja y sospecha de estado de choque o con el antecedente conocido de pérdida sanguínea por afecciones como traumatismos, placenta previa, desprendimiento prematuro de placenta normoinserta, avulsión del cordón umbilical o su pinzamiento prematuro. Estas afecciones pueden causar bradicardia persistente a pesar de una ventilación y compresiones torácicas eficaces y epinefrina, y los neonatos quizás se vean pálidos con retraso del rellenado capilar y pulso débil.

No está indicada la administración sistemática de expansores de volumen, ya que pudiesen empeorar el gasto cardiaco, por lo que se usan alícuotas más pequeñas de 10 mL/kilogramo.[3] No hay estudios sobre el tiempo ideal de inyección en solución, pero se considera razonable de 5 a 10 minutos. La inyección rápida de expansores de volumen en los neonatos prematuros puede aumentar el riesgo de hemorragia intracraneal.[3]

La solución cristaloide recomendada para el tratamiento de la hipovolemia es la salina normal al 0.9%. Si hay anemia fetal grave y no se dispone de inmediato de sangre a la que se hicieron antes pruebas cruzadas, se puede usar de urgencia paquete eritrocítico de tipo O, Rh negativo, sin pruebas cruzadas.

Cuidados después de la reanimación

Los neonatos de término sin factores de riesgo y vigorosos pueden recibir la atención posnatal sistemática y permanecer con sus madres para la vinculación y el inicio del amamantamiento. Los neonatos que recibieron PPI u oxígeno complementario después de nacer requieren una monitorización más estrecha así como de sus signos vitales por medios electrónicos en la sala de neonatos o la unidad de cuidados intensivos neonatales y, a menudo, respaldo respiratorio continuo, como oxígeno complementario, CPAP o ventilación mecánica. Si el neonato requiere mayor atención fuera de la habitación de su madre debería permitirse a los padres la oportunidad de ver y tocar a su hijo tan pronto como sea posible.

Hipotermia terapéutica

Los estudios demostraron que la hipotermia terapéutica mejora los resultados neurológicos de los neonatos de término con asfixia o encefalopatía hipóxica isquémica (EHI).[14] Por lo general, los neonatos de término y de 6 horas de edad o menos, con sospecha de lesión hipóxica, según demuestra la acidosis en sangre del cordón o de cualquier otro origen después del nacimiento, calificaciones bajas de Apgar a los

10 minutos, reanimación prolongada o encefalopatía de acuerdo con la exploración clínica, pueden ser elegibles para el enfriamiento.[15] Si en el hospital no se cuenta con un programa de hipotermia neonatal, debería entrarse en contacto con el centro de referencia más cercano para evaluar la elegibilidad y el transporte rápido dentro del espacio terapéutico. Evítese el aumento de la temperatura corporal mientras espera el transporte.

Consideraciones éticas

En circunstancias en las que se requieren esfuerzos de reanimación significativos, a veces se toma la decisión de interrumpir los cuidados. Los padres deberían participar en la toma compartida de decisiones siempre que sea posible, que estén informados de los datos importantes y precisos respecto de la condición del neonato, su pronóstico y los riesgos y beneficios disponibles de las opciones terapéuticas. En neonatos con prematuridad extrema debería informarse a los padres que constituye un reto emitir un pronóstico por la información limitada en las primeras horas después del nacimiento. Puede ser ético interrumpir el tratamiento si el estado del neonato se vincula con un alto riesgo de mortalidad o si tiene una carga excesiva de morbilidad.[3] De manera similar, en casos en los que el proveedor de atención médica sabe que no hay posibilidad de supervivencia, como una gestación menor de 22 semanas confirmada o con anomalías cromosómicas graves, puede no considerarse ética la reanimación y, por lo tanto, evitarse.[3] Deberán administrarse cuidados paliativos humanos a los neonatos en quienes la reanimación no se realiza o carece de éxito.

Reunión de información cálida

Después de la reanimación, el equipo debe tomarse un tiempo para reagruparse a fin de tener una reunión de información siempre que sea posible, lo que permite que sus miembros provean retroalimentación e identifiquen oportunidades de mejoría en las reanimaciones futuras, lo que ha demostrado mejorar la dinámica del equipo pediátrico al respecto.[16]

SITUACIONES ESPECIALES

Complicaciones comunes del nacimiento

Prematuridad

Se puede identificar la prematuridad durante el interrogatorio antes del parto, o si no se conoce la edad de gestación en la valoración posnatal rápida. Los neonatos prematuros tienen menos reserva fisiológica y más probabilidad de presentar hipotermia, hipoglucemia, hipovolemia e hipoxemia. La necesidad del neonato prematuro de respaldo para la transición es inversamente proporcional a su edad de gestación.

Los neonatos prematuros requieren consideración especial durante la reanimación. Es necesario prevenir la inestabilidad de la temperatura colocando una lámina de plástico sobre aquellos menores de 32 semanas de edad de gestación.[3] Si está indicada la VPP, es más difícil la determinación del esfuerzo respiratorio por inspección del movimiento de la pared torácica en los prematuros, y tienen mayor riesgo de neumotórax. Considérese la CPAP tempranamente y para uso a largo plazo en los neonatos prematuros, ya que se sabe tienen mejores resultados por menos complicaciones que las de la intubación.[3]

Un neonato prematuro intubado con dificultad respiratoria grave debería recibir surfactante después la reanimación inicial. Los expansores de volumen durante la reanimación, en especial aquellos que se administran rápido, pueden aumentar el riesgo de hemorragia intracraneal y deberían usarse con precaución.

Labio/paladar hendido

El labio/paladar hendido constituye el defecto estructural más frecuente al nacer y se presenta cuando los labios, la cavidad nasal y las placas palatinas no se unen y fusionan en la línea media durante el desarrollo, lo que causa una abertura bucal asimétrica. El labio y el paladar hendido suelen presentarse juntos.[17] Durante la reanimación puede ser más difícil lograr un sello con la mascarilla y quizás se requiera una de mayor tamaño para cubrir la abertura bucal. La afección se vincula con el desplazamiento descendente de la lengua y una mandíbula pequeña, lo que dificulta aún más la instalación de un ET; por lo tanto debería considerarse el uso de una mascarilla laríngea.

Obstrucción meconial aguda

La mayoría de los neonatos con líquido amniótico teñido por meconio son vigorosos y pueden presentar una transición normal con su madre sin necesidad de intervenciones significativas.[18] Si se detecta un líquido amniótico meconial, límpiese la vía aérea del neonato con una pera de goma y valórese su función

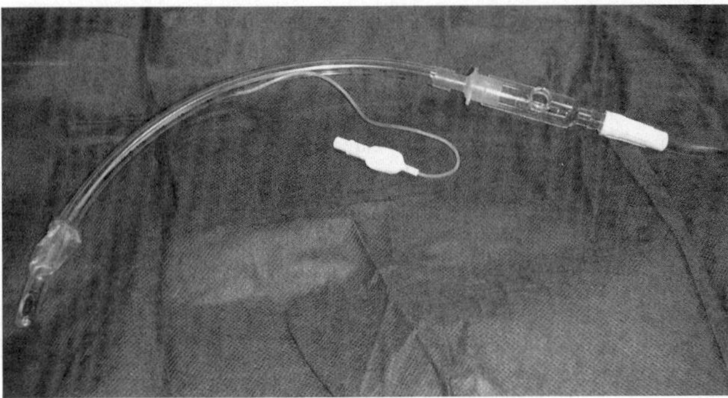

Figura 31-24. **Fotografía de un aspirador de meconio.** (Cortesía de Scott D. Weingart y Sabrina D. Bhagwan. En: Shah KH, Mason C. *Essential Emergency Procedures.* 2nd ed. Philadelphia, PA: Wolters Kluwer; 2015.)

respiratoria. Aquellos neonatos con líquido amniótico teñido por meconio que no se muestran vigorosos se pasan a la cuna de calor radiante y se limpia su nasofaringe con una pera de goma o una sonda por aspiración. Si el neonato no responde se inicia la PPI y si esta no es eficaz y se sospecha oclusión de la vía aérea por meconio, se lo intuba y se puede entonces aspirarlo colocando un catéter de aspiración en el ET o utilizando un aspirador de meconio (figura 31-24), que se coloca en un extremo del ET mientras el otro se conecta al sistema de aspiración.[3] Esta recomendación refleja un cambio a las guías actualizadas de la AHA, ya que anteriormente se recomendaban la intubación sistemática y la aspiración para casos de tinción meconial en los que el neonato no estaba vigoroso.

Neumotórax

Un neumotórax corresponde a la presencia de aire en la cavidad torácica fuera de los tejidos pulmonares. En el momento del nacimiento puede ser causada por PPI, exposición de los pulmones al meconio, prematuridad o anomalías congénitas. Los neonatos tal vez presenten dificultad respiratoria, como taquipnea, quejidos o retracciones; sin embargo, en muchos casos el neumotórax es asintomático. El proveedor de atención médica debería considerar el diagnóstico si un neonato no mejora con las medidas de reanimación o presenta un deterioro súbito. La exploración física es notoria por disminución de los ruidos pulmonares en el lado afectado, que se confirma por radiografía. Se puede hacer transiluminación colocando una fuente de luz fibroóptica de alta intensidad cerca del tórax del paciente en un cuarto oscuro en busca de una iluminación más brillante y difusa en el lado afectado; esto no es confiable en los prematuros por su piel delgada (figura 31-25).

En los neonatos bajo reanimación por PPI puede desarrollarse un neumotórax a tensión a partir de un neumotórax, con inicio de bradicardia e hipotensión. Cuando se sospecha esta afección se hace la descompresión con aguja por inserción aséptica de una de calibre 20 en el cruce del cuarto espacio intercostal y la línea axilar anterior, o el del segundo espacio intercostal y la línea medioclavicular. Se puede colocar una sábana enrollada detrás del hombro afectado para ayudar al aire a subir a la parte alta de la cavidad

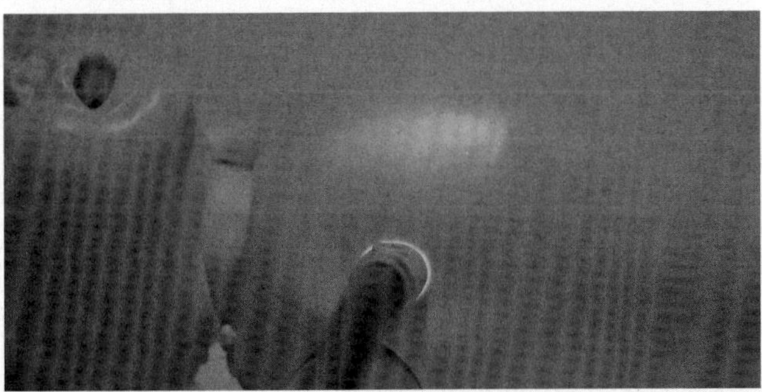

Figura 31-25. **Imagen de la transiluminación de un neumotórax.**

torácica. Úsese esta posición y ángulo con la aguja hacia arriba, que asegura una mayor probabilidad de evacuar una cantidad más alta del aire.

Hipoglucemia

Las causas de hipoglucemia se clasifican en tres categorías: materna, congénita y neonatal. Si la hipoglucemia se acompaña de un neonato de grandes dimensiones, afección que se conoce como macrosomía, tal vez estuvo expuesto a altas cifras de glucosa dentro del útero, en cuyo escenario produce un exceso de insulina que también sirve como factor de crecimiento fetal y lo predispone a la hipoglucemia en el periodo neonatal.

Es común que un neonato presente una cifra elevada de glucosa sanguínea inmediatamente después del parto. El tiempo transcurrido para la transición a una glucemia normal (rango de 70 a 100 mg/dL) ocurre en las primeras 4 horas. Si no es así, deberán indagarse otras causas de hipoglucemia. El límite de hipoglucemia que requiere intervención urgente en los neonatos, tanto de término como pretérmino, es de 40 mg/decilitro.[19]

La hipoglucemia se puede corregir al ofrecer alimento a los neonatos que pueden tolerarlo. La concentración de glucosa en sangre se verifica poco después de concluir el alimento, y si éste no la eleva o el neonato no puede ingerirlo, se administrará glucosa IV en solución. La máxima concentración de la solución administrada a través de un catéter IV periférico es la de la glucosada al 10% y cualquier concentración más alta se reserva para un catéter central.

Exposición a opioides

Pueden usarse opioides para tratar el dolor durante el embarazo o el trabajo de parto, pero también son motivo de abuso entonces, además pueden atravesar la placenta y causar síntomas de intoxicación, que incluyen la depresión respiratoria neonatal. Tal vez surjan síntomas de privación de opiáceos en aquellos neonatos con exposición crónica. Se administra el antagonista de narcóticos, naloxona, por vía intravenosa o intramuscular a dosis de 0.1 mg/kg, si se sospecha intoxicación aguda por opiáceos, como en aquella madre que recibe los narcóticos en las 4 horas previas al parto. No se administra naloxona en casos en los que hay uso crónico materno de narcóticos o tratamiento actual con metadona, ya que pudiesen precipitar un síndrome de privación agudo grave, que incluya convulsiones. Quizás se requiera la PPI en estos neonatos y un respaldo respiratorio prolongado, en cuyo caso se recomienda su intubación.

Hernia diafragmática

Ocurre una hernia diafragmática cuando el contenido abdominal se desplaza a través de un defecto en el diafragma hacia la cavidad pleural, con máxima frecuencia en el lado izquierdo. La gravedad de los síntomas tiene correlación con el grado hasta el que se hernia el contenido hacia la cavidad torácica. El cuadro clínico frecuente es de dificultad respiratoria e hipoxemia. Los datos de exploración física incluyen una cavidad abdominal plana y ruidos intestinales en los campos del tórax afectados, o la disminución de los ruidos pulmonares. El tratamiento inicial incluye colocar un tubo bucogástrico calibre 10 F para disminuir la expansión del intestino y la compresión subsiguiente de los pulmones, en especial en el contexto de la PPI.

Complicaciones raras al nacer

Síndrome de Pierre Robin

El síndrome de Pierre Robin es una anomalía congénita que causa una mandíbula pequeña desplazada hacia atrás, con deslizamiento también de todas las estructuras anatómicas conectadas en esa dirección. Los neonatos que padecen este síndrome se consideran con vías respiratorias difíciles, ya que la lengua, por lo general, las obstruye. Los neonatos con sospecha del síndrome de Pierre Robin que presentan dificultad respiratoria se pueden colocar en posición prona, lo que mejorará los síntomas mientras la fuerza de gravedad lleva las estructuras anatómicas hacia adelante.[3] Si no hay mejoría se puede crear una vía aérea faríngea utilizando un ET de dimensiones 2.5 en la nariz hasta un nivel posterior en la faringe. La inserción de un ET, cuando sea necesaria, debe hacerse por el proveedor de atención médica más diestro en el tratamiento de vías respiratorias difíciles. Un ML puede ayudar a establecer la vía aérea más fácilmente, porque se coloca sin necesidad de visualización directa.

Gastrosquisis/onfalocele

La gastrosquisis y el onfalocele se presentan cuando hay fracaso del cierre de la pared abdominal apropiado durante la embriogénesis. Ocurre un onfalocele cuando el intestino exteriorizado está cubierto por una membrana. En la gastrosquisis hay expulsión de los intestinos sin cubierta alguna, lo que expone a los órganos abdominales a un ambiente no estéril. Los vasos sanguíneos, el intestino y otros órganos expuestos de la cavidad abdominal también tienen un mayor riesgo de hipotermia e hipovolemia, por la mayor superficie que se expone al nacer. Los neonatos con gastrosquisis deberían manejarse con cuidado y mantenerse en posición supina para evitar las obstrucciones del flujo de salida de los vasos sanguíneos abdominales. El proveedor puede colocar al neonato en una bolsa de plástico estéril desde la axila hacia abajo, si está disponible. Las vísceras se pueden cubrir con gasa estéril humedecida con solución salina.[20] Deberá transferirse al neonato a instalaciones con un nivel apropiado para su tratamiento especializado, incluyendo el cierre quirúrgico.

RESUMEN

Los cuidados de los neonatos pueden variar desde intervenciones mínimas, como un simple secado, hasta la reanimación intensiva. Los proveedores de atención de urgencia deben estar preparados para tratar una miríada de problemas complejos que pueden surgir con el nacimiento de un neonato críticamente enfermo. Se recomienda el establecimiento de un equipo profesional para el tratamiento del neonato a fin de prepararlo y asignar participaciones específicas de sus integrantes en la reanimación. La identificación y el tratamiento temprano de un neonato inestable son imperativas. Los proveedores de atención médica necesitan prever y planear el tratamiento de dos pacientes después de un nacimiento precipitado, para hacer óptimos los resultados tanto para el neonato como para la madre.

PUNTOS CLAVE

1. La valoración inicial del neonato incluye la determinación de la edad de gestación, el tono y el llanto (esfuerzo respiratorio).
2. En los neonatos vigorosos, el pinzamiento del cordón deberá retrasarse de 30 a 60 segundos. Se permite su transición con la madre; los neonatos pretérmino y no vigorosos deberían valorarse en una cuna de calor radiante.
3. Todos los neonatos deben secarse, y los pretérmino menores de 32 semanas, colocarse en una bolsa o envoltura de polietileno para impedir su pérdida de calor.
4. La PPI y la CPAP han sustituido en gran parte a la intubación en la reanimación inicial del neonato.
5. Los neonatos cuyo líquido amniótico mostró tinción meconial NO requieren intubación si son vigorosos.
6. El mejor acceso IV para la reanimación neonatal es la vena umbilical. También es aceptable una inyección intraósea en la tibia, especialmente en el contexto de urgencias.
7. Se recomienda la PPI para los pacientes apnéicos, con esfuerzo respiratorio débil o frecuencia cardiaca menor de 100 lpm.
8. Están indicadas las compresiones en los neonatos con una frecuencia cardiaca menor de 60 lpm sin respuesta durante al menos 30 segundos de PPI eficaz y que se llevan a cabo mediante la técnica de dos pulgares, con rodeo del cuerpo del neonato con los otros dedos y un cociente de compresiones respecto de respiraciones de 3:1, con la meta de 90 compresiones y 30 respiraciones por minuto.
9. Se utiliza la extremidad superior derecha del neonato para la oximetría de pulso, con el fin de evitar la mezcla con sangre que fluye a través del conducto arterioso.

Referencias

1. National Center for Health Statistics. Births and natality. https://www.cdc.gov/nchs/fastats/births.htm. Accessed January 12, 2019.
2. Wyckoff MH, Aziz K, Escobedo MB, et al. Part 13: neonatal resuscitation: 2015 American Heart Association Guidelines Update for Cardiopulmonary Resuscitation and Emergency Cardiovascular Care. *Circulation*. 2015;132(suppl 2):S543-S556.
3. Kattwinkel J. *Textbook of Neonatal Resuscitation.* 7th ed. Dallas, TX: American Heart Association and American Academy of Pediatrics; 2016.

4. Katheria A, Rich W, Finer N. Development of a strategic process using checklists to facilitate team preparation and improve communication during neonatal resuscitation. *Resuscitation*. 2013;84(11):1552-1557. doi: 10.1016/j.resuscitation.2013.06.012. Epub 2013 Jun 25.

5. Moore ER, Bergman N, Anderson GC, Medley N. Early skin-to-skin contact for mothers and their healthy newborn infants. *Cochrane Database Syst Rev*. 2016;11.

6. Qian Y, Ying X, Wang P, Lu Z, Hua Y. Early versus delayed umbilical cord clamping on maternal and neonatal outcomes. *Arch Gynecol Obstet*. 2019;300(3):531-543. doi: 10.1007/s00404-019-05215-8. Epub 2019 Jun 15. Review. PMID: 31203386.

7. Kattwinkel J, Niermeyer S, Nadkarni V, et al. ILCOR advisory statement: resuscitation of the newly born infant. An advisory statement from the pediatric working group of the International Liaison Committee on Resuscitation. *Circulation*. 1999;99(14):1927-1938. PMID: 10199894.

8. Kattwinkel J, Perlman JM, Aziz K, et al. Part 15: neonatal resuscitation: 2010 American Heart Association Guidelines for Cardiopulmonary Resuscitation and Emergency Cardiovascular Care. *Circulation*. 2010;122(18 Suppl 3):S909-S919. doi: 10.1161/CIRCULATIONAHA.110.971119. Erratum in: *Circulation*. 2011;124(15):e406. PMID: 20956231.

9. Treston BP, Semberova J, Kernan R, et al. Assessment of neonatal heart rate immediately after birth using digital stethoscope, handheld ultrasound and electrocardiography: an observational cohort study. *Arch Dis Child Fetal Neonatal Ed.* 2019;104(2):F227.

10. Dawson JA, Kamlin CO, Vento M, et al. Defining the reference range for oxygen saturation for infants after birth. *Pediatrics*. 2010;125(6):e1340-e1347. doi: 10.1542/peds.2009-1510. Epub 2010 May 3. PMID: 20439604.

11. Lane B, Finer N, Rich W. Duration of intubation attempts during neonatal resuscitation. *J Pediatr*. 2004;145(1):67-70.

12. Schmölzer GM, Agarwal M, Kamlin CO, Davis PG. Supraglottic airway devices during neonatal resuscitation: an historical perspective, systematic review and meta-analysis of available clinical trials. *Resuscitation*. 2013;84(6):722-730. doi: 10.1016/j.resuscitation.2012.11.002. Epub 2012 Nov 9. Review. PMID: 23146881.

13. Whitelaw CC, Slywka B, Goldsmith LJ. Comparison of a two-finger versus two-thumb method for chest compressions by healthcare providers in an infant mechanical model. *Resuscitation*. 2000;43(3):213-216. PMID:10711490.

14. Jacobs SE, Berg M, Hunt R, Tarnow-Mordi WO, Inder TE, Davis PG. Cooling for newborns with hypoxic ischaemic encephalopathy. *Cochrane Database Syst Rev*. 2013;(1):CD003311. doi: 10.1002/14651858.CD003311.pub3. Review. PMID: 23440789.

15. Committee on Fetus and Newborn, Papile LA, Baley JE, Benitz W, et al. Hypothermia and neonatal encephalopathy. *Pediatrics*. 2014;133(6):1146-1150. doi: 10.1542/peds.2014-0899. Review. PMID: 24864176.

16. Cho SJ. Debriefing in pediatrics. *Korean J Pediatr*. 2015;58(2):47-51.

17. McMillan JA, Feigin RD, et al. *Oski's Pediatrics: Principles and Practice*. 4th ed. Philadelphia, PA:LWW; 2006.

18. Halliday HL, Sweet DG. Endotracheal intubation at birth for preventing morbidity and mortality in vigorous, meconium-stained infants born at term. *Cochrane Database Syst Rev.* 2001;*(1)*.

19. Gleason CA, Juul SE. *Avery's Disease of the Newborn*. Philadelphia, PA: Elsevier; 2018.

20. Verklan MT, Walden M. *Core Curriculum for Neonatal Intensive Care Nursing. St. Louis*, MO: Saunders; 2010.

Índice alfabético de materias

Nota: las páginas seguidas por f indican figuras; las seguidas por t indican tablas.

D

G

H

S

T

U

W

Z